W0255246

ALLGEMEINE UND SPEZIELLE CHIRURGISCHE
OPERATIONSLEHRE

BEGRÜNDET VON

MARTIN KIRSCHNER

ZWEITE AUFLAGE

HERAUSGEGEBEN VON

N. GULEKE UND R. ZENKER

ERSTER BAND
TEIL I

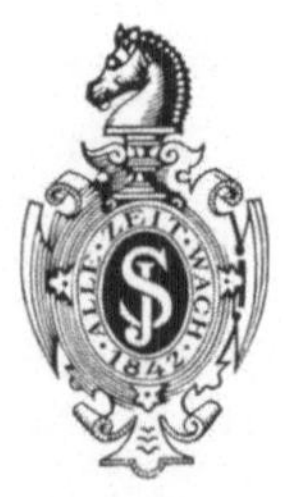

SPRINGER-VERLAG
BERLIN · GÖTTINGEN · HEIDELBERG
1958

ALLGEMEINE OPERATIONSLEHRE

VON

GERD HEGEMANN

O. Ö. PROFESSOR DER CHIRURGIE
DIREKTOR DER CHIRURGISCHEN KLINIK DER UNIVERSITÄT ERLANGEN

ERSTER TEIL

MIT 378 ZUM GROSSEN TEIL FARBIGEN ABBILDUNGEN

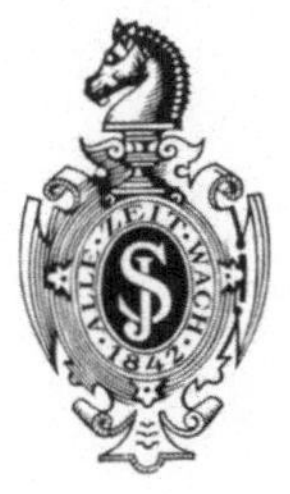

SPRINGER-VERLAG
BERLIN · GÖTTINGEN · HEIDELBERG
1958

Softcover reprint of the hardcover 2nd edition 1927

ISBN-13: 978-3-642-85547-4 e-ISBN-13: 978-3-642-85546-7
DOI: 10.1007/978-3-642-85546-7

Geleitwort der Herausgeber.

In den 30 Jahren, die seit dem Erscheinen des ersten von M. Kirschner verfaßten Bandes seiner Operationslehre verflossen sind, hat sich nicht allein die Fassade des bis dahin nahezu als vollkommen angesehenen Gebäudes der Chirurgie verändert, sondern auch die Fundamente haben wesentliche Umgestaltungen und Erweiterungen erfahren. Diese Wandlung wirkte sich in besonderem Maße auf die Grundlagen der Chirurgie und der Operationstechnik, nämlich auf die allgemeine Chirurgie und auf die allgemeine Operationslehre aus. Klassische Auffassungen der großen Epoche der Chirurgie, die mit der Einführung der Narkose und der Antisepsis in der zweiten Hälfte des letzten Jahrhunderts begann, mußten auf ihre Gültigkeit geprüft werden und auf Grund neuer Erkenntnisse der normalen und pathologischen Anatomie, Physiologie und physiologischen Chemie verändert, ergänzt oder auch neu geprägt werden.

Den gegenwärtigen Stand des Wissens auf dem Gebiet der allgemeinen Operationslehre in seiner Gesamtheit darzustellen, konnte nur von einem Chirurgen unternommen werden, der forschend und praktisch tätig inmitten der in stürmischer Bewegung befindlichen Chirurgie steht. Herausgeber und Verlag fühlen sich Herrn G. Hegemann aufrichtig verpflichtet, daß er diese große Aufgabe übernommen hat und sie mit seinem Wissen und Können und mit seiner Schaffenskraft bewältigte. Jeder, der sich in das Werk vertieft, wird erkennen, wie umfassend das Weltschrifttum berücksichtigt und zusammen mit den eigenen Erkenntnissen und Erfahrungen zu einer Einheit verschmolzen wurde. So ist es auch verständlich, daß dieser allgemeine Band gegenüber der ersten Auflage völlig neu gestaltet werden mußte, um die bisher erschienenen speziellen Bände wesentlich zu ergänzen und im Kirschnerschen Sinne dem in der Fülle der täglichen Arbeit stehenden Chirurgen ein zuverlässiger Ratgeber zu sein.

N. Guleke. R. Zenker.

Vorwort.

Die vorliegende „Allgemeine Operationslehre" bemüht sich, Kenntnisse zu vermitteln, die jeder operativ tätige Arzt — ohne Rücksicht auf sein engeres Spezialgebiet — braucht, um gute Ergebnisse zu erzielen. Dazu gehört selbstverständlich wie in früheren Zeiten in erster Linie die *technisch richtige Behandlung des lebenden Gewebes* und die *Beherrschung der Gefahren,* die dem Operateur *bei* jeder *künstlichen Wundsetzung* drohen. Diese Gefahren liegen in der anatomischen Struktur des Körpers, dem vorliegenden pathologischen Prozeß sowie in den Infektionserregern der Umgebung. Aber schon 1927 schrieb KIRSCHNER als ersten Satz im allgemeinen Teil seiner Operationslehre: „Der operative Eingriff ist nur ein Teil des chirurgisch-therapeutischen Handelns." Er riet den Chirurgen, bemüht zu sein, den Allgemeinzustand ihrer Kranken besser zu beurteilen, und er erhob die Mahnung, man solle nicht das operieren, was technisch operabel sei, sondern nur das, was operiert werden darf und muß.

KIRSCHNERs Mahnungen folgend, hat die Chirurgie in den letzten 30 Jahren eine stürmische Entwicklung genommen, die auch in diesem allgemeinen Teil der zweiten Auflage von KIRSCHNERs Operationslehre ihren Ausdruck findet. Die erstaunlichen Fortschritte beruhen nur zum kleinsten Teil auf Entwicklung der Operationstechnik, zum größten Teil darauf, daß die alten Grundlagen der Chirurgie (Anatomie, Pathologie und Bakteriologie) durch Physiologie und klinische Medizin erweitert wurden. Die sich hieraus entwickelnde bessere *Indikationsstellung unter Berücksichtigung der Besonderheiten im Allgemeinzustand* des einzelnen Kranken, Fortschritte in der *Vor- und Nachbehandlung, neue Anaesthesiemethoden,* die modernen *Möglichkeiten zur Bekämpfung von Schock und Blutung* sowie die Entwicklung neuer *chemotherapeutischer Mittel* sind in erster Linie für bessere Ergebnisse verantwortlich zu machen. Dem entsprechend benötigt der Chirurg neben manueller Geschicklichkeit auch klinische Erfahrungen und pathologisch-physiologische Kenntnisse. Unsere Darstellung beschränkt sich überall möglichst auf *das praktisch Wichtige.* Das Buch kann keine klinische Medizin und keine pathologische Physiologie ersetzen.

Die *Literaturhinweise* zu dem unendlichen Stoff erfassen vorwiegend neuere Arbeiten. Hiermit sind dem wissenschaftlich Interessierten die wichtigsten Quellen zu weiterer Forschung geöffnet. Um den laufenden Text nicht mit Autorennamen zu überladen, finden sich die Literaturhinweise im Text als Ziffern in eckigen Klammern und die Autoren alphabetisch geordnet und fortlaufend numeriert am Schluß der einzelnen Kapitel. *Seiten- und Abbildungshinweise* im Text mit *nur* arabischen Ziffern beziehen sich auf denselben Bandteil, Seiten- und Abbildungshinweise mit vorgesetzter I oder II beziehen sich auf den ersten oder zweiten Teil der Allgemeinen Operationslehre.

An dieser Stelle muß ich vielen danken, die mir bei der Fertigstellung des Buches halfen, an erster Stelle meinem hochverehrten Lehrer R. ZENKER, der die Arbeit anregte und unablässig förderte; daneben meinen Freunden und Mitarbeitern in Marburg und Erlangen für vielfältige Mitarbeit und Ratschläge. Ganz besonders zu Dank verpflichtet bin ich dem Oberarzt der Medizinischen Universitätsklinik in Marburg, Herrn Priv.-Dozent Dr. R. GROSS, für seinen Beitrag über „Operationsgefahren bei Blutungsübeln" und dem leider viel zu früh verstorbenen a. pl. Professor für Gerichtliche Medizin an der Universität Marburg, Herrn Dr. H. J. GOLDBACH, für seinen Beitrag „Operation und Recht". Nicht zuletzt danke ich den Zeichnern, IRENE BEDNARSKI, Erlangen, STELLA LETTAU, Gießen, FRANZ MAZUR, Marburg, HELLMUT MÜLLLER-MOLO, Bonn und HANS BRANDT, Hamburg für zahlreiche neue Zeichnungen, die sie für dieses Buch anfertigten, meinen Assistenten Dr. HANS MEYER-WEGENER und Dr. JAKOB SIEBER sowie den Studentinnen ANNEMARIE TRILLING und CHARLOTTE WOCHNIK für ihre unermüdliche Mithilfe bei den Korrekturen und bei der Anlage des Sachverzeichnisses und dem Springer-Verlag für seine großzügige Unterstützung.

Erlangen, Sommer 1957. GERD HEGEMANN.

Inhalt des ersten Teiles.

Inhalt des zweiten Teiles.

Übersicht über den Inhalt der einzelnen Bände der zweiten Auflage.

Erster Band. In zwei Teilen.

Allgemeine Operationslehre. Von Professor Dr. G. HEGEMANN, Erlangen.

Zweiter Band.

Die Eingriffe am Gehirnschädel, Gehirn, an der Wirbelsäule und am Rückenmark. Von Professor Dr. N. GULEKE, Wiesbaden (früher Jena).

Dritter Band.

Vegetatives und peripheres Nervensystem. Von Professor Dr. G. OKONEK, Göttingen, und Privatdozent Dr. K. SCHÜRMANN, Mainz.

Vierter Band.

Gesicht - Gesichtsschädel - Kiefer. Bearbeitet von Professor Dr. K.-E. HERLYN, Göttingen, Professor Dr. R. RITTER, Heidelberg, Dr. A. ROSENTHAL, Marburg a. d. Lahn, Professor Dr. E. WALSER, München, und Professor Dr. R. ZENKER, Marburg a. d. Lahn.

Fünfter Band.

Die oto-rhino-laryngologischen Operationen. Von Professor Dr. H. J. DENECKE, Heidelberg.

Die allgemein-chirurgischen Eingriffe am Halse. Unter teilweiser Benützung des Beitrages von O. KLEINSCHMIDT in der ersten Auflage neu bearbeitet von Professor Dr. N. GULEKE, Wiesbaden (früher Jena).

Sechster Band.

Brust und Brusthöhle. Von Professor Dr. A. BRUNNER, Zürich.

Siebenter Band. Teil I.

Die Eingriffe in der Bauchhöhle. Von Professor Dr. M. KIRSCHNER, Heidelberg. Neu bearbeitet von Professor Dr. R. ZENKER, Marburg a. d. Lahn.

Siebenter Band. Teil II.

Die Eingriffe bei den Bauchbrüchen einschließlich der Zwerchfellbrüche. Von Professor Dr. M. KIRSCHNER, Heidelberg. Neu bearbeitet von Professor Dr. R. ZENKER, Marburg a. d. Lahn.

Achter Band.

Harnapparat und männliche Geschlechtsorgane. Von Professor Dr. L. LURZ, Mannheim.

Neunter Band.

Weibliche Geschlechtsorgane (Gynäkologische Eingriffe). Von Professor Dr. C. KAUFMANN, Köln-Lindenthal.

Zehnter Band. Teil I.

Die Operationen an den Extremitäten. Von Professor Dr. W. WACHSMUTH, Würzburg. Allgemeiner Teil und die Operationen an der oberen Extremität.

Zehnter Band. Teil II.

Die Operationen an den Extremitäten. Von Professor Dr. W. WACHSMUTH, Würzburg. Die Operationen an der unteren Extremität.

Erster Teil.

A. Die Operationsabteilung.

[*9, 25, 30, 31.*]

Die Operationsabteilung eines Krankenhauses muß so eingerichtet sein, daß dort *der Kranke* vor den Gefahren, die ihm nach einer künstlichen Wundsetzung drohen — das ist hauptsächlich die Wundinfektion —, geschützt wird, *der Chirurg* und seine Mitarbeiter bestmögliche Arbeitsbedingungen vorfinden und schwere *Explosionszwischenfälle*, wie sie beim Umgehen mit leicht entzündlichen Narkosegemischen auftreten können, mit großer Sicherheit vermieden werden. Der Bau und die Einrichtung einer Operationsabteilung sind gründlich zu planen; unüberlegt bei der ersten Anlage gemachte Fehler stören den Operationsbetrieb meistens viele Jahre lang, da Umbauten in einer so spezialisierten und teuren Einrichtung, wie sie die Operationsabteilung eines Krankenhauses darstellt, meistens nur schwer zu erreichen sind.

I. Allgemeine Gliederung.

Um größere Operationen mit der heute zu fordernden Sicherheit durchführen zu können, genügt keinesfalls nur ein einzelnes Zimmer. Auch in einem kleineren Krankenhaus sind neben den eigentlichen *Operationsräumen* noch eine Reihe *Nebenräume* (s. Abb. 1) vorzusehen. Diese zusammen bilden erst die „*Operationsabteilung*".

Es ist davon abzuraten, eine solche Operationsabteilung — wie das früher häufig geschah — in einem besonderen Operationshaus, isoliert von den Krankenabteilungen, einzurichten. Der Transport des in seinen Atmungs- und Kreislaufverhältnissen gestörten frisch operierten Patienten ist am ungefährlichsten, wenn Krankenstation und Operationsabteilung durch *möglichst kurze*, vor Zugluft geschützte *Wege* verbunden sind. Die Einrichtungen der Operationsabteilung (Sterilisation, Endoskopie, Gipsraum usw.) stehen für den Gebrauch der Krankenabteilungen am besten zur Verfügung, wenn *alles unter einem Dach liegt.* Die Räume der Operationsabteilung sollen jedoch nicht auf einen allgemein zugänglichen Gang des Krankenhauses münden, sondern in einen *besonderen*, von den Krankenstationen und vom Besucherstrom durch Türen völlig abgetrennten *Operationstrakt* liegen.

Die Gliederung der Operationsabteilung richtet sich nach den Bedürfnissen der einzelnen Klinik, die aber in ihren Grundzügen überall ähnlich sind (s. Abb. 1). *Direkt angrenzend an den Operationsraum* wird man den Waschraum zur Händedesinfektion, ein Zimmer zur Narkoseeinleitung und eine Kleinsterilisiereinrichtung unterbringen (s. innerer Kreis Abb. 1).

Nur in einem kleineren Haus wird *die Waschgelegenheit zur Händedesinfektion* in den Operationsraum selbst gelegt. Der Waschraum soll nach Möglichkeit vom Operationsraum durch eine genügend breite Pendel- oder Schiebetüre getrennt sein, die vom aseptisch vorbereiteten Operateur, ohne Benutzung der Hände, mit dem Fuß nach beiden Richtungen geöffnet werden kann. Über jedem Waschbecken ist ein Mischhahn mit Warm- und Kaltwasserzufuhr anzulegen. Außerdem werden mehrere sterile Waschschüsseln mit Desinfektionsmitteln bereitgestellt. Vor jedem

Waschbecken steht ein Hocker, damit der Operateur sich zur Händedesinfektion Zeit nimmt. Neben jedem Becken ist eine Sanduhr an der Wand anzubringen, damit der Chirurg die Zeit seiner Händedesinfektion kontrolliert. Es ist zweckmäßig, wenn der Operateur beim Waschen die Vorbereitungen im Operationssaal und den Betrieb hinter sich überwachen kann; deswegen soll über jedem Waschbecken ein Spiegel hängen. Aus demselben Grunde ist es ratsam, die Trennungswand zwischen Wasch- und Operationsraum durch Glasfenster oder Glasschränke und nicht durch festes Mauerwerk zu errichten.

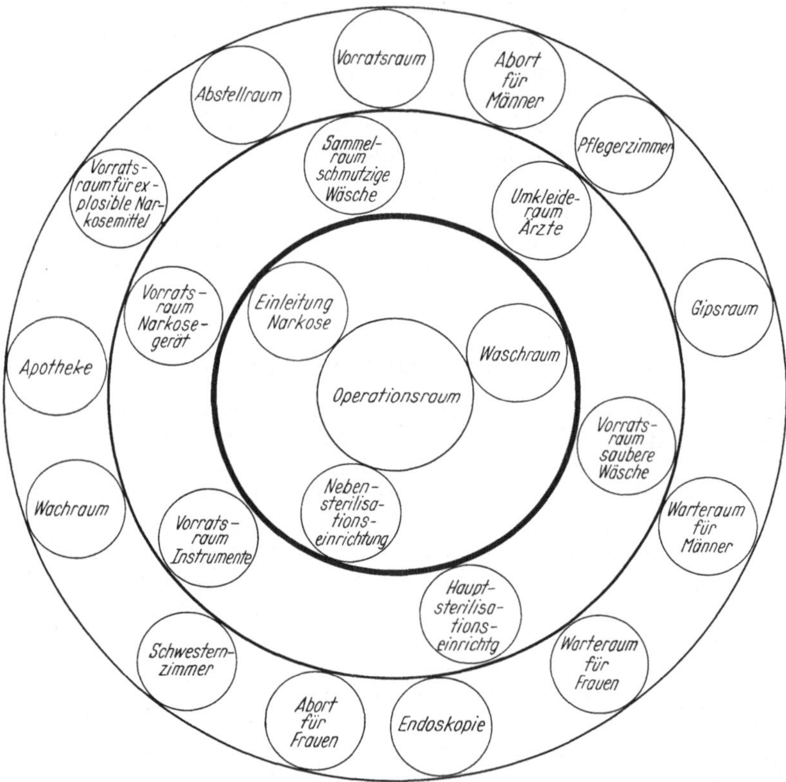

Abb. 1. *Die Gliederung einer Operationsabteilung.* Die Nebenräume liegen je nach ihrer Aufgabe verschieden weit vom Operationsraum. Zusammengehörige Nebenräume müssen benachbart angelegt werden.

Die Einleitung der Narkose gelingt leichter und ist für den Patienten wesentlich angenehmer, wenn sie nicht im Operationssaal selbst erfolgt, sondern in einem besonderen, ruhigen, abgeschlossenen „*Narkoseraum*". Die Narkoseeinleitung in einem besonderen Zimmer hat außerdem den Vorteil, daß so ein schnellerer Patientenwechsel im Operationsraum möglich ist. Im allgemeinen benötigt man einen Narkoseraum für zwei Operationsräume oder zwei Narkoseräume für drei Operationsräume. Um die Verlegung des narkotisierten Patienten zusammen mit den heutigen umfangreichen Narkoseapparaten zu erleichtern, soll das Zimmer zur Einleitung der Narkose dem Operationsraum direkt benachbart sein und genügend breite Türen besitzen.

Es hat sich als zweckmäßig erwiesen, möglichst viele Sterilisationsvorgänge des Krankenhauses in einer „*Hauptsterilisationseinrichtung*" zusammenzufassen (s. u.). In ihr werden *vorsorglich* alle steril benötigten Wäschestücke, Instrumente,

Lösungen usw. keimfrei gemacht und in geeigneten Behältern von dort auf die einzelnen Operationsräume verteilt. Darüber hinaus wird aber noch eine Reihe von „*Kleinsterilisationseinrichtungen*“ benötigt, die unmittelbar neben den Operationsräumen aufzustellen sind und vor allem dazu dienen, die im Verlauf des täglichen Operationsprogrammes unsteril gewordenen *Instrumente schnell und fortlaufend* keimfrei zu machen. Neben jeder Kleinsterilisationseinrichtung müssen ein Waschtrog und ein Waschbrett zum Säubern schmutziger Instrumente angebracht sein. In der Regel genügt eine Kleinsterilisation für zwei Operationstische.

Etwas abseits, aber *noch in der Nachbarschaft des Operationsraumes*, werden der Sammelraum für schmutzige Wäsche, der Umkleideraum für Ärzte sowie Vorratsräume für Narkosegeräte, Operationsinstrumente und für saubere Wäsche sowie die Hauptsterilisationseinrichtung untergebracht.

Noch *weiter entfernt vom Operationssaal* dürfen die Aufwachabteilung zur postoperativen Beobachtung besonders gefährdeter Kranker, der Aufenthaltsraum für Schwestern, die Endoskopie, das Gipszimmer, Vorrats- und Abstellräume sowie Warteräume und Aborte für Frauen und Männer liegen.

Die in Abb. 1 dargestellte grundsätzliche Gliederung einer Operationsabteilung erfährt je *nach* den *wechselnden örtlichen Bedingungen* eine *verschiedene bauliche Gestaltung*. Je kleiner das Krankenhaus ist, desto mehr müssen die notwendigen Arbeits- und Vorratsplätze in einem Raum zusammengefaßt werden.

II. Die Einrichtung und Pflege des Operationsraumes.

Das Herz der Operationsabteilung ist der Operationsraum. Seine Einrichtung und Pflege beeinflussen das Wohl des Kranken und die Arbeitsleistung des Chirurgen entscheidend.

Die *Zahl der zu fordernden Operationsräume* richtet sich nach der Zahl und Größe der in einem bestimmten Krankenhaus anfallenden chirurgischen Eingriffe. Auf je 100 chirurgische Betten in einer allgemeinchirurgischen Abteilung kommen durchschnittlich jährlich 1000 Operationen. Je nach Schwere der vorkommenden Eingriffe benötigt man für je 400—700 Operationen im Jahr einen Operationssaal.

Als *Größe für jeden Operationsraum* mit nur einem Operationstisch ist eine Grundfläche von etwa 35 m² und eine Höhe von 4 m zu wählen. Die heute notwendigen umfangreichen Zusatzeinrichtungen bei Operationen (Narkoseapparate, 1—2 Absaugungen, Diathermie usw.) erfordern diese Abmessungen. Ist an einer Lehrstätte bei den Operationen regelmäßig mit der Anwesenheit von Besuchern zu rechnen, so ist der Grundriß des Operationsraumes auf 50—60 m² zu erweitern. Je reichlicher die Nebenräume sind, desto kleiner darf man den Operationsraum planen. Es ist unzweckmäßig, mehrere Operationstische in einem Operationssaal unterzubringen. Dies hat wohl den Vorteil, daß der erfahrenere Chirurg den am Nebentisch arbeitenden Kollegen überwachen kann. Die Nachteile dieser Anordnung sind aber größer: Eine vermehrte Unruhe im Operationssaal ist unvermeidlich; die Säuberung des Raumes nach Beendigung der Operation an einem Tisch ist erschwert; bei gleichzeitigem Arbeiten an 2 Tischen ergeben sich außerdem Schwierigkeiten, wenn ein Patient in lokaler Betäubung operiert werden soll.

Die *Grundeinrichtung des Operationsraumes* umfaßt einen Operationstisch, einen größeren Instrumentenvorratstisch (s. S. 45), 1—2 kleinere Instrumentiertische (s. S. 44), einen Nahttisch (s. S. 46). Trommeln zum Sterilisieren und Aufbewahren von Mänteln, Abdecktüchern, Verbandsmaterialien und Handschuhen, eine an der Decke angebrachte größere schattenfreie Operationslampe (s. u.), eine auf dem Fußboden verschiebliche kleinere Standlampe.

je einen Abwurf für gebrauchte Instrumente, für gebrauchte Verbandstoffe und für gebrauchte Wäsche, eine heizbare Schüssel zum Bereiten heißer Kochsalzkompressen, 1—2 Infusionsständer, sowie Hocker und Fußbänkchen. Um eine gründliche Säuberung zu ermöglichen, soll man außer der Deckenbeleuchtung keine ortsfesten Einrichtungen im Operationsraum anbringen, alle Einrichtungsgegenstände müssen leicht aus dem Raum herausnehmbar sein.

Der *Operationstisch* soll sich bequem fahren und am gewünschten Ort unverrückbar feststellen lassen. Man muß ihn nach allen Richtungen kanten und so verstellen können, daß er sich der gewünschten Lage des Patienten plastisch anpaßt. Sehr vorteilhaft ist es, wenn der Tisch eine genügende Knie- und Fußfreiheit aufweist; dann kann der Chirurg auch im Sitzen bequem operieren.

Eine gute *Beleuchtung des Operationsfeldes* [*13, 15*] erleichtert die Arbeit wesentlich. Das Tageslicht fällt am besten durch breite hohe Seitenfenster von Norden ein; erkerartige Glasvorbauten oder Oberlichter sind aber unnötig. Außer dem natürlichen Licht benötigt der Chirurg eine elektrische, weitgehend schattenfreie, nicht blendende, möglichst wenig Wärme bildende, an der Decke über dem Operationstisch aufgehängte, *große Operationsleuchte.* Es empfiehlt sich eine Lampe zu wählen, die in ihrer Höhe verstellbar, aber auch in einem Umkreis von 2 m allseitig verschiebbar ist. Beim Ausfall des Netzstromes muß ein *Notlicht* verfügbar sein. Die an der Decke angebrachte Operationslampe ist ein *Staubfänger*, den wir *täglich feucht säubern* lassen (s. u.). Zum Arbeiten in versteckten tiefen Winkeln benötigt man zusätzlich eine kleine, auf dem Boden stehende *Nebenlampe*, die von einem über den Kopf des Operateurs reichenden Hebelarm aus ein möglichst punktförmiges helles Licht auf das Operationsfeld wirft. *Grelles Licht* und *blitzende Reflexe ermüden* das Auge des Chirurgen. Diese Störungen können durch Umwickeln der Wundhaken (s. S. 47), durch Mattieren der Instrumente und durch einen matten Kachelbelag der Wände eingeschränkt werden. Es ist außerdem anzuraten *statt weißer Farbe* für die Wände des Operationsraumes ein dunkles *Graugrün* oder *Blaugrün* und für die Decke einen gelblichen Ton zu wählen [*27*]. Viele Chirurgen bevorzugen aus demselben Grunde auch für die Operationswäsche blaue oder grüne Farbtöne.

Die wichtigste Aufgabe *bei der Pflege des Operationssaales* ist *peinlichste Sauberkeit* zur Verhütung einer Wundinfektion. Wände, Fußboden und alle Gegenstände im Operationssaal sollen nach Möglichkeit ein Abwaschen mit Seifenwasser oder Desinfektionslösungen vertragen. In der Regel wählt man für den Fußboden Terrazzo oder Fliesen, für die Wände matte Kacheln und für die Decke einen abwaschbaren Anstrich. Nach jedem Operationsprogramm wird der Fußboden gründlich erst mit Seifenlauge und dann mit Wasser geschrubbt. Täglich werden alle *lackierten* Teile im Operationsraum, insbesondere der Operationstisch und die große Operationsleuchte, mit Seifen- oder Prilwasser, alle *Glas-* oder *Nickel*teile mit 70%igem Alkohol abgewaschen. Es empfiehlt sich außerdem, zwischen jeder einzelnen Operation den Fußboden mit einer Desinfektionslösung feucht aufzuwischen.

Wenn möglich, wird raummäßig, aber auch bezüglich der Instrumente, der Wäsche und des Personals, eine *Trennung* in einen „*aseptischen*“ *Operationsraum*, nur für völlig saubere große Eingriffe, und in einen „*septischen*“ *Operationsraum*, für Eingriffe im infektiösen Gebiet, vorgenommen. Jedoch ist auch der septische Operationsraum täglich so zu pflegen, daß dort unbedenklich auch aseptische Notfallsoperationen und kleinere Eingriffe durchgeführt werden können.

Um den Kranken vor einer Wundinfektion zu schützen, ist es zweckmäßig, die *Zahl der* im Operationssaal anwesenden *Personen* möglichst zu *beschränken* (s. Abb. 2). *Niemand* darf den Operationsraum *ohne Gesichtsmaske*, *Schutzkleidung und Gummiüberschuhe* betreten. Zu Lehrzwecken im Operationssaal anwesende Besucher weist man am besten auf eine mehrstufige, verstellbare Holztreppe und trennt sie durch ein quer vor ihnen aufgespanntes großes steriles Tuch von der Operationsgruppe ab.

Mit zunehmender Beherrschung der Narkosegefahren und des Operationsschocks ist die Zeitdauer vieler chirurgischer Eingriffe ganz erheblich gewachsen. Infolgedessen ist auch der Wundinfektion durch in der Luft schwebende Keime, *der „Staubinfektion“*, immer mehr *Beachtung zu schenken* [*17*, *28*]. Um diese Gefahr einzuschränken, soll man im Operationssaal jede turbulente Luftströmung durch unnötiges Herumlaufen und Türenöffnen oder durch unzweckmäßige Heizung und Belüftung vermeiden. Außerdem ist jede Staubbildung durch gründliche tägliche Säuberung (s. o.) möglichst zu bekämpfen. Eine *fortlaufende Luftdesinfektion* im Operationssaal [*10*] ist durch *Ultraviolettstrahler* [*7*, *21*, *24*] (siehe Abb. 2, oder *Triäthylenverdampfer* (Elektrowerke Dr. Gruss, Düsseldorf) [*11*, *16*] möglich.

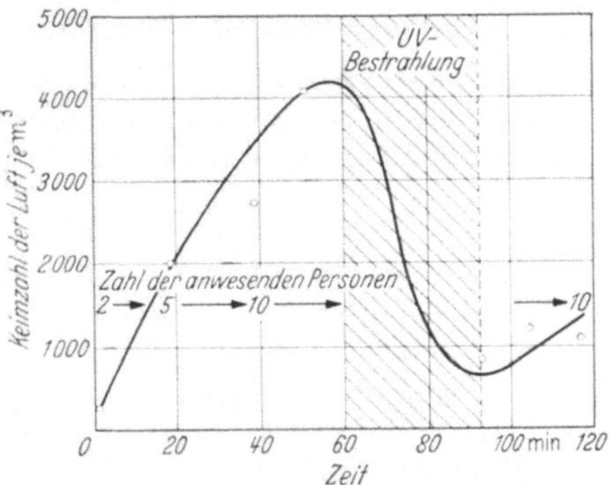

Abb. 2. Die *Einwirkung von Besucherzahl und Ultraviolettstrahlung auf den Keimgehalt der Luft* im Operationsraum.

Auch das *Klima im Operationssaal* verdient die Aufmerksamkeit des Chirurgen. Ein überhitzter Operationssaal erschwert die Arbeit erheblich. Andererseits soll der vom Schock bedrohte Kranke vor stärkerer Auskühlung bewahrt werden. Im Operationssaal ist eine relativ hohe Luftfeuchtigkeit günstig, weil sie den Kranken vor zu starker Auskühlung bewahrt, den Keimgehalt vermindert und Narkosegasexplosionen (s. II S. 89) erschwert. Als Klimaoptimum gilt eine unbewegte Luft mit relativer Feuchtigkeit von 55—60% und einer Temperatur von 20—22° C (Kontrolle durch Thermo-Hygrometer). Wenn keine selbstregelnde Klimaanlage zur Verfügung steht, läßt sich die erwünschte Erhöhung der Luftfeuchtigkeit erreichen, wenn man zwischen den einzelnen Operationen bei geschlossenen Türen die Fenster öffnet und den Fußboden feucht aufwischt. Heizkörper müssen in der Mauer halbverdeckt oder als Deckenheizung so angebracht sein, daß die aufströmende Wärme nicht dauernd in der Nähe des Instrumentenvorratstisches eine staubführende Luftströmung aufrechterhält. Eine *Belüftungs- bzw. Klimaanlage* soll die Operationsräume und auch den Sterilisationsraum *zugfrei* durchspülen und Narkosedämpfe sicher abführen. Zu diesem Zweck wird an die einzelnen Räume *gefilterte* und *temperierte Luft* — zur Vermeidung rascher Strömungen durch mehrere Kanäle — in Deckenhöhe eingeschleust. Die Absaugkanäle sollen z. T. auch in Deckenhöhe, z. T. in Nähe des Fußbodens liegen und so eingerichtet sein, daß jeweils nur $^2/_3$ der eingeblasenen Luft abgesaugt wird, so daß hierdurch *stets* ein *geringer Überdruck im Operationsraum* besteht. Die Leistung der Klimaanlage ist auf einen etwa 8maligen Luftwechsel in der Stunde zu bemessen. Bei dieser Anordnung lassen sich die in der Luft schwebenden Staubteilchen, Infektionserreger und Ätherdämpfe zuverlässig beseitigen. Gleichzeitig werden Wärme und Feuchtigkeit abgeführt und Verunreinigung von außen abgewehrt. Fehler in dieser Ventilation lassen sich leicht durch Rauchteste nachweisen; bei richtiger Anordnung muß die Luft an allen undichten Stellen, wie Türen usw., von innen nach außen strömen [*6*, *28*].

Über die *Sicherung* des Operationsraumes *gegen Explosionen* durch leicht entzündliche Narkosemittel s. S. 89.

III. Die aseptische Zubereitung der bei Operationen gebrauchten Geräte und Hilfsmittel [*19*].

Bei jeder Operation sind alle nur möglichen Vorsichtsmaßregeln anzuwenden, um den Zutritt von Infektionserregern zu der künstlich gesetzten Wunde zu verhüten. Diese Gefahr droht erfahrungsgemäß am ehesten durch Berührung mit unsterilen Gegenständen der Umgebung, „*Kontaktinfektion*“, weniger durch *Tröpfcheninfektion* (s. S. 36 u. 45) oder *Staubinfektion* (s. S. 5). Deswegen muß der Chirurg die Operationswunde kunstvoll mit einem steril gehaltenen Bezirk umgeben und alle Gegenstände, die mit der Wunde in Berührung kommen, vorher keimfrei machen.

1. Allgemeines über Sterilisation und Desinfektion [*1, 2, 14, 18, 20, 23, 32, 33*].

Nach den geltenden gesetzlichen Vorschriften (DAB VI. Aufl.), heißt „*sterilisieren*“, einen Gegenstand vollkommen keimfrei machen. Ein Gegenstand darf aber nur dann als keimfrei bezeichnet werden, wenn er „von allen lebenden Mikroorganismen (vegetativen und Dauerformen) frei ist“. Unter „*Desinfizieren*“ [*12*] versteht man, einen Gegenstand in den Zustand versetzen, daß er nicht mehr infizieren kann. Alle Geräte und Hilfsmittel, bei denen ein Kontakt mit der offenen Wunde eintreten könnte, oder die in den menschlichen Körper eingeführt werden, sollen in der Regel „*steril*“ sein. *Für* den *klinischen Operationsbetrieb* können *nur* die Behandlung im *gesättigten gespannten Wasserdampf* oder in *trockener Heißluft* als zuverlässige Sterilisationsmethoden gelten.

Autoklaven zur Dampfsterilisation müssen bestimmten *Mindestanforderungen* genügen und wenigstens 120° C bei 1,1 atü erreichen. In älteren Geräten ohne Hochleistungsvakuum und ohne gerichtete Dampfsteuerung tritt der Temperaturanstieg auf 120° langsam, erst nach etwa 30 min (= „*Steigzeit*“) ein. Der Dampf wählt im Autoklaven den Weg des geringsten Widerstandes. Die Austreibung der Luft aus porösem Sterilisationsgut, z. B. aus Wäsche, geschieht deswegen unzuverlässig. Wo Luft zurückbleibt, können Sterilisationslücken auftreten. In älteren Autoklaven hinkt auch die Temperatur in den eingesetzten Trommeln gegenüber der Temperatur *außerhalb* dieser Behälter nach (= „*Hinkezeit*“ *oder* „*Ausgleichszeit*“). Um mit solchen veralteten Apparaten trotzdem zuverlässig sterilisieren zu können, sind lange *Betriebszeiten* von etwa 60—120 min notwendig. Für jeden einzelnen Autoklaven muß seine „Steigzeit“ und seine „Ausgleichszeit“ ermittelt werden, dann erst kann man die gewünschte „*Abtötungszeit*“ bei 120° und 1,1 atü einhalten.

Mit modernen Geräten läßt sich die *Betriebszeit durch* eine Steigerung des Druckes und der Temperatur des Dampfes auf 2,1 atü — 134° C —, durch Absaugung der Luft mittels eines — mindestens 90%igen — *Hochleistungsvakuums* [*3*] vor Einlaß des Dampfes oder mittels einer durch jede einzelne Sterilisationstrommel „*gerichtete Dampfführung*“ [*22, 34*] wesentlich *verkürzen*. Vorausgesetzt, daß die vollständige Austreibung der Luft gelungen ist, benötigt man als *Mindestabtötungszeit* bei 120° C und 1,1 atü 10 min. Wenn nach Beseitigung der Luft Dampfwerte von 134° C und 2,1 atü erreicht sind, dann ist die Sterilisation theoretisch momentan beendet, da unter diesen Verhältnissen keine Sporen überleben. In der Praxis sollen diese Mindestzeiten um einen *Sicherheitszuschlag* verlängert werden. Durch Einlegen kleiner Maximalthermometer oder Teströhrchen (Fa. Braun, Melsungen) in die einzelnen Sterilisationstrommeln läßt sich jede Sterilisationsanlage einfach fortlaufend überwachen. In größeren Zeitabständen sind außerdem Überprüfungen durch Sterilisationsproben mit Sporenerdepaketchen anzuraten.

Zur Sterilisation im Autoklaven eignen sich Metall- und Glasgegenstände, Wäsche und Verbandstoffe sowie Flüssigkeiten und Gummiwaren. Eine Dampfsterilisation ist ungeeignet zur Abtötung von Erregern in öligen Lösungen oder zur Entkeimung größerer Pudermengen. Will man *Gefäße mit undurchlässigen Wänden* im Autoklaven sterilisieren, dann müssen sie eine Öffnung haben, durch die der Dampf eindringen kann. Die Behälter werden, wenn es geht, mit der größten Öffnung nach unten zeigend, gestellt, so daß die kalte Luft leichter abfließt. Völlig geschlossene größere Gefäße, die keine Flüssigkeit enthalten, lassen sich im Dampf von 1—3 atü innen überhaupt nicht sterilisieren; hierzu wird Heißluft (180—200° 1—2 Std) benötigt. Es genügen aber schon 2 cm³ Flüssigkeit als Inhalt, um ein geschlossenes Litergefäß im Autoklaven sicher sterilisieren zu können.

Heißluftsterilisatoren [*4, 8*] müssen wenigstens Temperaturen bis 200° C erreichen. Es empfiehlt sich, Geräte mit Luftumwälzung zu wählen, damit die erwünschten Hitzegrade wirklich im ganzen Sterilisationsraum herrschen. *Zur Heißluftsterilisation eignen sich* vor allem Glaswaren, Tonwaren, Porzellan sowie Öle und Puder. Auch Metallgegenstände, z. B. Instrumente sowie offene oder geschlossene Metallbehälter, können mit Heißluft sterilisiert werden. Dabei sind als *Mindestabtötungszeiten* für Instrumente 60 min bei 160° C, für Glaswaren, Puder, Öle 30—60 min bei 180—200° C zu fordern. Auch hier ist ein *Sicherheitszuschlag* anzuraten. Bei der Heißluftsterilisation von Instrumenten ist zu *beachten*, daß Zinnlötungen im Heißluftapparat flüssig werden (also keine gewöhnlichen Rekordspritzen in Heißluft sterilisieren!), daß bei Temperaturen zwischen 180 und 200° C eine Umwandlung unlegierter Kohlenstoffstähle in Eisen einsetzt (also Skalpelle, Stahlbohrer oder Stahlspitzen nicht bei über 180—200° C sterilisieren!), und daß bei Temperaturen über 200° die Vernickelung leidet. Textilien und Gummiwaren werden durch trockene Hitze zerstört. Die Kontrolle der Sterilisation im Heißluftgerät geschieht durch Thermometer. Außerdem empfiehlt es sich, bei der Sterilisation von Glaswaren jedesmal ein Stück weißes Papier oder Watte mit einzulegen, das nach beendeter Sterilisation deutlich gebräunt sein muß; dieser Effekt ist erst bei 180° C zu erwarten.

Andere Methoden als die Dampf- und Heißluftsterilisation, z. B. das *Auskochen* 20 min lang im *Papinschen Topf* unter Druck von 1 atü oder Auskochen 20 min lang *in antiseptischer Lösung* (z. B. 2%ige Sodalösung mit einem Zusatz von 1‰ Natriumnitrit oder 2%ige Zephirollösung oder 0,75%ige Sporillösung), sind mit *Nachteilen* belastet und *weniger zuverlässig*. Sie sind deswegen *für* den *klinischen Betrieb* im allgemeinen abzulehnen und sollten hier nur in Notzeiten Benutzung finden. Diese Hilfsmethoden sind *in der ärztlichen Praxis* öfters nicht zu umgehen, sollten aber auch dort besser durch Dampf- oder Heißluft-Kleinsterilisatoren ersetzt werden.

Eine „*Desinfektion*“ wird nur bei solchen Gegenständen angewandt, bei denen eine „Sterilisation“ nach den oben genannten Methoden unmöglich ist, etwa bei der Oberflächenantisepsis der Haut des Kranken (s. S. 38) oder der Hand des Chirurgen (s. S. 33), sowie beim Säubern von Einrichtungsgegenständen im Operationssaal (s. S. 4 u. 14) oder beim Entkeimen von Linsen in Cystoskopen (s. S. 14 u. 15). Auch die Keimfreimachung im strömenden Dampf, bei 102—103° C und 0,1—0,2 atü, z. B. von ganzen Matratzen, ist als Desinfektion zu bezeichnen.

Auskochen in einfachem Wasser bei 100° C ist zur Keimfreimachung *in jedem Falle ungenügend*, da hierbei Gasbrand-, Milzbrand- und Tetanuserreger und wahrscheinlich auch das Virus der Serumhepatitis nicht abgetötet werden. *Alkohol* ist zum Keimfreimachen und als Aufbewahrungslösung vorher sterilisierter Gegenstände *völlig ungeeignet*, da im handelsüblichen Alkohol öfter entwicklungsfähige Gasbrandsporen vorkommen und Alkohol Bacillensporen sowie das Virus der Serumhepatitis nicht vernichtet.

2. Die Zubereitung steriler Instrumente und Spritzen.

Zur Sterilisation legt man die *Instrumente* auf ein Sieb. Nadeln und andere kleine Gegenstände, die dabei verlorengehen könnten, werden zweckmäßig noch einmal in eine besondere Nadelbüchse (s. Abb. 3) eingeschlossen. Dann werden die Instrumentensiebe *im Autoklaven* wenigstens 15 min einem Dampf von 120° C und 1,1 atü oder 5 min einem Dampf von 134° C und 2,1 atü ausgesetzt, *oder* 30 min bei 180° *im Heißluftschrank* belassen. Die genannten Sterilisationszeiten genügen nur dann, wenn die angegebenen Temperaturen tatsächlich an der Oberfläche des Sterilisationsgutes erreicht wurden (s. S. 11). Diese Werte für die Praxis überschreiten die im Experiment genügenden Mindestabtötungszeiten (s. S. 6) um einen Sicherheitszuschlag. Um ein Rosten bei der Dampfsterilisation zu verhindern, tauche man die mit Instrumenten bepackten Siebe vor Einbringen in den Autoklaven in 2%ige Sodalösung. Die aus dem Autoklaven oder dem

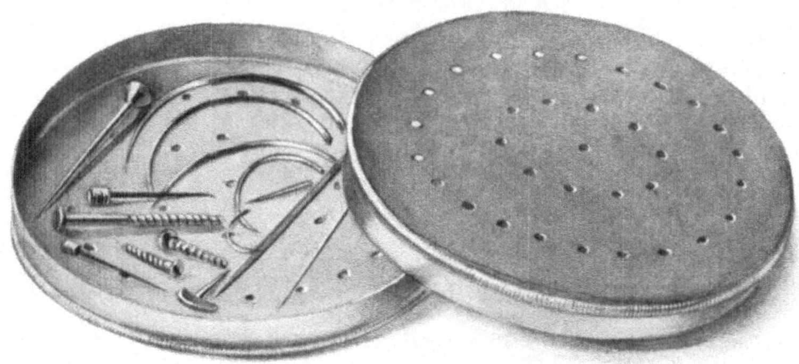

Abb. 3. *Nadelbüchse*, in die die Nadeln und andere kleine Gegenstände vor dem Kochen eingeschlossen werden, damit sie nicht verlorengehen.

Heißluftgerät kommenden keimfreien Instrumentensiebe werden unter Benutzung einer sterilisierten abnehmbaren Haltevorrichtung auf den Instrumentenvorratstisch (s. S. 45) gebracht.

Besondere *Vorsichtsmaßregeln* sind notwendig, *um bei empfindlichen Messern* während der Sterilisation die *Schärfe zu erhalten* [*26*, *29*]. Den besten Schutz der Schneide gewährleistet ein Messerbänkchen, auf das wir die Messer ohne irgendwelche Umwicklung legen (s. Abb. 4). *Bei niedriglegierten Stählen*, wie sie für gewöhnlich zur Herstellung der Messerschneiden benutzt werden, gelingt die schonendste Sterilisation durch Erhitzung im *Heißluftapparat*, 1 Std bei 160° C. Die Temperatur soll dabei 180° C nicht überschreiten; wenn die Messerklinge gelb oder blau anläuft, war die Sterilisationstemperatur zu hoch. Fehlt eine Möglichkeit zur Heißluftsterilisation, dann ist zum Keimfreimachen der Skalpelle *Kochen* in chlorfreiem, enthärtetem, leicht alkalischem Wasser, am besten in Aqua dest. mit 2% Zusatz von Soda, oder *Autoklavieren* nach Tauchen in 2%iger Sodalösung, 10 min bei 120° oder 4 min bei 134° C, zu empfehlen. *Messer aus nichtrostendem Stahl* sind gegen eine Heißluftsterilisation besonders unempfindlich, verfallen aber einer Korrosion durch Chlorionen und einer Kontaktkorrosion ebenso leicht wie unlegierte Stähle. Sie sollen deswegen niemals in chlorhaltigem Wasser und niemals in Wasser oder Dampf mit unlegierten Stählen zusammen sterilisiert werden. Ein Schneidverlust von Messerklingen nach der Sterilisation beruht häufig nicht auf dem Sterilisationsvorgang selbst, sondern auf kleinen Kalk- oder Sodateilchen.

Spritzen [5] werden grundsätzlich ebenso sterilisiert wie Instrumente. Eine Injektionsspritze soll nach der Entkeimung bis zum Gebrauch nicht mehr angerührt werden. Deswegen packt man die Spritzen und Hohlnadeln vor der Sterilisation in *geeignete Behälter*, in denen sie dann bis zur Benutzung steril verbleiben. Bei der Spritzensterilisation im Autoklaven müssen die Behälter dampfdurchlässig sein (besondere Spritzentrommeln, Päckchen aus Leinentuch, mit Wattestopfen verschlossene Glasröhren oder Zellophanfolien oder Filterpapier). Bei der Heißluftsterilisation darf auch ein völlig geschlossener Spritzenbehälter, z. B. Metallbüchse oder Glasschale, benutzt werden. Vor der Sterilisation sind Spritzen und Kolben in jedem Fall auseinander zu nehmen und die dazugehörigen Hohlnadeln mit einem Mandrin zu versehen. Im *Autoklaven* dürfen alle Spritzenmodelle sterilisiert werden. Dabei verzichten wir auf das sonst zum Rostschutz

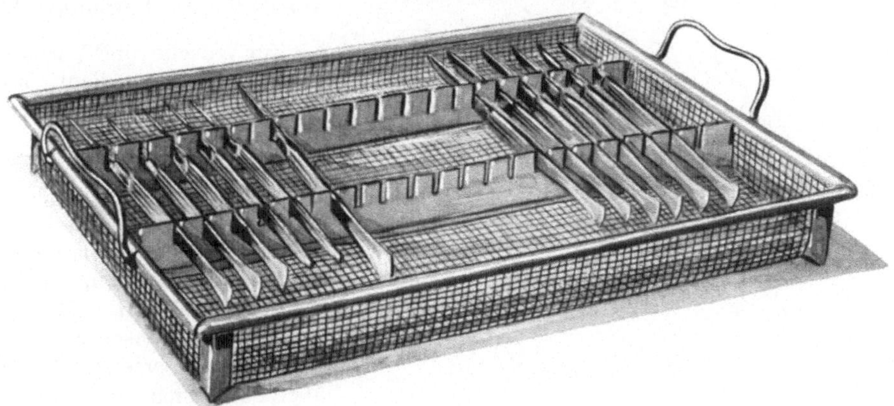

Abb. 4. *Messerbänkchen*, in dem die Messer ohne Beschädigung ihrer Schneide gekocht werden.

übliche Eintauchen der Instrumente in Sodalösung, damit die später zu injizierenden Medikamente nicht durch Sodareste beeinträchtigt werden. Um eine zuverlässige Sterilisation zu garantieren, empfiehlt es sich, die Spritzen wenigstens 15 min im Dampf bei 120° und 1,1 atü oder 5 min im Dampf von 134° und 2,1 atü zu belassen. Im *Heißluftschrank* können nur Ganzglasspritzen oder Spezialrekordspritzen ohne Weichlotstellen sterilisiert werden; dabei läßt man Heißluft von 180° C 60 min lang einwirken.

Alkohol ist zum Aufbewahren von vorher sachgemäß *sterilisierten Instrumenten oder Spritzen ungeeignet*, da handelsüblicher Alkohol gelegentlich Anaerobiersporen enthält. Auch *andere* zur Spritzenaufbewahrung empfohlene *antiseptische Lösungen* (z. B. Rp. Formaldehydi soluti 5,0, Alkoholi 70% ad 100) sind *in der Klinik abzulehnen* und in der ärztlichen Praxis nur als Notmaßnahme bei schwierigen äußeren Verhältnissen erlaubt. In jedem Falle müßte dabei das Aufbewahrungsgefäß alle paar Tage neu sterilisiert und mit frischer Lösung gefüllt werden.

Es empfiehlt sich, *alle Instrumente sofort nach Gebrauch unter fließendem kaltem Wasser* mit einer Bürste *zu säubern* sowie *Spritzen, Hohlnadeln und Schläuche kalt durchzuspülen*. Dies frühzeitige Abwaschen ist wichtig, weil Infektionserreger in angetrocknetem eiweißhaltigem Material (Blut oder Eiter) besonders gut überleben. Alle zusammengesetzten Geräte, speziell die Spritzen, werden bei der Säuberung auseinandergenommen. Um *nach Operationen im infizierten Gebiet*, aber auch nach Eingriffen am Darmtractus, keine Infektionserreger in der Operationsabteilung zu verbreiten, legen wir die *gebrauchten Instrumente* zunächst *in einen mit antiseptischer Lösung*, z. B. Sagrotan 2%ig, Delegol 2%ig oder Chloramin 2%ig, *gefüllten Waschtrog*. Anschließend werden auch diese Instrumente unter fließendem kaltem Wasser gebürstet, dann in einem Reinigungskocher in 2%iger Sodalösung mit 1‰ Natriumnitritzusatz 10 min gekocht und schließlich im Autoklaven oder Heißluftschrank sterilisiert.

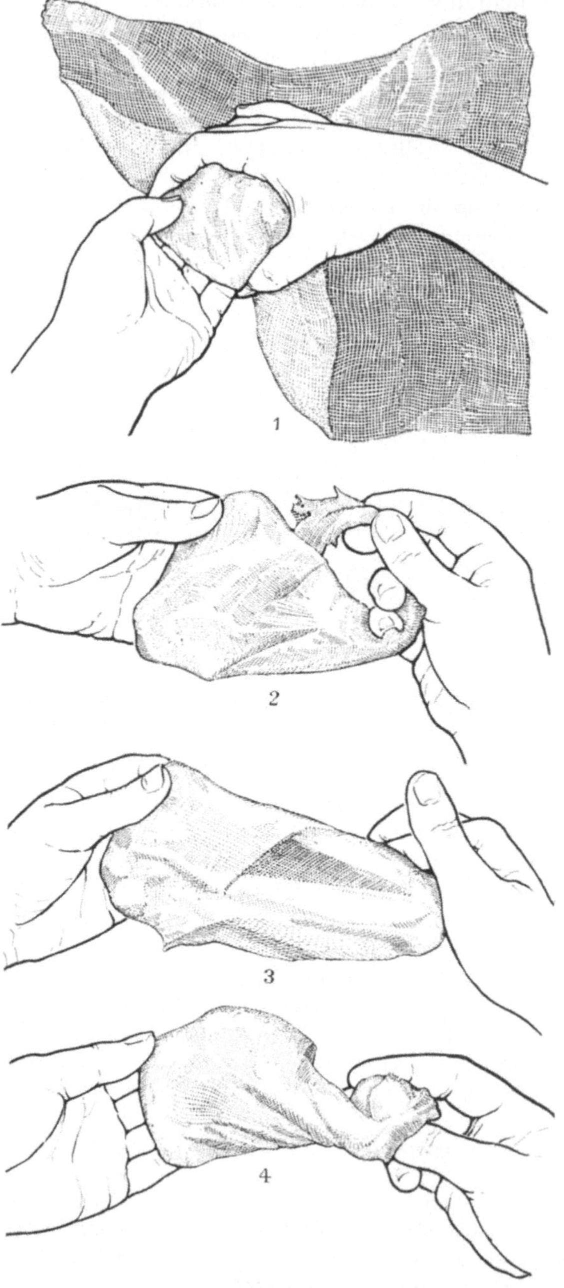

Abb. 5a.

Abb. 5a u. b. *Die Herstellung von Tupfern.*

3. Die Zubereitung steriler Wäsche und Verbandstoffe.

Zur Wäsche- und Verbandstoffsterilisation dient *ausschließlich gesättigter, gespannter Dampf*, mindestens 15 min bei 120° und 1,1 atü oder 5 min bei 134° und 2,1 atü. Bei der Sterilisation von Wäsche ist es viel schwieriger als bei Instrumenten überall in den Tiefen des porösen Sterilisationsgutes die erwünschten Temperaturen zu erreichen. Man überzeuge sich, daß in der Sterilisationsabteilung die vollständige Luftaustreibung und *Durchdringung der einzelnen Wäschestücke mit Dampf* durch eine geeignete Unterbringung der Sterilisationsbehälter im Autoklaven, durch eine richtige Anordnung der Wäsche in den Trommeln und, an modernen Geräten, durch ein Hochleistungsvakuum oder durch eine technisch gesicherte Dampfführung gewährleistet ist.

Vor Einlegen in den Autoklaven wird das Sterilisationsgut in *geeignete, dampfdurchlässige Behälter*, am besten in Spezialtrommeln verpackt, in denen es bis zum Gebrauch verbleibt. Durch besondere Filtereinrichtungen der Trommelwand muß der Dampf ungehindert ein- und ausströmen können. Dabei ist gleichzeitig ein Zutritt von Infektionserregern durch die Filter nach Herausnahme der Trommeln aus dem

Autoklaven unmöglich zu machen. Da Dampf im Autoklaven von oben nach unten strömt, ist eine gleichmäßigere Durchdringung der Wäsche eher zu erwarten, wenn die einzelnen Stücke, Mäntel, Tücher usw., nicht vertikal gestellt, sondern horizontal übereinandergepackt sind. Kompressen, Tupfer und Verbandstoffe werden im allgemeinen zur Sterilisation getrennt in besondere Trommeln gepackt. Verschiedene Verbandstücke kann man auch zusammen in einer großen Trommel unterbringen, hierbei muß die mit der Sterilisation beauftragte Person sich bemühen durch dichtes Packen in horizontal angeordneten Schichten (z. B. zu unterst nur Tücher, darüber Kompressen, darüber Tupfer) dem Dampf überall einen gleichmäßigen Widerstand entgegenzusetzen.

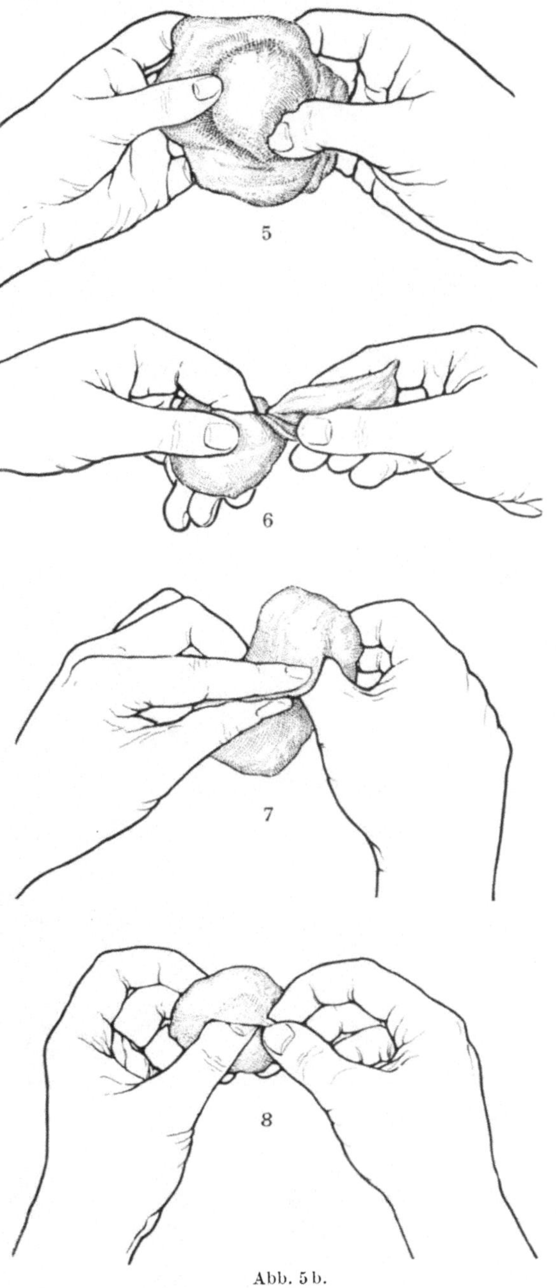

Abb. 5 b.

Als *Tupfer* zum Sauberhalten des Operationsfeldes von Blut und Eiter verwenden wir nach einer besonderen Technik (s. Abb. 5a und b) zusammengebauschte Gazequadrate von 12, 30 und 50 cm Seitenlänge, als *Präpariertupfer* Gazequadrate von 8 cm Seitenlänge, die nach der auf Abb. 6 ersichtlichen Weise zusammengefaltet werden. Als *Kompressen* dienen uns 4fach übereinandergesteppte quadratische Mullplatten von 45 cm Seitenlänge (s. Abb. 7). Bei Bauchoperationen erhält jede Kompresse grundsätzlich ein Eckband, das mit einer Metallplombe gesichert ist. Als „*Rollgaze*" verwenden wir 6fach zusammengelegte, 1 m lange, 5 cm breite, aufgerollte Gazestücke (s. Abb. 8); solche Mullstreifen dienen zum vorübergehenden Abstopfen enger, tiefer Wundkanäle. Über die zweckmäßige Größe der *Abdecktücher* s. S. 40.

Nach Gebrauch ist für eine gründliche *Säuberung der Wäsche, Kompressen* und *Tupfer* zu sorgen, weil sonst — besonders, wenn septische und aseptische

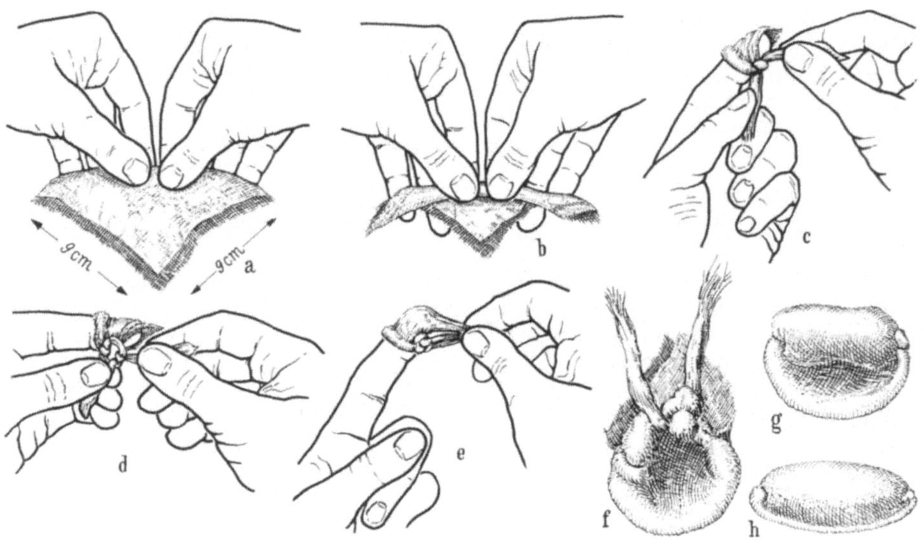

Abb. 6 a—h. *Die Zubereitung von Präpariertupfern.*

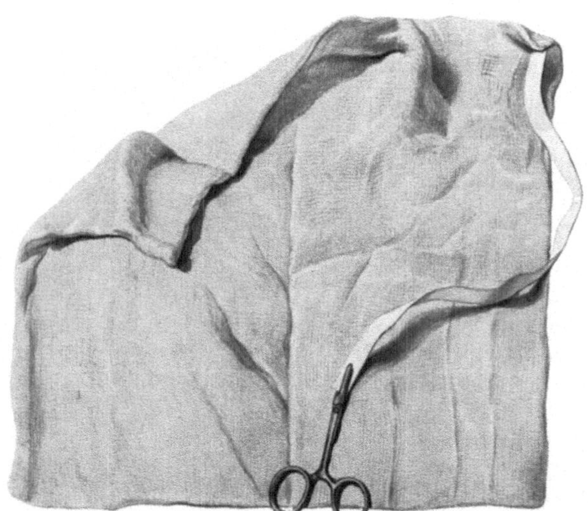
Abb. 7. *Kompresse mit Band und angehängter Klemme (Perltuch).*

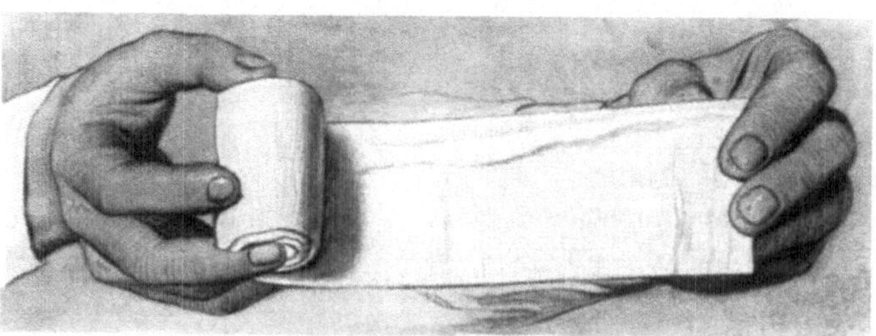
Abb. 8. *Rollgaze.*

Operationsräume nicht völlig getrennt sind — leicht infektiöses Material verbreitet wird. Die beschmutzte Wäsche, und getrennt davon die Kompressen, Tupfer usw., werfen wir in 2 verschiedene, auf einem Metallgestell ruhende und geöffnete Säcke (s. Abb. 9). Ohne daß jemand die Wäsche noch einmal berührt, sollen die Säcke dann zugeknotet werden und in die Waschmaschine kommen. Mit der üblichen Waschtechnik werden dort zunächst mit kalten Einweichlösungen und dann mit heißer Seifenlauge eiweißhaltige Beschmutzungen, wie Blut und Eiter entfernt, und es wird schon allein hierdurch meistens eine genügend zuverlässige Abtötung

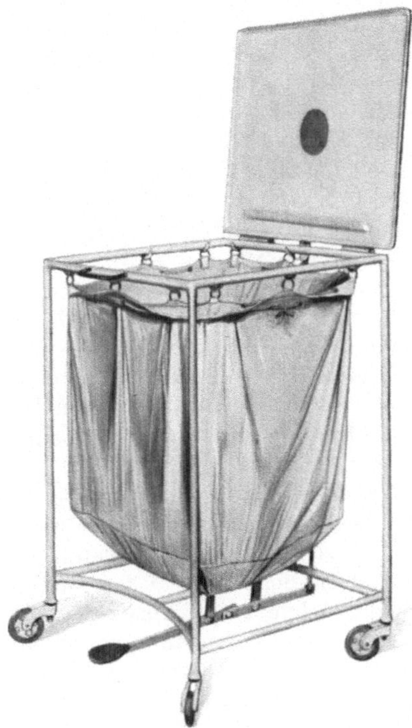

Abb. 9. *Behälter für gebrauchte Operationswäsche.* Die Wäsche kommt in dem im Gestell hängenden Sack in die Waschanstalt.

aller Eitererreger erreicht. Wenn möglich, empfiehlt es sich nach Eingriffen im eitrigen Gebiet die Wäschesäcke vor dem Waschen im strömenden Dampf zu desinfizieren (s. S. 7). In jedem Falle wird die gesäuberte Wäsche später in Trommeln gepackt und noch im Autoklaven sterilisiert.

4. Die aseptische Zubereitung anderer Hilfsmittel.

(Gummigegenstände, Puder, Handbürsten, Kunststoffe, Cystoskope, Nahtmaterial.)

Gummigegenstände (Operationshandschuhe und Schläuche) werden im Autoklaven sterilisiert. Eine Heißluftentkeimung würde den Gummi zerstören.

Operationshandschuhe lassen sich am schonendsten sterilisieren, wenn man sie 15 min lang einem Dampf von 120° und 1,1 atü aussetzt. In sog. Blitzsterilisatoren mit Dampf von 134° und 2,1 atü dürfen die Handschuhe keinesfalls länger als 5 min verbleiben. Zur Sterilisation werden die Handschuhe in besonderen Trommeln, am besten mit der Handgelenköffnung nach unten zeigend, über Kunststoff- oder Drahthände gezogen, vertikal aufgehängt und durch Überzüge aus grobem

Sackleinen voneinander getrennt. Packt man Handschuhe in horizontaler Lage zwischen Tücher, dann können Luftblasen in den Fingern zurückbleiben; hierdurch würde das Eindringen des Dampfes und eine zuverlässige Sterilisation erschwert.

Das Säubern der Gummihandschuhe beginnt an der Hand des Operateurs. Der Chirurg sollte sich angewöhnen, nach jedem Eingriff die noch an seinen Händen sitzenden Handschuhe selbst unter fließendem kaltem Wasser von Blutresten zu befreien. Die ausgezogenen Handschuhe werfen wir danach in einen mit antiseptischer Lösung, z. B. mit 1%igem Sagrotan oder Phenylhydrargyrum boricum 2‰, s. S. 37, gefüllten Eimer. Dort bleiben sie mindestens 1 Std. Danach werden die Handschuhe vom Hilfspersonal unter Wenden auf *beiden Seiten* zunächst in antiseptischen Lösungen gewaschen, dann unter fließendem Wasser abgespült, darauf in klarem Wasser auf Löcher geprüft, auf einem Holzlattengestell getrocknet, anschließend innen mit Talkumpuder bestreut und endlich in Spezialtrommeln zur Sterilisation gebracht.

Alle chirurgischen *Gegenstände aus Gummi* leiden durch Waschen mit Benzin, Äther, Alkohol, Sublimat, Oxycyanat oder Kresol sowie durch einen Kontakt mit Paraffinen (Vaseline oder Paraffinöl), aber nicht durch das Antisepticum Sagrotan oder Phenylhydragyr. boric.; s. S. 37. Auch eine Berührung des Gummis bei der Sterilisation mit Mangan- oder Kupferlegierungen, z. B. mit Messing, ist schädlich. Ein Auskochen von Gummigegenständen geschieht so, daß sie im Wasser völlig untergetaucht sind, um den schädlichen Einfluß von Sauerstoff möglichst auszuschalten. An *Lackkathetern* wird die Lackschicht durch Alkali verdorben; deswegen dürfen sie nur in reinem Wasser, ohne Sodazusatz, ausgekocht oder mit alkalifreien Desinfektionsmitteln, z. B. Phenylhydragyr. boric. (s. S. 37) oder Chlorina, entkeimt werden.

Vorräte von Gummigegenständen halten sich in Petroleumdämpfen jahrelang *frisch und elastisch.* Man lege sie in einem luftdichten Metallkasten auf einen Rost und bringe unter den Rost einen mit Petroleum getränkten Lappen.

Die *Sterilisation des* zur Erleichterung des Gummihandschuhanziehens benutzten *Talkumpuders* gelingt leicht im Autoklaven, dabei werden geringere Talkummengen, z. B. in einem Tupfer, in dünner Schicht ausgebreitet und dann der mit Talkum beschickte Tupfer in den gespannten Dampf gebracht. Eine dickere Talkumschicht, z. B. in Puderdosen, läßt sich zuverlässig nur in Heißluft (180—200°, 60 min lang) sterilisieren.

Auch Fette, Öle, Paraffin oder Glycerin werden im Heißluftgerät (60 min, 180°) und nicht im Autoklaven sterilisiert.

Handbürsten mit Naturborsten vertragen eine Dampfsterilisation im Autoklaven nur schlecht. Nach gründlichem Ausspülen unter fließendem kaltem Wasser verwahren wir sie in einem Gefäß mit antiseptischer Lösung, Quartamon oder Zephirol 1%ig. Bürsten mit Nylonhaaren lassen sich im Autoklaven sterilisieren.

Bei *Cystoskopen* neuerer Bauart sterilisieren wir den Schaft wie Instrumente im Autoklaven oder durch Auskochen in 2%iger Sodalösung mit Zusatz von 1‰ Natriumnitrit. Die meisten Optiken vertragen keine Hitze und werden durch Einlegen in 1%ige Zephirollösung mit einem 0,5%igen Zusatz von Natriumnitrit oder 1%iger Sagrotanlösung entkeimt. Neuerdings gibt es auch kochfeste Optiken.

Seidenkatheter sterilisieren wir wie Verbandsmaterialien in Dampf. Jedoch muß jeder Katheter in ein besonderes Tuch oder in eine Papierhülse eingeschlagen sein, um das Aneinanderkleben zu verhindern.

Nicht alle *Kunststoffe* vertragen eine Hitzesterilisation. Geräte und Schläuche aus *Polyvinylchlorid* (PVC), können im Autoklaven 35 min bei 120° oder notfalls durch 20 min langes Auskochen entkeimt werden. *Polyäthylenerzeugnisse* sind weder durch gespannten Dampf oder Heißluft noch durch Alkohol oder Formalin zu entkeimen. Sie werden wenigstens 24 Std in eine 1%ige Zephirollösung eingelegt oder 15 min lang ausgekocht. Hierbei muß die keimtötende Flüssigkeit auch in das Röhrenlumen eindringen können. In solchen Zephirollösungen können die *Polyäthylenkatheter* monatelang verbleiben.

Alle mit dem Patienten direkt oder mit den Atemgasen in Verbindung kommenden Teile des *Narkosegerätes*, das sind Atemkalkbehälter, Zwischenstücke, Atemschläuche, Atembeutel, Atemmaske, Guedel-Magill-Tuben u. ä., Katheter, Laryngoskope und Bronchoskope (nicht die Ventilmembranen), spülen wir nach jedem Gebrauch unter kaltem fließendem Wasser und reinigen sie dann gründlichst mit warmem *Wasser und Seife*. Dabei müssen alle Gummi- und Metallteile, soweit das geht, auseinandergenommen werden. Dicke Schläuche, z. B. die Magill-Tuben, werden mit der Flaschenbürste, dünne Katheter durch Einsaugen von Wasser mittels Pumpe gesäubert. Aufschiebbare Manschetten sind von den endotrachealen Tuben vorher zu entfernen und durch Abklemmen ihres Zufuhrschläuchleins vor dem Eindringen von Wasser zu schützen. Bei Laryngoskopen muß die Batterie vorher herausgenommen werden. Die meisten Bestandteile des Narkosegerätes, das sind insbesondere alle abnehmbaren Metallstücke und alle gröberen Gummigegenstände, sterilisieren wir ausschließlich im *Autoklaven* bei 120° 10 min lang. Von den Laryngoskopen wird das Birnchen nach Säuberung mit Wasser und Seife vor der Dampfsterilisation ausgeschraubt und in Formalinspiritus (Rp. Formalini 30,0, Spirit. ext. ad 1000) eingelegt. Auch von den Bronchoskopen wird vor der Dampfsterilisation die Optik und die Beleuchtungseinrichtung weggenommen und zur Desinfektion in mit Formalinalkohol getränkte Tücher 24 Std eingehüllt. Magill-Tuben mit fest anvulkanisierten, *aufblasbaren Manschetten* sowie endobronchiale Blocker und abnehmbare Manschetten vertragen keine Hitzesterilisation. Sie werden wenigstens 4 Std in einer 1%igen Quartamonlösung desinfiziert, dann mit Wasser abgespült. Alle sterilisierten Teile läßt man an der Luft trocknen und erkalten. Heiß zusammengesetzte Paßstellen brennen ineinander und lassen sich später schlecht lösen. Die nicht sterilisierbaren Teile des Narkoseapparates waschen wir täglich mit Seifenwasser, danach mit klarem Wasser und putzen die vernickelten Teile mit 70%igem Alkohol. Kein Teil des Narkoseapparates darf mit Fetten oder Ölen in Verbindung kommen (Explosionsgefahr!) (s. II, S. 89).

Das meiste *chirurgische Nahtmaterial*, Catgut-, Zwirn-, Seiden- und Kunststoffäden, wird am besten gebrauchsfertig und steril vom Handel bezogen. In den üblichen *Patentflaschen* wird der Faden für gewöhnlich *in antiseptischen Lösungen* gehalten. *Textilfäden* lassen sich aber viel besser *trocken* als feucht knoten. Deswegen sterilisieren wir für typische Operationen, bei denen man die Anzahl der benutzten Fäden einigermaßen voraussehen kann, z. B. für Magen-, Lungen- oder Darmresektionen, vorher in Einzelfäden zurechtgeschnittenen, *gebündelten Zwirn* der Dicken 20, 30, 40 und 60 (s. Abb. 47). Dabei gebrauchen wir einen kürzeren, 36 cm langen Faden für oberflächliche Gebiete, z. B. bei Magen- oder Darmresektionen, und einen längeren, 60 cm langen Faden für die Tiefe des Thorax und des Beckens. (Über verschiedene Nahtmaterialien s. auch S. 64.) Ähnlich bereiten wir feine Trockenseide zu Gefäßnähten vor (s. S. 209). Die Fäden werden im Autoklaven (15 min bei 120° und 1,1 atü) sterilisiert. Um Hitzeschäden am Nahtmaterial herabzusetzen, empfiehlt es sich, Textilfäden vor der Sterilisation im Autoklaven leicht anzufeuchten. Einmal im Dampf sterilisierte und bei dem Eingriff nicht verbrauchte Textilfäden benutzen wir nicht mehr für weitere Operationen, da die Reißfestigkeit bei wiederholter Behandlung im Autoklaven nachläßt. Nahtmaterial aus Draht läßt sich wie Instrumente sterilisieren.

5. Die Zubereitung steriler, gut verträglicher Infusions- und Injektionslösungen.

Parenteral zugeführte Flüssigkeiten müssen in jedem Falle *steril* und *pyrogenfrei* sein. Bei subcutaner oder intramuskulärer Einverleibung ist außerdem eine dem Blutplasma *isotone* Konzentration wünschenswert. Die meisten Infusionslösungen können gebrauchsfertig steril vom Händler bezogen werden. Es lassen sich aber erhebliche Kosten sparen, wenn man die wichtigsten Infusionslösungen selbst herstellt. Auch die kleinste chirurgische Abteilung sollte wenigstens pyrogenfreies Aqua dest. sowie gut verträgliche physiologische Kochsalzlösung, Glucoselösung und Novocainlösung herstellen können. Die *nach Infusionen* als häufigste Störung *vorkommenden Schüttelfröste und Temperaturerhöhungen beruhen* in erster Linie *auf* Stoffwechselprodukten apathogener, in jedem Leitungswasser vorhandener Bakterien, den „*Pyrogenen*" im engeren Sinne, und auf anderen, gröberen *Verunreinigungen* am Infusionsgerät. Seltener spielen dabei pathogene Infektionserreger oder Fehler in der Lösungskonzentration eine Rolle.

Pyrogenfreies Aqua dest. ist die Grundvoraussetzung zur Herstellung gut verträglicher Infusionslösungen. Die Schwierigkeiten bei der Bereitstellung von pyrogenfreiem Aqua dest. bestehen darin, daß pyrogenbildende Bakterien sich auch in Aqua dest. vermehren und dort fiebererzeugende Stoffe hinterlassen. Die übliche Sterilisation von Flüssigkeiten im Autoklaven bei 120 oder 134° C tötet wohl die pyrogenbildenden Erreger ab, zerstört aber nicht schon erzeugte pyrogene Stoffwechselprodukte. Diese halten sich auch in sterilisierten Lösungen und am keimfrei gemachten Infusionsgerät. Jedoch kann man pyrogenhaltige Flüssigkeiten durch Destillation von den fiebererregenden Stoffen befreien. An Spritzen und Glassachen haftende Pyrogene lassen sich durch Trockensterilisation (1 Std bei 200° C) sowie durch eine chemische Behandlung (s. S. 399) zerstören. Um pyrogenfreies Aqua dest. zu gewinnen, ist es entscheidend wichtig, das aus der *laufenden* Destillationsanlage kommende, frisch aus Dampf kondensierte Wasser *sofort* — noch bevor pyrogenbildende Bakterien hinzutreten können — in pyrogenfrei gemachten Glasbehältern aufzufangen und möglichst bald — nicht später als nach 8 Std — im Autoklaven (30 min bei 120°) zu sterilisieren. Zur Gewinnung von pyrogenfreiem Aqua dest. sind gläserne, verzinnte oder kupferne Destillationsapparate brauchbar, jedoch darf man Aqua dest. zur Bereitung von Infusionslösungen nicht aus einem fest eingebauten Reservoir des Destillationsapparates entnehmen, da sich in solche Behälter erfahrungsgemäß bald pyrogenbildende Bakterien einschleichen und dort vermehren. Aus demselben Grunde ist die in Automaten hergestellte physiologische Kochsalzlösung meist nicht sicher pyrogenfrei und zu Infusionszwecken weniger geeignet. Das nach der Destillation sofort abgefüllte und baldigst im Autoklaven sterilisierte Aqua dest. ist in pergamentverschlossenen Glasballons (s. Abb. 10) 8 Tage, in besonderen Infusionsflaschen (s. Abb. 10) wesentlich länger, sicher pyrogenfrei und steril haltbar.

Um gröbere *fiebererzeugende Verunreinigungen am Infusionsgerät* zu *vermeiden*, ist es besonders wichtig, nach jeder Infusion die dabei benutzten Behälter, Schläuche und Hohlnadeln baldigst mit *kaltem* Wasser gründlich durchzuspülen, bevor eiweißhaltige Reste austrocknen oder coagulieren. Außerdem ist eine zusätzliche Säuberung des Infusionsgerätes *mit pyrogenablösenden und -zerstörenden Chemikalien*, z. B. „Depurator" (s. S. 399), und eine pyrogenzerstörende *Heißluftsterilisation* aller Glassachen (1 Std bei 200°) notwendig.

Die *Sterilisation und Sterilhaltung von Aqua dest.* und *wäßrigen Lösungen* erfordert besondere Vorsichtsmaßregeln. Vor der Keimfreimachung füllen wir die jeweilige Flüssigkeit in Glasbehälter, die möglichst *nur* so groß sind, daß sie *eine therapeutische Dosis* enthalten. Nach wiederholter Entnahme von Flüssigkeit aus einem vorher entkeimten Gefäß ist die unbedingte Sterilität der betreffenden Lösung nicht mehr gewährleistet. Vorräte von Aqua dest. oder physiologischer Kochsalzlösung verwahren wir in $^1/_2$—1 Liter-*Rundkolben* aus Jenaer Glas (s. Abb. 10). Zur Infusion bestimmte, hitzebeständige Lösungen, wie physiologische Kochsalzlösung, werden am besten schon vor der Sterilisation in geschlossene *Spezial-Infusionsbehälter* (s. S. 10) gefüllt. Um einen *Siedeverzug und* das *Überkochen* der Flüssigkeit bei offenen oder pergamentverschlossenen Kolben im Autoklaven zu *verhindern*, dürfen die Kolben nicht ganz voll sein. Zum Ausgleich von Dampfverlusten bei der Erhitzung ist in jeden Kolben 5% mehr Aqua dest. zuzugeben, als zur Herstellung der gewünschten Lösungskonzentration sonst erforderlich wäre. Ein *zuverlässiger Verschluß der* mit Lösung beschickten *Rundkolben* läßt sich am einfachsten durch *Pergamentpapier* erreichen, das man vor Einbringen in den Autoklaven trocken auf den Flaschenhals bindet. Dabei wird der Flascheninhalt durch Beschriftung des aufgebundenen Pergamentblattes mit Wäschetinte unverwischbar und unverwechselbar gekennzeichnet (s. Abb. 10) (geeignetes Pergamentpapier liefert H. Nickolaus, Ronsberg/Allgäu). Derartige Pergamentpapierverschlüsse gewährleisten bei der Entnahme von Flüssigkeit aus Glaskolben wesentlich bessere aseptische Verhältnisse, als die vielerorts üblichen Zellstoff- oder Wattepfröpfe. Die mit Aqua dest. gefüllten und mit dampfdurchlässigen Pergamentverschlüssen versehenen *Rundkolben* werden im Autoklaven (30 min lang bei 120° und 1,1 atü) *sterilisiert*. Nach Ablauf dieser Zeit stellt man den Dampf ab und wartet bei leicht geöffnetem Strömungsventil, jedoch ohne Einschaltung von Absaugvorrichtungen, bis die Temperatur auf 100° abfällt und im Autoklaven atmosphärische Druckwerte herrschen. Dann erst darf der Autoklav geöffnet werden, sonst sprudelt die Flüssigkeit aus den Kolben heraus. Durch *Kochen* in einem Wasserbad auf einer Heizplatte oder durch Einbringen in den Heißluftapparat lassen sich Flüssigkeiten *nicht einwandfrei* sterilisieren!

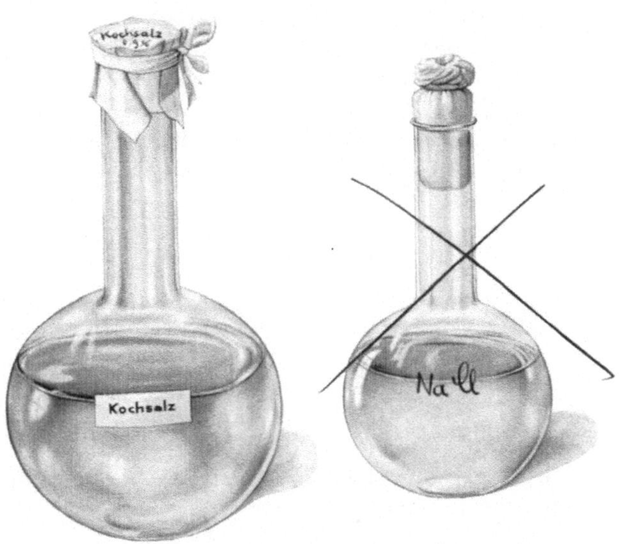

Abb. 10a u. b. a Richtige und b falsche *Aufbewahrung steriler Lösungen.*

Die *Herstellung der gebräuchlichen Infusionslösungen* erfolgt am besten in Behältern, die sich später ohne weiteres zur Infusion benutzen lassen, z. B. in völlig verschließbaren *1 Liter-Infusionsflaschen* (s. II, Abb. 197 und 198). Um *physiologische Kochsalzlösung* zu erhalten, wird eine solche Flasche mit 9 g NaCl — als fertige Tabletten käuflich — und 1 Liter frisch destilliertem Wasser beschickt. Um 5%ige *Zuckerlösungen* zu bereiten, werden 100 cm³ einer in Ampullen käuflichen 50%igen Glucose- oder Invertzuckerlösung zu 900 cm³ Frischdestillat zugegeben. Die mit 1000 cm³ Kochsalz- oder Zuckerlösung gefüllten und durch

Schraubdeckel völlig geschlossenen Infusionsflaschen werden im *Autoklaven* 40 min lang bei 112—114° C sterilisiert. Bei Zuckerlösungen führen höhere Temperaturen zur Karamelisierung. Eine geringe Gelbfärbung der Glucose- oder Invertzuckerlösung durch die Sterilisation ist praktisch bedeutungslos. Um ein Platzen der völlig geschlossenen Infusionsflaschen bei der Sterilisation zu verhüten, darf die Temperatur im Autoklaven nur sehr langsam an- und absteigen (10 min Vorwärmen, 40 min Druckanstieg, 40 min Sterilisieren, 120 min Abkühlen). Die Sterilisation einer *Ringer-*, $^1/_6$molaren *Natriumlactat-*, *Natriumbicarbonicum-*, *Ammoniumchlorid-* oder *Kaliumchloridlösung* bereitet größere Schwierigkeiten. Im klinischen Betrieb empfiehlt es sich, diese Lösungen, *als* sterile *Konzentrate* im Handel (lieferbar Fa. Thilo) zu beziehen. Durch kaltes *Mischen* dieser sterilen Konzentrate mit *sterilem pyrogenfreiem Aqua dest.* kurz vor Gebrauch lassen sich ohne weitere Sterilisationsmaßnahmen billige, gut verträgliche Infusionslösungen herstellen.

Bei Einspritzungen ins Gewebe müssen Flüssigkeiten dem *Plasma isoton sein.* Bei intravenöser Injektion oder Infusion werden auch hypertonische Lösungen, z. B. 10%ige Glucoselösung oder physiologische Kochsalzlösung, mit einem Zusatz von 5% Glucose vertragen (s. II, S. 303). *Die Verdünnung einer höherprozentigen Lösung* in eine *Lösung mit niedrigerem Prozentgehalt* geschieht am einfachsten nach der Formel

$$x = \left(\frac{a-b}{b}\right) y.$$

a = Prozentsatz der Stammlösung; b = Prozentsatz der gewünschten Lösung; x = Menge des benötigten Lösungsmittels; y = Menge der höherprozentigen Lösung.

Um z. B. aus einer 7,5%igen KCl-Lösung eine 1,2%ige Lösung zu machen, würde die Formel

$$x = \left(\frac{7{,}5-1{,}2}{1{,}2}\right) \times 10$$

lauten, und man müßte also zu 10 cm³ 7,5%iges KCl, 52,5 cm³ H_2O zusetzen, um eine 1,2%ige KCl-Lösung zu erhalten.

In *Ampullen* eingeschlossene, hitzebeständige Flüssigkeiten lassen sich im Autoklaven bei 120° *sterilisieren.* Die in kleine Gläschen abgefüllte Flüssigkeit hinkt thermisch der Dampftemperatur praktisch nicht nach. Sollen gebrauchsfertig gelieferte Ampullen im sterilen Operationsfeld benutzt werden, dann muß auch ihre *Außenfläche aseptisch gestaltet werden.* Hierzu legt man sie 24 Std in eine Formalin-Alkohol-Lösung (s. S. 15). Die dazu benutzten Behälter müssen vorher im Autoklaven sterilisiert werden und einen Deckel besitzen, der so tief in die Lösung eintaucht, daß jede Ampulle vollständig unter den Flüssigkeitsspiegel gedrückt wird. Zweckmäßig setzt man der Desinfektionslösung etwas Methylenblau zu, um an der Verfärbung des Ampulleninhalts kleinere, sonst nicht sichtbare Risse im Ampullenglas zu bemerken. (Cave bei Anaestheticis zur Lumbalanaesthesie s. II, S. 193).

Soll *Alkohol sterilisiert* werden — dies ist ganz besonders notwendig, wenn er, z. B. zur Verödung eines Nervenknotens, tief ins Gewebe eingespritzt werden soll —, dann ist hierzu die *Filtration durch bakteriendichte Filter*, z. B. Seitz-Filter. die Methode der Wahl.

Über die Herstellung steriler *Novocainlösung* s. II, S. 107

Literatur.

1. ADAM, W.: Zur modernen Dampfsterilisation. Chirurg **25**, 258 (1954).
2. ADAM, W.: Zur Dampfsterilisation mit Vorvakuum. Chirurg **26**, 119 (1955).
3. ADAM, W.: Dampfsterilisationsapparate mit Vorvakuum. Chirurg **26**, 538 (1955).
4. ADAM, W., u. E. BEHRMANN: Unsere Erfahrungen bei der Prüfung von Heißluftsterilisations-Apparaten. Münch. med. Wschr. **1956**, 196.
5. BAUMANN, E.: Sterilisation und sterile Aufbewahrung von Spritzen und Hohlnadeln. Schweiz. med. Wschr. **1944**, 1115.
6. BLOWERS, R., G. A. MASON, K. R. WALLACE and M. WALTON.: Control of wound infection in a thoracic surgery unit. Lancet **1955**, 786.
7. BÖNICKE, R., u. H. BAYHA: Die Raumentkeimung mit UV-Strahlen unter Berücksichtigung des Mycobacterium tuberculosis. Beitr. Klin. Tbk. **107**, 71 (1952).
8. GERHARDS, G. A.: Die Sterilisationsleistung bewegter Heißluft und ihre Wirkung auf medizinische Instrumente. Arch. f. Hyg. **136**, 541 (1952).
9. GOHRBANDT, E.: Die Operationsabteilungen in Krankenhäusern verschiedener Größenordnungen. In: Handbuch für den neuen Krankenhausbau, herausgeg. von VOGLER u. HASSENPFLUG. Berlin u. München: Urban Schwarzenberg 1951.
10. GRÜN, L.: Zum Problem der Luftdesinfektion unter besonderer Berücksichtigung neuerer physikalischer und chemischer Verfahren. Erg. Hyg. **29**, 623 (1955).
11. GRÜN, L.: Über die additive Wirkung von ultravioletten Strahlen und Triäthylenglyko bei der Luftdesinfektion. Dtsch. med. Wschr. **1956**, 1217.
12. GRÜN, L.: Zum Begriff der Desinfektion. Zbl. Chir. **81**, 1401 (1956).
13. HELLER, E.: Über Licht und Sehen im Operationssaal. Bruns' Beitr. **134**, 483 (1925).
14. KANZ, E.: Über eine Weiterentwicklung in der Dampfsterilisation. Chirurg **26**, 110 (1955).
15. KERN, E.: Neue Ergebnisse zur Frage der Operationssaalbeleuchtung. Bruns' Beitr. **187**, 122 (1953).
16. KIKUTH, W., u. L. GRÜN: Die Verhütung aerogener Infektionen durch Desinfektion der Raumluft. Z. Aerosol-Forsch. **2**, 302 (1953).
17. KLIEWE, H., u. A. SCHNEIDER: Der Keimgehalt der Luft im Operationssaal. Dtsch. med. Rdsch. **1949**, 529.
18. KONRICH, F.: Die bakterielle Keimtötung durch Wärme. Stuttgart: Ferdinand Enke 1938.
19. LAUTENSCHLÄGER, C. L., u. H. SCHMIDT: Sterilisations-Methoden für die pharmazeutische und ärztliche Praxis. Stuttgart: Georg Thieme 1954.
20. PERKINS, J. J.: Principles and methods of sterilization. Springfield, Illinois: Charles C. Thomas 1956.
21. ROSER, H.: Die Luftentkeimung durch UV-Strahlen. Dtsch. med. Wschr. **1951**, 952.
22. SCHÄFER, W., u. H. MARTIN: Zum Sterilisationsverfahren mit gesteuerter Dampfführung. Chirurg **27**, 433 (1956).
23. SCHMIDT, B.: Untersuchungen über die Bedeutung der Temperatur und Dampfsteuerung bei der Sterilisation mit Wasserdampf. Z. Hyg. **135**, 107 (1952).
24. SCHMIDT, B., J. KEUDEL und W. WEIMERSHAUS.: Untersuchungen über die Luftdesinfektion durch Ultraviolettbestrahlung in chirurgischen Operationssälen. Bruns' Beitr. **185**, 68 (1952).
25. SCHÖNBAUER, L.: Die Forderungen der Chirurgie im modernen Krankenhausbau. Aufbau **1951**, 185.
26. SEREGHY, E., u. P. RÉDLY: Über das Sterilisieren der Messer im kochenden Wasser, in trockener Hitze (180° C) und im überhitzten Wasserdampf (126° C). Zbl. Chir. **65**, 2606 (1938).
27. SHEEHAN, J. E.: Scientific use of colour to prevent surgical asthenopia. Plastic Surg. **5**, 496 (1950).
28. SHOOTER, R. A.. G. W. TAYLOR, G. ELLIS, J. P. ROOS: Postoperative wound infection. Surg. etc. **103**, 257 (1956).
29. THIEL, R.: Zur Prüfung und Erhaltung der Schneidefähigkeit chirurgischer Instrumente. Klin. Mbl. Augenheilk. **109**, 89 (1943).
30. USADEL, W.: Die neue chirurgische Universitäts-Klinik Tübingen und ihre Bewährung. Erg. Chir. **32**, 370 (1939).
31. WALTER, C. W.: The aseptic treatment of wounds. New York: The Macmillan Company 1948.
32. ZEISSLER, J.: Grundlagen der modernen Sterilisation. Med. Mschr. **1949**, 401.
33. ZEISSLER, J.: Blind- oder Sicht-Sterilisation? Chirurg **25**, 433 (1954).
34. ZEISSLER, J.: Technische Fortschritte des Blitz-Sterilisators. Chirurg **25**, 149 (1954).

B. Allgemeine Operationstechnik.

I. Lagerung des Kranken auf dem Operationstisch.

Das gute Gelingen einer Operation hängt in hervorragendem Maße von der für jeden einzelnen Eingriff besonders auszuwählenden zweckmäßigen Lagerung des Kranken auf dem Operationstisch ab. Das *Gebiet des Eingriffs* muß durch eine entsprechende Stellung des Patienten, durch Schrägstellung oder Abknickung der Operationstischplatte sowie durch Unterschieben von Polstern *hervorgehoben* werden, und der Chirurg muß mit seinen Gehilfen bequem an das Operationsobjekt herankommen können (Abb. 47). Die einmal hergestellte günstige Lagerung ist durch Gurte, breite Heftpflasterstreifen, aufblasbare Gummikissen, wasserdicht überzogene Sandsäcke und besondere Zusatzhaltevorrichtungen am

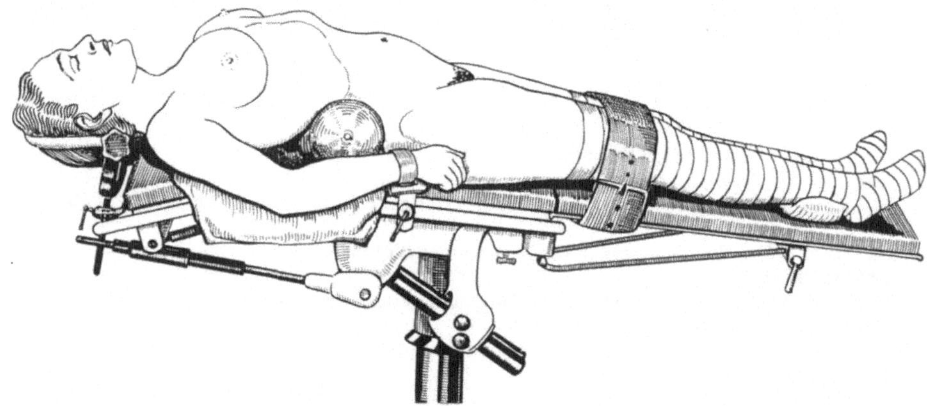

Abb. 11. *Rückenlage zu Eingriffen im Oberbauch.* Dabei stellen wir (unter Erhaltung der durch ein untergeschobenes Polster hergestellten Reklination) den Oberkörper etwas höher und den Unterkörper etwas tiefer, dann sinken die Eingeweide bei Curarelähmung des Zwerchfells nicht nach kranial.

Operationstisch *unverrückbar festzulegen*, so daß sie während der ganzen Dauer des Eingriffs bestehenbleibt, gleichgültig, ob man in Lokalanaesthesie oder in allgemeiner Betäubung operiert. Der *Kranke* wird in jedem Falle so *gefesselt*, daß er die Asepsis und die Handlungen des Chirurgen nicht stören kann. Nach Möglichkeit soll der *Patient beim Eingriff liegen*; in dieser Stellung ist der Kreislauf am wenigsten belastet. Niemals darf man sich verleiten lassen, den Kranken auf einem gewöhnlichen Stuhl sitzend, oder sogar im Stehen zu operieren; macht man so etwas, dann beendet häufig eine Ohnmacht des Patienten auch kleinere Eingriffe.

Die gewählte Stellung muß *unschädlich* sein und darf nicht zu ernsten Störungen der Atmung, des Kreislaufs und der Nerven führen. Eine *horizontale Rückenlagerung* wird von narkotisierten Kranken *am besten vertragen* [*61*]. Es ist daran zu denken, daß die *Tieflagerung großer Körperabschnitte*, z. B. bei der Bauchhängelagerung (s. Abb. 25), immer mit einer verstärkten Ansammlung von Blut in dem tiefer gelagerten Gebiet, verbunden mit einer wesentlichen Verminderung der zirkulierenden Flüssigkeitsmenge und einer *vermehrten Kollapsneigung* einhergeht. Eine Einengung der Lungen durch die zurückfallenden Eingeweide bei der Beckenhochlagerung (s. Abb. 12), durch untergelegte Kissen bei der Nierenschnittlagerung (s. Abb. 24) oder durch Druck des Operationstisches (s. Abb. 17 und 20) geht mit einer *Verminderung der Vitalkapazität* einher [*44*]. Bei den heute möglichen *langdauernden Operationen* und bei der vollständigen Erschlaffung der Muskulatur durch *Curare* kommen *Druckschädigungen an Nerven und Gefäßen* leichter vor [*73*].

Zu *Eingriffen im Bauchraum* liegt der Kranke in *Rückenlagerung* auf dem Operationstisch. Die Arme sind an beiden Seiten in bequemer Lage angeschnallt. Hierbei ist jeder Druck der Tischkante auf die Armnerven mittels untergeschobener Schwammgummikissen oder noch besser durch Einhüllen der Arme in rinnenförmige Polster (s. Abb. 12) sorgfältig zu verhüten. Man deckt den Kranken zunächst mit einem Moltontuch zu und schnallt ihn dann mit einem unmittelbar proximal von den Knien angelegten breiten Lederriemen am Tisch fest (s. Abb. 11). Vor Abwaschen des Operationsfeldes wird dann das Moltontuch über den Beingurt nach caudal zurückgeschlagen.

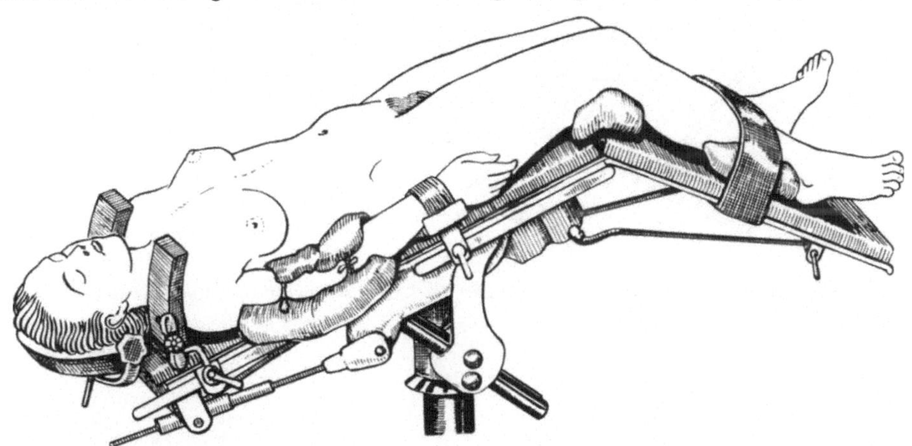

Abb. 12. *Mittlere Beckenhochlagerung* (Trendelenburgsche Lagerung) zu Operationen im kleinen Becken oder Unterbauch.

Bei *Eingriffen im Oberbauch* lagern wir den Patienten in *Rückenlage* und stellen unter Erhaltung der durch ein untergeschobenes Polster hergestellten Reklination den Oberkörper höher und den Unterkörper tiefer (s. Abb. 11). Auf diese Weise drückt die Schwerkraft die unter dem Zwerchfell liegenden Organe nach unten, so daß Leber, Magen und Milz besser erreichbar sind. Auf keinen Fall darf man dabei den Patienten wie ein Taschenmesser nach ventral einknicken, dies würde den Abstand Rippenbogen und Beckenkamm verkürzen und den Zugang erschweren.

Bei *Operationen im Unterbauch und im kleinen Becken* empfiehlt sich eine *mittlere Beckenhochlagerung* (Trendelenburgsche Lagerung) (s. Abb. 12). Durch stumpfwinklige Abbeugung der Knie und durch Schulterstützen wird hierbei ein Zurückrutschen des Patienten nach kranial verhütet. Bei Eingriffen im kleinen Becken ist außerdem eine Spreizhaltung der Beine oft zweckmäßig; dann kann sich ein Assistent in die Spreize stellen (s. Abb. 47). Bei fetten älteren und arteriosklerotischen Kranken führt eine steile Beckenhochlagerung leicht zu Atem- und Kreislaufstörungen.

Um einer bei dieser Trendelenburgschen Lagerung gelegentlich vorkommenden *Schädigung* der *Armnerven* [*67*] vorzubeugen, überzeuge man sich davon, daß die Schulterstützen gut gepolstert sind und dem Acromion genau gegenüberstehen; liegen die Stützen zu weit medial, dann droht eine Lähmung des Plexus brachialis. Um diese schwerwiegende Komplikation zu verhüten, ist es außerdem ratsam, eine starke laterale Flexion des Kopfes, eine forcierte Außenrotation des Armes bei gestrecktem Arm und eine Abduktion des Armes über 90° zu vermeiden.

Zu *Eingriffen an Kopf oder Hals* ist meist eine *Rückenlage* mit geringer *Erhöhung des Oberkörpers* zweckmäßig (s. Abb. 13). In dieser Stellung ist die Blu-

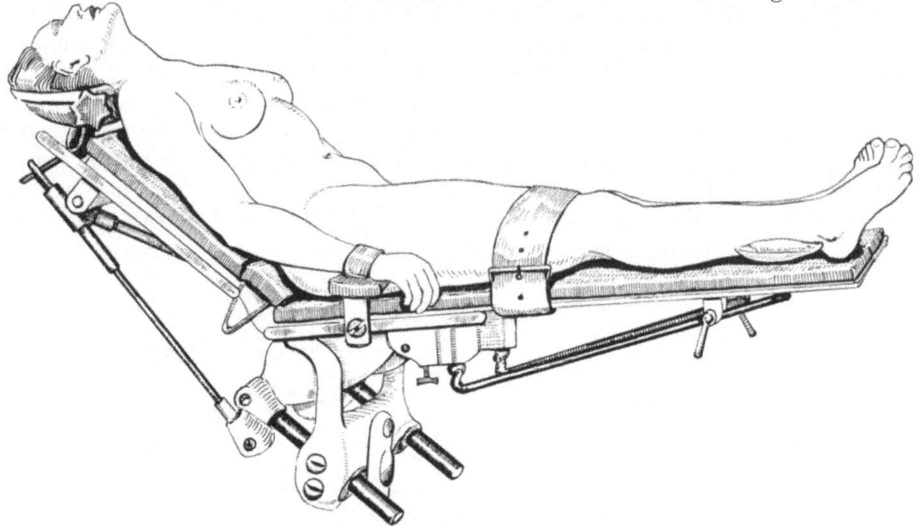

Abb. 13. *Rückenlage mit* geringer *Erhöhung des Oberkörpers* zu Eingriffen an Kopf und Hals.

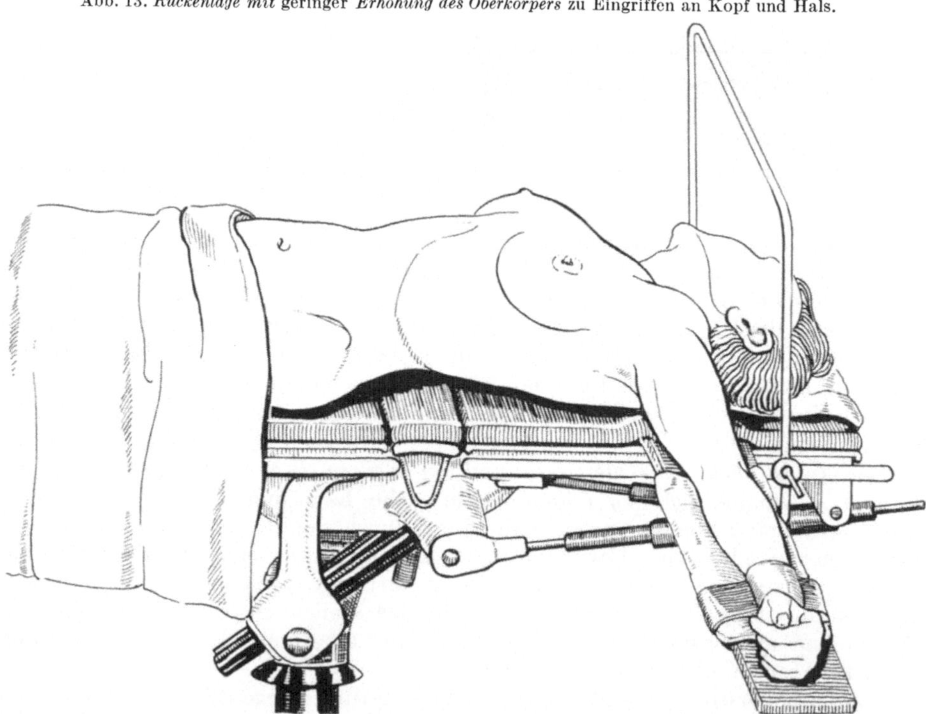

Abb. 14. Rückenlage mit *Abduktion des Armes* zu Eingriffen in der *Achselhöhle* und zur *Ablatio mammae*.

tungsneigung im Operationsgebiet herabgesetzt. Das Abrutschen des Kranken nach caudal kann durch Beugung der Beine im Hüft- und Kniegelenk verhindert werden. Die halbsitzende Stellung erhöht aber die Luftemboliegefahr; deswegen verzichten wir bei Kropfoperationen auf jede Hochlagerung.

Zu *Eingriffen in der Achselhöhle*, z. B. bei einer radikalen *Ablatio mammae*, befestigen wir den *Arm* der kranken Seite *in Abduktion* und Streckstellung auf einem mit Gummipolster belegten, etwa 10 cm breiten und 1 m langen, unter das Rückenpolster des Kranken so weit wie nötig eingeschobenen Holzbrett (s. Abb. 14). Eine ähnliche Stellung erhält der Arm zur Anlage einer intravenösen *Infusion während der Operation*. Es ist streng darauf zu achten, daß der Arm nicht über 90° seitlich abgespreizt, stark außenrotiert oder dorsal rekliniert wird (s. S. 21). Am besten lagert man ihn innenrotiert und vermeidet auch eine beiderseitige Abspreizung der Arme (cave Plexuslähmung s. o.).

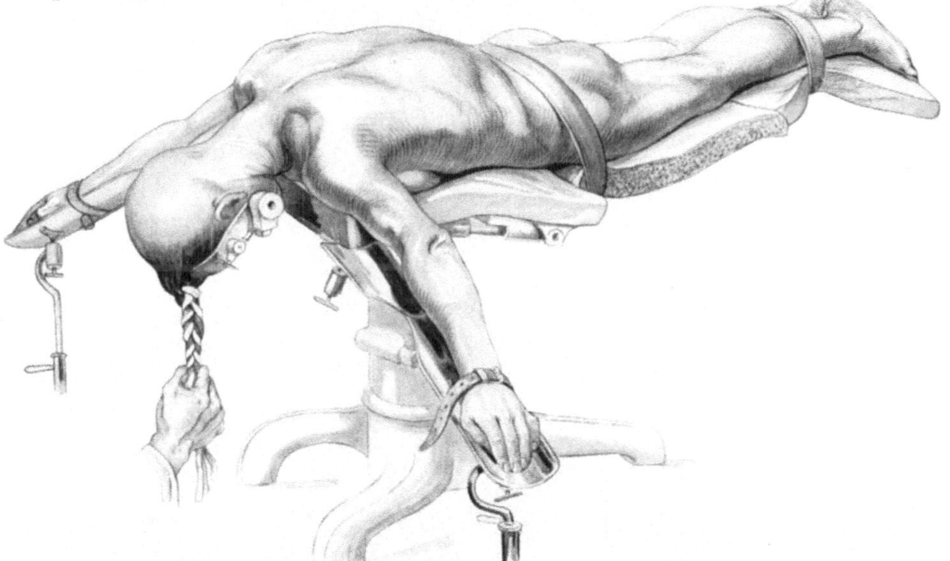

Abb. 15. ***Waagerechte Lagerung auf dem Bauch*** bei Operationen im hinteren Abschnitt des Schädels (Kleinhirnoperation) oder am Rücken. Der Kopf wird durch einen in die Haare geflochtenen Zopf nach vorne gehalten. Das Gesicht liegt auf einem ringförmigen Rahmen, durch den geatmet und narkotisiert wird. Durch Neigen des Tisches kann das Kopfende beliebig erhöht oder gesenkt werden.

Zu *Operationen am Schädel*, z. B. bei *Gehirnoperationen*, muß der Kopf gut zugänglich sein und darf beim Arbeiten des Chirurgen nicht ausrücken. Deswegen legt man den Schädel in eine besondere Kopfstütze (s. Abb. 15); dort wird er mit an die Kopfschwarte genähten oder geklebten Bindenzügen befestigt. Die Kopfstütze muß gut zugänglich sein, da sich oft während der Operation die Notwendigkeit ergibt, die Kopfhaltung zu verändern, damit man nach erfolgter Trepanation bestimmte Schädelabschnitte bequemer zugänglich machen kann. Während sich die einseitige Freilegung des *Kleinhirns* in Seitenlagerung und bei starker Beugung des Halses (Knie auf die Brust!) gut durchführen läßt, macht die Lagerung zur Freilegung beider Kleinhirnhälften größere Schwierigkeiten (s. Abb. 15 und 16). Am besten wird der Kranke hierzu in halbsitzende, vornübergeneigte Stellung (Abb. 16) gebracht. Man sollte sich dabei jedoch nur solcher Vorrichtungen bedienen, die bei Zwischenfällen ein *sofortiges Flachlagern* des Kranken während der Operation möglich machen.

Bei *Operationen an der Wirbelsäule* bevorzugen wir eine *Bauchlagerung* (Abb. 17). In dieser streng symmetrischen Stellung ist die anatomische Orientierung am leichtesten. Die bei der Bauchlagerung auftretenden Schwierigkeiten für die Atmung und für die Zugängigkeit des Gesichtes lassen sich mit der modernen Intubationsnarkose (s. II, S. 31) gut beherrschen.

Während Operationen am Halsteil der Wirbelsäule in Bauchlagerung mit nach vorne geneigtem Kopf, der auf einer Kopfstütze ruht (s. Abb. 17), durchzuführen sind, kann an Stelle der gewöhnlichen Bauchlagerung bei Operationen am *Brust- und Lendenteil der Wirbelsäule* sehr vorteilhaft die von GOETZE für die Rectumoperation empfohlene Schiene verwendet werden. Durch die *Bauchhänge-*

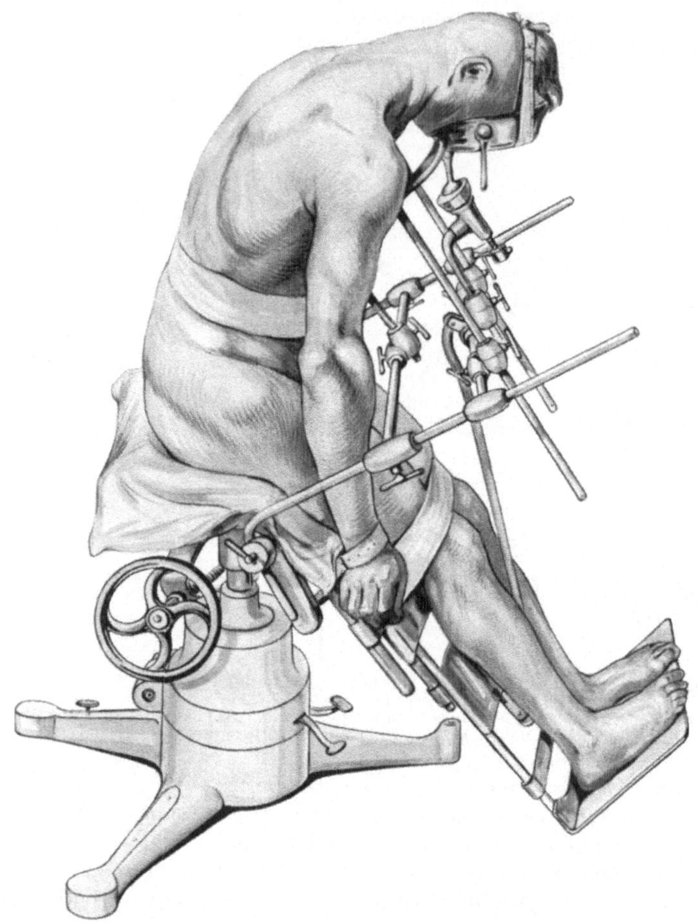

Abb. 16. *Sitzende Lagerung* bei Operationen im hinteren Abschnitt des Schädels (Kleinhirnoperationen).

lagerung wird eine weitgehende Beseitigung der Rückflußstauung der venösen Plexus im Epiduralraum erreicht.

Für *kurzdauernde Eingriffe an der Brustwand*, z. B. *Drainage eines Empyems*, ist die *halbsitzende Seitenlagerung* zweckmäßig (s. Abb. 18). Hierbei ist die gesamte kranke Oberfläche des Operationsgebietes gut zugänglich, beide Lungen atmen völlig unbehindert, und der Kranke kann — bei Benutzung der Lokalanaesthesie — frei abhusten. Der nach oben und vorn geschlagene Arm des Kranken wird seitlich von einer Hilfsperson gehalten oder gut gepolstert am Narkosebügel befestigt (ähnlich wie Abb. 19). Um das Herabgleiten des Oberkörpers zu verhindern, stemmen wir bei rechtwinklig gebeugtem Knie- und Hüftgelenk einen Sandsack mittels eines Gurtes fest gegen das Gesäß. Es ist aber daran zu denken, daß jede halbsitzende Stellung eine vermehrte Kollapsneigung mit sich bringt und für länger dauernde Eingriffe abzulehnen ist.

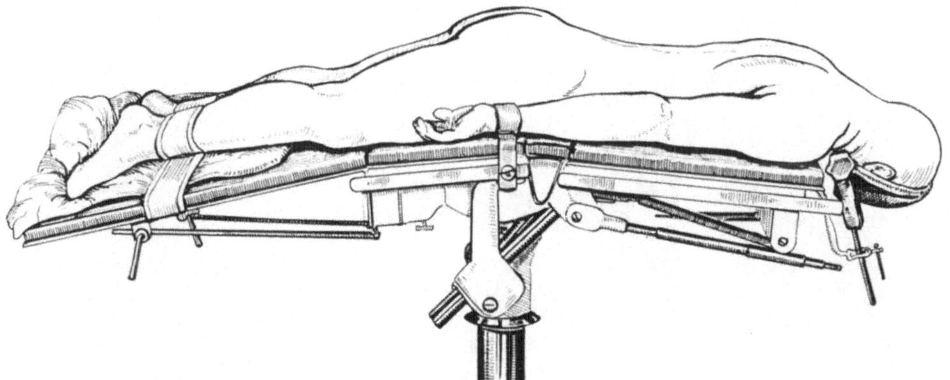

Abb. 17. *Bauchlagerung* zu Eingriffen an der *Wirbelsäule*.

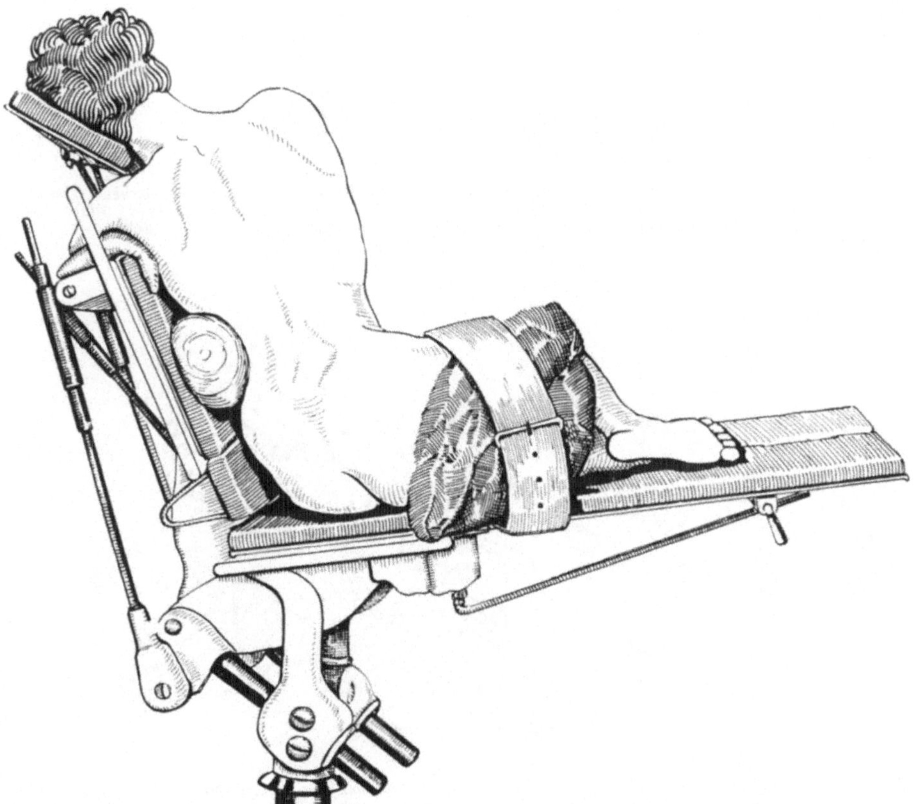

Abb. 18. *Halbsitzende Seitenlagerung* für kurzdauernde Eingriffe an der Brustwand.

Einseitige Lungenerkrankungen und *länger dauernde Thorakoplastiken* operieren wir in *horizontaler Seitenlagerung* (s. Abb. 19). Hierbei sind die Hilusgebilde der Lunge von ventral und dorsal gleich gut zugängig. Weil der Kranke auf seiner gesunden Brustkorbhälfte liegt, verliert er hierbei Atemvolumen [*41*],

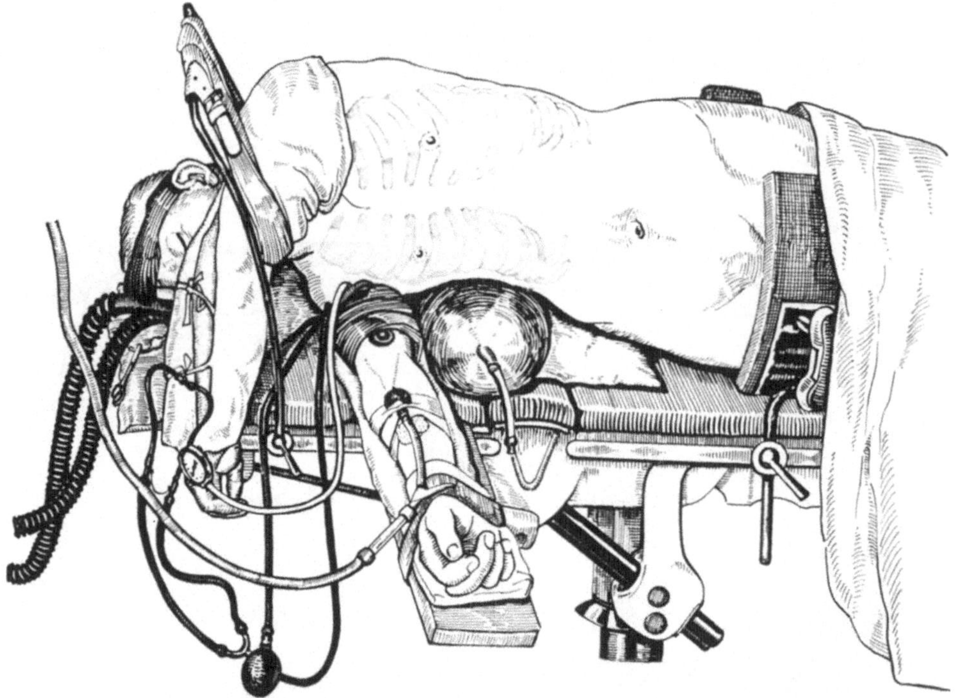

Abb. 19. *Horizontale Seitenlagerung* für *länger dauernde* Eingriffe an der *Brustwand* und *intrathorakale Operationen*. Beachte Hochlagerung des abgepolsterten Armes der kranken Seite und Infusionsgerät, sowie Blutdruckmeßapparat an dem auf einem gepolsterten Brett liegenden Arm der gesunden Seite.

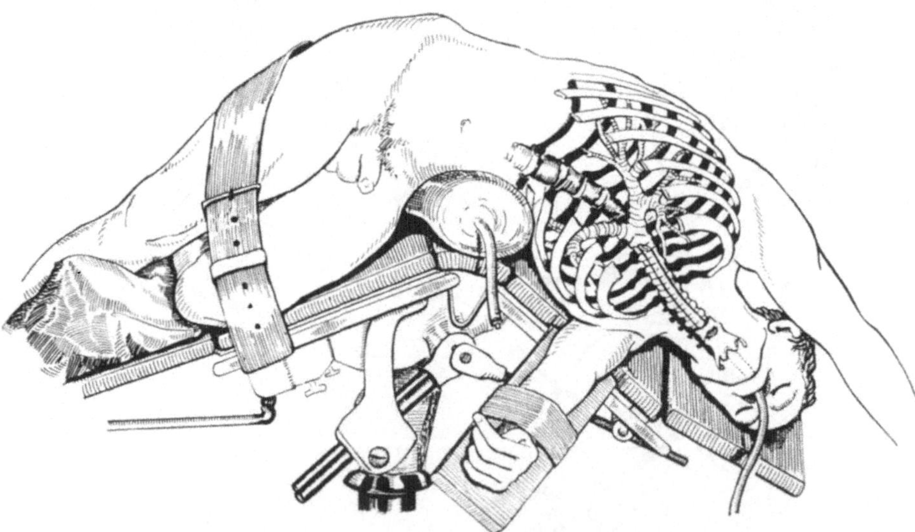

Abb. 20. Lagerung auf der gesunden Brustkorbhälfte mit *Kopftieflagerung bei „feuchten Lungen"* zur Verhütung des Überfließens von Eiter oder Sekret in die gesunde Lunge, nur bei sehr steiler, mit Kongestion des Kopfes einhergehender Tieflagerung wirkungsvoll.

was jedoch bei intratrachealer Narkose mit sorgfältiger Beatmung zu einem Teil ausgeglichen werden kann.

Operationen an „feuchten Lungen" erfordern ganz besondere Maßnahmen, um das *Einfließen von Eiter oder Sekret in gesunde Lungenabschnitte* zu *verhindern*

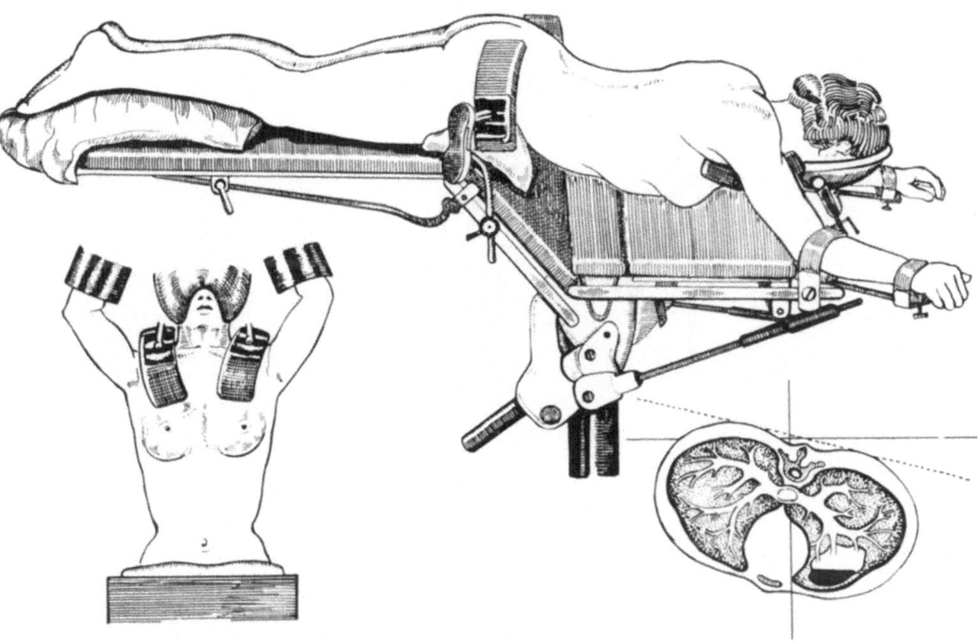

Abb. 21. *Bauchlagerung bei „feuchten Lungen“* (OVERHOLT). Der Tisch ist um etwa 20° zur kranken Seite geneigt, um das Einfließen krankmachender Flüssigkeiten in die gesunde Lunge zu verhüten. Der Oberkörper schwebt frei, so daß die thorakale Atmung unbehindert ist. Kopf und Schultern sind durch gepolsterte Haltevorrichtungen abgestützt.

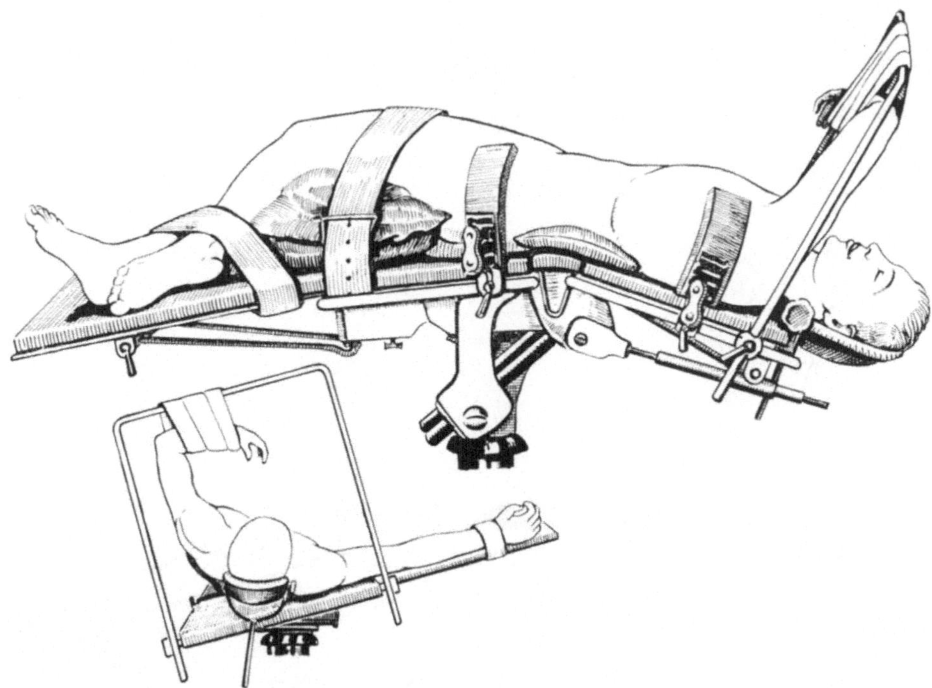

Abb. 22. *Halbschräge Lagerung zur* gleichzeitigen *Eröffnung der Bauch- und Pleurahöhle.* Um das Operationsfeld im Thoraxbereich besser zugänglich zu haben, liegt der Patient auf schräggestelltem Operationstisch (s. Nebenbild).

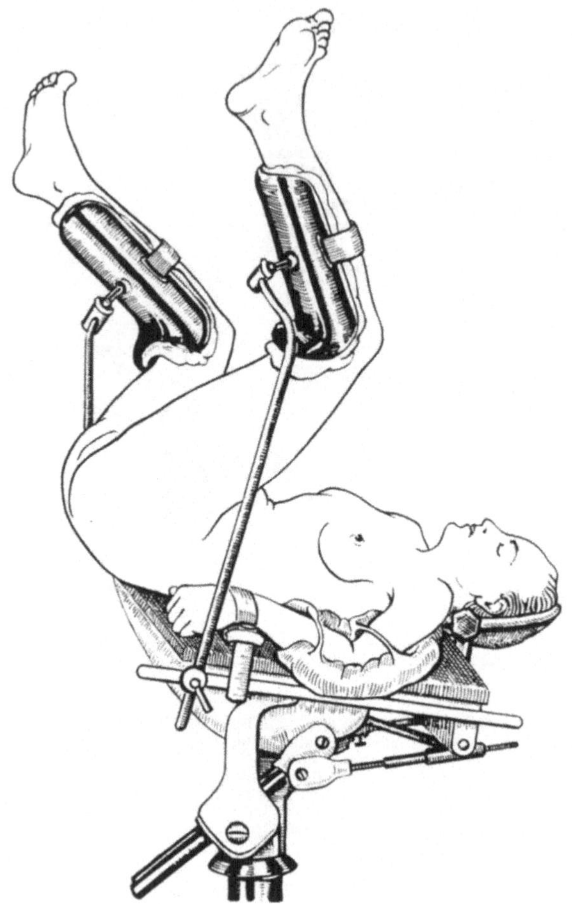

Abb. 23. *Steinschnittlage* für Eingriffe am After, Damm, weiblichen Genitale oder an der Hinterseite der Oberschenkel.

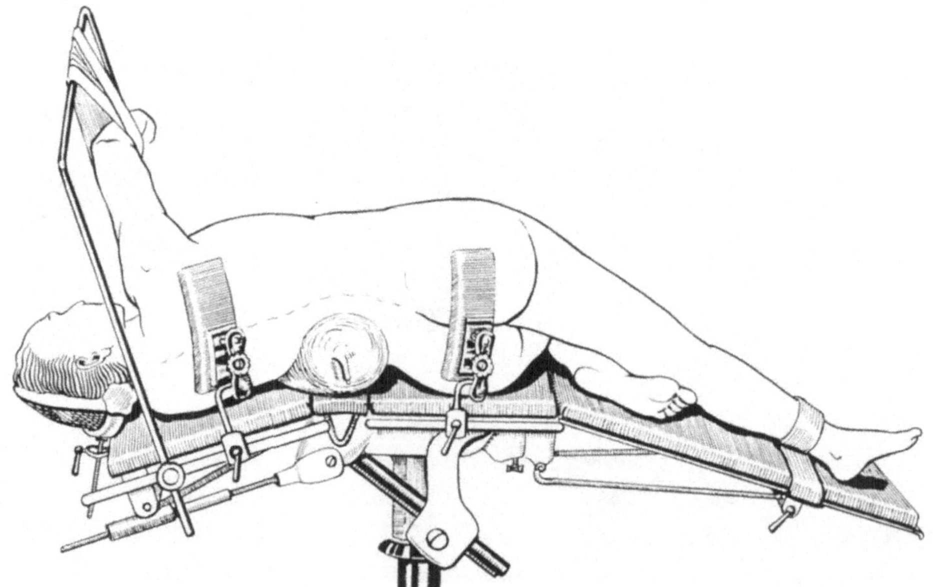

Abb. 24. *Nierenschnittlagerung* zur Freilegung des retroperitonealen Raumes von der Seite her.

(s. S. 20). Hierzu hat man auch bestimmte Lagerungen empfohlen. Die Lagerung auf der *gesunden Brustkorbhälfte* mit *Kopftiefstellung* ist nur bei sehr steiler, mit Kongestion des Kopfes einhergehender Tiefstellung wirkungsvoll (s. Abb. 20). Diesem Verfahren ist sicher die Bauchlagerung nach OVERHOLT vorzuziehen [*48*] (s. Abb. 21); hierbei wird durch die nach kranial und zur kranken Seite

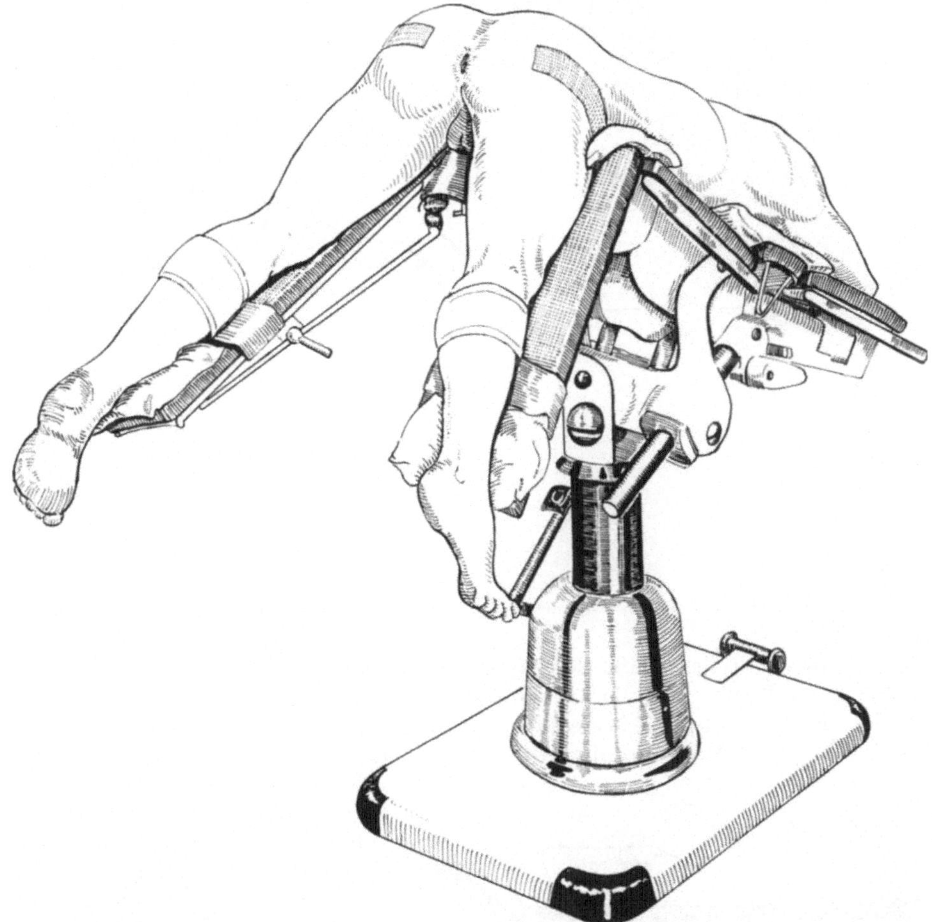

Abb. 25. *Bauchhängelage* zu Eingriffen am *After* und in der *Kreuzbeingegend.* Beachte Polsterung der Leistengegend und des Brustkorbes, um einen gefährlichen Druck auf die Vasa femoralia und die terminale Aorta zu vermeiden.

abfallende Stellung des Brustkorbs der ganze Bronchialbaum drainiert. Die Gefahr des Überfließens von Sekret in gesunde Lungenabschnitte ist ausgeschaltet, die Atmung ist nicht behindert, und es kommt nicht zur Blutüberfüllung des Kopfes.

Zur Entfernung eines Carcinoms, das gleichzeitig die Kardia und den unteren Teil der Speiseröhre befallen hat, zur totalen Magenresektion, zur Beseitigung von Zwerchfellhernien oder zur Herstellung einer porto-cavalen Anastomose beim portalen Hochdruck ist gelegentlich die *gleichzeitige Eröffnung der Bauch- und Brusthöhle* erforderlich. Um hierbei die Umlagerung des Kranken von Rücken- in Seitenlage während der Operation zu vermeiden, empfiehlt sich eine *halbschräge Lagerung* (s. Abb. 22), bei der Oberbauch und untere Pleurahöhle zugänglich sind [*31, 36*].

Zu *Eingriffen* am *After* und *Damm*, an den *weiblichen Genitalien* und an der *Hinterseite* der *Oberschenkel* ist die sog. *Steinschnittlagerung* vorteilhaft (s. Abb. 23).

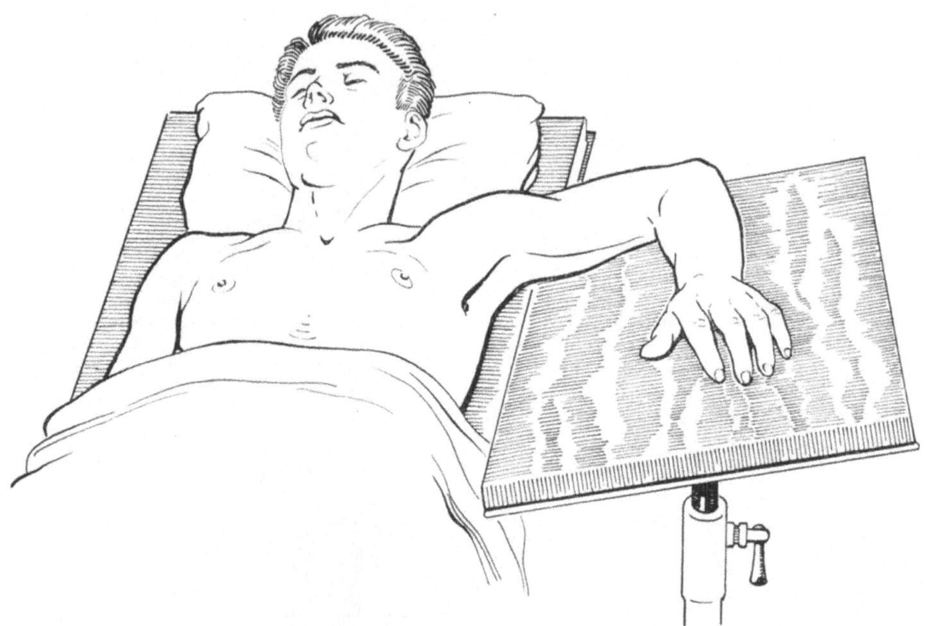

Abb. 26. Zu *Operationen* am *Arm* wird die obere Extremität auf ein besonderes Tischchen *hochgelagert*.

Die günstigste Stellung läßt sich dabei am ehesten erreichen, indem eine Hilfsperson nach Lockerung aller Feststellschrauben an den Beinhaltern die angebundene Extremität in die beste Lage bringt und ein zweiter Gehilfe die Schrauben feststellt. Als Stützen für die Kniekehlen benutzen wir statt schmaler Bügel immer nur breite Rinnen, um einer Drucklähmung des N. fibularis oder tibialis und einer thrombosebegünstigenden Schädigung der Poplitealgefäße vorzubeugen. Behindert ein herabhängender Hodensack den Zugang zum Operationsfeld, so wird er mit 2 Heftpflasterstreifen oder Tuchklammern rechts und links vom Penis an der Bauchhaut festgeklammert oder durch einen Bindenzügel, der um Hoden und Hals führt, nach kranial gezogen.

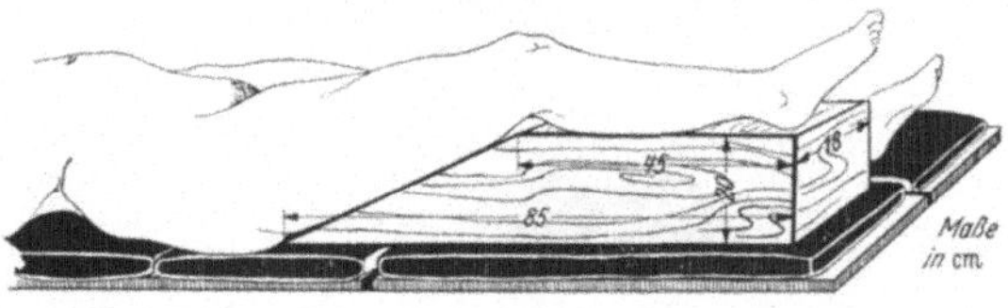

Abb. 27. *Hochlagern eines Beines auf schräger Ebene* aus Holz, um es besser zugänglich zu machen und um bei der Operation Blut zu sparen.

Zur *Freilegung des retroperitonealen Raumes von der Seite* ist die sog. *Nierenschnittlagerung* (s. Abb. 24) am zweckmäßigsten. Um das Operationsfeld hervorzuheben, schieben wir dabei unter den auf der gesunden Seite liegenden Kranken eine große Rolle, am besten eine prall aufgeblasene Luftrolle. Hierdurch wird der Körper stark abgeknickt und der durch Rippenbogen und Darmbeinkamm begrenzte Zugang zum Operationsfeld erweitert. Die Abknickung des Körpers läßt sich noch durch eine entsprechende Abwinkelung der Operationstischplatte verstärken. Ein seitliches Umwälzen des Kranken verhindert man durch Seitenstützen, durch einen besonderen Nierensattel oder durch zwei breite, quer über Schulter und Hüfte zum Operationstisch gezogene Heftpflasterstreifen, sowie durch Beugung eines Knies und durch Befestigung des Armes der kranken Seite am Narkosebügel.

Die *Bauchhängelagerung* gibt einen besonders guten *Zugang zum After* und zur *Kreuzbeingegend*, z. B. bei der sacralen Rectumamputation oder bei der Enucleation der Prostata von dorsal (Abb. 25). Der Kranke liegt hierbei mit abwärts hängendem Oberkörper auf der Brust und den seitlichen Beckenteilen bei freiem Bauch. Die im Hüftgelenk rechtwinklig gebeugten Beine hängen senkrecht über der Tischkante und werden durch seitlich am Tisch angebrachte Stützen gespreizt. Der Operateur steht zwischen den Beinen des Kranken. Diese Lagerung ist für den Kranken so unbequem, daß sie nur bei Allgemeinnarkose angängig ist. In jedem Fall wird durch gut gepolsterte, richtig gelagerte (s. S. 21) Schulterstützen ein Abrutschen des Kranken nach kranial verhindert und durch Polster unter jede Leistenbeuge — nicht unter den Bauch — ein gefährlicher Druck auf die terminale Aorta und auf die Vasa femoralia ausgeschaltet. Am besten schützt man sich vor dieser Komplikation durch die *Zusatzhaltevorrichtung* nach Goetze, bei welcher der in Bauchlage gebrachte Patient mit den Beinen in besonderen rinnenförmigen Haltern *kniet* und so Bauch und Leistenbeuge frei bleiben.

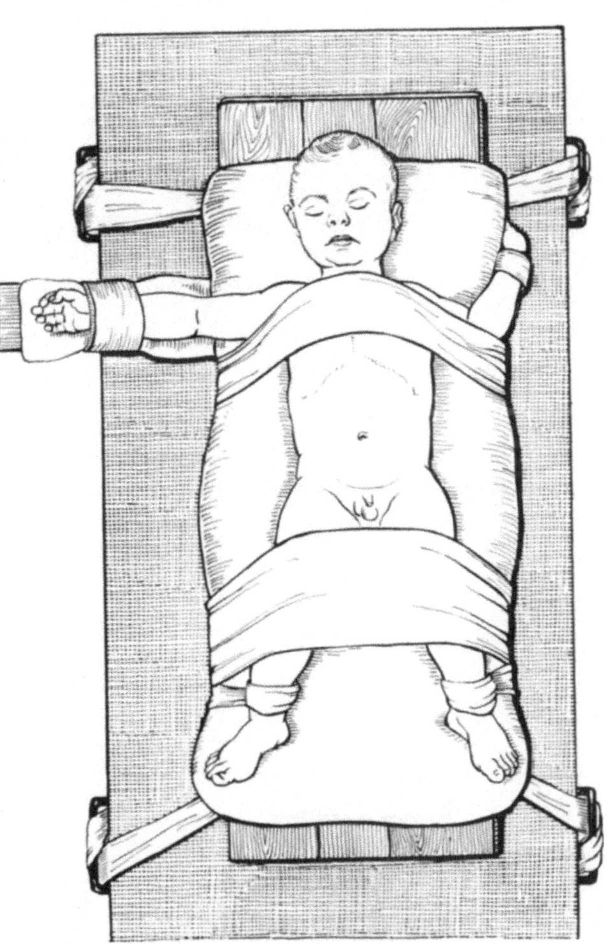

Abb. 28. Lagerung eines *Kleinkindes* zur *Bauchoperation*. (Cave: Behinderung der Atmung durch zu fest angezogenen Gurt über dem Brustkorb.)

Bei Eingriffen *an* den *Gliedmaßen*, die nicht in Blutleere vorgenommen werden, ist zum Blutsparen eine gewisse *Hochlagerung* zweckmäßig. Die *Arme* legen wir dazu meist auf einen besonderen schmalen Tisch (Abb. 26). Soll an der Streckseite des Ellbogengelenkes operiert werden, dann ist es vorzuziehen, den Arm über den Körper zur gegenüberliegenden Seite herüberzuschlagen. Zur Hochlagerung der *Beine* bewährt sich eine auf den Operationstisch gelegte schräge Ebene aus Holz (s. Abb. 27). Wenn Bewegungen in den Gelenken während des Eingriffes erwünscht sind, so wird das kranke Bein von einem Assistenten gehalten; hierbei ist das Hüftgelenk, z. B. zur Arthroplastik, am besten in Seitenlagerung, das Kniegelenk, z. B. zur Meniscusoperation, am besten in Rückenlagerung des Kranken zugänglich.

Bei *Kleinkindern* genügt die sonst zur Operation übliche Fesselung nicht. Deswegen werden die mit Polster umwickelten Hand- und Fußgelenke mit Binden-

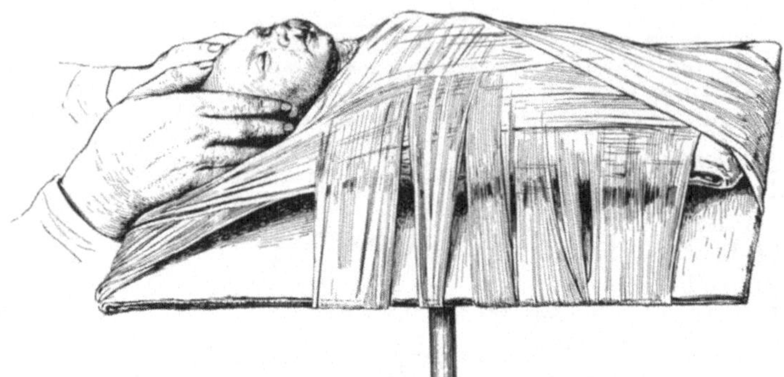

Abb. 29. *Lagerung von Säuglingen bei Operationen im Gesicht* (Hasenschartenoperation). Das Kind ist in ein Tuch wie ein Paket gewickelt und auf einen in Höhe und im Neigungswinkel verstellbaren Tisch gebunden.

zügeln an den Operationstisch gespannt (s. Abb. 28). *Säuglinge* immobilisiert man zu Eingriffen am Gesicht, z. B. zu einer *Hasenschartenoperation*, indem man sie in ein großes Leinentuch einschlägt und dann mit Binden auf ein Brett wickelt

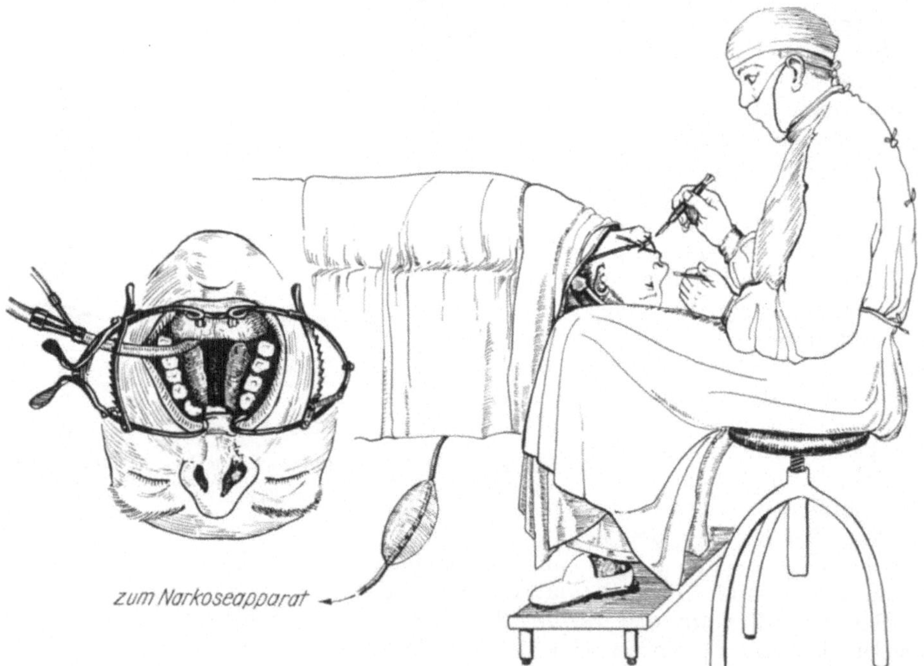

Abb. 30. *Rückenlage* mit *hängendem Kopf*, der zwischen den Knien des Operateurs ruht. Zur Operation einer *Gaumenspalte*. Orotracheale Intubation mit Nichtrückatmungssystem nach AYRE, Modifikation von HAGLUND.

(s. Abb. 29). Zur Operation einer *Gaumenspalte* bei Kleinkindern ist die Lage mit *herabhängendem Kopf* (s. Abb. 30) vorteilhaft. Bei allen Kleinkindern ist besonders sorgfältig darauf zu achten, daß sie durch solche Fesselungen keinen schädlichen Druck und keine Behinderung ihrer Atmung erfahren.

II. Aseptische Vorbereitung des Chirurgen zur Operation.

Um keine Infektionserreger in die Wunde hineinzutragen, müssen der Operateur und seine Gehilfen pathogene Keime an ihren Händen unschädlich machen und während des Eingriffs eine aseptische Kleidung tragen.

1. Unschädlichmachen der Infektionserreger an den Händen des Operateurs.

Jeder Chirurg sollte sich bewußt sein, daß er seine *Hände vor Besiedelung mit* virulenten *Eitererregern* ganz besonders zu *hüten* hat. Er wird deshalb seine Hände sorgfältig pflegen, sie vor Verletzungen und Rissigwerden schützen und die Nägel kurz halten. Unsauberes oder *eitriges Material* dürfen der Operateur und

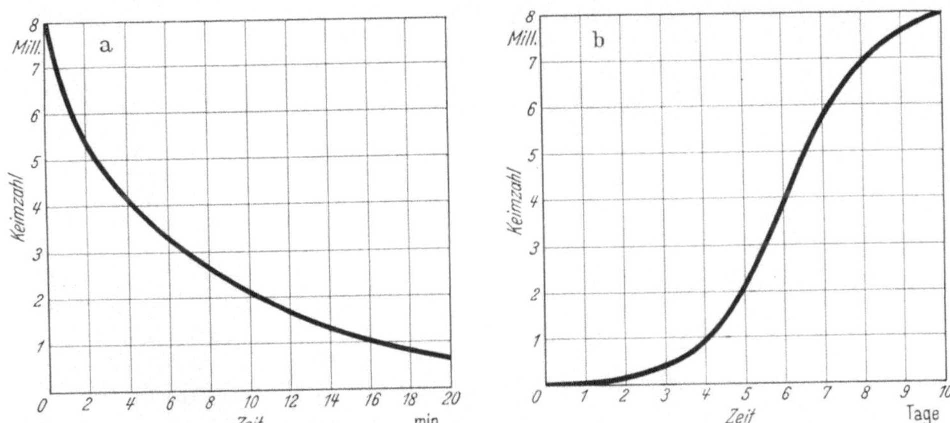

Abb. 31a u. b. *Der Keimgehalt der Hände des Operateurs.* a Abnahme des Keimgehaltes an Händen und Unterarmen beim Bürsten mit Wasser und Seife; b Wiederbesiedlung der Haut an Händen und Unterarmen mit Infektionserregern nach vorhergehender Entkeimung (nach PRICE [52]).

seine Gehilfen *niemals mit* bloßen *Fingern berühren*! Hieran ist vor allem *beim Verbandwechsel* zu denken! Am besten faßt man einen Verband nur mit 2 Pinzetten, den „verlängerten auskochbaren Fingern" an (s. II S. 231). Ist der *Kontakt mit infektiösem Material* nicht zu umgehen, z. B. beim Palpieren der Wundumgebung, bei septischen Operationen, beim Austasten des Mundes oder des Mastdarmes, dann muß der Chirurg seine Hände mit *unverletzten Gummihandschuhen* schützen. Sollten infolge eines unglücklichen Zwischenfalles doch einmal *Eiter oder Wundsekret auf die bloße Haut* geraten, dann darf man das infektiöse Material nicht durch trockenes Abwischen in tiefe Hautschichten einreiben, sondern soll die beschmutzte Stelle sofort *unter fließendem Wasser* abspülen und sich danach gründlich mit Wasser und Seife waschen.

Vor einer Operation sind die *Hände in jedem Falle* zu *desinfizieren* [27, 47]. Dabei läßt sich mit keiner Methode völlige Keimfreiheit erzielen. Durch entsprechende Waschungen kann man aber die Zahl der Hautkeime verringern, sowie ihre Vermehrungsfähigkeit und Virulenz herabsetzen. Wir *beginnen* die *Händedesinfektion* immer *mit* einer *mechanischen Säuberung* und waschen uns zuerst (je nach dem Grad der vorliegenden Verschmutzung) *3—5 min*, bei Benutzung von *Seife und* zarter Anwendung einer weichen *Bürste unter fließendem warmen Wasser*. Hierdurch werden hautfremde Erreger, organische Schmutzstoffe, Hautschuppen und Hautsekrete entfernt. Ein längeres Bürsten mit Wasser und Seife ist unzweckmäßig, weil es die Haut zu sehr auflockert, in den tiefen Schichten sitzende Erreger nach oben befördert und die strapazierten Chirurgenhände unnötig schädigt. Nach 3—5 min langem Waschen mit Wasser und Seife sind bei einer *richtig gepflegten, vor Eitererregern geschützten* (s. o.) und häufiger gesäuberten Hand die meisten Infektionserreger beseitigt (s. Abb. 31) [*52*]. Bei Beendigung der mechanischen Säuberung ist es notwendig, *alle Seifenreste unter fließendem Wasser gründlich abzuspülen*, weil Seife die Wirkung der nachfolgenden chemischen Desinfektionsmittel stört.

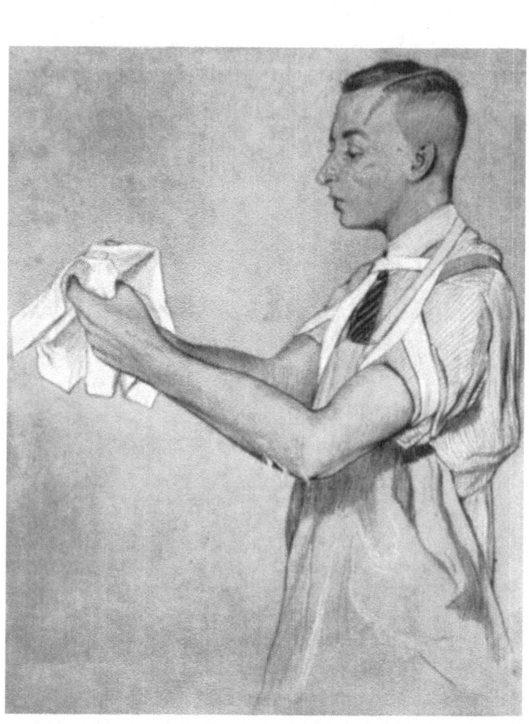

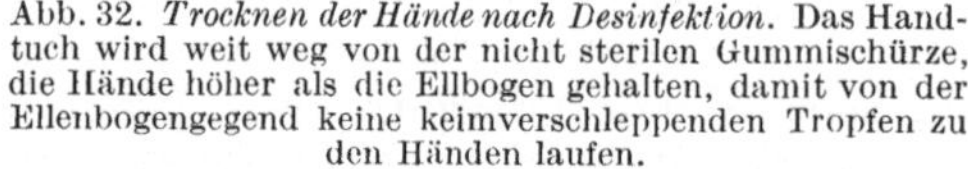

Abb. 32. *Trocknen der Hände nach Desinfektion.* Das Handtuch wird weit weg von der nicht sterilen Gummischürze, die Hände höher als die Ellbogen gehalten, damit von der Ellenbogengegend keine keimverschleppenden Tropfen zu den Händen laufen.

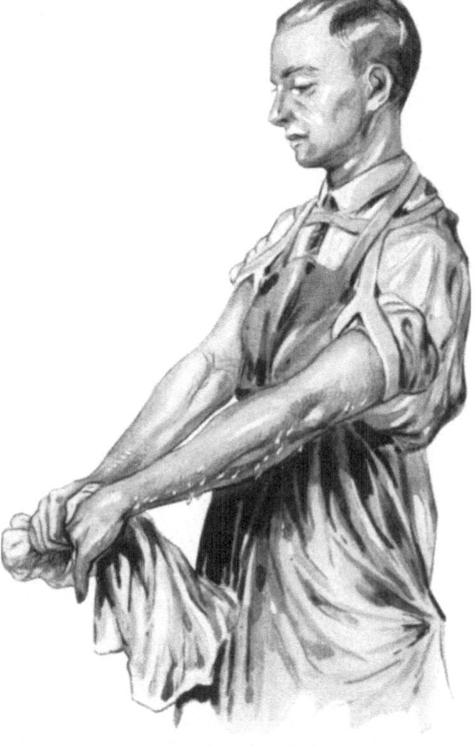

Abb. 33. *Zwei häufig gemachte Fehler.* Die keimhaltige Schürze wird mit dem sterilen Handtuch gestreift, das weiter zum Händetrocknen benutzt wird. Die Hände werden tiefer als die Ellenbogen gehalten, so daß keimhaltige Tropfen zu den Händen rinnen.

Nun schließt sich die *chemische Händedesinfektion* an. Hierzu empfehlen wir ein Präparat aus der Klasse der quartären Ammoniumverbindungen, der sog. „*Quats*", wie z. B. Bradosol, Desogen, Helix, Quartamon oder Zephirol in 0,5—$1^0/_{00}$iger Lösung der *Aktivsubstanz.* Diese bactericiden Mittel zeichnen sich durch eine gute Hautverträglichkeit, einen angenehmen Geruch, eine schnelle Desinfektionswirkung sowie durch eine gute Netz- und Haftfähigkeit auf der Haut aus. Wir selbst benutzen eine *Quartamonlösung in 1%iger* wäßriger Verdünnung der *Stammlösung.* Diese Desinfektionslösung lassen wir in sterilen Schüsseln bereitstellen und baden die Hände darin *5 min lang*, wobei wir gleichzeitig die Unterarme mit einer eingetauchten sterilen Kompresse bespülen. Nach dieser chemischen Desinfektion dürfen die Hände nicht mehr mit Seife oder Alkohol in Berührung kommen, weil diese Stoffe die Wirkung der „Quats" neutralisieren. Nun trocknen wir die Hände mit einem sterilen Tuch ab; dabei soll ein dünner „Quats"-Film an der Haut hängenbleiben, weil er einer Keimentwicklung im „Handschuhsaft', entgegenarbeitet.

Der Wert des früher häufig gebrauchten *Alkohols zur* chemischen *Händedesinfektion* bleibt unbestritten. Aber auch bei dieser Methode soll man die vorhergehende mechanische Säuberung mit Wasser und Seife auf 3—5 min beschränken. Danach werden Hände und Unterarme 3—5 min lang mit 70%igem Alkohol bespült; hierbei kann man auch denaturierten Äthylalkohol oder Isopropylalkohol benutzen. Als *Vergällungsmittel* des Waschalkohols werden gewöhnlich Kampfer oder Chloroform gebraucht; indifferenter für die Haut sind Phthalsäure-diäthylester oder Äther. Die Händedesinfektion mit Alkohol führt leichter zur Austrocknung und Reizung der Haut, weil er das Gewebe seiner natürlichen Fette beraubt. Alkohol hat außerdem den Nachteil, daß er schneller verdunstet, und so keine protrahiert antiseptisch wirkende Schicht wie bei den Quats auf der Haut zurückbleibt.

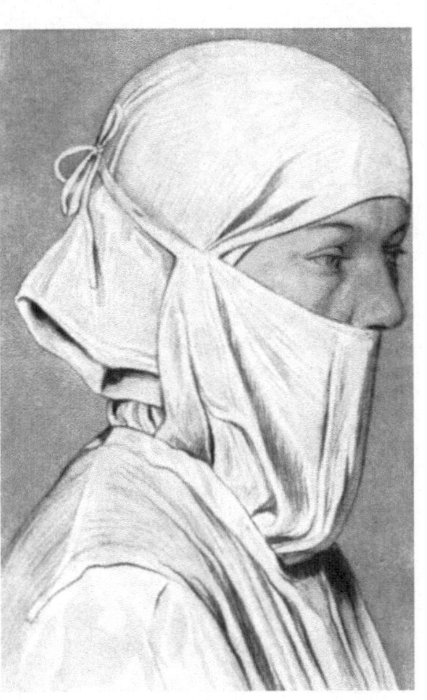

Abb. 34. *Ganzmaske für Personen mit langen Haaren.* Die Gesichtsmaske sollte auch die Nase bedecken!

Die *Gesamtwaschdauer* läßt sich erheblich, etwa auf 3 min, *verkürzen,* wenn man *desinfizierende Seifen,* z. B. das Phisoderm, Phisohex oder Satinasept o. ä. benutzt, welche die Haut mechanisch reinigen und gleichzeitig die Bakterien durch ihren Gehalt an bakteriostatischen Wirkstoffen (Hexachlorophen) bekämpfen [*17*, *19*, *53*, *58*]. Der Wert dieses Verfahrens ist noch nicht allgemein anerkannt [*11*, *36*, *38*, *43*].

Der Operateur hält seine gewaschenen *Hände in Herzhöhe, weit ab vom Brustkorb* (s. Abb. 32), um eine erneute Verunreinigung zu verhüten und bedeckt sie später nach Anziehen des Operationsmantels noch mit sterilen *Gummihandschuhen* (s. S. 38).

2. Bekleidung des Operateurs.

Die Bekleidung des Operateurs soll das Hineintragen pathogener Keime in die Wunde verhindern, gleichzeitig aber auch den Chirurgen vor einer vom Patienten ausgehenden Infektion oder Beschmutzung schützen. Am besten ist es, wenn der Operateur und seine Gehilfen den Operationsraum nur in besonderer *Berufswäsche* betreten; auch das Schuhzeug muß zwischen dem Arbeiten auf den Stationen und dem Operationsraum gewechselt werden. Die gewöhnliche Hauskleidung, mit der wir uns auf den Stationen bewegen, stellt eine besondere Gefahr für die Asepsis dar.

Schon vor dem Händewaschen ziehen wir *Gummiüberschuhe* an, hängen eine bis zum Boden reichende, aber leichte *Gummischürze* um, setzen eine aus gut luftdurchlässigem, weitmaschigen Gittermull gefertigte *Operationsmütze* auf und binden entweder selbst die Gesichtsmaske vor, oder lassen sie später von einer Hilfsperson anlegen. Der Chirurg braucht einen klaren, kühlen Kopf; deswegen lassen wir Hauben und Schleier, die den ganzen Kopf einhüllen (Abb. 34), nur von Frauen mit langen Haaren tragen.

Nach *der Händedesinfektion* läßt sich der Operateur von einer Hilfsperson die *Gummischürze abtrocknen,* damit keine Flüssigkeit durch den Operationskittel dringt und den Übertritt von Keimen vermittelt. Mit Unterstützung eines Gehilfen werden *dann Gesichtsmaske* (Abb. 35) und *Operationsmantel* (Abb. 36,

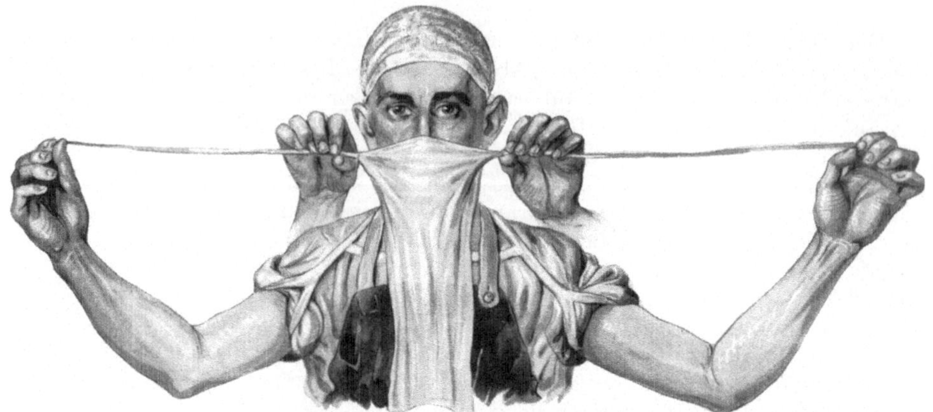

Abb. 35. *Das Anlegen der Gesichtsmaske.* Der mit Mütze versehene Operateur faßt nach der Händedesinfektion die beiden Bänder der sterilen Maske an ihren äußersten Enden. Eine undesinfizierte Hilfsperson nimmt die Bänder hart am Kopf, leitet sie über die Ohren des Operateurs und knotet sie am Hinterkopf zusammen.

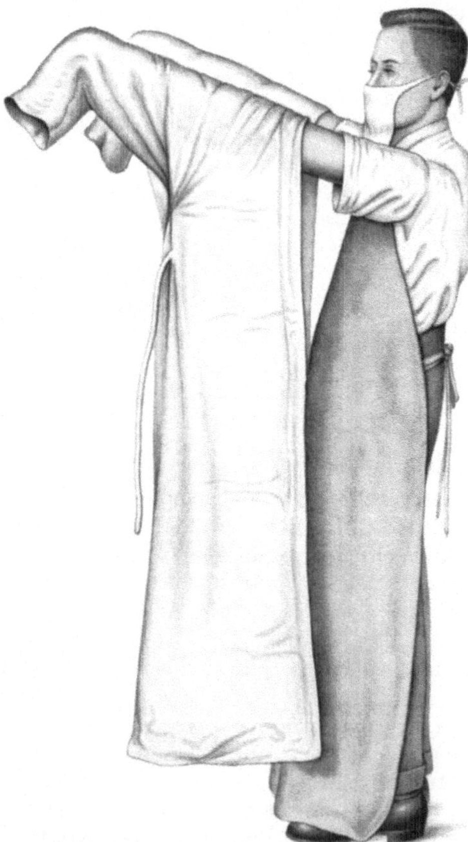

Abb. 36. *Richtiges Anziehen des Operationsmantels.* Die Ärmellöcher werden beim gleichzeitigen Hineinschlüpfen weit von der unsauberen Schürze abgehalten. Die Gesichtsmaske sollte immer auch die Nase bedecken.

37) unter den notwendigen Vorsichtsmaßregeln zur Aufrechterhaltung der Asepsis *angelegt.* Sicherlich ist ein Großteil postoperativer Wundinfektionen auf eine vom Respirationstractus der im Operationssaal beschäftigten Personen ausgehende *Tröpfcheninfektion* zurückzuführen; deshalb *betritt* bei uns *kein Arzt, Helfer* oder *Besucher* den *Operationsraum* ohne *Gesichtsmaske.*

Unmittelbar vor Beginn der Operation, erst nach entsprechender Vorbereitung des Operationsfeldes (s. S. 38) und nach Anlage einer etwaigen Lokalanaesthesie, bekleiden der Operateur und seine Assistenten sich mit sterilen *Gummihandschuhen* (Abb. 38). Bei aseptischen Operationen bewahren wir so die saubere Wunde vor der immer als potentiell „infiziert" anzusprechenden, unbekleideten Hand; bei septischen Operationen wird die saubere Chirurgenhand vor den gefährlichen, an den menschlichen Organismus angepaßten (s. II S. 447) Infektionserregern des Patienten geschützt. Jedoch darf der Chirurg mit einer prophylaktisch gehüteten, und von virulenten Keimen nicht beschmutzten Hand (s. Abb. 31) nach einer regelrechten Händedesinfektion (s. S. 34) im aseptischen Terrain *auch ohne Handschuhe operieren,* wenn er das bei zartem

Arbeiten an empfindlichen Gebilden, z. B. Gefäßnähten, für notwendig erachtet. *Operationen in infizierten Geweben* dürfen *in keinem Falle ohne Gummihandschuhe* vorgenommen werden.

Das *Anziehen* und *Wechseln* der *Handschuhe* hat *unter besonderen Vorsichtsmaßregeln* zu erfolgen, damit die Asepsis nicht gefährdet wird (s. Abb. 38). Vor dem Anziehen wird die Hand durch etwas sterilen Talkumpuder (s. S. 14) gleitfähig gemacht. Hierbei ist sorgfältig darauf zu achten, daß *kein Talkumstaub an die Außenfläche der Handschuhe oder in das Operationsfeld* gerät, weil Talkum im Gewebe zu chronischen Entzündungen und Fisteln führen kann (s. II S. 206).

Schlüpfrige Eingeweide, z. B. die Leber oder die Lungen, kann der Operationsgehilfe zuverlässiger *mit Zwirnhandschuhen festhalten*, die er über die Gummihandschuhe zieht.

Bei länger dauernden Operationen spülen wir die behandschuhten *Hände wiederholt in* stark wirkenden *antiseptischen Lösungen*. (Dabei benutzen wir Phenyl. hydrarg. boric. 2‰, welches Gummi nicht angreift und die Handschuhe nicht klebrig macht.

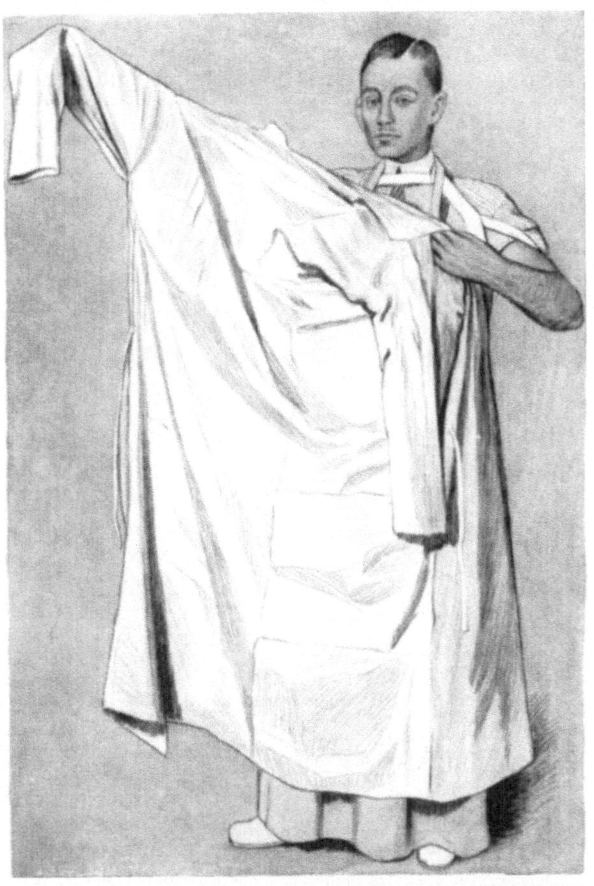

Abb. 37. *Falsches Anziehen des Operationsmantels.* Beim Hineinschlüpfen in das rechte Ärmelloch kommt das linke Ärmelloch mit der unsauberen Schürze in Berührung und infiziert die nachträglich durchschlüpfende Hand. Auch wurde das Anlegen der Mundbinde vor dem Anziehen des Mantels vergessen.

Rp. Phenyl-Quecksilber-Borat-Lsg. 25% 16,0
(Riedel de Haën)
aqua dest. ad 100,0
gesättigte alkoholische Methylenblaulösung gtt. VI

100 cm³ dieser Lösung mit 1900 cm³ Aqua dest. ergeben eine 2‰ige Desinfektionslösung. Chloride, wie Seife, physiologische NaCl-Lösung, Ringer, Normosal und Aluminium, Zink oder deren Legierungen beeinträchtigen dies Antisepticum und sind zu vermeiden.)

Handschuhwechsel suchen wir *möglichst* zu *umgehen*, weil der in den Handschuhen austretende Schweiß, der Handschuhsaft, meist keimhaltig ist und beim Handschuhwechsel auch leicht Talkumstaub (s. II S. 206) in die Wunde gerät. Wir wechseln die Handschuhe nur, wenn das nicht zu umgehen ist, z. B. beim Einreißen des Handschuhgewebes oder beim Übergang von einem septischen in einen aseptischen Operationsabschnitt oder nach groben Asepsisfehlern.

Nach Beendigung des chirurgischen Eingriffs *säubert* der *Operateur* selbst *die* Außenseite der *behandschuhten Hände* unter fließendem Wasser von Blutresten und wirft dann die Handschuhe in einen Eimer mit Desinfektionslösung (s. S. 37). Hiernach soll er nie unterlassen, seine *Hände* noch einmal *mit Wasser und Seife* gründlich zu *waschen,* um Reste von Desinfektionsmitteln, Hautsekrete und Fremdstoffe aus den Gummihandschuhen zu beseitigen, die sonst ein „Handschuhekzem" auslösen können.

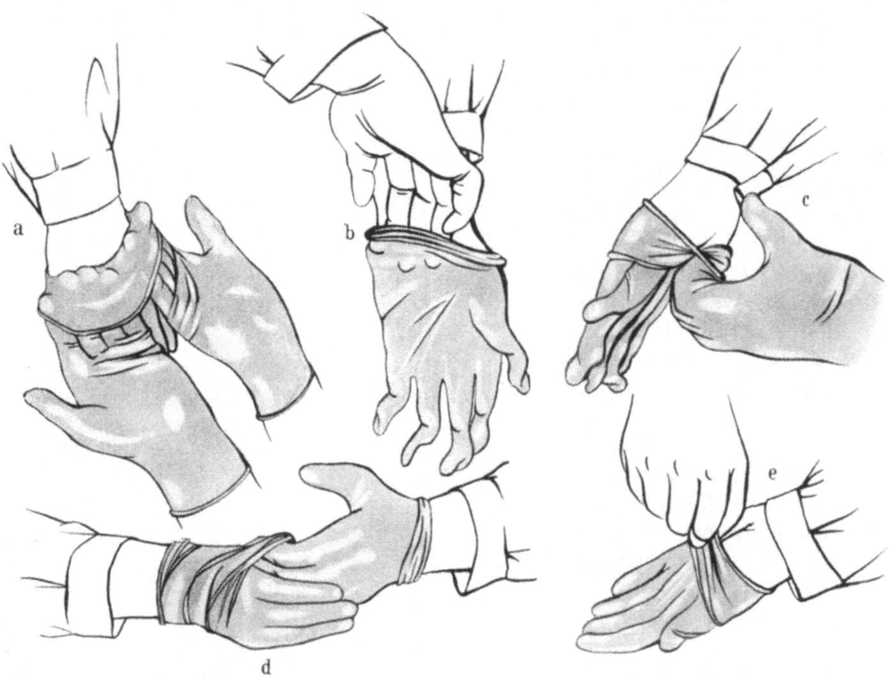

Abb. 38a—e. *An- und Ausziehen der Gummihandschuhe im Operationssaal.* a Der aseptisch vorbereitete Instrumenteur hält die sterilen Handschuhe derartig hin, daß der Operateur mit der Hand hineinfährt, ohne die Außenseite seines Handschuhes zu berühren; b der Instrumenteur oder Operateur zieht sich selbst sterile Handschuhe an, ohne ihre Außenseite zu berühren; c das Überstreifen steriler Handschuhe über die Ärmel der sterilen Operationskittel ohne Berührung der Handschuhaußenseite durch die unbehandschuhte Hand; d Technik des Handschuhwechsels, wenn die Aseptik der Hand erhalten bleiben soll; e das Ausziehen septischer Gummihandschuhe.

III. Aseptische Vorbereitung des Operationsfeldes.

Vor jeder Operation wird das Gebiet des Eingriffs desinfiziert und mit sterilen Tüchern ringsherum abgedeckt.

1. Desinfektion des Operationsfeldes.

Nach Rasieren und gründlicher Säuberung am Tag vor dem Eingriff (s. II, S. 274) muß man die *Haut* im Operationsgebiet unmittelbar vor dem sterilen Abdecken *mit antiseptischen Lösungen abwaschen.* Hierfür sind die verschiedensten Mittel empfohlen [*62*]. Wir gehen so vor, daß wir mit dicken, reichlich getränkten Stieltupfern einen *dreifachen Anstrich* über das Operationsfeld und seine Umgebung legen, zunächst mit *Waschäther*, dann mit 70%igem *Alkohol* und danach mit einer *Jod-Alkohollösung* (2% Jod in 70%igem Alkohol). Bei Kindern sowie an empfindlichen Körperteilen, wie am Scrotum, an der Glans penis und an den großen Labien oder am After ersetzen wir die Jod-Alkohollösung durch Kodantinktur. Die von uns verwendeten niedrigprozentigen Jodlösungen führen bei ausreichender Desinfektionskraft seltener zu Reizerscheinungen als die sonst gebrauchte Jodtinktur. Statt Jodlösungen kann man zur Schlußdesinfektion, speziell bei jodempfindlichen Patienten, auch *jodfreie Präparate*, wie Kodantinktur, Sepsotinktur, Brilliantgrün 1%ig in 70%igem Alkohol, o. a. anwenden. Die zur Schlußdesinfektion des Operationsfeldes *benutzte Lösung* soll die Haut *deutlich anfärben*, damit der keimarm gemachte Bezirk klar zu erkennen ist.

Mit Schleimhaut ausgekleidete Körperhöhlen lassen sich noch weniger keimfrei machen, als die äußere Haut. Hier muß man sich darauf beschränken, grobe

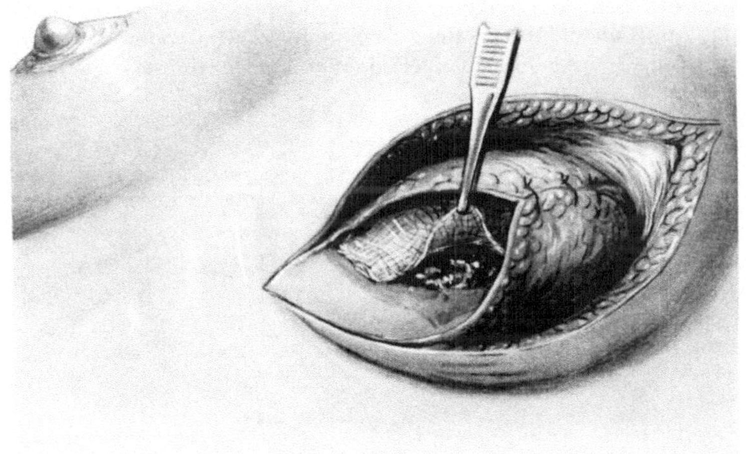

Abb. 39. *Ausschaltung eines in einem Operationsgebiet gelegenen infektiösen Geschwüres.* Das Geschwür wird verschorft, umschnitten, mit Jodoformgaze bedeckt und die abgelösten Hautränder werden darüber eng vernäht.

Verunreinigungen wegzuschaffen und die Keimzahl herabzusetzen. Im *Mund* nehmen wir nur eine mechanische Säuberung durch Zahnbürste und Spülen mit Leitungswasser, eventuell unter Zuhilfenahme eines Atomiseurs, vor und wenden keinerlei Antiseptica an. Die *Vagina* kann man durch gründliche Waschungen mit Seife und Wasser säubern, dann mit steriler Kochsalzlösung spülen und danach mit Dijozol, Kaliumpermanganat 1:5000 oder Zephirol 1%ig, oder Sagrotan 0,5%ig „desinfizieren". Der *Darmtractus* läßt sich durch schwer resorbierbare Sulfonamide oder Antibiotica keimarm machen (s. II S. 435). Eine *Desinfektion von Wunden* ist mit den heute zur Verfügung stehenden Mitteln *nicht möglich*.

Die *Desinfektion des Operationsfeldes* kann besondere Schwierigkeiten machen wenn dringliche Indikationen eine Operation auch *bei infektiösen Hautverhältnissen* verlangen. In diesem Falle kann man versuchen, Ekzeme durch einen Mastixanstrich abzuriegeln, Eiterpusteln oder Fisteln durch Ausbrennen zu sterilisieren, ausgedehnte Geschwüre (z. B. an zerfallenen Tumoren) mit einer dicken Knopfsonde zu coagulieren und dickere Fisteln oder tiefe Wunden mit Jodoformgaze auszustopfen, durch sterilen Billrothbatist abzukleben oder nach Umschneidung der Haut (s. Abb. 31) zu übernähen.

Nach *Festlegung des Hautschnittes* soll der Operateur die desinfizierte *Haut* möglichst *nicht mehr* mit der Hand *berühren*. Am besten zeichnet er sich deshalb am Tage vor dem Eingriff oder vor der eigentlichen Hautdesinfektion den Schnitt und etwaige sonstige Richtpunkte an. Hierzu benutzen wir eine *Hauttinte.*

Rp.		
Rp.	Pyrogallol	
	Spiritus	āā 5,0
	Liq. ferri sesquichlorati	40,0
	Aceton	50,0

Pyrogallol wird in dem Spiritus gelöst und dann Aceton hinzugegeben. Zuletzt wird die Eisenchloridlösung hinzugefügt. Die Lösung muß alle 7—10 Tage neu hergestellt werden. Hauttinte nur auf gut entfettete Haut am Vorabend der Operation auftragen!)

Diese Hauttinte hält mehrere Tage und wird durch die Hautdesinfektion (Äther, Alkohol, Jod) *nicht verwischt.* Läßt sich die Lage des Hautschnittes allein durch bloßes Betrachten festlegen, dann darf das Anzeichnen auch nach Desinfektion der Haut erfolgen; hierzu eignet sich gut die *Kirschnersche Hautfarbe* (Violettätherlösung 2,0, Benzol 100,0, Benzylalkoholharz 10,0 oder auch eine 2%ige *Brilliantgrünlösung*[1]. Als Farbträger dienen sterile dünne Watteträger oder dünne Injektionskanülen.

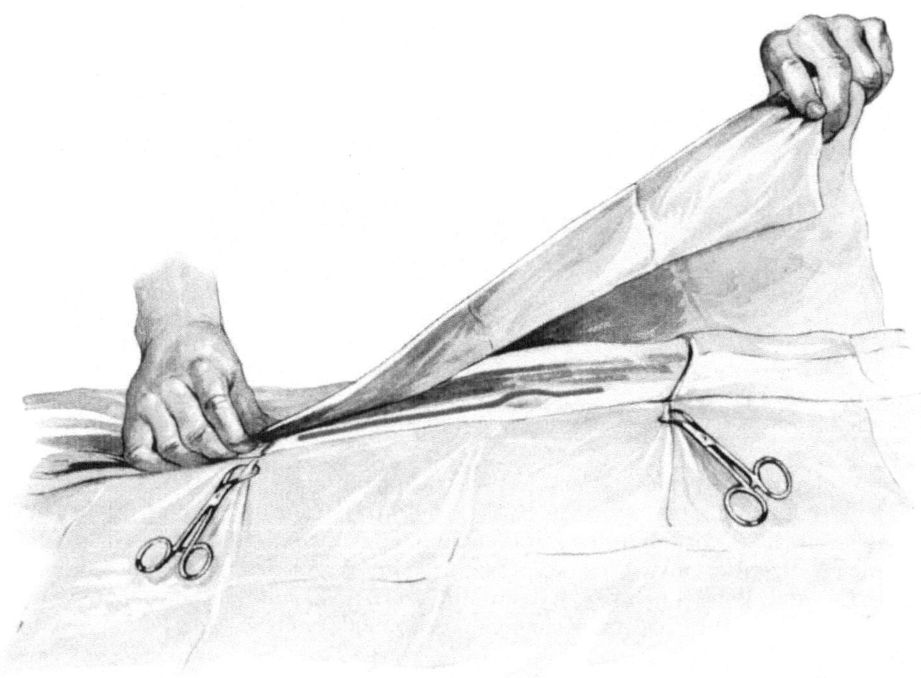

Abb. 40. *Abdecken eines Operationsfeldes.* Bevor oder nachdem der Hautschnitt mit Farblösung (s. o.) angezeichnet ist, wird das Operationsfeld in weitem Umfang desinfiziert, notfalls die nähere Umgebung des angezeichneten Hautschnittes mit Arasol bestrichen. Die Abdecktücher werden dicht neben dem Farbstriche befestigt (s. Abb. 42).

2. Abdecken des Operationsfeldes.

Nach Anzeichnen des Hautschnittes und nach Desinfektion der Haut wird der Kranke mit sterilen Tüchern so abgedeckt, daß *nur das engere Operationsfeld frei* bleibt (Abb. 41). Das *richtige Abdecken* ist *für* die *Asepsis* des Eingriffs so *entscheidend* wichtig, daß sie nur vom Operateur selbst oder einem erfahrenen Assistenten vorgenommen werden sollte.

Wir beschränken uns zum Abdecken *auf 2 Sorten rechteckiger Abdecktücher,* kleinere (1,60 × 1,10 m) und größere (2,50 × 1,60 m). Zum Freihalten des

[1] Alle Reagentien lieferbar durch Fa. Grübler & Co., Stuttgart/Untertürkheim.

Kopfes werden die Abdecktücher über einen sog. „*Narkosebügel*“ gelegt, der in Halshöhe quer zum Patienten am Operationstisch befestigt ist (s. Abb. 14). Zur Abgrenzung einer Infusionszuleitung am abduzierten Arm führt man das Abdecktuch vom Narkosebügel zum seitlich stehenden Infusionsständer (s. Abb. 19).

Mit dem Abdecken beginnen wir in der Regel an der caudalen Hälfte des Operationstisches. Von dem schon abgedeckten Feld ausgehend wird das Operationsgebiet dann, schrittweise vorgehend, allseitig durch sterile Tücher abgegrenzt. Bei einer Laparotomie oder Thorakotomie z. B. legen wir zuerst caudal und danach

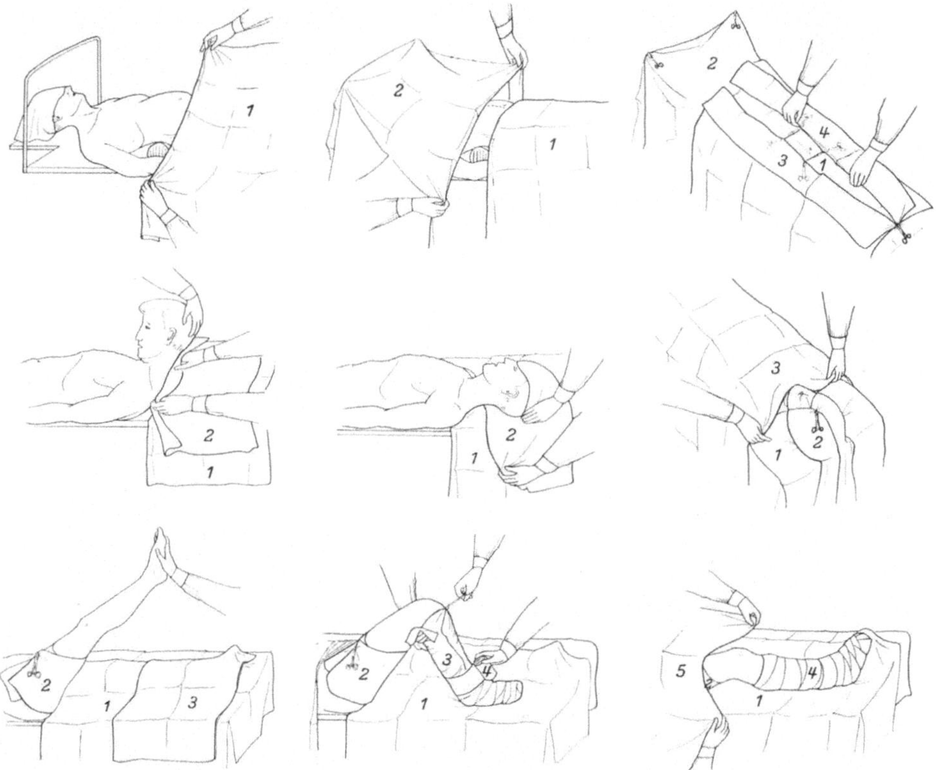

Abb. 41. *Das sterile Abdecken des Operationsfeldes.* Obere Reihe zur *Bauchoperation.* Zuerst zwei große (*1* u. *2*), dann zwei kleine (*3* u. *4*) Abdecktücher. Mittlere Reihe zur *Gesichtsoperation.* Zuerst zwei kleine (*1* u. *2*), dann ein großes Tuch. Untere Reihe zur *Beinoperation.* Zuerst ein großes Tuch als Unterlage und zum Abdecken des gesunden Beines (*1*), dann zwei kleinere Tücher (*2* u. *3*) zum Abdecken des kranken Beines, hierauf Festwickeln der Umhüllung am Unterschenkel mit steriler Binde (*4*), schließlich Abdecken der oberen Körperhälfte mit großem Tuch (*5*).

kranial des Operationsgebietes quergelegte große Abdecktücher und bedecken hierauf die seitlich freigebliebenen Bereiche durch kleinere Tücher (s. Abb. 41). Alle Abdecktücher werden durch Tuchklammern oder Nähte (s. Abb. 42) oder einen aus der Wäsche leicht auswaschbaren, an der Haut gut festhaftenden Klebstoff, z. B. Arasol, zuverlässig an der Haut des Patienten befestigt oder am Narkosebügel, am Operationstisch und am Infusionsständer verankert. Mit sterilen Tüchern eingeschlagene *Extremitäten* umwickeln wir außerdem gerne mit sterilen, breiten, angefeuchteten Mullbinden, um das Verrutschen der Abdeckung beim Halten der Gliedmaße durch einen Assistenten sicher zu verhüten (s. Abb. 41). Findet die Operation im Bereiche einzelner Finger oder Zehen statt, so werden die außerhalb des Operationsgebietes liegenden Gliedenden durch Überstreifen von sterilen Gummihandschuhen oder Fingerlingen geschützt.

Überall, wo das mit dem Eingriff vereinbar ist, *umgrenzen* wir die *Operationswunde* selbst noch *durch* 35 × 40 cm große, aus 4 Lagen zusammengesteppte *Mullkompressen* (s. Abb. 42), die wir *an der Haut* festnähen, mit Michel-Klammern verankern, mit Tuchklammern befestigen *oder am Peritoneum* mit Mikulicz-Klemmen anheften.

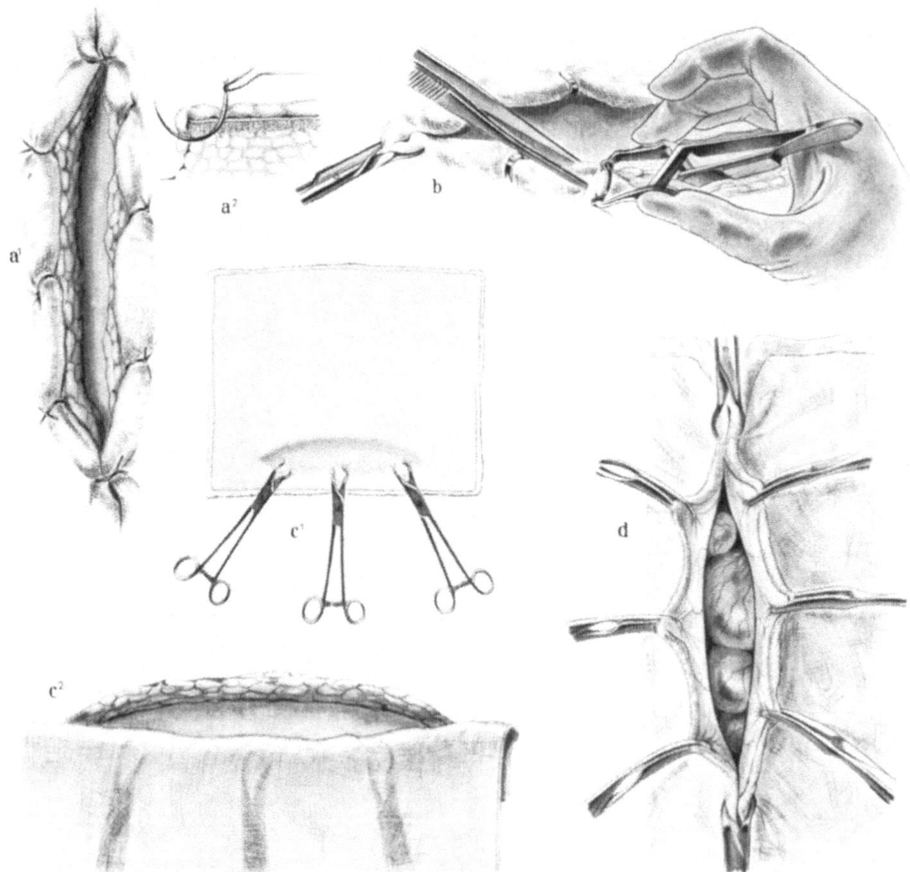

Abb. 42a—d. *Sterile Umgrenzung der Operationswunde mit Mullkompressen.* a Annähen an den Hautrand; die Abdeckung der Schnittwunde ist am zuverlässigsten, wenn der Faden die Kompresse zweimal faßt (a²); b Verankern am Hautrand mit Michel-Klammern; c Befestigen am Hautrand mit Backhaus-Klammern, die unter der Kompresse liegen; d Anheften am Peritoneum mit Mikulicz-Klemmen.

IV. Allgemeine Regeln für die aseptische Zusammenarbeit der Operationsgruppe.

Damit der Kranke den chirurgischen Eingriff mit größtmöglicher Sicherheit übersteht, sind die dabei notwendigen Schritte nach einem vorher festgelegten Plan durchzuführen. Alle Vorsichtsmaßnahmen zur Bekämpfung der Operationsgefahren müssen *nach erprobten Regeln* erledigt werden. Bei der Arbeit im Operationssaal ist äußerste Ruhe zu fordern. Der Chirurg darf niemals die Achtung vor dem kranken Menschen verlieren, der sich narkotisiert vertrauensvoll in seine Hand begeben hat.

Der *Zeitpunkt des Beginns* der Operation (Hautschnitt!) — bei mehreren Eingriffen der Beginn der *ersten Operation* — wird zusammen mit den Namen und den Aufgaben aller Beteiligten möglichst am vorhergehenden Nachmittag festgesetzt und an einer Tafel angeschrieben. Bei Aufstellung des *Operationsprogramms* ist die Reihenfolge der Operateure und die Verteilung der Mitarbeiter so zu ordnen, daß ein allmählicher Übergang von den gegen eine Infektion besonders

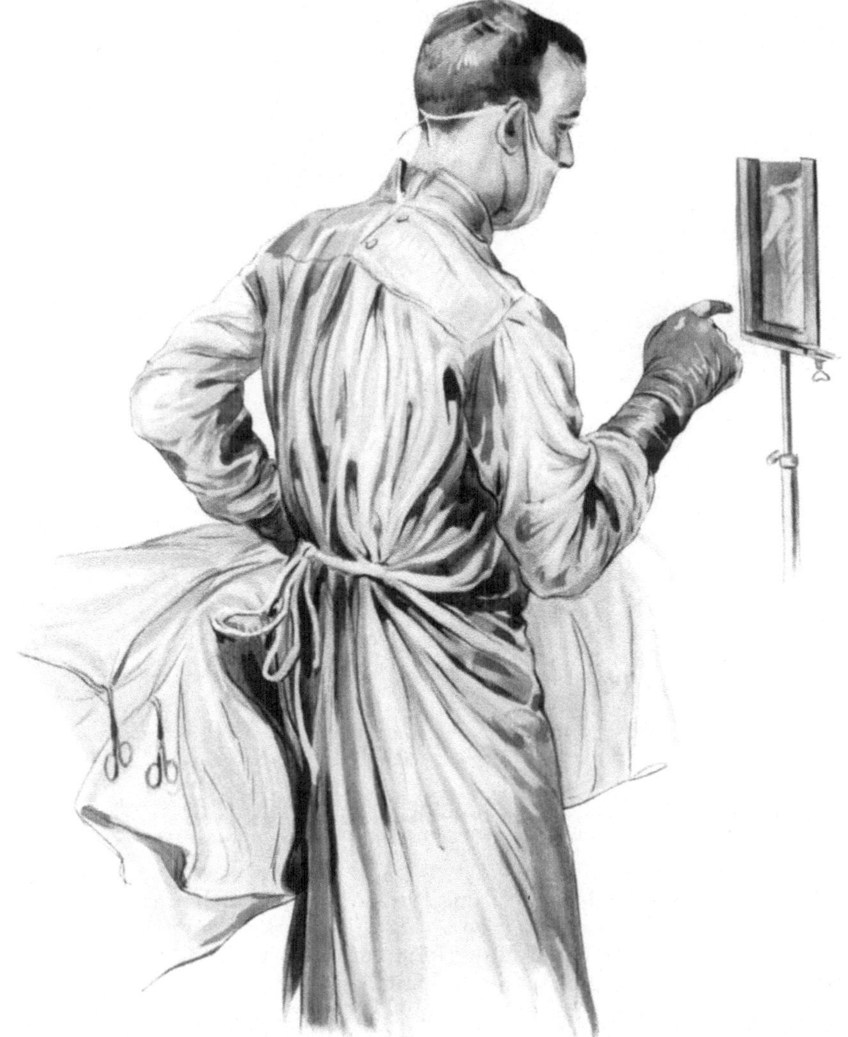

Abb. 43. *Häufig gemachte Fehler.* Der Operateur berührt mit der nicht sterilen Rückseite seines Mantels die sterilen Tücher. Die Gesichtsmaske bedeckt nicht die Nase! Keine Operationsmütze!

empfindlichen Eingriffen und einwandfreien aseptischen Krankheitsfällen zu den weniger infektionsempfänglichen Operationen und zu den deutlich infizierten Erkrankungen stattfindet (über die Trennung von aseptischem und septischem Operationssaal s. S. 4).

Zu einer Operationsgruppe, wie sie für jeden einzelnen Eingriff notwendig ist, *gehören* als steril angezogene Personen der Operateur, seine Assistenten (in der Regel zwei) und die Instrumentierschwester. Dazu kommen als nicht steril angezogene Personen eine Hilfsschwester, der sog. „Springer“, ein Narkotiseur und — in der Regel für 2 Operationstische — ein Operationspfleger. Wird in einem Raum gleichzeitig an mehreren Tischen operiert, dann kann man zur besseren Versorgung der dem einzelnen Operateur beigegebenen Instrumentierschwester noch einen Versorgungsinstrumenteur einsetzen. Auch der beste Chirurg kann ernste *Zwischenfälle* nicht verhüten, *wenn zu wenig oder mangelhaft ausgebildete Hilfskräfte im Operationssaal sind.*

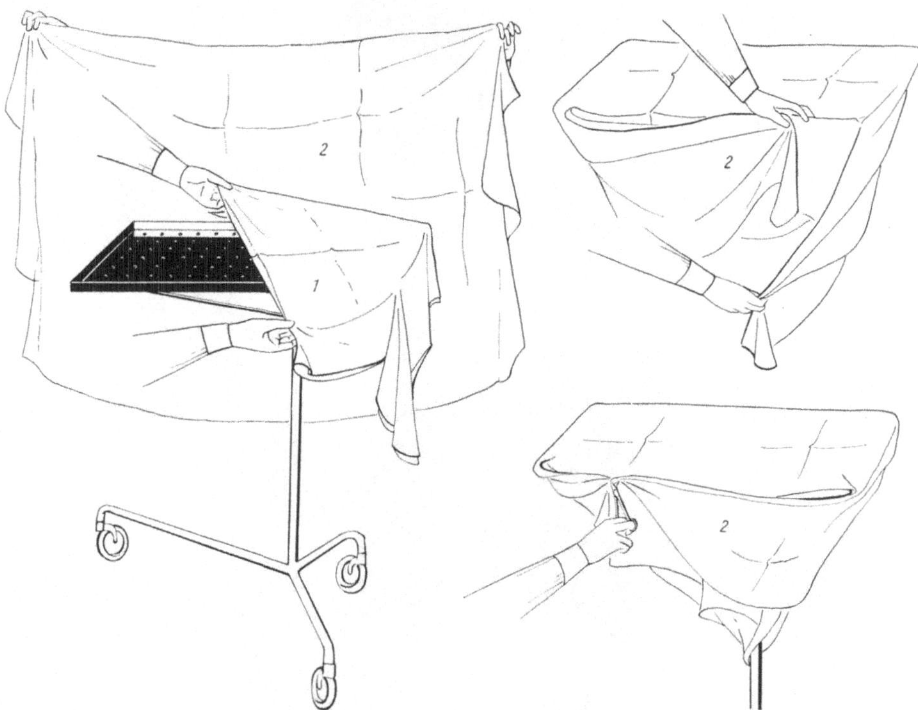

Abb. 44. *Abdecken des Instrumententischchens.* Zunächst wird ein zweischichtig zusammengefaltetes (*1*), danach ein einfach ausgebreitetes (*2*) Abdecktuch aufgelegt. Das zweite Abdecktuch wird mittels Tuchklemmen so zusammengerafft, daß auch die Unterseite des Tisches steril abgedeckt ist.

Während die Beherrschung von Blutungen und die Schonung des Gewebes dem Operateur und seinen Assistenten obliegt, der Narkotiseur sich hauptsächlich um Schmerz- und Schockbekämpfung kümmert, ist die *Sorge für die „Asepsis“* (die Keimfreiheit aller Gegenstände, die mit der Wunde in Berührung kommen) die *wichtigste Aufgabe der Operationsgruppe als Ganzes.* Die vielen hierauf gerichteten Maßnahmen („Aseptik“) geben dem Operationsbetrieb sein charakteristisches Gepräge.

Für jede aseptisch eingekleidete Person gilt das oberste Gesetz: „*Meide jede Kontaktinfektion!* Halte möglichst *1 m Abstand* von jedem nicht aseptischen Gegenstand! Berühre auch die aseptisch hergerichteten Gebiete und Gegenstände nur dann, wenn Du unbedingt an ihnen arbeiten mußt! *Mißtraue* besonders den *Grenzgebieten* des *aseptischen Feldes,* z. B. der Nähe des Narkosebügels, den Randpartien der Abdecktücher, der Rückseite des Operateurs (s. Abb. 43) und der Unterfläche des Instrumentiertisches!“ Weil auch die sorgfältig desinfizierte und mit Gummihandschuhen versehene Hand nicht absolut keimfrei ist, sollen die *Hände* die *Wunde selbst* möglichst *nicht berühren.* Wenn irgend durchführbar, erledigen wir deswegen alle Aufgaben mit Instrumenten. Die Finger des

Assistenten gehören niemals in die Wunde. Nur der Operateur selbst darf, wenn notwendig, z. B. zum Abtasten oder zum Legen von Unterbindungen, das Gewebe mit der Hand berühren.

Außer durch Kontaktinfektion wird die *Asepsis durch Tröpfcheninfektion* aus Mund- und Nasen-Rachen-Raum am meisten *bedroht*. Deswegen tragen alle Mitglieder der Operationsgruppe, aber auch *alle* übrigen *Personen*, Zuschauer o. ä. im *Operationssaal* eine *Gesichtsmaske* (s. Abb. 35), die aus mehrschichtigen Mullplatten bestehen, Mund- *und* Nasenöffnungen decken und den Atemstrom auffangen soll. Am besten wird zwischen die Mullplatten solcher Masken ein auswechselbares Zellophanblatt gelegt. Das *Sprechen* ist im Operationsraum auf wenige, unbedingt notwendige Worte zu *beschränken*. Mit einer gut aufeinander eingespielten Gruppe kann man weitgehend „*stumm operieren*"; dabei werden die sich häufig wiederholenden Befehle durch bestimmte Gesten vermittelt.

Alle bei dem Eingriff gebrauchten sterilen *Gegenstände erhält* der *Operateur von der* aseptisch vorbereiteten (s. S. 33) „*Instrumentierschwester*", die zu diesem Zweck einen größeren etwas abseits stehenden „Instrumentenvorratstisch", einen kleineren, an das Operationsfeld herangeschobenen „Instrumentiertisch" (mit den zur vorliegenden Operation erforderlichen Instrumenten, s. Abb. 45 und 46) und einen in der Nähe befindlichen „Nahttisch" (mit Nahtmaterial) vorbereitet. Von der Keimfreiheit dieser 3 Tische hängt die Asepsis im Operationssaal entscheidend ab! Der Aufbau und die Pflege dieser Tische ist von der Schwester mit allergrößter Gewissenhaftigkeit und peinlichster Sauberkeit durchzuführen. Die ganze Operationsgruppe muß argwöhnisch darüber wachen, daß kein Unberufener (z. B. Zuschauer o. a.) sich diesen Tischen nähert oder mit ihnen in Kontakt kommt.

Als *Instrumentenvorratstisch* dient uns ein 60 × 160 cm großer Metalltisch, der mit einem sterilen Gummituch bedeckt ist. Darüber breiten wir noch eine doppelte Lage steriler Leinentücher und setzen dann darauf die aus dem Sterilisationsapparat kommenden Siebe mit keimfrei gemachten Instrumenten. Diese Siebe sind immer nach derselben, festgelegten Ordnung gepackt, wobei man 1—2 „allgemeine" Siebe, 1 „Bauchsieb", 1 „Thoraxsieb", 1 „Knochensieb", 1 „Schädelsieb" usw. unterscheiden kann. Von einem größeren Instrumentenvorratstisch können auch mehrere kleine Instrumentiertische gleichzeitig bedient werden. Nur in dem für Notfalleingriffe vorgesehenen Operationsraum wird nach Erledigung des Operationsprogramms, mittags, der Instrumentenvorratstisch völlig frisch hergerichtet und mit mehrfach übereinandergelegten Tüchern zugedeckt. In allen anderen Operationsräumen bauen wir den Instrumentenvorratstisch morgens vor dem Operationsprogramm neu auf und ergänzen ihn nach jedem einzelnen Eingriff mit frischen sterilen Sieben. Der Instrumentenvorratstisch soll auch vom Instrumenteur selber, wenn dieser sterile Handschuhe trägt, möglichst wenig berührt werden; wir lassen nach Möglichkeit alles nur mit einer sterilen Zange erledigen. Hierauf ist ganz besonders zu achten, wenn sich die Schwester während einer Operation neue Instrumente vom Instrumentenvorratstisch herbeiholt. Will man von einem größeren Instrumentenbüfett mehrere kleine Instrumententische gleichzeitig versorgen, dann ist es zweckmäßig, an dem großen Instrumentenvorratstisch zusätzlich noch einen Versorgungsinstrumenteur einzusetzen, der die Unterinstrumenteure versorgt, in den weniger aseptischen Patientenkreis gar nicht hineinkommt und über mehrere Eingriffe hinweg, auch bei septischen Operationen, dauernd steril bleibt.

Als *Instrumentiertisch* dient uns ein kleinerer Metalltisch, der 40 × 60 cm (s. Abb. 46) oder — für besonders umfangreiche Operationen — 55 × 65 cm (s. Abb. 45) groß ist. Die *Tischoberfläche* wird zunächst mit einem sterilen

Gummituch und danach mit einem doppelt gelegten sterilen Leinentuch bedeckt. In jedem Fall ist aber auch dafür zu sorgen, daß die *Tischunterfläche* durch Überziehen eines sterilen Bezuges oder durch entsprechendes Umfalten der oben liegenden Tücher (s. Abb. 44) aseptisch zugerichtet ist. Der Instrumentiertisch wird erst kurz vor Beginn des jeweiligen Eingriffs und zu jeder einzelnen Operation neu hergerichtet. Die *Instrumente* liegen *immer nach derselben Ordnung* auf der Tischplatte (s. Abb. 45 u. 46). Die einmal festgelegte Reihenfolge wird von der Schwester während der ganzen Dauer der Operation aufrechterhalten, damit alle Instrumente mit reflektorischer Sicherheit leicht zu finden sind. Die unmittelbar vom Operateur gebrauchten und in Ausnahmefällen von ihm auch selbst einmal vom Tisch zu nehmenden Instrumente liegen in seiner Nähe, während die in jedem Falle vom Instrumenteur erst vorzubereitenden und besonders peinlich aseptisch zu hütenden Instrumente (Nadelhalter, Nadeln usw.) in der Nähe der Schwester untergebracht sind. Hierbei unterscheiden wir zwei Grundtypen in der Anordnung, einen „Überstelltisch" (s. Abb. 45), der hauptsächlich bei Eingriffen am Rumpf gebraucht wird, und einen „Heranstelltisch" (s. Abb. 46), den wir vorzüglich bei Operationen an der Körperperipherie (z. B. dem Kopf und den Händen) verwenden. Bei uns werden in der Regel alle Instrumente dem Operateur und seinem Assistenten von der Instrumentierschwester, die den Gang der Operation kennt und aufmerksam verfolgt, zugereicht. Die *operierenden Ärzte greifen möglichst überhaupt nicht auf den Instrumentiertisch*, um dort die Asepsis und Übersicht nicht zu stören. Nur Stieltupfer und Präparierstiele werden von der Schwester an den Rand des Instrumentiertischchens gelegt (s. Abb. 45), damit sie für die Operateure jederzeit griffbereit sind.

Das bei der Operation benötigte Nahtmaterial entnehmen wir in der Regel Spezialflaschen, die auf einem besonderen *Nahttisch* untergebracht sind. Der Nahttisch ist *mit besonderer Sorgfalt* zu *pflegen.* Er ist häufig die Ursache von Asepsisfehlern. Die sterilen Hälse der Fadenflaschen werden mit sterilen Metallkappen (Führungsstulpen) bedeckt. Diese Metallkappen schauen durch ein steriles Lochtuch und werden noch durch eine zweite sterile Tuchlage begrenzt. Es empfiehlt sich, genügend große Tische mit der Möglichkeit für etwa 15 *Kippflaschen* zu wählen. Dieser Nahttisch ist *vor jedem Operationsprogramm frisch* aufzubauen; dazu gehören das Absetzen der Schutzhütchen von den Kippflaschen, das Aufsetzen steriler Führungsstulpen für die Fäden sowie das Abdecken durch sterile Loch- und Abdecktücher. Zu Beginn des ersten Eingriffs wird mit der Klemme ein größeres Fadenstück durch die sterile Metallstulpe hochgezogen, abgeschnitten und weggeworfen. Während der Operation darf die Schwester beim Abschneiden weiterer Fäden niemals den Führungskragen des einzelnen Flaschenhalses mit den Fingern berühren. Nach dem letzten Eingriff des Operationsprogramms wechselt die Schwester ihre sterilen Handschuhe, schneidet die aus dem Flaschenhals herausschauenden Fäden kurz, nimmt die Führungsstulpen ab, setzt Schutzkappen auf und deckt den Tisch steril zu. Bei umfangreichen Operationen, die voraussichtlich größere Mengen Zwirnsfäden erfordern, benützen wir statt feuchter und schlüpfriger Fäden aus der Kippflasche lieber auf das richtige Maß vorher zubereiteten *Trockenzwirn* (s. Abb. 42 u. S. 15), der zuverlässiger knotbar ist.

Die reibungslose Zusammenarbeit der Operationsgruppe läßt sich durch eine festgelegte, *für den einzelnen Eingriff zweckmäßige Aufstellung des Operateurs und seiner Helfer* erleichtern. Der Operateur steht so, daß er bequem an das Operationsgebiet herankommt. Ihm gegenüber befindet sich der erste, links von ihm der zweite Assistent. Die Instrumentierschwester soll den Operateur sowie das Operationsgebiet im Auge haben und dem Operateur mühelos zureichen können. Den Instrumentiertisch stellt sie möglichst rechts vom Operateur so auf, daß

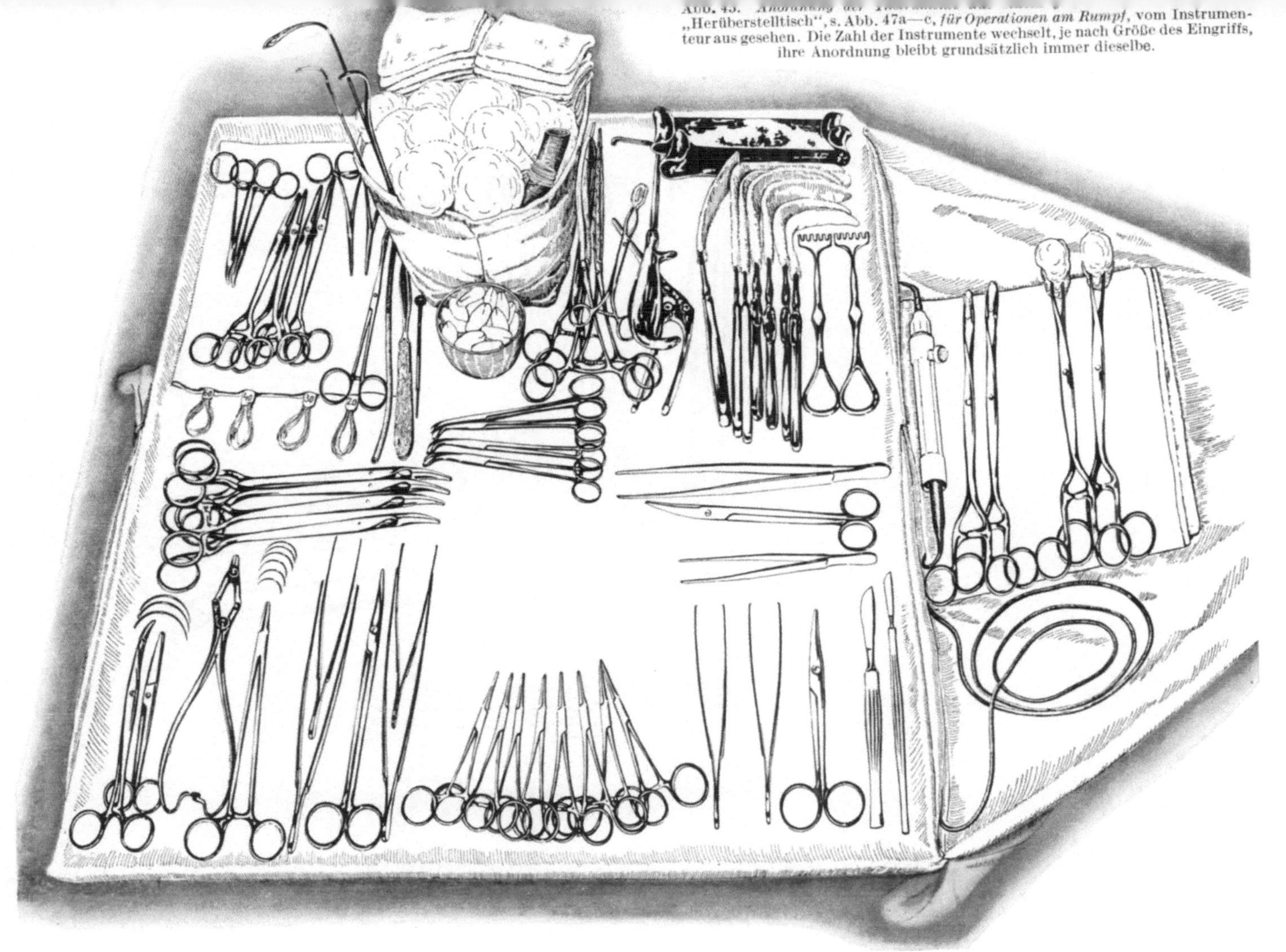

Abb. 45. *Anordnung der* [illegible] „Herüberstelltisch", s. Abb. 47a—c, *für Operationen am Rumpf*, vom Instrumenteur aus gesehen. Die Zahl der Instrumente wechselt, je nach Größe des Eingriffs, ihre Anordnung bleibt grundsätzlich immer dieselbe.

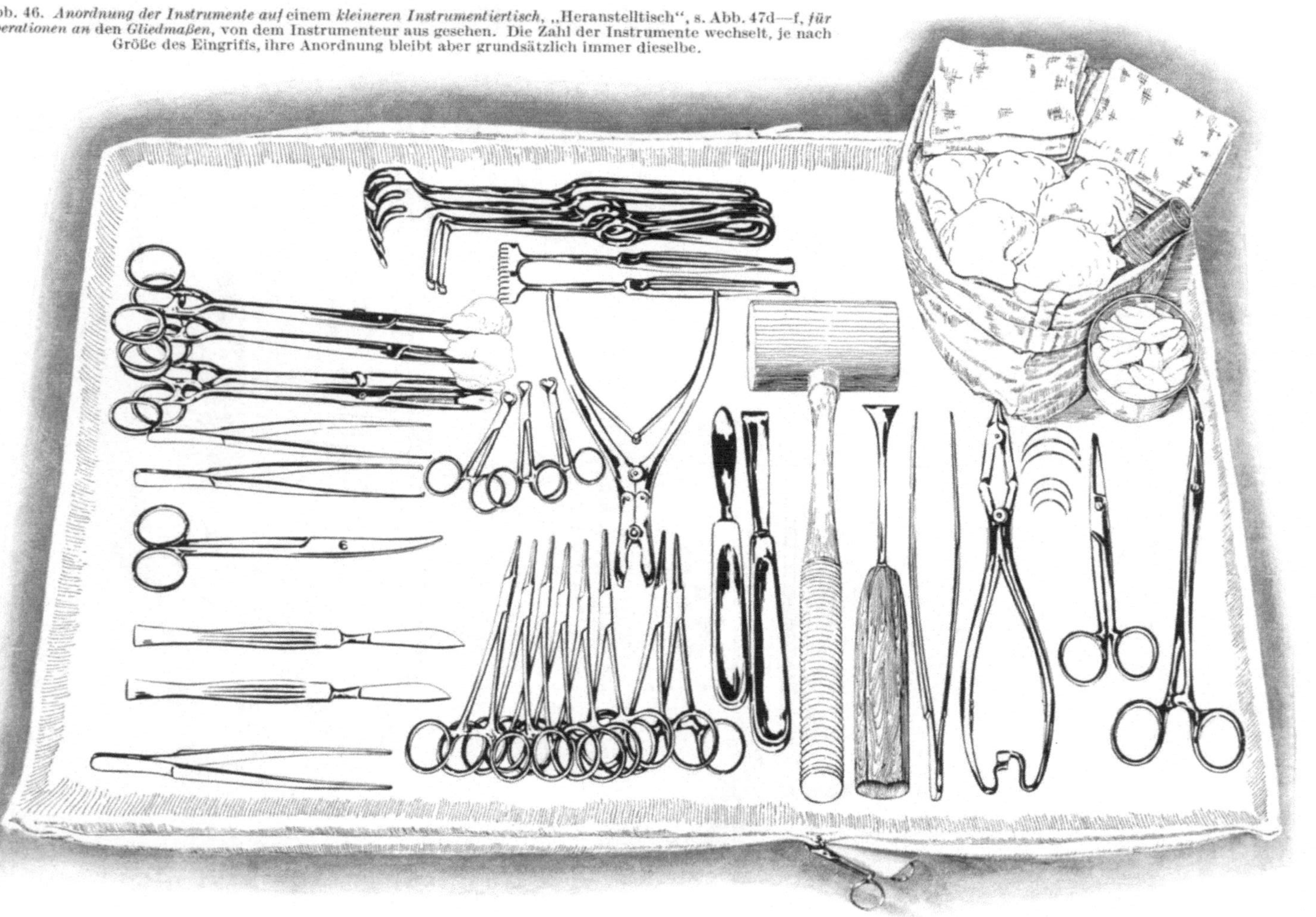

Abb. 46. *Anordnung der Instrumente auf* einem *kleineren Instrumentiertisch*, „Heranstelltisch", s. Abb. 47d—f, *für Operationen an* den *Gliedmaßen*, von dem Instrumenteur aus gesehen. Die Zahl der Instrumente wechselt, je nach Größe des Eingriffs, ihre Anordnung bleibt aber grundsätzlich immer dieselbe.

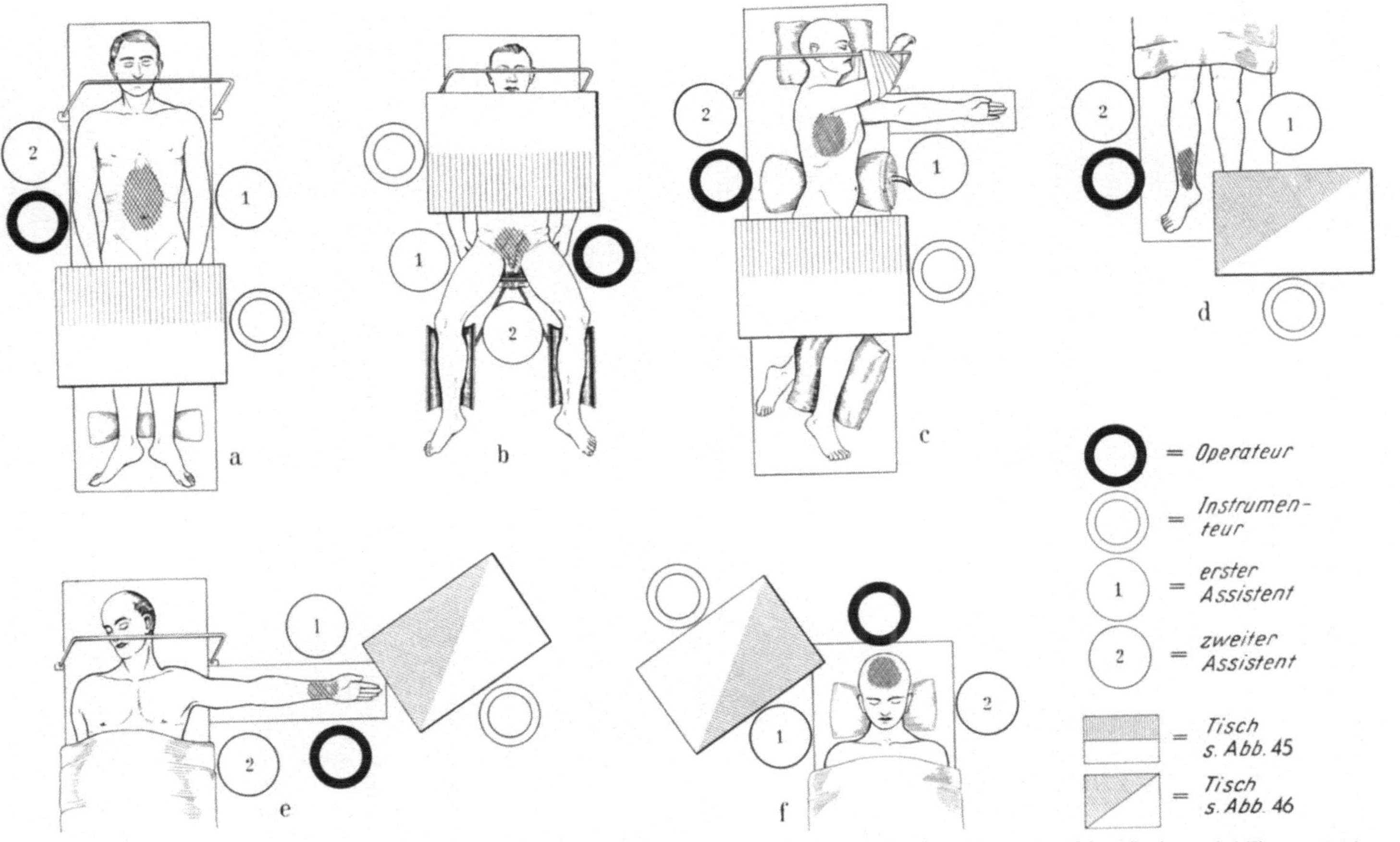

Abb. 47a—f. *Die Anordnung einer Operationsgruppe* bei verschiedenen Operationen. a Bei Bauchoperationen; b bei Operationen im kleinen Becken; c bei Thoraxoperationen; d bei Beinoperationen; e bei Armoperationen; f bei Schädeloperationen.

dieser und sein erster Assistent notfalls selbst einmal ein Instrument vom Tisch nehmen können (s. Abb. 47).

Besondere Vorsichtsmaßnahmen sind angebracht, *um* das *Zurückbleiben von Fremdkörpern in der Operationswunde oder in Körperhöhlen zu verhindern.* Damit diese unangenehme Komplikation sicher vermieden wird, dürfen niemals Tupfer, Streifen, Kompressen, Instrumente oder Drains lose in der Wunde oder auf den Abdecktüchern herumliegen. Jedes im Augenblick nicht gebrauchte Instrument legen wir sofort auf den Instrumentiertisch zurück oder werfen es in den unsterilen Instrumentenfänger, legen es aber nicht auf die Abdecktücher. Hier dürfen sich bei uns nur Stieltupfer und Präparierstiele aufhalten. Lose Tupfer erhält der Operateur einzeln von der Instrumentierschwester und wirft sie nach Gebrauch sofort ab. Zur Begrenzung der Wunde benötigte kleine Kompressen verankern wir regelmäßig durch Klemmen oder Nähte (s. Abb. 42). Vorübergehend in die Wunde gelegte Mullkompressen oder Mullstreifen sollen nach Möglichkeit sichtbar aus der Wunde herausragen und müssen an einer Klemme verankert oder durch angenähte Bänder (60 cm lang) mit Metallplomben, die aus der Wunde heraushängen, gesichert sein. Ist *ausnahmsweise* das vorübergehende völlige Versenken einer Kompresse in die Tiefe der Wunde oder in eine Körperhöhle gar nicht zu umgehen, dann muß jedes einzelne Tuch durch Anschreiben an einer besonderen Tafel oder durch Anklemmen einer Leerklemme am Instrumententisch genau vermerkt werden. Um uns noch weiter gegen das Zurückbleiben von Mulltüchern zu sichern, bündeln wir alle Kompressen und Rollgazen immer nur in Päckchen zu fünf und verwahren immer dieselbe Anzahl Fünferpackungen in einer sterilen Verbandstofftrommel. Die Instrumentierschwester beginnt eine Operation immer mit vollständigen Fünferpackungen und wirft angebrochene Packungen nach jedem Eingriff unsteril ab.

Alle *Instrumente* sind im Verlauf der Operation sofort *abzuwerfen, falls* auch nur der *leiseste Verdacht* besteht, *daß sie nicht* mehr *keimfrei* sind. Dies gilt z. B. für das Skalpell, mit dem die, in ihren tiefen Schichten häufig Infektionserreger tragende, Haut durchtrennt wurde, sowie für die Instrumente, mit denen man eine Gelegenheitswunde ausgeschnitten oder den Magen-Darm-Tractus eröffnet hat. *Läßt sich* während eines im allgemeinen sauberen Eingriffs der *Zeitpunkt des infektiösen Operationsabschnittes vorausbestimmen* (z. B. bei Darmresektionen), so legt die Schwester alle hierfür benötigten Instrumente auf ein über die bisher benutzten Geräte gebreitetes, steriles, gedoppeltes Tuch. Sobald die Asepsis wieder hergestellt ist, wirft sie das obere Tuch mit den unsauberen Instrumenten ab. *Bei überraschender Eröffnung eines Infektonsherdes* wird nach Wiedereintritt in saubere Verhältnisse ein frisch hergerichteter Tisch mit neuen Instrumenten benutzt. Nach Übergang von septischen zu aseptischen Verhältnissen spülen (s. S. 37) oder wechseln der Operateur und seine Helfer die Gummihandschuhe, besser dazu auch noch den Mantel. Hierbei soll jedoch stets ein Arzt am Operationsfeld verbleiben, damit die Wunde keinen Augenblick unbeaufsichtigt ist.

V. Durchtrennen von Gewebe.

Für den Chirurgen ist die genaue Kenntnis und Beachtung der *topographischen Anatomie* eine *unerläßliche Vorbedingung* für sicheres und übersichtliches Arbeiten. Ein diese Grundsätze mißachtendes, intuitives „Drauflosgehen“ glückt manchmal, geht aber meistens auf Kosten der Kranken. Alle ins Operationsgebiet fallende Gebilde sind planmäßig aufzusuchen. Nur so lassen sich Zufallsverletzungen sicher vermeiden. *Die streng anatomische Präparation ist das Rückgrad jeder Operation.*

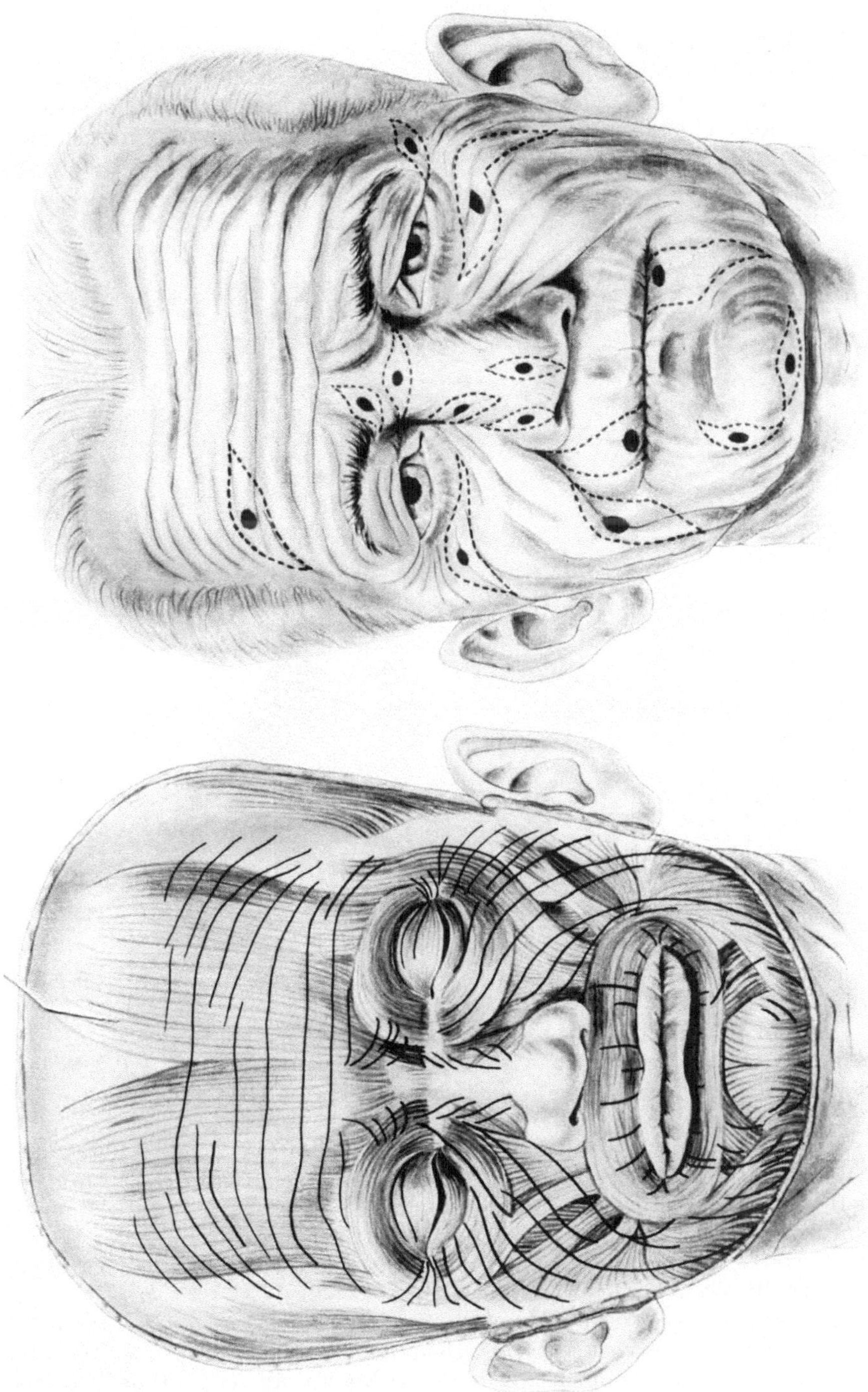

Abb. 48. Der *Hautschnitt* im Gesicht soll möglichst *parallel zu* den *Langerschen Spaltlinien* und *in* den *Runzelfalten* und senkrecht zur Richtung der darunterliegenden *Muskeln* liegen (nach KRAISSL [39]).

1. Hautschnitt.

In vielen Fällen ist es zweckmäßig, die geplante *Incision vorher anzuzeichnen* (s. S. 40). Hierbei setzen wir auf die Schnittlinie noch einzelne Querstriche; dies erleichtert, besonders, wenn die Incision im Bogen verläuft, später die genaue Adaptation der Haut. Das Anzeichnen des Hautschnitts durch oberflächliches Ritzen mit umgekehrter Messerspitze bringt eine erhöhte Gefahr der

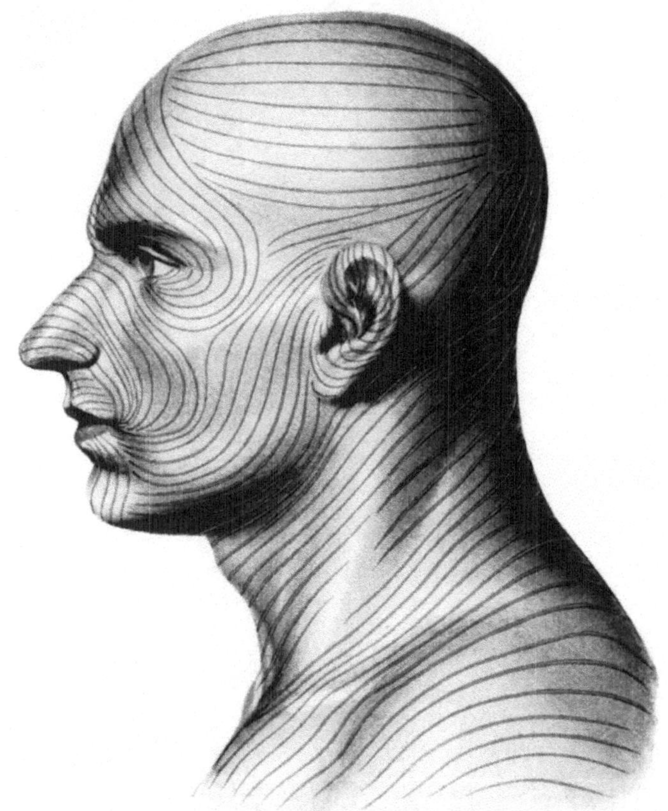

Abb. 49. *Spaltlinien der Haut am Kopf und am Hals.*

Keloidbildung mit sich und ist an kosmetisch exponierten Gebieten (z. B. Gesicht und Hals) zu unterlassen.

Die Haut wird *mit scharfem Messer* in einem glatten Zuge *senkrecht zur Oberfläche* durchtrennt. Der Hautschnitt soll so lang sein, daß der Chirurg unbehindert an das Operationsobjekt herankommt. Ein zu enger Zugang („Maulwurfschirurgie") verlängert die Operation, führt zu einer Quetschung der Wundränder bei starkem Auseinanderziehen mit Haken und gefährdet den Kranken, weil die Verhältnisse dabei häufig unübersichtlich bleiben.

Die *Richtung, in der die Haut durchtrennt wird,* hat eine *große Bedeutung* für die spätere Gestalt der Narbe. Wir versuchen, den *Schnitt in* die *Funktionsfalten* der Haut zu *legen*; diese stimmen mit den Gelenkfalten überein. In den übrigen Körperabschnitten sind sie bei älteren Menschen durch die *Runzelfalten* gekennzeichnet (s. Abb. 48), aber auch bei jungen Personen durch tangentiales Verschieben der Haut leicht feststellbar. Der Schnitt folgt dann in der Regel den sog.

Langerschen Spaltlinien (s. Abb. 48—56), liegt senkrecht zur Zugrichtung der darunterliegenden Muskeln und parallel zu den Gelenkachsen. In dieser Richtung angebrachte Incisionen ergeben später am ehesten *unauffällige Narben*; außerdem entsteht so durch die zu erwartende Schrumpfungsverkürzung des

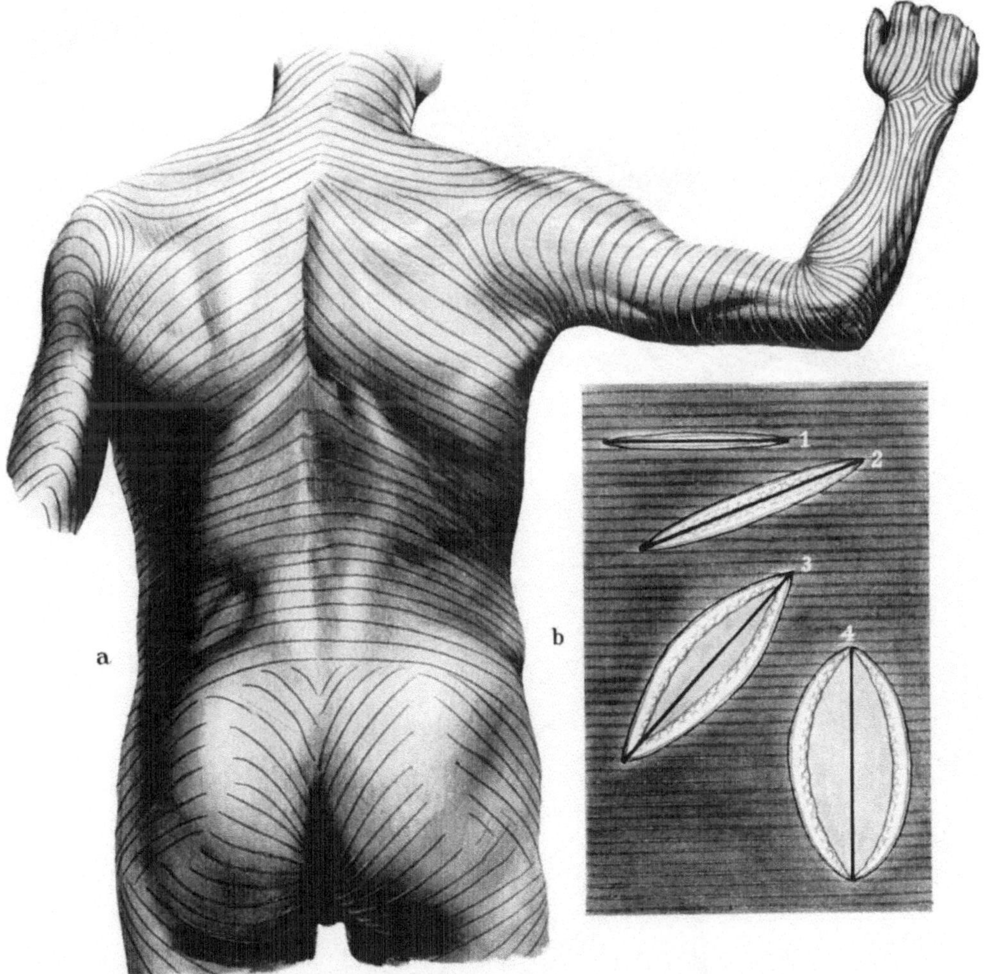

Abb. 50a u. b. a *Die Langerschen Spaltlinien der Haut* an der Rückseite des *Rumpfes* und des *Armes*; b das mehr oder weniger starke *Aufklaffen einer Schnittwunde hängt von* der *Richtung* der Wunde *zu den Spaltlinien ab*. Die in Richtung *1* und *2* parallel oder fast parallel zu den Spaltlinien gesetzten Schnittwunden sind einem geringeren Seitenzug ausgesetzt als die Wunde *3* und *4*. Sie klaffen deswegen weniger, und heilen mit unauffälligerer Narbe.

kollagenen Gewebes, die im Laufe der Zeit bis zu 70% der Narbenlänge betragen kann, keine funktionsstörende *Narbenkontraktur* an Muskeln und Gelenken. Legt man den Operationsschnitt jedoch senkrecht zu den Spaltlinien oder Runzelfalten der Haut, dann entsteht auch bei bester Adaptierung der Wundränder oft eine breite, häßliche und kontrakte Narbe. Diese Gesichtspunkte sind vor allem bei Hautschnitten im Gesicht, am Hals, an der Mamma und an den Extremitäten von Bedeutung [*39*] (s. Abb. 48, 53—56). Wird z. B. das Augenlid mit einer senkrecht auf den freien Rand auftreffenden Incision durchtrennt, dann entstehen leicht deformierende Narben, weil die Haut quer zu den Spaltlinien durchschnitten ist und die Narbe das bewegliche Nachbargewebe leicht an sich zieht. Überquert z. B. bei Exstirpation eines Ganglions der Hautschnitt das Handgelenk in Längsrichtung, dann wirken die Gelenkbewegungen als dauernder Reiz für die Narbe

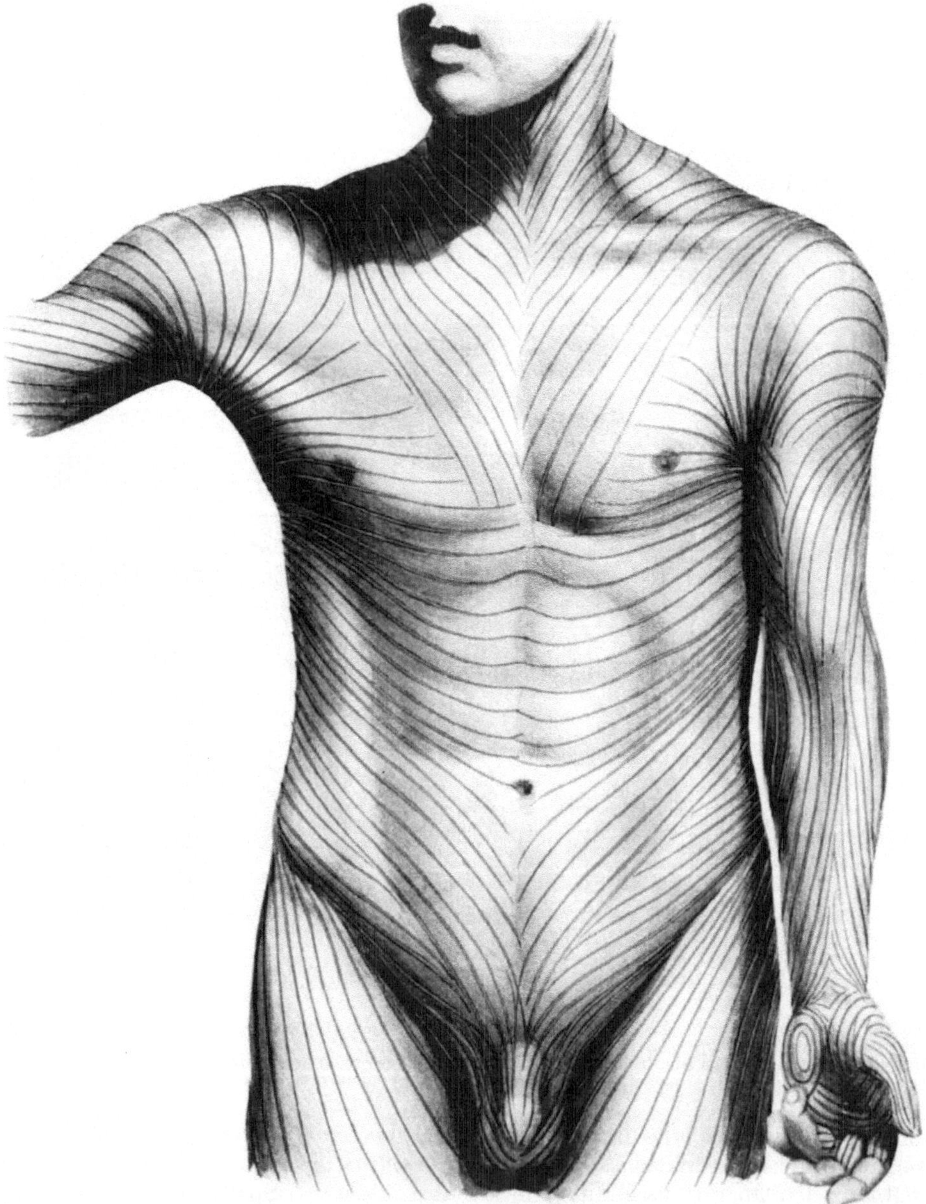

Abb. 51. *Spaltlinien der Haut an der Vorderseite des Rumpfes und des Armes.*

und es entwickelt sich allmählich ein dicker, schrumpfender, bewegungsbehindernder Strang (s. Abb. 190).

Auch *bei der Erweiterung einer Incision* hat der Operateur besondere *Regeln* zu beachten, um Ernährungsstörungen an den Hautzipfeln und spätere Funktionsbehinderungen zu vermeiden (s. II Abb. 216). Dabei sollten möglichst nicht mehr als zwei Wundlinien an einem Punkt zusammentreffen. Eine winkel- oder bajonettförmige Erweiterung ist besser als ein T-Schnitt. Kreuzschnitte sind besonders ungünstig und führen besonders leicht zu Zipfelnekrose (s. auch II, S. 216 und II, S. 135).

Von der Grundregel, die Hautschnitte in die Hautfalten zu legen, muß man jedoch in einzelnen Fällen Abstand nehmen, z. B. wenn der Zugang zum Operationsgebiet auf andere Weise günstiger ist, wenn funktionswichtige Strukturen, z. B. der N. facialis im Gesicht oder die Nerven der Bauchmuskeln oder hautnahe Sehnen anders besser geschont werden können, oder wenn die gewünschte Richtung gestielter Hautlappen eine andere Anordnung des Hautschnittes notwendig macht. *Erfahrungsgemäß zweckmäßige Hautschnitte* sind in den Abb. 53—56 zusammengefaßt.

Über die *aseptische Abdeckung der Hautschnittränder* s. S. 41.

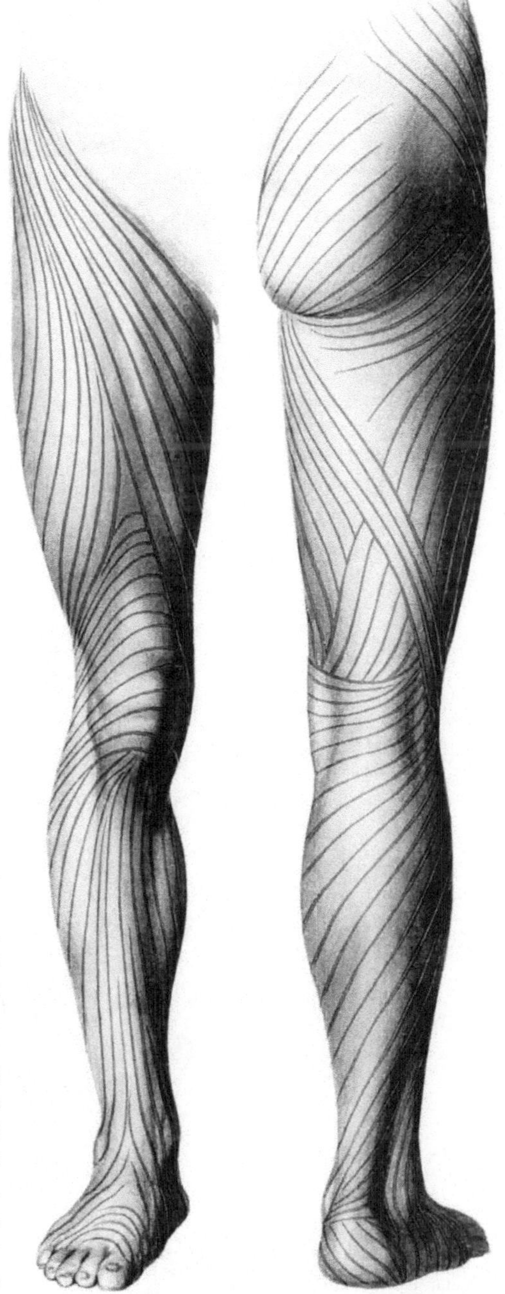

Abb. 52. *Spaltlinien der Haut am Bein.*

2. Durchtrennen tiefer liegender Gewebsschichten.

Nach Durchtrennen der Cutis müssen die tiefer liegenden Gewebsschichten an den Enden der Wunde so weit gespalten werden, daß der *Hautschnitt voll ausgenutzt* wird und sich der Zugang mit dem Fortschreiten der Operation in die Tiefe nicht unnötig trichterförmig verengt. Beim weiteren Vordringen im Gewebe und beim Freilegen einzelner Gebilde hat der Operateur sich größte Mühe zu geben, *das Gewebe* zart zu *behandeln*; jedes grobe Reißen, Zerren und Bohren ist streng verpönt (s. II, S. 208). Die verschiedenen *Schichten im Gewebe dürfen nur so weit voneinander abgelöst werden, wie* das der *Zugang und* die anatomische *Orientierung erfordert.* Unnötiges Isolieren, z. B. der Muskeln oder des Subcutanfettes von den Fascien, vergrößert die Wundflächen, verstärkt die Blutung und erhöht die Infektionsgefahr.

Wo das geht, durchtrennen wir die Subcutangewebe *möglichst in* ihren *natürlichen Spalträumen, anatomischen Grenzlinien, oder* bestimmten *Leitstrukturen folgend,* z. B. zwischen zwei Muskelbäuchen oder innerhalb eines Muskels längs der

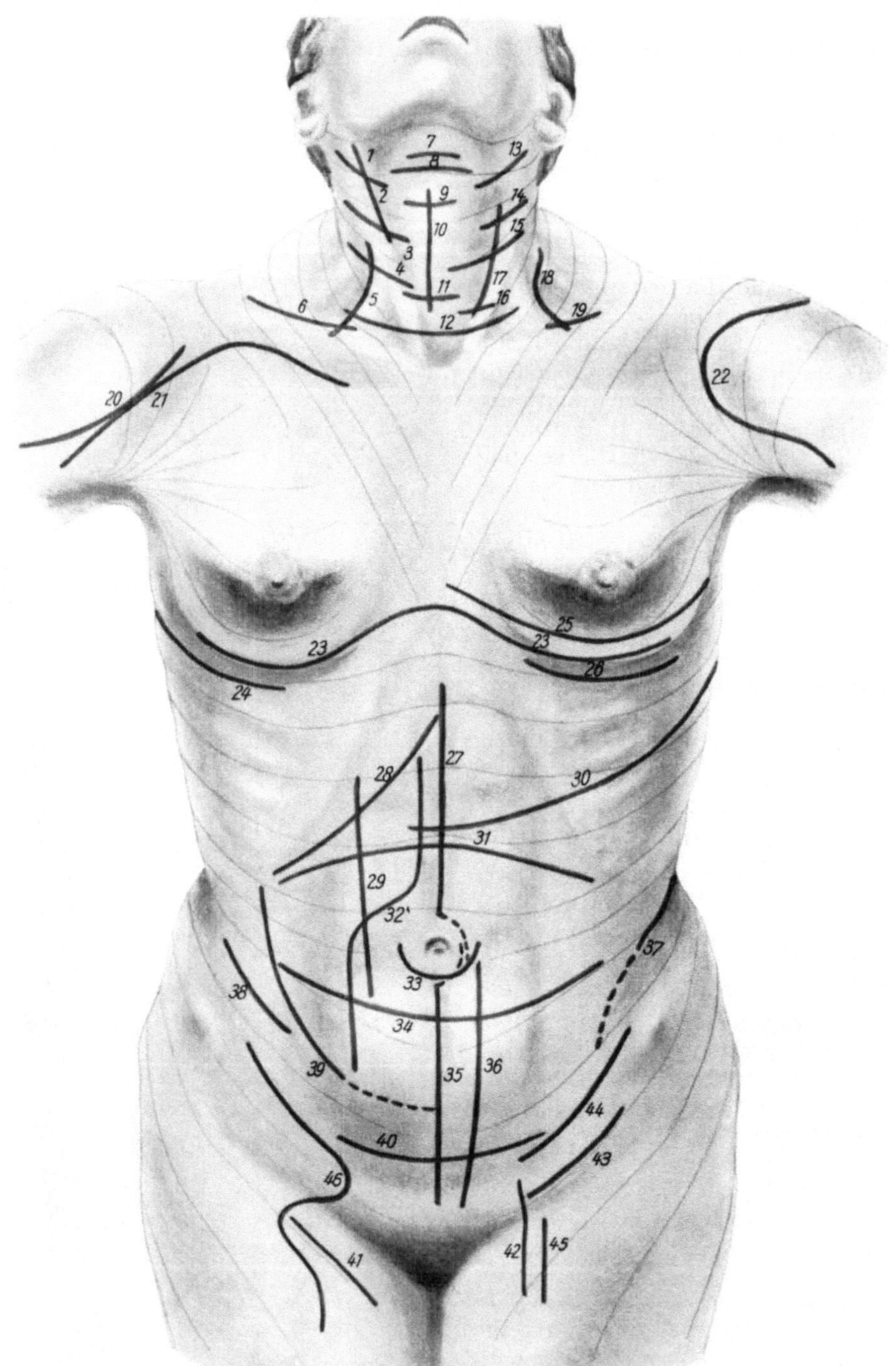

Abb. 53. *Die gebräuchlichsten Incisionen am Rumpf in ihrer Beziehung zu Spaltlinien und Beugefalten.* Alle zu Spaltlinien und Beugefalten parallel geführten Hautschnitte ergeben unauffälligere Narben als dazu quer gelegte Incisionen. Dies ist besonders im Hals- und Mammagebiet zu beachten. Die Gelenkbeugeseiten möglichst nur bogenförmig oder Z-förmig überschreiten. *1* Carotis ext. und int.; *2* Hals- oder Kieferabsceß; *3* Carotis ext., int. und Glomustumoren; *4* Carotis comm.; *5* Ggl. cerv. med. und inf. und N. phrenicus; *6* Pl. brachialis und A. subclavia; *7* Submentaler Absceß; *8* Pharyngotomia subhyoidea; *9* Mediale Halsfistel; *10* Tracheotomie, Laryngotomie, mediale Halsfistel; *11* Tracheotomie; *12* Struma; *13*, *14* und *16* Lat. Halsfistel; *14* Glomustumor; *15* Oesophagotomie; *17* A. carotis comm., seitliche Halsfistel, Oesophagotomie; *18* Halsrippe; *19* Scalenotomie, N. phrenicus; *20* Proximaler humerus; *21* Axillare Gefäße; *22* Schultergelenk und proximaler humerus; *23* Panzerherz transsternal; *24* Thorakotomie zur Lungenresektion; *25* 4. oder 5. ICR zur Herzmassage; *26* Zur Aufklappung der Mamma; *27* Mittelschnitt im Oberbauch; *28* Rippenrandschnitt (z. B. Galle); *29* Transrectalschnitt; *30* Thorakoabdominaler Schnitt im 8. ICR; *31* Oberer Transversalschnitt; *32* Kehrscher Wellenschnitt; *33* Nabelhernie; *34* Unterer Transversalschnitt; *35* Mittelschnitt im Unterbauch; *36* Paramedian = medialer Pararectalschnitt; *37* Flankenschnitt; *38* Wechselschnitt zur Appendektomie; *39* Kocherscher Schrägschnitt; *40* Pfannenstielschnitt; *41* Schenkelhernie; *42* Schenkelhernie (besser *41*); *43* Leistenhernie; *44* Iliacalgefäße; *45* Femoralgefäße; *46* Iliacal- und Femoralgefäße.

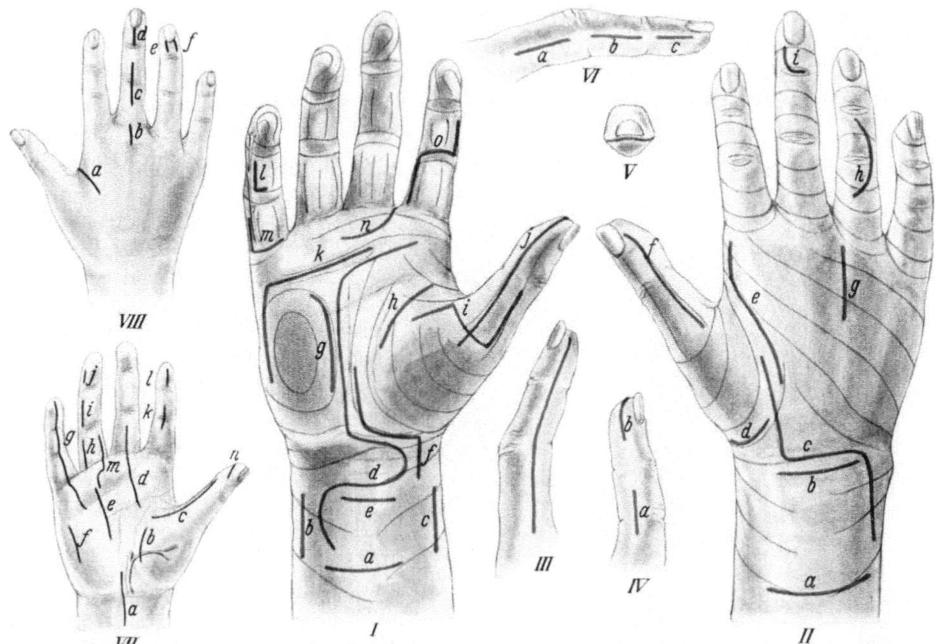

Abb. 54. *Richtig (rot) und falsch (schwarz) geführte Incisionen an der Hand in ihrer Beziehung zu Spaltlinien und Beugefalten* (BUNNELL, ISELIN, KANAVEL, KLAPP, MASON, MAY). Schnitte möglichst parallel zu Spaltlinien und Beugefalten legen! Beugefalten dürfen nur bajonett- oder bogenförmig (*I d, f, l, m, o; II c*), nicht longitudinal (*VII a, c, g, d, k*) überschritten werden. Längsincisionen an den Fingern liegen am besten genau seitlich (*III, IV* und *VI*). Längsincisionen an der Volarhälfte der Finger müssen entweder lateral (*I m*) oder medial (*I l*) des Nerven verlaufen. Bajonett- und Bogenschnitte an den Fingern (*I l, m, n, o* und *VII m*) gefährden die Nerven. Die falschen Schnitte (schwarz): *VII a, c, e, d, g* und *k* führen zu Beugekontrakturen. *VII b* gefährdet den motorischen Ast der Daumenmaus, statt dessen besser *I h*. *VII f* zwecks Freilegung der Beugesehnen des Kleinfingers zu weit lateral, statt dessen besser *I g*. *VII n* Froschmaulschnitt darf nicht in die Greiffläche hereinreichen, statt dessen richtig *V*. *VII h, i, j* liegen genau auf dem Fingernerven, statt dessen richtig *III, IV, VI*. *VII c* führt zu Narbensträngen, die die Daumenbeugung behindern, statt dessen richtig *I i*. Incisionen quer durch die Schwimmhautfalten, wie *VIII* a, behindern später die Fingerbewegung.

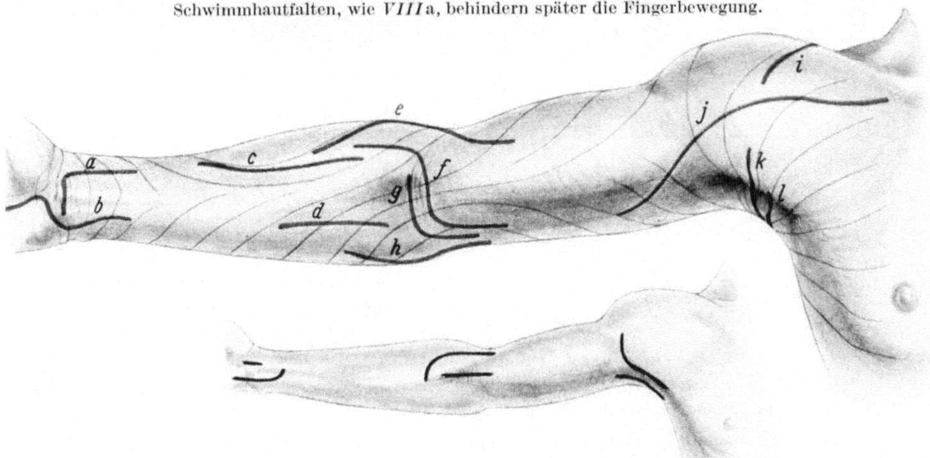

Abb. 55. *Richtig (rot) und falsch (schwarz) geführte Incisionen am Arm in ihrer Beziehung zu Spaltlinien und Beugefalten.* Schnitte möglichst parallel zu Spaltlinien und Beugefalten legen! Beugefalten nur bajonett- oder bogenförmig und nicht longitudinal überkreuzen. Letzteres führt zu kontrakten Narben. Incisionen: *a* zur Freilegung des M. flexor poll. long., M. flexor carpi radialis und der A. radialis am Vorderarm; *b* Freilegung der Vorderarm- und Mittelhandgebilde; *c* Freilegung des proximalen und mittleren Drittels des Radius (cave A. radialis und R. superf. des N. radialis); *d* Freilegung des proximalen Drittels der Elle (cave oberflächlich N. cutaneus antebrachii ulnaris, in der Tiefe N. ulnaris!); *e* Freilegung des vorderen radialen Gelenkanteiles und des vorderen suprakondylären Gebietes zur Entfernung freier Körper und Behandlung von Frakturen des Condylus, des Capitulum humeri oder des Radiusköpfchens (cave N. radialis!); *f* oder g Freilegung der Ellenbeugegebilde ohne Narbenkontraktur (cave N. radialis, A. brachialis und N. medianus!); *h* Freilegung des N. ulnaris; *i* oder *k* Freilegung des Schultergelenkes ohne Narbenkontraktur; *j* Freilegung der Axilla ohne Narbenkontraktur; *l* Schnittführung bei Achseldrüsenabscessen.

Faserrichtung oder in der Mittellinie des Bauches, oder einem größeren Gefäß oder Nerven folgend. In letzterem Falle lassen sich die einzelnen Äste besser erkennen und schonen, wenn man von proximal nach distal fortschreitet.

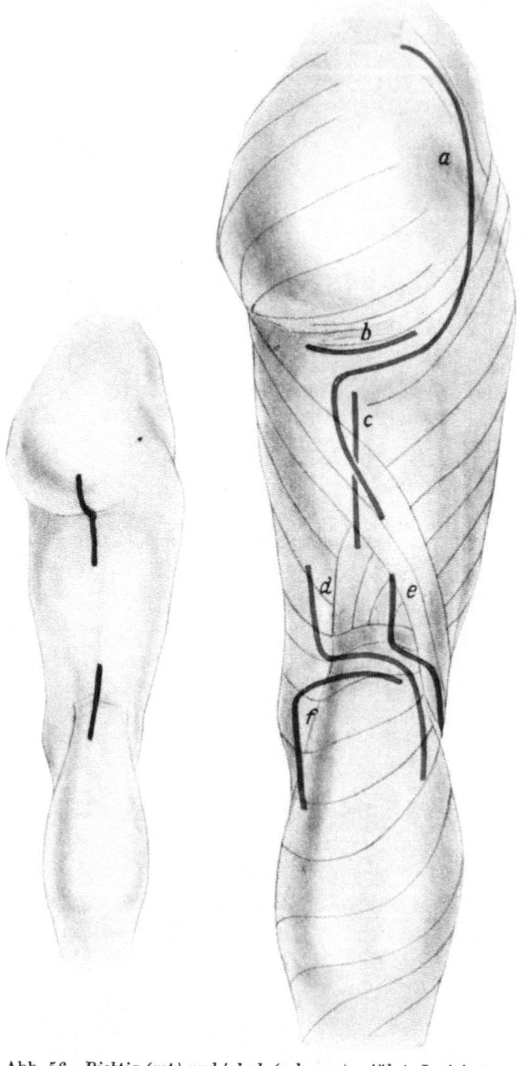

Bei jeder Incision sind auch die *Spätfolgen des Schnittes* gebührend zu *berücksichtigen*. Ein Muskel kann z. B., wenn der Zugang dadurch besser wird, auch quer statt längs zur Faserrichtung durchschnitten werden, keinesfalls darf man aber seine ernährenden Gefäße oder Nerven unterbrechen. Das durchtrennte Gewebe führt später weniger leicht zu Funktionsstörungen und verheilt meistens auch kosmetisch günstiger, wenn die Narben der einzelnen *Schichten kulissenartig gegeneinander verschoben* sind. Eine Strumaresektion z. B. zeigt ein kosmetisch besseres Ergebnis, wenn die quere Durchtrennung der geraden Halsmuskeln weiter kranial als der Hautschnitt vorgenommen wird, so daß die Haut- und Muskelnarbe später nicht aufeinanderliegen. Bei einer Laparotomie läßt sich die Festigkeit der Bauchwandnarbe durch Anwendung eines Pararectal- oder Wechselschnittes erhöhen.

Abb. 56. *Richtig (rot) und falsch (schwarz) geführte Incisionen am Bein in ihrer Beziehung zu Spaltlinien und Beugefalten.* Schnitte möglichst parallel zu Spaltlinien und Beugefalten legen! Beugefalten nur bogen- oder bajonettförmig überkreuzen. Bei querem Überschreiten drohen funktionsstörende Narben. Incisionen: *a* zur breiten Freilegung des N. ischiadicus; *b* zur beschränkten Freilegung des N. ischiadicus; *c* Freilegung der proximalen Hälfte des Femur (cave N. ischiadicus!); *d* Zugang zur Kniekehle (A. poplitea oder hinterer Gelenkanteil); *e* Zugang zum N. peronaeus; *f* Zugang zur Hinterseite des proximalen Schienbeins und zum N. tibialis post.

Die am wenigsten schädigende Durchtrennung ist der *glatte Schnitt mit dem scharfen Messer*. Hierdurch ist die Widerstandskraft des Gewebes gegen Infektionen am größten und die Wundheilung am günstigsten. Um sicher, schonend und elegant zu operieren, braucht man haarscharfe Messer. Wir ziehen Messer mit feststehenden Klingen vor und empfehlen *Skalpelle mit auswechselbaren Klingen* (Abb. 57) nur als Notbehelf dort, wo die Möglichkeit zum besten Schleifen fehlt. Rostfreier Stahl hat sich für Messerklingen nicht bewährt.

Wie der Chirurg das Messer anfaßt, muß seinem Gefühl bei der gerade vorliegenden Situation überlassen bleiben. Im Regelfalle wird er bei der Durchtrennung der Haut die Geigenbogenhaltung (s. Abb. 58) und bei der Präparation zarter Gebilde die Schreibfederhaltung (s. Abb. 59) gebrauchen. Nur ausnahmsweise faßt der Operateur das Messer mit voller Faust, z. B. bei Amputationen (s. Abb. 61) oder beim tiefen Einstechen (s. Abb. 62).

Zum Fassen des Gewebes dienen hauptsächlich *chirurgische Pinzetten*, die in Form einer Hakenpinzette oder gewebsschonender als sog. Rechen- oder Mäus-

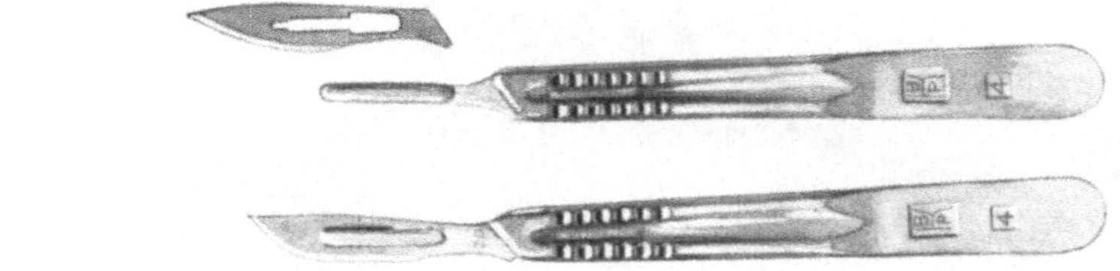

Abb. 57. *Messer mit auswechselbaren Klingen.*

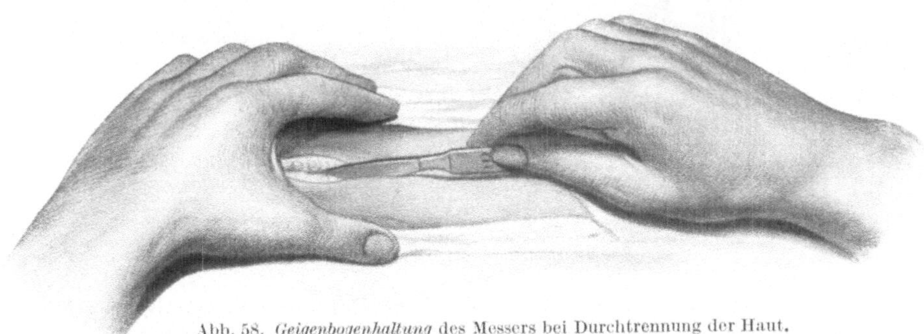

Abb. 58. *Geigenbogenhaltung* des Messers bei Durchtrennung der Haut.

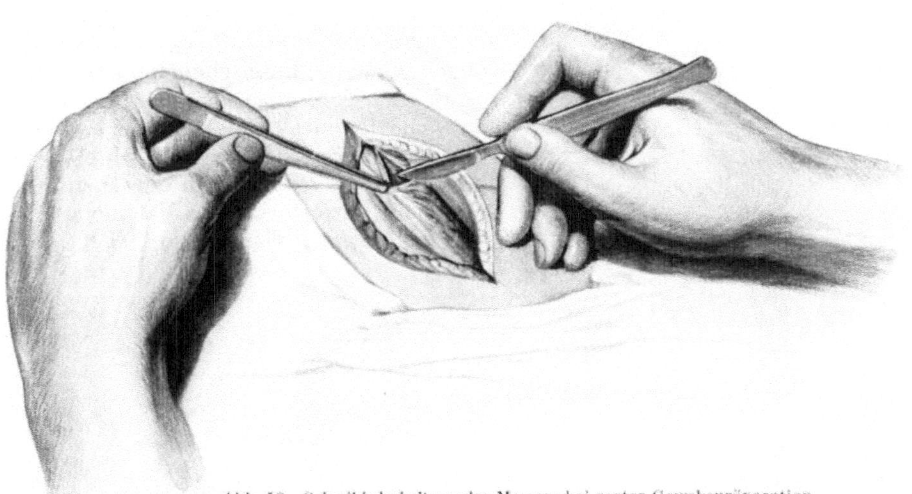

Abb. 59. *Schreibfederhaltung* des Messers bei zarter Gewebspräparation.

chenpinzetten zur Verfügung stehen (s. Abb. 63). *Anatomische Pinzetten* halten das Gewebe schlechter fest und dienen hauptsächlich zum Anfassen lebloser Gebilde, wie Tupfer, Fäden, Kompressen, Tampons oder auch um zarte Gebilde, z. B. perivasculäre Gewebsscheiden oder die Sehnenstrukturen der Hand festzuhalten, vorquellendes Fett aus dem Bereich der Wundnaht zu entfernen oder die Serosa bei Naht des Magen-Darm-Tractus zu fassen.

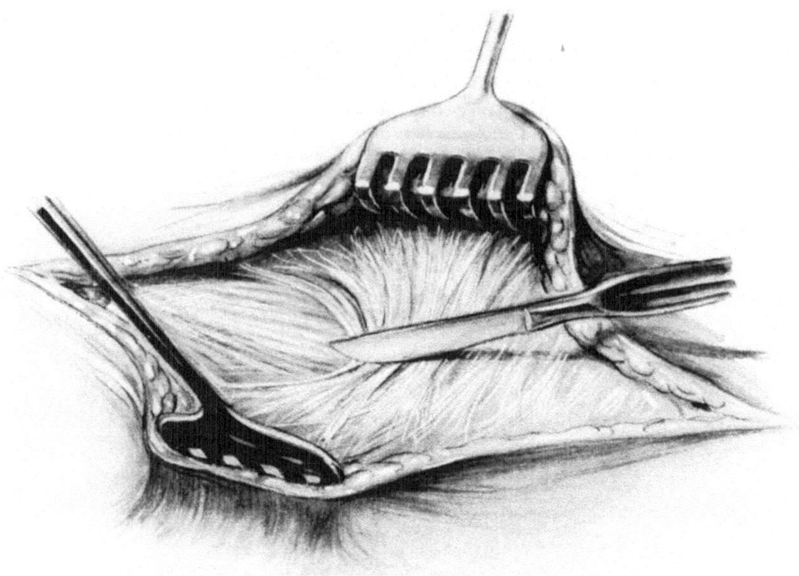

Abb. 60. *Durchtrennung lockeren Unterhautzellgewebes* mit großen Messerzügen zwischen zwei auseinander- und emporziehenden scharfen Haken.

Handelt es sich, wie z. B. im Gebiet zwischen Cutis und Fascie, um die *Durchtrennung dickerer Gewebslagen*, in denen mit Sicherheit kein schonend zu behandelndes Gebilde oder stark blutendes Gefäß verläuft, so empfiehlt es sich, das Gewebe mit zwei mehrzinkigen Haken zu spannen, emporzuheben und mit wenigen großen Messerzügen zu durchschneiden (Abb. 60).

Bei der *Freilegung wichtiger Gebilde* ist dagegen das deckende Gewebe *langsam* Schritt für Schritt und *schichtweise* zu durchtrennen. Hierbei hebt der Operateur mit einer Pinzette die oberflächliche Gewebsschicht an, vergewissert sich, daß

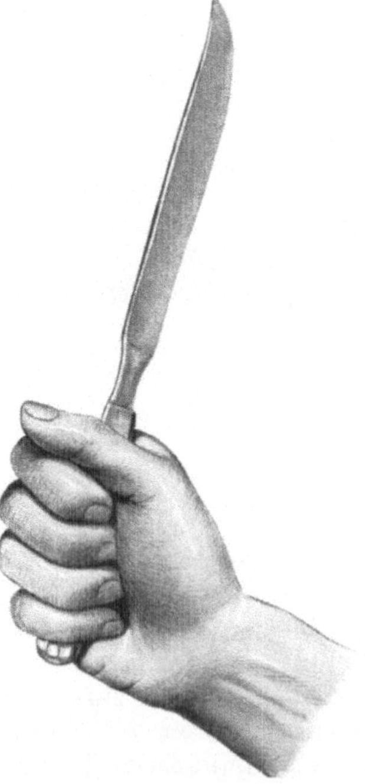

Abb. 61. *Messerhaltung bei Gliedabsetzungen.*

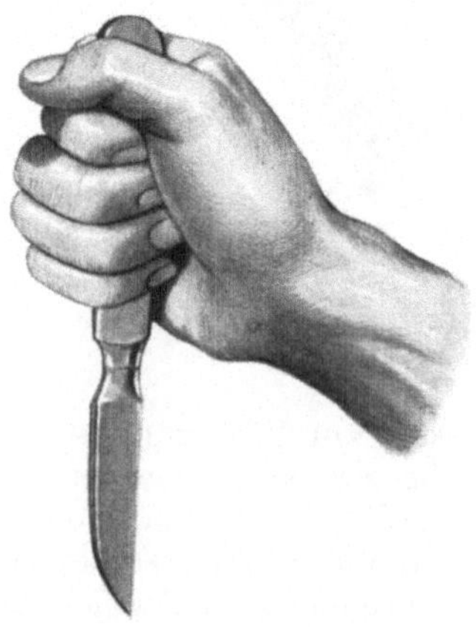

Abb. 62. *Stechhaltung* des Messers beim tiefen Einstechen.

sie keine zu schonenden Gebilde (Nerven, Gefäße, Ausführungsgänge) enthält und *durchschneidet* dann die *angehobenen Falten* mit dem Messer. Hierbei ist es

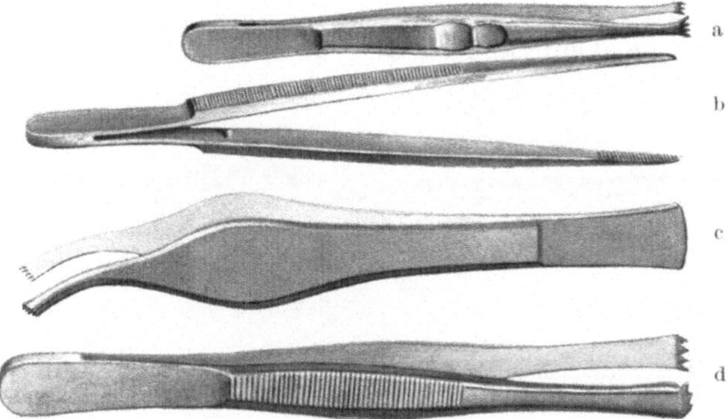

Abb. 63 a—d. a, c, d verschiedene Formen der *chirurgischen Pinzette*, b *anatomische Pinzette*.

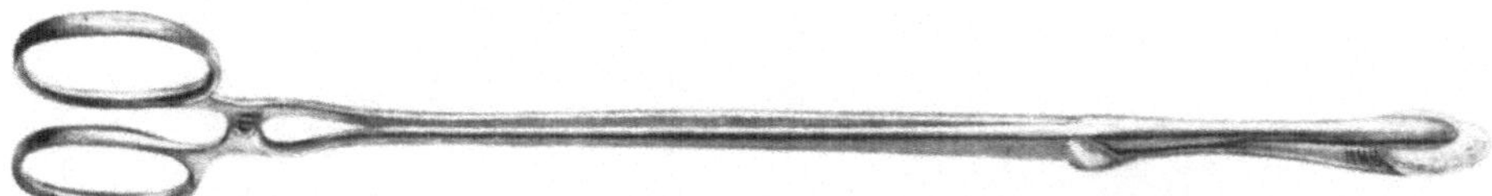

Abb. 64. *Stieltupfer- oder Präparierzange* zum Abschieben lockerer Gewebsschichten.

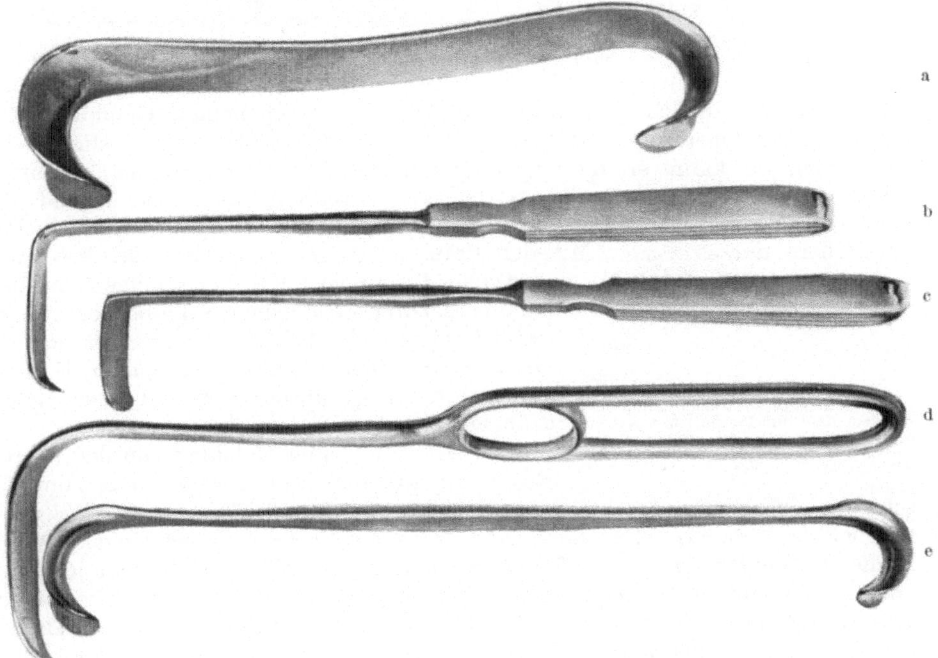

Abb. 65 a—e. *Stumpfe Haken*. a Rouxscher Haken; b—d Langenbecksche Haken; e Venenhaken.

oft sehr zweckmäßig, wenn außer dem Operateur auch noch der Assistent die oberflächliche Gewebsplatte mit der in seiner linken Hand gehaltenen Pinzette hochspannt (s. Abb. 59).

Bei diesem schichtweisen Vorgehen lassen sich die *natürlichen Spalträume im Gewebe* häufig leichter *finden und eröffnen*, wenn man sich statt des Messers einer *Präparierschere* bedient. Die *geschlossenen Branchen* dieser Schere bilden einen feinen, glatten *Metallfinger*, mit dem man das Gewebe ohne Quetschung vorsichtig auseinanderdrängen kann (s. Abb. 211), und auf dem sich eine unterfahrene

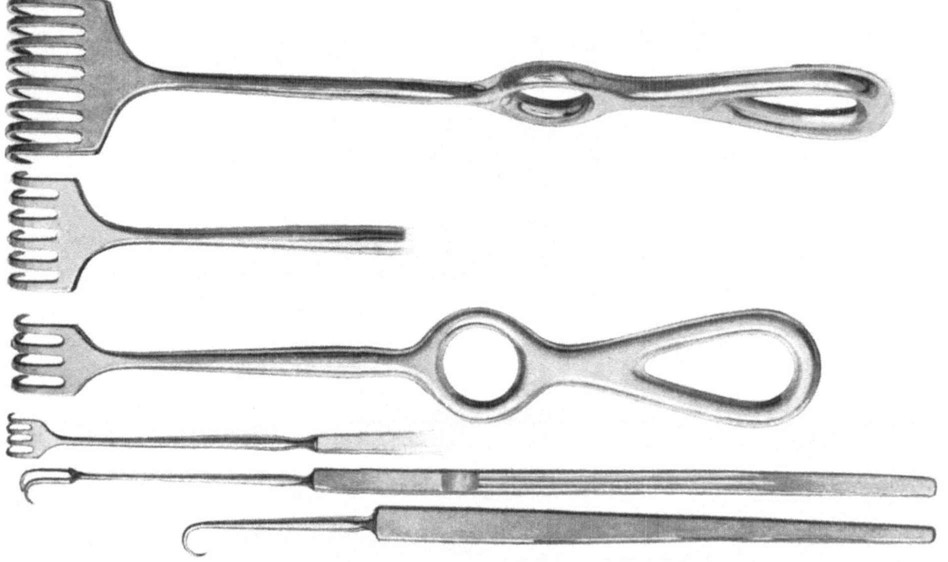

Abb. 66. *Scharfe Haken* ein- bis achtzinkig.

Gewebsschicht auf das Vorhandensein wichtiger zu schonender Gebilde prüfen läßt. Ist der Operateur mit diesem Fühler in die richtige Gewebslücke eingedrungen, so kann er den Spalt durch *Spreizen der Branchen* erweitern (ohne wichtige Nachbargebilde dabei zu zerreißen) und anschließend die eindeutig in ihrer Natur erkannte Gewebsschicht mit den scharfen Branchen der Schere *durchtrennen*. Mit der Präparierschere haben wir ein besonders wertvolles Instrument in der Hand, das im schnellen Wechsel drei verschiedene Aufgaben lösen kann. Ähnlich wie mit der Präparierschere läßt sich das Gewebe mit einer *Dissektionsklemme*, z. B. nach OVERHOLT, stumpf unterfahren und auseinanderdrängen (s. Abb. 212).

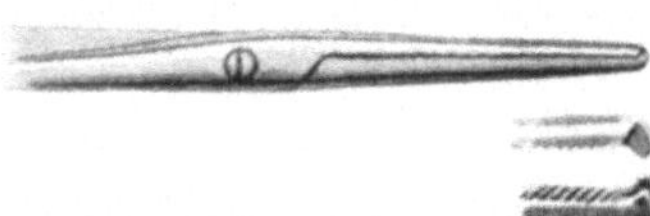

Abb. 67. *Klemme nach* KOCHER mit gezähntem Maul zum Fassen von Gefäßen in hartem Gewebe oder von einzelnen Gewebsplatten.

Zur Befreiung eines Gebildes von den letzten Resten anhaftenden Bindegewebes oder zum Abschieben einer schon durchtrennten Schicht, ist gelegentlich auch ein *Stieltupfer* nützlich (s. Abb. 64). Der an der Spitze einer Präparierzange eingeklemmte, kleine, bohnenförmige, feste Tupfer wird nach einmaligem Gebrauch jedesmal vom Instrumenteur erneuert. Nur wenn in ganz besonderen Ausnahmefällen, *beim Durchtrennen lockerer Gewebsschichten* die mangelhafte Sicht durch das Gefühl ersetzt werden muß, z. B. beim Luxieren einer abgekapselten Geschwulst oder Struma, oder zur Vervollständigung der Isolierung einer großen Arterie (z. B. A. pulmonalis), ersetzen wir die geschlossene Schere, die Präparierklemme oder den Präpariertupfer durch den *behandschuhten Finger*.

Die *stumpfe Trennung* des Gewebes geht häufig schneller, es blutet dabei meistens weniger als beim scharfen Schnitt, aber dabei drohen doch Gefahren.

Durch unkontrollierbares Quetschen und Einreißen kann es beim stumpfen Vorgehen zu Organ- und Gefäßzerreißungen kommen. Bei uns gilt das Gesetz: „Unter strenger Beachtung der Anatomie langsam schrittweise vorgehen! *Immer* zuerst *bestrebt sein, das Gewebe scharf zu durchtrennen! Nur* ausnahmsweise und nur *natürliche Spalträume stumpf auseinanderdrängen!*“

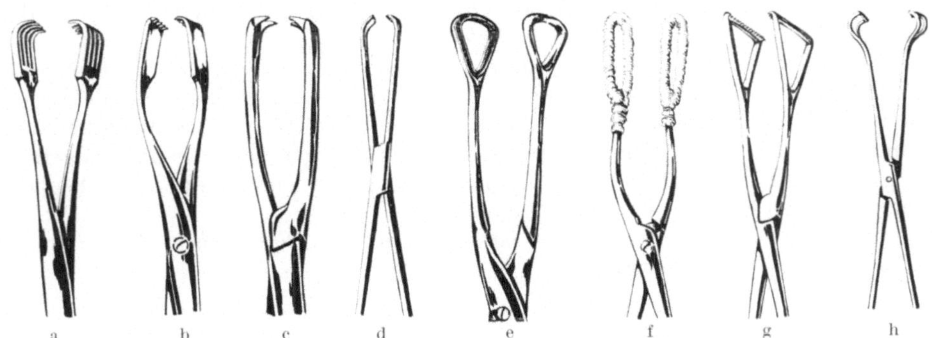

Abb. 68 a—h. Verschiedene *Klemmen zum Festhalten des Gewebes.* Links 4 scharf fassende, rechts 4 stumpf fassende Klemmen. a Hakenzange nach PRATT, 27 cm lang, 4 × 4 Zähne; b Hakenzange nach DÖDERLEIN; c Hakenzange nach MUSEUX-COLLIN; d Faßzange nach ALLIS; e Hämorrhoidenzange nach LUER; f Tumorzange nach DÖDERLEIN, Uterushaltezange nach DÖDERLEIN; g Lungenfaßzange nach DUVAL; h Faßzange nach BABCOCK.

Um beim Vordringen in die Tiefe die *Wunde zu spreizen* und das *Operationsgebiet übersichtlich zu machen*, bedient man sich verschiedener *Wundhaken*, die von den Assistenten gehalten werden. Die gebräuchlichsten Formen sind der kurzzähnige Haken nach v. VOLKMANN, der langzähnige Muskelhaken, der Plattenhaken nach v. LANGENBECK, der Venenhaken und der Rouxsche Haken

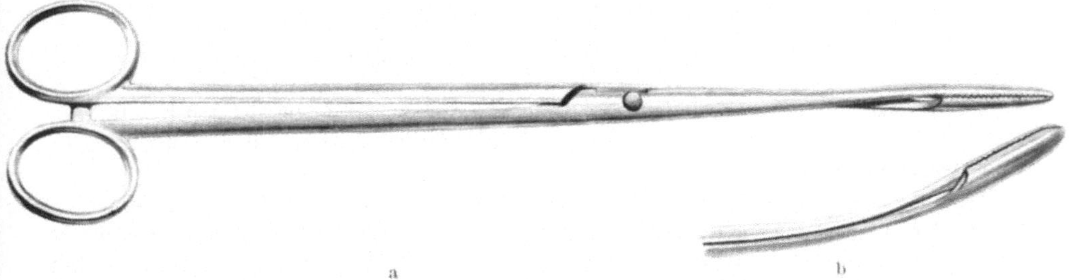

Abb. 69 a u. b. *Kornzange*, a gerade; b gebogene.

(Abb. 65). Haken mit Nadelspitzen-Zähnen gebrauchen wir überhaupt nicht, weil sie das Gewebe zerfetzen; die sog. scharfen Haken nach v. VOLKMANN haben bei uns abgestumpfte Zähne. Scharfe Haken dienen hauptsächlich zum Auseinanderhalten des Subcutanfettes (s. Abb. 60). Im übrigen versuchen wir sonst überall mit stumpfen, abgerundeten Haken auszukommen, um das Gewebe möglichst wenig zu schädigen. Zu Operationen in den Körperhöhlen umwickeln wir die Haken mit Mull; auf diese Weise lassen sich schlüpfrige Eingeweide sicherer zurückhalten.

Selbsthaltende Sperrer sind häufig nützlich, wenn die Assistenten beim Hakenhalten den Operateur behindern würden (z. B. bei einer Laminektomie), eine genügende Spreizung der Wunde nur durch sehr erhebliche Kraftanstrengung möglich wäre (z. B. bei einer Thorakotomie), die Wundränder längere Zeit hindurch unverrücklich auseinandergehalten werden sollen (z. B. bei einer Laparotomie) oder wenn nicht genügend Assistenten zur Verfügung stehen.

Soll ein Gewebsstück, das später doch wegfällt und deswegen unbedenklich gequetscht werden kann (z. B. Bruchsack, Struma, Pleuraschwiele, Tumor), längere Zeit zur Seite gehalten oder hochgezogen werden, dann fassen wir es mit einer *Kocher-Klemme* (Abb. 67), scharfer *Faßzange* (Abb. 68) oder mit dicken Haltefäden. Für Gewebe, die geschont werden müssen, benutzen wir eine stumpfe umwickelte breite *Faßklemme* (s. Abb. 68f) und für zarte Gebilde, wie z. B. den Choledochus oder die Dura, feine *Haltefäden.*

Ein bei vielen Operationen häufig gebrauchtes Instrument ist die *Kornzange* (s. Abb. 69), von der die verschiedensten Formen und Größen zur Verfügung stehen sollen. Sie dient z. B. zum Anfassen von Tupfern und Tamponaden, zum Einlegen und Durchziehen von Drains oder zum Anlegen von Gegenöffnungen bei Eiterungen, wobei auf der *vom Wundinnern* gegen eine dünne Gewebsplatte andrängenden Spitze von außen eingeschnitten wird.

Über die Durchtrennung von Gewebe mit dem *elektrischen Schmelzschnitt* s. S. 114.

VI. Vereinen von Gewebe.

Das künstliche Zusammenhalten von Weichteilgeweben geschieht in der Regel durch Naht. Über Methoden zum Zusammenfügen von Knochen s. S. 336. Zum kunstgerechten Nähen benötigt der Operateur ein zweckmäßiges *Nahtinstrumentarium*, er muß die einzelnen *Nahtmethoden* kennen (s. S. 71) und die verschiedenen *Knotentechniken* (s. S. 79) beherrschen; um sich vor ernsten Mißerfolgen (Gewebsnekrosen, Wundinfektionen, Aufplatzen der Wunde, störende Narbenbildungen) zu bewahren, hat er außerdem die *allgemeinen Regeln beim Vereinen von Gewebe* unter den verschiedenen Bedingungen (s. S. 86) zu beachten.

1. Nahtinstrumentarium.

Das *Nahtinstrumentarium* des Chirurgen besteht aus *Fäden, Nadeln* und *Nadelhaltern.*

Als *Nahtmaterial* (s. Tabelle 1—4) dienen das resorbierbare Catgut, die unresorbierbaren Fäden aus Leinenzwirn, Seide oder synthetischen Kunststoffen und rostfreier Stahldraht.

Catgut hat den entscheidenden *Vorteil* der *Resorbierbarkeit.* Bei Infektionsprozessen in der mit Catgut genähten Wunde bleibt kein Fremdkörper im Gewebe zurück, der Eiterungen unterhalten würde (s. S. 89). Daneben stehen aber beim Catgut schwerwiegende *Nachteile.* Die Resorption des Fadens geht immer mit einer aseptischen Entzündung einher, die gelegentlich zum Schrittmacher für infektiöse Prozesse wird. Die Zugfestigkeit der Fäden nimmt, besonders in infizierten Wunden, schon in der ersten Woche stark ab (s. II Abb. 205). Durch Quellung und Lockerung des im Gewebe liegenden Fadens ist die Knotenfestigkeit des Catguts schlechter, als etwa beim Zwirn. Die aus der Submucosa der Hammeldärme gewonnenen Catgutfäden wechseln in ihren physikalischen Eigenschaften je nach der Qualität des Ausgangsmaterials erheblich und sind nur schwierig sterilisierbar. Vergleichsmöglichkeiten über *Durchmesser* und *Zugfestigkeit verschiedener Catgutsortierungen* gibt die Tabelle 2.

In der Gruppe *Naturseide* (Tabelle 1), *Baumwollzwirn* und *Leinenzwirn* finden sich *verwandte Eigenschaften.* Diese Textilfäden sind vom Operateur beim Nähen und Knoten am angenehmsten zu handhaben. Wir gebrauchen aus dieser Gruppe jedoch hauptsächlich *Leinenzwirn* (Tabelle 3), weil dieser gegenüber den beiden anderen Fäden viele Vorteile aufweist. Leinenzwirn führt zu einer geringeren Gewebsreaktion, weniger leicht zu Fadenfisteln, bietet in trockenem und feuchtem Zustand eine größere Zugfestigkeit und behält diese Zugfestigkeit länger im Gewebe als Seide oder Baumwollzwirn [*20*]. In nicht infiziertem Gewebe aseptisch verankerte Seide oder Zwirn heilt meistens reaktionslos ein. Es droht aber immer die Gefahr, daß die locker strukturierten Fäden sich mit Wundsekret vollsaugen und Infektionserreger aufnehmen, die dort Schutz finden vor den cellulären und humoralen Abwehrkräften des Organismus. In diesem Fall bleiben so lange Fadeneiterungen und *Fadenfisteln* bestehen, bis die infizierten Fäden abgestoßen sind. Diese Komplikation läßt sich weitgehend *verhüten*, wenn man Zwirn- oder Seidenfäden nur unter sauberen Wundverhältnissen und bei tadelloser Asepsis im Gewebe versenkt, viele dünne Fäden statt wenige dicke Fäden benutzt und niemals Fäden durch Hohlräume führt.

Kunststoffäden (Perlon, Supramid, Nylon u. a.) haben den Vorteil einer wasserabstoßenden Oberfläche, einer hohen Reißfestigkeit auch bei geringem Durchmesser, einer guten Gewebsverträglichkeit und einer großen Elastizität, die das Gewebe beim Knoten vor schädlichem Druck bewahrt. Wegen dieser Eigenschaften hat der Kunststoffaden das früher zu feinsten Haut- und Schleimhautnähten benutzte Silkwormgut und Roßhaar verdrängt. Kunststofffäden sind aber vom Operateur schlechter zu handhaben und wesentlich weniger knotenfest als Zwirn. Nach unseren Erfahrungen sind Fadenfisteln bei den bisher zur Verfügung stehenden Kunststoffäden nicht seltener als beim Leinenzwirn.

Drähte zu Nahtzwecken werden heute hauptsächlich aus nichtrostenden Stahllegierungen und aus Tantal hergestellt. Solche Nähte sind zugfester als alles andere Nahtmaterial, saugen sich nicht mit Gewebsflüssigkeit voll, bieten in

Tabelle 1. *Stärken-Vergleichstabelle für chirurgisches Nahtmaterial*

Durchmesser in mm		0,07–0,12	0,13–0,18	0,19–0,24	0,25–0,30	0,31–0,36	0,37–0,42	0,43–0,48	0,49–0,56	0,57–0,64	0,65–0,72	0,73–0,80	0,81–0,90	0,91–1,00
Resorbierbares Nahtmaterial														
Catgut		5/0	4/0	3/0	00	0	1	2	3	4	5	6	7	8
Unresorbierbares Nahtmaterial														
Seide geflochten	alt	—	—	3/0	00	0	1	3	5	6	8	10	—	—
	NC	5/0	4/0	3/0	00	0	1	2	3	4	5	6	—	—
Seide gezwirnt	alt	—	—	3/0	00	1	2	4	6	7	8	9	—	—
	neu	0a	1a	3a	5a	7a	8a	10a	12a	13a	14a	15a	—	—
Supramid gezwirnt		ex.-fein	—	fein	mittel	—	stark	—	—	ex.-st.	—	—	—	—
Perlon geflochten		—	00	0	1	—	2	—	3	4	5	6	—	—
Leinen-Zwirn		—	100	80	50	30	25	20	18	16	12	—	—	—
Celluloid-Zwirn		—	100	80	50	30	25	20	18	16	12	—	—	—
Silkwormgut		—	—	ex.-fein	fein	mittel	stark	ex.-st.	ex.-ex.-stark	—	—	—	—	—
Silberdraht		—	—	0,2 mm	0,3 mm	—	0,4 mm	—	0,5 mm	0,6 mm	0,7 mm	0,8 mm	0,9 mm	1,0 mm
V2A-Stahldraht rostfrei		—	—	0,2 mm	0,3 mm	—	0,4 mm	—	0,5 mm	0,6 mm	0,7 mm	0,8 mm	0,9 mm	1,0 mm
Stahldraht geflochten rostfrei		—	—	0,2 mm	0,3 mm	—	0,4 mm	—	0,5 mm	0,6 mm	0,7 mm	0,8 mm	0,9 mm	1,0 mm

unsauberen Wunden Infektionserregern keinen Schlupfwinkel und führen nur zu einer sehr geringen Fremdkörperreaktion im Gewebe. Ihr Nachteil ist eine schlechtere Knotbarkeit (Abb. 94) und eine geringere Elastizität, die bei unter Zug stehenden Nähten leicht zu Gewebsnekrosen oder zum Durchschneiden der Fäden führt. Der früher benutzte Silberdraht ist gut biegsam und formbar, aber nicht bruchsicher, ungenügend zugfest und weniger gut gewebsverträglich als die heute meist gebrauchten nichtrostenden Stahldrähte.

Welchen Faden soll der Chirurg nun für seine Nähte und Unterbindungen *an den einzelnen Geweben und Organen wählen*? Dies hängt weitgehend von der persönlichen Erfahrung und Einstellung des einzelnen Operateurs ab. Wir benutzen *Leinenzwirn* zu allen Abbindungen und Umstechungen im Bauch- und Thoraxraum, zur Naht des Bronchusstumpfes, zu Serosanähten des Magen-Darm-Tractus, zur Abbindung des Ductus cysticus und Appendixstumpfes, zur Bassini-Naht und zum Verschluß der Fascie bei großen Laparotomiewunden,

Tabelle 2. *Vergleichstabelle für Catgut*

Durchmesser in mm	Typenbezeichnung (Sortierung)			Durchmesser in mm	Typenbezeichnung (Sortierung)		
	Deutsche	Amerikanische	Englische		Deutsche	Amerikanische	Englische
0,05				0,43			
0,06				0,44			
0,07				0,45			
0,08				0,46		1	0
0,09	00000	000000		0,47	2		
0,10			000000	0,48			
0,11				0,49			
0,12				0,50			
0,13				0,51			
0,14				0,52			
0,15	0000	00000		0,53		2	1
0,16			00000	0,54	3		
0,17				0,55			
0,18				0,56			
0,19		0000		0,57			
0,20				0,58			
0,21	000		0000	0,59			
0,22				0,60		3	
0,23		000		0,61			
0,24				0,62	4		2
0,25				0,63			
0,26				0,64			
0,27				0,65			
0,28				0,66			
0,29	00		000	0,67			
0,30		00		0,68		4	
0,31				0,69	5		
0,32				0,70			
0,33				0,71			
0,34				0,72			
0,35	0			0,73			3
0,36		0	00	0,74			
0,37				0,75			
0,38				0,76			
0,39				0,77	6	5	
0,40				0,78			
0,41	1	1		0,79			
0,42				0,80			4

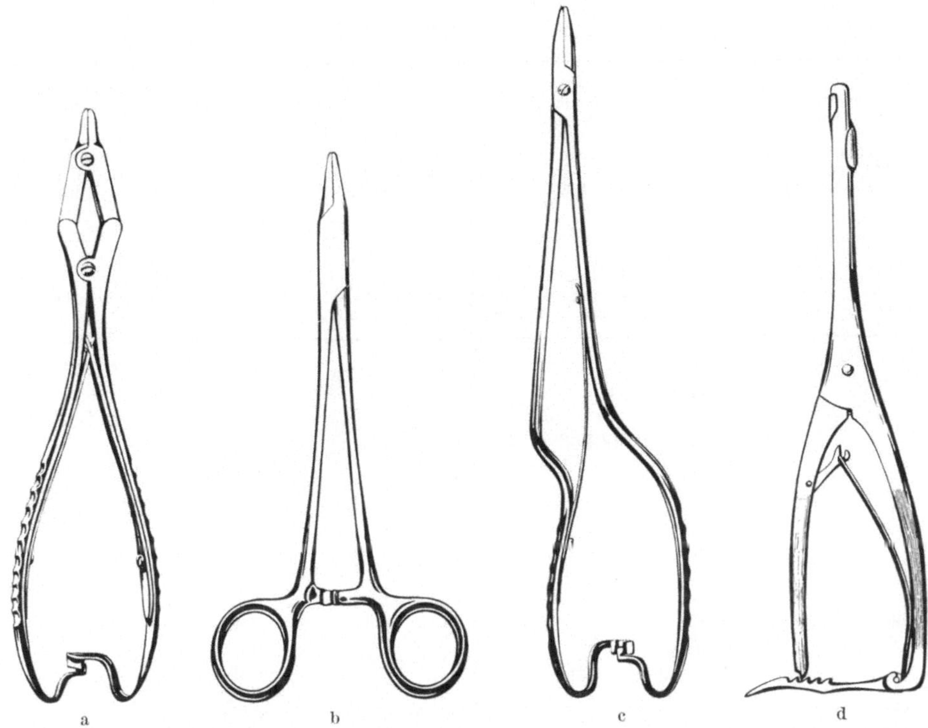

Abb. 70a—d. *Die von uns am meisten gebrauchten Nadelhalter.* a Nach WAGNER für Peritoneum, Fascie, Muskel, Fett, Haut; b nach HEGAR für Magen-Darm, Gefäße, Sehnen, Nerven und allerfeinste Arbeiten; c nach MATHIEU-LÜTHY-BECK für große Tiefen; d für Hagedorn-Nadeln (s. Abb. 71).

Tabelle 3. *International gültige Bezeichnung für Leinenzwirn*

Durchmesser in mm	Typenbezeichnung	Durchmesser in mm	Typenbezeichnung	Durchmesser in mm	Typenbezeichnung
0,16		0,36	} 30/3	0,56	
0,17		0,37		0,57	} 16/3
0,18		0,38	} 25/3	0,58	
0,19	} 100/3	0,39		0,59	
0,20	} 90/3	0,40		0,60	
0,21	} 80/3	0,41		0,61	
0,22		0,42		0,62	
0,23		0,43		0,63	} 14/3
0,24	} 70/3	0,44	} 20/3	0,64	
0,25	} 60/3	0,45		0,65	
0,26		0,46		0,66	
0,27		0,47		0,67	
0,28	} 50/3	0,48		0,68	
0,29		0,49		0,69	
0,30		0,50		0,70	
0,31		0,51	} 18/3	0,71	
0,32	} 40/3	0,52		0,72	} 12/3
0,33		0,53	} 16/3	0,73	
0,34	} 30/3	0,54		0,74	
0,35		0,55		0.75	

Seide für alle Gefäßnähte (s. S. 208), alle Nervennähte (s. S. 314) und für Sehnennähte (s. S. 392). Wir gebrauchen *Catgut* zu Schleimhautnähten am Digestionstractus, zur Naht der Blase und der Gallenwege, zum Verschluß des

Tabelle 4. *Vergleichstabelle für Seidenfäden.*

Deutsche Sortierung (Amann-Wundheftseide, reale Seide, geflochten, abgekocht)		Durchmesser in mm	Amerikanische Sortierung (U. S. Pharmacopoieia XII, revisted list, ebenso Fa. Deknatel, Ethicon Davis u. Geck.)	
Alte Typenbezeichnung	Neue Typenbezeichnung		Alte Typenbezeichnung	Neue Typenbezeichnung
		0,05		
		0,06		
		0,07		
		0,08	000000	A
		0,09		
		0,10		
		0,11		
		0,12	00000	B
		0,13		
		0,14		
		0,15		
000	1a	0,16		
		0,17		
		0,18	0000	C
		0,19		
00	2a	0,20		
		0,21		
		0,22		
		0,23	000	1
		0,24		
	4a	0,25		
		0,26		
		0,27		
0	5a	0,28		
		0,29		
		0,30	00	2
		0,31		
		0,32		
1	7a	0,33		
		0,34		
		0,35		
		0,36		
2	8a	0,37		
		0,38	0	3
		0,39		
		0,40		
		0,41		
	9a	0,42		
		0,43		
		0,44		
3	10a	0,45		
		0,46	1	4
		0,47		
		0,48		
		0,49		
4	11a	0,50		
		0,51		
		0,52		
		0,53	2	5
		0,54		
5	12a	0,55		
		0,56		
		0,57		
		0,58		
		0,59		
		0,60		
		0,61	3	6
		0,62		
	13a	0,63		
		0,64		
		0,65		
		0,66		
		0,67		
		0,68		
		0,69	4	7
8	14a	0,70		
		0,71		
		0,72		
		0,73		
		0,74		
		0,75		
		0,76	5	8
		0,77		
		0,78		
		0,79		
		0,80		
		0,81		
10	15a	0,82		
		0,83		
		0,84		
		0,85		
		0,86		
		0,87		
		0,88		
		0,89		
		0,90		
		0,91		
		0,92		
		0,93		
		0,94		
		0,95		
		0,96		
11	16a	0 97		

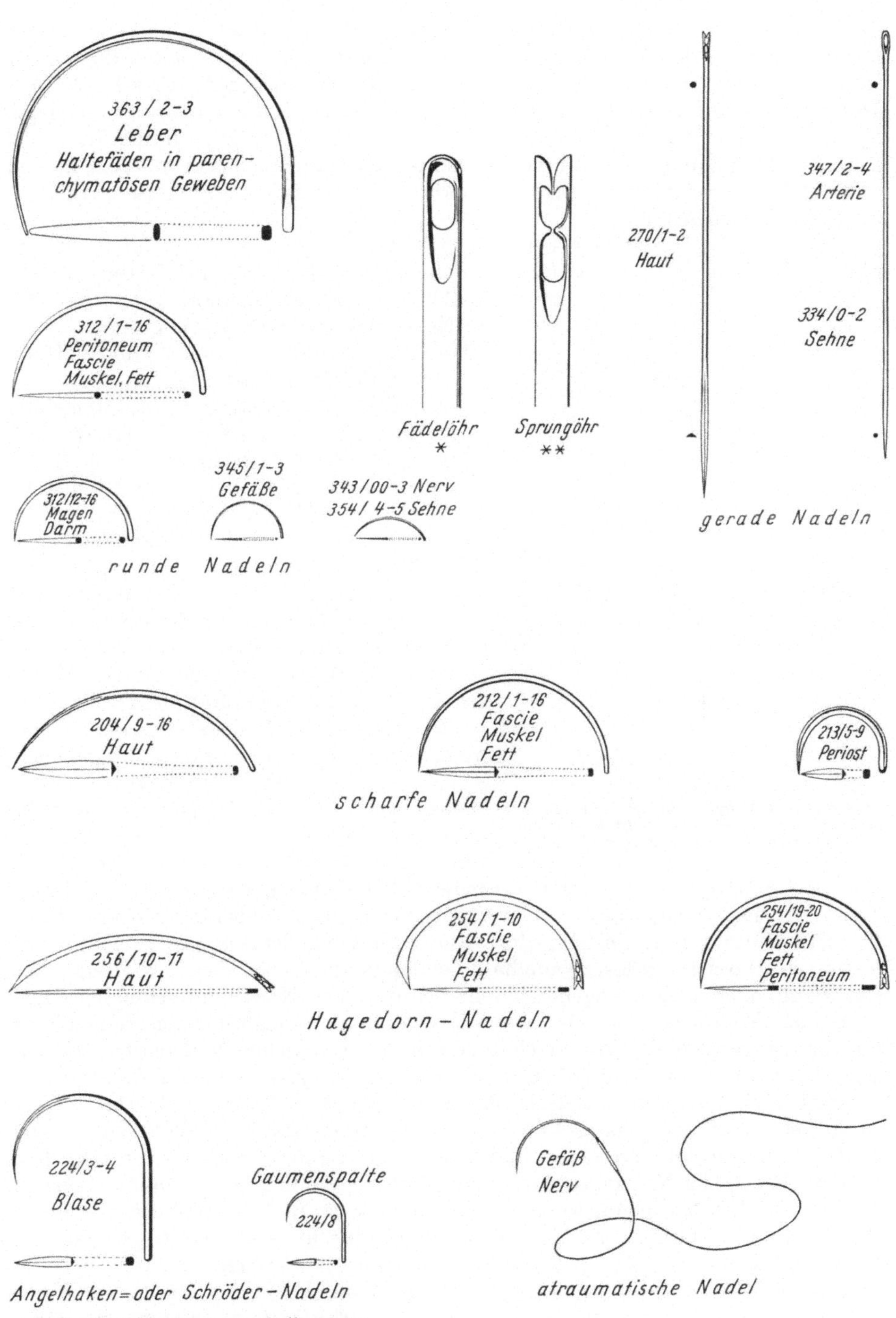

Abb. 71. Die von uns gebrauchten Nadelformen.

Peritoneums, zur Naht und zu Abbindungen im Subcutanfett und zur Unterbindung von in den Weichteilen liegenden Gefäßen. *Kunststoffäden* dienen uns in erster Linie zur Hautnaht, weil dieses elastische und auch bei sehr dünnem Durchmesser noch genügend reißfeste Nahtmaterial die geringsten narbigen Spuren hinterläßt und auch bei langem Verbleiben der Fäden in der Haut sich seltener als bei anderem Material Stichkanaleiterungen entwickeln. Nur in Ausnahmefällen verwenden wir auch an der Haut Catgut, z. B. bei Phimoseoperationen im jugendlichen Alter.

Metalldrähte benutzen wir bei Osteosynthesen (s. Abb. 324), zu Entspannungsnähten (s. Abb. 78), zu später ausziehbaren Nähten im infizierten Gewebe (s. Abb. 81), zu Sehnennähten (s. Abb. 392), zu Nervennähten (s. S. 314), gelegentlich zu intracutanen Nähten (s. Abb. 80) und zu Hautnähten in der Handchirurgie.

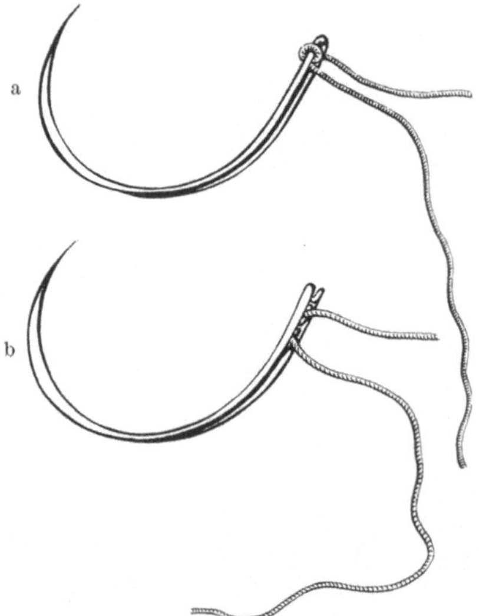

Abb. 72a u. b. *Methoden zur festeren Verankerung eines Fadens bei fortlaufender Naht.* a In einem *Fädelöhr*; b in einem *Sprungöhr.*

Was den *Durchmesser* der benutzten *Fäden* angeht, so gilt als oberster Grundsatz: „*So dünn wie möglich*" (s. hierzu auch S. 65). Wir gebrauchen z. B. bei Laparotomien für Serosanähte am Magen-Darm-Tractus Leinenzwirn Nr. 60, für Schleimhautnähte am Magen-Darm-Tractus Catgut Nr. 0 oder Nr. 00, für das Peritoneum fortlaufend Catgut Nr. 4, für die Fascie Leinenzwirn Nr. 40 als Knopfnähte im Abstand von 5 mm, zur Adaptierung des Subcutanfettes Catgut Nr. 00 oder Nr. 000 und für die Haut Supramid „fein".

Zur Führung des Fadens im Gewebe dienen *Nadelhalter*, die mit ihrem Maul gebogene Nadeln (s. Abb. 71) in ihrer Mitte fassen. Welchen Nadelhalter (s. Abb. 70) man benutzt, ist Geschmacksache. Wir ziehen bei allen subtilen Arbeiten, speziell bei Operationen an den Gefäßen, Nerven und Eingeweiden, den Hegarschen Halter, in großen Tiefen den Halter nach Lüthy-Beck vor. Eine große dicke Nadel wird besser vom Mathieu-Halter gefaßt. Die Hagedorn-Nadeln sitzen in dem entsprechenden Halter (s. Abb. 70d) besonders fest. Nadelhalter sollen Backen ohne scharfe Kanten haben. Für kleine oder stark gebogene Nadeln benutze man Halter mit schmalem Maul.

Gerade Nadeln (s. Abb. 71) lassen sich auch ohne Halter, nach Schneiderart mit den Fingern gefaßt, durchs Gewebe führen. Wir ziehen Nadelhalter vor, weil man damit ebenso schnell nähen kann, aber die Asepsis weniger gefährdet.

Nadeln sind *in* den *verschiedensten Formen und Größen* (s. Abb. 71) vorrätig zu halten. Auf dem Querschnitt dreieckige oder lanzettförmige, sog. „*scharfe Nadeln*" führen zur geringsten Zellschädigung, wenn härtere Gewebsschichten, z. B. die Haut oder Narben zu durchbohren sind. Auf dem Querschnitt „*drehrunde Nadeln*" sind vorzuziehen, wenn weiche Gewebe, z. B. Schleimhäute, die Leber, die Muskulatur, Gefäße, Nerven oder Sehnen durchstochen werden sollen. Der *Krümmungsgrad* der Nadel *und* die *Länge* des Kreisbogens müssen der verschiedenen Zweckbestimmung angepaßt sein (s. Abb. 71). Für enge Wundkanäle sind Angelhakenformen zweckmäßig. Das *Einfädeln* des Fadens wird durch unterbrochene, federnde Öhre (s. Abb. 71) erleichtert. Geschlossene Öhre führen aber zu geringerer Gewebsschädigung. Gegen ein unbeabsichtigtes Herausziehen des in die Nadel eingefädelten Fadens knickt der Instrumenteur den Faden am Öhr leicht ein und läßt die Fadenenden auf der einen Seite $1/_3$, auf der anderen Seite $2/_3$ der Länge herabhängen. Um *bei fortlaufenden Nähten* das *Herausziehen* des Fadens *aus* dem *Öhr* sicherer zu *verhindern*, kann man ihn durch eine möglichst wenig auftragende Verknüpfung (s. Abb. 72) am Öhr verankern. Die Schädigung des Gewebes beim Durchziehen des Fadens ist am geringsten bei „*atraumatischen Nadeln*", die den Faden am Nadelende ohne jede Rauhigkeit fest verankert tragen (s. Abb. 71). Diese Spezialnadeln sind vor allem zur Naht von Gefäßen, Nerven und in der Kinderchirurgie zu empfehlen.

Um Fäden durch Gewebspartien zu ziehen, die breiter sind, als die üblichen Nadeln, benutzen wir die *Stielnadeln* nach REVERDIN (s. Abb. 73) oder PAYR

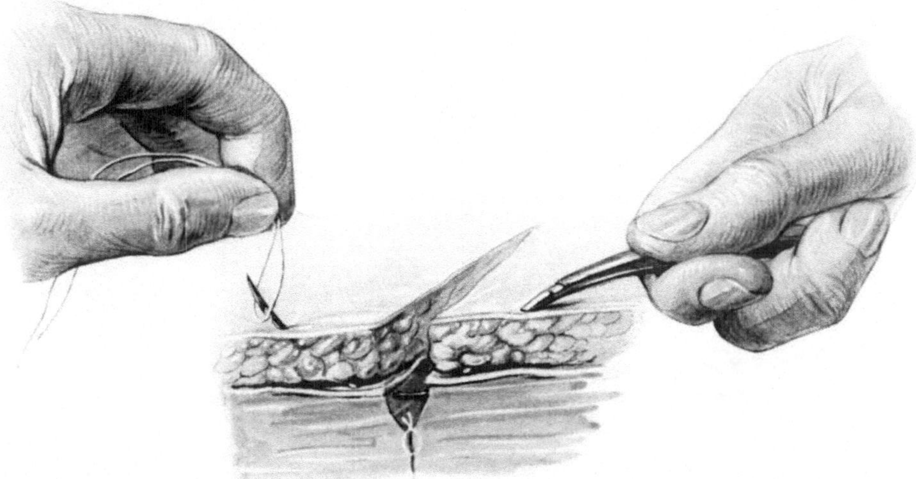

Abb. 73. *Reverdinsche Nadel.* Die Nadel wird mit geschlossenem Öhr durch die Wundränder gestoßen, das Öhr wird geöffnet, der Gehilfe hängt einen Faden ein, das Öhr wird geschlossen und die Nadel zurückgezogen.

(s. Abb. 78h). Mit diesen Stielnadeln gelingt es manchmal auch, Fäden an solchen Ecken durchzuziehen, wo man mit Nadeln am Nadelhalter nicht hinkommen kann.

2. Nahtmethoden.

Am einfachsten und häufigsten gebraucht wird die Knopfnaht (s. Abb. 74a). Hierbei führt der Operateur den Faden einmal durch jede Wundseite und knüpft ihn dann zu einer Schlinge; hierbei soll der einzelne Knoten möglichst nicht auf, sondern neben der Wundlinie liegen. Knopfnähte haben viele Vorteile: Man erreicht damit eine besonders gute Adaptation der Wundränder; bei jeder Schlinge läßt sich Tiefe und Richtung des Stiches individuell dosieren (s. Abb. 97); die Nahtreihe ist durch viele Knoten gesichert; das Einreißen eines Fadens oder das Lösen eines Knotens bringt noch keine Wunddehiszenz mit sich; ungleich lange Wundränder kann der Operateur leicht so verteilen, daß sich keine Falten bilden; tritt eine Wundinfektion ein, so dürfen einzelne Knoten gelöst werden, ohne befürchten zu müssen, daß die ganze Nahtreihe aufplatzt.

Die *fortlaufende Naht* (s. Abb. 74b, c, f, h) wird am besten so durchgeführt, daß der Operateur vom Assistenten fort, auf sich zuschreitet. Dann kann der Gehilfe am leichtesten die notwendige Spannung des Fadens durch Fassen mit der Pinzette oder den Fingern herstellen und so für das Aneinanderlegen der Wundränder sorgen. Nach Abschluß der Naht ist die letzte, lang gelassene Schlinge mit dem austretenden Faden zu verknoten oder das Fadenende mit einer eigens hierzu angelegten Knopfnaht zu verknüpfen. Eine fortlaufende Naht geht schneller

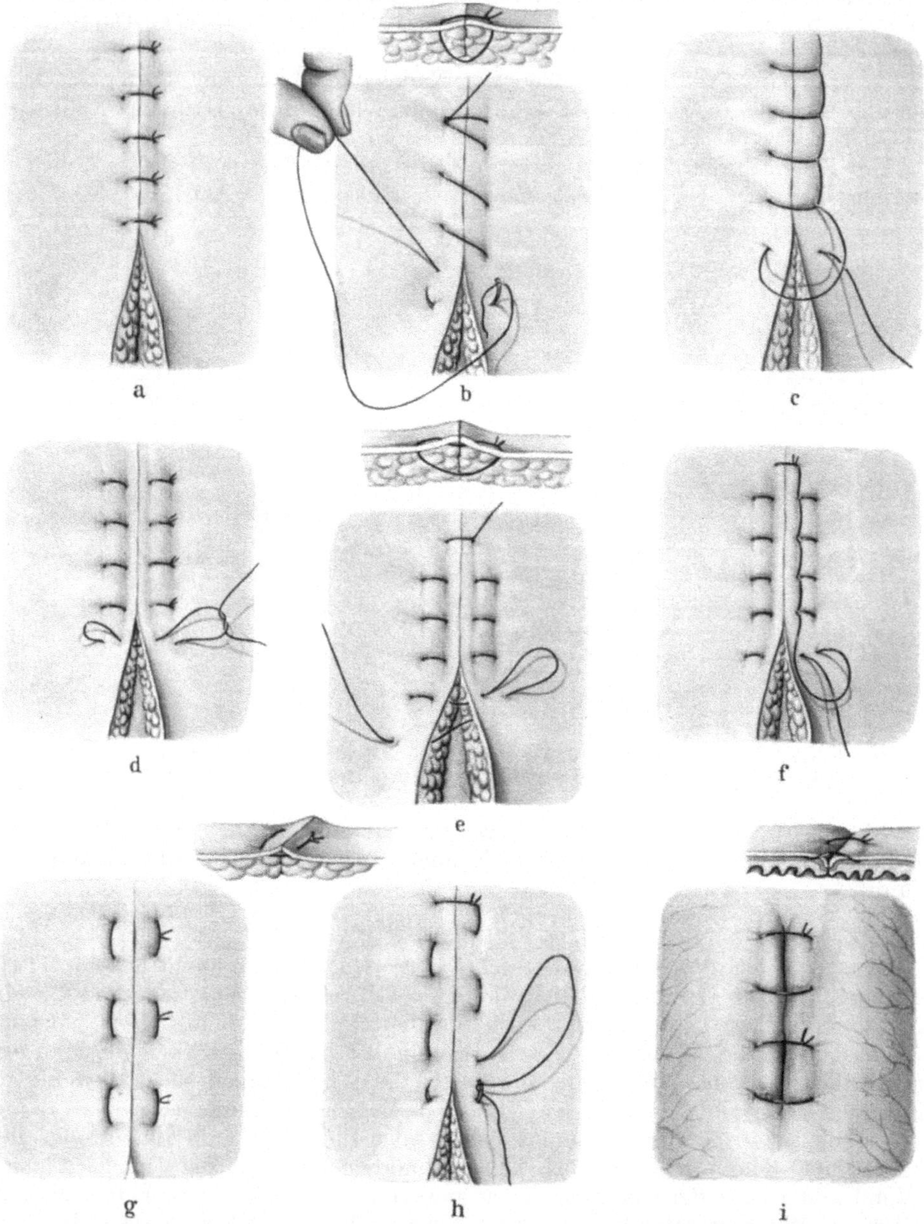

Abb. 74a—i. *Die wichtigsten Nahtmethoden.* a Überwendliche Einzelknopfnähte; b überwendliche fortlaufende Nähte; c durchschlungene überwendliche fortlaufende Nähte; d vertikale Einzel-Matratzennähte; e vertikale fortlaufende Matratzennähte; f durchschlungene vertikale fortlaufende Matratzennähte; g horizontale auskrempelnde Einzel-Matratzennähte; h horizontale fortlaufende auskrempelnde Matratzennähte; i einkrempelnde Matratzennähte am Darm.

und dichtet die Nahtlinie verläßlicher ab, als einzeln gesetzte Knopfnähte, bringt aber, besonders bei starkem Anziehen, die *Gefahr* eines Gewebsschadens durch *Strangulation* mit sich. Deswegen sind fortlaufende Nähte an allen in ihrer Ernährung gefährdeten Wundrändern, z. B. am Oesophagus, verboten. Eine Behinderung der Blutversorgung des Gewebes tritt weniger stark ein bei der *durchschlungenen fortlaufenden Naht* (s. Abb. 74c). Diese Methode hat den Nachteil, daß hierbei der Faden in jedem Stich quer auf einem anderen Faden reitet und dort leichter bricht; wir benutzen diese Technik deswegen nur an der Haut. Man muß sich außerdem darüber klar sein, daß bei jeder fortlaufenden Naht das Durchschneiden auch nur eines Stiches die Naht in der Nachbarschaft lockert, und daß beim Durchreißen des Fadens auch nur an einer Stelle die gesamte Nahtreihe bedroht ist. Bei entscheidend wichtigen fortlaufenden Nähten, z. B. bei Magen-Darm-Anastomosen, sichern wir uns so, daß wir in größeren

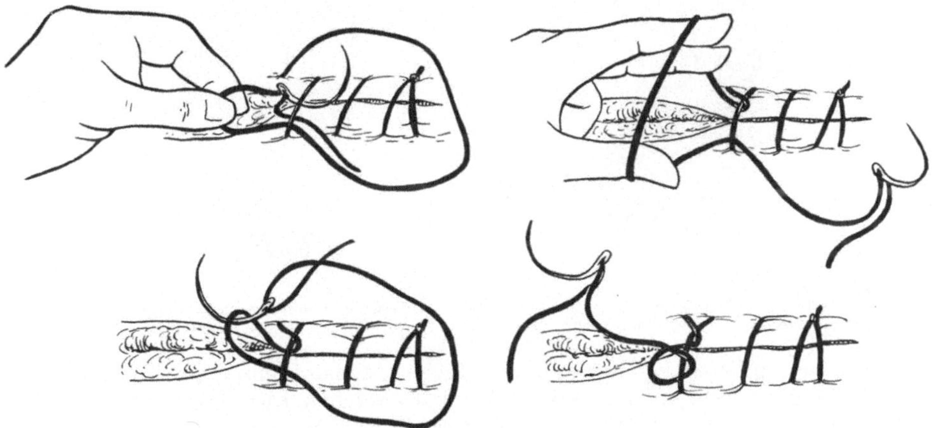

Abb. 75. *Interimsknoten* zur Sicherung einer fortlaufenden Naht.

Abschnitten eine Knopfnaht zwischensetzen und damit den fortlaufenden Faden verknüpfen oder einen sog. *Interimsknoten* (s. Abb. 75) anbringen.

Matratzennähte (s. Abb. 74d—i) bieten den Vorteil, daß sie breit fassen und der Faden weniger leicht das Gewebe durchschneidet. Diese Methode läßt sich in verschiedensten Formen als Knopf- oder fortlaufende Naht ausführen. Bei der *vertikalen oder rechtwinkligen Matratzennaht* wird die Schnittlinie selbst vom Fadenzug nicht gedrückt und dabei besonders gut adaptiert und ausgekrempelt (s. Abb. 74d u. e). Die *einfache oder horizontale Matratzennaht* mit quer zur Wundlinie durchs Gewebe geführtem Faden ergibt keine Fadennarben in Nähe der Wundlinie und begünstigt auch das Auskrempeln von sich einrollenden Wundrändern (s. Abb. 74g u. h. Will man eine *einkrempelnde Matratzennaht* legen, wie das bei Darmanastomosen erwünscht ist, dann muß die Nadel den Faden *parallel zur Wundlinie durchs Gewebe* führen (s. Abb. 74i).

Die einzeln oder fortlaufend ausgeführte *rückläufige* Naht (Abb. 76 und 77) hat den Vorzug einer besonders guten Blutstillung.

Will man an der Haut — zur Erzielung schönerer Narben — jede äußere Naht unterlassen, so ist hierzu die *längsgestellte fortlaufende Intra- und Subcutannaht* nach Halsted geeignet. Dazu brauchen wir Stahldraht, den wir bei einfacher Naht durch kleine Bleiplomben, bei mehrfacher Naht durch Verknoten der einzelnen Fäden über einem Tupfer verankern (s. Abb. 80d—h). Fortlaufende Intracutannähte sind ungeeignet für bogenförmig verlaufende Wunden. Intracutane Einzelknopfnähte lassen sich *horizontal* (s. Abb. 80a—o) oder *vertikal* (s. Abb. 81) anlegen. Bei vertikaler Naht soll der Knoten durch Führung der Nadel von innen nach außen ins Subcutangewebe verlagert werden (s. Abb. 81 b). Um eine gute Adaptierung der Haut bei vertikalem Intracutannähten zu erleichtern, empfiehlt es sich, die tiefsten Cutisschichten eben noch mitzufassen (wie Abb. 81 b). Eine Intracutannaht muß die Cutis an beiden Wundrändern in genau demselben Ab-

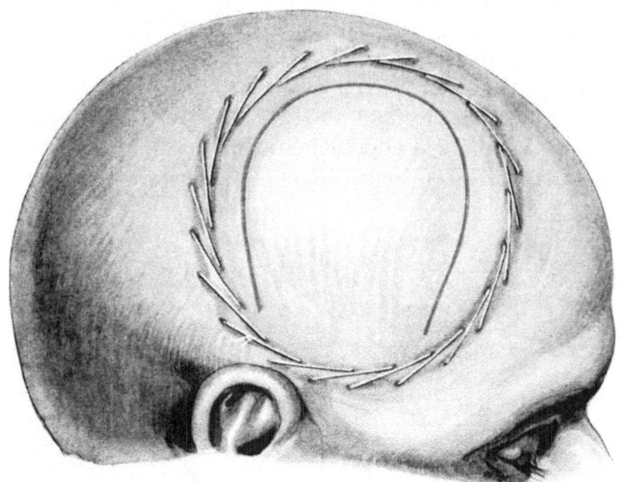

Abb. 76. *Rückläufige Naht zur Blutstillung.* Jeder Einstich liegt zwischen dem letzten Ein- und Ausstich, so daß das umstochene Gebiet von einer ununterbrochenen Kette von Fadenschlingen eingeschlossen wird.

stand von der äußeren Epidermis durchstechen, sonst kommt es zum unregelmäßigen Aneinanderlegen der Haut. Wenn bei solchen Intracutannähten keine sehr genaue Adaptierung der Wundränder erreicht wird, ist das Ergebnis schlechter, als bei einer kunstgerecht ausgeführten einfachen äußeren Hautknopfnahtreihe.

Bei kleineren Wunden läßt sich nach Anlage von Subcutannähten die Hautnaht auch so vermeiden, daß man zunächst gewöhnliche Knopfnähte anlegt, dann

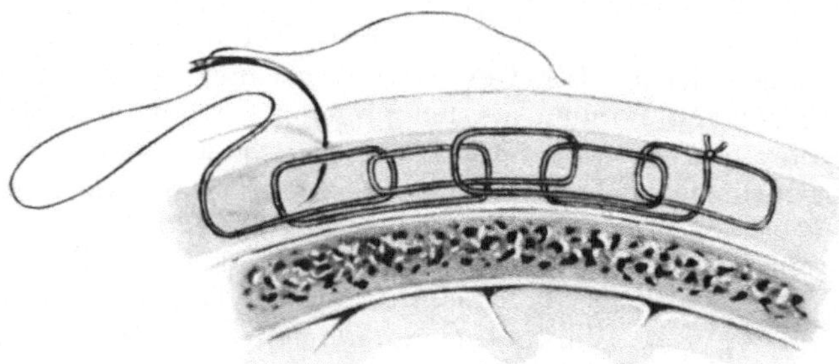

Abb. 77. *Rückläufige Naht* im Durchschnitt, schematisch.

zwischen diese Knopfnähte sterile *Gazestreifen* oder Flanelläppchen *mit Mastisol* auf die Wundlinie klebt und anschließend alle oder einzelne äußere Hautnähte wieder entfernt.

Wo nicht mit einer besonderen Wundexsudation zu rechnen ist, läßt sich die von Hautnähten zusammengehaltene Schnittlinie auch durch *seitlich der Wunde* mit Mastix *angeklebte Zugvorrichtungen* entspannen (s. Abb. 84). Falls die Wundlinie nicht unter besonders starkem Zug steht, dürfen bei dieser Methode die Hautfäden schon am ersten Tag nach der Operation entfernt werden, um so narbige Nahtspuren zu vermeiden (s. S. 89).

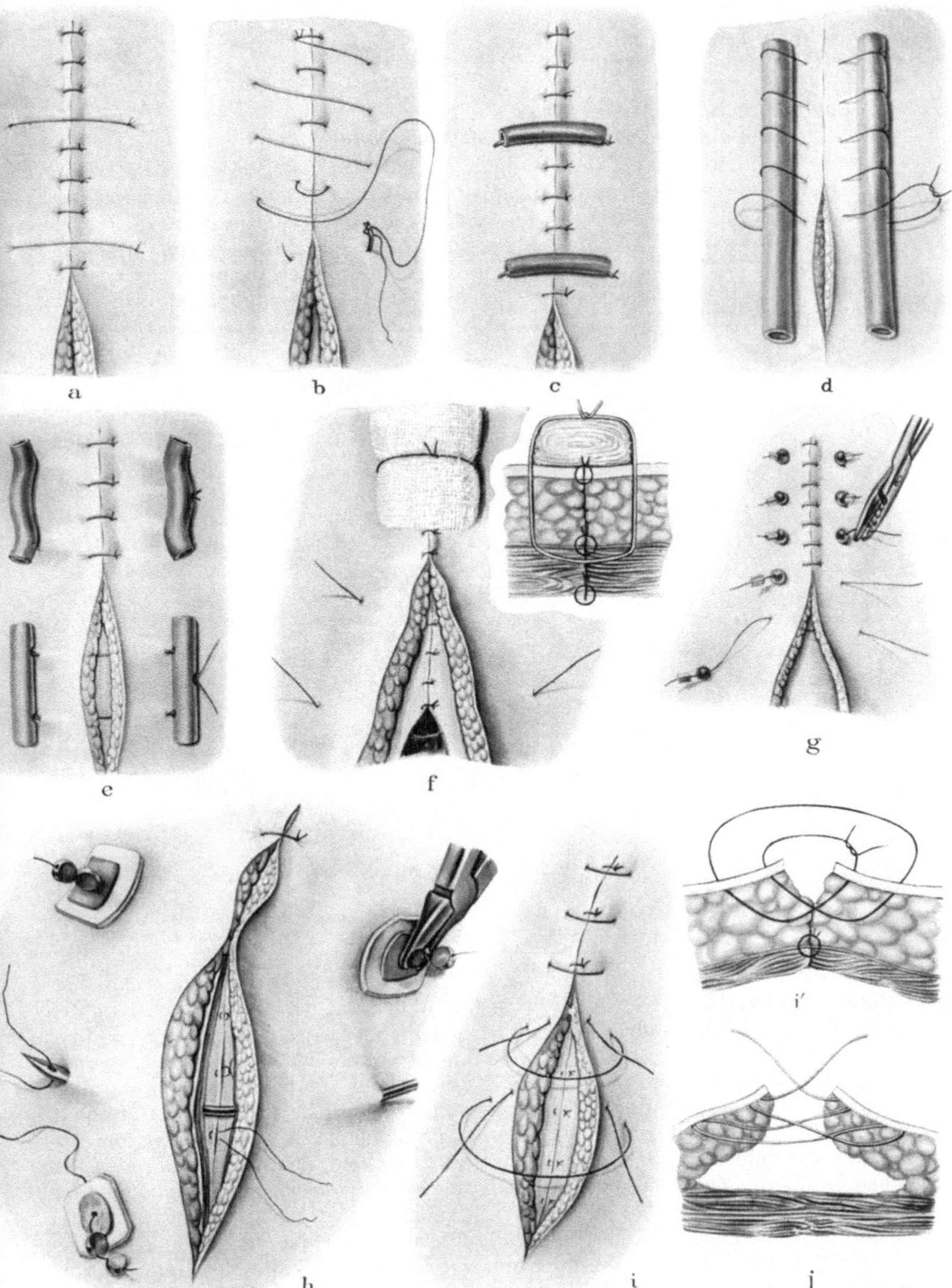

Abb. 78a—j. *Nähte bei stärkerer Spannung der Wundränder.* a Verstärkung einer Knopfnahtreihe durch eingeschaltete weiter und tiefer fassende „Pfeilernähte"; b dasselbe, jedoch fortlaufend angelegt; c Abpolstern von stark gespannten Pfeilernähten durch Gummiröhrchen; d fortlaufende vertikale Matratzennaht (wie Abb. 74e), jedoch mit Unterpolstern der Nahtschlingen durch Gummischlauch; e Verstärkung einer Knopfnahtreihe durch einzelne weitfassende, horizontale, auskrempelnde, mit Gummiröhrchen abgepolsterte Matratzennähte; f Verstärkung einer Knopfnahtreihe durch einzelne kastenförmig angelegte, die Fascie unterfahrende, außen über einer Mullrolle geknoteten Pfeilernähte; diese Methode macht versenkte Nähte im Subcutanfett überflüssig; bei besonders fetten Bauchdecken zu empfehlen; g Verstärkung einer überwendlichen Knopfnaht durch Pfeilernähte aus Draht, die mit kleinen Bleikugeln verankert sind; die Pfeilernähte sollen durchschnittlich 1 cm voneinander und 1 cm vom Wundrand entfernt liegen; diese Methode ist bei dünner geschmeidiger Haut, z. B. am Penis, besonders zu empfehlen; h Verstärkung einer Bauchwandnaht, z. B. nach „Platzbauch", durch Drahtpfeilernähte. Die einzelnen Drahtzüge liegen präperitoneal und werden durch gummiunterpolsterte Metallplatten mit darüber gesetzten Bleiplomben verankert; i und i′ durchgreifende „Flaschenzugnaht"; j subcutane „Flaschenzugnaht".

Eine ganze Reihe *Nahtmethoden* steht zur Verfügung, *um unter starkem Zug stehende Wundränder* so *zu adaptieren*, daß dabei die straff gespannten Fäden das Gewebe möglichst wenig beschädigen (s. Abb. 78). Zu diesem Zweck kann der Operateur die *Fäden durch Unterlegen von Gummischlauchstücken abpolstern*; hierzu eignet sich besonders gut die *vertikale Matratzennaht* (s. Abb. 78d). Dasselbe Verfahren ist zu empfehlen, wenn man eine Nahtlinie durch weit- und tiefgreifende *Pfeilernähte* entlasten will, da es hierbei erfahrungsgemäß besonders leicht zum Einschneiden der Fäden in die Haut kommt (s. Abb. 78c u. e). Ein stärkerer Zug läßt sich anwenden durch die sog. *Platten-Entspannungs-*

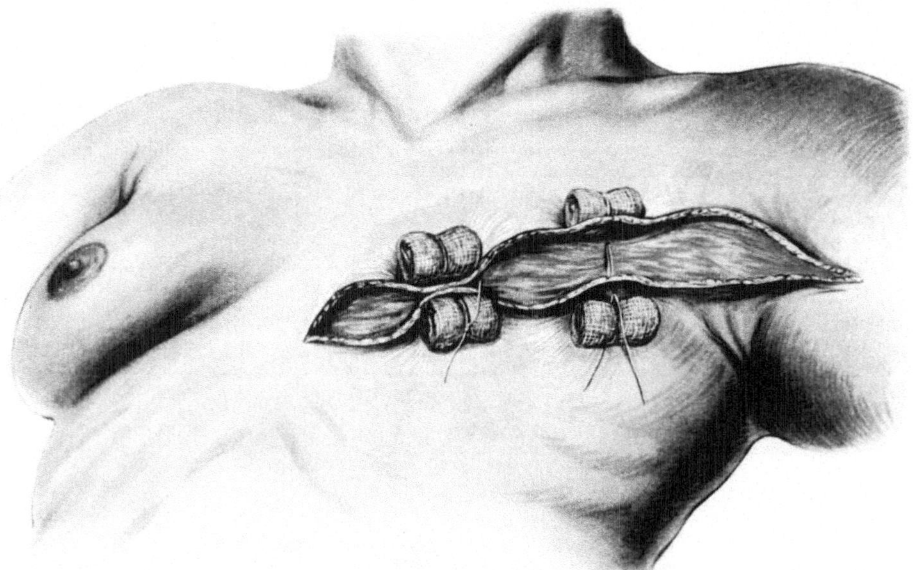

Abb. 79. *Bäuschchennaht.* Die beiden Enden eines über einer Gazerolle geknoteten Doppelfadens werden durch die beiden Wundränder gestochen und über einer zweiten Gazerolle unter Spannung geknotet.

nähte, bei denen wir Draht oder dicke, aus nichtbenetzbarem Kunststoff hergestellte Fäden durchs Gewebe führen und außen auf der Haut durch Knüpfen oder durch zusammendrückbare Bleisonden oder Aluminiumröhrchen über Metallplatten festhalten. Um *Drucknekrosen* unter der Verankerungsvorrichtung zu *vermeiden*, sind Ein- und Ausstich der Platten-Entspannungsnaht möglichst weit vom Wundrand fort, aus dem entzündlich infiltrierten Gewebe in Wundnähe, herauszubringen. Der Faden muß möglichst viel Gewebe zur Annäherung bringen und darf nur so stark gespannt sein, daß die Wundränder sich eben berühren. Zum Durchziehen des Fadens benutzen wir eine Stielnadel nach Reverdin (Abb. 73) oder nach Payr (Abb. 78h) oder eine vom Nadelhalter geführte sehr große Nadel. Bei Adaptierung ausgedehnter mehrschichtiger Gewebspartien, z. B. der Bauchdecken, unterpolstern wir die Metallplatten zum Festhalten des Drahtes mit 1 cm dicken Schaumgummiplatten (s. Abb. 78h); zum Aneinanderlegen kleinerer Gewebsabschnitte, z. B. im Bereich des Gesichtes, benutzen wir gewöhnliche Metall-Wäscheknöpfe; zur Annäherung zarterer Gebilde reichen kleinere Bleikugeln oder Aluminiumröhren aus (s. Abb. 78g).

Im nicht infizierten Gebiet kann man zur Adaptierung des unter Zug stehenden Gewebes statt Drahtplattennähten auch sog. *Bäuschchennähte* verwenden, bei denen ein Textilfaden über Mulltupfern geknotet wird (s. Abb. 79); hierbei gelten dieselben Prinzipien, wie bei der Drahtplattennaht: Weitab vom Wundrand ein- und ausstechen und Zug nur so stark machen, daß die Schnittlinien sich eben berühren!

Ein *Durchschneiden des Nahtmaterials* durchs Gewebe kann der Operateur auch *durch* die *Art der Fadenführung verhindern.* Schon die einfache *Matratzennaht* (s. Abb. 74d—i) erschwert das Durchschneiden. Der einzelne Faden faßt

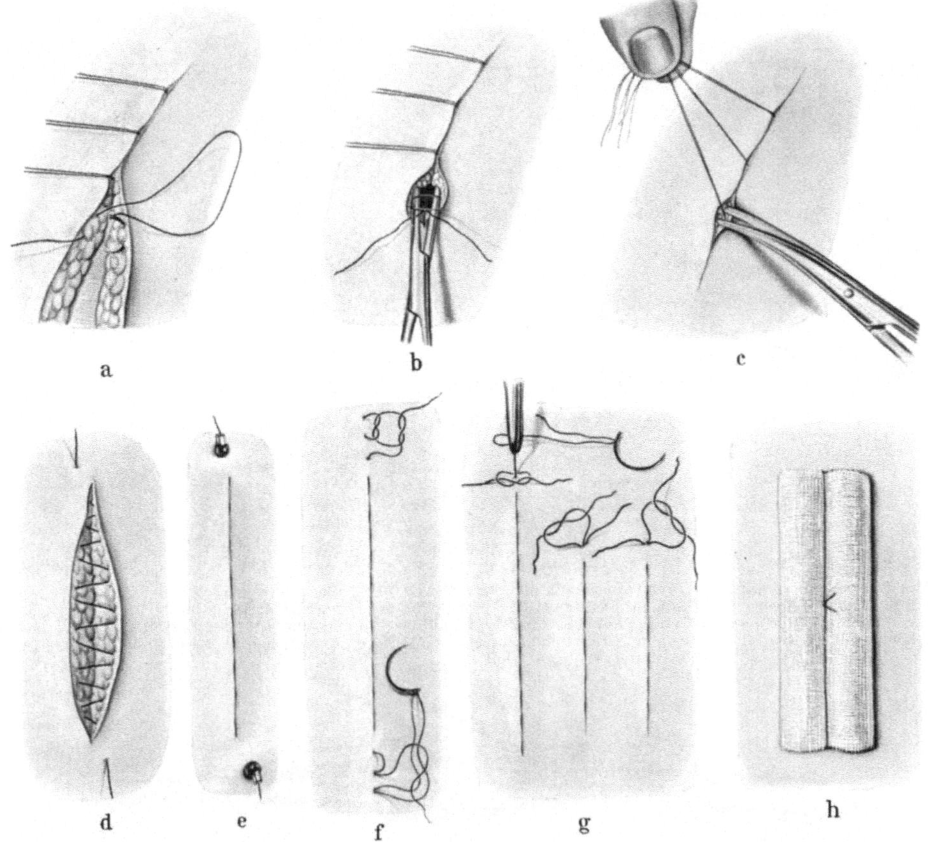

Abb. 80a—h. *Intracutannähte.* a, b und c Horizontale Intracutannaht mit feinen Zwirn-Einzelnähten, von uns meist bevorzugt; d fortlaufende horizontale Intracutannaht; e, f, g und h vier verschiedene Methoden zur Verankerung des Fadens bei der fortlaufenden Intracutannaht.

noch mehr Gewebe und reißt noch weniger leicht aus, wenn man ihn in Form der *Flaschenzugnaht* (s. Abb. 78i u. j) durchsticht; auch diese Technik läßt sich als Einzelknopfnaht oder fortlaufende Naht anwenden.

In gewissen Fällen ist es entscheidend wichtig, möglichst wenige gewebsreizende und infektionsbegünstigende Fremdkörper, zu denen auch Nahtmaterial gehört, im Gewebe zurückzulassen. Hierbei können *Nahtmethoden* helfen, *bei denen auch die subcutan liegenden Fäden sich nach der Wundheilung entfernen lassen.* Dies gelingt z. B. ähnlich wie bei der *längsgestellten, fortlaufenden Intracutannaht* (s. Abb. 80a—h) oder bei der *Knopfnaht mit Doppelschlinge* (s. Abb. 81 d u. e). Eine andere Möglichkeit besteht in der *versenkten Drahtnaht* nach Wassmund [*64*] (s. Abb. 81 g u. h), die sich besonders in infizierter Umgebung bewährt. Bei letzterer Methode führt der Operateur einen 0,3 mm starken rostfreien Stahldraht mit

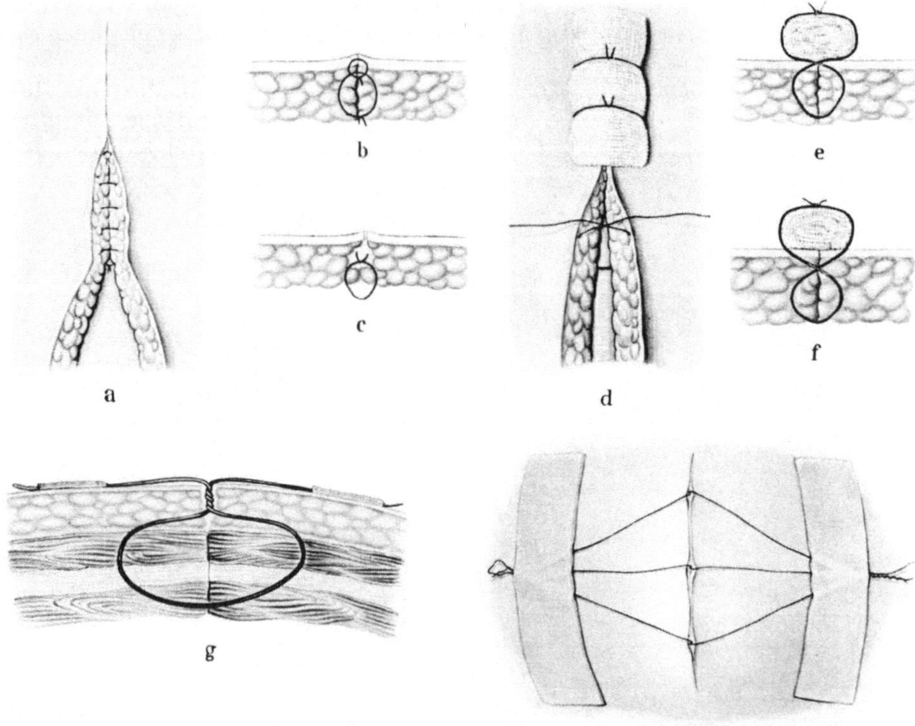

Abb. 81a—h. *Subcutannähte.* a Vertikale Subcutannähte; die Knoten sollen dabei nach unten liegen; b richtig, c falsch; d und e sowie g und f Subcutannähte bei stärkerer Spannung der Wundränder. Bei der Methode d, e soll der über einer Mullrolle geknotete Faden genau in der Wundlinie (e) und nicht wie f heraustreten. Die Methode g, h wird mit nichtrostendem Draht angeführt und ist auch bei infiziertem Wundgebiet, z. B. im Gesicht, brauchbar.

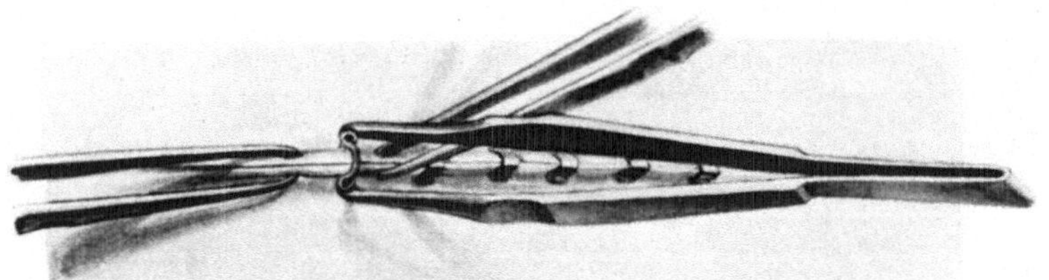

Abb. 82. *Vereinigung einer Hautwunde durch Michelsche Klammern.*

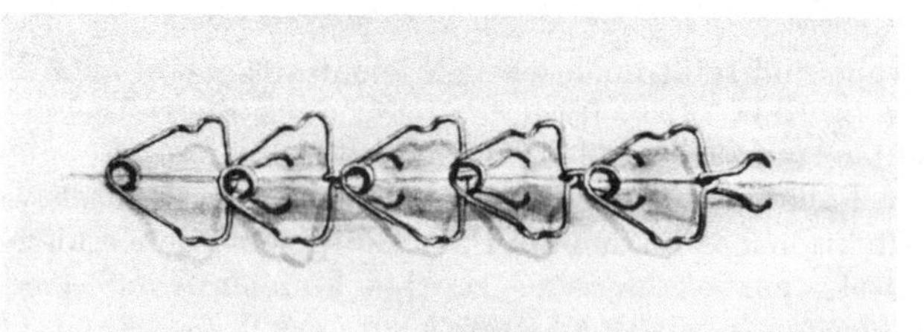

Abb. 83. *Vereinigung einer Hautwunde durch Herffsche Klammern.*

dicker runder Nadel dicht unter der Haut des einen Wundrandes ein, umfaßt möglichst viel Gewebe und läßt die Nadel gleichsinnig durch den gegenüberliegenden Wundrand wieder austreten. Die Nähte werden mit Klemmen gespannt, bis die Wundränder sich berühren und dann 4mal rechts herum zusammengedreht. Über dieser Umschlingung läßt man die Drähte etwa 6 cm lang und befestigt die zwei Enden jeder Einzelschlinge mit Heftpflaster an der äußeren Haut (s. Abb. 81 d). Nach 2—3 Wochen wird die subcutane Drahtumschlingung gelöst, indem man unter starkem Zug die bekannte Anzahl Umdrehungen (4mal) links herumdreht [*64*]. Zur Frage der ausziehbaren Subcutannähte siehe auch die *ausziehbaren Drahtnähte an Sehnen* (s. Abb. 398).

Zum Verschluß von Hautwunden können auch Metallklammern dienen, die in Form der fester zugreifenden *Michelschen Klammern* (Abb. 82) oder der zarter fassenden *von Herffschen Klammern* (Abb. 83) zur Verfügung stehen. Bei

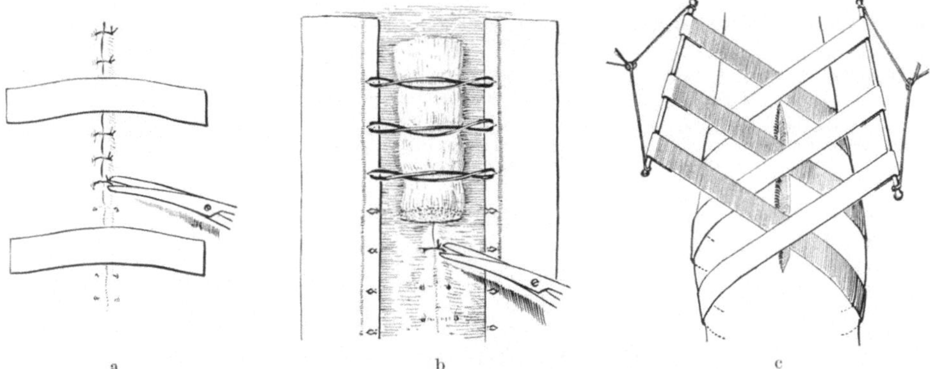

Abb. 84a—c. *Pflasterverbände zur Adaptation der Wundränder.* a Man legt zunächst eine gewöhnliche Hautnaht, entfernt aber die Fäden frühzeitig, schon nach 1—2 Tagen, und sichert dann die Nahtlinie durch quere, mit Mastix angeklebte Flanellstreifen; b nach frühzeitiger Entfernung der Naht werden die Wundränder durch Gummibänder oder durch eine miederartige Verschnürung zusammengehalten. Die Bänder verankert man an Häkchen, die an zwei parallel der Wundlinie mit Mastix angeklebten Flanellstreifen angenäht sind; c Pflasterzugverband zur Adaptation der Wundränder ohne jede Naht nach KLAPP.

Wundschluß mit Klammern bleiben meist *keine auffälligen narbigen Eindruckstellen* zurück, wie das bei Hautnähten, die länger als 3 Tage liegen, zu befürchten ist.

3. Knotenmethoden.

Nach einer Naht oder Abbindung hat der Operateur die Fäden so miteinander zu verschlingen, daß sie sich nicht wieder lösen können und unnachgiebig festhalten. Das Lösen eines Knotens kann, z. B. bei Darmnähten oder Gefäßligaturen, zu lebensbedrohenden Komplikationen führen. Bei allen Eingriffen nimmt das sich sehr häufig wiederholende Knoten viel Zeit in Anspruch; deswegen soll der Chirurg *zuverlässig festsitzende Knoten* reflexartig *schnell herstellen* können.

Bei der Anlage eines Knotens erfordert es besondere Aufmerksamkeit, daß wenigstens die *erste Schlinge* flach liegt und *gleichmäßig* durch Zug *belastet* ist, wie in Abb. 85, 86, 87 und *nicht „überworfen“* gelegt ist, wie in Abb. 88. Die Reißfestigkeit eines überworfenen Knotens (Abb. 88) ist bei demselben Nahtmaterial durchschnittlich um 50% geringer als beim gleichmäßig belasteten, nicht überschlungenen Knoten (Abb. 85, 86, 87). Ein *unnachgiebig fester Knoten* wird nach dem *Prinzip des „Schiffer-Knotens“* (s. Abb. 85) gebildet; hierbei sind die Fäden so verschlungen, daß sie beim Zug einer besonders starken Reibung ausgesetzt sind. Der in Abb. 86 dargestellte „*Weiberknoten*“ zieht sich leichter auseinander; man wird ihn nur da anwenden, wo ein gewisses *Nachgeben der Fadenschlinge* erwünscht ist, z. B. bei Hautnähten zur Verhütung störender Drucknarben an kosmetisch exponierten Stellen.

Beim Versuch, einen *unter starkem Zug stehenden Faden* zu *knoten*, kommt es häufig zur Lockerung des Grundknotens, bis der daraufgesetzte Sicherungsknoten

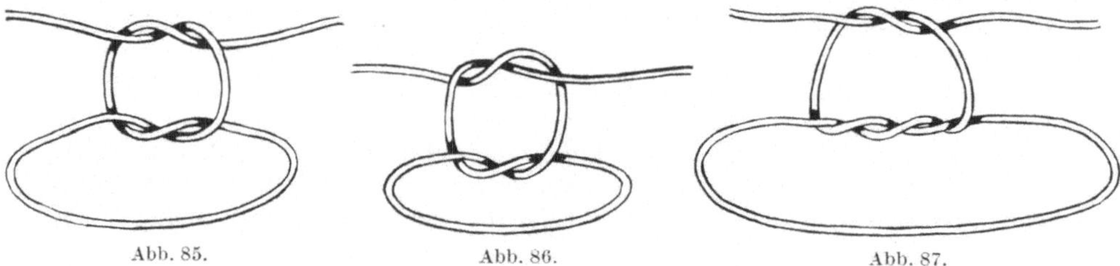

Abb. 85. Abb. 86. Abb. 87.

Abb. 85. *Richtiger Knoten, Schifferknoten.* An jeder Seite des Knotens treten die beiden Fäden Seite an Seite in den Knoten ein.

Abb. 86. *Falscher Knoten, Weiberknoten.* Auf jeder Seite des Knotens werden die beiden eintretenden Fäden durch die Fadenschlinge voneinander getrennt.

Abb. 87. *Chirurgischer Knoten*, bei dem die erste Verschlingung der Fadenenden zweimal vorgenommen wird, um ihre Lockerung während des Nachlassens der Fadenspannung beim Knüpfen der zweiten Verschlingung nach Möglichkeit zu verhindern.

vollendet ist. Das Auseinanderweichen der ersten Verknüpfung läßt sich verhindern, wenn man bei der Bildung des ersten Knotens den Faden zweimal miteinander verschlingt („*chirurgischer Knoten*" s. Abb. 87), den ersten Knoten bei Anlage des

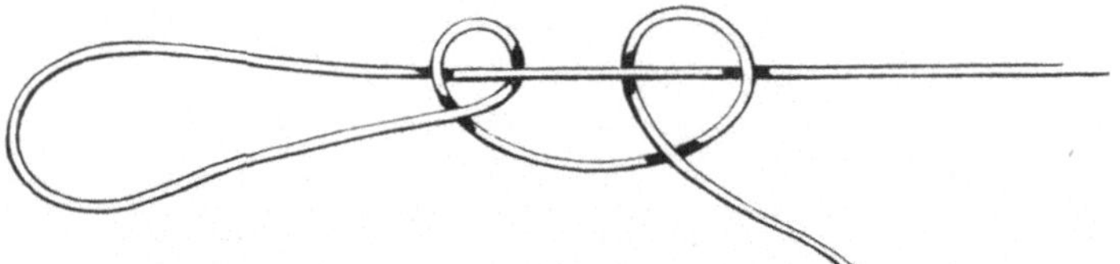

Abb. 88. *Überwerfen des Schifferknotens*, kommt trotz richtiger Schlingung des Schifferknotens bei ungleichmäßigem Anziehen der Fadenenden zustande. Dieser Knoten hält nicht.

zweiten Knotens dauernd unter leichtem Zug hält oder während der Anlage des zweiten Knotens, durch einen Assistenten den ersten Knoten mit einer anatomischen Pinzette festhalten läßt (Abb. 89). Steht eine ganze Nahtreihe unter starkem

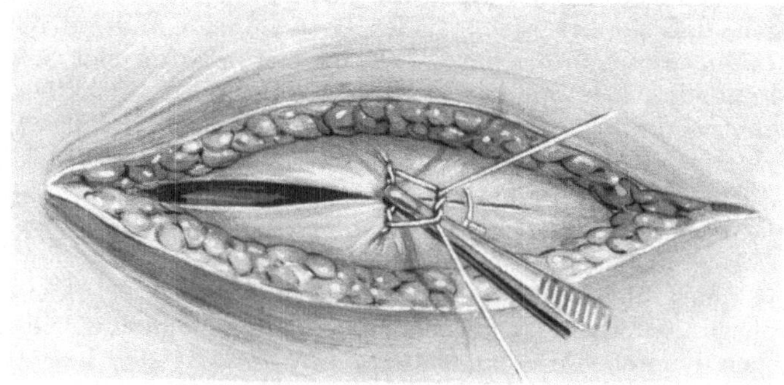

Abb. 89. *Festlegen* der ersten Verschlingung eines Knotens *durch Zusammendrücken mit* einer *anatomischen Pinzette* während des Nachlassens der Fadenspannung beim Knüpfen der zweiten Verschlingung.

Zug, dann wird der Operateur der Schwierigkeiten beim Knoten am ehesten Herr, wenn er zunächst alle Nähte legt, ohne sie zu verknüpfen; nun nähert der Assistent die Wundränder durch überkreuzten Zug zweier benachbarter Fäden, während der Operateur die danebenliegenden Fäden jetzt, ohne von der Zugspannung gestört zu werden, verknüpft *(Klöppelnaht)*.

Was *die Zahl der Knoten* anbetrifft, so ist die richtig geführte und fest angezogene Fadenschlinge, insbesondere bei Zwirn, in der Regel durch zwei Knoten ausreichend gesichert. Ist in fettigen Geweben, z. B. bei der Durchtrennung

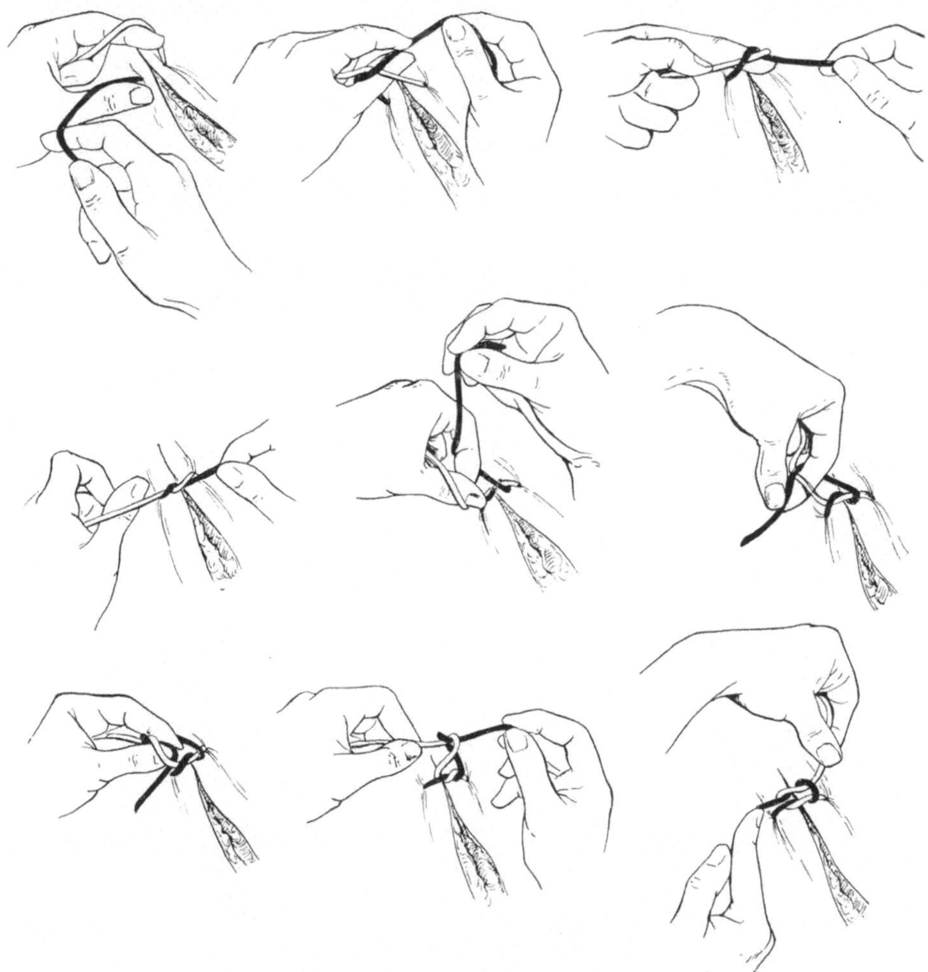

Abb. 90. *Die Herstellung eines einfachen Zweihandknotens.* Für die Unnachgiebigkeit des Doppelknotens ist entscheidend, daß beide Knoten in verschiedener Richtung verlaufen (wie der Knoten auf Abb. 85 und nicht wie der Weiberknoten Abb. 86).

des Mesenteriums, bei der Skeletierung des Magens oder nach Anlegen eines Weiberknotens, das Aufgehen der Schlinge zu befürchten, so setzen wir auch bei Zwirn zur Sicherung einen dritten Knoten dazu. Catgutknoten neigen ganz besonders zur Lösung der Umschlingung; deswegen empfehlen wir bei wichtigen Catgutnähten (z. B. Fascie, Thorakotomien) immer drei Knoten. Zu dicke Verknüpfungen sind aber zu unterlassen, weil sie im Gewebe einen stärkeren Fremdkörperreiz abgeben und Infektionen begünstigen.

Im allgemeinen wird der Chirurg die ihm zusagende Schlingenbildung zur Herstellung eines Knotens selbst herausfinden. In den Abb. 90—93 sind einige

Knotengrundformen zusammengestellt. Die Abb. 90 zeigt den einfachen *Zweihandknoten*, der sich besonders bei kurzen Fäden bewährt und auch dann zu empfehlen ist, wenn die Fäden dauernd unter Zug gehalten werden müssen. Die Abb. 91 illustriert einen *Einhandknoten*, den man nach dem Schema I beginnt, wenn das kurze Ende rechts, und nach dem Schema II anfängt, wenn das kurze Ende des

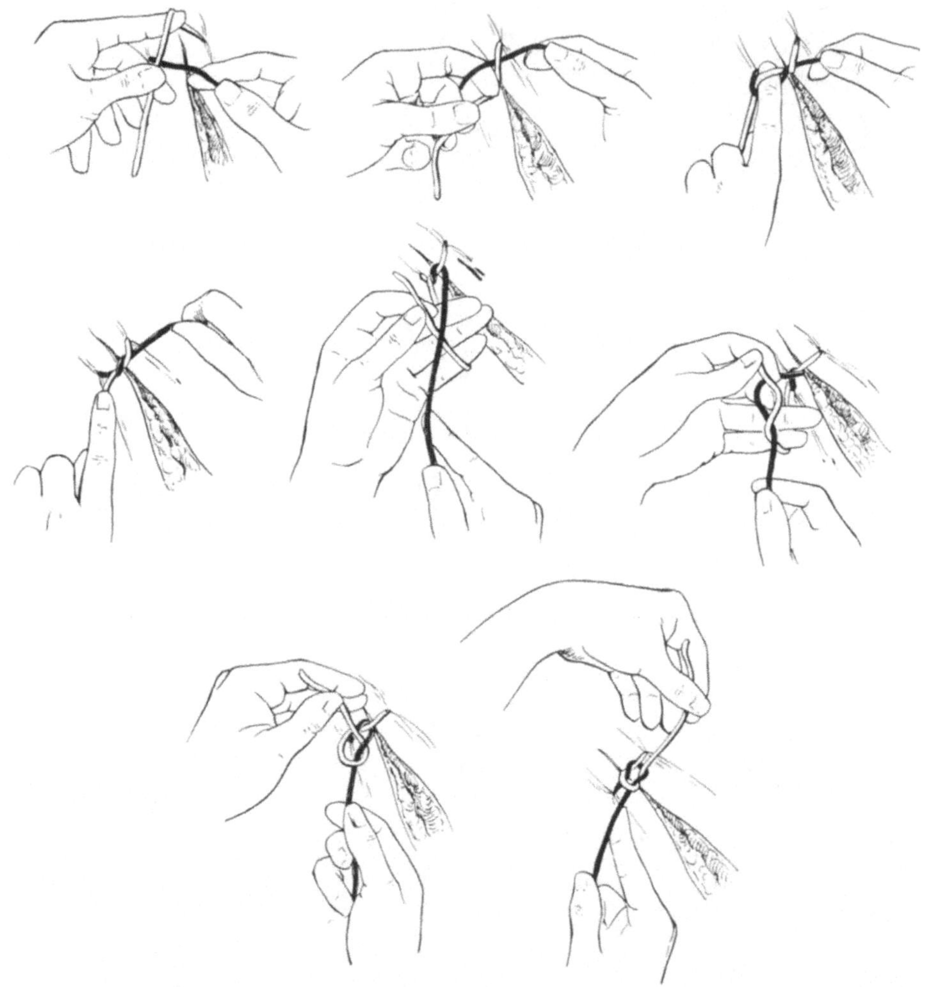

Abb. 91. *Einfacher Einhandknoten.* Beachte auch hier die verschiedene Verlaufsrichtung der gebildeten 2 Knoten.

Fadens links liegt. Die Abb. 92 und 93 zeigen Möglichkeiten zum *instrumentellen Knoten*, eine Technik, die das Arbeiten in tiefen Wundhöhlen sowie bei kurzen oder schlüpfrigen Fäden erleichtert.

Bei fortlaufender Naht ist es zweckmäßig, den *Fadenanfang* mit einem Einhandknoten (s. Abb. 91) oder unter Benutzung des Nadelhalters durch einen rein instrumentell durchgeführten Knoten (s. Abb. 92) zu *verankern.* Um an längeren fortlaufenden Nähten beim Zerreißen des Fadens an einer Stelle das Aufgehen der ganzen Reihe zu verhindern, ist das *Zwischenschalten von Interimsknoten* anzuraten (s. Abb. 75). Zum Abschluß der fortlaufenden Naht folgt ein *Endknoten,* den man

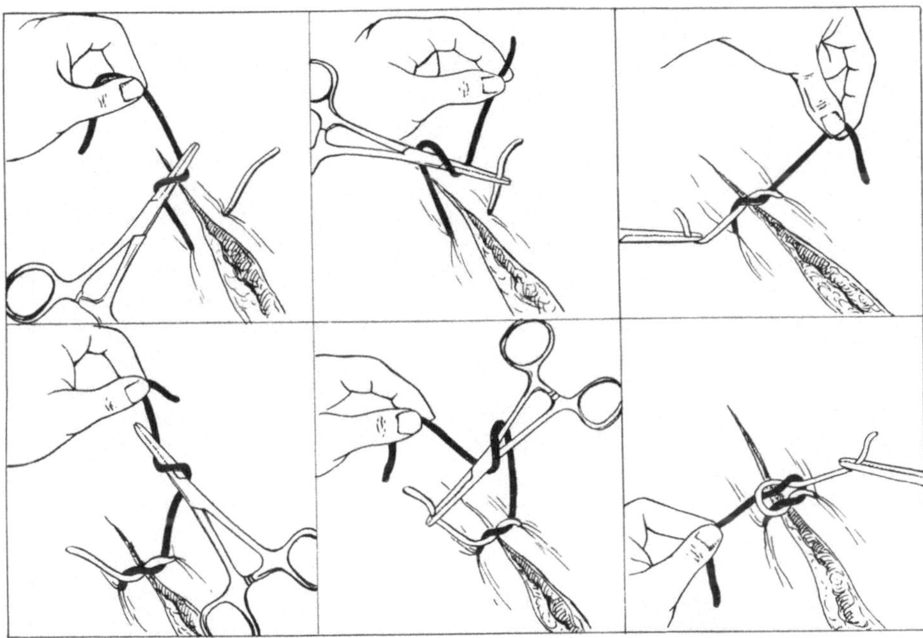

Abb. 92. *Instrumentelles Knoten mit einer Klemme oder dem Hegarschen Nadelhalter.* Der Operateur bedient mit der rechten Hand die Klemme und hält mit der linken Hand den Faden.

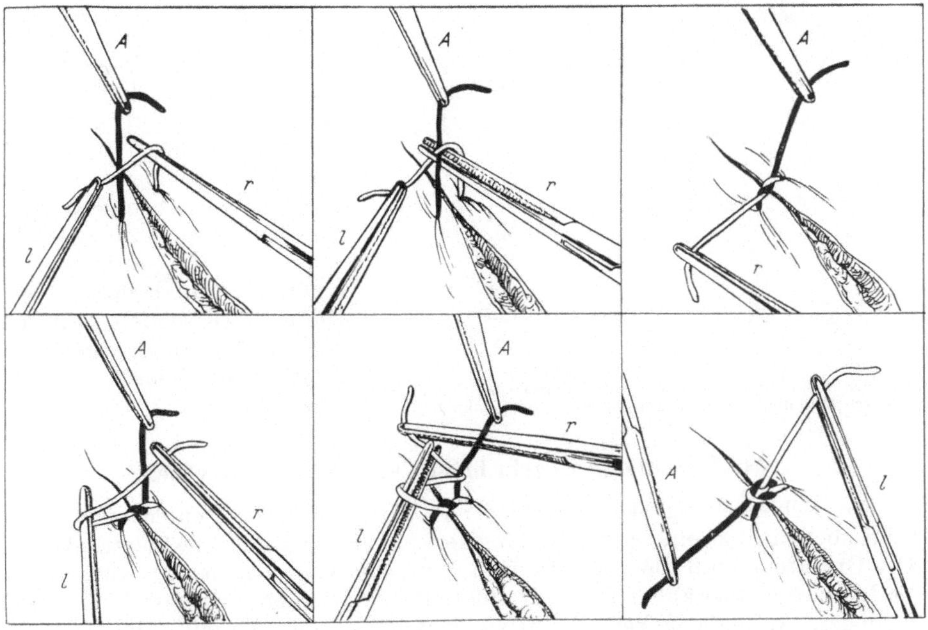

Abb. 93. *Rein instrumentelles Knoten unter Mithilfe des Assistenten.* *A* Klemme des Assistenten. *l* und *r* Die vom Operateur mit der linken (*l*) und mit der rechten (*r*) Hand bedienten Klemmen.

durch Verknüpfung des Fadenendes mit der letzten lang gelassenen Schlinge herstellt, unter Benutzung des Nadelhalters auch rein instrumentell anlegt (Abb. 92) oder durch einen zusätzlichen Faden (Abb. 95) erreicht.

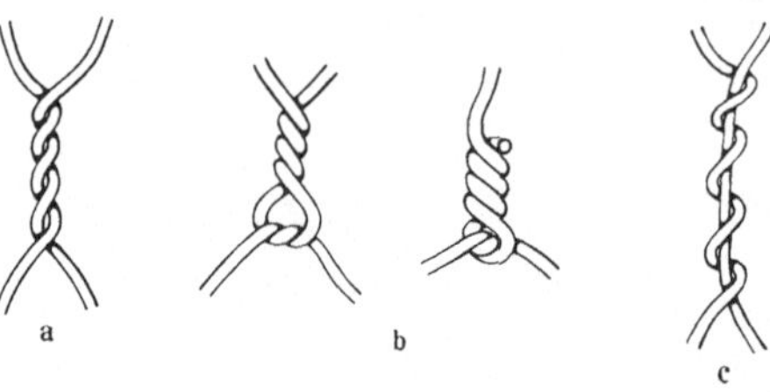

Abb. 94a—c. *Verschnürung von Drahtenden.* a In richtiger gleichmäßiger Form; b einfacher Knoten mit darauf gesetzter Verschnürung; c falsche, ungleichmäßige Verschnürung, die sich leicht löst.

Um *Drähte fest miteinander zu verbinden,* werden die beiden Drahtenden meistens gleichmäßig miteinander verschlungen (s. Abb. 94). Hierzu benutzen wir lieber eine *Flachzange* — die besser ein Gefühl für die Spannung des Fadens vermittelt — als einen besonderen *Drahtschnürer.* Beim Zusammendrehen des Drahtes mit der Zange muß der Operateur aber sorgfältig darauf achten, daß wirklich beide Drähte miteinander verschlungen sind und nicht ein Drahtende senkrecht bleibt. In diesem Falle (s. Abb. 94c) würde die Haltbarkeit der Schlinge ungenügend sein. Drähte kann man aber auch ähnlich knoten wie Textilfäden (s. Abb. 94b). Hierbei ist es besonders wichtig, ein Überwerfen des Knotens (wie in Abb. 88) zu verhindern. Dies gelingt am einfachsten, wenn man die gebildete Drahtschlinge beim Anziehen auf einer gebogenen Klemme reiten läßt.

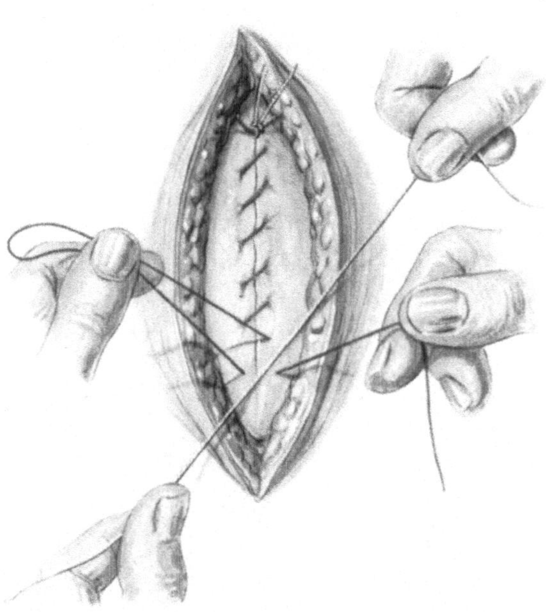

Abb. 95. *Sicherung der Endknoten einer fortlaufenden Catgutnaht* durch Zusammenschnüren mit einem Seidenfadenknoten.

Auch das *Abschneiden der den Knoten überragenden Fadenenden* verdient unsere Aufmerksamkeit. Zu kurzes Abschneiden gefährdet die Festigkeit des Knotens; zu lang gelassene Fadenenden vermehren die Fremdkörper im Gewebe und begünstigen damit Infektionen. Catgutfäden müssen wenigstens 3 mm über dem Knoten stehenbleiben, weil beim späteren Quellen des Fadens sonst ein Aufgehen der Knüpfung zu befürchten ist. Dünne Zwirnsfäden darf man bei guter Verknotung bis auf 2 mm über dem Knoten abschneiden.

4. Allgemeine Regeln beim Vereinen von Gewebe.

Die Beherrschung der verschiedenen Naht- und Knotentechniken allein führt noch nicht zu einer guten Heilung der künstlich zusammengehaltenen Wunde. Der Operateur muß die verschiedenen Methoden nach den jeweils vorliegenden Verhältnissen auswählen und mit Sorgfalt durchführen. Hierbei hat er seine besondere Aufmerksamkeit darauf zu richten, wie sich die mit jeder Naht verbundenen Gewebsschädigungen möglichst einschränken und optimale Bedingungen zur Wundheilung schaffen lassen.

Das glatte Durchführen der gebogenen *Nadel* wird erleichtert, wenn der Operateur seine Hand beim Einstechen in maximale Pronation und beim Ausstechen in maximale Supination bringt, so daß die Nadel sich in Richtung ihres Kreisbogens vorwärts bewegt. Weicht die Bewegungsrichtung von diesem Kreisbogen ab, dann pflügt, z. B. bei Darmnähten, das Ende der Nadel das Gewebe auf. Schmale, nahe beieinander liegende Wundränder kann man in einem Zug durchstechen; liegen breite und tiefere Wunden vor, so durchfährt der Operateur besser jede Wundlefze einzeln.

Einstichpunkte und *Führungsrichtung der Nadel* sind jeweils wechselnden örtlichen Verhältnissen anzupassen (s. Abb. 97). Die Nähte dürfen nicht so eng

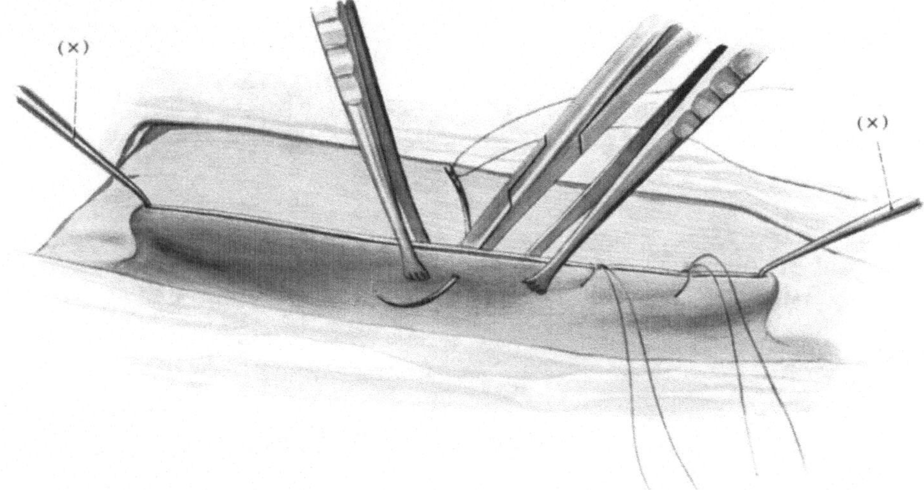

Abb. 96. *Vereinigung einer Hautwunde durch Einzelknopfnähte.* Die Hautränder werden durch in die beiden Enden des Hautschnittes eingesetzte, einzinkige scharfe Haken (×) gespannt, mit Rechenpinzetten aneinandergepaßt, durchstochen und zusammengebunden.

beieinander gesetzt werden, daß die zwischen zwei Schlingen liegende Gewebspartie durch Fadendruck und Stichtrauma eine stärkere Ernährungsstörung erleidet. Je feiner der Faden und je atraumatischer die Nadel, desto näher beieinander dürfen die einzelnen Nähte liegen. Ist die Gewebsschicht dünn und elastisch, dann sticht man enger am Wundrand, ist sie dick und unnachgiebig, dann sollen Ein- und Ausstich weiter vom Wundrand weg gesetzt werden.

Auf *das exakte Adaptieren* der einzelnen Wundschichten ist besonderer Wert zu legen. Nur wenn das Gewebe lückenlos aneinanderliegt, ist mit einer optimalen Heilung zu rechnen. Die allgemeinen Regeln für das Adaptieren lassen sich an der Haut am besten demonstrieren (s. Abb. 97). Grundsätzlich soll der Operateur sich bemühen, das richtige Aneinanderlegen der Wundränder in erster Linie *durch* eine entsprechende *Nahtführung* zu erreichen (s. Abb. 97). Nur wenn sich das Gewebe nicht allein durch den Fadenzug richtig legt, wird er mit Pinzette oder Häkchen (Abb. 96) nachhelfen. Grobes Aneinanderzerren der Wundränder durch Instrumente ist zu vermeiden; bei starker Spannung des Gewebes müssen statt dessen plastische Gewebsverschiebungen zu Hilfe genommen werden (s. S. 120).

Das erwünschte *Auskrempeln der Hautränder* läßt sich häufig allein dadurch erreichen, daß man den Knoten der Knopfnaht immer auf die Seite legt, auf der die Tendenz zum Einrollen besteht. Außerdem kann man dazu noch Subcutannähte, die eben noch die untersten Cutisschichten mitfassen, sowie horizontale oder vertikale Matratzennähte (s. Abb. 74) zu Hilfe nehmen.

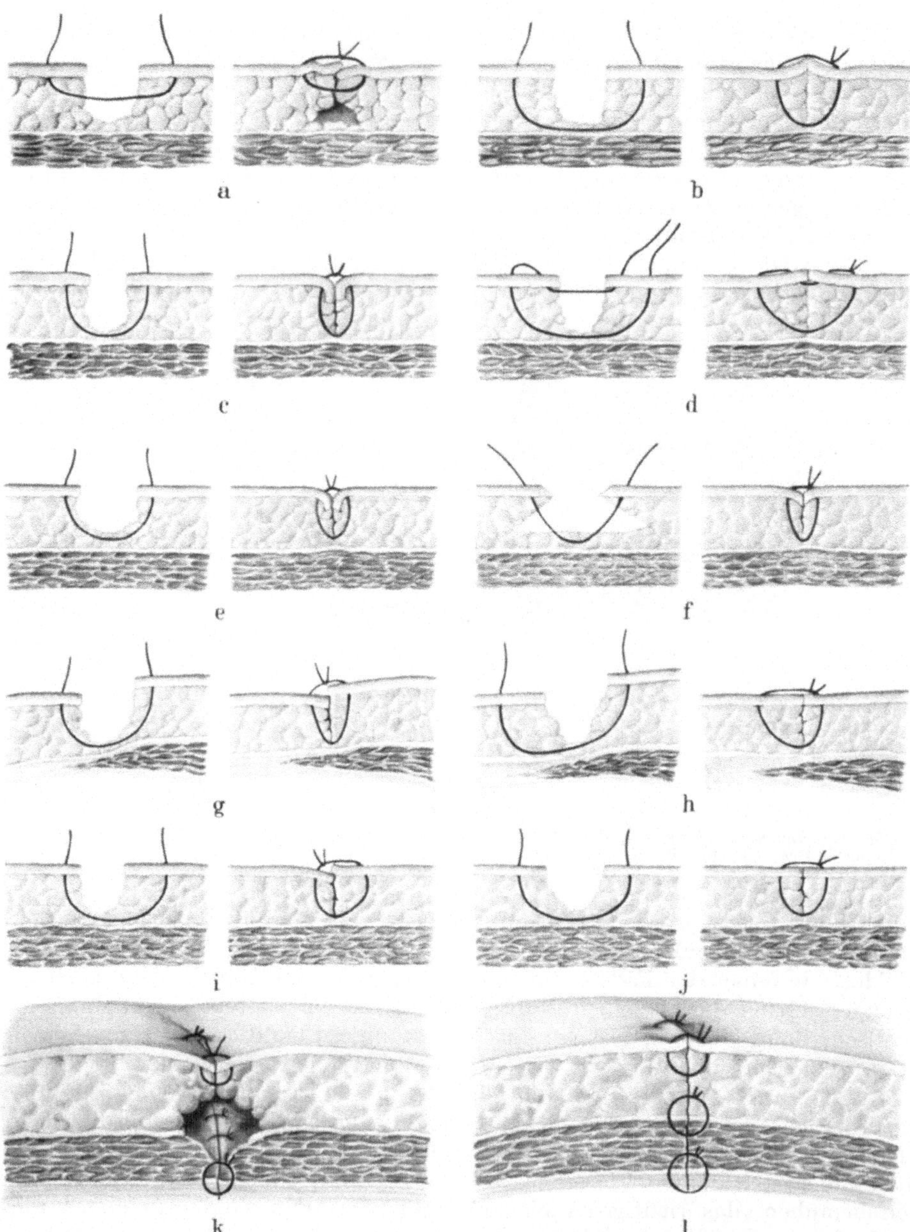

Abb. 97a—l. *Falsche (links) und richtige (rechts) Nadelführung zur Adaptation der Hautränder.* a Der zu weit und zu oberflächlich fassende Faden führt zum Übereinanderschieben der Hautränder und zu einem subcutanen Hohlraum; b statt dessen Auskrempelung der Hautränder und lückenlose Adaptation durch weites und tiefes Fassen. Der Abstand der Stiche vom Wundrand soll schulmäßig die Hälfte der Höhe der Wundränder betragen; c der zu schmal und zu tief fassende Faden führt zum Einkrempeln der Hautränder; d ein gutes Auskrempeln und eine zuverlässige Adaptation auch tiefer Schichten läßt sich durch vertikale Matratzennaht erreichen; e die zu schmal und tief gefaßten Hautränder werden eingestülpt und lösen sich beim Fädenziehen. Will man künstlich eine Hautfalte bilden, dann muß man die Oberhaut schräg anschneiden und im subcutanen Fett eine Rinne bilden, wie auf f; g die vorliegende Inkongruenz der Hautränder ist nicht ausgeglichen, weil beiderseits gleich tief gestochen wurde; h der abgesunkene Hautrand läßt sich durch Weiter- und Tieferfassen heben. Bei gleich hoch stehenden Wundrändern darf man eine Seite nicht tiefer und weiter fassen, sonst wird diese Seite gehoben (i); unter diesen Verhältnissen erreicht man nur bei gleichweitem Stich auf beiden Seiten eine gute Adaptation (j); k ungenügende Adaptation des subcutanen Gewebes und Serombildung; statt dessen lückenlose Adaptation (l) mit Aneinandernähen aller Schichten.

Je weiter der Operateur den Einstich vom Wundrand wegsetzt, und je tiefer er die Nadel durchs Gewebe führt, desto stärker wird er den entsprechenden *Wundrand heben* (s. Abb. 97). Sticht er die Nadel näher am Wundrand ein und führt sie oberflächlicher durchs Gewebe, dann wird er den entsprechenden *Wundrand eindrücken.* Wünscht man natürliche Hautfalten, z. B. unterhalb der Mamma oder an der Naso-labial-Falte, stärker *einzukrempeln,* dann läßt sich dies durch Wegschneiden des Subcutanfetts, Abschrägen der Hautränder und flaches Durchstechen der Nadel (s. Abb. 97) erreichen.

Sollen *Wundränder trotz verschiedener Länge miteinander vernäht* werden, dann muß man dort, wo reichlich Haut vorhanden ist die Stiche weiter auseinander, und dort wo weniger Haut vorliegt, die Stiche enger zusammen setzen. In diesen Fällen kann der Operateur auch so vorgehen, daß er den zu langen Wundrand durch *richtig geführte Excisionen* (s. Abb. 121) verkürzt.

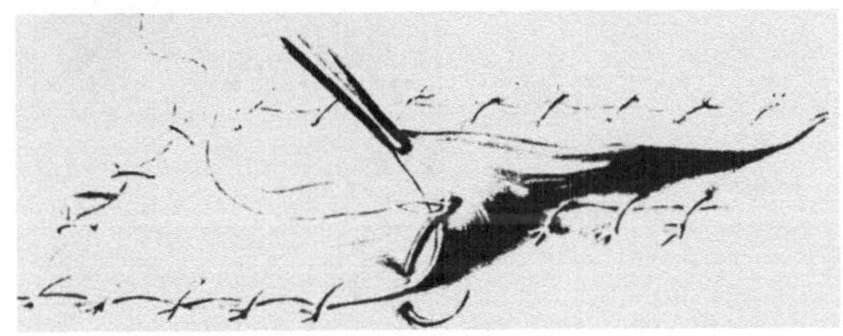

Abb. 98. *Verstärkung und Sicherung einer Naht* durch Aufsteppen eines der Fascia lata frei entnommenen Pflasters.

Um ein Durchreißen der Fäden und das *Durchschneiden des Gewebes zu verhüten,* darf man in der Regel *kein dickes Nahtmaterial* verwenden, sondern muß vielmehr die an den Wundrändern angreifende Zugkraft auf *möglichst viele dünne Einzelfäden verteilen.* Je mehr Einzelschlingen ich setze, desto geringer darf ich den Fadendurchmesser wählen und desto besser ist damit die Gewebsverträglichkeit des Nahtmaterials. Um die Zahl dünner Einzelnähte vermehren zu können — ohne daß zu eng aneinanderliegende Schlingen Gewebsschädigungen hervorrufen — ist es vorteilhaft, die *Wunde schichtweise* zu *vernähen.* In einzelnen Fällen kann der Operateur zu diesem Zweck noch *Gewebe aus der Nachbarschaft heranholen,* z. B. seitliche Wülste über die Wundnähte legen (bei einstülpenden Darm- oder Fasciennähten) oder gestielte Lappen auf die Nahtreihe steppen (s. Abb. 99) oder frei transplantierte *Fascienpflaster* aufsetzen (s. Abb. 98). Das Durchschneiden des Gewebes durch Fäden läßt sich noch durch eine Reihe anderer Hilfsmittel verhindern: *Zugbelastete Nähte* wird man *nach Möglichkeit* nicht durch leicht zerreißliches Gewebe, wie Muskulatur oder Fett, sondern *durch festere Strukturen,* wie Fascie oder Haut, *legen.* An dem weichen Muskelgewebe kommt es besonders leicht zu Strangulationsnekrosen und zum Durchschneiden durch Fadendruck. Darum nähen wir Muskeln nur dann, wenn es gar nicht zu umgehen ist. In vielen Fällen, z. B. beim Verschluß von Laparotomiewunden, läßt sich eine genügende Adaptation der Muskulatur meist allein durch Naht der Fascien herbeiführen. Bei der Fasciennaht schneiden die Fäden weniger leicht durch, wenn die Schlinge quer statt längs zur Faserrichtung belastet wird. Im Subcutanfett beschränken wir uns auf dünne Fäden, deren Zugfestigkeit gerade zum Aneinanderlegen des Gewebes ausreicht. *Bei der Hautnaht* wird der Operateur besonders darauf achten, *Zugspannungen* in der Wundlinie *durch* kunstgerechtes *Unterminieren* (s. S. 120) *oder durch plastische Gewebsverschiebungen* (s. S. 126) so zu *beseitigen,* daß auch dünnste Fäden (Supramid fein) ausreichen. Wie man das Durchschneiden der Fäden durch eine *besondere Fadenführung* bei Matratzennähten, Flaschenzugnähten, Platten- oder Bäuschchennähten vermeiden kann, ist aus den Abb. 78 und 79 ersichtlich.

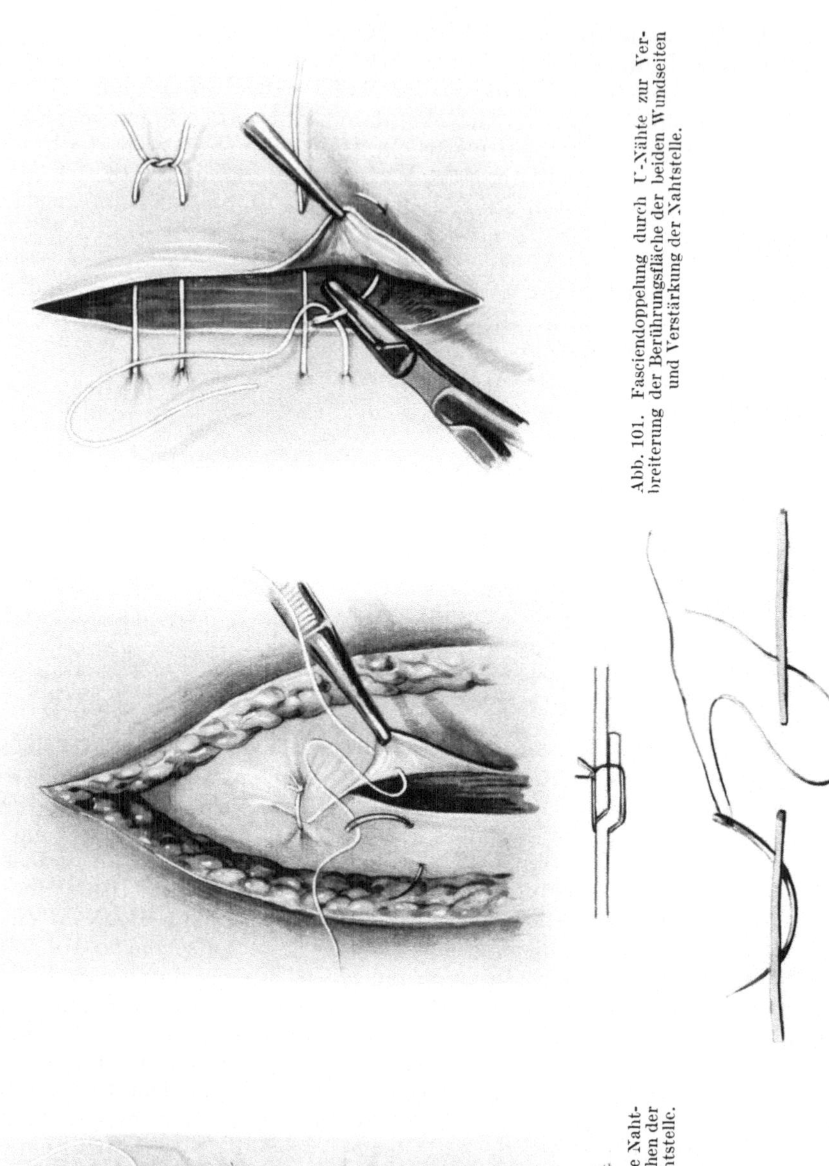

Abb. 99. Fasciendoppelung durch doppelte Nahtreihe zur Verbreiterung der Berührungsflächen der beiden Wundseiten und Verstärkung der Nahtstelle.

Abb. 100. Fasciendoppelung durch Raffnähte zur Verbreiterung der Berührungsfläche der beiden Wundseiten und Verstärkung der Nahtstelle.

Abb. 101. Fasciendoppelung durch U-Nähte zur Verbreiterung der Berührungsfläche der beiden Wundseiten und Verstärkung der Nahtstelle.

In Ausnahmefällen, wenn in besonders leicht zerreißlichen Geweben dünne Fäden durchschneiden würden, z. B. *bei Leber- oder Nierennähten,* läßt es sich nicht umgehen, zum Zusammenhalten des Gewebes auch sehr *dicke Fäden zu verwenden.* Das Einschneiden der Fäden läßt sich dabei außer durch eine entsprechende Fadenführung (s. S. 77) noch durch *Unterpolstern* der Schlingen mit Netz, z. B. bei Lebernähten, oder mit fibrösem Kapselgewebe, z. B. bei Nierennähten, verhindern.

Ein *häufiger Fehler* beim Vereinen von Gewebe besteht im *zu festen Anziehen der Nahtschlingen.* Hierdurch entstehen Ernährungsstörungen und Nekrosen, die zu Wundinfektionsprozessen führen. Beim Anziehen einer fortlaufenden Naht und beim Knoten einer Einzelschlinge sollen sich die zur Vereinigung vorgesehenen Wundränder eben berühren und dürfen nicht unnötig eingeschnürt sein. Beim Abmessen des richtigen Fadenzuges muß der Operateur die immer eintretende postoperative Gewebsschwellung mit in Rechnung ziehen. *Beim Setzen des ersten Knotens* einer Knopfnaht soll die *Fadenschlinge* das Gewebe nur *locker* adaptieren. Erst *beim Herstellen des* darauf gesetzten *zweiten Knotens* werden die Fäden *fest* angezogen, um die Verknüpfung zuverlässig zu sichern.

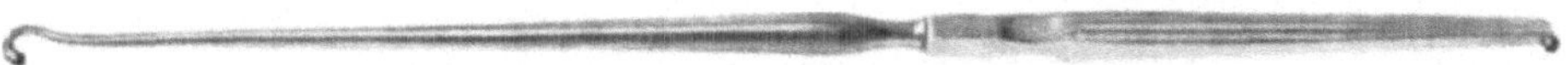

Abb. 102. *Häkelhaken* zum Fischen nach Fäden in Fadenfisteln.

Das Aufplatzen der Wunde *(eine „Wundruptur")* [*5, 30, 42*] *in den ersten Stunden* nach der Operation beruht immer auf schlechter Naht- und Knotentechnik. Kommt es *erst nach mehreren Tagen* zur Wunddehiszenz, dann kann dies auch auf Nahtfehlern (Gewebsnekrosen und Durchschneiden der Fäden bei zu starkem Anziehen der Schlinge) oder auf der Entwicklung von Infektionsprozessen beruhen. Häufiger spielen dabei allgemeine Mangelerscheinungen des Kranken (Eiweiß- und Vitamin C-Defizit, s. II, S. 205) die entscheidende Rolle.

Grundsätzlich empfiehlt es sich, die *Hautfäden möglichst frühzeitig* zu *entfernen,* weil jede Hautnaht, die länger als 3 Tage liegenbleibt, eine mehr oder weniger stark ausgeprägte *narbige Stichkanalzeichnung* hinterläßt. Andererseits muß die künstliche Vereinigung so lange aufrechterhalten werden, bis *genügend neugebildetes Gewebe* die Wundränder zusammenhält; damit ist aber *erst nach* durchschnittlich 8—10 *Tagen* zu rechnen (s. II, Abb. 120). Um diesen gegensätzlichen Forderungen gerecht zu werden, ist die *natürliche Gewebsspannung* in den verschiedenen Körpergegenden *zu berücksichtigen.* Erfahrungsgemäß darf man *für gewöhnlich* die Hautfäden am Hals (nach Strumaresektion) 1—2 Tage, im Gesicht 2—3 Tage, am Bauch und am Unterarm 4—6 Tage, am behaarten Schädel 6—7 Tage, an der Hand 7—8 Tage, am Oberschenkel 8—10 Tage, am Rücken 8—12 Tage nach der Operation wegnehmen. Dabei muß der Operateur aber *auf außergewöhnliche Spannungsverhältnisse Rücksicht nehmen.* Nach einer Mammaamputation mit weiter Wegnahme der Haut und starker Spannung in der Wundlinie z. B. lassen wir den Hautfaden wenigstens 14 Tage liegen. Und schließlich ist daran zu denken, daß die Wundheilungsvorgänge *bei Patienten in schlechtem Allgemeinzustand* und *in höherem Lebensalter* langsamer ablaufen; deswegen *entfernen wir* in solchen Fällen *Hautfäden wesentlich später,* nach einer Laparotomie z. B. erst nach 14 Tagen.

Sind mit dem Nahtmaterial Infektionserreger ins Gewebe eingedrungen, so bilden sich — falls die Wunde nicht in ganzer Ausdehnung eitert — um die Fadenfremdkörper Abscesse, die in Gestalt von Fisteln nach außen durchbrechen können. Derartige *Fadeneiterungen* heilen erst nach Resorption des Fadens (Catgut) oder nach Ausstoßen des Fadens nach außen (unresorbierbare Fäden) ab. Manchmal gelingt es, den schuldigen Faden durch die Fistelöffnung in der Tiefe mittels Pinzetten, scharfen Löffeln oder *Häkelhaken* (s. Abb. 102) zu finden. Führt dies nicht zum Erfolg, oder sind beim blinden Angeln im Gebiet der Fadenfisteln empfindliche Gebilde (große Gefäße) gefährdet, so legen wir die Fistel operativ übersichtlich frei, verfolgen den granulierenden Gang bis zum Ende und entfernen dabei alle Fäden unter Sicht.

VII. Injizieren und Infundieren [*24*].

Zur *Einführung von Flüssigkeit in die Blutbahn* bestehen drei verschiedene Möglichkeiten; man kann den Weg *über das subcutane Fettgewebe* und die *Muskulatur* wählen oder die Flüssigkeit direkt *in Venen* oder auch *in Arterien* einbringen. Unter einer „*Injektion*“ verstehen wir das schnelle Einspritzen von Flüssigkeit unter Druck mittels einer Spritze, unter „*Infusion*“ das langsame, der Schwerkraft folgende Einlaufenlassen aus einem Infusionsbehälter. Über Methoden zur zuverlässigen *Sterilisation von Spritzen* und *Hohlnadeln* s. S. 8.

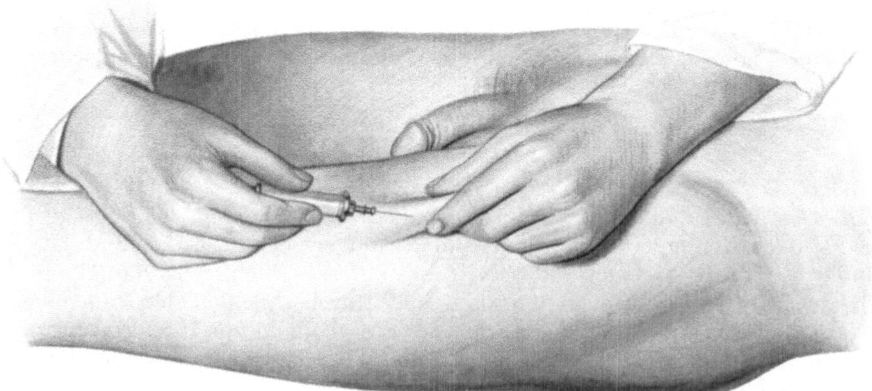

Abb. 103. *Subcutane Einspritzung* unter Anheben einer Hautfalte.

1. Subcutane und intramuskuläre Injektion.

Nur dort darf man subcutane oder intramuskuläre Einspritzungen vornehmen, wo keine wichtigen Gebilde (Nerven, große Gefäße, Sehnen) verletzt werden können. Zur *subcutanen Einspritzung* bevorzugen wir *Gebiete mit reichlich lockerem Unterhautzellgewebe*, die Brust oberhalb und unterhalb der Mamma, die vordere äußere Seite des Oberschenkels, die Gegend zwischen den Schulterblättern, die seitlich abhängenden Partien des Bauches und die Beugeseite der Oberarme. Die auf einer Spritze fest aufgesetzte Kanüle wird mit einem kurzen Ruck flach in eine angehobene Hautfalte gestoßen (Abb. 103). Bleibt man mit der Kanüle zu oberflächlich, dann führt dies zu schmerzhafter Intracutaninjektion. Sticht man zu tief, dann gerät die Hohlnadel in die Muskulatur, und es gelten dieselben allgemeinen Vorsichtsmaßnahmen wie bei intramuskulären Einspritzungen (s. u.).

Zur *intramuskulären Einspritzung* [*22, 28, 29, 50, 57*] sind der kraniale Anteil des oberen äußeren Gesäßviertels, etwa 2 Querfinger unterhalb des Beckenkammes mit Stichrichtung auf den lateralen Darmbeinkamm zu (nicht nach medial-caudal) (s. Abb. 104) und die Vorder-Außenseite des Oberschenkels an der Grenze zwischen proximalem und mittlerem Drittel die *Orte der Wahl*. Im allgemeinen ist bei Schwerkranken, die ohne sich zu bewegen längere Zeit auf ihrer Gesäßmuskulatur festliegen, jedoch der Oberschenkel dem Gesäß vorzuziehen. Sind diese beiden Stellen, wie z. B. bei Kranken mit einem großen Beckengips, nicht frei, so wird man die Mitte des Bicepsbauches an der *Beugeseite* des Oberarmes zur Injektion wählen (cave die Streckseite, hier Gefahr einer Verletzung des N. radialis!). Bei der intramuskulären Injektion führt der Operateur eine 4 bis 5 cm lange Kanüle mit einem Ruck senkrecht durch die Haut in die Tiefe. Das versehentliche *Anstechen eines Nerven* ist dabei an dem plötzlichen, heftigen Sofortschmerz zu erkennen. Über die *unbeabsichtigte Punktion eines Gefäßes* orientiert kurzes Ansaugen mit der Spritze. Infiltrate und Infektionsprozesse lassen sich am besten verhüten, wenn man es sich zur Regel macht, *niemals ohne zwingende Indikation gewebsreizende* oder schwer lösliche *Präparate* (z. B. Calcium, Chinin oder ölige Lösungen) *intramuskulär* zu *injizieren.*

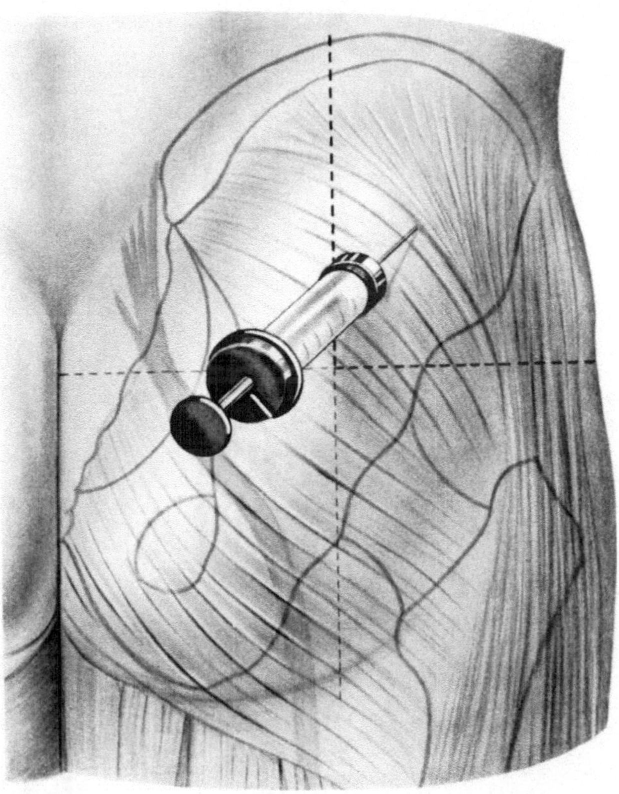

Abb. 104. *Ort der Wahl für intramuskuläre Injektion im oberen äußeren Gesäßviertel mit Stichrichtung nach kranial-lateral,* nicht nach medial-caudal.

Bei subcutaner oder intramuskulärer Injektion läßt sich die *Resorption des* eingespritzten *Mittels durch* Vorspritzen, Zusatz oder Nachspritzen von *Hyaluronidase* (= Apertase oder Kinetin) erheblich *beschleunigen.* Bei Kleinkindern gelingt es z. B. durch Vorspritzen von Hyaluronidase ein subcutan injiziertes Röntgenkontrastmittel (etwa *Uroselektan B*) so schnell zur Resorption und damit wieder zur Ausscheidung zu bringen, daß kontrastreiche Urogramme erhalten werden.

Sollte bei intramuskulärer oder subcutaner Punktion einmal die *Kanüle abbrechen,* so läßt sich diese meist von einem kleinen Hautschnitt aus entfernen, falls der Kranke in der gerade eingenommenen Haltung verharrt.

2. Intravenöse Injektion.

Zur intravenösen Injektion dienen oberflächlich liegende Venen. Am häufigsten wird hierzu eine Vene in der Ellbeuge, speziell die V. mediana cubiti, herangezogen.

Man kann aber auch jede andere erreichbare Hautvene, z. B. am Unterarm, an der Hand oder am Bein wählen (s. II Abb. 200).

Um eine *Vene an den Gliedmaßen zu punktieren*, staut der Arzt den Blutstrom vorher durch einen weichen Gummischlauch oder durch eine Blutdruck-

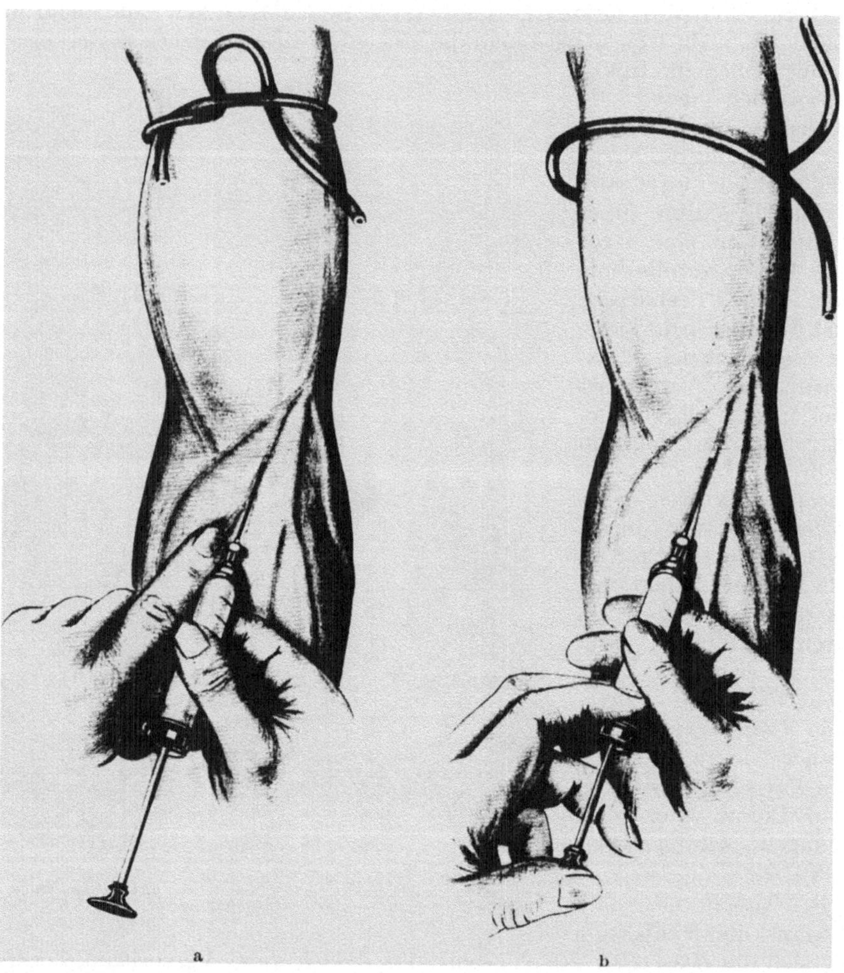

Abb. 105a u. b. *Die Technik der intravenösen Injektion.* a Anlegen eines Stauschlauches am Oberarm. Spannen der Vene durch Druck mit dem linken Zeigefinger. Einstechen unter fester Auflage der rechten Hand am Arm; b Lösen des Stauschlauches. Die rechte Hand hält die in richtiger Lage befindliche Spritze unverrückbar fest, während die linke Hand den Spritzenstempel bedient. Beachte, daß die zur Führung der Spritze benutzte rechte Hand auf den Arm des Patienten aufgestützt ist und die Spritze nach gelungener Venenpunktion nicht mehr losläßt. Zur Punktion dicker Venen soll die vordere Kanülenöffnung nach oben, bei dünnen Venen nach hautwärts zeigen.

manschette proximal der Einstichstelle. Die Abschnürung darf nur so fest angezogen sein, daß der periphere Puls, z. B. am Arm an der A. radialis, noch fühlbar bleibt. Bei Verwendung einer Blutdruckmanschette ist der Druck etwa auf 100 mm Hg einzustellen. Nun wird die Vene meist mit dem linken Zeigefinger fixiert und mit der rechten Hand die Punktion durchgeführt, so daß die rechte Hand die in der Vene liegende Spritze während der ganzen Injektion unverrückbar festhält (s. Abb. 105). Das Lösen der Staubinde und die Betätigung des

Spritzenkolbens geschieht mit der linken Hand. Bei einer dicken Vene führen wir die Kanüle so ein, daß ihre Öffnung nach oben zeigt; bei Punktion einer dünnen Vene mit relativ dicker Kanüle läßt sich eine Verletzung der Gefäßhinterwand leichter verhindern, wenn die Kanülenöffnung nach unten zeigt (s. II, Abb. 48b). *Läßt sich durch* eine proximale *Stauung keine* zur Punktion geeignete *Vene* deutlich sichtbar *darstellen*, dann packen wir die ganze Gliedmaße eine halbe Stunde mit warmen feuchten Tüchern ein und legen darüber wasserundurchlässigen Stoff oder lassen die Extremität in ein Gefäß mit warmem Wasser hängen. Nach solchen Prozeduren führt dann an der jetzt blutstrotzenden Extremität eine erneut angelegte Staubinde zum guten Hervortreten einer Vene.

Wenn in *Ausnahmefällen* Arm- oder Beinvenen nicht zugänglich sind, darf man *auch andere Venen punktieren. Beim Säugling* ist z. B. die Punktion einer *Kopfvene* gelegentlich angezeigt (s. II, Abb. 202). *Beim Erwachsenen* ist man, wenn z. B. im schweren Schock oder bei thrombosierten Venen die üblichen peripheren Gliedmaßenvenen nicht zu punktieren sind, und eine Venae sectio nicht zum Erfolg führt, gelegentlich auch zur Punktion *dicker proximaler Venenstämme*, z. B. der V. jugularis externa oder V. femoralis gezwungen.

Die *V. femoralis* [*12*] (s. Abb. 111) wird 4 cm distal des Leistenbandes, 0,5 bis 1,0 cm medial der A. femoralis punktiert. Dabei führt der Operateur die Kanüle in einem Winkel von 60° zur Hautoberfläche ein. Spürt er dabei, daß eine härtere Gewebsschicht durchstoßen wird (Lig. falciforme oder Venenwand), dann macht er mit der aufgesetzten Spritze unter sehr langsamem Vorschieben wiederholt Probeaspirationen. Die richtig in das Gefäß eingeführte Kanüle läßt sich mit einer Klemme festhalten (s. Abb. 110). Bei versehentlichem Anstechen der A. femoralis steht die Blutung immer nach Andrücken eines Tupfers. Für die Punktion der *V. jugularis externa* empfiehlt sich das Vorgehen nach LUNDY [*46*] (s. II, Abb. 203).

In besonderen Notfällen kann auch die Punktion der *V. subclavia* in Betracht kommen [*2, 3*]. Hierbei wählt man am besten die rechte Seite. Der Kranke liegt flach oder halbsitzend auf dem Rücken; mit dem linken Zeigefinger geht der Operateur am unteren Rand des rechten Schlüsselbeins so weit nach medial, bis er die äußerste Ecke der Infraclaviculargrube erreicht hat. Hier ist die Synarthrosis der knöchernen Rippe I mit ihrem Knorpel in der Tiefe an einem leichten Vorsprung des Knorpels zu tasten. An dieser Stelle führt er eine 7 cm lange, nicht zu dünne Kanüle zwischen erster Rippe und Clavikel schräg nach medial dorsal und geringgradig kranialwärts gerichtet vor. Unter dauernder Aspiration mit einer fest aufgesetzten 10 cm^3-Spritze wird die Kanüle langsam vorwärts geschoben. Stößt man auf ein knöchernes Hindernis (erste Rippe), dann ist die Kanüle mehr nach kranial zu richten. So dringt die Hohlnadel bald in die V. subclavia, die an dieser Stelle in fibrösen Strukturen fixiert, der ersten Rippe fest anliegt. Cave Luftembolie, die aber nicht zu befürchten ist, solange Blut im Strahl aus der Kanüle rinnt.

3. Parenterale Infusion.

Sollen einem Kranken unter Umgehung des Magen-Darm-Tractus größere Flüssigkeitsmengen zugeführt werden, dann steht hierzu der Weg über das Unterhautzellgewebe („subcutane Infusion"), oder der Weg über eine Vene („intravenöse Infusion") zur Verfügung. Dabei läßt man die Flüssigkeit mittels eines Schlauchsystems und einer Kanüle aus einem offenen Irrigator oder besser aus einer geschlossenen Infusionsflasche (s. Abb. 106) der Schwerkraft folgend einfließen.

Wir wählen zur *subcutanen Infusion* in der Regel die *Vorder-Außenseite* des *Oberschenkels*; hier wird die nach kranial gerichtete Kanüle mit der rechten Hand unter einem Winkel von 30° in eine mit der linken Hand angehobene Hautfalte (Abb. 106) eingeschoben. Man kann die Infusionskanüle auch in die Gegend des *lateralen Randes* des *M. pectoralis* in Richtung auf die Achselhöhle flach einstechen. Eine hier vorgenommene Infusion behindert jedoch gelegentlich durch Schmerzen die Atembewegungen des Kranken und begünstigt so pulmonale Komplikationen. Die Einlaufgeschwindigkeit sollte mit einer Klemme am Zuleitungsschlauch immer so reguliert werden, daß keine schmerzhafte Anschwellung des Gewebes auftritt. Mit dieser Methode kann man in jedem Oberschenkel leicht etwa 750 cm³ Flüssigkeit einführen. Bei einer subcutanen Infusion gelangen isotonische Salzlösungen, z. B. *0,9%ige Kochsalzlösung* oder *Ringerlösung*, am schnellsten in die Blutbahn. *Subcutan infundierte Zuckerlösungen* werden wesentlich *langsamer resorbiert als Salzlösungen* (s. II, Abb. 149). Der Eintritt elektrolytfreier Zuckerlösungen in die Blutbahn geschieht erst nach erheblichen Verschiebungen von Elektrolyten und Flüssigkeit zum Infusionsort. Die damit einhergehende vorübergehende Verringerung des zirkulierenden Plasmavolumens und der extracellulären Flüssigkeit an Salzen kann beim ausgetrockneten, salzverarmten oder schockbedrohten Kranken zu *gefährlichen Störungen* führen [*1*].

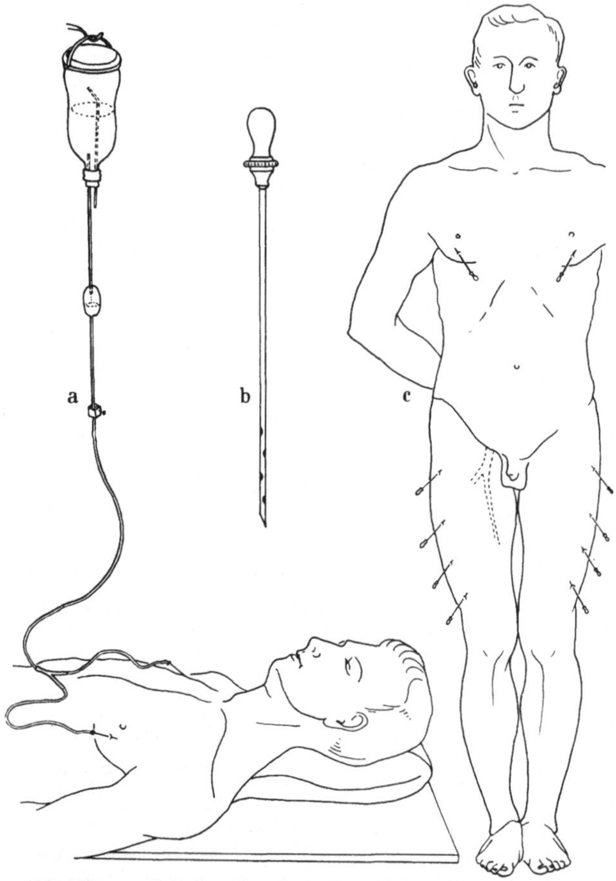

Abb. 106a—c. *Subcutane Infusion.* a Infusionsvorrichtung mit Tropfkugel zur Beobachtung und mit Absperrhahn zur Regulierung der Infusionsgeschwindigkeit; b Hohlnadel zur subcutanen Infusion mit Seitenlöchern; c die bevorzugten Stellen zur subcutanen Infusion.

Ist man einmal gezwungen durch subcutane Infusion hypertone Lösungen (5%ige Glucose in Ringerlösung) oder größere Flüssigkeitsmengen einzuverleiben, dann läßt sich die *Resorption durch* das permeabilitätssteigernde Enzym *Hyaluronidase* (Handelspräparate: Apertase oder Kinetin) *erleichtern.* Hierzu spritzen wir vor Einlauf der Flüssigkeit 1 Ampulle dieses Präparates an der Infusionsstelle ein oder injizieren das Mittel in den Infusionsschlauch unmittelbar über der liegenden Kanüle bei noch geschlossener Schlauchklemme. Die öffnende Wirkung des Enzyms hält im Gewebe nach einmaliger Anwendung 24 Std an und reicht auch noch für nachfolgende Infusionen innerhalb dieses Zeitraumes.

Zur *intravenösen Infusion punktieren* wir die Vene in der Regel mit einer Straußschen Kanüle. Eine *Venae sectio mit Einbinden einer Kanüle* zerstört jedesmal einen Venenweg. Deswegen benutzen wir dies Verfahren *bei Kleinkindern* und bei Erwachsenen nur *im Notfall*, wenn das percutane Anstechen des Gefäßes mißlingt. Zur Venae sectio eignet sich jede periphere Vene am Arm oder Bein, deren Unterbrechung später nicht zu Zirkulationsstörungen führt. Ist die zum Anschneiden vorgesehene Vene *gut sichtbar*, dann spritzen wir 1%ige Novocainlösung — um Gefäßspasmen zu vermeiden ohne Adrenalin — beiderseits der Vene und incidieren dann die Haut durch einen *Längsschnitt* direkt neben der Vene auf eine Strecke von 2—3 cm. Hierauf wird die Vene stumpf mit 2 anatomischen Pinzetten oder mit einer Präparierschere im Subcutanfett freigelegt. Ist die Vene von außen nur *undeutlich erkennbar*, wie das z. B. bei *Kleinkindern* öfters der Fall ist, so bevorzugen wir an der Prädilektionsstelle für die intravenöse Infusion (Ellbeuge oder Gebiet vor und über dem inneren Knöchel) einen *Querschnitt*, der dann im subcutanen Fett meistens zu einer geeigneten Vene führt (s. II, Abb. 204). Das freigelegte Gefäß wird mit 3 Fäden umschlungen und mit einer feinen, gebogenen, spitzen Schere maulförmig angeschnitten, aber nicht völlig durchtrennt. In die Öffnung schiebt der Operateur eine Knopfkanüle, die mit der proximal liegenden Fadenschlinge festgehalten wird, und verschließt die kleine Hautwunde mit Knopfnähten oder mit Klammern. Bei reichlicher Ausbildung von Hautvenen legen wir die *Venae sectio möglichst unterhalb der Ellbeuge* an den Unterarm, damit für die Dauer der Infusion keine Schienung des gestreckten Armes notwendig ist, und der Kranke das Ellbogengelenk frei bewegen kann (s. II, Abb. 198). Infusionen, die länger als einige Stunden

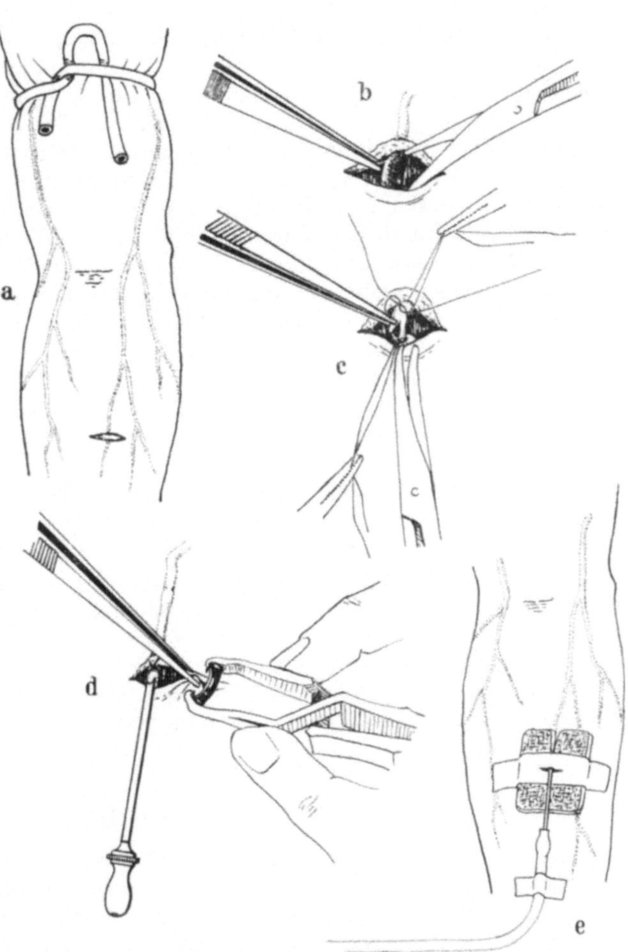

Abb. 107a—e. *Venae sectio.* a Stauung mit elastischem Gummischlauch am Oberarm. Am Vorderarm — nicht in der Ellenbeuge — Querschnitt über der Vene. Nur bei sehr gut sichtbarer Vene Längsschnitt parallel neben der Vene; b stumpfe Dissektion der Vene; c lockeres Anschlingen mit Zügel proximal, festes Abbinden distal und Anlegen einer noch nicht geknoteten Schlinge in der Mitte. Zungenförmiger Einschnitt in die Vene mit spitzer Schere; d Einschieben und Festbinden einer stumpfen Knopfkanüle. Verschluß der Hautwunde mit Michel-Klammern; e Verbinden der Wunde mit eingeschnittenem Mullfähnchen und Befestigen der Kanüle sowie des Zuleitungsschlauches mit Heftpflaster.

aufrechterhalten werden müssen, legen wir *möglichst nicht an die Beine*, um dort keine postoperativen Thrombosen zu begünstigen. Vor Anschließen des Zuleitungsschlauches muß das *Infusionssystem luftleer* sein. Die Zufuhrgeschwindigkeit wird durch eine Klemmschraube reguliert und ist an einer Tropfkugel zu erkennen. Über die richtige Einstellung des *Flüssigkeitsspiegels in der Tropfkugel* s. II, Abb. 199. Das Entfernen der eingebundenen Knopfkanüle aus der Vene gelingt meist ohne Eröffnung der Hautwunde durch ruckweises Herausziehen; die Blutung aus dem Gefäß steht nach Kompressionsverband.

Bei intravenösen *Infusionen*, die *mehrere Tage* liegenbleiben müssen, sind statt metallener Knopfkanülen in die Vene eingeführte *dünne Polyäthylenschläuche vorzuziehen*. Mit derartigen biegsamen und nicht benetzbaren Venenkathetern kann der Kranke sich freier bewegen, und es kommt weniger leicht zur Verstopfung der Infusionsbahn durch Thrombenbildung, als beim Gebrauch starrer Hohlnadeln. Zur Infusion kristalloider Lösungen genügen Venenkatheter von 0,6 mm Innendurchmesser; will man kolloidale Lösungen oder Blut zuführen, dann muß der Katheter wenigstens einen Innendurchmesser von 1 mm haben. Bei deutlich sichtbarer dicker Vene lassen sich solche Polyäthylenkatheter auch ohne Venae sectio durch eine percutan in das Gefäß eingestochene dicke Kanüle einführen. Dabei schieben wir den Katheter etwa 10—20 cm weit in die Vene nach proximal, ziehen dann die Kanüle über dem liegenbleibenden Katheter heraus und fixieren diesen dann außen an der Haut durch Heftpflaster. In den *Infusionspausen* verschließt man die Katheteröffnung durch Aufstöpseln einer zugeschmolzenen Kanüle; um einer Thrombosierung vorzubeugen, empfiehlt es sich, bei nicht laufender Infusion alle 4 Std 1 cm^3 der zur Blutsenkung üblichen Natriumcitratlösung in den Kunststoffschlauch einzuspritzen. Auf diese Weise bleiben derartige Venenkatheter 4—8 Tage durchgängig. Über kurz oder lang tritt aber *an der Incisionsstelle* der Vene später immer eine *Thrombose* auf, die gewöhnlich 5 cm weit nach aufwärts reicht. Deswegen legen wir den Katheter möglichst in eine unwichtige, distale Vene und schieben ihn von dort nach proximal in einen größeren Gefäßstamm vor. Am Arm empfiehlt es sich z. B. die V. basilica möglichst weit distal von ihrem Zusammenfluß mit der V. brachialis zu punktieren.

4. Intraarterielle Injektion.

Zur angiographischen Diagnostik [*49*] und intraarteriellen Therapie [*34*] sind häufiger auch Injektionen in Schlagadern notwendig. Hierbei kommen zur percutanen Punktion hauptsächlich die Aorta, sowie die A. femoralis, die A. brachialis und die A. carotis communis in Frage. Kleinere Arterien, z. B. die A. poplitea oder die A. radialis lassen sich nur nach operativer Freilegung einigermaßen sicher punktieren.

Zur *Punktion der Bauchaorta* [*55, 56*] dienen kurz abgeschrägte, aber scharf geschliffene Kanülen von 15—20 cm Länge und 1,2—2 mm äußerem Durchmesser. Der Kranke liegt bei diesem Eingriff auf dem Bauch und erhält vor der Punktion 1—2 cm^3 Dolantin oder 1 Ampulle SEE „schwach". Wir ziehen eine Barbiturat-Lachgasnarkose — wegen der Bauchlage mit Intubation — im allgemeinen vor, weil der Patient dabei ruhiger liegt und das jodhaltige Kontrastmittel besser verträglich ist. Bei der *„hohen"* oder *„subdiaphragmalen" Punktion*, die zur Kontrastdarstellung der Nieren und Bauchgefäße erforderlich ist, geht man 8 cm oder 4—5 Querfinger links der Dornfortsatzreihe direkt am unteren Rand der 12. Rippe ein. Wird dann die Kanüle parallel zur untersten Rippe in einem Winkel von 60^0 zur Hautoberfläche nach medial, ventral und kranial geführt (s. Abb. 108), so trifft sie in etwa 10—12 cm Tiefe auf den

12. Brustwirbelkörper. Sobald die Nadel diesen Knochen berührt, zieht man sie 2—3 cm zurück und schiebt sie etwas weiter ventral wieder nach vorne. Dies wird mehrmals wiederholt, bis die Kanülenspitze gerade vor dem Wirbelkörper vorbeigleitet. Nun sticht der Operateur die Kanüle noch 0,5—1 cm weiter und erreicht hiermit die etwas links lateral der Wirbelkörper liegende Aorta. Bei

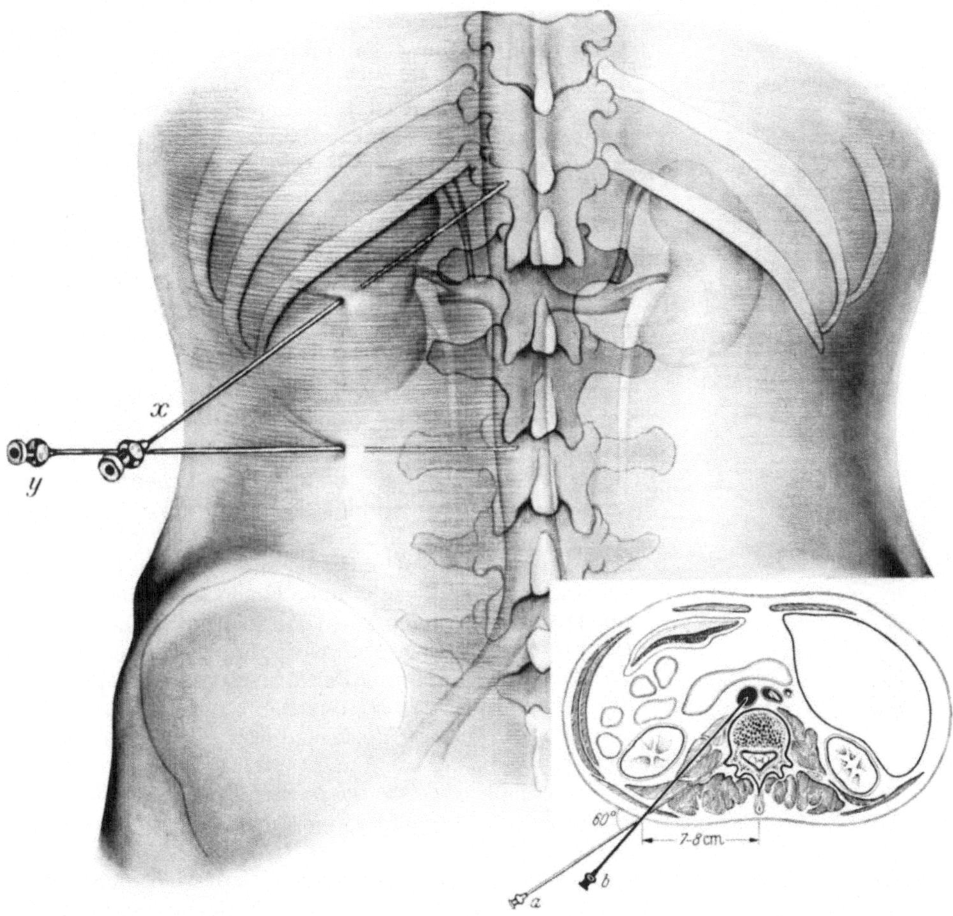

Abb. 108. *Punktion der Bauchaorta.* 8 cm links neben der Dornfortsatzreihe am unteren Rande der 12. Rippe in kranialer Richtung [= hohe, subdiaphragmale Punktion (x)] oder 8 cm links neben der Dornfortsatzreihe in Höhe des oberen Randes des 3. Lendenwirbeldornfortsatzes in horizontaler Richtung [= tiefe lumbale Punktion (y)], zunächst nach medial ventral unter einem Winkel von 60° zur Hautoberfläche auf den Wirbelkörper eingehen (a). Dann am Wirbelkörper entlang tasten bis zur Aorta (b). Cave Bereich des 1. und 2. Lendenwirbelkörpers, dort nicht punktieren, weil dabei leicht die Nierengefäße verletzt werden.

der *„tiefen“ oder „lumbalen“ Punktion* der Aorta, die wir zur Arteriographie der Becken- und Oberschenkelgefäße bevorzugen, wird in Höhe des 3.—4. Lendenwirbelkörpers mit derselben allgemeinen Technik wie oben, auch von links, jedoch unter Vermeidung der Kranialrichtung der Kanüle, eingegangen. In dieser Höhe liegt die Aorta etwas mehr medial, so daß man mit der Kanüle etwas tiefer eindringen muß. Ist das Lumen der Aorta erreicht, so dringt hellrotes Blut in rhythmischen Schüben, aber nicht in hohem Strahl aus der Kanüle. Um sich zu vergewissern, daß die vorn schräg angeschliffene Kanüle im Aortalumen liegt und nicht die ventrale Wand durchspießt hat, empfiehlt es sich, die Hohlnadel einmal

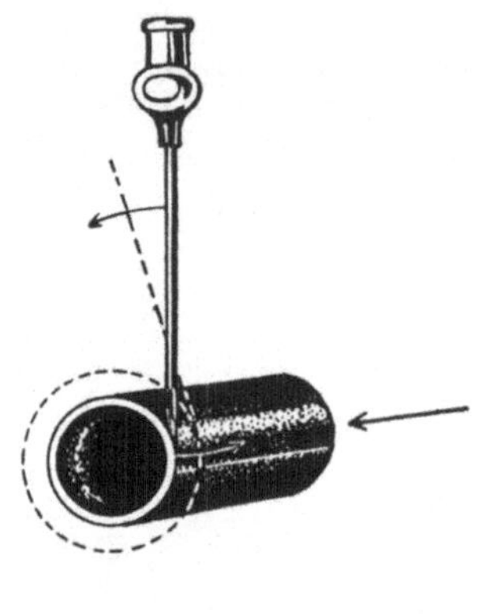

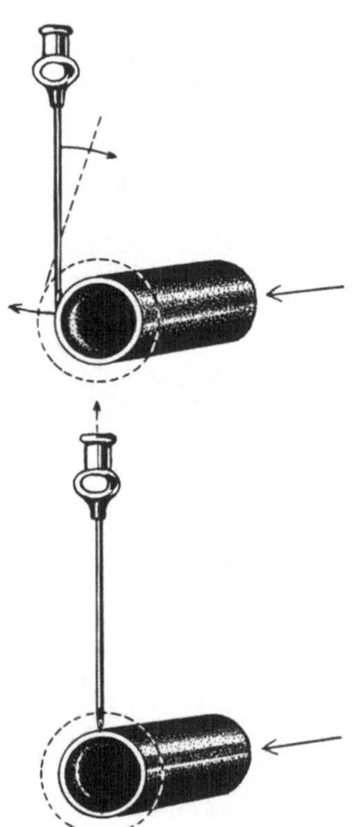

Abb. 109. *Herantasten bei der Arterienpunktion.* Zuerst nur die Haut perforieren. Dann genaue Lage des pulsierenden Gefäßes mit Hohlnadelspitze palpieren. Die Ausschläge des Kanülenansatzes erlauben Rückschlüsse auf die Lage der Nadelspitze. Die Arterienwand erst durchstoßen, wenn die Kanüle genau über der Mitte des Gefäßes steht.

um 360° zu drehen und sie sehr wenig hin- und herzuschieben. Bei richtiger Lage der Kanüle dringt trotz dieser Lageveränderungen rhythmisch Blut hervor. *In Höhe des 1. und 2. Lendenwirbelkörpers* soll die Aorta *nicht punktiert* werden, weil hier die Gefahr besteht, eine Nierenarterie anzustechen (s. Abb. 108).

Auch die *Brustaorta* läßt sich percutan punktieren [*4*], jedoch ist der Zugang hier wesentlich schwieriger als im Bauchteil. Nach dem Vorschlag von WICKBOM [*68, 69*] wird zunächst bei einer Röntgendurchleuchtung am auf dem Rücken liegenden Patienten der Aortenverlauf mit einem Fettstift vorne auf den Brustkorb gemalt. Dann sticht man im medialen Drittel der rechten Sternoclaviculargrube lateral der tastbaren A. carotis communis knapp hinter der Clavikel eine 15 cm lange und 1,8 mm starke Kanüle in der Richtung nach dorsal medial ein. Die Kanüle wird dann hinter der ersten Rippe parallel zur A. anonyma auf die Aorta vorgeschoben. Bei zu starkem Abweichen nach medial äußert der Patient Beschwerden und die Kanüle gerät in die Nähe der Trachea. Nach der Methode von HOYOS und DEL CAMPO [*32, 34*] sticht der Operateur beim auf dem Rücken liegenden Kranken eine 15 cm lange und 1,2—2 mm dicke vorne kurz abgeschrägte, mit Mandrin versehene Hohlnadel im 2. ICR links, ein Querfinger lateral des Sternums ein und schiebt die mit einer Kochsalzlösung gefüllte Spritze langsam nach medial dorsal vor. Die direkte Punktion der Brustaorta wird nur selten geübt, weil die Kontrastdarstellung der Brustaorta *ungefährlicher durch retrograde Füllung* über die A. radialis *oder mittels* Einschieben eines *Katheters* durch die A. brachialis gelingt.

Bei der *Punktion peripherer Arterienstämme* [*51*] gelten bestimmte *allgemeine Regeln.* Man punktiert Arterien grundsätzlich dort, wo die Gefäßpulsation am deutlichsten fühlbar ist und hält sich nicht sklavisch genau an die „typische" Punktionsstelle. Vor der Punktion anaesthesieren wir die Hauteinstichstelle mit wenig 1%igem Novocain ohne Adrenalin. Empfindliche Patienten erhalten am besten auch eine sedative Prämedikation, z. B. eine Ampulle SEE „schwach" oder Dolantin 1—2 cm³ intravenös. Zum Punktieren der Arterie gebrauchen wir glatt angeschliffene, aber kurz abgeschrägte innenpolierte Kanülen. Das Durchspießen der Gefäßhinterwand läßt sich leichter vermeiden, wenn man zur Punktion Spezialkanülen mit stumpfer Außenhohlnadel und eingeschliffenem, angespitztem Mandrin oder passender innenliegender scharfer Kanüle benutzt. Vor der Punktion wird die Arterie durch Druck mit Zeige- und Mittelfinger festgelegt. Es ist ratsam, mit der Kanüle *zunächst nur die Haut* zu durchstoßen und sich dann vorsichtig an die pulsierende Schlagader *heranzutasten* (s. Abb. 109) oder die Kanüle durch eine mit spitzem Skalpell angelegte Stichincision der Haut einzuführen. Erst nachdem kein Zweifel besteht, daß die Kanüle genau über der Mitte des Gefäßrohres steht, durchstößt der Operateur die Arterienwand selbst mit einem kurzen Ruck. Die Punktion gelingt leichter, wenn er die Nadel schräg gegen den Blutstrom richtet und dabei die Kanülenöffnung der ankommenden Pulswelle zukehrt. Bei richtiger Lage in der Schlagader quillt langsam, meistens nicht im Strahl, aber rhythmisch pulssynchron, hellrotes Blut aus der Kanüle. Findet sich bei genügend tiefer Punktion kein Blut, dann ist die Kanüle unter Aspiration sehr langsam zurückzuziehen; so gelangt man häufig doch noch ins Gefäßlumen. Bei Zweifel über die richtige Lage der Kanüle empfiehlt es sich, schnell etwas Kochsalzlösung einzuspritzen. Empfindet der Kranke dann ein unangenehmes Spannungsgefühl, so liegt die Kanülenöffnung meistens im Gefäßlumen. Bei paravasaler Lage der Kanülenöffnung hingegen stößt eine schnelle Injektion auf Widerstand. Die einmal vergeblich angestochene Arterie kontrahiert sich und ist danach ein zweites Mal schwer zu punktieren. Man kann versuchen, diesen Gefäßspasmus durch 3—4 min langes Abwarten oder durch Umspritzen mit Novocain zu beseitigen. Letzteres hat den Nachteil, daß dann die Pulsation noch schlechter zu tasten ist. Soll, wie z. B. zur Arteriographie, Flüssigkeit unter Druck rasch intraarteriell injiziert werden, dann läßt sich die richtige Lage der Kanüle im Gefäßlumen besser aufrechterhalten, wenn die Spritze mittels eines kurzen, starr-elastischen *Schlauchzwischenstückes* an die Kanüle angeschlossen ist. Um postpunktionelle Hämatome zu vermeiden, wird sofort nach Zurückziehen der Kanüle ein Tupfer 5 min auf die Punktionsstelle gepreßt oder ein Druckverband angelegt. Läßt sich der Verlauf einer Arterie bei adipösen Kranken durch Palpation nicht sicher feststellen, dann hilft gelegentlich eine intravenöse Injektion von 0,5 cm³ Veritol. Danach tritt meistens eine verstärkte Pulsation und Spannung der Gefäßwand ein, die das Auffinden erleichtert. Um die *Punktionsnadel* bei intraarterieller Injektion in der Schlagader *unverrückbar festzulegen*, kann man sich der in Abb. 110 dargestellten Anordnung bedienen.

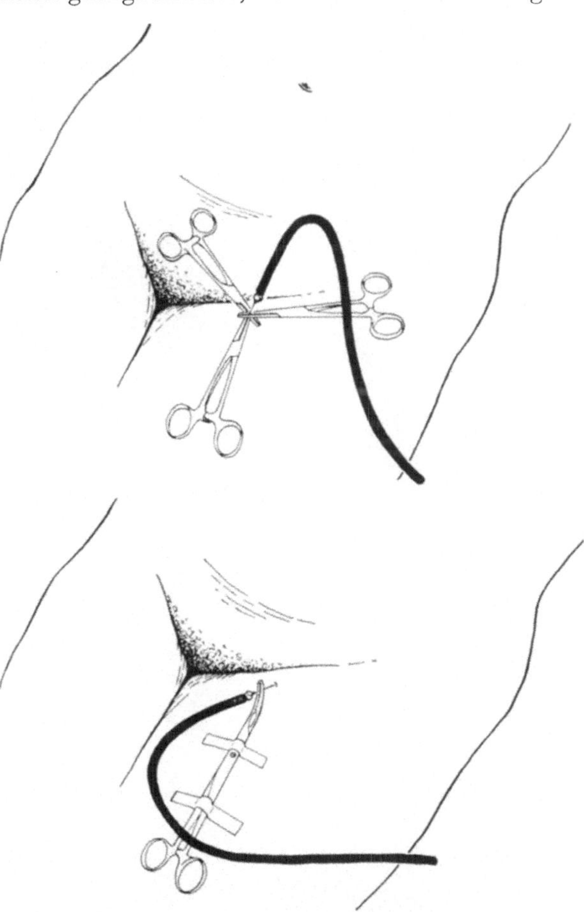

Abb. 110. *Unverrückbares Festlegen der Kanüle bei intraarterieller Injektion* mittels drei der Haut anliegender Péan-Klemmen oder mittels einer durch Haftplasterstreifen an der Haut befestigter Mikulicz-Klemmen.

Zur *Punktion der A. femoralis* (s. Abb. 111) legen wir dem Kranken in Rückenlage ein Polster unter das Becken, so daß sein Hüftgelenk auf der zur Punktion vorgesehenen Seite überstreckt ist. Der Operateur steht auf der Punktionsseite und hält an der Stelle der deutlichsten Pulsation, dicht unterhalb des Leisten-

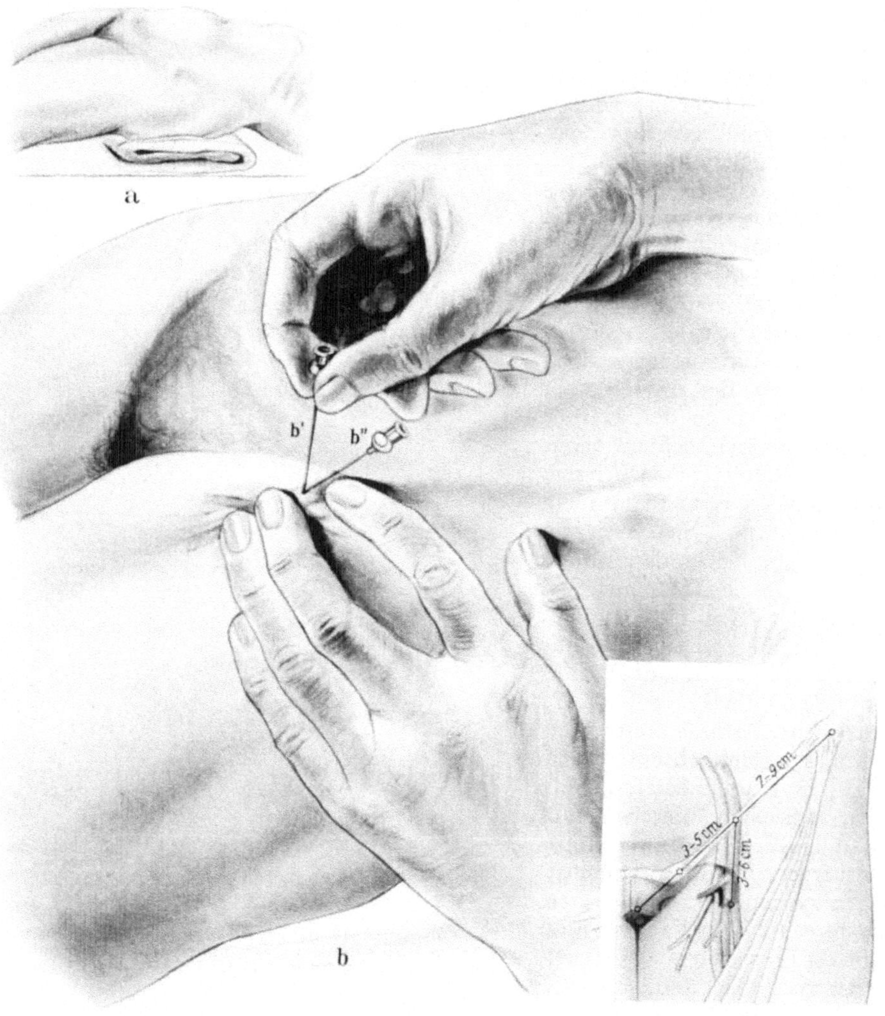

Abb. 111a—c. *Punktion der Arteria femoralis.* a Lagerung mit überstrecktem Hüftgelenk; b Punktion, b' erste Position, b" zweite Position der Kanüle; c Topographie des Punktionsbereiches.

bandes die Femoralis mit 2 Fingern fest. Nun führt er eine etwa 5 cm lange, Kanüle (Nr. 1) in einem nach distal offenen Winkel steil in das pulsierende Rohr ein. Ist das Lumen getroffen, wird die Kanüle flacher, in Richtung der Gefäßachse zur Stromrichtung geneigt. Auch die versehentlich angestochene V. femoralis kann durch fortgeleitete Bewegungen von der danebenliegenden Arterie in rhythmischen Schüben Blut abgeben; man erkennt diese Fehlpunktion an der dunklen, „venösen“ Farbe des hervortretenden Blutstromes.

Die *A. subclavia* wird direkt unter dem Schlüsselbein in der Mohrenheimschen Grube punktiert. Dabei legt man unter die Schulter ein Kissen, so daß der zur

Gegenseite gedrehte Kopf leicht herabhängt. Um das Gefäß anzuspannen, wird der Arm auf der zu punktierenden Seite adduziert und nach unten gezogen.

Bei der *Punktion der A. brachialis* zur Angiographie des Armes und der Hand suchen wir das Gefäß im Sulcus bicipitalis auf. Der Arm des Kranken liegt außenrotiert und abgespreizt auf einem kleinen Tisch. Der Operateur sticht die Kanüle flach in das Gefäß ein. Bei der Punktion im Sulcus bicipitalis sind Nebenverletzungen des N. medianus und versehentliches Anstechen der V. brachialis zu befürchten; deswegen soll man sich hier eher zur operativen Frei-

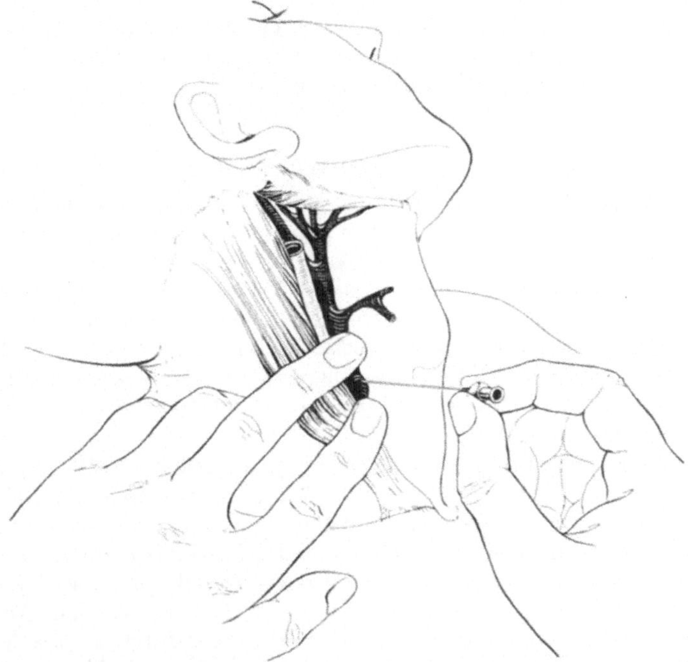

Abb. 112. *Punktion der A. carotis.* Die Arterie wird an der Stelle ihrer stärksten Pulsation, in der Regel am Innenrand des M. sternocleidomastoideus, 3 Querfinger oberhalb des Sternoclaviculargelenkes, in Höhe des unteren Randes des Schildknorpels, zwischen 2 Fingern fixiert und punktiert. Der Kranke soll dabei mit überstrecktem und zur anderen Seite gedrehtem Kopf gelagert sein.

legung entschließen, als durch Manipulationen im Dunkeln das Gefäßnervenbündel zu verletzen.

Zur *Punktion der A. carotis communis* [*14, 40, 51, 63, 70*] liegt der Kranke auf dem Rücken. Durch entsprechende Polster wird der Schädel überstreckt gehalten und zur gesunden Seite gedreht. Nun führt der Operateur die Kanüle unter Beachtung der allgemeinen Regeln zur Arterienpunktion (s. o.) etwas seitlich und unterhalb des Schildknorpels, etwa 3 Querfinger oberhalb des Sternoclaviculargelenkes, medial des vorderen Randes des Kopfnickers in die mit Zeige- und Mittelfinger der linken Hand fixierte Schlagader an der Stelle ihrer stärksten Pulsation ein (s. Abb. 112).

Zur *Punktion einer operativ freigelegten Schlagader* wird die Hautdurchtrennung am besten *parallel zur Gefäßachse* vorgenommen, wenn die Lage des Gefäßes immer genau festliegt, wie z. B. bei der A. radialis. Ist aber bei Fettleibigkeit oder im Kollaps die gesuchte Arterie percutan nicht genau auszumachen, dann bevorzugen wir einen *Querschnitt.* Manchmal empfielt es sich zur Punktion die Kanüle zuerst etwas abseits der Incision durch die Haut zu stechen und dann unter Sicht am Grund der Incisionswunde in die Arterie einzuführen. Bei diesem Vorgehen läßt sich trotz kleiner Incision ein sehr flacher Winkel zwischen Kanüle und Arterie erreichen, so daß es weniger leicht zur Perforation der Gefäßhinterwand kommt.

Über die Technik der *intrakardialen Injektion* s. II S. 80.

VIII. Absaugen und Drainieren.

Wenn Wundsekrete, Eiter, Blutergüsse oder andere Körpersäfte den Heilverlauf stören oder dem Patienten schaden, dann muß der Chirurg sie absaugen oder für eine Ableitung durch Drainage sorgen.

1. Absaugen.

Die *Technik der Punktion* wechselt je nach dem Ort, aus dem Flüssigkeit gewonnen werden soll (siehe hierzu auch in den speziellen Bänden der Operationslehre). Zur häufigsten Punktion, die der Arzt überhaupt durchführt, nämlich der *Entnahme kleiner Blutmengen* zu diagnostischen Zwecken *aus* einer gestauten *Vene*, verfährt man nach der aus der Abb. 105 ersichtlichen Technik zum Einführen der Kanüle in Venen. Hierbei dürfen nur zuverlässig sterilisierte Spritzen und Kanülen verwendet werden (cave infektiöse Hepatitis, s. S. 7 u. 9). Besondere Maßnahmen zum Keimfreimachen der Hände des Operateurs oder zur Anaesthesierung der Punktionsstelle sind überflüssig.

Zu allen anderen Punktionen waschen wir uns vorher mit Wasser und Seife und ziehen dann *an* die gut *abgetrockneten Hände sterile Gummihandschuhe.* Wir machen die Punktion im vollen Bewußtsein des Keimgehaltes der undesinfizierten Hand; deswegen vermeiden wir — auch mit Handschuhen — peinlichst jede Berührung der Einstichstelle nach ihrer Desinfektion sowie der sterilen Punktionskanüle an ihrem vorderen, zum Einstich vorgesehenen Anteil. Die *Punktionsstelle* wird durch ein Farbkreuz (s. S. 40) oder durch kurzes Andrücken des Ansatzstückes einer danach abzuwerfenden Injektionskanüle in Form einer kleinen ringförmigen Druckmarke *festgelegt* und mit Äther-Alkohol *abgewaschen.* Danach erfolgt die *Anaesthesie des Stichkanals* mit 1%igem Novocain ohne Suprarenin. Hierbei ist die Betäubung der Grenzschichten (Haut, Pleura, Peritoneum, Periost, Gelenkkapsel) am wichtigsten, um die später nachfolgende Einführung der dickeren Punktionskanüle schmerzlos zu gestalten.

Zur Punktion dienen *nicht zu lange, kurz angeschliffene, dicke Kanülen* von 1,8—3 mm äußerem Durchmesser, die auf eine 5—10 cm^3 fassende Rekordspritze fest aufgedreht sind. Um beim Gebrauch außergewöhnlich dicker Kanülen oder Trokare (s. Abb. 113) die Verstopfung und Infektion der Röhrenöffnung durch ein ausgestanztes Hautstück zu vermeiden, mache man an der Einstichstelle *mit* einem scharfen *Skalpell* vorher eine kleine *Stichincision.* Unter ständiger Aspiration mit der Spritze wird die Kanüle langsam auf die vermutete Flüssigkeitsansammlung vorgeschoben. Will der Operateur mit einer dicken Kanüle feste Gewebsschichten *ruckartig durchstoßen,* dann schützt er sich vor Nebenverletzungen durch unbeabsichtigtes Zutiefstechen, indem er die Einstichtiefe an der Kanüle mit Zeigefinger und Daumen begrenzt (s. Abb. 113). Um die Verlegung der Ausflußbahn durch angesaugte Nachbarorgane oder Gewebsbröckel zu verhindern, ist es ratsam, die Punktionskanüle mit *seitlichen Löchern oder Schlitzen* (s. Abb. 113) zu versehen.

Bei *größeren Flüssigkeitsansammlungen* droht die Verunreinigung des Operationsfeldes beim Spritzenwechsel (z. B. bei der Punktion eines Gallenhydrops oder eines tuberkulösen Abscesses) oder das unerwünschte Eindringen von Luft in die zu entleerende Höhle (z. B. bei der Punktion eines Pleuraexsudates). In diesen Fällen verwenden wir zur Verbindung der Spritze mit der Kanüle *ein Schlauchzwischenstück*, das beim *Spritzenwechsel* mit einem Péan abgeklemmt wird, oder benutzen *Spritzen mit dicht schließendem Mehrwegehahn*, z. B. eine Rotandaspritze. Eine luftdichte Absaugvorrichtung (z. B. aus der Pleurahöhle) bietet auch der Potainsche Apparat (s. Abb. 117). Die gewöhnlichen *Trokare* mit *Zweiwegehahn* und seitlicher Abflußbahn zum Anschließen einer Absaugvorrichtung verhindern den Luftzutritt meistens nicht völlig, sind also

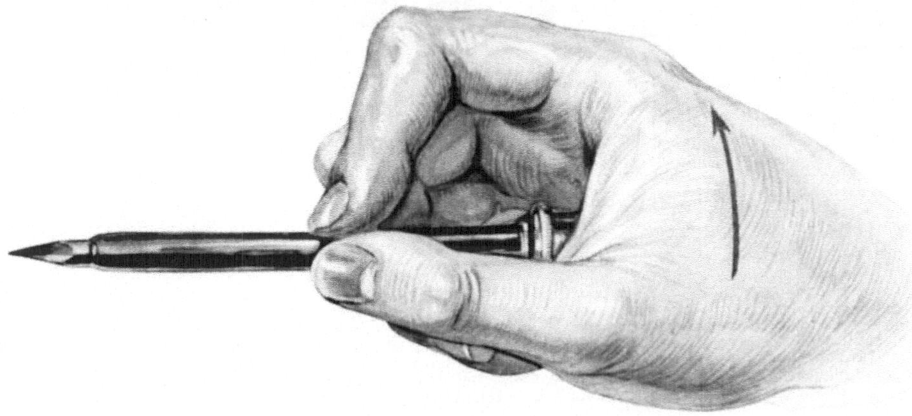

Abb. 113. *Haltung des Trokars bei Einstoßen in das Gewebe.* Der Mandrin wird durch Einstemmen in die Hohlhand festgestellt, die Einstichtiefe durch den Zeigefinger begrenzt und der Trokar unter Rechtsdrehung mit Schwung eingestoßen.

zu Pleurapunktionen ungeeignet, lassen sich aber gut benutzen, wenn es vorwiegend auf die Verhütung einer Verunreinigung durch austretende Flüssigkeit ankommt, wie z. B. zur Punktion eines Hydrops bei einer Gallenoperation.

Zur *fortlaufenden* Entleerung störender Flüssigkeitsansammlungen aus *natürlichen Körperhöhlen*, insbesondere der Brust- und Bauchhöhle, dem Magen-Darm-Tractus und der Harnblase, kommt eine *Dauerabsaugung* in Betracht. Ihre Technik bei den verschiedensten Lokalisationen ist in den speziellen Bänden der Operationslehre eingehend geschildert. Hier seien nur die grundsätzlich möglichen Wege zur Beherrschung der dabei auftretenden Schwierigkeiten kurz beschrieben.

Wenn, wie z. B. bei der Ableitung aus der Pleurahöhle oder bei Anlage einer Magenfistel, ein *luft- und wasserdichter Abschluß des Absaugrohres* erwünscht ist, so genügt einfaches Einlegen des Drains in die Operationswunde meist nicht. In diesen Fällen leiten wir das Ableitungsrohr möglichst durch eine besondere, *abseits* der Thorakotomie- und Laparotomiewunde angebrachte kleine Stichincision und vernähen die Haut dicht um den durchgeleiteten Gummischlauch. Das Gummirohr darf durch die Befestigungsvorrichtung nicht verletzt werden; wir verankern es deswegen in der Regel durch zwei lang gelassene, um den Gummischlauch verknüpfte Fäden von Hautknopfnähten und außerdem durch entsprechende Heftplasterzüge (s. Abb. 115). Dasselbe Ziel läßt sich durch Überstreifen einer Gummimuffe erreichen, die dann ohne Verletzung des eigentlichen Drainagerohres mittels Sicherheitsnadeln oder Nähten befestigt werden kann (Abb. 115 und 124).

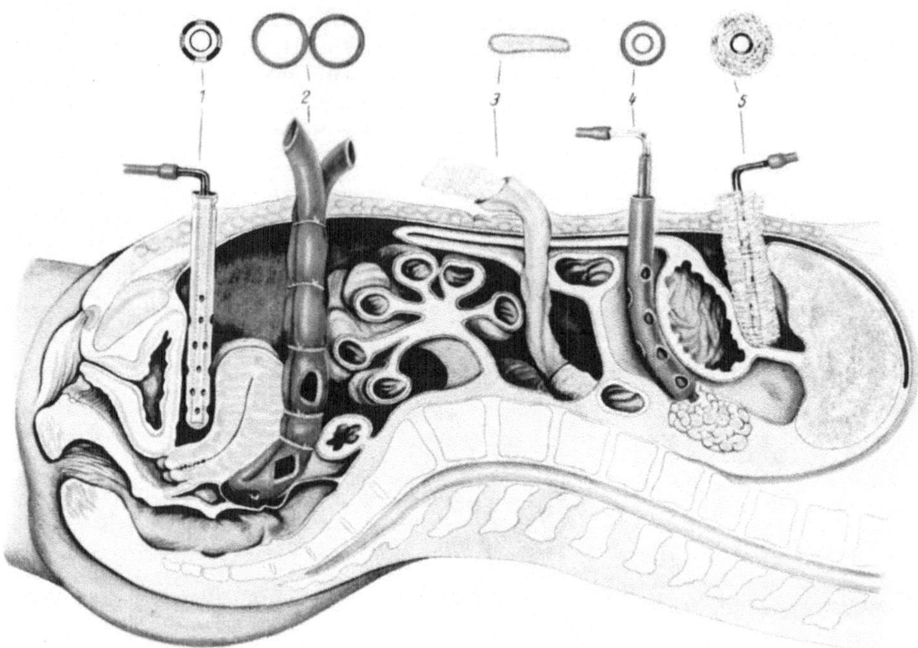

Abb. 114. *Verschiedene Drainagen in der Bauchhöhle. 1, 2, 4* und *5 Saugdrainagen,* bei denen durch eine Rohrleitung mit geringem Unterdruck abgesaugt wird und durch die andere Rohrleitung — bei *5* durch den Mullmantel — eine Belüftung des Drainageherdes erfolgt. Hierdurch kommt es weniger leicht zu einer Verstopfung des Drains als bei der gewöhnlichen Röhrendrainage. *3 Zigarettendrain,* bei dem in eine dünnwandige Gummimanschette ein Mulldocht oder Vioformgazestreifen locker eingezogen ist.

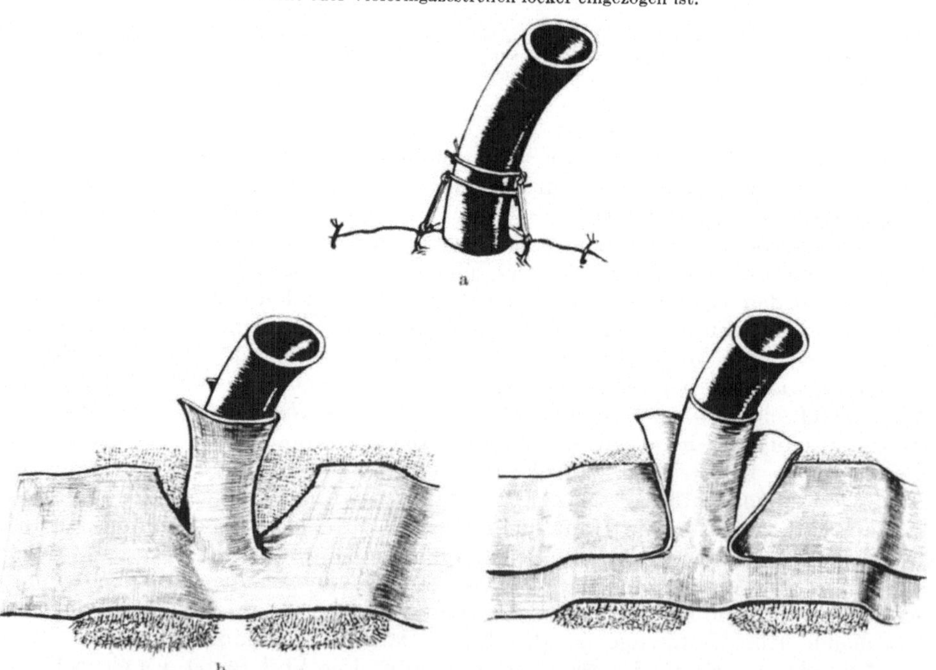

Abb. 115a—c. *Wasserdichtes Einnähen eines Drains.* a Befestigen mit langgelassenen Fäden benachbarter Hautnähte; b und c Abdecken mit eingeschnittener Mullkompresse und zusätzliche Befestigung des Drains mit quer eingeschnittenem breitem Heftpflasterstreifen.

In die *Brust- oder Bauchhöhle* vorgeführte Röhrendrains müssen *genügend dick* sein und mehrere seitliche Löcher tragen, damit sie durch Blutkoagula, Fibrinbrocken, nekrotische Gewebsfetzen oder sich vorlegende innere Organe nicht zu leicht verstopft werden. Zu dicke Drains schaden meist nicht, zu dünne Drains können lebensbedrohliche Komplikationen herbeiführen. Wir wählen deswegen z. B. nach Lungenresektionen für die Absaugung der Pleurahöhle Gummirohre von 12/17 mm Durchmesser, für die Ableitung eines tiefliegenden Pankreasabscesses *Wipple-Drains* (s. Abb. 114/4), bei denen das äußere Rohr einen Durchmesser von 16/22 und das innere Rohr einen Durchmesser von 7/11 mm hat.

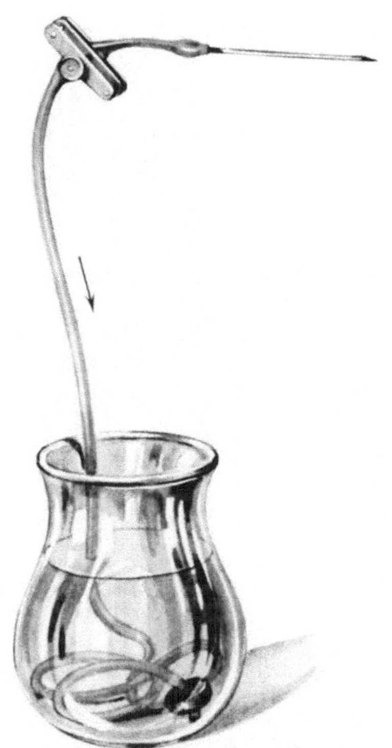

Abb. 116. *Heberdrainage nach* BÜLAU. Eine Hohlnadel mit angeschlossenem, durch einen Quetschhahn verschließbaren Schlauch, dessen Ende durch ein Bleigewicht geschwert ist, taucht in ein mit desinfizierender Flüssigkeit gefülltes Gefäß. Die Nadel wird bei flüssigkeitsgefülltem Schlauch und geschlossenem Hahn eingestochen.

Die bei jeder Röhrendrainage nach einigen Tagen einsetzende *Verstopfung* des Lumens durch gerinnendes Wundsekret kann man durch Bestreichen des Draininneren mit sterilem *Paraffinum liquidum* oder *Siliconöl hinausschieben*. Fibringerinnsel und Zelltrümmer, die bei der Absaugung aus gut abgegrenzten Höhlen zur Verlegung der Absaugvorrichtung führen, lassen sich durch Einspritzen bestimmter Streptokokkenenzyme, *Streptokinase* und *Streptodornase* (Handelspräparat: Bistreptase Behringwerke oder Varidase Lederle), 1 Ampulle, gelöst in 2—20 cm³ physiologischer Kochsalzlösung, *verflüssigen*. Diese Enzyme können in Lösungen mit Antibioticis jeder Art und in jedem Verhältnis ohne gegenseitige Beeinträchtigung der Wirksamkeit kombiniert werden. Das Agens wirkt nicht auf Kollagenstrukturen (z. B. Fascien- oder Hautnekrosen) und nicht auf Mucoproteine in Schleimstoffen. Die Anwendung solcher Enzyme ist kontraindiziert bei frischen Blutungen, frisch verkrusteten Wunden oder

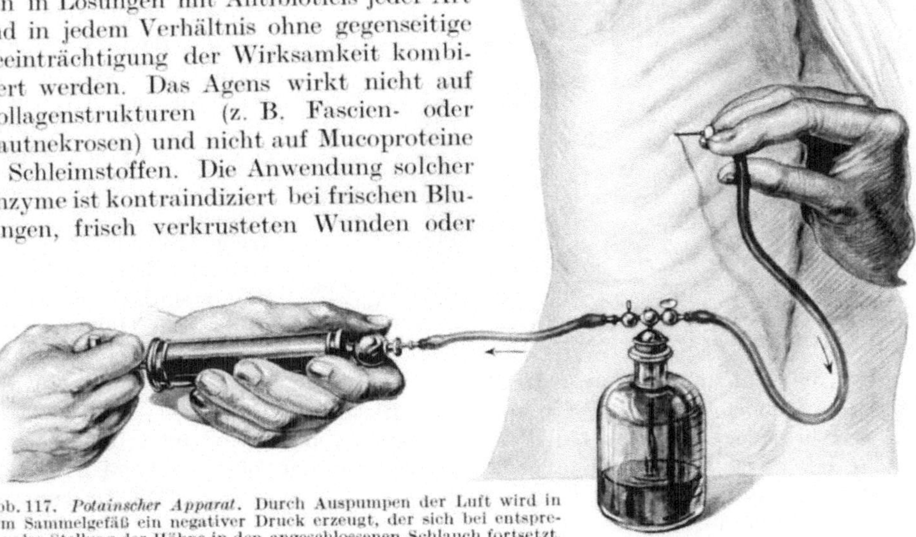

Abb. 117. *Potainscher Apparat*. Durch Auspumpen der Luft wird in dem Sammelgefäß ein negativer Druck erzeugt, der sich bei entsprechender Stellung der Hähne in den angeschlossenen Schlauch fortsetzt.

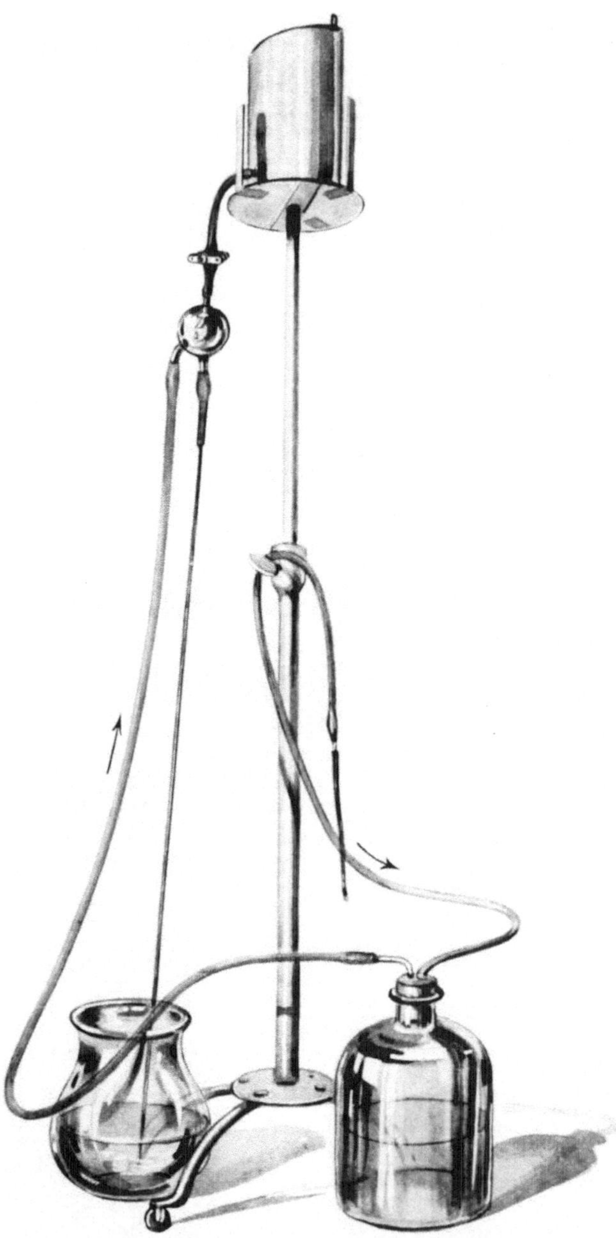

Abb. 118. *Tropfsauger nach* HARTERT. Die durch das dünne Glasrohr aus dem Irrigator fallenden Tropfen saugen aus dem dicken Schlauch Luft an, wodurch in dem Sammelgefäß ein negativer Druck entsteht.

frischen Nähten, weil der Fibrinverschluß des Wundrandes oder des Gefäßverschlusses hierbei verflüssigt wird.

Eine *Verlegung des Ableitungsrohres* durch feste Bröckel oder durch Ansaugen von Nachbargewebe läßt sich auch *mit besonderen Drainformen verhüten*, die *neben* einer Ableitung der Flüssigkeit durch einen konstanten *Sog gleichzeitig* die *Zufuhr von Luft* an den Herd gestatten (Abb. 114). Derartige Drainagen sind besonders bei tiefliegenden Abscessen *in der Bauchhöhle* angezeigt, in der andrängende Netz- und Darmteile sowie die starke Fibrinexsudation und die zellige Proliferation des Bauchfells eine wirksame Ableitung sonst fast unmöglich machen [*7*, *15*, *16*, *18*, *72*].

Um zuverlässig Flüssigkeit aus Körperhöhlen abzuleiten, und die oben beschriebenen Spezialdrains (s. Abb. 114) anwenden zu können, muß man über *Dauersaugvorrichtungen* verfügen. Bei der *einfachen Heberdrainage* (Abb. 116) entspricht der Unterdruck dem Gewicht der Flüssigkeitssäule im Ableitungsschlauch. Dieser Unterdruck läßt sich durch Höher- oder Tieferstellen des Standgefäßes beliebig abstufen. Die Heberdrainage wird aber bei Undichtigkeiten des Schlauchanschlusses am Patienten und beim Herausheben des Schlauchendes aus dem Ableitungsgefäß sofort unwirksam.

Zuverlässiger arbeitet ein *Flaschenaspirator*, der aber auch den Nachteil hat, daß durch Abströmen aller Flüssigkeit aus der oben stehenden Flasche auf einmal der Sog im System aufgehoben wird, sobald das Ableitungssystem an einer Stelle luftdurchlässig ist.

Demgegenüber hat der *Tropfsauger nach* HARTERT (Abb. 118) den Vorteil, daß man ihn auch zur Absaugung von Flüssigkeit aus einem nicht luftdicht geschlossenen Raum (Blasenfistel, tiefe Wunde) benutzen kann. Ein dünnes, langes Glasrohr mit einer inneren lichten Weite von 1,3 mm wird, je nach der gewünschten Saugkraft, 1—2 m lang angefertigt. Die Methode gestattet eine gleichmäßige, schonende und zuverlässige Absaugung; dabei können negative Druckwerte von 20 mm Hg = etwa 27 cm H_2O erreicht werden.

Ist die zuverlässige Aufrechterhaltung eines konstanten Unterdruckes von vitaler Bedeutung, wie z. B. bei der Absaugung der Pleurahöhle nach intrathorakalen Eingriffen, oder will man längere Zeit einen stärkeren Sog einwirken lassen,

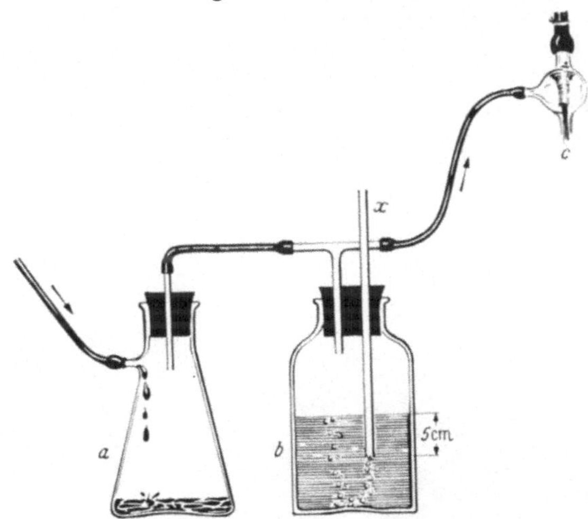

Abb. 119. Einfache Methode für eine *regulierbare Dauerabsaugung mittels Wasserstrahlpumpe* (*c*). Der Unterdruck im Gefäß (*a*) entspricht dem Gewicht der Wassersäule, die aus dem unter Wasser liegenden Stück des Glasrohres (*x*) im Gefäß (*b*) ausgetrieben ist. Zu vorliegender Anordnung beträgt der Unterdruck 5 cm Wasser.

dann ist die *Wasserstrahlpumpe* die Methode der Wahl. Die Saugkraft läßt sich dabei leicht durch Zwischenschalten eines *einfachen Wasserflaschenventils* beliebig regulieren (s. Abb. 119). Um kurzfristig hohe Unterdrucke anzuwenden, z. B. bei der Absaugung zur Bronchialtoilette oder zur Freihaltung des Operationsfeldes, sind *elektrisch betriebene Saugpumpen* unerläßlich.

2. Drainieren [*21, 25, 45*].

Will man störende Flüssigkeitsansammlungen aus *Weichteilwunden* entfernen, dann dienen dazu Einschnitte ins Gewebe oder besondere, in das Gewebe eingelegte Leitgebilde.

Oberster Grundsatz beim Drainieren lautet: Die *Ableitung an den tiefsten Punkt* des Wundfeldes *legen*, damit die sich neu bildende Flüssigkeit bei gewöhnlicher Körperhaltung der Schwere folgend von selber abfließen kann (Abb. 120). Wo die anatomische Situation eine Drainageanlage nach diesen Grundsätzen verbietet, muß man versuchen, durch Umlagerung des Kranken, z. B. Horizontalstellung eines vorher hochgelagerten Oberschenkels, wenn nötig aber auch durch wochenlange Bauchlagerung des Kranken, optimale Abflußverhältnisse herzustellen. Diese wichtige *Lagerungsdrainage* wird bei der Behandlung infizierter Wunden häufig vergessen.

Das einfache *Offenlassen eines linearen Einschnittes* in den Herd *genügt* zur Ableitung der Flüssigkeiten in der Regel *nicht*. Die aneinanderliegenden Wundränder verkleben so schnell, daß dies eine wirksame Drainage verhindert. Gelegentlich kann man bei der Eröffnung eines Abscesses mit einer *Lochincision* (Abb. 121) auskommen. Hierbei werden bleistift- bis armdicke Gewebszylinder aus der Gewebsschicht über dem Infektionsprozeß herausgeschnitten.

Die wirksamste und am häufigsten geübte Drainagemaßnahme besteht im *Einlegen* künstlicher Vorrichtungen, sog. *Drains* (s. Abb. 122), die eine Wundspreizung herbeiführen und das Abfließen der störenden Flüssigkeit erleichtern. *Glasdrains* lassen sich leicht wechseln und reinigen; sie dürfen aber nur dort angebracht werden, wo ein Druck auf wichtige Gebilde, wie Gefäße oder Nerven, sicher vermieden wird. *Gummidrains* haben den Vorteil, daß sie sich der Wundform besser anpassen, und daß man sie sich jederzeit in beliebiger Form zurechtschneiden kann. Soll zähflüssiger Eiter, in dem vielleicht Gewebsbröckel enthalten sind, abgeleitet werden, dann

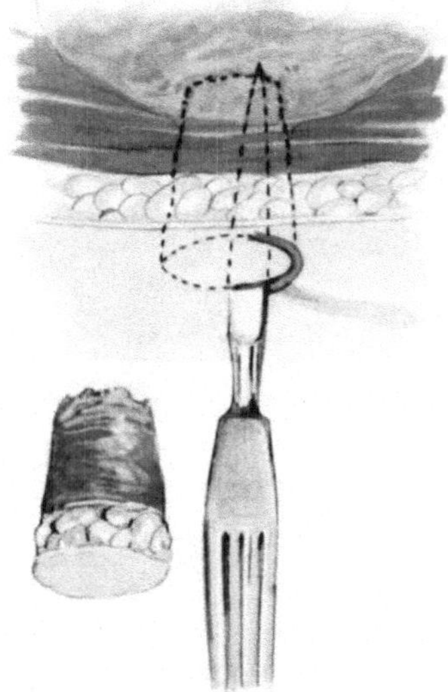

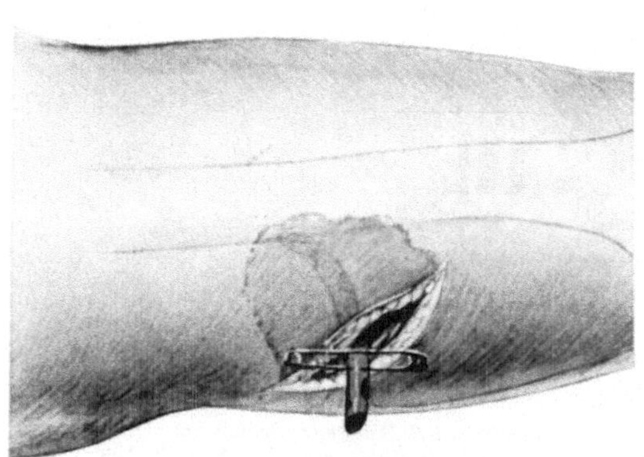

Abb. 120. Abb. 121.

Abb. 120. *Drainage einer Absceßhöhle am tiefsten Punkt.*

Abb. 121. *Lochincision.* Die den Absceß deckenden Gewebsschichten werden in Form eines Zylinders ausgeschnitten, wodurch für den Eiter eine klaffende Öffnung geschaffen wird.

wählen wir dicke mit seitlichen Löchern versehene medizinische Gummischläuche, sog. *Röhrendrainagen.* Weniger starr und deswegen besser gewebsverträglich sind sog. *Zigaretten-* oder Penrose-*Drains,* das sind dünnwandige Gummiröhren, durch die locker ein Mull- oder Vioformstreifen durchgezogen ist. Handelt es sich mehr um die Beseitigung von dünnflüssigem Eiter oder um Drainagen in der Nähe druckempfindlicher Gebilde, wie Gefäße oder Nerven, dann ziehen wir dünne, aus Handschuhgummi oder Kunststoffolien selbst zurechtgeschnittene oder aus wellpappeähnlich geformten Gummistreifen bestehende *Laschendrainagen* vor. Solche Laschen haben den Vorteil, daß sie die zur Abheilung günstige, normale Gewebsfeuchtigkeit besser aufrechterhalten als Röhrendrainagen und weniger leicht zu Austrocknungserscheinungen, z. B. an den Fingersehnen, führen.

Zur genügenden Ableitung eines Eiterherdes ist *häufig* das *Anlegen mehrerer Drainagewunden erforderlich.* Man kann sich die verschiedenen Schnitte erleichtern, wenn man von der ersten Öffnung aus die danach zu durchtrennende Gewebsschicht *mit* einer *Kornzange* vordrängt, auf der Kuppe der Kornzange einschneidet und die so entstandene neue Wunde unter Spreizen der Kornzange mit dem Messer erweitert (Abb. 123). Die eingeführte Kornzange benutzt der Operateur beim Zurückgehen zum Einziehen eines Drains in die *Gegenincisionsöffnung.* Der *häufigste Fehler* bei der Drainage von Eiterprozessen ist die Anlage *zu kurzer*

Drainageeinschnitte. Das eingelegte Drain darf die Incision keinesfalls vollkommen ausfüllen. Der Eiter fließt meistens nicht durch die Röhre, sondern neben der Röhre und entlang der Lasche ab.

Gelegentlich, z. B. bei der verzögerten primären Naht (s. II, S. 218), sind auch *Mullstreifen zum Offenhalten von Wunden* angebracht. Solche „Tamponaden" tragen ihren Namen zu Unrecht. Sie sollen die Flüssigkeit nicht zurückdämmen, sondern einen *capillären Flüssigkeitsstrom* von innen nach außen leiten. Deswegen ist immer nur eine lockere Auffüllung der Wunde mit Gazestreifen erlaubt.

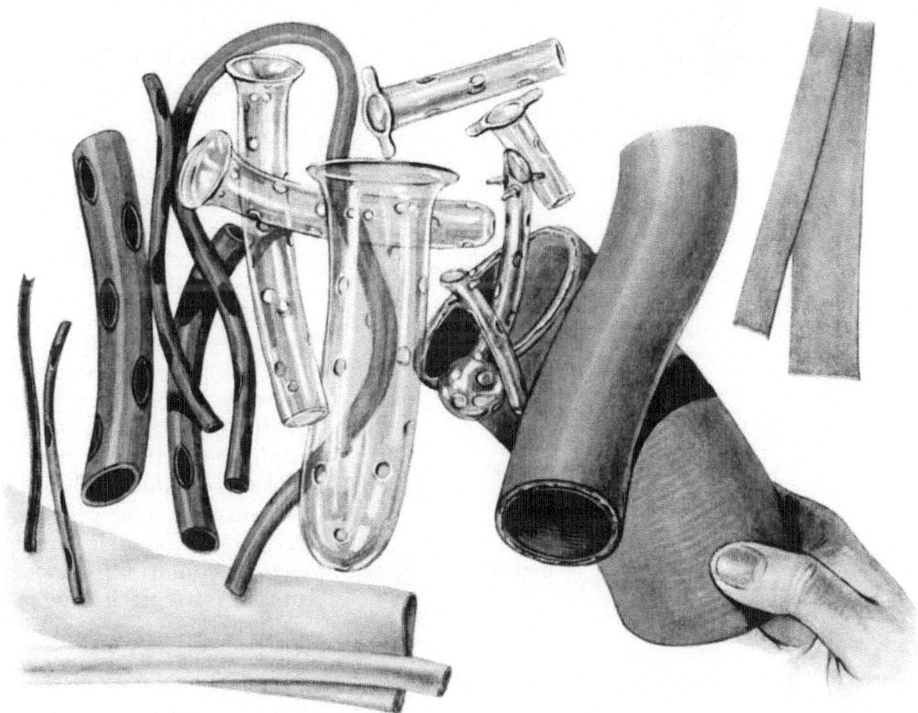

Abb. 122. *Verschiedene Drainarten aus Gummi und Glas.*

Schmerzen, Blutungen oder Gewebsschädigungen beim Wechsel der Tamponade lassen sich bei der Verwendung sog. *v. Mikulicz-Tampons* (Abb. 125) verringern. Wenn sie sich mit Wundsekret einmal vollgesogen haben, drainieren Gazestreifen nur noch schlecht. Deswegen benutzen wir diese Methode kaum noch, außer bei tiefen verschmutzten Wunden, die zu einem verzögerten primären Wundschluß vorgesehen sind (s. II, S. 218) oder ausnahmsweise zum Stillen parenchymatöser Blutungen nach Operationen (s. II, S. 351) oder zum Offenhalten oberflächlicher Wundschichten, um eine allmähliche Ausheilung von innen nach außen zu gewährleisten. *Am Gehirn* haben sich statt Mull zu diesem Zweck aus *Schaumgummi* gefertigte Tampons (s. Bd. II, S. 31) bewährt.

Jedes *Drain* muß so *zuverlässig befestigt* werden, daß es sich im Gewebe nicht verschieben und nicht unbemerkt in tiefe Gewebsschichten oder Körperhöhlen zurückschlupfen kann. Glasdrains nähen wir am Wundrand fest. Röhrendrainagen aus Gummi werden mit einer Sicherheitsnadel durchstoßen (Abb. 124), die durch ein untergeschobenes Stück Gaze gegen die Haut abgepolstert ist. Laschendrains halten wir so fest, daß wir sie durch paarig angelegte Schnitte führen und

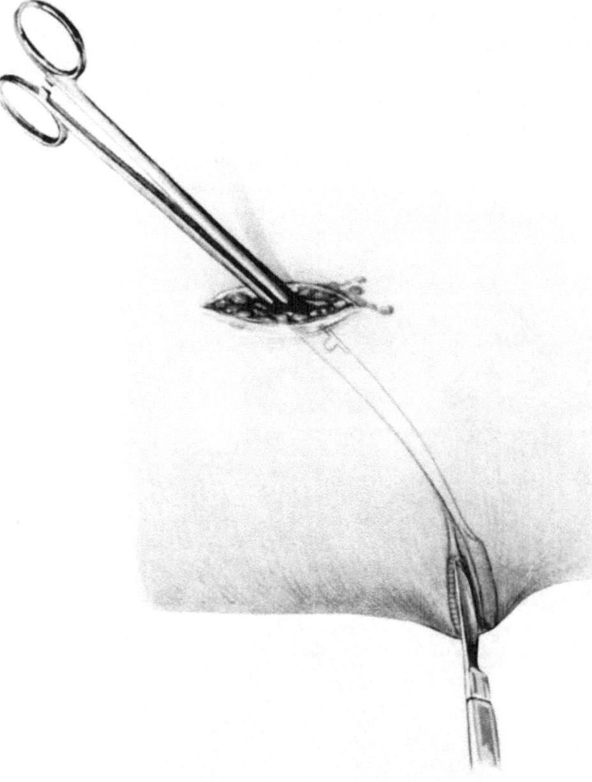

Abb. 123. *Gegenincision* auf eine durch einen eröffneten Absceß bis unter die Haut geführte Kornzange.

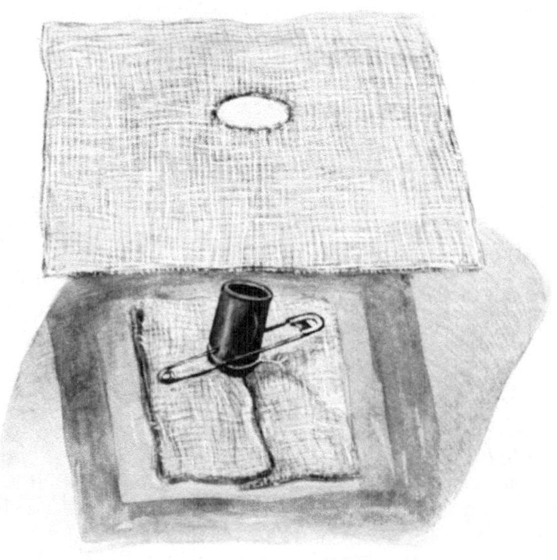

Abb. 124. *Befestigung eines Drains.* Die durch das Drain gestochene Sicherheitsnadel mit unterlegtem Drainfleck wird durch eine gelochte Gazeplatte, die mit Mastisol festgeklebt wird, am Körper festgehalten.

außen durch eine Fadenligatur zusammenhalten (siehe Abb. 205). Beim Verzicht auf eine Gegenincision müssen auch die Laschendrains am Wundrand festgenäht werden. Mullstreifen legen wir an einem langen Band fest (Abb. 125) oder lassen sie so weit aus der Wunde herausragen, daß ein unbemerktes Verlorengehen im Gewebe unmöglich ist.

Bilden sich an der *Haut in der Umgebung* einer *drainierten Wunde* entzündliche Erscheinungen und zeigen sich kleine Eiterpusteln, dann muß man den Wundrand – nie die Wunde selbst! – *mit Zinkpaste abdecken*(Abb.126).

Wann ein *Drain zu entfernen* ist, hängt von der Natur der Wunde ab. „*Sicherheitsdrains*“, die bei *aseptischen oberflächlichen Wunden* in Erwartung einer vermehrten Sekretion oder einer möglichen Nachblutung eingelegt wurden, etwa nach Strumaresektion oder Mammaamputation, ziehen wir am 1. bis 3. Tag nach dem Eingriff auf einmal vollständig zurück. Bei infektionsgefährdetem, *tiefliegendem Wundfeld*, z. B. nach Resektion eines Oesophagusdivertikels am Hals oder nach Resektion des extraperitoneal liegenden Rectums, ziehen wir das Drain erst 8 Tage nach der Operation. In dieser Zeit hat sich ein Gewebskanal gebildet, der auch später noch auf tretende Exsudationen zuverlässig ableitet. In der freien *Bauchhöhle* liegende Drainagen entfernen wir bei komplikationslosem Verlauf in der Regel am 4. Tag, weil sich in dieser Zeit eine Ummauerung des Drainkanals durch Eingeweide herausgebildet hat und dann mit einer zuverlässigen Verklebung eventuell bestehender Infektionsquellen zu rechnen ist. Wenn schon entwickelte *Infektionsprozesse* drainiert werden (Panaritien, Phlegmonen u. a.),

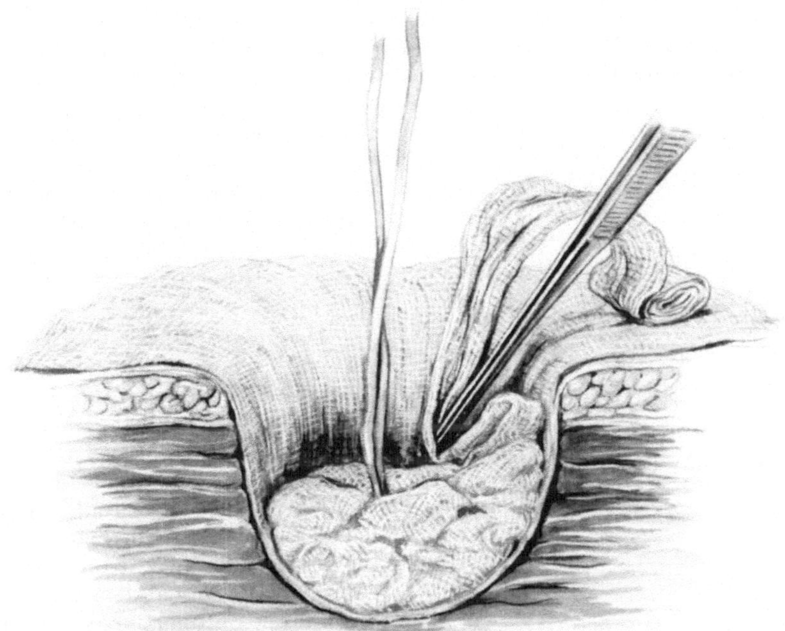

Abb. 125. ***v. Mikulicz-Tampon.*** Die Wundhöhle ist mit einem Halteband versehenen Schleier ausgelegt, der locker mit Gaze ausgestopft wird. Beim Wechseln der Gaze kann der Mikulicz-Schleier liegenbleiben, später wird er durch Zug am Band entfernt.

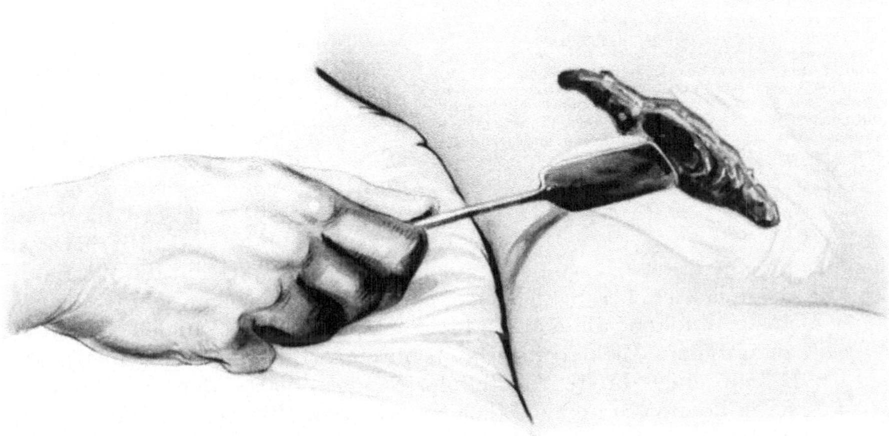

Abb. 126. *Schutz der eine nässende Wunde umgebenden Haut* durch dickes Aufstreichen von Zinkpaste vermittel eines Spatels.

beseitigen wir *nach Abklingen der entzündlichen Erscheinungen* die Drains nicht auf einmal, sondern kürzen die Röhrendrainagen *schrittweise* bei jedem Verbandswechsel und nehmen, wenn mehrere Laschen gelegt sind, diese Ableitungsvorrichtungen einzeln, auf mehrere Tage verteilt, weg.

IX. Elektrochirurgische Methoden [*6, 35, 59, 60, 71*].

Zum elektrischen Operieren dienen Wechselströme, die so hochfrequent sind, daß sie trotz ihrer Stärke und Spannung keine Ionenwanderung im Organismus auslösen und nicht zu faradischer Reizung an den Nerven führen. Derartige Ströme werden von „*Röhrenapparaten*" oder „*Funkenstreckenapparaten*" geliefert. Beide Verfahren sind bei den heute zur Verfügung stehenden modernen Apparaten bezüglich ihrer praktisch chirurgisch verwertbaren Leistung als gleichwertig zu betrachten. Im allgemeinen wird vom Röhrenapparat eine bessere Schneidewirkung und von Funkenstreckenapparaten eine bessere Koagulationswirkung geliefert.

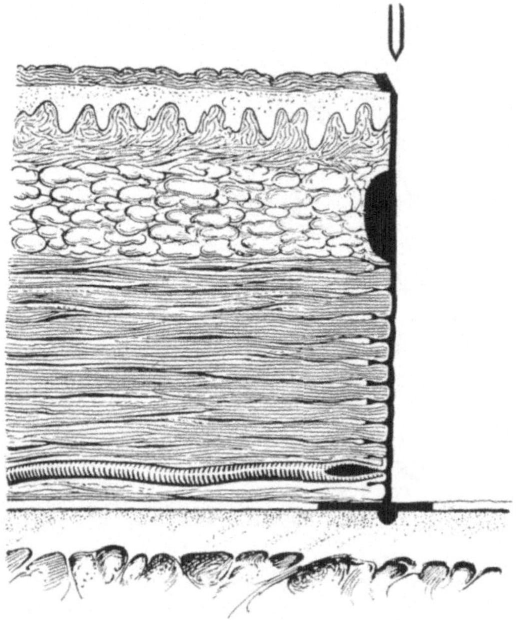

Abb. 127. Schematische Darstellung des Schmelzschnittes durch die Weichteile einer Gliedmaße. *Je nach der Größe des elektrischen Widerstandes der verschiedenen getroffenen Gewebsarten ist der Koagulationssaum bzw. die Hitzeschädigung mehr oder weniger ausgedehnt*; an der Hornschicht der Haut breiter als im Papillarkörper oder in der Subcutis: noch breiter im Fettgewebe. In der Muskulatur geht die Hitzewirkung verschmelzend tiefer in die bindegewebigen Zwischenräume. In einem durchschnittenen Gefäß weicht das Blut zurück, und die Intima wird von den verschiedenen Wundschichten in tiefster Ausdehnung geschädigt. Auf dem Knochen geht die Hitzewirkung beiderseits entlang dem Periost, währenddem sie unter der Spitze der Elektrode nur langsam in die Tiefe dringt (nach v. SEEMEN 59).

Die *physikalische Wirkung* der „chirurgischen Diathermie" beruht hauptsächlich auf der *Wärmeenergie*, die beim Durchtritt des Stromes durch den Organismus als elektrischem Leiter entsteht *(Joulesche Wärme)*. Nach dem Jouleschen Gesetz ist die Wärmemenge (Q) eines elektrischen Leiters (des Organismus) direkt proportional dem Widerstand (w), direkt proportional dem Quadrat der Stromstärke (i) und direkt abhängig von der Dauer des Stromflusses (t)

$$(Q = k \times i^2 \times w \times t),$$

wobei k = Konstante 0,24 ist. Eine Verdoppelung des Widerstandes des Leiters führt zu einer Verdoppelung der Calorienzahl. Hierbei ist bemerkenswert, daß Fettgewebe einen etwa 20mal, Hirngewebe einen etwa 5mal und Haut einen etwa 2mal höheren Widerstand als die Muskulatur aufweist (s. Abb. 127). Ein geringes Ansteigen der Stromstärke, z.B. von 0,50 auf 1 Ampere, vervierfacht die Wärmeentwicklung. Beim elektrischen Schneiden spielt auch die „mechanische" Schneidewirkung kleinster Funken, die sich bei höherer Spannung eher bilden, eine Rolle.

Verteilt man die zur Elektrochirurgie benutzte Stromstärke auf einer großen Fläche, z. B. auf einer breiten Metallplatte oder -matte der sog. „*inaktiven Elektrode*", dann kommt es dort zu keiner merkbaren Wärmeentwicklung. Faßt man aber den Strom auf kleinem Raum zusammen, wie das mit der kleinflächigen „*aktiven Elektrode*" (s. Abb. 128) in der Hand des Operateurs geschieht, dann wird hier die Wärmebildung aufs höchste gesteigert. Die inaktive (indifferente, stumme oder neutrale) Elektrode ist so groß wie möglich zu wählen und soweit wie angängig vom Operationsfeld entfernt anzubringen. Die durchschnittlich 15 × 20 cm große Fläche der inaktiven Elektrode soll der trockenen Haut, meistens dem Oberschenkel oder dem Rücken, überall glatt anliegen. Berührt sie den Körper an einer Stelle nur mit einer kleinen Fläche oder punktförmig, dann drohen hier Verbrennungen. Es ist außerdem wichtig, sich in jedem Falle vom einwandfreien Anschluß der inaktiven Elektrode an das Hochfrequenzgerät zu überzeugen. Ist die Anschlußleitung dorthin unterbrochen, so kann das während des kurzen Schneide- oder Koagulationsvorganges zu lokalen Verbrennungen führen, falls der Kranke den metallenen Operationstisch an einer Stelle berührt und Verbin-

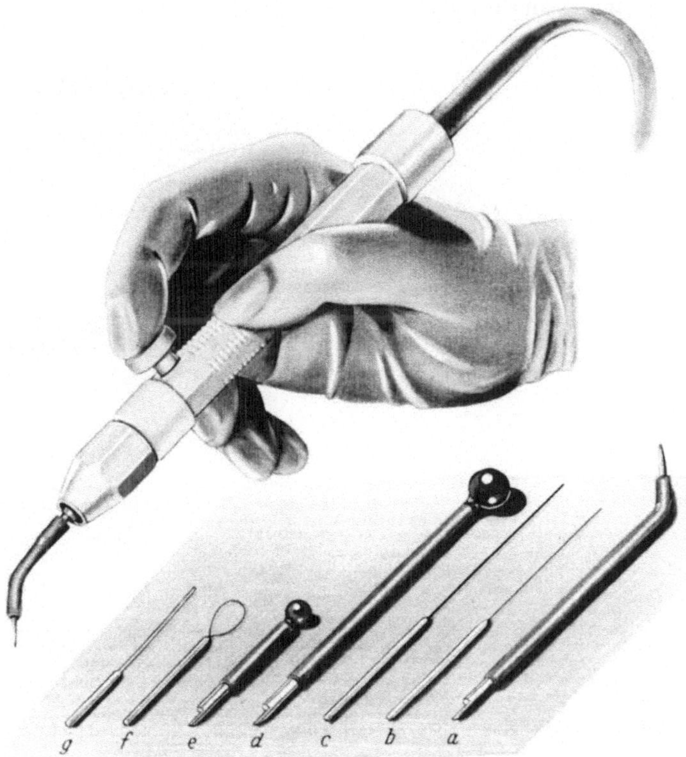

Abb. 128. *Aktive Elektrode zur Elektrochirurgie.* Die Elektrode wird mit keramischem Handgriff geführt. Unten verschiedene Elektrodenformen, Messer, Nadeln, Kugeln und Schleifen.

dung mit der Erde hat. Die aktive oder Operations-Elektrode besteht aus einer feinen Metall-Nadel, -Lanzette, -Kugel oder -Platte (s. Abb. 128), die der Operateur mittels eines isolierten keramischen Handstückes führt. Elektroden, Handstück und Zuleitungskabel müssen durch Auskochen oder im Autoklaven sterilisierbar sein.

Beim Operieren mit Hochfrequenzgeräten ist die *Anwendung explosiver Narkotica* (Äther oder Cyclopropan) *unzulässig*, da es hierbei durch Funkenbildung an der Operations-Elektrode oder bei Benutzung eines Funkenstreckenapparates im Hochfrequenz-Generator zur Entzündung des Narkosegemisches kommen kann. Diese Gefahr besteht besonders bei Äther-Sauerstoffgemischen und bei elektrochirurgischem Vorgehen an den Atemorganen. Man denke auch immer daran, daß Ätherdämpfe und Cyclopropangas schwerer sind als Luft und sich unter den Abdecktüchern häufig noch halten, wenn die Zufuhr dieser Mittel längst abgestellt ist (s. auch II, S. 89).

Bei der Elektrochirurgie werden *drei* hauptsächliche *Anwendungsformen* unterschieden: Die *Elektrotomie*, die *Elektrokoagulation* und die *Elektrodesikkation*.

1. Elektrotomie.

Die Elektrotomie oder der elektrische Schmelzschnitt durchtrennt das Gewebe mittels einer Nadel, einer Lanzette oder einer schlingenförmigen aktiven Elektrode (s. Abb. 128). Die Joulesche Wärme tritt dabei punktförmig oder linear, bei Bewegungen flächenhaft auf und nicht wie bei der Elektrokoagulation dreidimensional. Die in schneller Aufeinanderfolge aus der Elektrode austretenden kleinsten Funken führen außerdem zur explosionsartigen Verdampfung der nächstgelegenen Zellen und durchschneiden dabei das Gewebe.

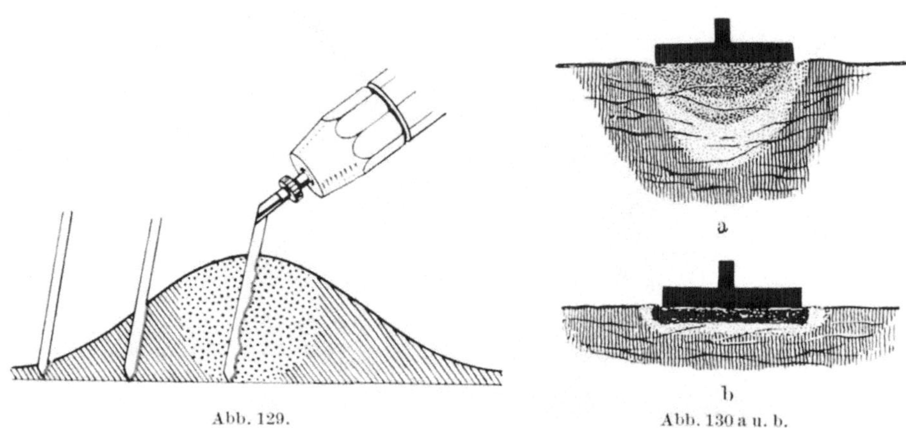

Abb. 129. Abb. 130a u. b.

Abb. 129. Schematische Darstellung der *Abhängigkeit der Schneidewirkung von Elektrodengröße und Widerstandsverhältnissen.* Beispiel: Karbunkeloperation. Links: gute Schneidewirkung der Messerspitze, nach und nach Abnahme der Schneidewirkung durch zunehmendes Aufliegen der Schneidekante auf das Gewebe. Im Erweichungsherd (punktiert) bleibt das Messer „kleben" wegen der zu großen Elektrodenfläche und des zu hohen Flüssigkeitsgehaltes des Gewebes. Bei richtiger Technik wird durch Auseinanderhalten der Wunde dafür gesorgt, daß *das Gewebe stets nur mit der Spitze und dem untersten Teil der Messerkante berührt* wird, so daß bei geeignetem Strom ungehindert geschnitten werden kann (nach v. SEEMEN [*59*]).

Abb. 130a u. b. a *Schematische Darstellung regelrechter Elektrokoagulation* eines homogenen Gewebes. Die Verkochung erstreckt sich in eine Tiefe, die etwas größer ist als der Durchmesser der Elektrode und unter der Elektrode am stärksten ist. Außerdem greift sie an der Oberfläche auch noch in die Umgebung der Elektrode über („Randwirkung"). b *Elektrokoagulation unter Verwendung zu großer Stromstärke.* Es kommt dicht unter der Elektrode so rasch zur Koagulation des Gewebes, daß ein Brandschorf entsteht, dessen isolierende Wirkung ein Tiefergreifen der Elektrokoagulation unmöglich macht. Beim Entfernen der Elektrode vom Gewebe stellt man fest, daß sie — infolge der Brandschorfbildung — an diesem klebt (nach v. SEEMEN [*59*]).

In der Regel ist, um eine komplikationslose Wundheilung zu erzielen, der glatte koagulationsarme Schnitt, also die *Gewebsdurchtrennung* nur *mit* einer *minimalen Hitzeschädigung* der Zellen, erwünscht. Zu diesem Zwecke erweisen sich möglichst hochfrequente, ungedämpfte Stromschwingungen, eine gerade noch ausreichende Stromstärke (zur Vermeidung unnötiger Erhitzung), eine rasche Schnittführung und eine eng eingestellte Funkenstrecke an Funkenstreckengeräten als zweckmäßig. Die Schneideelektrode wird ohne Druck oder Zug geführt. Sie darf das zu durchtrennende Gewebe nur mit der Spitze oder dem untersten Teil berühren, damit eine dichte Stromspitze entsteht. Deswegen empfiehlt es sich, die entstehende Wunde beim tieferen Vordringen mit Haken auseinander halten zu lassen. Bei breiter Berührung mit dem Gewebe klebt die Elektrode fest.

Wünscht der Operateur unter besonderen Verhältnissen, z. B. bei einer allgemeinen Blutungsneigung oder bei sonstigen ungünstigen Verhältnissen, zur Blutstillung (Elektroresektion der Prostata) einen stärkeren *Koagulationssaum* in *der Schnittebene*, dann wird er die Stromstärke erhöhen, stumpfere Operationselektroden wählen, den Schnitt langsamer führen und an Funkenstreckengeräten den Funkenstreckenabstand vergrößern.

Wo wichtige *benachbarte Gebilde unbedingt vor der Hitzeeinwirkung geschützt werden müssen*, schneidet man die oberflächliche Gewebsschicht besser auf einer aus nichtleitendem Material gefertigten Kocherrinne (z. B. beim Einschneiden der Vorderwand des Darmes) oder auf einem untergeschobenen sterilen Holzspatel (z. B. beim Abtrennen von Muskelansätzen in Nerven- oder Gefäßnähe).

Der *Vorteil* der Elektrotomie liegt in einem sterilisierenden Schnitt, bei dem die Verschleppung von Infektionserregern oder Geschwulstzellen durch das Messer unmöglich ist. Außerdem führt der elektrische Schmelzschnitt zum Verschluß der Capillaren und Lymphspalten; damit kommt es zur Verkleinerung der capillären Blutung, zur verringerten postoperativen Wundsekretion und zu einer Herabsetzung der postoperativen Resorption aus dem Wundfeld. Hier sei jedoch ausdrücklich hervorgehoben, daß man größere Gefäße durch elektrochirurgische Verfahren nicht zuverlässig verschließen kann und daß hier Umstechungen und Unterbindungen wesentlich sicherer sind.

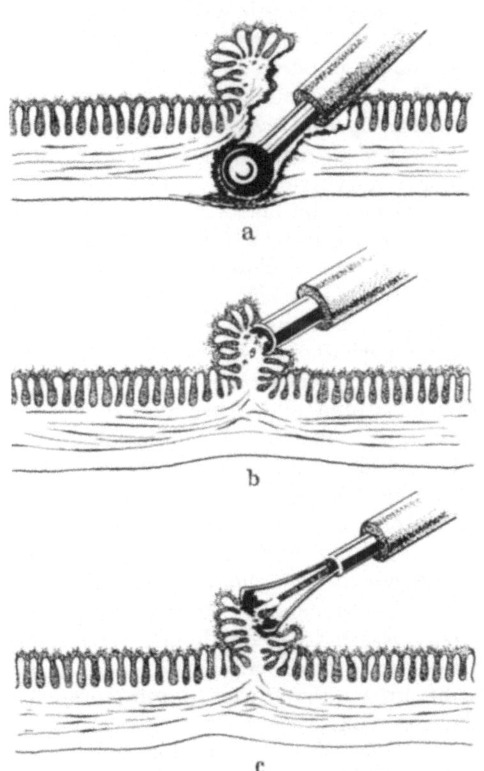

Abb. 131a—c. *Verhinderung der Perforation der Muscularis bei Elektrokoagulation eines Schleimhautpolypen.* a Beim Druck mit einfacher Kugelsonde wird die Muscularis leicht perforiert. Statt dessen besser Elektroden in Form eines Saugers (b) oder einer Greifvorrichtung (c), mit der man während der Koagulation den Polypen gleichzeitig vorziehen kann.

Der *Nachteil* des elektrischen Schmelzschnittes liegt darin, daß eine gewisse Wundkomplikationen begünstigende Verbrennung der Zellen in Schnittnähe unvermeidlich ist. Die Hitzeschäden wachsen mit dem größeren Leistungswiderstand der einzelnen Gewebe (s. Abb. 127). Wir sind deswegen mit der Elektrotomie an der Haut, am Fettgewebe und an Fascien zurückhaltend und empfehlen das Verfahren eher zur Durchtrennung ausgedehnter Muskelmassen, z. B. am Thorax. An allen empfindlichen Geweben, die erfahrungsgemäß häufiger Störungen in der Wundheilung erleiden, z. B. am Oesophagus, am Bronchusstumpf, bei Nervennähten, bei Herniotomien und Arthrotomien, verwenden wir den elektrischen Schmelzschnitt niemals. Die Elektrotomie ist weiterhin völlig ungeeignet zu Operationen am Periost oder am Knochen. Wegen des hohen Widerstandes des Knochens kommt es auch bei elektrochirurgischen Maßnahmen in Knochennähe leicht zur unbeabsichtigten und zur Nekrose führenden Hitzeschädigung des Knochengewebes (s. Abb. 127). Über Vorsichtsmaßregeln beim elektrischen Schneiden im Gehirn siehe Bd. II der Operationslehre, S. 175ff.

2. Elektrokoagulation.

Die Elektrokoagulation wird mit flächenhaften Operationselektroden (s. Abb. 128c u. d), größerer Stromstärke sowie geringerer Schwingungszahl als bei der Elektrotomie vorgenommen. Schließt der Operateur am Handgriff der

Koagulationselektrode den Strom, dann erzielt er keine Durchtrennung, sondern eine Verkochung oder Verkohlung des Gewebes. Das Verfahren dient hauptsächlich zur *Blutstillung*, zur *Zerstörung umschriebener Gewebsbezirke* und zur *Oberflächenverschorfung*. Bei innigem Kontakt der Koagulationselektrode mit dem Gewebe und nicht zu großer Stromstärke entsteht langsam eine *tiefgreifende Verkochungszone* mit weißlicher Verfärbung, Wasserdampfbildung, Austrocknung, Koagulation der Eiweißkörper und Schrumpfung des Gewebes (s. Abb. 130). Der dabei entstehende Koagulationskegel entspricht in seiner Höhe etwa dem größten Durchmesser der benutzten Elektrode. *Bei der elektrochirurgischen Beseitigung von Schleimhautpolypen* ist die *Perforation* der Muscularis unbedingt zu *vermeiden*. Im Enddarm können dabei Elektroden in Form eines Saugers oder einer Greifvorrichtung nützlich sein (s. Abb. 131). Bei kleineren Polypen verhindert man die Perforation durch „Fulguration" (s. S. 117). Bei höherer Stromstärke und nur lockerer Anlage der Elektrode kommt es unter prasselndem Geräusch zu einem Funkenregen, und es bildet sich unter Brandgeruch schnell ein braun-schwarzer *oberflächlicher Schorf*. Diese Methode ist auch angezeigt, wenn man bei Geschwürsbildung, z. B. an zerfallenen Tumoren, vor der Operation aseptische Verhältnisse herstellen will.

Bei der *elektrischen Blutstillung* ist es besonders wichtig, das *Operationsfeld* durch Tupfen oder Absaugen *trocken* zu halten; sonst entwickelt sich ein Blutschorf, der eine tiefe Koagulation verhindert. Deutlich sichtbare Gefäße fassen wir mit der *Péan-Klemme* oder der *Pinzette*, die dann mit der Operationselektrode berührt wird und so vorübergehend *als aktive Elektrode* dient (s. II, Abb. 165). Nur *bei capillären Blutungen* an unempfindlichen Geweben, die zur Unterbindung und Umstechung ungeeignet sind, z. B. der Pleura parietalis, setzen wir die *Koagulationselektrode* direkt auf die blutende Stelle. Bemerkt man bei der elektrochirurgischen Blutstillung die charakteristische Weißfärbung und das Knistern der siedenden Gewebsflüssigkeit, so wird die Elektrode abgenommen. Dies Verfahren ist an Fascien oder in anderen Weichteilen nur mit größter Vorsicht anwendbar, weil damit immer ausgedehnte Verbrennungsschäden verbunden sind.

Die Zerstörung umschriebener Gewebsbezirke durch Elektrokoagulation kommt in Betracht, wenn der zu beseitigende Herd mit dem Messer nur schwer zu erreichen ist. Die „*gezielte Tiefenkoagulation*" hat sich besonders bewährt zur Zerstörung des *Ganglion Gasseri* bei der Trigeminusneuralgie [*8, 9, 74*] und zur Behandlung von *Hypophysentumoren* [*10*] sowie zur Ausschaltung bestimmter *Hirnzentren* [*26, 54*]. Man führt zu diesem Zweck eine lange Stahlnadel, die bis zu ihrer, in einer Ausdehnung von 0,5—1 cm frei gelassenen Spitze mit einer isolierenden Schicht überzogen ist, in den tiefliegenden Gewebsbezirk, der zerstört werden soll, ein. Der eigentliche Koagulationsvorgang läßt sich in diesen Fällen nicht durch Sicht direkt kontrollieren. Deswegen stellt man die Ausdehnung der Koagulationszone in der Umgebung der Nadelspitze am besten vor dem Eingriff, an einem auf den linken Unterarm des Patienten gelegten Stück Rindfleisch, bei Anlage der neutralen Elektrode an den rechten Oberarm, fest und variiert dabei die Stromverhältnisse und die Koagulationszeit so lange, bis in einer bestimmten Zeit nur der gewünschte Bereich zerstört ist. Die später in der Tiefe vor sich gehende Gewebszerstörung kann auch noch durch Beobachtung der Stromverhältnisse während des Koagulationsvorganges überwacht werden. Nach Einschalten des Stromes nimmt die Stromintensität infolge Verbesserung der Leitfähigkeit des Gewebes zunächst zu. Danach wirkt aber die eintretende Verdampfung von Gewebsflüssigkeit und Schorfbildung isolierend und widerstandserhöhend. Hierdurch fällt die Spannung und in einem während der Laufzeit des Stromes angeschlossenen Milliamperemeter ist ein Absinken der Stromstärke zu beobachten. Bleibt bei der Tiefenkoagulation die Stromstärke gleichmäßig hoch, dann liegt die Nadelspitze wahrscheinlich nicht im Gewebe, sondern in Flüssigkeit (Liquorraum oder Gefäß).

3. Elektrodesikkation.

Die „Elektrodesikkation" oder „Fulguration" dient zur Zerstörung oberflächlicher, leicht zugänglicher Krankheitsherde. Man bedient sich dabei eines Hochfrequenzstromes von hoher Spannung und geringer Stromstärke (während bei der Elektrokoagulation oder Elektrotomie eine verhältnismäßig niedrige Spannung und höhere Stromstärke benutzt wird). Zur eigentlichen „Fulguration" bringt der Operateur eine feine nadel- oder lanzettförmige Operationselektrode in die Nähe des zu zerstörenden Gewebes; es treten sodann kurze Funken aus, die zur Austrocknung, Schrumpfung und braun-schwarzen Schorfbildung führen. Bei der eigentlichen „Desikkation" sticht er die Nadel in die oberflächlichsten Schichten ein; dann kommt es beim Einschalten des Stromes zu einer weißlichgelben Verfärbung und Schrumpfung des Gewebes. Bei beiden Methoden resultiert eine *Erwärmung* des Gewebes, die ausreicht, um das in der Nähe befindliche Gewebe zu *dehydrieren und* damit zu *zerstören*. Die Desikkationselektrode wird beim „Siemens"-Röhrengerät zweipolig an die Anschlüsse für Hochfrequenz und für die indifferente Elektrode angeschlossen; der Patient bedarf dann keiner besonderen indifferenten Elektrode. Bei „Erbotom"-Funkenstreckengeräten schließt man die aktive Nadelelektrode an die Anschlußbüchse „Schneiden" und dreht dann den Leistungsregelknopf von 0 an langsam weiter, bis das gewünschte Fulgurationssprühen am Operationsobjekt auftritt. Für die Fulguration oberflächlich liegender Herde ist auch beim „Erbotom" keine weitere neutrale Elektrode erforderlich; bei der Fulguration von tiefliegenden Darmpolypen mit einer langschäftigen Spezialelektrode (Erbe) ist dagegen eine neutrale Elektrode zu empfehlen.

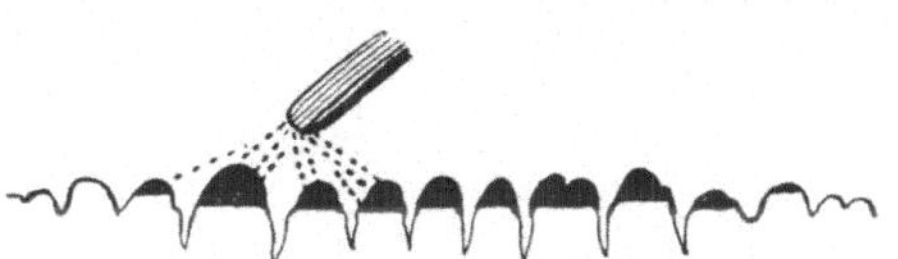

Abb. 132. *Fulguration oder Elektrodesikkation* bei nicht völlig aufgesetzter Elektrode auf granulierender Fläche. Die überspringenden Funken zerstören nur die oberflächliche Gewebsschicht (nach v. Seemen [*59*]).

Die Elektrodesikkation hat den Vorteil, daß *nur die oberflächlichsten Schichten zerstört* werden und eine versehentliche Durchlöcherung wichtiger Begrenzungswände, etwa der Darm- oder Blasenwand, dabei nicht vorkommen kann. Die Methode ist im Gebiet der Chirurgie besonders dann angezeigt, wenn die Beurteilung der Tiefenwirkung unsicher ist, wie bei der elektrochirurgischen Beseitigung gutartiger Geschwülste im Enddarm oder in der Blase. Daneben wird die Desikkation besonders in der Dermatologie benutzt zur Beseitigung gutartiger Hautgeschwülste (Warzen, Hühneraugen u. ä.).

Literatur.

1. Abbott, W. E., and others: The danger of administering parenteral fluids by hypodermoclysis. Surgery **32**, 305 (1952).

2. Aubaniac, R.: L'injection intraveineuse sous-claviculaire. Presse méd. **1952**, 1456.

3. Aubaniac, R.: L'intraveineuse sous-claviculaire et ses applications radiologiques. J. Radiol. et Électr. **35**, 103 (1954).

4. Aurig, G.: Die Punktion der Aorta am Orte der Wahl. Zbl. Chir. **78**, 1577 (1953).

5. Axhausen, W.: Zur postoperativen Wundruptur. Zbl. Chir. **81**, 1297 (1956).

6. BARON, H.: Über Dosierungsprobleme in der Elektrochirurgie. Langenbecks Arch. u. Dtsch. Z. Chir. **284**, 554 (1956).
7. BARRAYA, L.: Role du drainage capillaire aspiré dans la chirurgie septique de la région thoraco-abdominale. Poumon (Paris) 8, 211 (1952).
8. BAUER, K. H.: Unsere Technik der Elektrokoagulation des Ganglion Gasseri. Zbl. Chir. **66**, 816 (1939).
9. BAUER, K. H.: Die Elektrokoagulation des Ganglion Gasseri. Chirurg **16**, 1 (1944).
10. BAUER, K. H., u. E. KLAR: Die Elektrokoagulation als Behandlungsmethode von Hypophysentumoren. Bruns' Beitr. **180**, 321 (1950).
11. BETHGE, J. F. J., u. L. RASSFELD-STERNBERG: Zur Händeschnelldesinfektion. Zbl. Chir. **81**, 2027 (1956).
12. BOSCH, D. T., J. P. KENGETER and C. A. BELING: Femoral venipuncture. Amer. J. Surg. **79**, 722 (1950).
13. BRAUN, B. u. Mitarb.: Das chirurgische Nahtmaterial. Melsunger Medizinisch-Pharmazeutische Mitteilungen aus Wissenschaft u. Praxis H 84, S. 1367, 1956.
14. BROBEIL, A.: Verbesserte Methode zur percutanen Arteriographie. Dtsch. med. Wschr. **1947**, 257.
15. BRÜCKE, H.: Über Prinzip und Technik des doppelläufigen Saugens in der Chirurgie. Chirurg **26**, 387 (1955).
16. BURNETT, W. E., G. P. ROSEMOND and H. T. CASWELL: The use of the „sump" drain in peritoneal infection. Surg. Clin. N. Amer. **24**, 1316 (1944).
17. CANZONETTI, A. J., and M. M. DALLEY: Bacteriologic survey of scrub technics with special emphasis on phisoderm with 3 per cent hexachlorophene. Ann. Surg. **135**, 228 (1952).
18. CHAFFIN, R. C.: Suction drainage era in surgery. J. Internat. Coll. Surgeons **11**, 649 (1948).
19. DIETRICH, W.: Erfahrungen mit einem neuen deutschen Hexachlorophenpräparat zur Händedesinfektion. Chirurg **25**, 498 (1954).
20. DOUGLAS, D. M.: Tensile strength of sutures. Lancet **1949 II**, 497, 499.
21. DUSCHL, L.: Strumektomie mit oder ohne Dränage. Zbl. Chir. **75**, 605 (1950).
22. FUHRMANN, W., u. G. GRUENWALDT: Über die Beurteilung von Nervenschäden nach intramuskulären Injektionen. Chirurg **26**, 210 (1955).
23. GOETZE, O., u. W. DRESSLER: Die Bedeutung der Lagerung für die Operation des lumbalen Bandscheibenvorfalles. Zbl. Chir. **77**, 72 (1952).
24. GOLDHAHN, R., u. M. SCHLÄGER: Fehler und Gefahren bei Einspritzungen und ihre rechtlichen Folgen. Stuttgart: Ferdinand Enke 1948.
25. GRUNERT, H. H.: Zur Frage der Pleuradrainage. Thoraxchirurgie **1**, 463 (1954).
26. HENSCHEN, C., J. KLINGLER u. T. RIECHERT: Kraniocerebrale Korrelationstopographie thalamofrontaler Bahnen und gezielte Hirnoperationen. Langenbecks Arch. u. Dtsch. Z. Chir. **273**, 548 (1953).
27. HIRSCH, J.: Zur Prüfung und Praxis der chirurgischen Händedesinfektion. Schweiz. med. Wschr. **1950**, 1285.
28. HOCHSTETTER, A. v.: Über die intraglutäale Injektion, ihre Komplikationen und deren Verhütung. Schweiz. med. Wschr. **1954**, 1226.
29. HOCHSTETTER, A. v.: Über Probleme und Technik der intraglutäalen Injektion. Schweiz. med. Wschr. **1955**, 1138; **1956**, 69.
30. HOFSTÄTTER, R.: Das Aufplatzen frischer Laparotomie-Wunden. Wien: Maudrich 1952.
31. HOOD, R. T., and J. W. KIRKLIN: Usefulness of the abdominothoracic incision. Surg. Clin. N. Amer. **33**, 1447 (1953).
32. HOYOS, J. M., et C. G. DEL CAMPO: Angiographi de làorte thoracique par ponktion directe. Arch. Mal. Coeur **43**, 996 (1950).
33. HOYOS, J. M., u. C. G. DEL CAMPO: Direct thoracic aortography and arteriography of the coronary vessels. Cardiologica (Basel) **23**, 251 (1953).
34. JORNS, G.: Arterielle Therapie. Berlin: W. de Gruyter 1950.
35. KEYSSER, F.: Die Elektrochirugie. Leipzig: Georg Thieme 1931.
36. KIKUTH, W.: Fragen moderner Hygiene und Desinfektion im Rahmen der Unfallmedizin. Medizinische **1956**, 243.
37. KIRSCHNER, M.: Ein neues Verfahren der Oesophagoplastik. Arch. klin. Chir. **114**, 606 bis 663 (1920).
38. KLIEWE, H., u. TH. LAMMERS: Zur chirurgischen Händedesinfektion. Dtsch. med. Wschr. **1956**, 124, 156.
39. KRAISSL, C. J.: The selection of appropriate lines for elective surgical incisions. Plastic Surg. 8, 1 (1951).
40. KRAYENBÜHL, H., u. H. RICHTER: Die zerebrale Angiographie. Stuttgart: Georg Thieme 1952.

41. KUCHER, R., u. K. STEINBEREITHNER: Einfluß der Operationslagerung. Anaesthesist 1, 135 (1952).
42. KUHLGATZ, G.: Wunddehiscenz nach Laparotomie. Langenbecks Arch. u. Dtsch. Z. Chir. 277, 373 (1953).
43. LAMMERS, TH.: Zur chirurgischen Händedesinfektion. Münch. med. Wschr. **1956**, 94.
44. LARMI, K. I.: Die Einwirkung der Lagerung bei chirurgischen Eingriffen auf die Ventilationsgrößen. Anaesthesist **2**, 132 (1953).
45. LAUBER, H. J.: Drainage und Tamponade. Stuttgart: Ferdinand Enke 1947.
46. LUNDY, J.: Clinical anesthesia, S. 593. Philadelphia u. London: W. B. Saunders Company 1942.
47. NAUMANN, P.: Kritisches und Experimentelles zur chirurgischen Händedesinfektion. Z. Hyg. **135**, 161 (1952).
48. OVERHOLT, R. H., and F. M. WOODS: The prone position in thoracic surgery. J. Internat. Coll. Surgeons **10**, 216 (1947).
49. PÄSSLER, H. W.: Die Angiographie zur Erkennung, Behandlung und Begutachtung peripherer Durchblutungsstörungen. Stuttgart: Georg Thieme 1952.
50. PERRET, W.: Ätiologie und Pathogenese von Nervenstörungen am Bein nach Einspritzungen von Arzneimitteln am Gesäß. Münch. med. Wschr. **101**, 111 (1954).
51. PHILIPPIDES, D.: Die Technik der Arteriographie. Chirurg **14**, 585 (1942).
52. PRICE, P. B.: Bacteriology of normal skin; new quantitative test applied to study of bacterial flora and disinfectant action of mechanical cleansing. J. Inf. Dis. **63**, 301 (1938).
53. REUSCHENBACH, K. H.: Die präoperative Kurzwaschung mit pHisoHex. Klinische und bakteriologische Erfahrungen. Langenbecks Arch. u. Dtsch. Z. Chir. **278**, 263 (1954).
54. RIECHERT, T.: Die psychochirurgischen Eingriffe mit besonderer Berücksichtigung der gezielten Hirnoperationen. Verh. Dtsch. Ges. Chir. 1953. Langenbecks Arch. u. Dtsch. Z. Chir. **276**, 101 (1953).
55. SANTOS, C. DOS: Abdominopelvine Arteriographie (Aortographie). Verh. Dtsch. Röntgen-Ges. 1931, S. 55. Beih. z. Fortschr. Röntgenstr. **44** (1931).
56. SANTOS, C. DOS: Technique de l'aortographie. J. internat. Chir. **2**, 609 (1937).
57. SCHEID, W.: Nervenschädigungen nach intramuskulären Injektionen. Münch. med. Wschr. **1940**, 311.
58. SCHNOHR, E.: Rapid surgical scrub with soap containing hexachlorophene (G 11). Acta chir. scand. (Stockh.) **105**, 258 (1953).
59. SEEMEN, H. v.: Allgemeine und spezielle Elektrochirurgie. Berlin: Springer 1932.
60. SEEMEN, H. v.: Die praktische Bedeutung der Elektrochirurgie. Langenbecks Arch. u. Dtsch. Z. Chir. **284**, 536 (1956).
61. SLOCUM, H. C., E. A. HOEFLICH and C. R. ALLEN: Circulatory and respiratory distress from extreme positions on the operating table. Surg. etc. **84**, 1051 (1947).
62. STENGER, E.: Präoperative Hautdesinfektionsmittel und ihre Wirkung auf das Gewebe. Zbl. Chir. **74**, 120 (1949).
63. TIWISINA, T.: Die perkutane Arteriographie des Gehirns und der Extremitäten mit „Perabrodil". Bruns' Beitr. **182**, 142 (1951).
64. WASSMUND, M.: Die Nahtvereinigung der Gesichtswunden, ihre Grundsätze und Technik. Dtsch. zahnärztl. Wschr. **1943**, 208.
65. WAY, G. L.: The care of the arm during anaesthesia. Anaesthesist **6**, 107 (1957).
66. WEBB, W. R., R. A. LEMMER and R. ELMAN: Absorption rates, electrolyte and volume changes following subcutaneous injections of solutions containing salt, glucose and amino acids. Surg. etc. **91**, 265 (1950).
67. WESTIN, B.: Prevention of upper-limb nerve injuries in Trendelenburg position. Acta chir. scand. (Stockh.) **108**, 61 (1954).
68. WICKBOM, I.: Thoracic aortography after direct puncture of the aorta from the jugulum. Acta radiol. (Stockh.) **38**, 343 (1952).
69. WICKBOM, I.: Death following contrast injection into the thoracic aorta. Acta radiol. (Stockh.) **38**, 350 (1952).
70. WOLFF, H., u. G. SCHALTENBRAND: Die perkutane Arteriographie der Gehirngefäße. Zbl. Neurochir. **4**, 233 (1939).
71. WUCHERPFENNIG, V.: Über das elektrische Schneiden mit der Drahtschlinge in der operativen Dermatotherapie und kleinen Chirurgie unter besonderer Berücksichtigung der Hauttuberkulose. Jena: Gustav Fischer 1932.
72. WUSTMANN, O.: Die Gummischwammsaugdrainage bei Abszessen und Empyemen. Münch. med. Wschr. **1944, 444.**
73. ZÄBISCH, K.: Facialislähmung als Narkosekomplikation. Anaesthesist **2**, 141 (1953).
74. ZENKER, R.: Die Behandlung der Trigeminusneuralgie unter besonderer Berücksichtigung der Grundlagen, der Ausführung und der Ergebnisse der Punktion und Elektrokoagulation des Ganglion Gasseri nach KIRSCHNER. Erg. Chir. **31**, 1 (1938).

C. Operationen an der Haut.

Über die Operationstechnik beim *Durchtrennen* und *Vereinen* der Haut s. S. 50.

I. Deckung von Hautlücken durch Verschiebung der Wundränder.

Läßt sich die Haut beim Verschluß einer Wunde nicht mühelos aneinanderbringen, dann steht als einfachste Hilfsmethode zunächst das *Unterminieren der*

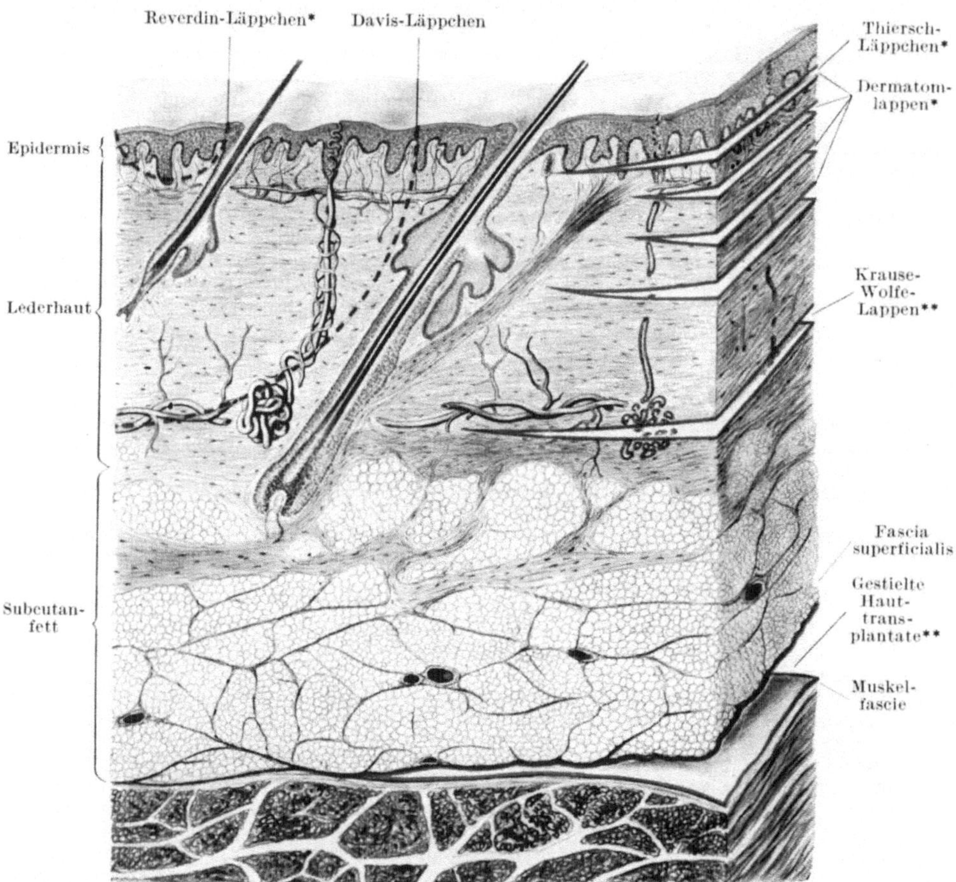

Abb. 133. *Die verschiedenen Schichtdicken bei Hauttransplantaten.* * Entnahmefeld heilt spontan durch multizentrische Epithelisation von Hautanhangsgebilden. ** Entnahmefeld muß operativ geschlossen werden, da epitheliale Hautanhangsgebilde fehlen.

Wundränder zur Verfügung. Dabei löst man die Haut je nach den örtlichen Verhältnissen 2—10 cm weit von ihrer Unterlage ab. Hierdurch wird die Nahtlinie entlastet, weil die Spannung sich auf einen größeren Bereich verteilt. Beim Unterminieren der Haut und auch bei der später zu besprechenden Lappenplastik kommt es entscheidend darauf an, die Ablösung *in der richtigen Schicht* vorzunehmen, nämlich, in dem von lockerem Bindegewebe ausgefüllten, gefäßarmen, feinen Spalt zwischen der Muskelfascie in der Tiefe und der das Subcutanfett von unten begrenzenden dünnen Aponeurose, der Fascia superficialis (s. Abb. 133). Je näher zum Corium hin wir die Ablösung durchführen, desto stärker

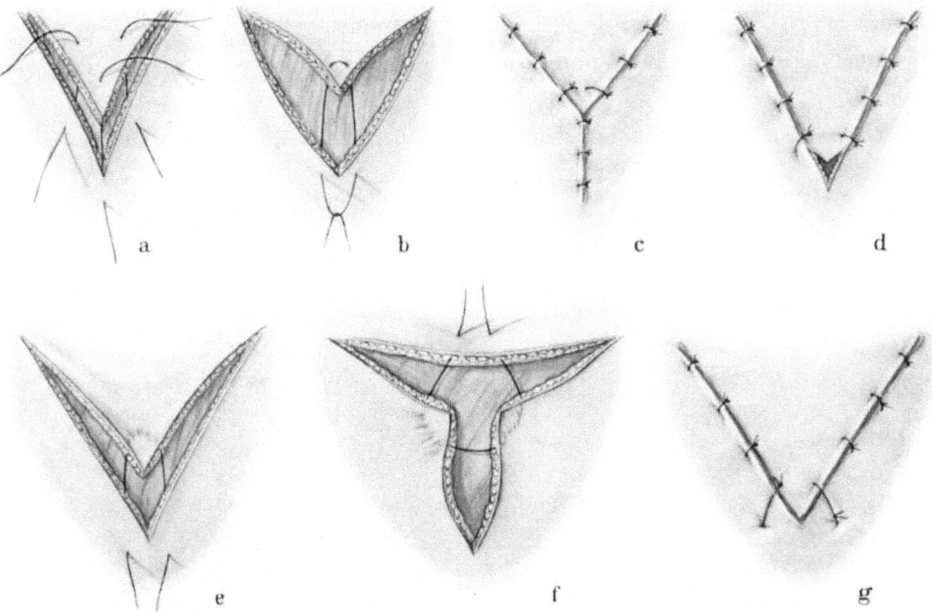

Abb. 134a—g. *Der Verschluß von zipfeligen Hautwunden.* a, b und c *Schlechte Methoden*, die leicht zur Zipfelnekrose führen oder die äußerste Ecke der zipfeligen Wunde nicht decken (d). Die *Zipfelnekrose* wird *vermieden* durch subcutanes Fassen des Zipfels (e, f), oder durch schmales Fassen des zipfeligen Hautstückes (f, g), nicht wie c und nicht wie d.

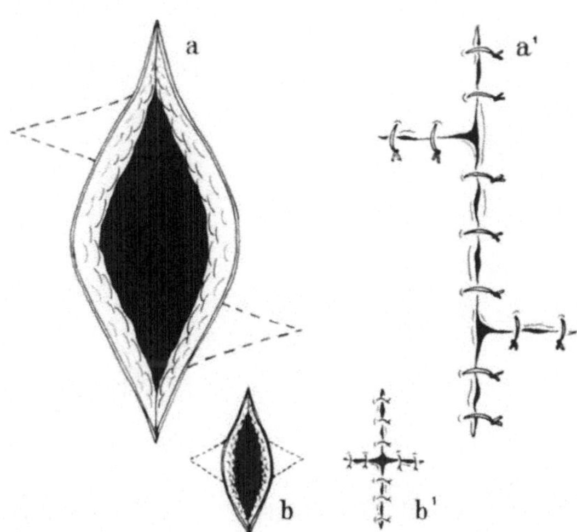

Abb. 135. *Die Verkürzung überschüssiger Haut durch Ausschneiden eines Dreiecks.* Sind beide Wundränder zu lang, dann dürfen sich die Dreiecke nicht gegenüberliegen. Richtig: a und a[1]; falsch: b und b[1].

wird dabei das an der Unterfläche der Lederhaut ausgebreitete und für die Hauternährung wichtige Gefäßsystem in Mitleidenschaft gezogen. Es ist zweckmäßig, das Unterminieren der Haut *scharf* mit Messer oder Präparierschere zu beginnen. Gerät man dabei in die richtige Schicht, dann lassen sich Hautnerven

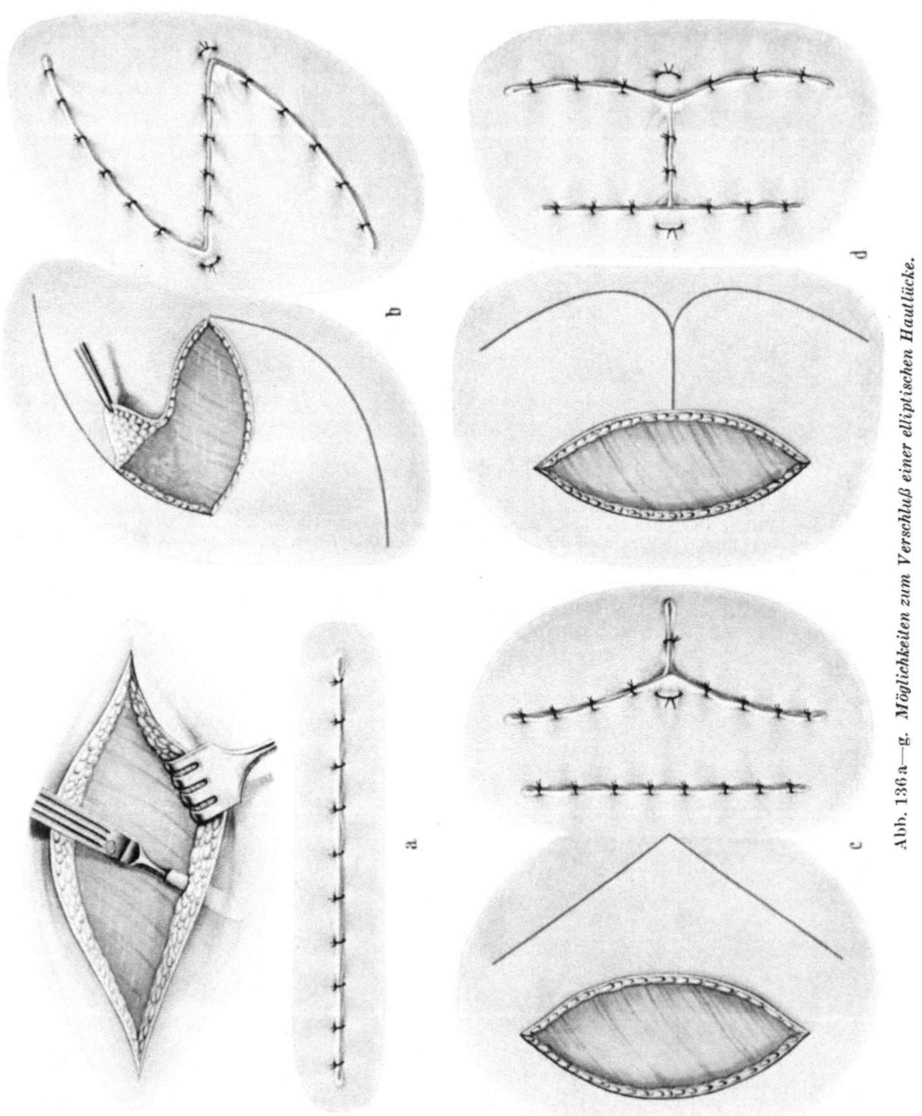

Abb. 136a—g. *Möglichkeiten zum Verschluß einer elliptischen Hautlücke.*

und Gefäße nun besser schonen, wenn die weitere Ablösung *stumpf* durch Spreizen mit der Schere, durch Schieben mit einem Stieltupfer oder Drücken mit dem Finger fortgesetzt wird. Bei nicht zu großen Wunden mit beweglichen Wundrändern lassen sich Hautlücken der verschiedensten Formen *durch einfaches Zusammenziehen der Wundränder linear verschließen* (s. Abb. 136a). Hierbei versuchen wir grundsätzlich — wie bei allen Gewebsverschiebungen zum

Verschluß von Wunden — möglichst Hautstücke der gleichen Länge und Spannung aneinanderzulegen. Die Dehnungsfähigkeit der Haut ist aber begrenzt, und beim *Zusammenziehen winklig auseinanderlaufender Wundränder* drohen Gewebsnekrosen. Die Erfahrung lehrt, daß man ohne zusätzliche Hilfsmethoden

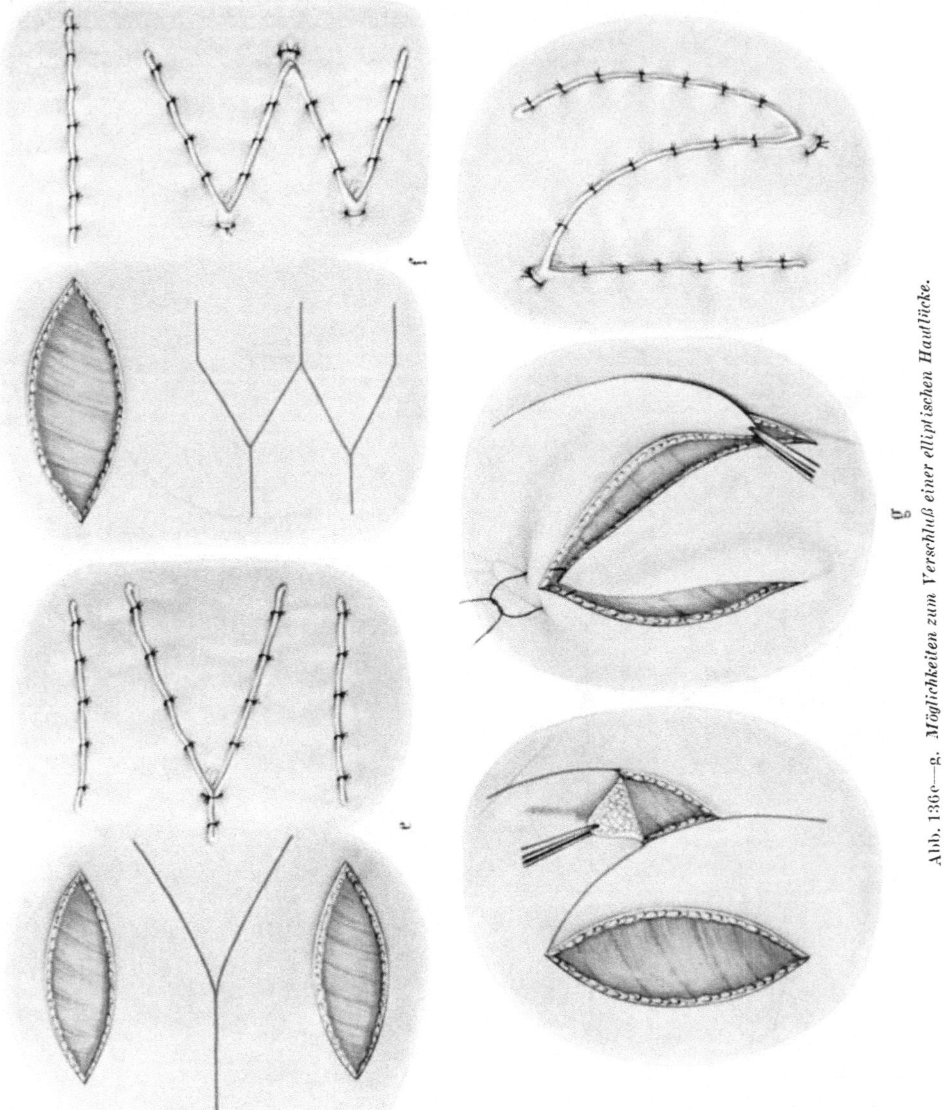

Abb. 136e—g. *Möglichkeiten zum Verschluß einer elliptischen Hautlücke.*

keine Wundränder aneinandernähen soll, die miteinander einen größeren Winkel als 50^0 bilden.

Müssen größere Wunden verschlossen werden, und ist die Haut wenig verschieblich, dann darf man die Wundränder nicht mit Gewalt aneinanderzerren. In solchen Fällen gelingt es häufig, die *Hautbezirke durch* kunstgerechte *Entspannungs- und Hilfsschnitte beweglich* zu *machen*, als Rotationslappen in die

Wunde einzudrehen und auf diese Weise einen lückenlosen, spannungsfreien Wundschluß herzustellen. Öfters ist dabei ein dreieckiges Hautstückchen, das sog. *Burowsche Dreieck*, zusätzlich wegzuschneiden, um bei ungleich langen Wundrändern den längeren zu verkürzen und die Bildung eines Wulstes zu verhindern (s.

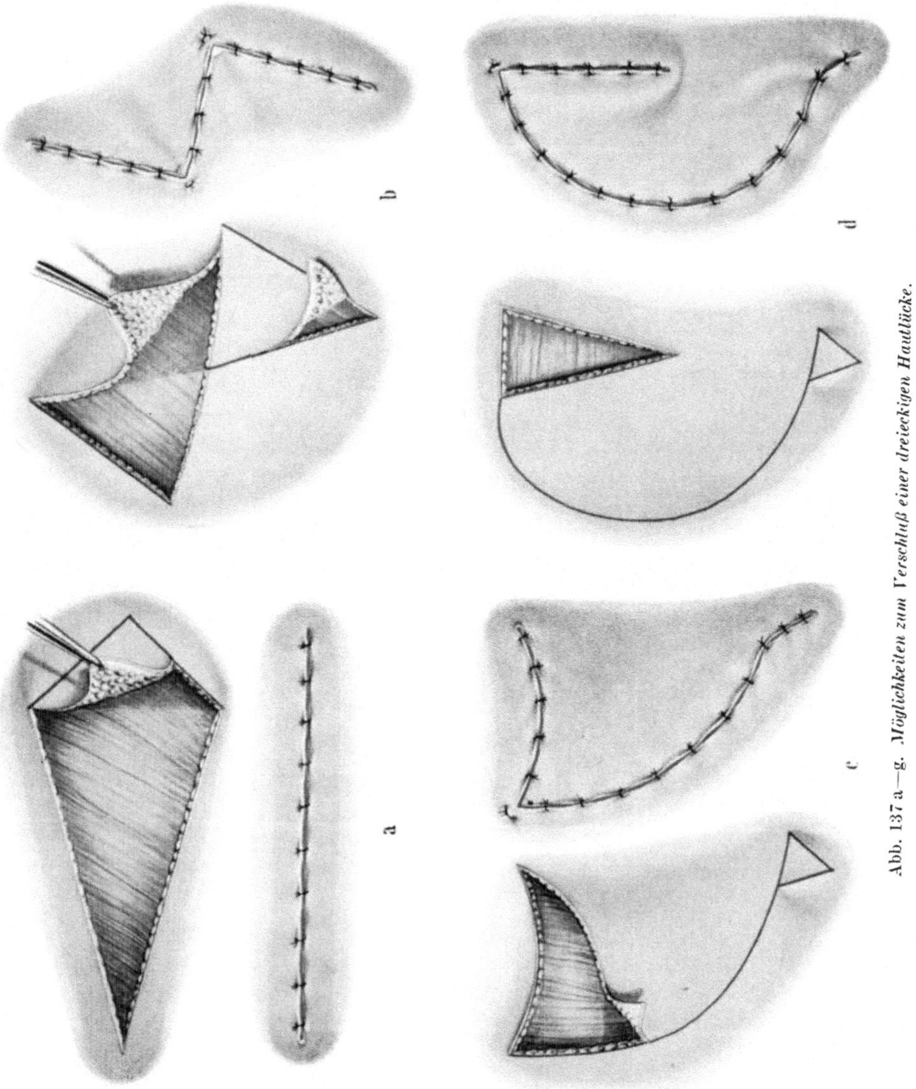

Abb. 137 a—g. *Möglichkeiten zum Verschluß einer dreieckigen Hautlücke.*

Abb. 137c u. 138c u. e). *Rotationslappen* sind besonders *zu empfehlen beim* Verschluß von Defekten an der Schädeldecke, dem Gesicht, bei Gaumenspalten, Hautlücken nach Mammaplastiken, Decubitalulcera (s. Abb. 207) und Peniswunden. In den Abb. 137—139 sind für *elliptische, dreieckige, viereckige und kreisförmige Wunden* die zum Verschluß *zweckmäßigen Verschiebungen* schematisiert wiedergegeben. Die für eine Defektfigur, z. B. ein Dreieck, angegebenen

Möglichkeiten, lassen sich oft in ähnlicher Form auch für andere Figuren, z. B. für rundliche Hautlücken, anwenden.

Welche von den vielen auf den Abb. 136—139 dargestellten *Methoden der Operateur wählen soll*, hängt von der Form und Größe der Lücke, von der Richtung

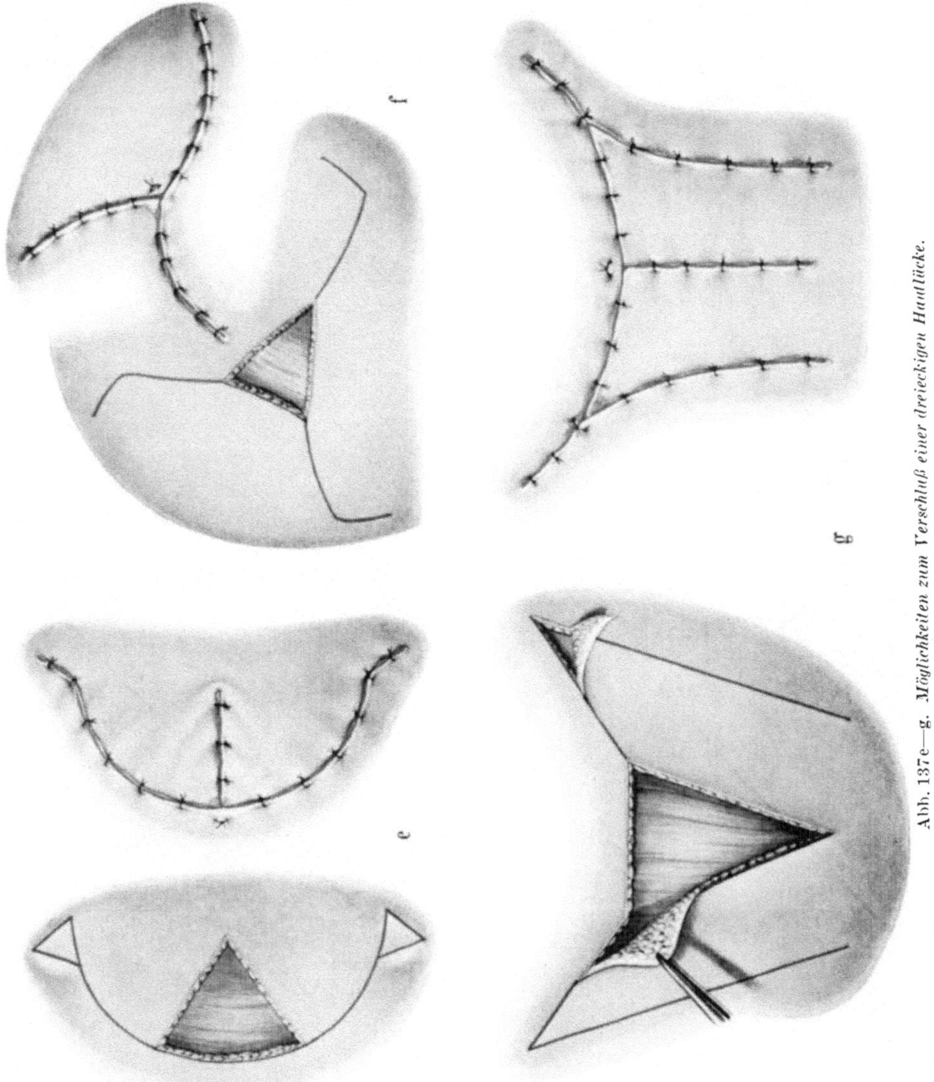

Abb. 137e—g. *Möglichkeiten zum Verschluß einer dreieckigen Hautlücke.*

und dem Grad der Hautspannung, von der Beweglichkeit der umgebenden Haut sowie von der Gefäß- und Nervenversorgung ab. Je spannungsfreier der Wundschluß gelingt und je mehr die Nahtlinien den Spaltlinien der Haut parallel verlaufen, desto besser wird das Ergebnis sein. Im allgemeinen sind *einfache Schnittführungen*, z. B. Rotationslappen, mit breit gestielter Lappenbildung (s. Abb. 137c oder 139b) zu *bevorzugen*.

Über Hautverschiebungen mittels der *Z-Plastik* siehe im Kapitel „Die Behandlung von Hautnarben“ S. 182.

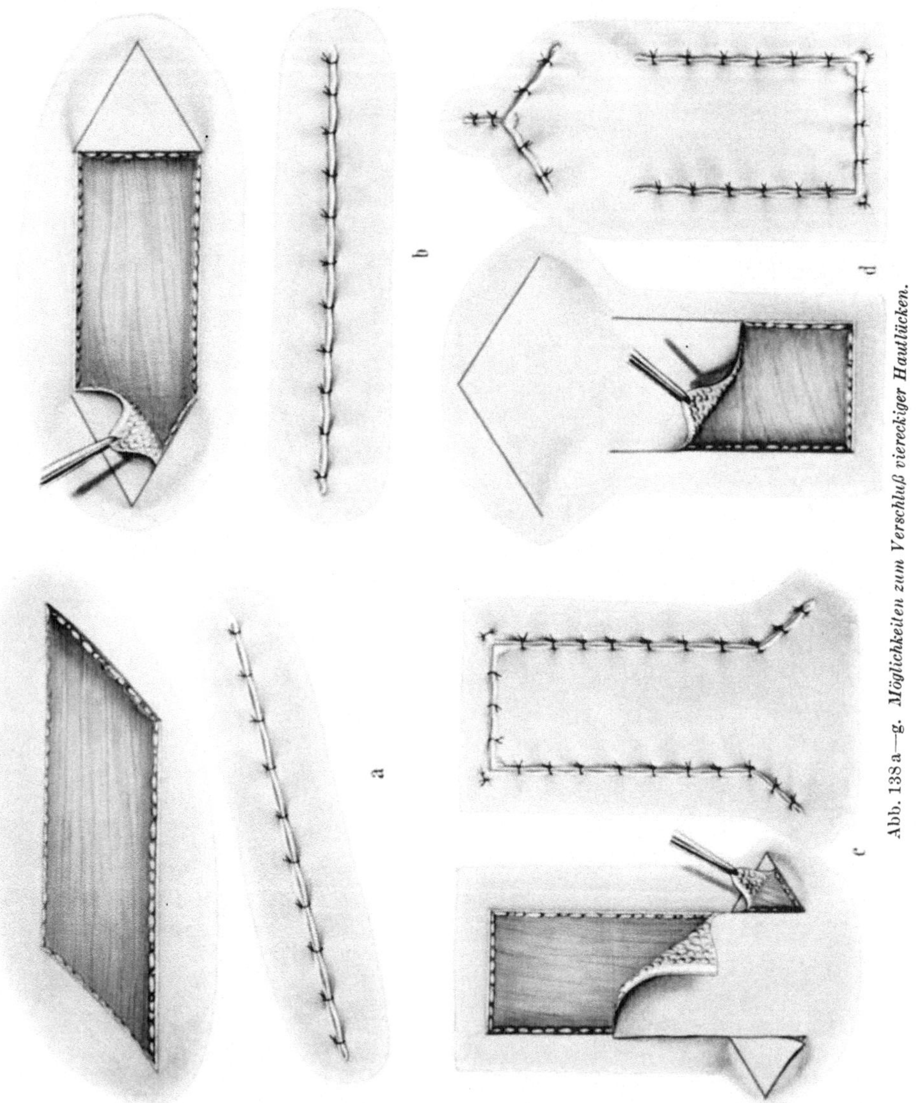

Abb. 138 a—g. Möglichkeiten zum Verschluß viereckiger Hautlücken.

II. Gestielte Hautverpflanzung.

Bei der gestielten Verpflanzung werden Hautlappen *abseits der zu deckenden Wunde* gewonnen; hierbei läßt man aber, um die Ernährung des Gewebes bei der Überpflanzung zu sichern, den ausgeschnittenen Lappen *durch* einen *Stiel mit dem Blutstrom in Verbindung.* Gegenüber den freien Hauttransplantationen haben gestielte Lappen den Vorteil, daß sie eine stärkere mechanische Belastung vertragen, Haare tragen können und ihre nervöse Versorgung schneller zurückgewinnen.

Die *Indikation zur gestielten Hautplastik* (s. S. 134) ist gegeben, wenn die betreffende Wunde durch Haut mitsamt der anhängenden Subcutanfettschicht

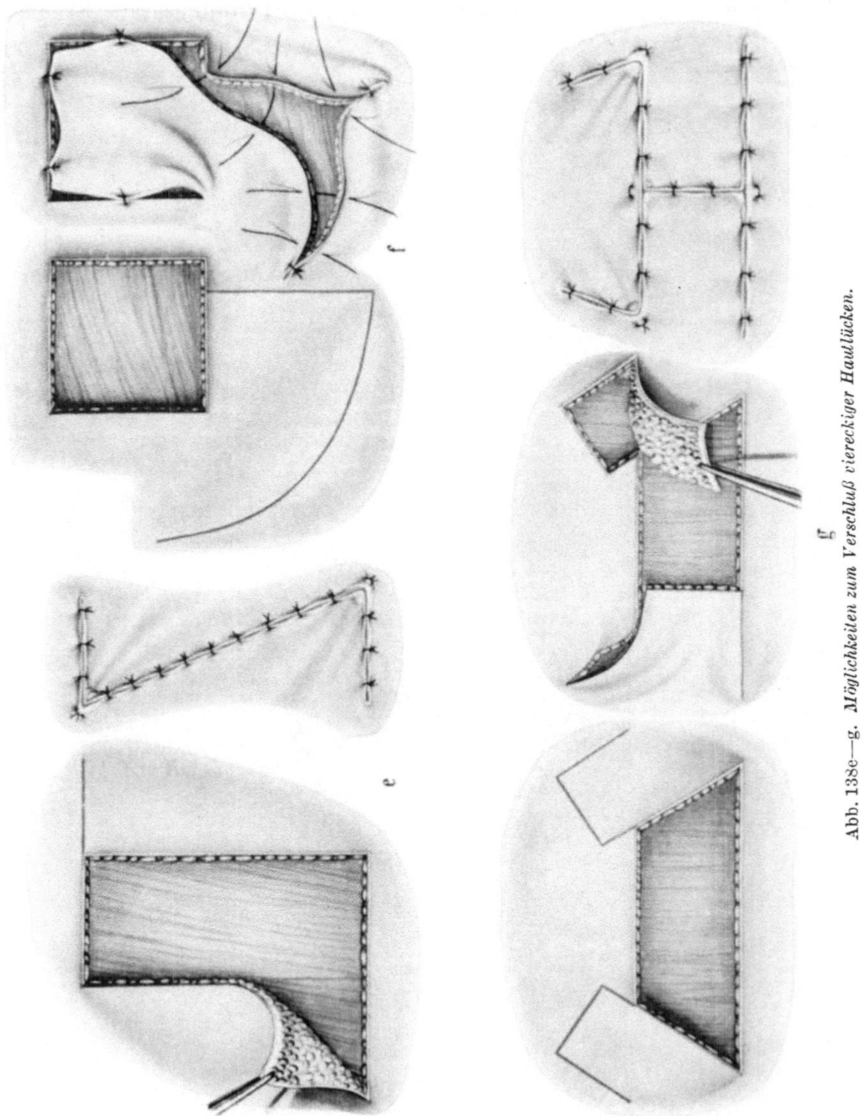

Abb. 138e—g. Möglichkeiten zum Verschluß viereckiger Hautlücken.

gedeckt werden muß und ein spannungsfreier Verschluß durch einfache Verschiebung der Wundränder (s. S. 122) unmöglich ist. Gestielte Hautplastiken werden praktisch am häufigsten durchgeführt zum Schluß tiefer Wunden an Stellen, die gewöhnlich einen stärkeren Druck erfahren (Fußsohle, Schienbeinkante, Hohlhand), als Ersatz einer ungenügenden Weichteildeckung über Knochen, Sehnen oder Nerven sowie zur Wiederherstellung von Lücken, die mit einer doppelseitig epithelisierten Wand verschlossen werden müssen (Wangen- oder Gaumendefekte).

Gestielte Lappen, die aus der nichtgeschädigten Umgebung einer zu verschließenden Lücke geschnitten wurden, bezeichnet man als *Nahlappen*. Die auf diese Weise — nach der sog. „*indischen Methode*" — gewonnene Haut hat den Vorzug, daß sie sich der Umgebung nach Farbton, Spannungsgrad, Behaarung,

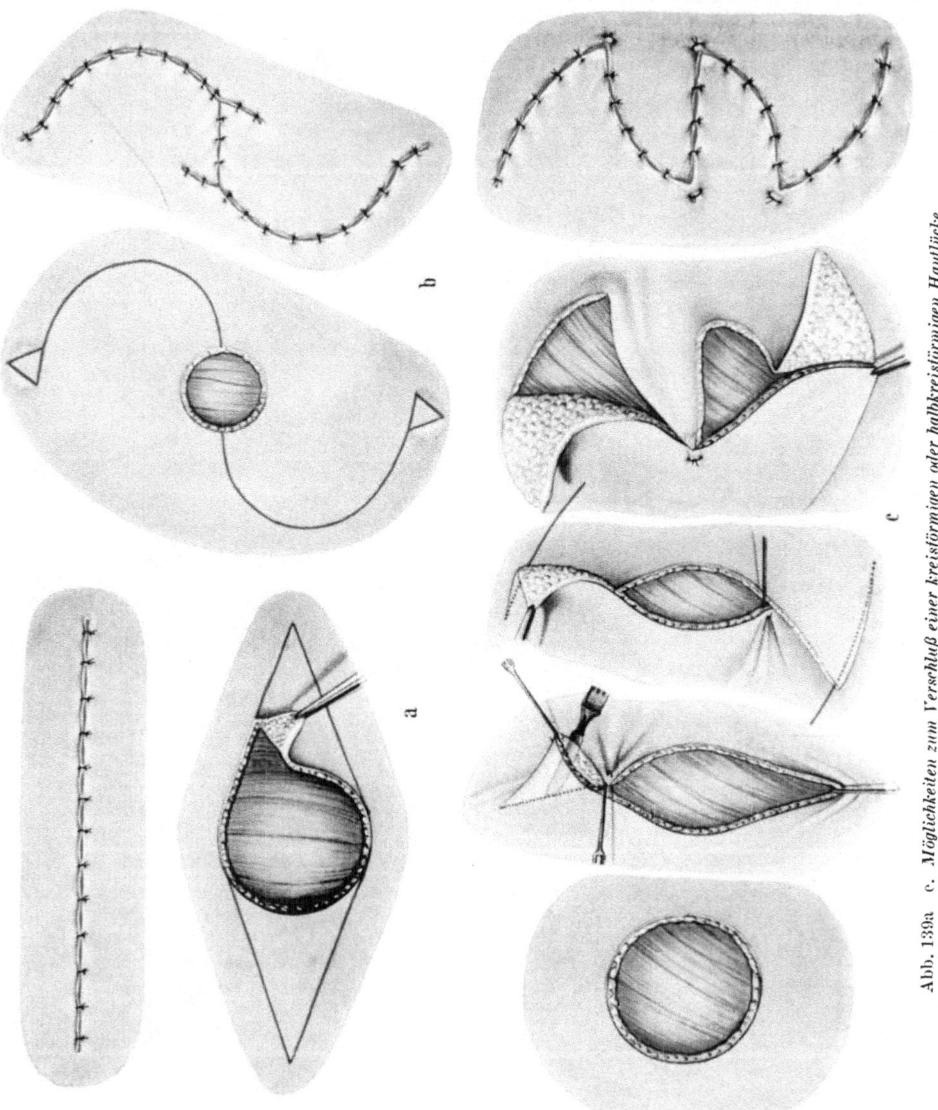

Abb. 139a–c. *Möglichkeiten zum Verschluß einer kreisförmigen oder halbkreisförmigen Hautlücke.*

Porenbildung, Dicke und sensiblen Organen am besten anpaßt. Nahlappen bewähren sich zum Verschluß von Defekten am Gesicht und an den Fingern, sind aber weniger zu empfehlen zur Deckung von Wunden am Unterarm und der Mittelhand sowie am Unterschenkel und dem Fuß.

Wird Haut gestielt aus größerer Entfernung, z. B. vom Oberarm zur Nase (s. Abb. 143), herangeschafft, dann spricht man von *Fernlappen* („*italienische*

Methode"). Hierbei besteht die Möglichkeit, die Haut von der entfernt liegenden Entnahmestelle unmittelbar in die zu deckende Wunde zu überpflanzen, *„direkte Fernlappen"* (s. S. 134), oder als *„Wander- oder Umweglappen"* zunächst an einer

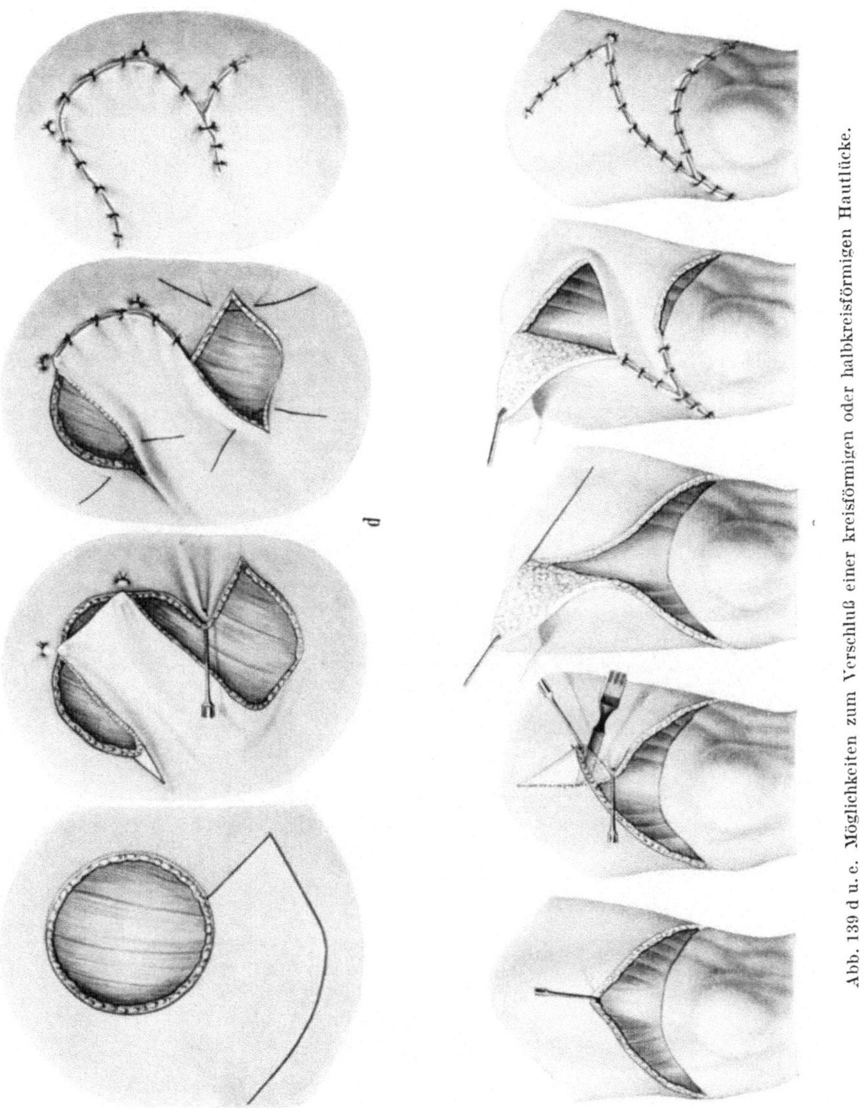

Abb. 139 d u. e. Möglichkeiten zum Verschluß einer kreisförmigen oder halbkreisförmigen Hautlücke.

Zwischenstation anwachsen zu lassen und dann erst in die zu deckende Lücke zu übertragen (z. B. Entnahmefeld am Bauch, Zwischenstation am Vorderarm, Aufnahmewunde am Kopf).

1. Die allgemeine Technik der gestielten Hautverpflanzung.

Trotz der im einzelnen voneinander abweichenden Techniken der gestielten Hautverpflanzung — *Flügellappen*, s. S. 135, *Brückenlappen*, s. S. 147, *Roll-*

lappen, s. S. 150 — lassen sich *für alle gestielten Hautlappenbildungen* gewisse *Grundregeln* aufstellen.

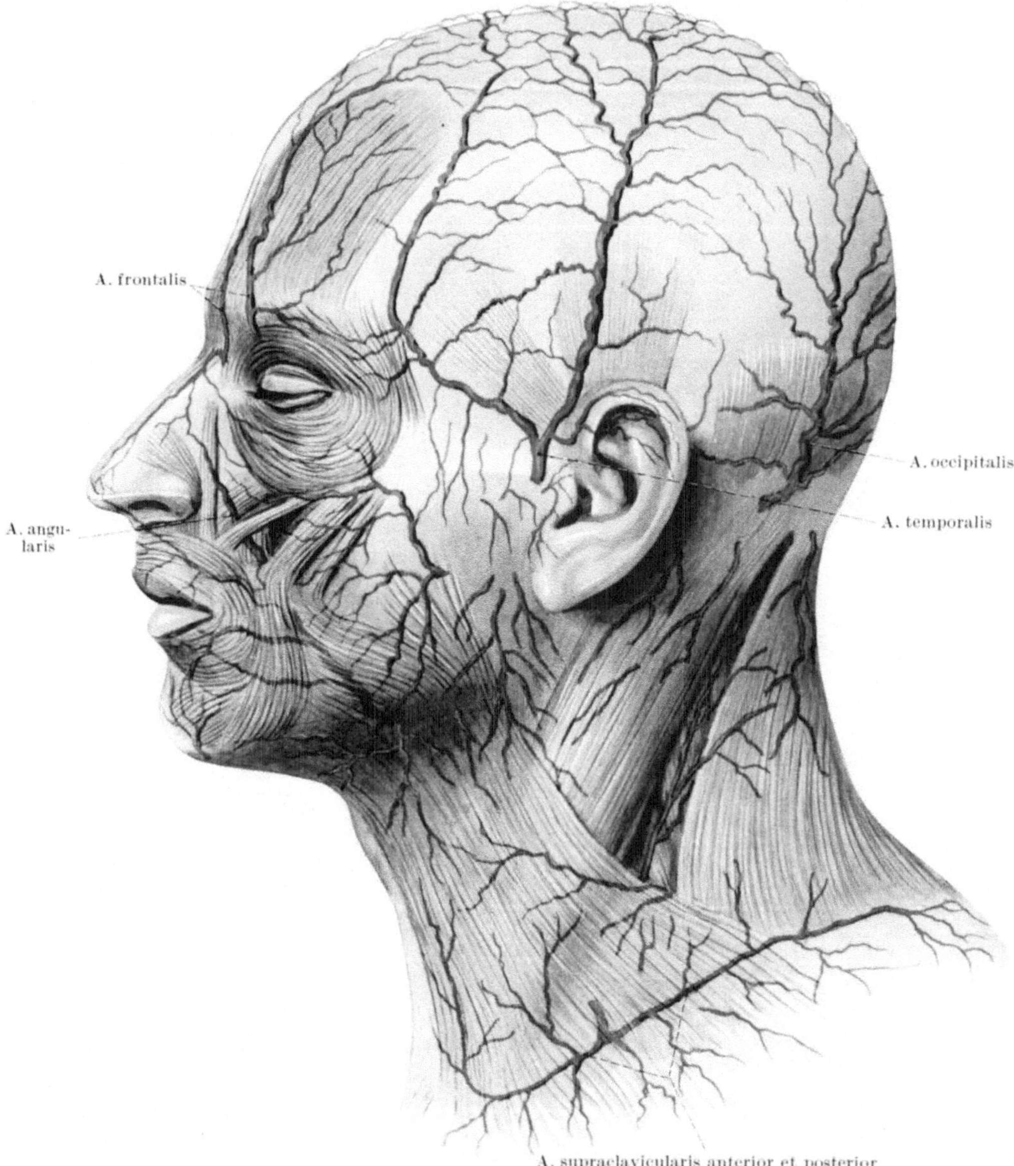

Abb. 140. *Hautarterien des Kopfes und Halses* (nach MANEHOT), die bei der Bildung von Hautlappen in Betracht kommen.

Vor jeder gestielten Hautplastik ist dringend eine *genaue Planung* der beabsichtigten Schnittführung zu empfehlen. Am besten schneidet man sich zunächst aus sterilisierten, abgewaschenen Röntgenfolien oder dünnen Gummiplatten ein genaues Modell der zu deckenden Wunde aus, legt diese Schablone auf das Entnahmefeld und zeichnet sich dann mit Hautfarbe (s. S. 40) die zweck-

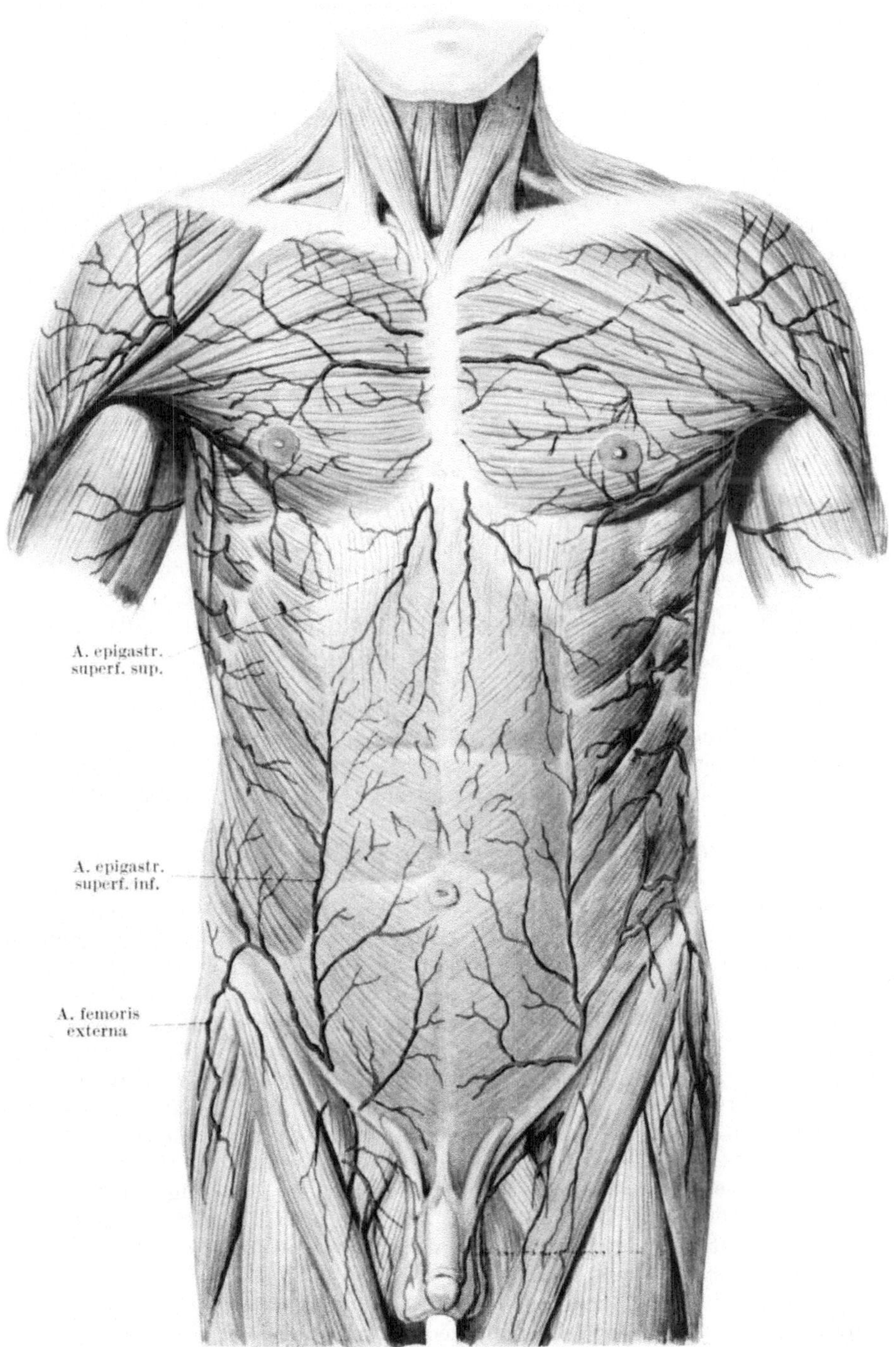

Abb. 141. *Hautarterien des Rumpfes* (nach MANEHOT), die bei der Bildung von Hautlappen in Betracht kommen.

mäßigste Schnittführung an. Hierbei ist zu berücksichtigen, daß der Lappen und sein Stiel $^1/_4$ bis $^1/_5$ größer sein müssen, als es zur Deckung des Defektes und zur Stielbildung notwendig scheint, weil sich die Haut nach dem Herauslösen in diesem Ausmaße zusammenzieht.

Entscheidend wichtig für das Gelingen der Plastik ist eine *gute Blutversorgung* des Lappens. Wenn es geht, machen wir den Lappen deswegen *möglichst nicht länger als seine Breite.* Bei längeren Lappen muß versucht werden, die Längsausdehnung parallel der Hautarterien (s. Abb. 140 und 141) zu legen. Die schulmäßig noch *zulässigen Größenverhältnisse* eines *gestielten Lappens* gehen aus der Abb. 142 hervor. Einstielige Lappen, die sofort überpflanzt werden sollen, dürfen keine größere Länge haben als das Zweifache ihrer Breite. Bei Lappen, die 3mal länger als breit sind, ist zur Sicherung des Operationserfolges immer eine verzögerte Transplantation (s. S. 138) anzuraten.

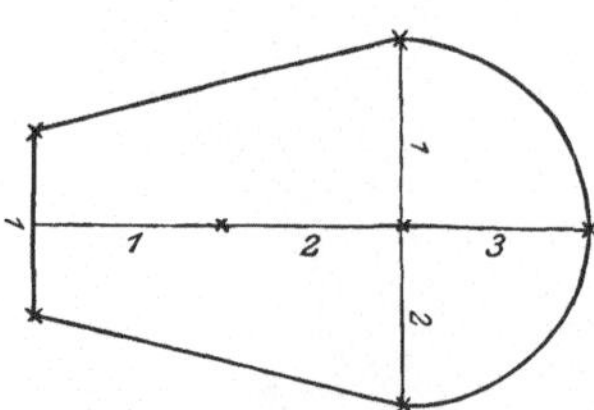

Abb. 142. *Schulmäßige Größenverhältnisse eines gestielten Hautlappens.* Der Stiel des Lappens soll nicht schmäler als die Hälfte der größten Lappenbreite, der Lappen soll nicht länger als das Dreifache der schmalsten Stielstelle sein. Besser ist der Lappen mindestens so breit wie lang.

Nur wenn der Lappenstiel eine größere Subcutanarterie enthält, „*Arterienlappen*" (s. Abb. 158), darf er ausnahmsweise schmaler geschnitten werden.

Bei Fernlappen, die z. B. vom Gesäß zur Ferse oder vom Arm zur Nase führen und eine ungewohnte Stellung der Gliedmaßen erfordern (s. Abb. 154 und 156), probieren wir die gewünschte Lagerung möglichst *schon vor der Operation* und legen — wo es geht — auch immobilisierende Gipsverbände schon einige Tage im voraus an. Dann kann man auf besondere Wünsche des einzelnen Kranken eher Rücksicht nehmen und *feststellen, wie die Zwangshaltung vertragen* wird.

Die *präoperative Hautdesinfektion* erfolgt bei Hautplastiken nur mit Äther und Alkohol, ohne Jodanwendung. Eine *Lokalanaesthesie* mit Adrenalinzusatz gefährdet den Erfolg der Verpflanzung nicht; wir ziehen aber im allgemeinen die *Vollnarkose* vor. Für sehr ausgedehnte plastische Operationen hat die *künstliche Hypotension* gewisse Vorteile (s. II, S. 353), weil dabei capilläre Blutungen wegfallen.

Beim Schneiden des gestielten Lappens hat der Operateur daran zu denken, daß die ernährenden Hautgefäße unmittelbar über der Fascia superficialis verlaufen und muß diese Schicht ungestört lassen (s. Abb. 120). Nur bei kleinen Lappen, z. B. zur Deckung von Fingerwunden, darf er ungestraft die gefäßführende Subcutanfettschicht etwas abtragen (s. Abb. 155). Vor der Neueinpflanzung ist überflüssiges Fett, besonders an den Lappenrändern, wegzunehmen, da sonst unschöne, polsterartige Verdickungen entstehen. Hautlappen sollen gerade oder abgerundete Ränder haben; spitze Winkel und Ecken verfallen leichter der Nekrose. Bei Auswahl des Spenderfelders für eine gestielte Hautplastik ist darauf zu achten, daß die zur Deckung benutzte Haut bezüglich der Dicke, des subcutanen Fettpolsters, des Pigmentes und der Porenzeichnung den Verhältnissen in der Umgebung der Aufnahmewunde möglichst ähnelt. Man darf auch keine unbehaarte Haut durch behaarte ersetzen und umgekehrt; behaarte Haut ist besonders an der Nase und im Munde zu vermeiden. Pigmentunterschiede der Haut gleichen sich manchmal mit der Zeit aus und lassen sich durch Höhensonnenbestrahlung überdecken.

Es ist größter Wert darauf zu legen, die *Entnahmewunde* nach Auslösen des Hautlappens *sofort* zu *verschließen,* entweder durch Verschiebung der Wundränder (s. Abb. 157) oder durch frei transplantierte Dermatomlappen (s. Abb. 153, 166c). Ersteres gelingt leichter, wenn man schon beim Lappenschnitt hierauf Rücksicht nimmt und z. B. einen Flügellappen in Form eines verschobenen Rechteckes excidiert (s. Abb. 138a, 166b). Ebenso soll der Operateur versuchen, die *Wund-*

flächen am Lappenstiel zu beseitigen. Bei Rollappen (s. S. 150) ist dies in idealer Weise gelöst (s. Abb. 165); aber auch bei Flügellappen läßt sich vielfach eine aseptische Stielbildung erreichen (s. Abb. 157). Offenbleibende Wundflächen werden zwangsläufig infiziert und dies hat eine bindegewebige Verhärtung der gestielten Haut zur Folge.

Vor Einpflanzung des Lappens ist in der *Aufnahmewunde* alles narbige, schlecht durchblutete Gewebe wegzuschneiden und eine gute Blutstillung herbeizuführen. Um eine tadellose Adaptation der Lappen- und Defektränder zu

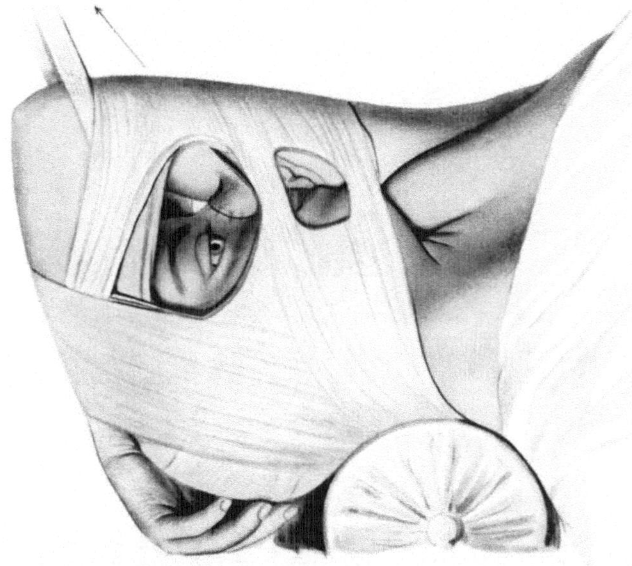

Abb. 143. *Befestigung der* beiden *Körperteile bei* seitlich *gestielter Plastik (Nasenplastik, italienisches Verfahren).* Der zum Nasenersatz herangezogene Arm wird am Kopf durch Mastisol-Heftpflasterstreifen, Mastisol-Binden und Nähte befestigt. Ein mit *Gewichtszug* versehener Bindenzügel gestattet eine gewisse Lageänderung des in dieser Weise bedingt festgelegten Armes. Der Hautlappen ist dauernd frei sichtbar.

erreichen, erweist es sich häufig als notwendig, eingezogene Wundränder an der Aufnahmestelle zu unterschneiden und auszurollen.

Der *Verband* nach einer Lappenplastik muß so angelegt sein, daß der Operateur die Hautüberpflanzung in den folgenden Tagen gut beobachten kann. Alle Nahtlinien, Wundflächen, Ecken und Gebiete, wo 2 Hautflächen in Kontakt kommen könnten, werden mit trockenem, sterilem Mull bedeckt. Nur bei infizierten Aufnahme- oder Stielwunden sind feuchte Verbände angezeigt. In vielen Fällen, z. B. zur Immobilisation bei einer Lappenführung vom Bauch zum Arm oder vom Arm zum Gesicht, genügt ein Elastoplastverband. Bei gestielten Fernlappen an den Beinen ziehen wir einen Gipsverband vor. Kommt es infolge der Schwere eines Gliedes, z. B. beim Druck des über den Oberschenkel gelagerten anderen Beines oder bei einer Arm-Nasen-Plastik zu gefährlichem Druck auf den Lappen oder seine Umgebung, so läßt sich das Gebiet manchmal durch eine am Knochen angreifende Drahtextension entlasten.

Zirkulationsstörungen am gestielten Lappen treten als Cyanose, Ödem, Blasenbildung, Thrombosen oder Nekrosen in Erscheinung. Zeigt sich schon gleich nach dem Ablösen aus dem Entnahmefeld eine Cyanose oder Leichenblässe, die länger als 10 min anhält, dann wird der Lappen — wo möglich — sofort wieder in das ursprüngliche Lager zurückverpflanzt und erst „verzögert“ transplantiert (s. S. 138). Zur Prophylaxe von Blutumlaufstörungen am Lappen ist seine horizontale Lagerung am günstigsten; der ideal geschnittene Lappen steigt nicht ab

Tabelle 5. *Indikation gestielter Hauttransplantate.* (*Kursiv* = besonders zu empfehlen.)

Verschiebung des Wundrandes	Flügellappen		Brückenlappen	Rollappen
	aus Wundnähe	aus der Ferne		
Zum Verschluß aseptischer oder infizierter *Wunden bei reichlich gesunder Haut in der Umgebung,* z. B. *an der Schädelkonvexität,* am *Rumpf,* am *Oberarm,* am *Oberschenkel;* zur Deckung von *Decubitalulcera;* zum Verschluß von Lükken der *Mundschleimhaut.*	Von Wange, Stirn oder Hals zum Verschluß von *Gesichtswunden;* von der Wange zum *Lidersatz;* von der Streckseite eines Fingers zur Deckung einer seitlichen Fingerwunde; vom Präputium zur Dekkung von Urethradefekten; vom Hodensack zur Dekkung von *Peniswunden.*	Vom Bauch oder Arm der Gegenseite zur Deckung tiefer Wunden mit *freiliegenden Sehnen oder Knochen* an der *Mittelhand:* von Streckseite des Nachbarfingers zur Deckung der *Fingerbeugeseite;* vom seitlichen Rumpf zur Dekkung tiefer Wunden am Ellbogengelenk; von *Hohlhand oder Streckseite des Nachbarfingers bei Fingerkuppenverlust;* vom Nachbarfinger zum Hautersatz an der Fingerstreckseite; vom Bauch zum *Unterarm zwecks Wiederherstellung genügender Weichteilverhältnisse vor Knochenplastiken;* von Oberschenkel oder Wade zur Deckung *tiefer Wunden an Unterschenkel oder Fuß* der anderen Seite; vom Gesäß zur Ferse derselben Seite.	Vom Vorderhaupt zur Deckung von Wunden im Gesicht; vom Hals zum Hautersatz am Kinn; vom Bauch zum Verschluß großer, *tiefer, infizierter Wunden an Mittelhand oder Unterarm;* als „Visierlappen" vom Hinterhaupt zur Dekkung von Wunden am Vorderhaupt.	Wiederherstellungsoperationen bei tiefen Lücken im Gesicht oder an den Ohren; Korrektur störender Einbuchtungen; *Hautersatz an mechanisch stark belasteten Stellen* (Fußsohle, Vorfuß, Ferse); *tiefe Wunden am Fuß* oder *Unterschenkel;* *Wiederherstellung genügender Weichteilverhältnisse vor Knochenplastiken.*

— dies erschwert seinen venösen Rückstrom — und steigt nicht auf — dies behindert den arteriellen Zustrom. Eine erst langsam auftretende Zirkulationsstörung beruht erfahrungsgemäß häufiger auf einer Behinderung des venösen Abflusses als auf einer mangelhaften arteriellen Versorgung. Oft ist diese Komplikation auf eine Verdrehung des Lappens über 90^0 oder eine scharfe Abknickung zurückzuführen, wobei sich dieser Schaden durch Verbesserung des Verbandes oder Lageveränderung der Extremität leicht beheben läßt. Gelegentlich helfen bei venöser Durchblutungsstörung auch frühzeitig angewandte multiple Scarifikationen oder das Ansetzen von Blutegeln. An stark gespannten Rundstiellappen verbessert sich die Blutzirkulation manchmal, wenn die einrollenden Hautnähte z. T. entfernt werden. Zur Verhütung von Thrombosen in gestielten Hautlappen hat man auch eine allgemeine Medikation von Antikoagulantien empfohlen.

Die *Abtrennung des Lappenstieles* nehmen wir in der Regel 3 Wochen nach der Einpflanzung der Haut am neuen Wundgrund vor. Bestehen — bei narbigem oder fixiertem Wundgrund oder bei außergewöhnlich langen, schmalen Lappen — Zweifel über eine zuverlässige Einheilung, dann empfiehlt sich ein täglich mehrmals wiederholtes, stufenweise von 10 min bis auf 2 Std verlängertes Abklemmen des Stieles mit einem Gummitourniquet oder einer weichen Klemme (s. Abb. 163a). Hierdurch läßt sich eine noch mangelhafte Ernährung des Lappens vom neuen Wundgrund her eher erkennen und eine gerichtete Blutversorgung von der Einpflanzungsstelle her schneller erzwingen. In solchen Fällen durchtrennen wir den Lappen gerne schrittweise und beobachten dabei, wie schnell sich die Haut von einer häufiger eintretenden, vorübergehenden Blässe erholt. Für eine gute Versorgung des fraglichen Gebietes sprechen an der Schnittfläche auftretende arterielle Blutungen. Im Zweifelsfalle wird die Stieldurchtrennung in 2 Sitzungen vorgenommen.

2. Die Flügellappenplastik.

Diese Methode besteht in der Bildung einstieliger, flügelartiger Hautlappen, die in die Nähe („Nahplastik") oder in die Ferne („Fernplastik") überpflanzt werden können. Hierbei *zweckmäßige Schnittführungen und bewährte Anwendungsbereiche* gehen aus den Abb. 144—156 und der Tabelle 5 hervor.

Die *Indikation* für *Flügellappen als Nahplastik* beschränkt sich im wesentlichen auf *Gesichtsdefekte* (s. Abb. 144—151), sowie auf Wunden an den *Fingern* (s. Abb. 152 und 153) und am *Penis*. Am Kopf gelingt es in vielen Fällen, den Flügellappen so anzulegen, daß er in seinem Stiel ein größeres Gefäß enthält (s. Abb. 144—148). Bei derartigen „*Arterienlappen*" darf der Stiel außergewöhnlich schmal sein, ja ausnahmsweise, bei „Insellappen", nur aus einem subcutan verlaufenden Gefäß (s. Abb. 149) bestehen.

Während sich am Rumpf, am Oberarm und Oberschenkel auch größere Wunden leicht durch Verschiebung der Hautränder (s. S. 122) verschließen lassen, sind am Unterschenkel und Fuß sowie am Unterarm und der Hand jedoch *Flügellappen als Fernplastik* (s. Abb. 154—157) vorzuziehen. Bei letzterer Methode wird die Haut zur Deckung von Fuß und Unterschenkel vom gesunden anderen Bein, zur Deckung von Unterarm und Mittelhand vom gesunden anderen Arm, Bauch oder Rücken, zur Deckung der Finger von der Hohlhand oder von einem benachbarten gesunden Finger gewonnen. Am Oberschenkel ist die Vorderseite, am Unterschenkel der mediale Teil der Wade am besten durchblutet und deswegen als Entnahmefeld zu bevorzugen. Im allgemeinen ist es gleichgültig, ob Flügellappen proximal oder distal gestielt sind. Wir wählen diejenige Lage, bei welcher eine Versorgung des vorliegenden Defektes am zwanglosesten möglich ist.

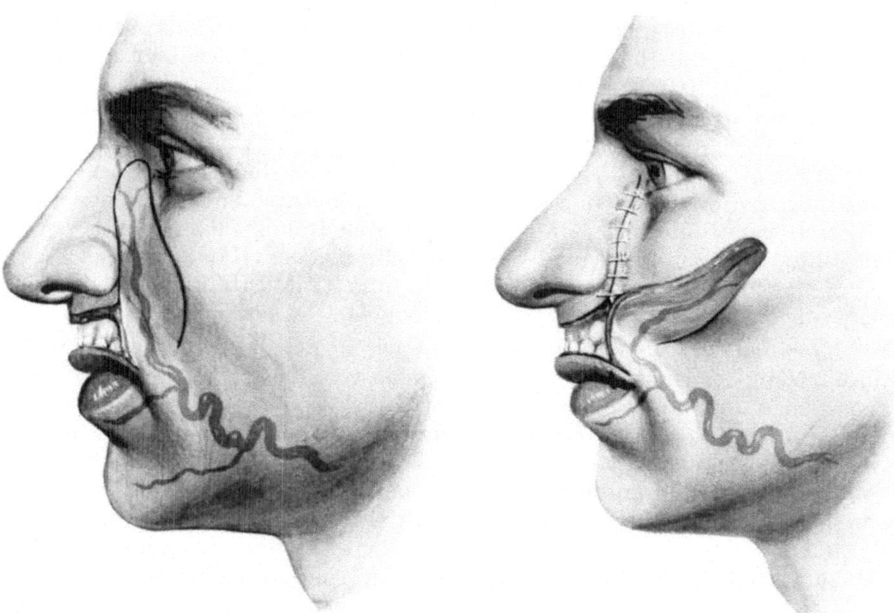

Abb. 144. *Umschneidung eines* von der A. angularis versorgten *in* der *Nasolabialfalte gelegenen Hautlappens.*

Abb. 145. Der Nasolabiallappen der vorherigen Abbildung ist abgelöst und die hierdurch entstandene Lücke durch Naht geschlossen.

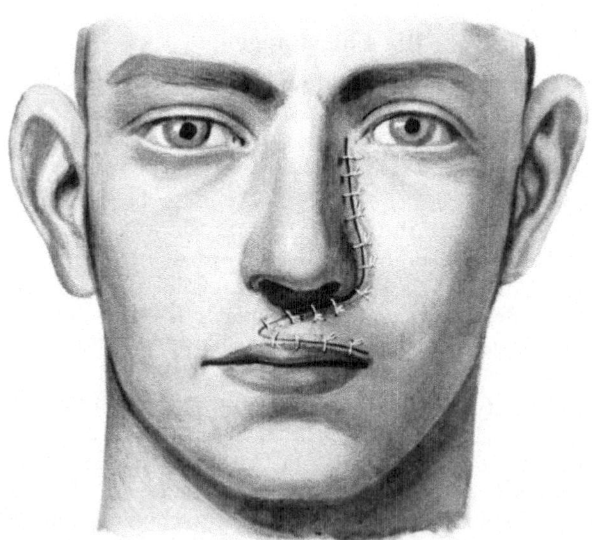

Abb. 146. *Nasolabiallappen* nach der *Einnähung.* Der Lappen der vorherigen Abbildung ist in die ursprüngliche Lücke der Oberlippe eingenäht.

Offene Wundflächen führen bei der Flügellappenplastik zwangsläufig zur Infektion und zur bindegewebigen Verhärtung der gestielten Haut. Erfahrungsgemäß ist das bei Deckung von Beinwunden weniger wichtig. Bei Plastiken im Gesicht oder an den Fingern ist aber hierauf zu achten, weil sonst kosmetisch und

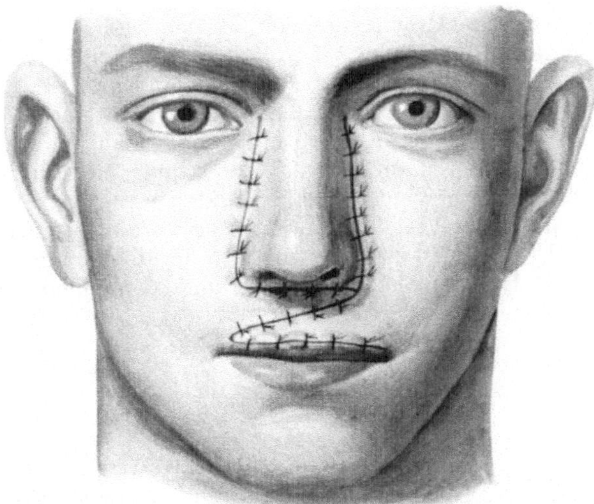

Abb. 147. Durch *doppelseitige Verwendung* je *eines von* der A. angularis versorgten, der *Nasolabialfalte entnommenen Hautlappens*, die nebeneinander vorbeigeführt sind, ist die Oberlippe ersetzt.

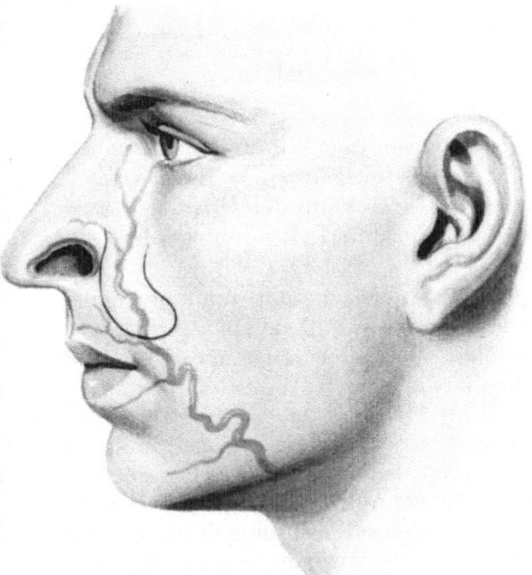

Abb. 148. 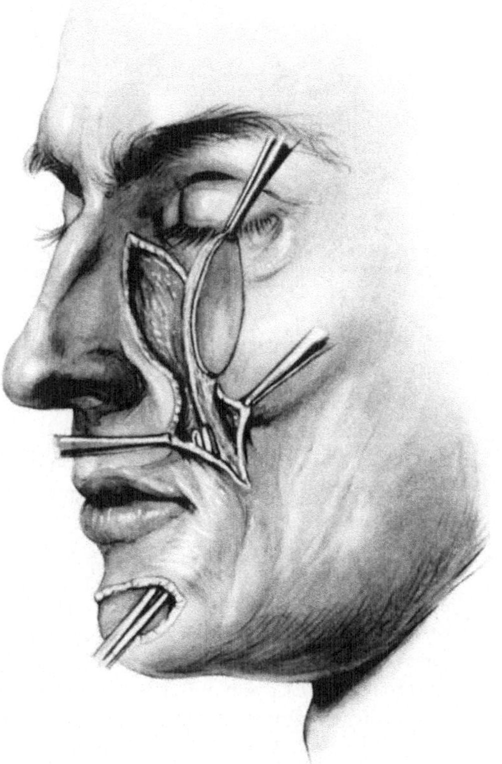 Abb. 149.

Abb. 148. *Lappenbildung in der Nasolabialfalte entgegen* der Stromrichtung *der A. angularis* zum Ersatz einer Nasenlücke.

Abb. 149. *Stielung* einer *Hautinsel an einem* die *ernährenden Gefäße* — hier die A. angularis — enthaltenden subcutanen Weichteilstiel ohne Haut nach Esser. Einfügen des Lappens an dem Ort seiner Bestimmung unter Untertunnelung der trennenden Hautbrücke und subcutane Durchleitung des Stieles.

funktionell unbefriedigende Resultate erzielt werden. Es gibt eine ganze Reihe *Hilfsmethoden*, mit denen sich auch *bei Flügellappen Wundflächen am Stiel vermeiden* lassen. Man kann z. B. das Entnahmefeld und den Stiel mit einem frei transplantierten Dermatomlappen bekleiden (s. Abb. 157f.) oder durch Gegenlappen versorgen (s. Abb. 157b). Ist ein zu excidierendes Hautstück völlig aseptisch (Narbe oder Tätowierungen), dann läßt sich der Lappenstiel auch mit der später wegfallenden Haut vorübergehend decken. Handelt es sich z. B. um eine Tätowierung am Unterarm, dann zeichnet man als erstes das zu entfernende Hautstück auf den Bauch; nun wird zunächst nur von der oberen oder unteren Hälfte dieses Bereiches ein Hautlappen abgeklappt und von einem entsprechenden

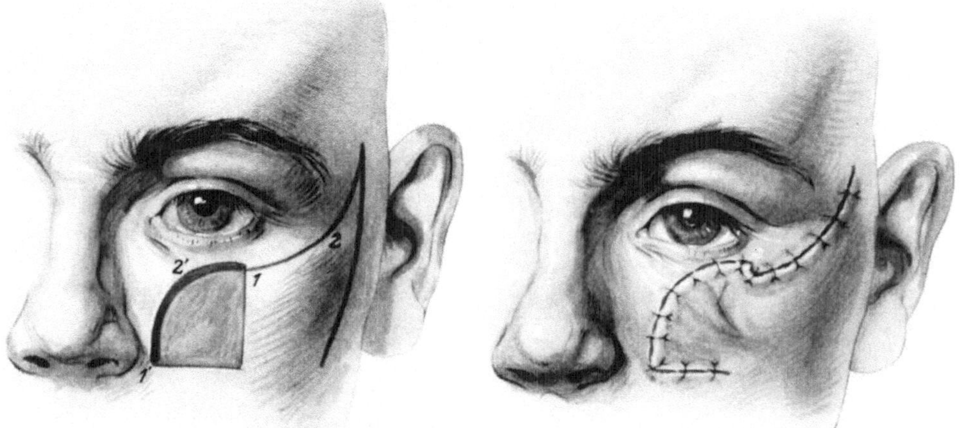

Abb. 150. *Schleppenlappen nach* GERSUNY. Der Lappen wird an seinem einen Ende so schmal gestaltet, daß sich die Lücke durch Zusammenziehen der Wundränder leicht schließen läßt.

Abb. 151. *Einfügen des in der vorigen Abbildung dargestellten Lappens* und Verschluß der sekundären Lücke.

Stück tätowierter Haut gedeckt. Schließlich läßt sich die Wundfläche an einem Flügellappen auch durch Einrollen eines Stieles beseitigen („*Rundstiellappen*“, s. Abb. 157c). Die *Richtung des lappentragenden* Stieles kann der Operateur auch durch eine entsprechende Technik beim Schneiden und Zusammennähen des Lappens (s. Abb. 157d und e) beeinflussen [*56*].

Flügellappen, die nicht als Arterienlappen (s. S. 136) geschnitten sind, heilen bei sofortiger Überpflanzung nur dann zuverlässig ein, wenn sie ebenso lang oder höchstens 2mal so lang wie ihr Stiel breit sind. Bei allen länger geschnittenen Hautlappen ist eine *verzögerte Transplantation* zu empfehlen. Wir raten dazu, diese Methode, mit der sich die durch den Stiel eintretende *Blutversorgung erheblich verbessern* läßt, *bei jeder Flügellappenplastik* in Betracht zu ziehen, weil man mit diesem einfachen Verfahren die Erfolgssicherheit der Verpflanzung wesentlich erhöht. Der Lappen wird in der vorgesehenen Größe und in der richtigen Schicht (s. S. 120) einzeitig — oder bei großen Lappen in mehreren Sitzungen mehrzeitig, innerhalb von 4—5 Tagen — ausgeschnitten und sofort wieder in sein altes Bett zurückgenäht. Durch Abdrosselung aller anderen Versorgungswege erweitern sich dann die Stielgefäße. Nach 14 Tagen löst man den Lappen neu heraus und überträgt ihn auf die zu deckende Wunde. Hierbei darf der Operateur nicht vergessen, Narben an der Lappengrenze wegzuschneiden, da sie das Anwachsen an den Wundrändern des neuen Bettes behindern.

Eine besondere Aufgabe stellt die Bildung von *Flügellappen mit doppelseitiger Epitheldeckung* zur Wiederherstellung von Wangen-, Ohren-, Nasen- und Gaumen-

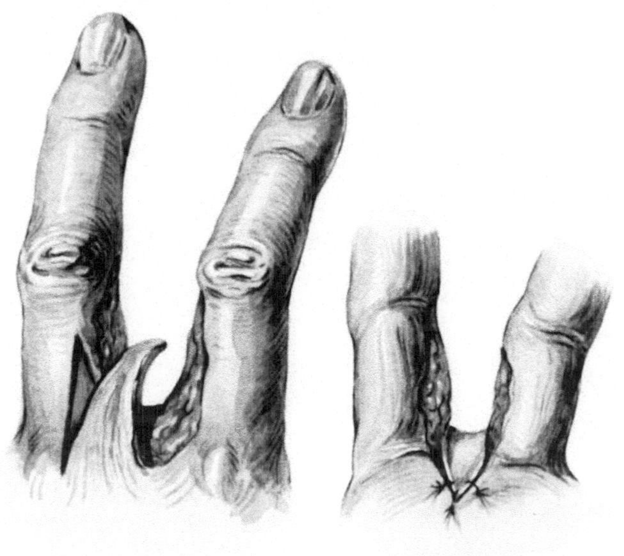

Abb. 152. *Rosersches Läppchen* zur Epithelbekleidung eines nach Spaltung einer Hautbrücke entstandenen Wundwinkels.

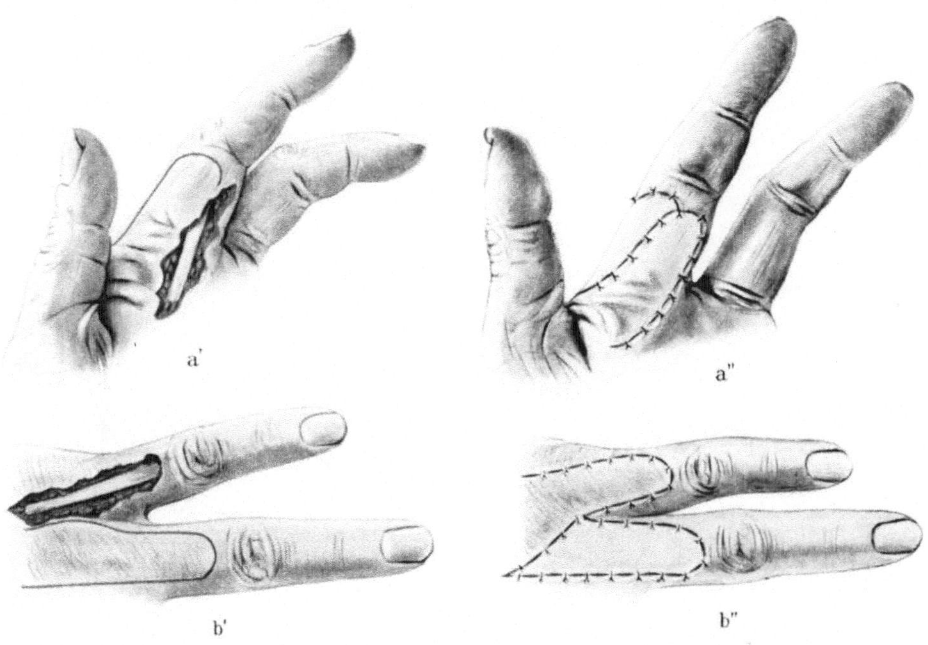

Abb. 153a u. b. *Flügellappen als Nahplastik zur Deckung von Fingerwunden.*

defekten dar. Hierbei kann man eine Doppelung des Lappens durch Einfalten vor (s. Abb. 158) und nach der Einpflanzung (s. Abb. 160) vornehmen sowie

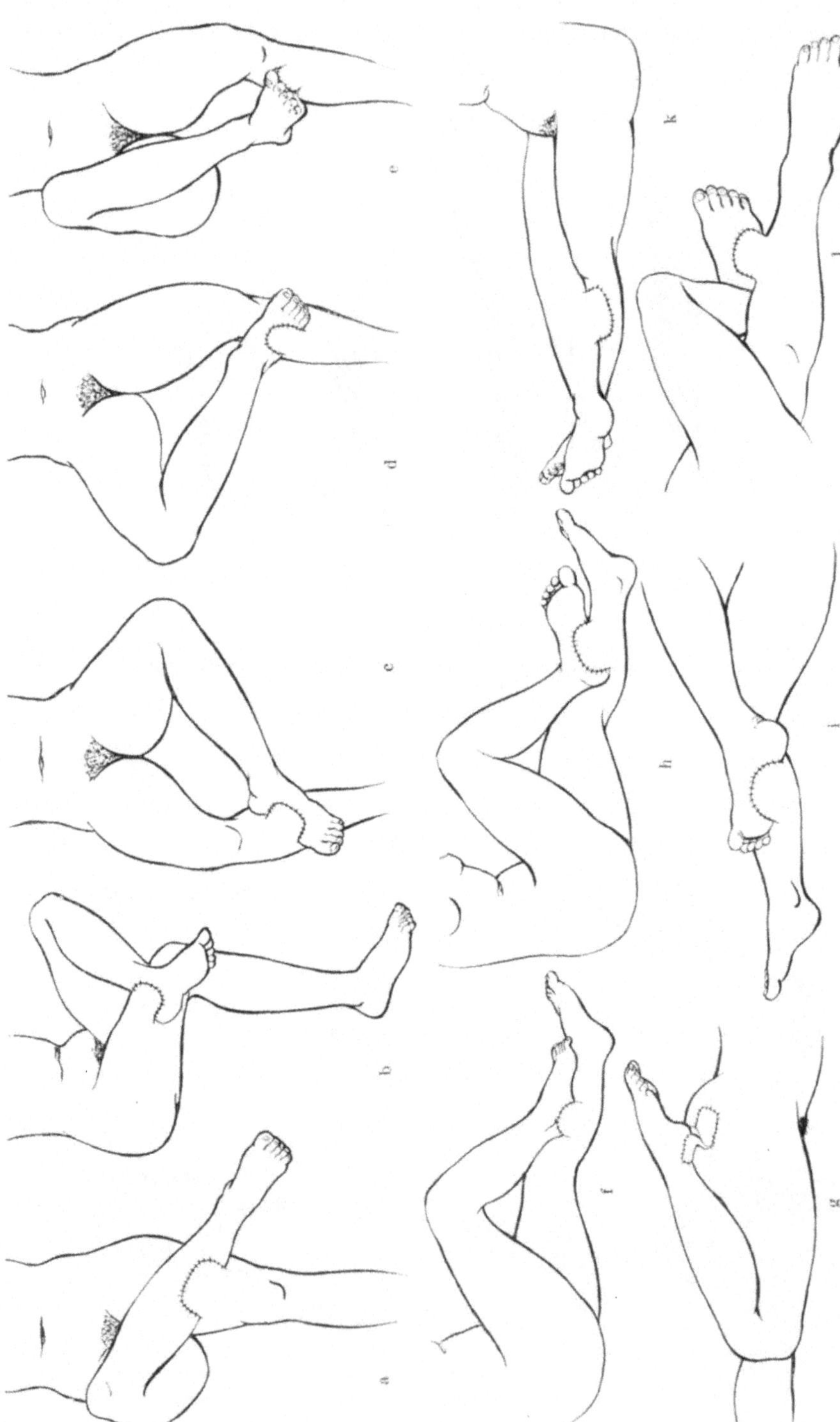

Abb. 154 a—l. *Flügellappen als Fernplastik.* Bewährte Methoden zur Deckung von *Unterschenkel- und Fußwunden.*

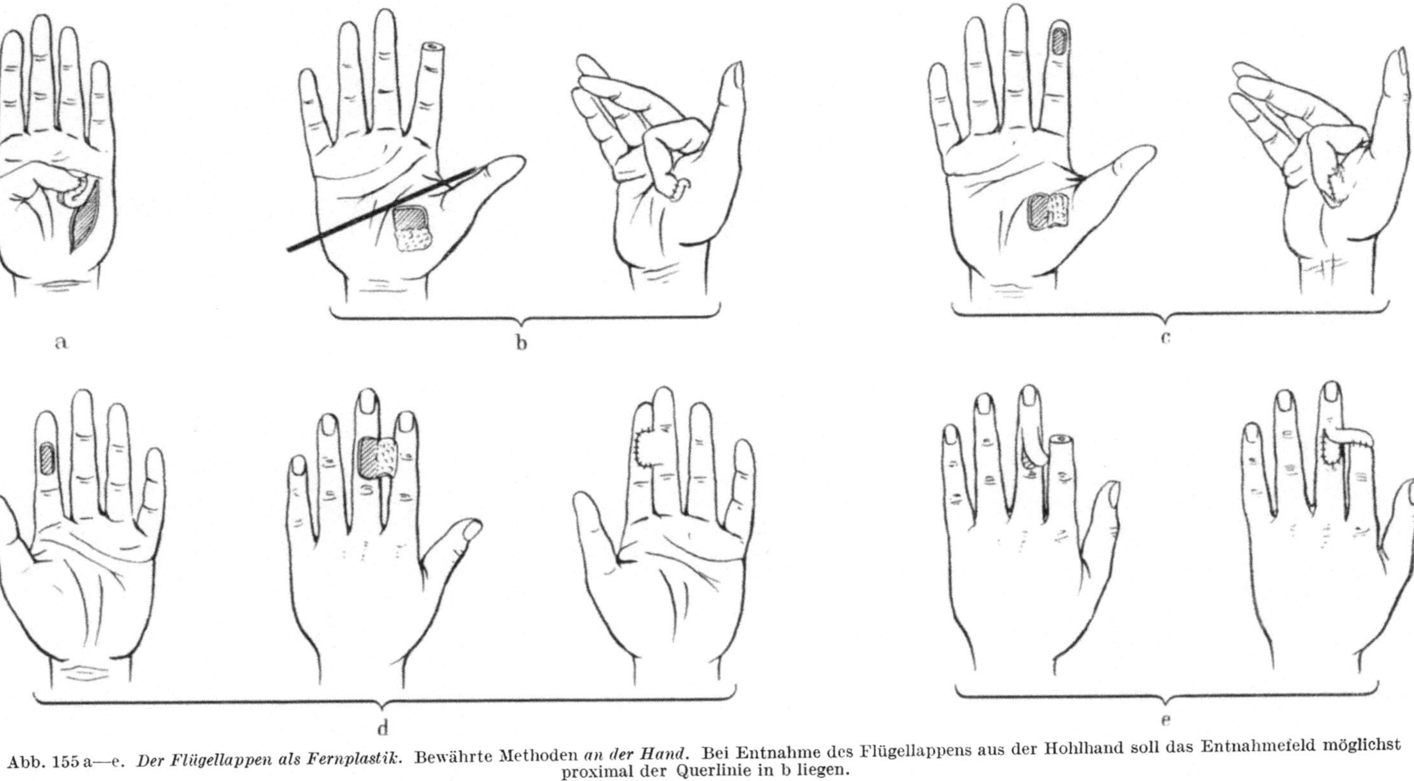

Abb. 155 a—e. *Der Flügellappen als Fernplastik.* Bewährte Methoden *an der Hand*. Bei Entnahme des Flügellappens aus der Hohlhand soll das Entnahmefeld möglichst proximal der Querlinie in b liegen.

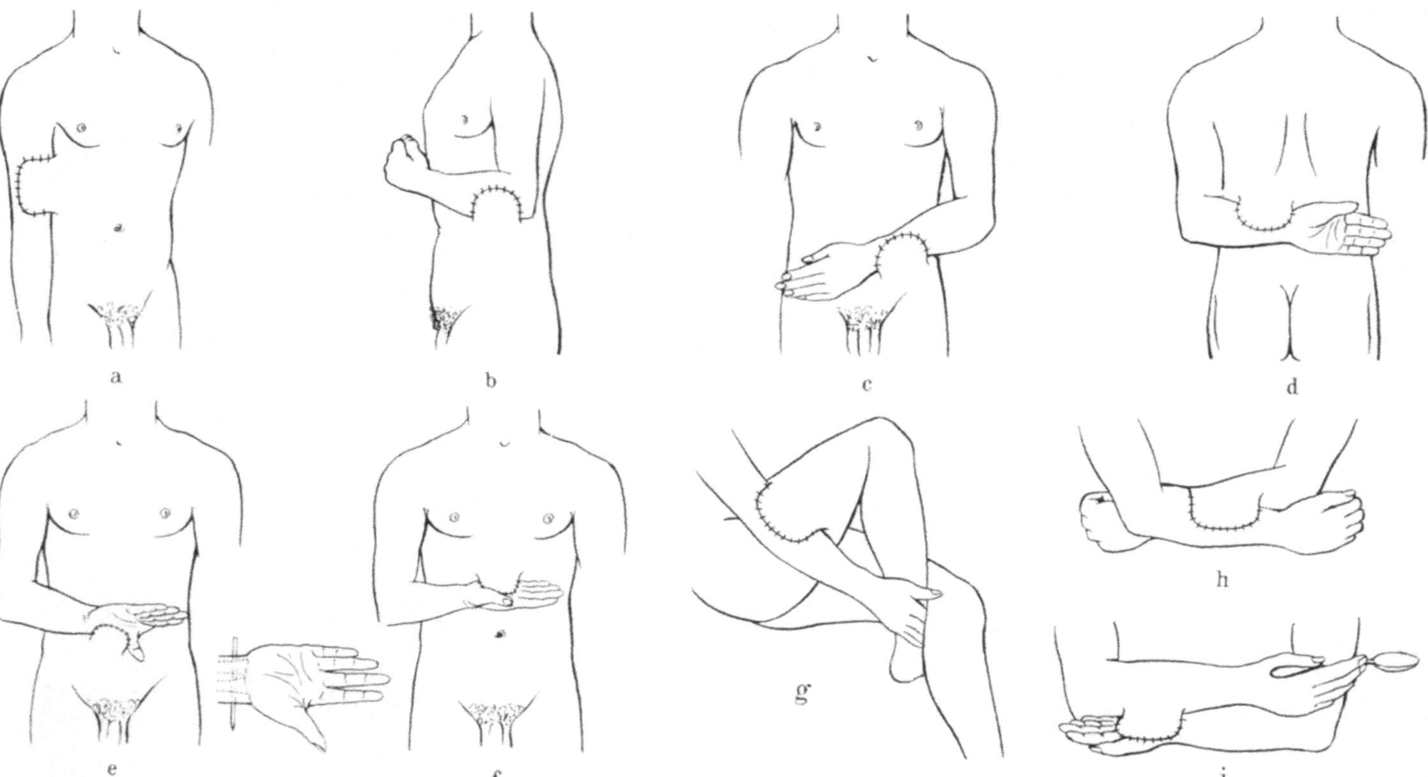

Abb. 156a—i. *Flügellappen als Fernplastik.* Bewährte Methoden zur Gewinnung von Flügellappen zur Deckung von *Arm- und Handwunden.* Beachte e und f. Bei Pronation muß der Flügellappen caudal, bei Supination kranial gestielt sein. Eine extreme Supination oder Pronation der Hand (e) läßt sich erzwingen, indem man die Unterarmknochen in der gewünschten Lage durch einen dicken, percutan eingeführten Kirschner-Draht verriegelt.

präliminar die gestielte Haut mit Thiersch- oder Dermatomlappen (s. Abb. 161 und 172d) oder einem subcutan eingeschlagenen Hautlappen (s. Abb. 172c) decken. Durchgreifende Wunden im Bereich des Gesichtes lassen sich auch durch einen gestielten Hautlappen aus der Wange versorgen, an dem etwas Mundschleimhaut mit entnommen ist.

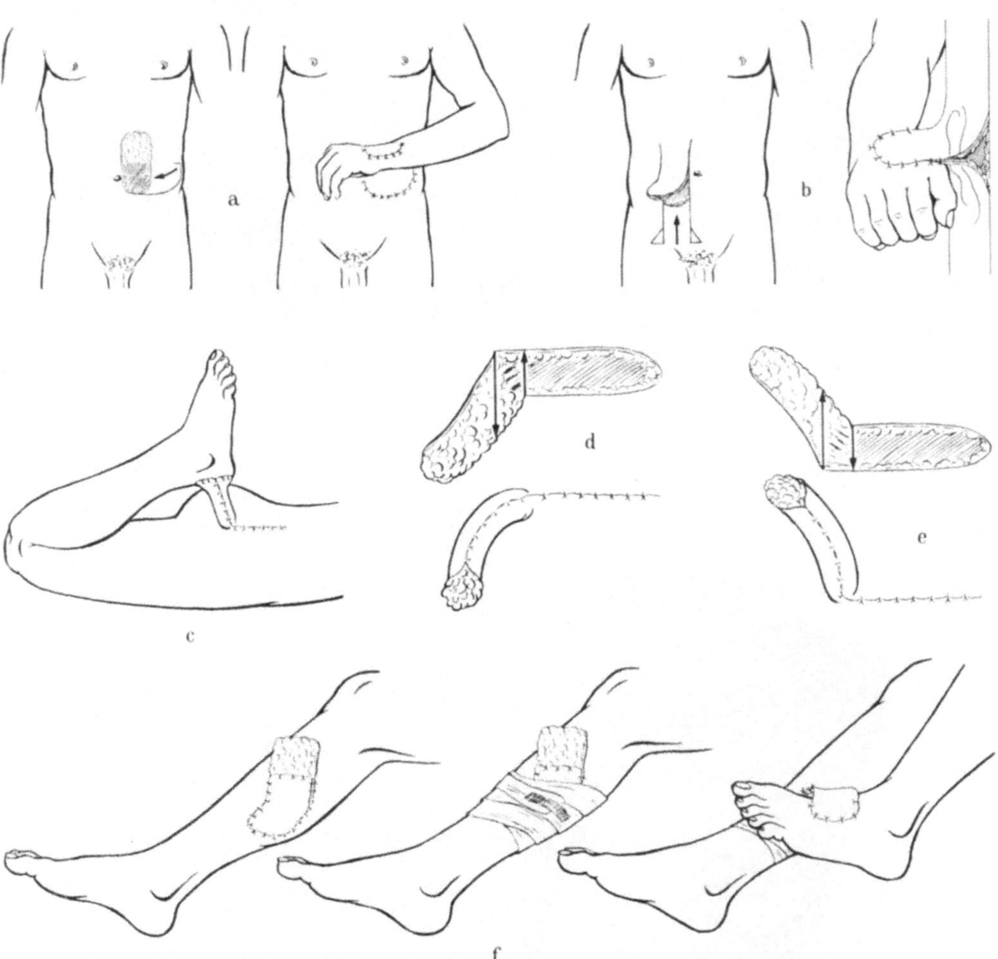

Abb. 157a—f. *Methoden zum Verschluß des Entnahmefeldes bei Anlage eines Flügellappens.* a Durch einen Rotationslappen; b durch einen Verschiebelappen; c durch Einrollen des Stieles; d und e operative Beeinflussung der Richtung eines eingerollten Lappenstieles; f Deckung des Flügellappens durch Dermatomlappen.

Früher wurde eine Modifikation der Flügellappen-Fernplastik empfohlen, bei der man einen fern von der zu deckenden Wunde geschnittenen Hautflügel zunächst an einer Zwischenstation anwachsen ließ und von dort erst später an den Aufnahmeort führte. Solche *offene Wanderlappen*, Kriechlappen und Kipplappen haben den großen *Nachteil*, daß hierbei große Wundflächen unvermeidlich sind, die zwangsläufig zu stärkerer Schrumpfung und Verhärtung des überpflanzten Hautstückes führen. Statt solcher Wanderlappenplastiken sind heute allseitig geschlossene Flügellappen (s. Abb. 157) oder Rollappen (s. S. 150) vorzuziehen.

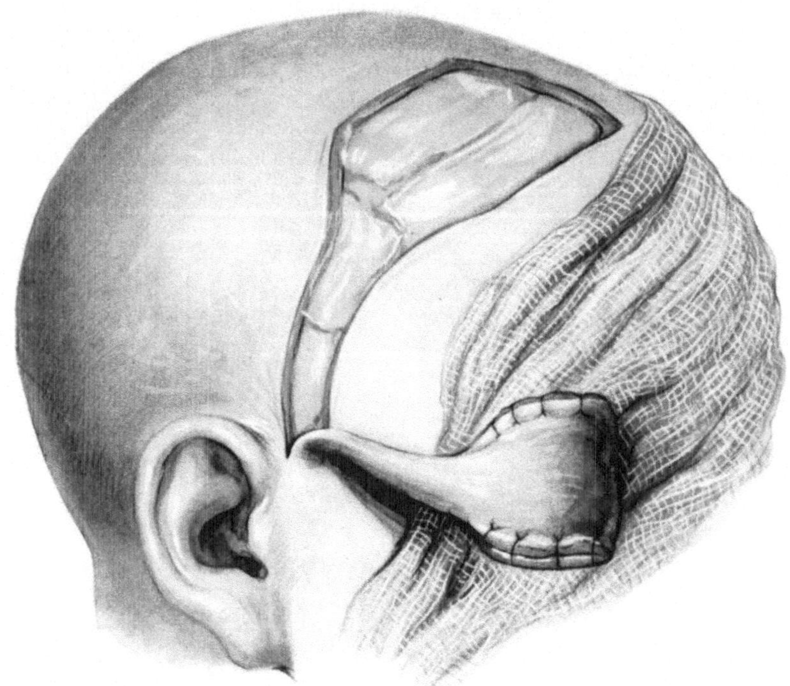

Abb. 158. *Doppelepithelisierung eines Lappens durch primäre Doppelung.* Temporalislappen mit röhrenförmigem Stiel. Deckung der sekundären Lücke durch Thierschsche Verpflanzung.

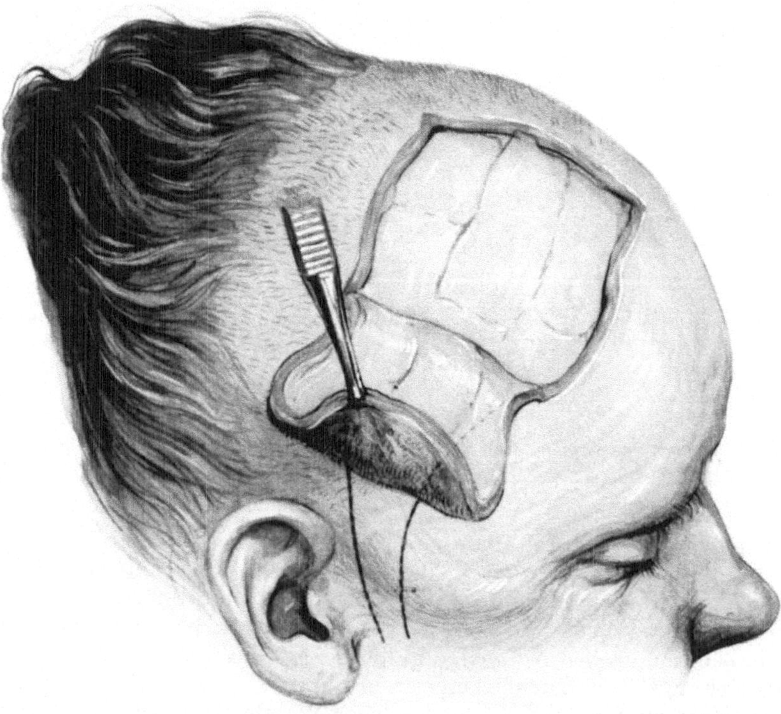

Abb. 159. *Doppelepithelisierung* eines Lappens *durch Thierschsche Lappen.* Der Lappen wurde zunächst nur so weit ausgelöst, als er doppeltes Epithel tragen soll. Die Wundseite des Lappens und die bei seiner Auslösung entstandene Lücke wurde gethierscht, der Lappen nach Zwischenlagerung einer Gazeplatte auf 8 Tage wieder eingenäht. Die Abbildung zeigt den doppelt epithelisierten Lappen nach dem erneuten Aufklappen des Lappens. Die jetzt stattfindende Stielung ist durch die punktierte Linie angedeutet.

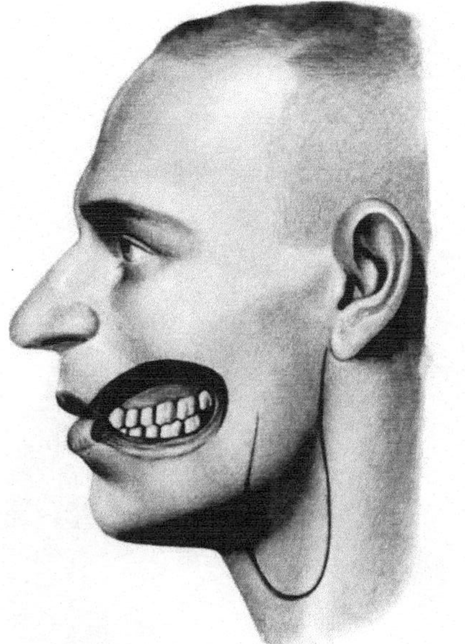

Abb. 160a. *Doppelepithelisierung* eines Lappens *durch sekundäre Doppelung. 1. Akt.* In der Regio sternocleidomastoidea wird ein länger gestielter Lappen gebildet.

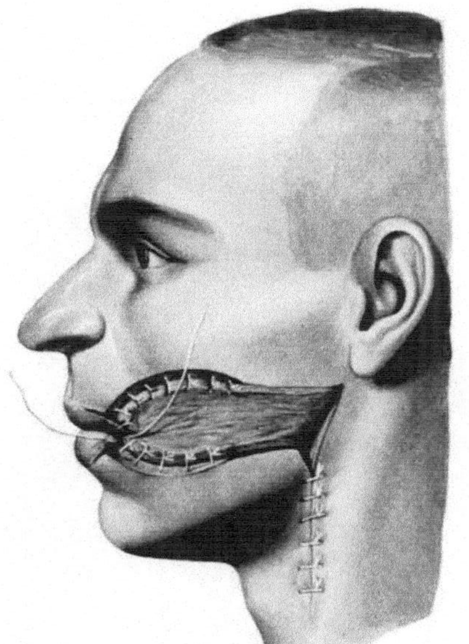

Abb. 160 b. *Doppelepithelisierung* eines Lappens *durch sekundäre Doppelung. 2. Akt.* Der in der vorigen Abbildung dargestellte Lappen wird in die Lücke mit der Epithelseite nach innen eingefügt, so daß sein Epithel das Schleimhautepithel ersetzt. Die durch Entnahme des Lappens entstandene Lücke ist durch Naht geschlossen.

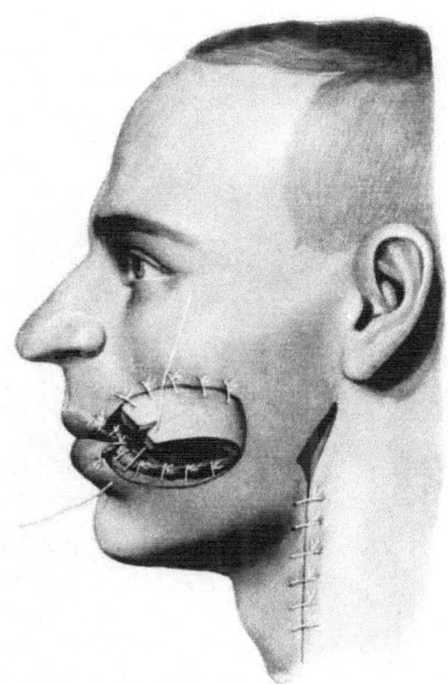

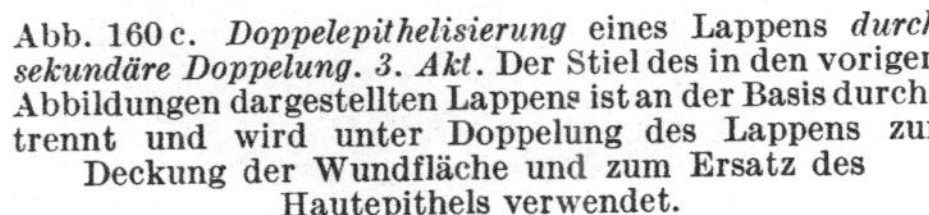

Abb. 160 c. *Doppelepithelisierung* eines Lappens *durch sekundäre Doppelung. 3. Akt.* Der Stiel des in den vorigen Abbildungen dargestellten Lappens ist an der Basis durchtrennt und wird unter Doppelung des Lappens zur Deckung der Wundfläche und zum Ersatz des Hautepithels verwendet.

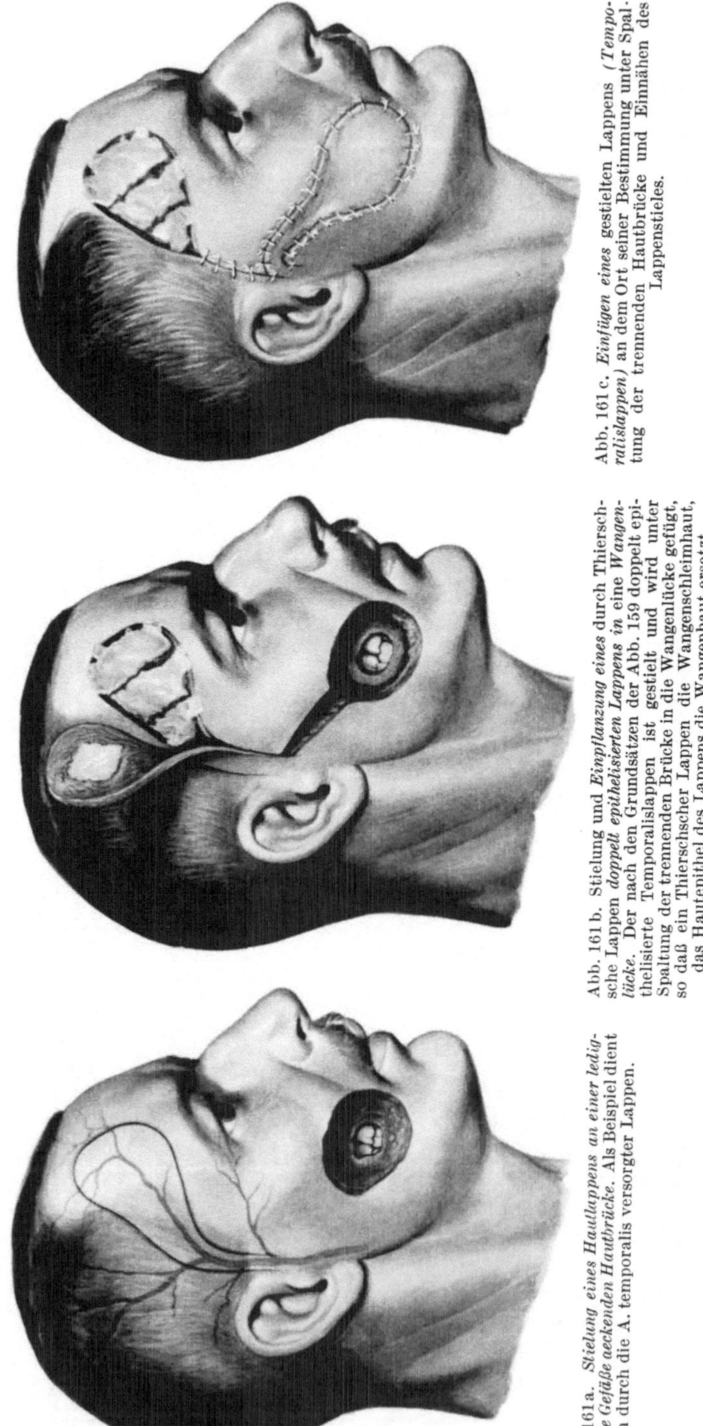

Abb. 161 a. *Stielung eines Hautlappens an einer lediglich die Gefäße aeckenden Hautbrücke.* Als Beispiel dient ein durch die A. temporalis versorgter Lappen.

Abb. 161 b. Stielung und *Einpflanzung eines* durch Thiersch-sche Lappen *doppelt epithelisierten Lappens in* eine *Wangenlücke.* Der nach den Grundsätzen der Abb. 159 doppelt epithelisierte Temporalislappen ist gestielt und wird unter Spaltung der trennenden Brücke in die Wangenlücke gefügt, so daß ein Thierschscher Lappen die Wangenschleimhaut, das Hautepithel des Lappens die Wangenhaut ersetzt.

Abb. 161 c. *Einfügen eines* gestielten Lappens *(Temporalislappen)* an dem Ort seiner Bestimmung unter Spaltung der trennenden Hautbrücke und Einnähen des Lappenstieles.

3. Die Brückenlappenplastik.

Dabei benutzen wir brückenartig unterminierte Hautlappen, die an zwei Enden gestielt bleiben. Bei diesem Vorgehen ist die Blutversorgung durch 2 Quellen gesichert, und es kommt seltener zur Lappennekrose. Trotzdem soll man auch

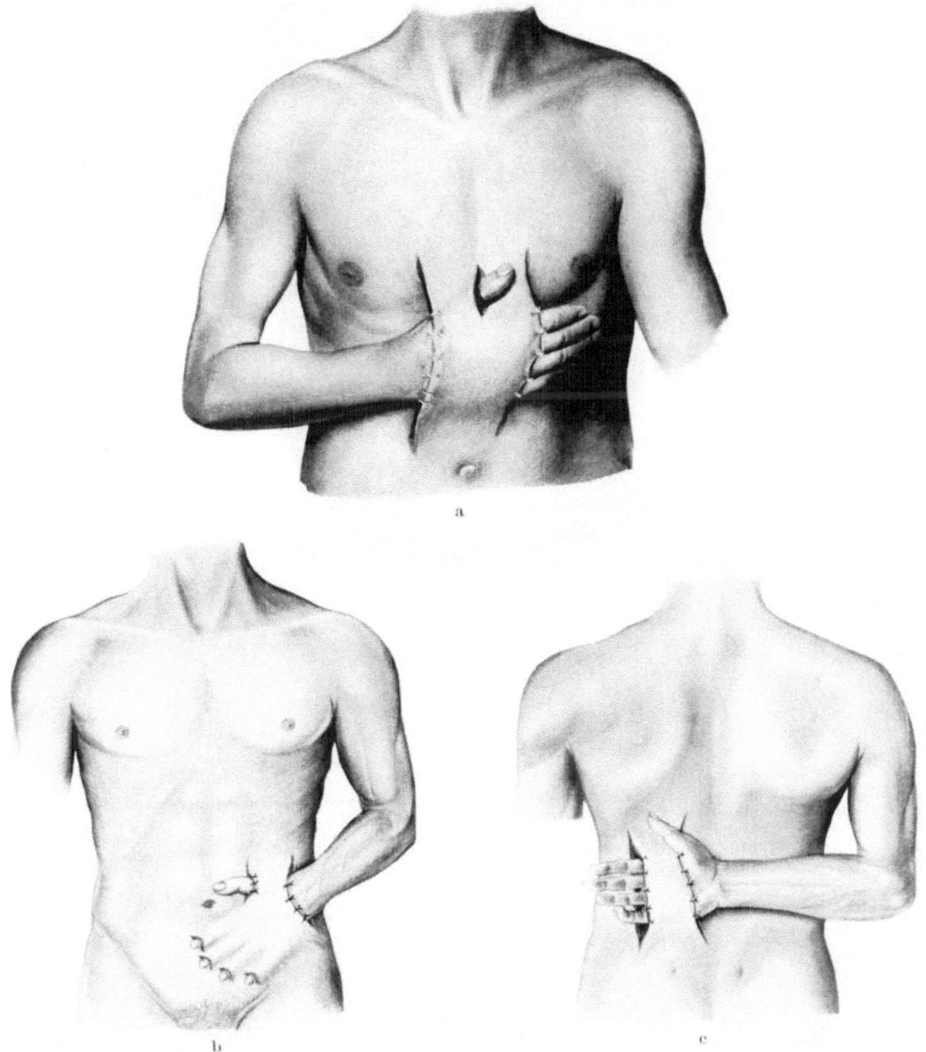

Abb. 162 a—c. *Muffplastiken zur Deckung von Hautlücken.* Bei der Methode b ist die Wundtasche bei der Anlage bauchwärts nicht mit Epithel bekleidet. Bei den Methoden a und c ist immer eine primäre Deckung der Entnahmewunde durch freie Hauttransplantate oder Verschiebelappen durchzuführen.

beim Brückenlappen die Größenverhältnisse nach den in Abb. 142 gegebenen Richtlinien wahren, so daß jeder Stiel die Hälfte des Lappens versorgen könnte.

Solche Brückenlappen dienen am häufigsten zur Deckung von Wunden an der Mittelhand oder am Unterarm durch Bauchhaut, als sog. „*Muffplastik*". Bei diesem Verfahren wird der Unterarm oder die Hand unter einen doppelt gestielten, in seiner Hauptrichtung cranio-caudac verlaufenden Hautlappen geschoben (s. Abb. 162). Über kuppelartig gewölbten Gegenden können Brückenlappen auch

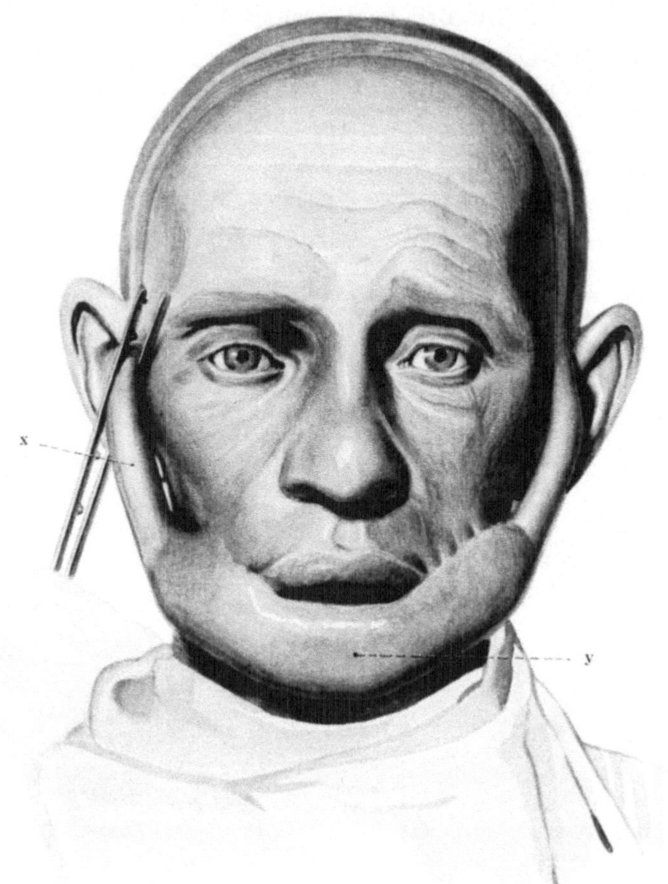

Abb. 163 a. *Visierlappen von der Stirn* zur Deckung einer *Kinnwunde* hat den Nachteil, daß Haare auf den Bereich der Unterlippe gebracht werden (y); hat den Vorteil, daß jeder Stiel die ernährende A. temporalis enthält (s. Abb. 140. Die Stiele sind in Röhrenform zusammengenäht. Der eine Stiel (x) ist vorübergehend elastisch abgeklemmt, um die Blutversorgung des Lappens vom neuen Bett aus zu beschleunigen.

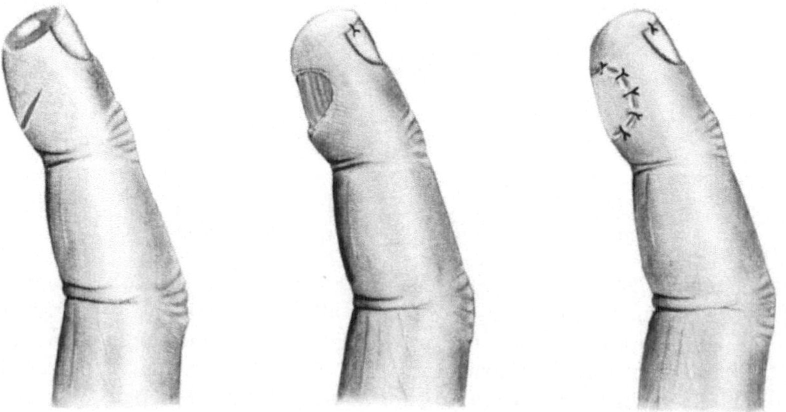

Abb. 163 b. *Visierlappen* zur Deckung von *Fingerkuppenwunden.* Entnahmelücke ist durch Krause-Lappen zu decken. In vielen Fällen kann man statt dessen den Kuppendefekt selbst durch einen Krause-Lappen versorgen (s. Abb. 161).

seitlich verschoben werden. Dies, als „*Visierplastik*“ bezeichnete, Verfahren findet z. B. am Kopf, am Knie oder am Finger Anwendung. Am Kopf kann man einen kragenartig begrenzten Lappen von der ventralen Halshälfte zum *Kinn* führen. Vom Hinterhaupt läßt sich ein visierartiges behaartes Hautstück auf eine unbehaarte *Vorderhauptstelle* verschieben. Durch die beiden Schläfenarterien versorgte Arterienbrückenlappen von der Stirn können zur Versorgung von *Oberkiefer- oder Unterkieferdefekten* benutzt werden (s. Abb. 163). Die Streckseite

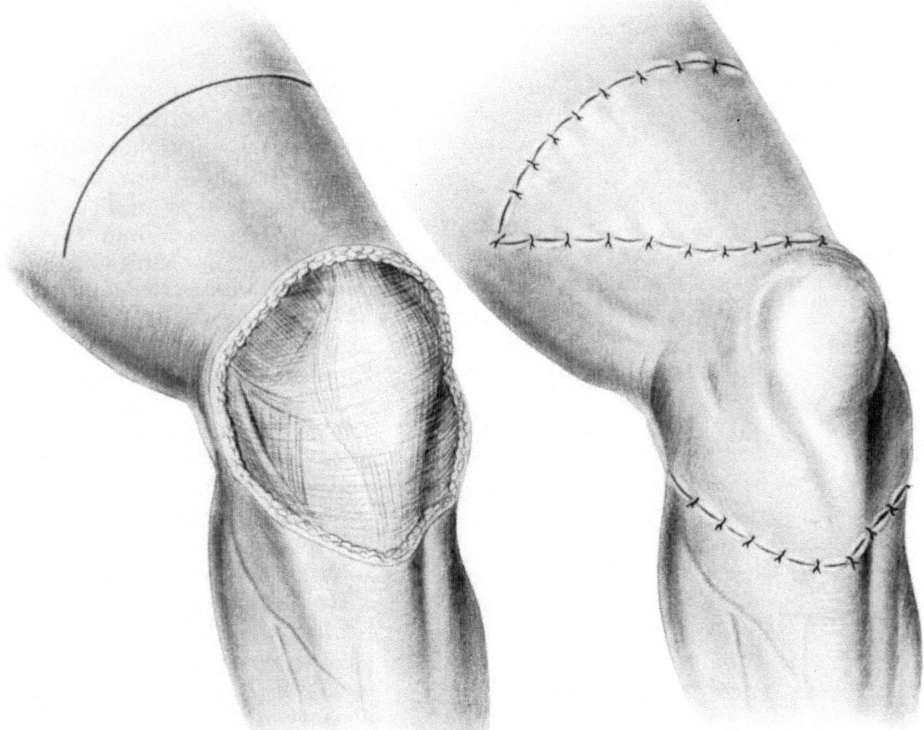

Abb. 163 c. *Visierlappen* zur Deckung einer großen *Kniewunde.* Entnahmefeld wird durch einen Dermatomlappen versorgt.

am *Knie* läßt sich durch einen Visierlappen vom Oberschenkel decken (s. Abb. 163). *Fingerkuppenverluste* können durch einen Visierlappen von der Beugeseite (s. Abb. 163) versorgt werden. (Andere Möglichkeiten zur Deckung von Fingerkuppenverlusten s. Abb. 155.)

Die *Gefahr jeder Brückenlappenplastik* liegt in der *Infektion der Entnahmewunde* und der Lappenstiele. Bei Visierlappen läßt sich die Entnahmestelle leicht durch Dermatomlappen (bei großen Entnahmefeldern am Kopf) oder Thiersch-Läppchen (bei kleinen Defekten am Finger) decken. Bei der einfachen Muffplastik am Bauch verschließen wir die Entnahmewunde möglichst sofort durch Verschiebung der Wundränder (s. Abb. 138). Bei der Muffplastik nach Bunnell (s. Abb. 162b) ist die sofortige Deckung der Entnahmewunde durch Dermatomlappen nicht zu empfehlen, weil die, bei subcutaner Verlagerung von Haut, entstehende Sekretion das Anwachsen der frei transplantierten Hautstücke meistens verhindert. Wir verschließen die Entnahmewundfläche erst nach Ablösung der Tasche, etwa 3 Wochen nach ihrer Anlage.

4. Die Rollappenplastik [*21, 23, 57, 58*].

Hier handelt es sich um eine Form der gestielten Hauttransplantation, bei der ein schmaler, langer Brückenlappen sogleich nach Ausschneiden durch Vernähen der parallelen Wundränder zu einem zweifüßigen, völlig geschlossenen Rollappen geformt wird. In dem so gebildeten Korbhenkel entwickelt sich parallel der Achse verlaufend eine gerichtete und verstärkte Blutversorgung. Nach 2—4 Wochen ist dieser neu gebildete, „private" Blutkreislauf des Rollappens so leistungsfähig geworden, daß man nun einen Fußpunkt des Korbhenkels abtrennen und den Rollappen dann ohne Gefahr der Nekrose auf die zu deckende Lücke oder eine bewegliche Transportzwischenstation (S. 170) verpflanzen kann.

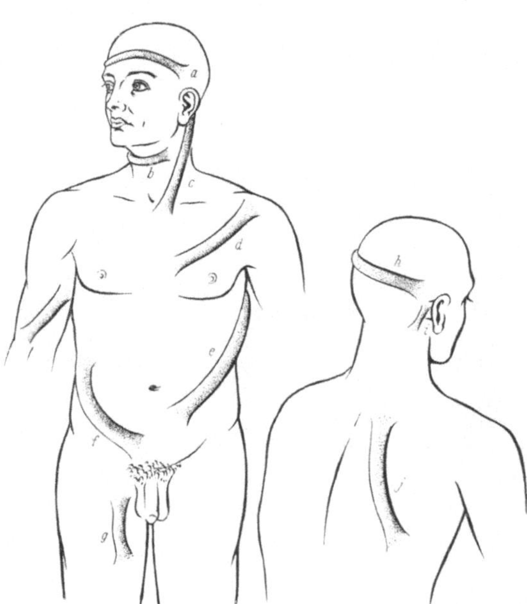

Abb. 164. *Typische Entnahmefelder für Rollappen.*

Die Rollappenplastik hat *große Vorzüge*. Es bestehen keinerlei offene Wundflächen; hierdurch kommt es weniger leicht zur Infektion, Sekretion und Gewebsmaceration als bei anderen gestielten Hautverpflanzungen. Es ist eine lange Stielbildung möglich, so daß ohne unbequeme Zwangshaltung eine Verlagerung der Haut über weite Strecken erfolgen kann. Der Rollappen ist unempfindlich gegen Knickung und Torsion. Die zum Korbhenkel geformte Haut läßt sich als Wanderlappen über eine bewegliche Zwischenträgerstation leicht über weite Entfernungen verpflanzen. Schließlich liefert die Rollappenplastik ein straffes Gewebe, das nach der Transplantation nur noch wenig schrumpft. Gegenüber dem in einer Sitzung übertragenen Flügellappen (s. S. 135) hat der Rollappen den *Nachteil*, daß die Behandlung im ganzen länger dauert, weil der Lappen nur verzögert übertragen werden kann, und daß die übertragene Haut des Korbhenkels nicht so elastisch und anschmiegsam ist, wie ein frisch entnommener und sofort auf die zu deckende Lücke verpflanzter Flügellappen. *Rollappen werden* hauptsächlich *gebraucht, um* tiefe Wunden an den Armen und Händen, an den Beinen und Füßen oder am Gesicht zu versorgen.

Bei der *Auswahl des Spenderfeldes* für eine Rollappenbildung muß der Operateur darauf achten, daß die zurückbleibenden, langen Narben möglichst unauffällig wirken. Es ist deswegen ratsam, die schmale Hautbrücke, wo es geht, parallel den Hautfalten oder -spaltlinien (s. S. 52) zu entnehmen. Dies läßt sich am ehesten bei Flankenlappen vom seitlichen Bauch (s. Abb. 164) oder bei Brustlappen mit acromio-pectoralem Verlauf erreichen. In cranio-caudaler Richtung geschnittene Brust- oder Bauchlappen hinterlassen immer häßliche Narben. Um die Ernährung des Lappens zu sichern, ist außerdem der Verlauf der Hautarterien (s. S. 130) zu berücksichtigen. Eine besonders gute Gefäßversorgunghat der Flankenlappen; eine besonders schlechte findet sich bei Lappen, die die Körpermittellinie überschreiten. Bei der Auswahl des Spenderfeldes

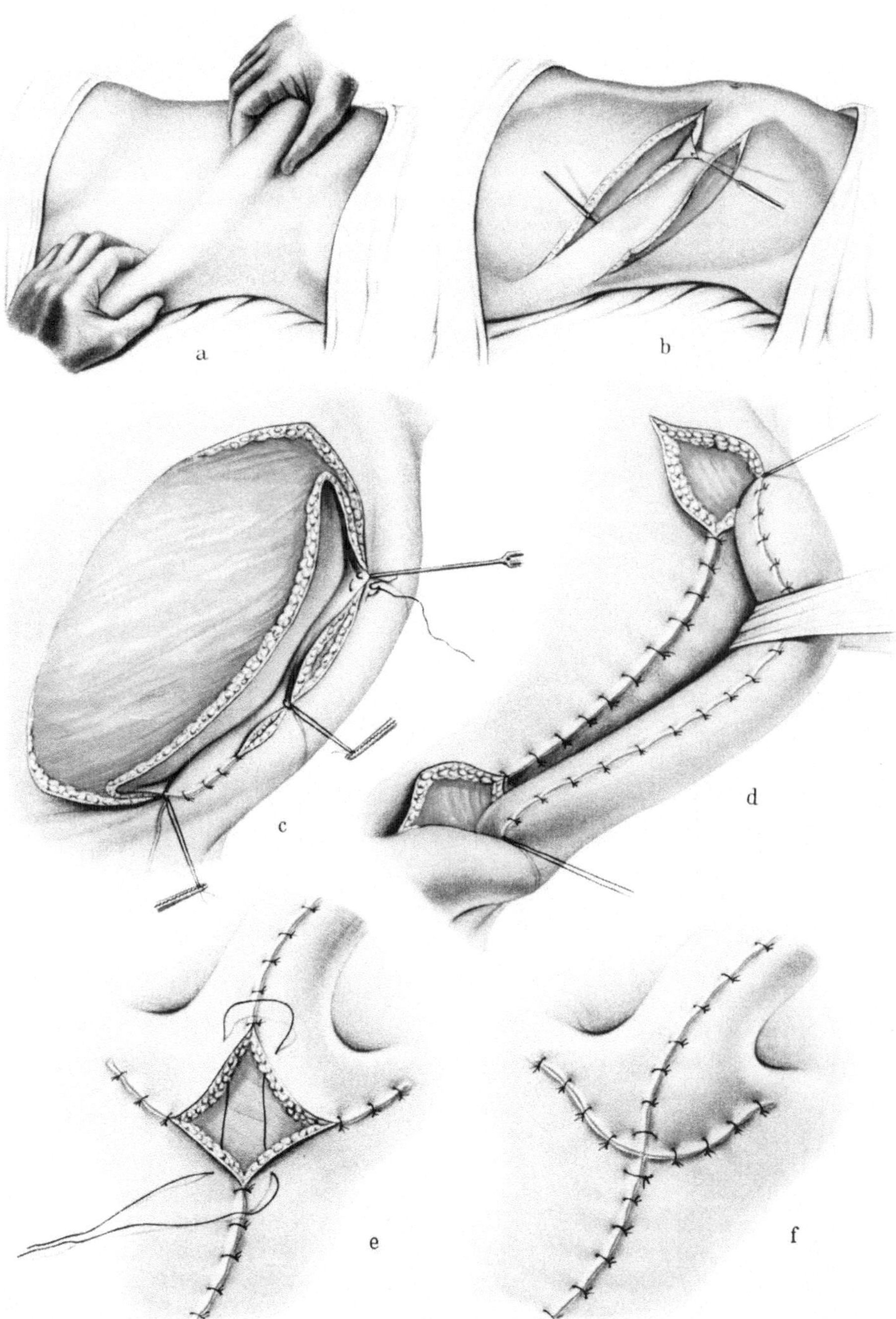

Abb. 165a—f. *Die Bildung eines Rollappens am Unterbauch.* a Durch Umgreifen der Haut mit den Fingern schätzt man die Dicke des Subcutanfettes ab und legt den vorgesehenen Abstand der beiden parallelen Einschnitte fest; b Ablösen der Hautbrücke mit dem darunterliegenden Fett von der Muskelfascie. Weites Unterminieren der angrenzenden Hautränder; c Vernähen der parallelen Wundränder der Hautbrücke zu einem Rollappen nach vorheriger Anlage von 3 Haltefäden; d Verschluß der Entnahmewunde durch Zusammenziehen ihrer sehr weit unterminierten Wundränder; e und f Verschluß der dreieckigen Wundwinkel an den Lappenfußpunkten.

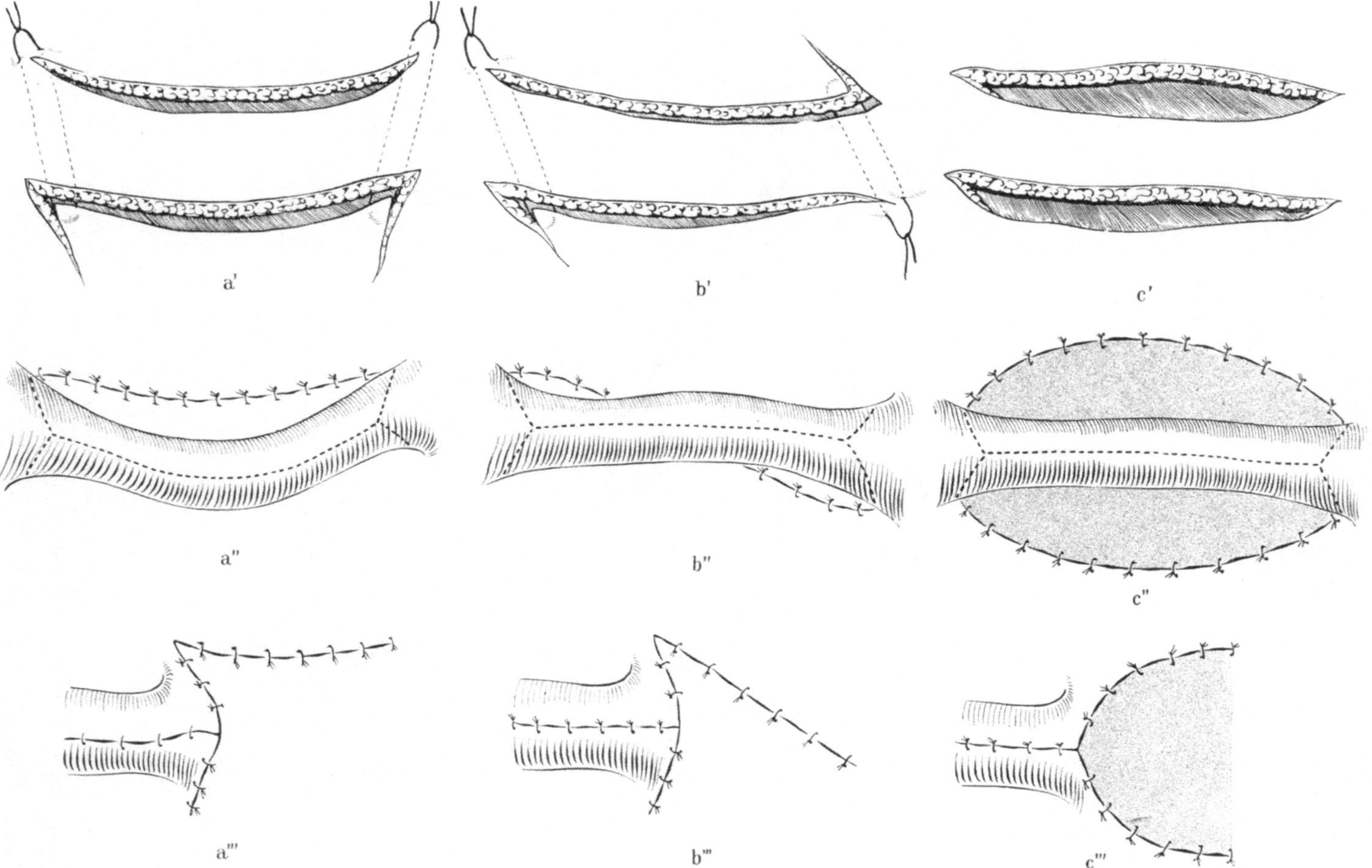

Abb. 166a—c. *Methoden, die den Verschluß der großen Entnahmewunde bei Bildung eines Rollappens erleichtern.* a und b Durch Mobilisation der anliegenden Hautränder; c Deckung mittels Dermatomlappen.

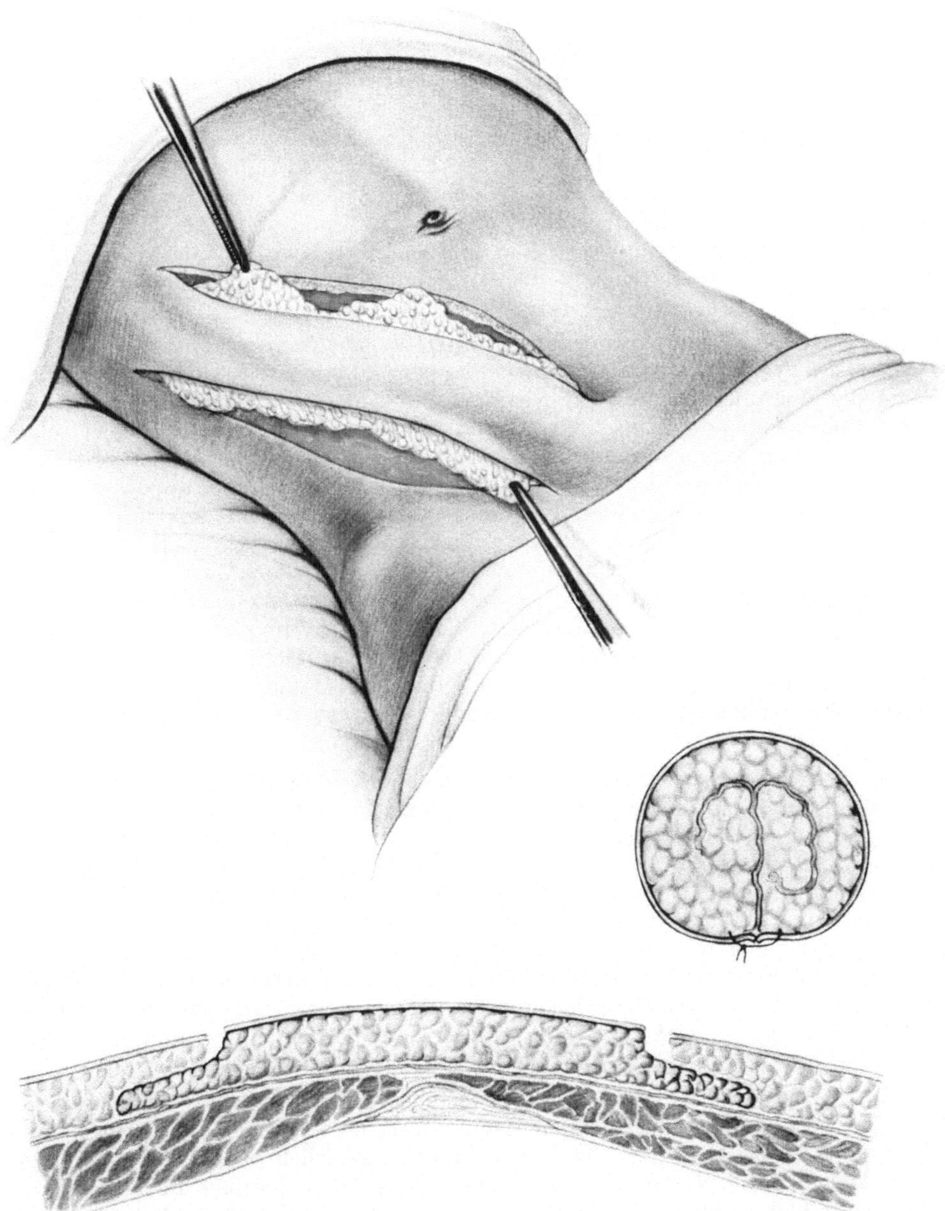

Abb. 167. *Methode zur Bildung eines fettreichen Rollappens bei mageren Kranken.* Zu diesem Zweck unterschneidet man die Haut in der Nachbarschaft der zur Rollappenbildung dienenden Brücke, läßt das Fett mit der Brücke in Zusammenhang und schlägt es in den Lappen ein.

soll der Operateur auch Geschlecht und Alter des Kranken, die Transportmöglichkeit des gebildeten Lappens zur endgültigen Aufnahmewunde und die Qualität der benötigten Haut (Haare, Pigment, Fettreichtum) im Auge behalten.

Auf Abb. 164 sind *die gebräuchlichen Spenderfelder für Rollappen* und ihre Anwendungsgebiete dargestellt. Wir bevorzugen den acromio-pectoralen Brustlappen und die Flankenlappen, weil diese sich durch eine besonders vielseitige Verwendungsmöglichkeit auszeichnen.

Bei der *Bildung des Rollappens* (s. Abb. 165) prüft der Operateur am besten zunächst die Dicke der Subcutanfettschicht durch Abgreifen mit dem Finger und markiert so die Incisionsrichtung. Nun legen wir in der vorgesehenen Breite (s. u.) zwei parallele Einschnitte bis auf die Muskelfascie, lösen die entstehende schmale Hautbrücke unter Mitnahme der Fascia superficialis (s. Abb. 133) von der Unterlage, schneiden überflüssiges Fett weg (s. u.), sorgen für eine gute Blutstillung, vernähen schließlich die parallelen Wundränder der Hautbrücke durch dünne, die Hautränder schmal und oberflächlich fassende Knopfnähte, bis auf dreieckige Wundflächen, die an jedem Korbhenkelfuß zunächst offenbleiben.

Der *Verschluß der dreieckigen Wundwinkel an den Lappenfußpunkten* und die *Deckung der Entnahmewunde* des Brückenlappens bereiten gewisse *Schwierigkeiten.* Beide Wunden müssen aber ohne Spannung verschlossen werden, weil sonst eine zirkulationshemmende Einschnürung an den Lappenfußpunkten oder eine Dehiszenz und Infektion der Entnahmewunde zu befürchten ist. Bei der *gewöhnlichen Rollappenbildung* liegen sich die Wundlinie am Lappen und am Entnahmefeld gegenüber; außerdem kreuzen sich an den Korbhenkelfußpunkten 4 Wundlinien (s. Abb. 165e). Diese Gefahrenmomente lassen sich vermeiden, wenn man Rollappen und Entnahmewunde *nach dem Vorschlag von* Bunnell (s. Abb. 166a) [*9*] oder Pick (s. Abb. 166b) [*45*] gegeneinander verschiebt. Das Bunnellsche Verfahren ist angezeigt, wenn sich ein Wundrand des Entnahmefeldes besonders weit mobilisieren läßt. Die Picksche Methode ist vorzuziehen, wenn zwei diagonal gegenüberliegende Seiten des Wundfeldes gut beweglich gemacht werden können. Bei breiten Entnahmefeldern ist auf eine genügend weite Unterminierung der Wundränder (s. Abb. 165b) besonderer Wert zu legen.

Die Breite des Brückenlappens, der später den Rollappen bilden soll, ist so zu wählen, daß die Haut die vorliegende Subcutanfettschicht unter milder Spannung glatt umschließt. Bei normaler Subcutanfettschicht hat sich für Hals-, Nacken-, Oberarm- und Brustlappen in der Regel eine Breite von 5 cm, für Bauchdecken-Flanken- und Rückenlappen eine Breite von 7 cm bewährt. Wird eine relativ schmale Hautbrücke über verhältnismäßig viel Fett vernäht, dann drohen Ernährungsstörungen. Umgreift die Haut andererseits zu wenig Fett, dann schrumpft sie und es entstehen dünne, schlaffe, zur Verpflanzung wenig geeignete Korbhenkel. *Bei mageren Patienten* empfiehlt es sich deswegen, beim Ausschneiden des Brückenlappens *mehr Subcutanfett* als Haut mitzunehmen und die überstehende Fettschicht in den Hautschlauch mit einzurollen (s. Abb. 167).

Die Länge des Rollappens darf das Dreifache seiner Breite nicht überschreiten. Soll die Entnahmewunde durch einfaches Verschieben der Wundränder verschlossen werden, dann darf der Lappen nicht wesentlich breiter als 8 cm, also nicht länger als $3 \times 8 = 24$ cm sein. Über 20 cm lange Lappen dürfen nur am Rumpf gebildet werden. Sind *längere Rollappen* notwendig, dann kann man in der Mitte des größeren Korbhenkels die Haut zunächst mit ihrer Unterlage in Verbindung lassen (s. Abb. 168b) und diese Stelle erst 2 Wochen später ablösen. Eine andere Möglichkeit zur Bildung langer Korbhenkel besteht darin, den vorher gebildeten kürzeren Rollappen 3—4 Wochen nach seiner Anlage jedesmal höchstens um die Hälfte seines ursprünglichen Ausmaßes zu verlängern (s. Abb. 168a). Schließlich kann man auch 2 Korbhenkel 2—3 Wochen nach ihrer Anlage aneinandersetzen. Ist es einmal notwendig, ein vorher *nekrotisch gewordenes Rollappenende* zu verlängern, dann amputieren wir den gangränösen Gewebsbezirk, pflanzen das angefrischte Stielende möglichst in die nähere Umgebung ein und nehmen die Verlängerung des Stummels erst nach Abklingen aller infektiös entzündlichen Erscheinungen vor.

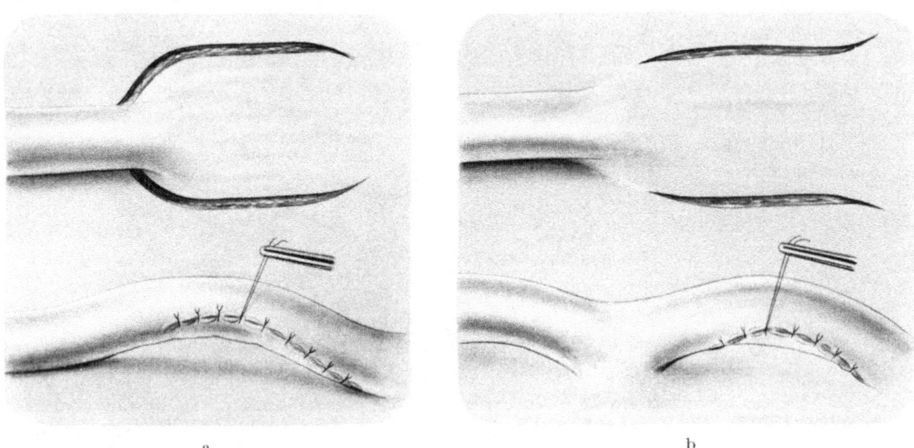

Abb. 168a u. b. *Methoden zur Verlängerung eines Rollappens.* a Frühestens 3—4 Wochen nach Anlage eines Rollappens kann man mit der üblichen Einrolltechnik den Lappen um höchstens die Hälfte seines ursprünglichen Ausmaßes verlängern; b schon bei der ersten Anlage eines besonders langen Rollappens oder auch bei einer später durchgeführten Verlängerung eines zu kurzen Rollappens kann man in der Mitte des Korbhenkels die Haut zunächst mit der Unterlage in Verbindung lassen und hier erst 2 Wochen später abtrennen.

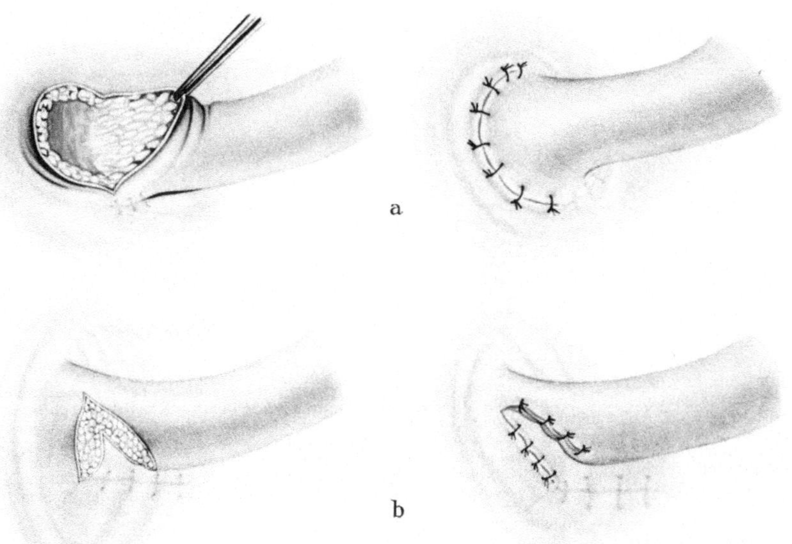

Abb. 169a u. b. *Methoden zur schrittweisen Abtrennung eines Korbhenkelfußes, um eine Verbesserung der Blutversorgung über dem nicht abgetrennten Fußpunkt zu erreichen.* a Der Rollappen wird halb durchschnitten und wieder in sein Bett zurückgenäht; b der Rollappen wird halb durchschnitten, die entstehenden Wundflächen werden durch Naht verschlossen.

Die *Abtrennung eines Lappenfußes* zum Einnähen in die Aufnahmewunde oder zur Übertragung auf eine Transportzwischenstation darf bei einzeitig gebildeten, bis zu 20 cm langen Lappen 3—6 Wochen nach ihrer Anlage und erst nach reizloser

Verheilung aller Wunden erfolgen. Bei der Rollappentechnik ist dies längere Zuwarten ohne Schwierigkeiten möglich, weil die Kranken in dieser Zeit keine Verbände nötig haben und meistens nach Hause entlassen werden können. Längere und mehrzeitig gebildete Korbhenkel darf man nur schrittweise (s. Abb. 169)

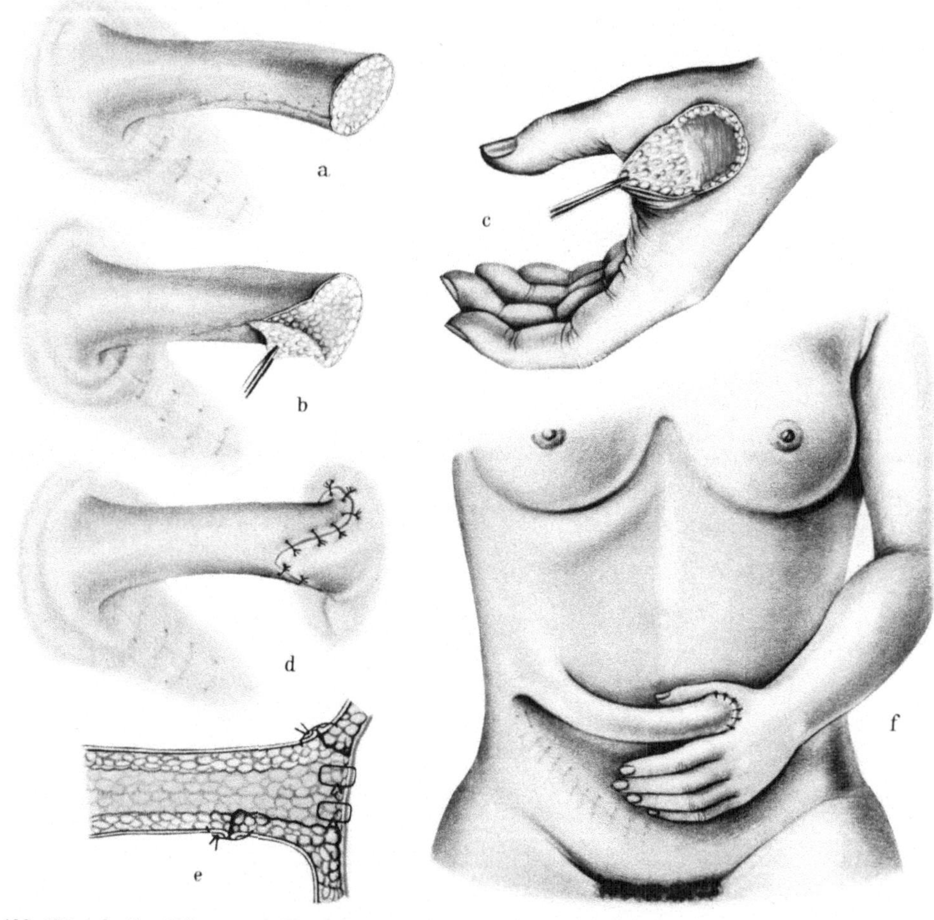

Abb. 170a—f. *Der Rollappen als Wanderlappen bei vorübergehender Verpflanzung auf eine bewegliche Zwischenstation.* a Abtrennen eines Korbhenkelfußes; b Vergrößerung des Wundfeldes am Korbhenkelfuß; hierbei wird die bei der Bildung des Korbhenkels am Fußpunkt entstehende Narbe herausgeschnitten; c Bildung des Aufnahmebettes, z. B. am Handrücken zwischen dem ersten und zweiten Mittelhandknochen; d und e das eingepflanzte Lappenende in situ. Beachte bei e die Subcutannähte zur Verhinderung von Hohlraumbildungen im Transplantat; f der von der rechten Lende zur linken Hand geführte Rollappen. Diese Führung ist bequemer für den Kranken, als wenn man den Rollappen von derselben Seite, etwa rechts auf die rechte Hand verpflanzen würde.

in mehreren Sitzungen abtrennen. Über weitere Vorsichtsmaßregeln vor Durchtrennung eines Lappenstieles s. S. 135.

Rollappen sind zur Fernplastik besonders geeignet, weil sie sich als *Wanderlappen* ohne Schwierigkeiten vorübergehend *auf* eine *bewegliche Zwischenstation verpflanzen* und damit auf jeden beliebigen Punkt des Körpers transportieren lassen. Als kurzfristige, nur dem Transport dienende Aufnahmestelle ist für Bauchlappen das distale Ende des Unterarmes oder der Handrücken zwischen dem 1. und 2. Mittelhandknochen (s. Abb. 170f), für Brustlappen die Bicepsgegend am Oberarm zu empfehlen. Bei jeder Rollappenverpflanzung muß der Operateur darauf achten, eine möglichst innige Berührung zwischen Lappenende und Aufnahmewunde herzustellen (s. Abb. 170e). Um dabei die zum Kontakt kommenden Wundflächen zu verbreitern und einer Neigung des Lappenendes sich einzurollen, vorzubeugen, ist es manchmal vorteilhaft, den Rollappen an der Aufnahmestelle durch flügelartig aufgeklappte Hautläppchen zu umgreifen (s. Abb. 170c). Dabei empfiehlt es sich, den häufig narbig veränderten, von der dreieckigen Wunde am Korbhenkelfuß herrührenden Hautbezirk vor der Einpflanzung zu excidieren (s. Abb. 170b).

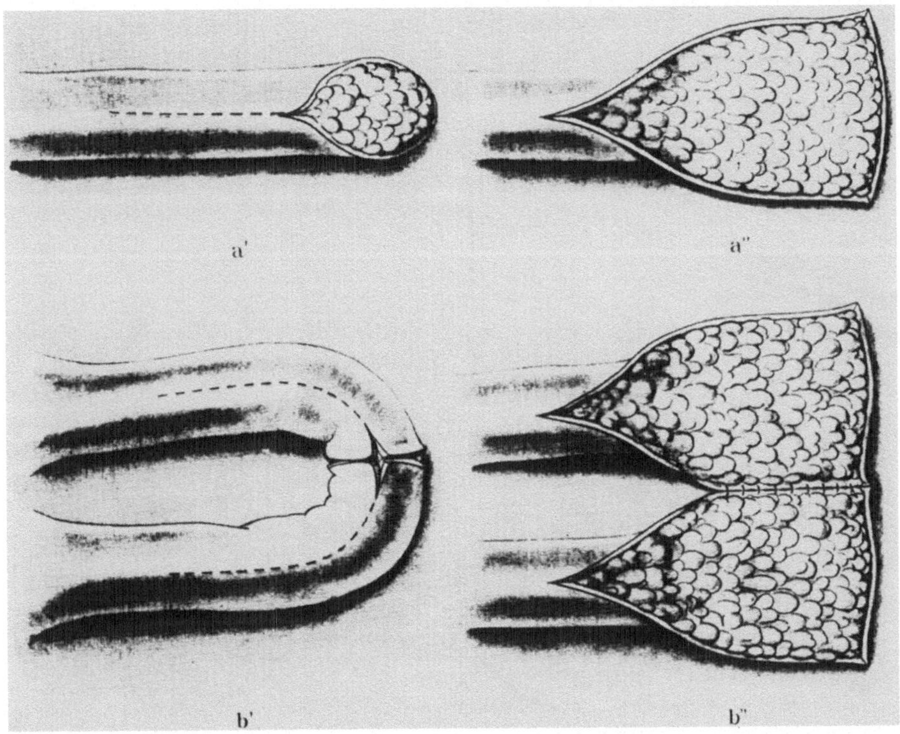

Abb. 171a u. b. *Möglichkeiten zur Entfaltung eines Rollappens am Aufnahmeort.* a Entfaltung eines einfüßig implantierten Rollappens; b Entfaltung eines zweifüßig am endgültigen Aufnahmeort eingepflanzten Rollappens. Hierbei stehen größere Weichteilmassen zur Versorgung der Aufnahmewunde zur Verfügung.

Das *Einnähen des Rollappens* in sein *endgültiges Aufnahmegebiet* darf erst vorgenommen werden, wenn alle Wunden am Korbhenkel verheilt sind. Vor der Einpflanzung sind alle narbigen Veränderungen am Lappenende und an der Aufnahmestelle wegzuschneiden. Nun kann man den Rollappen — den jeweiligen örtlichen Verhältnissen angepaßt — sofort entfalten (s. Abb. 171a) und damit die neu zu versorgende Lücke decken; in diesem Falle ist die Abtrennung des Rundstieles in den meisten Fällen 3—4 Wochen später möglich. Bei besonders großen Wunden ist es vorzuziehen, den Rollappen zunächst nur am Rande eines zu versorgenden Gewebsdefektes anheilen zu lassen und 4—5 Wochen danach auch den entfernt liegenden Rundstielfuß noch in die Nähe der zu deckenden Gewebslücke zu pflanzen. Auf diese Weise steht dann der ganze Korbhenkel zur Versorgung der Aufnahmewunde (s. Abb. 171b) zur Verfügung. Auch hier ist es wichtig, durch mehrschichtige Nähte und notfalls durch eine der Aufnahmestelle angepaßte

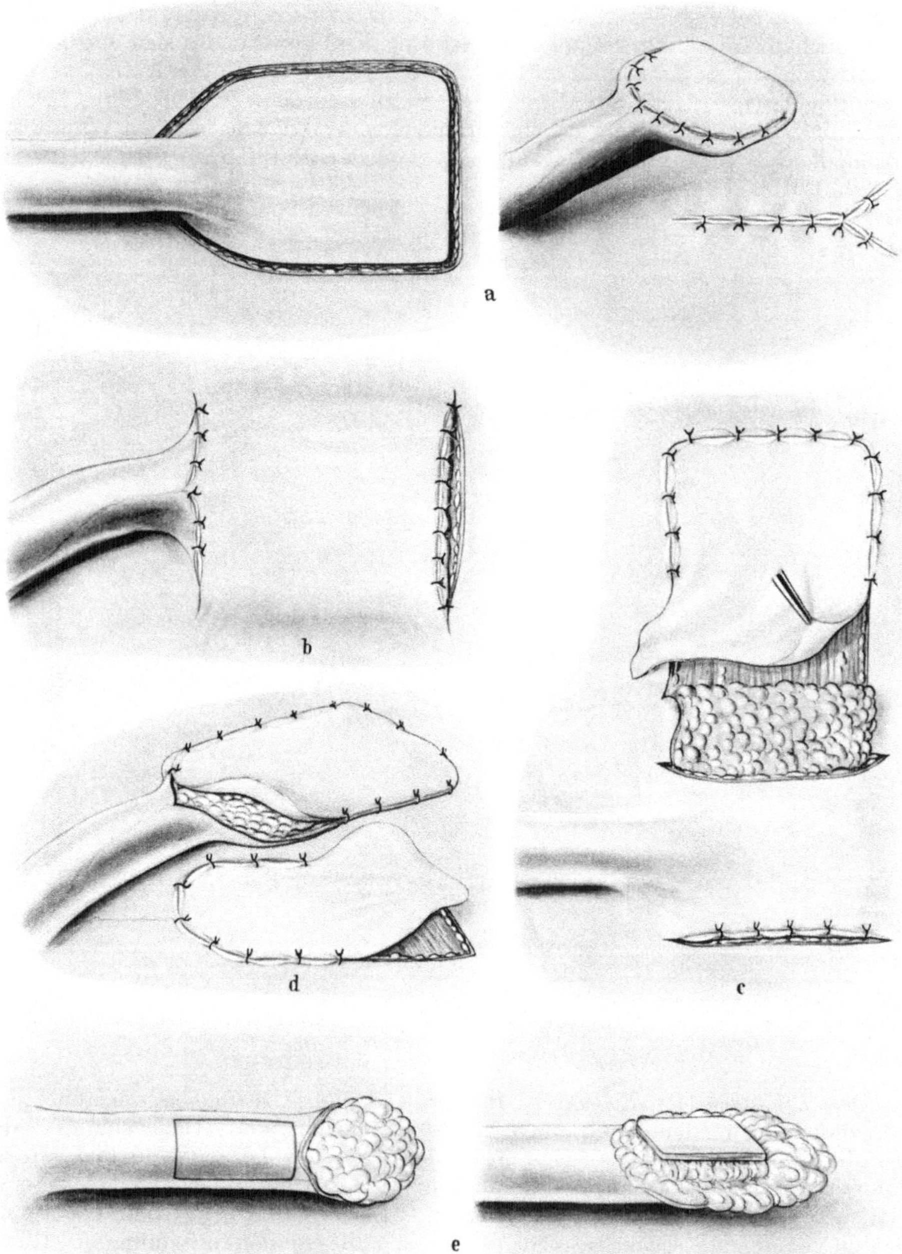

Abb. 172a—e. *Methoden zur Bildung eines doppelseitig epithelisierten Rollappenendes.* a Fliegenklappenförmiges Umschneiden eines Lappenfußpunktes und Umfalten der Fliegenklappe; b Überpolstern der nach Methode a umschnittenen Fliegenklappe durch einen Brückenlappen; c Unterpolstern eines Lappenfußpunktes durch einen gestielten Flügellappen. Dessen Entnahmewunde wird durch einen Dermatomlappen gedeckt; d der nach Methode a fliegenklappenförmig umschnittene Lappenfußpunkt und seine Entnahmewunde werden durch einen Dermatomlappen überkleidet; e Bildung eines doppelt epithelisierten Lappens aus einem Rollappenende. Die Epitheldecke reicht z. B. für kleine Wangendefekte.

Flügelbildung der Haut (s. S. 170c) für einen weiten innigen Kontakt der zum Verwachsen vorgesehenen Gewebe zu sorgen. Später sind fast immer noch wiederholte Operationen notwendig, um die übertragenen Gewebsmassen weiter zu formen und Narben zu beseitigen.

Wegen ihres leistungsfähigen Blutgefäßsystems eigenen sich *Rollappen* vorzüglich, *um als Rundstiele Gewebe*, die ursprünglich außerhalb des Korbhenkels liegen, zu *transportieren*. Soll mittels eines Rollappens z. B. ein größeres Hautstück übertragen werden, dann wäre es aber zu unsicher, den Fußpunkt des Korbhenkels und einen daran hängenden größeren Hautlappen in einer Sitzung zu verpflanzen. Erfahrungsgemäß ist es weit zuverlässiger, *das zur Transplantation vorgesehene Hautstück* zunächst mit dem Fußpunkt des Lappens in situ *fliegenklappenähnlich* zu umschneiden (s. Abb. 172a links), die unterminierte Haut sogleich wieder in ihr Entnahmefeld zurückzunähen und erst „*verzögert*" (s. S. 138), 2 Wochen später, am Rundstiel hängend zu verpflanzen. Korbhenkel lassen sich auch zu Rundstielen formen, die an ihrem Ende eine *doppelseitige Epitheldecke* tragen (s. Abb. 172a—d), wie sie zur Versorgung von Wangen-, Gaumen-, Nasen- oder Ohrdefekten benötigt wird. Schließlich können Korbhenkel *auch Knorpel oder Knochen* aufnehmen (s. Abb. 340) und dieses Material — an die Blutzirkulation angeschlossen und vor Infektion geschützt — in ein neues Bett transportieren.

III. Freie Hautverpflanzung [*1, 31*].

Bei der freien Transplantation werden Hautstücke völlig von der Blutversorgung abgetrennt und dann in einem neuen Bett zum Anwachsen gebracht. Diese Haut ist in den ersten 48 Std nach der Übertragung auf eine Ernährung durch die intercelluläre Flüssigkeit angewiesen und gewinnt erst nach 2—3 Tagen langsam wieder Anschluß an die Blutzirkulation. Je nach Ausdehnung und Dicke der Transplantate unterscheidet man die von Wolfe 1872 und Krause 1876 eingeführten *Cutislappen*, die von Ollier 1872 und Thiersch 1874 angegebenen *Epidermis-Coriumlappen*, welche aus Oberhaut und einer mehr oder weniger dicken Teilschicht der Lederhaut bestehen, sowie die von Reverdin 1869 zur Hauttransplantation empfohlenen *kleinen Hautläppchen*. Eine besondere Form der freien Hauttransplantation stellt die von Loewe 1913 und Rehn 1914 eingeführte *subcutane Verpflanzung* von Hautstücken dar.

Grundsätzlich ist nur bei einer „*autoplastischen*" Transplantation ein dauerndes Überleben und Weiterwachsen der übertragenen Haut zu erwarten. Als einzige Ausnahme von dieser Regel gelten eineiige Zwillinge, bei denen, wie K. H. Bauer [*4*] erstmalig zeigte, auch Haut von einem Individuum auf das andere „homoioplastisch" mit Dauererfolg verpflanzt werden kann. Handelt es sich nicht um erbgleiche Zwillinge, dann wächst die von einem anderen entnommene Haut in vielen Fällen zunächst an, wird aber nach wenigen Wochen regelmäßig abgestoßen oder resorbiert [*54*]. Trotzdem hat die *homoioplastische Hautverpflanzung* eine gewisse *klinische Bedeutung*. Sie bewährt sich als „*lebender Verband*" bei ausgedehnten Hautverlusten nach Verbrennungen (s. II S. 246), nach Gelegenheitsverletzungen (s. II S. 222) und bei großen Omphalocelen von Neugeborenen. Solche homoioplastische Hauttransplantate (meist dünne Epidermis-Coriumlappen, s. S. 163) können unter Außerachtlassen der Blutgruppen ohne Rücksicht auf die Verwandtschaftsverhältnisse für einen Empfänger auch von mehreren Spendern gleichzeitig übertragen werden. Jedoch ist wie bei Bluttransfusionen (s. S. 362) der Lues- und Hepatitisprophylaxe besondere Beachtung zu schenken (s. S. 366).

Tabelle 6. *Indikation freier Hauttransplantate* (*Kursiv* = besonders zu empfehlen).

Cutislappen (Wolfe-Krause)	Epidermis-Coriumlappen (Ollier-Thiersch)		Reverdin-Läppchen	Subcutane Hautverpflanzung (Rehn)
	dünn	dick		
zur Deckung *frischer, aseptischer*, oberflächlicher *Wunden* mit widerstandsfähiger und kosmetisch günstiger Hautdecke; nach Entfernung pathologischer Hautgebilde im *Gesicht* (Hämangiom Naevus, Verbrennungsnarbe); nach *Fingerkuppenverlust;* nach Verletzung oder Excision an der *Hohlhand;* Hautersatz am Unterlid.	*Bei Verbrennungen;* als *erste Hilfe bei ausgedehnten Gelegenheitswunden*, die sich *bei* der *Primärversorgung* noch nicht endgültig mit genügend widerstandsfähiger Haut decken lassen; zur Auskleidung von Knochenhöhlen; zum Hautersatz am *Oberlid;* zur Deckung von Schleimhautlücken, z. B. im Mund nach Kieferresektion oder an den Lidern (nur bei nicht funktionstüchtigem Auge, sonst frei transplantierte Mundschleimhaut vorzuziehen).	Hautersatz bei frischen Verletzungen, *Ablederungen, Skalpierungen;* *Ulcera cruris* (nach operativer Säuberung); zur Deckung von Wunden an *Handrücken und Fingerstreckseiten;* bei oberflächlichen, sehr großen Defekten in der Hohlhand oder an den Fingern; Verschluß operativer Hautdefekte, z. B. nach Excision von *Verbrennungsnarben*, Beseitigung von *Tätowierungen*, Exstirpation *elephantiastischer Mißbildungen* an den Extremitäten, Entnahme *gestielter Hautlappen;* Hautersatz am Unterlid, Auskleidung der Orbita nach Enucleation; Aufbau einer *künstlichen Vagina.*	*Kleine Ulcera* oder Nahtdehiszenzen an den Extremitäten.	Versorgung *übergroßer Bauchwandbrüche;* Beseitigung einer starken Rectusdiastase; Unterfütterung der Haut bei fehlendem Subcutangewebe; Verstärkung einer Aneurysmawand; Ersatz eines Gelenkbandes oder einer Sehne; als Naht-, Abbindungs- oder Unterbindungsmaterial.

1. Die Transplantation von Cutislappen (WOLFE-KRAUSE).

Frei transplantierte Cutislappen haben den *Vorteil*, daß die übertragene Haut im Vergleich zum dünneren Epidermis-Coriumlappen kaum schrumpft, weniger zu Pigmentverschiebungen neigt und eine mechanische Belastung besser verträgt. Gegenüber den gestielten Hautfettlappen (s. S. 129) paßt sich der Wolfe-Krause-Lappen dem neuen Bett gleichmäßiger an ohne später eine kissenartige Vorwölbung zu zeigen. Daneben stehen aber beachtliche *Nachteile*. Cutislappen wachsen weniger zuverlässig an als die dünneren Epidermis-Coriumlappen. Ein Wolfe-Krause-Lappen kann nur auf frisch geschaffene, keimfreie Wunden übertragen werden. Seine Überpflanzung auf granulierende, praktisch immer mischinfizierte Wundflächen führt immer zur Nekrose des Transplantates. Sehnen, Knochen, Gelenkkapseln und unregelmäßige höckerige Wunden bieten erfahrungsgemäß kein günstiges Bett für Cutislappen. Es ist ein weiterer Nachteil des Cutislappens, daß die Entnahmestelle der Haut nicht in kurzer Zeit, wie beim Epidermis-Coriumlappen, multizentrisch epithelisiert, sondern durch eine weitere Operation (Verschiebung der Wundränder [s. S. 122] oder Dermatomlappen) geschlossen werden muß.

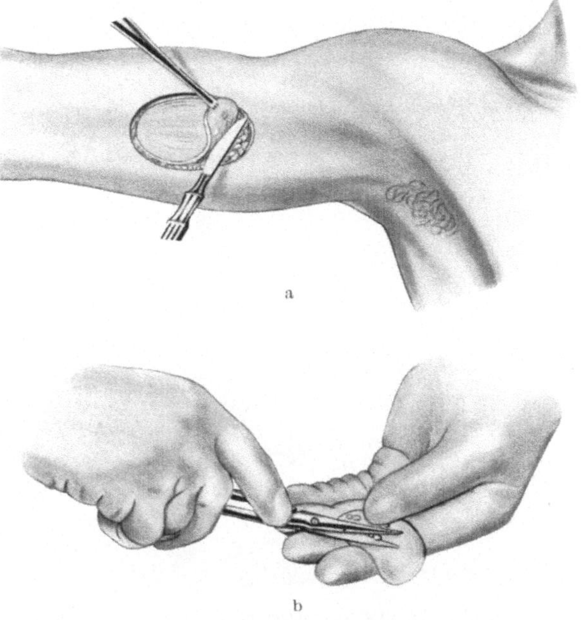

Abb. 173a u. b. *Die Entnahme eines Krause-Lappens von der Innenseite des Oberarmes.* a Herausschneiden des Lappens, genau in der Größe des zu deckenden Defektes; b Säubern des Lappens von noch anhängenden Subcutanfetteilen.

Wolfe-Krause-Lappen sind dort *angezeigt*, wo das Subcutanfett entbehrt werden kann, aber eine widerstandsfähige, nichtschrumpfende, kosmetisch unauffällige Hautdeckung erwünscht ist. Besonders bewährt haben sich solche Lappen, bei Defekten der *Hohlhand* (hier schrumpft das Transplantat nicht und verträgt mechanische Belastungen), bei Verletzungen der *Fingerbeere*, zur Deckung von Hautlücken im *Gesicht*, z. B. nach Exstirpation von Hämangiomen (hier ergibt der Krause-Lappen eine kosmetisch günstige, in Textur und Färbung der Umgebung ähnliche Deckung) und zur Versorgung von *Skalpierungen*. Cutislappen sind außerdem zur Wiederherstellung von *Liddefekten* oder zur Deckung von Wunden an den *Streckseiten der Finger* brauchbar.

Das *Entnahmefeld* von Cutislappen soll nach Pigment, Behaarung, Porengröße, Dicke usw. der Haut am Aufnahmeort möglichst weitgehend gleichen. Zur Versorgung von Gesichtsdefekten gewinnt man die Haut bei Männern oberhalb des Schlüsselbeins, bei Frauen hinter dem Ohr. Zum Unterlidersatz dient vorzüglich die Haut des Oberlides der anderen Seite. Für die Streckseite der Finger oder die Fingerkuppen ist die Haut ober- und unterhalb der Clavikel oder an der Innenseite des Oberarmes vorzuziehen. Für die Hohlhand eignet sich die Haut vom Bauch, Oberarm oder Oberschenkel.

Vor *Ausschneiden des Wolfe-Krause-Lappens* ist die Größe des erforderlichen Hautstückes genau zu bestimmen. Zu diesem Zweck legen wir das Ausmaß der zu deckenden Wunde mit einer Schablone fest (s. S. 130) und zeichnen uns dann das Entnahmefeld mit Hautfarbe (s. S. 40) an. Der Lappen soll genau so groß geschnitten werden, wie die zu deckende Wunde ist, damit die Cutis später in ihrer natürlichen Spannung liegt. Beim Schneiden und Einnähen des Lappens ist darauf zu achten, daß die Langerschen Spaltlinien oder die Runzelfalten (s. S. 51) an der Entnahmestelle und dem Aufnahmeort in ihrer Richtung möglichst übereinstimmen. Der Wolfe-Krause-Lappen darf nur aus Oberhaut mit ganzer Leder-

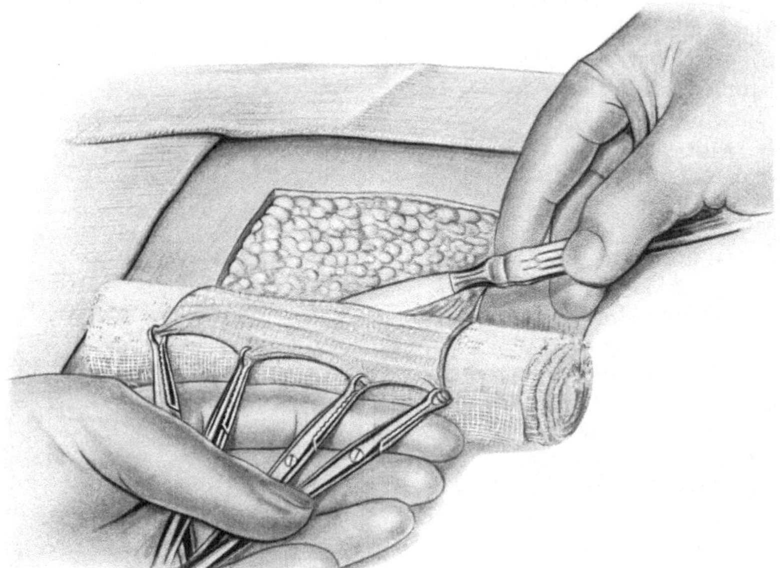

Abb. 174. *Herausschneiden eines Krauselappens von fettreicher Haut, z. B. von der Bauchhaut.*

haut bestehen, aber *keinerlei Fett* tragen. Wir schneiden deswegen schon primär vorsichtig die über einem Hypomochlion angespannte Cutis vom Subcutanfett ab (s. Abb. 174) — dies Verfahren empfiehlt sich besonders bei großen Lappen — oder entfernen das zunächst noch an der Haut hängende Unterhautzellgewebe sekundär mit einer scharfen Schere (s. Abb. 173). Fettfreie Cutislappen lassen sich auch mit dem Dermatom gewinnen (s. S. 166); hierbei stellt man den Messer-Walzen-Abschnitt auf 0,8—1,0 mm ein.

Der in die Aufnahmewunde übertragene Wolfe-Krause-Lappen wird mit Knopfnähten unter sorgfältiger Adaptation der Wundränder glatt ausgespannt und mit einer dünnen Schicht vaseline-imprägnierten Mulls oder dachziegelförmig gelegter trockener Mullfähnchen bedeckt.

Entscheidend für das Gelingen der Plastik ist ein *inniger Kontakt* der übertragenen Haut mit dem neuen Bett! Dies unbedingt notwendige feste Anliegen des Transplantates wird durch *Druckverbände* und durch eine ausreichende *Ruhigstellung* des Wundgebietes erreicht. Der genügende Druck auf das Transplantat läßt sich meist durch elastische Wickel oder durch Verknoten der am Wundrand lang gelassenen Fäden über einem Wattepolster erzielen (s. Abb. 178b). Man muß sich aber den örtlichen Gegebenheiten anpassen und häufiger hierzu Druckpolster aus Schwammgummi oder Naturschwämme, die mit 25%igem Glycerin in

0,9%iger Kochsalzlösung getränkt sind, oder besonders geformte Stents-Klöße oder Kunststoffprothesen heranziehen, die mittels Binden, Haltefäden oder Gummizügen auf das Transplantat gepreßt werden. An den Extremitäten ist nach Übertragung eines Wolfe-Krause-Lappens eine Immobilisation im Gipsverband und eine Hochlagerung der Gliedmaßen zweckmäßig.

Die erste *Verbandsrevision* nehmen wir in der Regel 5 Tage nach der Hautüberpflanzung vor; bei Zweifel, ob der vorliegende Druckverband optimal liegt, empfehlen wir, den Verband schon am 2. oder 3. Tag zu wechseln. Häufig zeigen sich nach Abwickeln des ersten Verbandes Ernährungsstörungen am übertragenen Hautstück, die durchaus nicht immer eine totale Nekrose des Transplantates im Gefolge haben. Man darf sich nicht verleiten lassen, geschädigte Cutislappen unter dem Verdacht einer Totalgangrän zu früh wieder abzunehmen. Blasenbildungen sind eine vitale Reaktion und beweisen, daß die Haut überlebt. Nekrotische abgehobene Epithelschichten muß man öffnen, das Sekret abtrocknen und nur die Hautpartien mit sicherer Totalnekrose herausschneiden. Bei Wolfe-Krause-Lappen mit Teilnekrosen ist ein häufiger Verbandwechsel anzuraten. Kleinere Cutislappen halten wir insgesamt 8—10 Tage, größere Lappen 3 Wochen lang unter Druckverbänden.

2. Die Transplantation von Epidermis-Coriumlappen (OLLIER-THIERSCH).

Diese wird in Form *dünner* Hautstücke vorgenommen, die nach dem Vorschlag von OLLIER und THIERSCH aus Epidermis und einer mehr oder weniger dicken Coriumschicht bestehen (s. Abb. 133). Derartige Lappen lassen sich aus freier Hand mit einem langen Messer schneiden, dann nennen wir sie *Thiersch-Läppchen* (s. Abb. 175), oder sie werden mit einem Dermatom geschnitten, dann bezeichnen wir sie als *Dermatomlappen* (s. Abb. 177).

Thiersch- oder Dermatomlappen haben gegenüber Wolfe-Krause-Lappen den *Vorteil*, daß sie nicht so leicht der Nekrose verfallen, auch auf infizierte granulierende Wunden übertragen werden können, auch in einem weniger gut durchbluteten Bett anheilen und sogar zur Deckung von Schleimhautwunden im Munde, in der Nase, in den Nasennebenhöhlen, zu gebrauchen sind [*15*, *16*, *17*].

Nur auf dem perichondriumfreien Knorpel (Gelenk), auf der periostfreien Corticalis des Knochens und auf peritenoniumfreien Sehnen können auch Epidermis-Coriumlappen nicht anwachsen. Liegen solche Gewebe in der Aufnahmewunde eines Epidermis-Coriumlappens frei, dann muß der Operateur das mangelhafte Bett vor der Transplantation durch Heranziehen von Nachbarstrukturen mit besser durchbluteten Schichten überziehen, oder zum Verschluß der Wunde einen gestielten Hautlappen wählen. Thiersch- oder Dermatomlappen haben den Vorteil, daß die Entnahmewunde sich von erhalten gebliebenen Hautanhangsgebilden multizentrisch mit Epithel überzieht und so kein zusätzlicher operativer Wundschluß erforderlich ist (s. Abb. 133). Notfalls — z. B. bei ausgedehnten Verbrennungen — lassen sich von ein und demselben Entnahmefeld, jedesmal nach vollständiger Epithelisation, mehrfach hintereinander dünne Epithel-Corium-Lappen gewinnen.

Dünne und dicke Epidermis-Coriumlappen zeigen charakteristische *Unterschiede:* je dünner der Lappen ist, desto leichter heilt er an, desto sicherer und schneller epithelisiert die Entnahmewunde, desto geringer ist die primäre, elastische Schrumpfung des Transplantates nach Auslösung aus dem Hautverband, aber um so stärker ist die später zu erwartende, narbige Umwandlung des Lappens, um so verletzlicher ist die neu gebildete Hautdecke, und um so mehr bleiben Unregelmäßigkeiten am Grunde des Aufnahmefeldes sichtbar.

Hieraus ergibt sich die *Anzeigenstellung für dünne Thiersch-Lappen.* Man wird sie bei ausgedehnten Verbrennungen anwenden, wenn es zur Lebenserhaltung entscheidend darauf ankommt, möglichst schnell alle Wunden mit Epithel zu

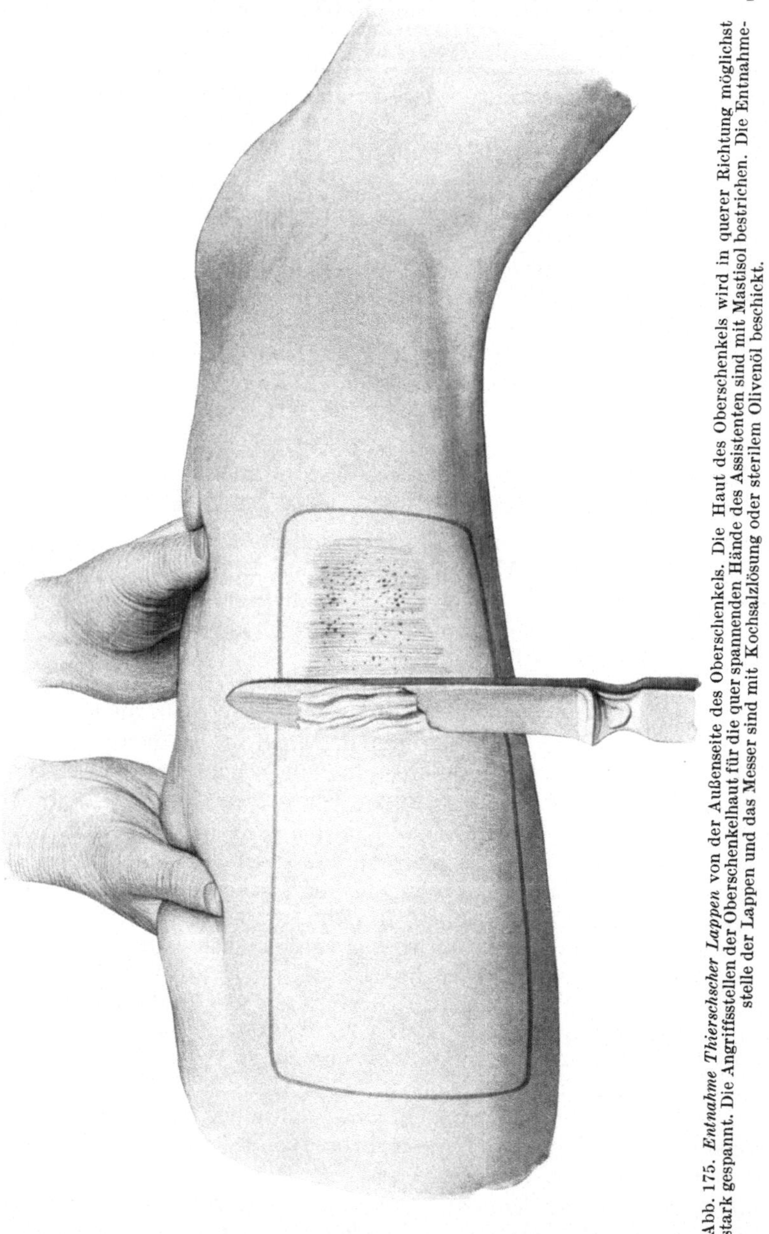

Abb. 175. *Entnahme Thierschscher Lappen* von der Außenseite des Oberschenkels. Die Haut des Oberschenkels wird in querer Richtung möglichst stark gespannt. Die Angriffsstellen der Oberschenkelhaut für die quer spannenden Hände des Assistenten sind mit Mastisol bestrichen. Die Entnahmestelle der Lappen und das Messer sind mit Kochsalzlösung oder sterilem Olivenöl beschickt.

verschließen. Dünne Epidermis-Coriumlappen eignen sich auch zum vorläufigen Verschluß, „*lebendem Verband*“, ausgedehnter Gelegenheitswunden, wenn der Allgemeinzustand des Patienten, äußere Umstände oder Infektionen, eine primäre Versorgung durch Cutislappen oder gestielte Hautplastiken nicht erlauben. Derartige dünne Oberhautstücke sind außerdem brauchbar zur

Deckung von Schleimhautlücken im Munde [*13*, *15*], in der Nase, in den Nasennebenhöhlen, zum Ersatz der Lidconjunctiva (hierfür besser Mucosa, s. S. 177), der Oberlidhaut und zur Auskleidung starrer Knochen- oder Schwielenhöhlen (s. Abb. 345).

Dickere Epidermis-Coriumlappen heilen häufig ebenso leicht an, wie die dünnen Thiersch-Lappen, sind dabei aber ähnlich widerstandsfähig wie Wolfe-Krause-Lappen. Sie sind besonders zu *empfehlen zur* Deckung von Ulcera cruris, zur Versorgung von Wunden am Handrücken, zum Ersatz der Haut an den

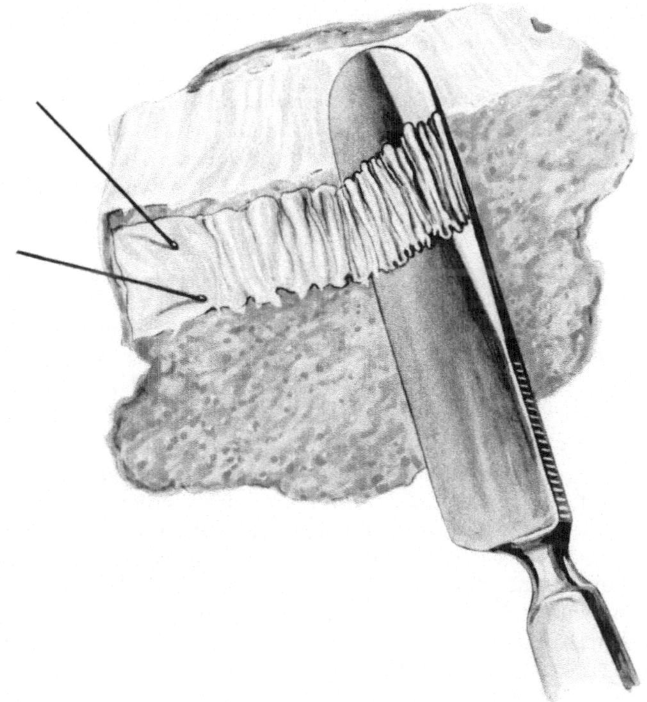

Abb. 176. *Unmittelbare Übertragung der Epidermislappen* vom Messer *auf* die zu deckende *Wundfläche.*

Extremitäten (z. B. nach Exstirpation von Narben oder Tumoren), nach Ausschneiden gestielter Hautlappen (s. S. 143) und zum Ersatz der Unterlidhaut.

Vor Ausschneiden der *Epidermis-Coriumlappen reinigen* wir das Entnahmefeld mit Wasser und Seife und dann mit Äther-Alkohol, verzichten aber auf eine Jodanwendung. Als *Entnahmestelle* bevorzugen wir beim Schneiden mit freihändig geführtem Messer Oberschenkel oder Oberarm, bei Entnahme mit dem Dermatom Oberschenkel, Bauch, Rücken, Gesäß oder Oberarm. Der Ungeübte beschränkt sich beim *Schneiden mit der freien Hand* am besten auf dünne Thiersch-Läppchen (s. Abb. 175 und 176). Hierzu bedient man sich eines haarscharfen langen Messers, das mit sägenden Zügen flach über die gespannte Haut zu führen ist. Das dabei erwünschte glatte, unbeweglich fest liegende Entnahmefeld läßt sich durch Anspannen der Haut mit dem Daumen (s. Abb. 175) oder mit zwei Brettchen oder zwei sterilen Bürsten erreichen. Damit das Messer leicht über die Haut gleitet und bereits geschnittene Lappenteile nicht am Messer haften, befeuchten wir die Haut kurz vor dem Schnitt mit Kochsalzlösung oder bestreichen sie mit sterilem Olivenöl.

Einen wesentlichen Fortschritt für die Verpflanzung von Epidermis-Coriumlappen stellt die *Dermatomtechnik* dar, mit deren Hilfe es auch dem Ungeübten gelingt, große zusammenhängende Hautstücke gleichmäßig in genau festgelegter Dicke zu schneiden. Das empfehlenswerte *Standardgerät* ist nach unseren Erfahrungen ein Dermatom, bei dem nach dem Vorschlag von PADGETT [*40*] die zum Abschneiden vorgesehene Haut vorübergehend auf einer Walze fixiert wird. Die Walze und die vorher mit Äther-Alkohol abgewaschene, trockene Entnahmestelle werden mit einer Spezialgummilösung dünn bestrichen. Wenn der Klebstoff einige Zeit angetrocknet ist und nicht mehr glänzt, setzt man die Walze mit dem vorderen Teil auf das Entnahmefeld und rollt dann den Dermatomzylinder langsam ab. Hierbei hebt der Operateur den vorderen Walzenteil, an dem das hin- und hergezogene Messer die Haut schneidet, immer etwas an, während er den hinteren Anteil der Walze fest auf die Haut drückt. Durch nochmaliges *Spalten eines dickeren,* auf der Dermatomwalze (s. Abb. 177c) festgeklebten *Epidermis-Coriumlappens* lassen sich zwei dünne epithelzellentragende Hautschichten herstellen, von denen auch die untere, aus Lederhaut bestehende, aber mit epithelialen Hautanhangsorganen ausgestattete Schicht notfalls als epithelbildendes Transplantat geeignet ist.

Um *mit dem Dermatom die richtige Lappendicke zu treffen,* ist das Messer vor dem Schneiden auf den gewünschten Wert einzustellen; beim Erwachsenen ist für gewöhnlich eine Schichtdicke von 0,5 mm zweckmäßig (s. Abb. 133). Ein solcher Lappen ergibt eine widerstandsfähige Hautdecke, und es bleiben doch noch genügend epitheliale Hautanhangsorgane am Entnahmefeld zurück, die für eine schnelle Epithelisation dieser Wunde sorgen. Lebensalter und Allgemeinzustand sind dabei aber mit zu berücksichtigen. Damit sicher epitheltragende Hautgebilde zurückbleiben, darf man eine bestimmte *Höchstschichtdicke* (bei gesunden Erwachsenen 0,7 mm, bei Frauen, die häufiger geboren haben, an der Bauchhaut 0,5 mm, bei Jugendlichen zwischen 12 und 14 Jahren 0,4 mm, und bei Säuglingen 0,25 mm) *nicht überschreiten.* Trotz eines richtig eingestellten Messerabstandes ist es notwendig, beim Schneiden die Dicke des entstehenden Hautlappens und die Tiefe der Entnahmewunde fortlaufend genau zu kontrollieren, da sich nach Alter, Geschlecht und Entnahmeort erhebliche Unterschiede in der Hautdicke finden und die Justierung des Messerabstandes zur Walze nicht immer zuverlässig ist. Man ist in der richtigen Schicht, wenn die Entnahmewunde die typische, von Kollagenzügen aufgeteilte Felderung des Coriums zeigt (s. Abb. 177c); gerät man ins Subcutanfett, dann ist der Messerabstand vor dem Weiterschneiden zu verkleinern.

Die *Versorgung der Entnahmewunde* muß der Operateur mit ganz besonderer Aufmerksamkeit vornehmen, denn eine freie Übertragung von Epidermis-Coriumlappen lohnt sich nur dann, wenn das Spenderfeld von selbst in kurzer Zeit (8—12 Tage) epithelisiert ist und dort nicht eine Wunde zurückbleibt, die selbst wieder weitere Operationen notwendig macht oder eine lange Verbandsbehandlung erfordert. Zunächst ist darauf zu achten, daß man die häufig am Aufnahmebett vorliegende Schmierinfektion nicht auf die frisch gesetzte, völlig aseptische Entnahmewunde überträgt (Handschuhwechsel). Der Operateur muß weiterhin verhüten, daß beim ersten Verbandswechsel das neu gebildete zarte Epithel nicht durch den mit der Wunde verfilzten Verband abgerissen wird und eine blutende Wundfläche zurückbleibt. Von den vielen zur Vermeidung dieser Schwierigkeit empfohlenen Wegen hat sich uns folgendes Vorgehen bewährt: Sofort nach Schneiden des Lappens versuchen wir durch Auflegen von Kompressen, die mit 2%igem H_2O_2 getränkt sind, eine möglichst gute Blutstillung des Entnahmefeldes zu erreichen (s. Abb. 177d). Dann decken wir diese Wunde mit einer dünnen sterilen, nicht benetzbaren *Kunststoffolie* (z. B. Hostaphan, Fa. Kalle

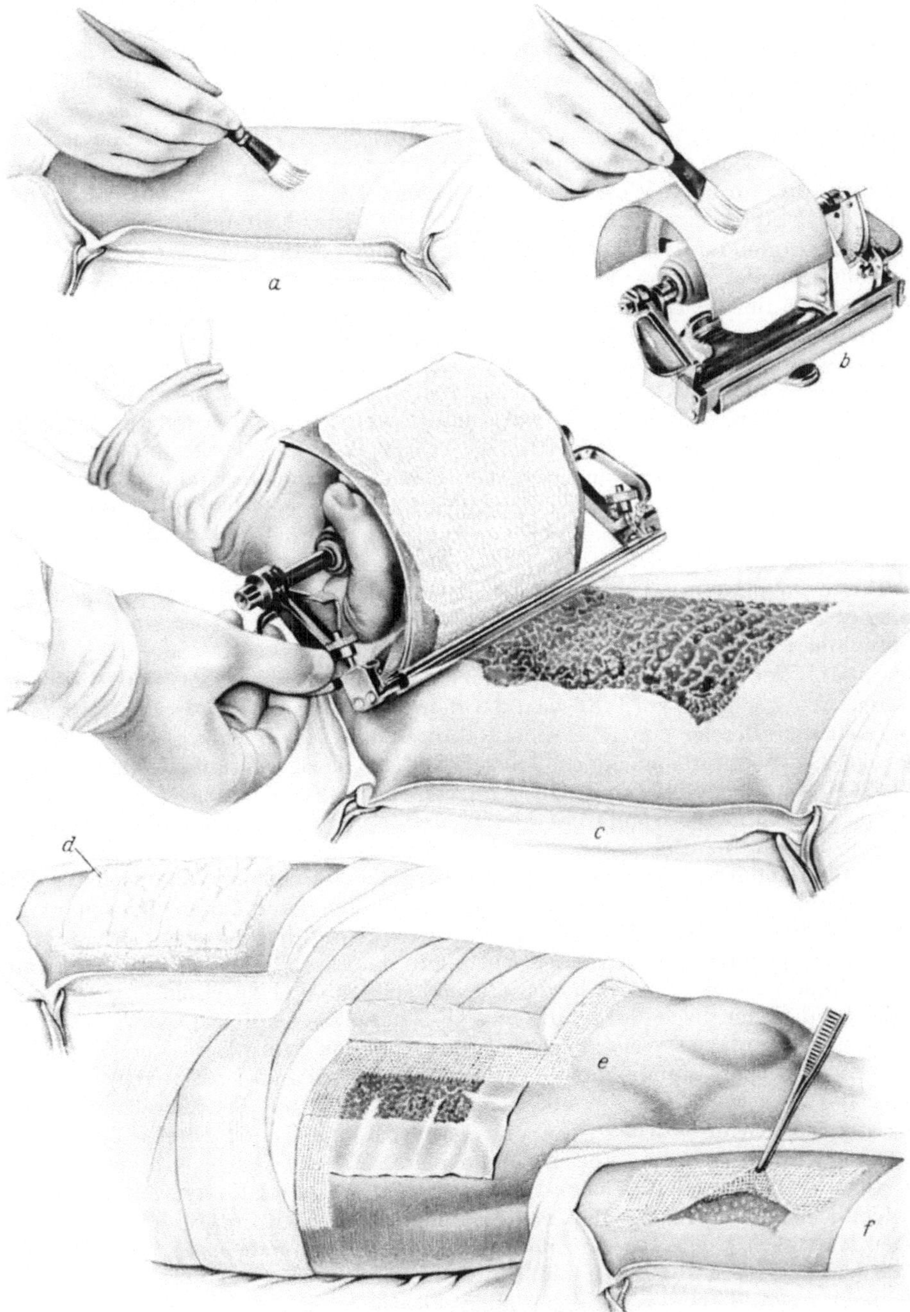

Abb. 177a—f. *Technik zur Entnahme eines Dermatomlappens.* a Auftragen von Klebstoff auf das Entnahmefeld; abwarten, bis die Lösung etwas antrocknet und nicht mehr glänzt; b Auftragen von Klebstoff auf die Dermatomwalze; abwarten wie oben; c Aufsetzen der Walze auf das Entnahmefeld und unter Abrollen Schneiden des Lappens durch Hin- und Herziehen des Messers; d Bedecken der frischen Entnahmewunde mit einer Wasserstoffsuperoxydkompresse; e Verband der bluttrockenen Entnahmewunde mit mehrschichtigem Druckverband, zu unterst Polyäthylenfolie, darüber dünner Mull, darüber dicke sterile Watte, darüber elastische Binden; f Verband der Entnahmewunde vom 4. Tag an mit einschichtigem, dünn mit Unguentum nigrum bestrichenem Mull.

u. Co., Stärke 20—40 μ, ist im Autoklaven sterilisierbar) und legen darüber ein mit elastischen Binden fest und unverrückbar angedrücktes dickes, großes Wattepolster (s. Abb. 177e). Dieser Verband wird 4 Tage später abgenommen; das gelingt völlig schmerzfrei, die Wunde blutet nicht mehr, und auch zarteste Epithelinseln bleiben erhalten. Die vollständige Epithelisation des Entnahmefeldes erreichen wir dann unter Ungt. nigrum-Verbänden. Bei diesen Verbänden legen wir mit Salbe *dünn*bestrichene, zweischichtige Mullfähnchen, die wir alle 2 Tage wechseln, nur dort auf, wo noch Wundflächen bestehen. Der Verband muß so beschaffen sein, daß Sekret austreten und Luft hinzutreten kann. Luftzutritt und die Argentumsalbe sorgen dafür, daß eine plane Wundfläche erhalten bleibt, die sich schnell epithelisiert. Bei diesem Vorgehen werden hypertrophische, buckelige Granulationen, die für die Epithelisation ein Hindernis darstellen, vermieden.

Andere empfehlen zur Versorgung der Entnahmewunde Silberfolie, 5%igen Perubalsam oder Xeroformgaze. Das Entnahmefeld eines Dermatomlappens kann notfalls auch durch eine Freiluftbehandlung (s. II S. 242) zur Epithelisierung gebracht werden. Dabei ist es zweckmäßig, sofort nach dem Schnitt zunächst eine einschichtige, feinmaschige Mullage auf die Wunde zu legen und darüber ein dickes Mull-Wattepolster mit elastischen Binden fest anzuwickeln. 48 Std später wird der ganze Verband bis auf die unterste feuchte, einschichtige Mullage entfernt. Diese Mulllage trocknet an freier Luft an und bröckelt nach 10—14 Tagen über dem neugebildeten Epithel ab.

Das Gelingen einer Thiersch- oder Dermatomplastik hängt zum großen Teil von der richtigen *Vorbereitung der Aufnahmewunde* ab. Hierbei sind operative Maßnahmen wertvoller, als konservative Wundpflegemethoden. Die früher hierzu üblichen, tagelang vorgenommenen feuchten Umschläge sind unzweckmäßig. Wir gehen so vor, daß wir von dem zur Deckung mit Dermatomlappen vorgesehenen Bereich zunächst alle Nekrosen und alles schlecht durchblutete, narbige Gewebe fortschneiden. Überschüssige, glasige Granulationen werden mit dem scharfen Löffel vorsichtig abgetragen; unregelmäßige Niveau-Unterschiede der Aufnahmewunde mit Messer und Schere eingeebnet. Die beim Abkratzen der Granulationen einsetzende erhebliche Blutung wird geringer, wenn ein fester Wundgrund erreicht ist und muß vor der Transplantation durch Wasserstoffsuperoxyd- oder heiße Kochsalzkompressen oder feine Unterbindungen oder eine 2—5tägige Verbandsbehandlung (s. u.) exakt gestillt werden.

Bleiben nach der operativen Zurichtung in der Aufnahmewunde noch Blutungen, störende Niveau-Unterschiede oder ein ungenügend durchblutetes Gewebe, z. B. oberflächlich liegende Sehnen, zurück, dann lassen sich diese Verhältnisse meistens auf einfache Weise bessern, wenn man bis zum plastischen Verschluß — bei aseptischer Wunde unter trockenen Verbänden, bei infizierten Wunden unter Borwasserverbänden — noch einige Tage abwartet, bis überall ein fester, frischer, roter Grund vorliegt. Länger als höchstens 8 Tage nach der operativen Wundzurichtung darf man aber die Transplantation auf keinen Fall verschieben, sonst bilden sich wieder weiche, dicke, schmierige Granulationen, auf denen die Lappen schlecht anheilen. Man vergesse nicht, daß auch für das Gelingen einer freien Hautplastik der *Allgemeinzustand* eines Patienten eine hervorragende Rolle spielt (s. II S. 269 und II 297), und Bluttransfusionen bei Patienten in schlechtem Allgemeinzustand für das Gelingen einer Plastik manchmal ebenso wichtig sind wie eine gute Technik.

Der frisch geschnittene Thiersch- oder Dermatom*lappen* wird möglichst bald *auf* die zu deckende *Wunde übertragen*, dort glatt ausgebreitet und fest angedrückt; nur wenn viele Dermatomlappen, z. B. zur zirkulären Deckung einer Extremität, benötigt werden, sammeln wir alle Lappen zunächst zwischen *kalten* Kochsalz-

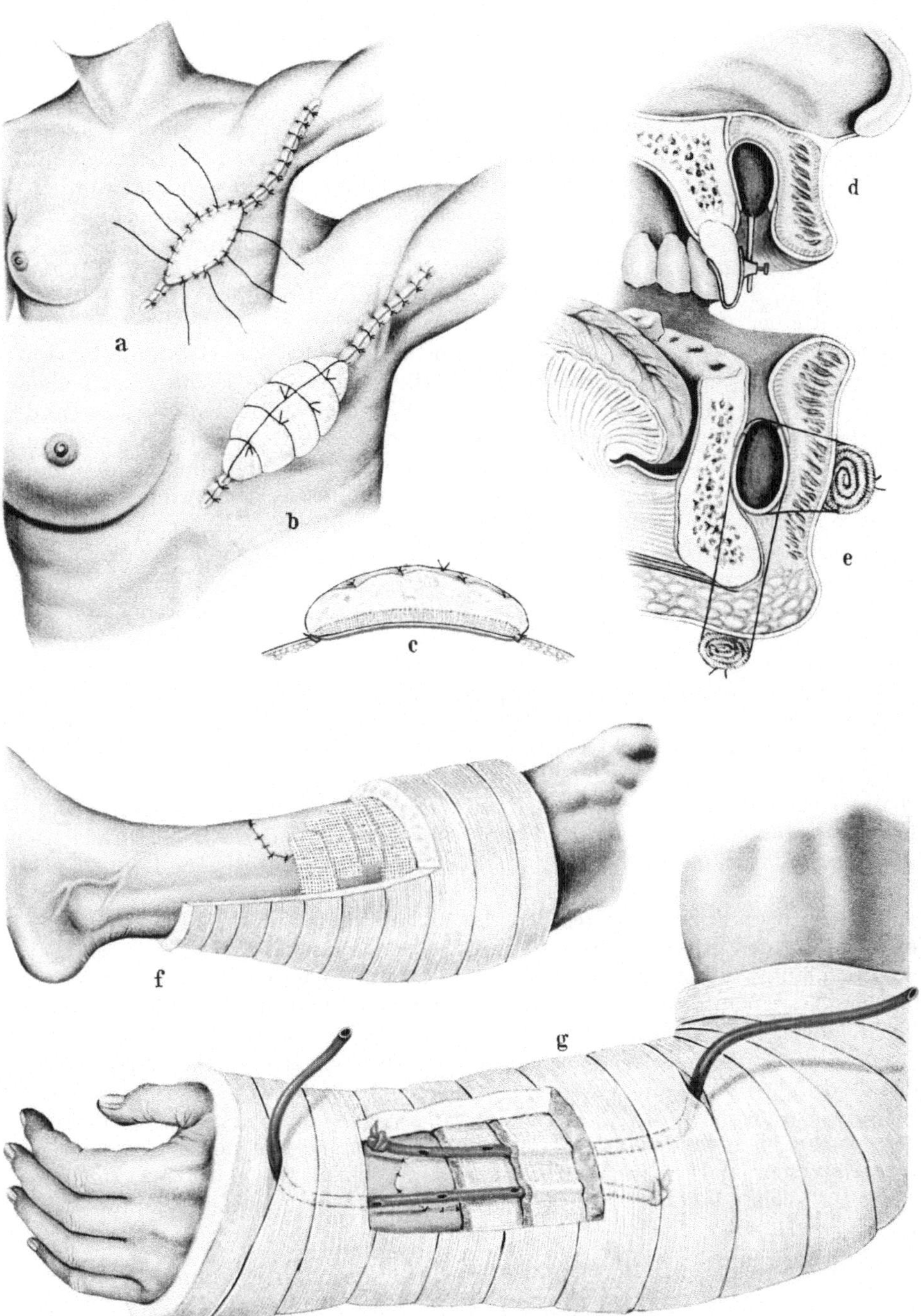

Abb. 178a—g. *Versorgung eines freien Hauttransplantates im neuen Bett.* a Lückenloser Verschluß der zu versorgenden Wunde. Fixation mit Knopfnähten, von denen einzelne lang gelassen werden; b und c Druck auf das Transplantat durch einen sterilen dicken Wattebausch, der durch überkreuzte, lang gelassene Hautnähte festgehalten wird und über einer dünnen Mullkompresse auf das Transplantat drückt; d und e Anbringen von freien Hauttransplantaten auf Schleimhautlücken im Munde mittels Stents-Klößen. Das Transplantat ist vorher mit Mastix auf die Stents-Masse aufgeklebt. Im zahnhaltigen Mundbereich erfolgt die Fixation des Stents-Kloßes an den Zähnen (d), im zahnlosen Bereich durch percutane Haltefäden, die außen über Wattebäuschchen geknotet werden (e); f einfachster Druckverband bei aseptischen, durch freie Hauttransplantate gedeckten Wunden. Direkt auf das Transplantat werden, um das spätere Ablösen zu erleichtern, dachziegelförmig Mullfähnchen gelegt, darüber eine dicke Wattelage, die man durch elastische Binden fest andrückt; g feuchter, mit Borwasser getränkter Druckverband, den wir zur Versorgung von Dermatomlappen im infizierten Gebiet bevorzugen. Durch die zwischen zwei dicken Mullkompressen liegenden Gummischläuche wird zweimal täglich etwas Borwasser eingespritzt.

kompressen. Grundsätzlich ist ein *lückenloser Verschluß* der zu versorgenden Wunde mit großen Lappen anzustreben. Nur bei sehr ausgedehnten Wunden wird man sich mit einer „*Briefmarkenmethode*" begnügen müssen, bei der kleinere, hier und dort aufgesetzte Läppchen sich erst später zu einer lückenlosen Epitheldecke verbinden. Bleiben zum Schluß der Plastik noch *Dermatomlappenreste* übrig, so *konservieren* wir diese Reste stets in einer feuchten Kammer *bei* $+4^0$ C (s. II S. 247) im Kühlschrank [*60*]. Diese Haut steht dann *zur sekundären Deckung* solcher Stellen, die bei der Erstplastik nekrotisch wurden, zur Verfügung.

Muß mit einer stärkeren Sekretion oder einer Nachblutung am Aufnahmebett gerechnet werden, dann ist es ratsam, in große, geschlossene Dermatomlappen mehrere *kleine Einschnitte* zu machen, so daß Wundsekrete leichter ausfließen können. Außerdem empfiehlt sich in solchen Fällen ein feuchter Druckverband (s. u.). Größere Dermatomlappen befestigen wir in der Regel mit Knopfnähten am Rand des Wundbettes; kleinere Lappen halten häufig auch ohne Naht, wenn man sie glatt anlegt. Unter den Lappen angesammeltes *Blut* wird sorgfältig *ausgestrichen* und dann sofort ein Druckverband angelegt. Unter aseptischen Verhältnissen legen wir direkt auf das Transplantat mit Borwasser angefeuchtete, dachziegelförmig übereinander angeordnete Mullfähnchen; darüber bringen wir eine dickere Mull-Watteschicht, darüber einen je nach den örtlichen Verhältnissen ausgewählten Druckverband (s. Abb. 178f u. g). Bei Epidermis-Corium-Lappen-Verpflanzung in tiefe Höhlen (Mund, Nase Knochen) empfiehlt es sich, das Transplantat mit entsprechend geformten *Stents-Klößen* (s. Abb. 178d u. e) anzudrücken. Hierbei darf man die Außenseite des Transplantates mit Mastisol direkt auf die Stents-Masse kleben. Bei *infizierter Aufnahmewunde*, z. B. einem Ulcus cruris, ist ein *feuchter Druckverband* vorzuziehen, den wir durch in den Verband eingelegte Gummirohre oder Polyvinylschläuche 2mal täglich mit Borwasser neu benässen (s. Abb. 178g). Das verdunstende Wasser stellt ein Diffusionsgefälle her, das die ernährungsbehindernde Flüssigkeit unter dem Lappen abzieht.

Bei völlig aseptischen Wunden, in denen mit komplikationsloser Anheilung des Transplantates gerechnet werden kann, *wechseln* wir den *Druckverband* über dem Transplantat erstmalig nach 4 Tagen. Vermutet man ein Exsudat, das sich unter dem Transplantat ausbreiten und sein Anwachsen verhindern könnte, dann soll man den ersten Verband schon nach 2 Tagen wechseln. Wenn nach 8 bis 10 Tagen der Epidermis-Coriumlappen gut ernährt ist, ersetzen wir die Druckverbände durch dünne, mit Vaseline bestrichene Mullfähnchen. Bei jedem Verbandwechsel muß man alle Epidermisblasen abtragen und nekrotische Bezirke sofort ausschneiden. Epidermis-Coriumlappen, die sich ihrem neuen Bett besonders gut anschmiegen, darf man auch ohne jeden Verband *offen, trocken und kalt* (s. II S. 242) behandeln. Hierbei läßt sich das Transplantat besonders gut überwachen.

3. Die Transplantation kleiner Hautläppchen nach Reverdin [*61*].

Diese ist zugunsten der Überpflanzung großer, geschlossener Hautstücke (Cutis- oder Epidermis-Coriumlappen) *einzuschränken*. Bei der Reverdin-Methode (s. Abb. 179 u. 180) sind Aufnahmefeld und Entnahmestelle später häufig funktionell und kosmetisch unbefriedigend. An dem Entnahmefeld bleibt eine häßliche, rasterartige Hautzeichnung zurück. Das Aufnahmebett heilt zwischen den einzelnen Läppchen narbig und bietet eine höckerige, mosaikähnliche, unregelmäßige Hautdecke. Soll eine größere Hautlücke mit Reverdin-Lappen gedeckt werden, dann verbraucht und verunstaltet man dazu ein riesiges Entnahmefeld, außerdem dauert ein solcher Eingriff viele Stunden.

Die *Vorteile* der Reverdin-Plastik bestehen in ihrer einfachen, bei kleineren Defekten auch auf der Krankenstation und in Lokalanaesthesie leicht durchführbaren Technik, Reverdin-Läppchen zeichnen sich außerdem durch ihre

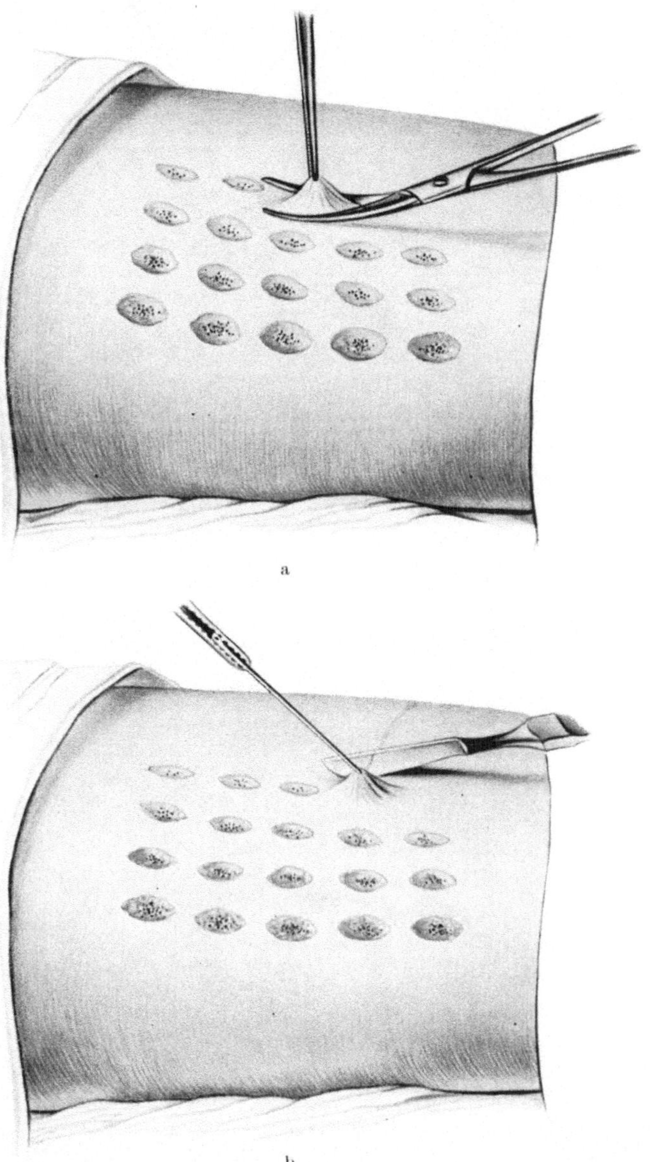

Abb. 179a u. b. *Die Entnahme von Reverdin-Läppchen.* a Mit der Schere; b mit dem Messer.

Anspruchslosigkeit aus. Sie heilen auch auf schlecht durchblutetem und infiziertem Wundgrund, aber nicht auf periostfreiem Knochen, perichondriumfreiem Knorpel und peritenoniumfreier Sehne an.

Wir benutzen Reverdin-Läppchen nur zur Deckung kleiner Wunden, z. B. nach Auftreten einer geringen Hautdehiszenz im Bereich komplizierter Frakturen oder

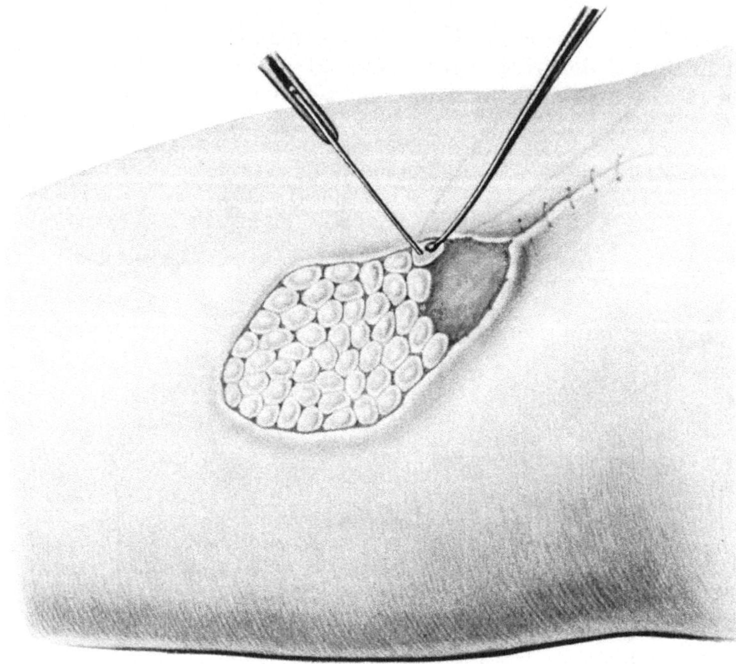

a

b

Abb. 180a u. b. *Die Deckung einer Wunde durch Reverdin-Läppchen.* a Es ist darauf zu achten, daß die Reverdin-Läppchen *lückenlos* wie Pflastersteine nebeneinandergesetzt werden; b in der Regel versorgen wir Reverdin-Läppchen durch eine Freiluftbehandlung und schützen die frisch aufgesetzten Transplantate durch einen auf einen *Mullring* aufgeklebten *Schleier*.

einer Spanplastik, zur Versorgung von Restlöchern bei Wolfe-Krause-Plastik oder zum Verschluß kleiner Ulcera an den Extremitäten.

Die *Vorbereitung der Aufnahmewunde* hat grundsätzlich nach denselben Richtlinien wie bei den Epidermis-Coriumlappen (s. S. 168) zu erfolgen. Bei kleinen Ulcera gelingt allerdings die Reverdin-Plastik häufig auch ohne irgendwelche weiteren Vorbereitungsmaßnahmen.

Die *Technik der Läppchenentnahme* geht aus Abb. 179 hervor. Die mit Äther-Alkohol, ohne Jodanwendung, desinfizierte Haut wird mit einer Nadel oder Spitzenpinzette zeltförmig angehoben. Dann schneidet man die Zeltspitze jedesmal mit dem Messer oder einer scharfen plastischen Schere ab. Hierbei ergeben sich von selbst Läppchen verschiedener Dicke und Größe, die nach REVERDINS Originalvorschrift 3—4 mm durchmessen und hauptsächlich aus Epidermis bestehen (s. Abb. 179a u. b) oder nach dem Vorschlag von DAVIS das ganze Corium mit erfassen (s. Abb. 133) sollen.

Zum *Verband der Entnahmewunde* gebrauchen wir Kunststoffolien, dünn mit Vaseline bestrichene Mullplatten oder Silberfolien.

Die *Überpflanzung der Hautinseln in das Aufnahmebett* ist unmittelbar nach ihrem Abschneiden vorzunehmen. Hierbei legen wir besonderen Wert darauf, daß die einzelnen Hautstückchen eng aneinanderliegen und ein *lückenloses Mosaik* bilden (s. Abb. 180). Verfährt man so, dann läßt sich das „Ausschlagen“ der Läppchen mit Bildung dünner narbiger Epithelsäume weitgehend verhindern.

Zur Versorgung der mit Reverdin-Läppchen gedeckten Aufnahmestelle bevorzugen wir die *offene Wundbehandlung*. Der Defekt wird mit Schutzkorb und Schleier versehen, so daß Fliegen abgehalten werden, aber Luft und Kälte (18° C) frei hinzutreten können. Die einzelnen Hautinseln verkleben in den ersten 24 Std mit einer Fibrinschicht. Später löst man die Borke über den Läppchen mittels feuchter Borsalbenverbände ab. Ist eine Verbandsbehandlung bei Reverdin-Läppchen nicht zu umgehen, empfiehlt sich bei stark sezernierenden und granulierenden Wunden ein durch Borwasser feucht gehaltener, milde drückender Verband (s. Abb. 178g), der nach 4 Tagen erstmalig gewechselt wird. Völlig aseptische, mit Reverdin-Läppchen gedeckte Wunden darf man mit Vaseline oder Perubalsam imprägniertem, grobmaschigem Mull verbinden und den ersten Verband dann 6 Tage liegenlassen. Mit einer Reverdin-Plastik versorgte Extremitätenwunden werden 2—3 Wochen im Gipsverband immobilisiert und hochgelagert.

Von den vielen Modifikationen der Reverdin-Methode benutzen wir gelegentlich das *Verfahren von* CORACHAN [*14*], bei dem zunächst ein 5—10 mm breiter, längerer, fettfreier Cutisstreifen ausgeschnitten wird, den man dann in 0,5 mm breite Lamellen zerlegt. Die dabei entstehenden kleinen, 1—2 mm breiten und 5—10 mm langen Epidermis-Corium-Rechtecke werden um 90° auf die Seite gedreht und in einer lückenlosen Schicht auf der zu deckenden Wunde aneinander gelegt. Diese Methode hat gegenüber der Rerverdin-Plastik den Vorteil, daß am Entnahmefeld nur eine unauffällige, strichförmige Narbe zurückbleibt.

4. Die subcutane Verpflanzung von Haut (LOEWE-REHN) [*33, 50, 51, 52, 53*].

Frei verpflanzte Hautstücke sind auch zum Ersatz *subcutan* liegender Gewebe geeignet. Hierbei gehen mitimplantierte epitheliale Gebilde in jedem Falle nach wenigen Wochen zugrunde, so daß die Cutis also in kurzer Zeit nur noch eine Bindegewebsplatte darstellt, die als Verstärkungswand, als Trennschicht, als reißfeste Bänder oder als Füllmasse benutzt werden kann. Für diese Zwecke stellt die Haut ein immer leicht zugängliches, relativ sicher anheilendes, schon primär gut zugfestes, elastisches und anpassungsfähiges plastisches Material dar.

Nach solch einer subcutanen Verpflanzung von Haut ist jedoch mit einer langsamen, narbigen Schrumpfungsverkleinerung von 25 Vol.-% zu rechnen.

Soll an subcutan implantierten Hautstückchen die Oberhaut erhalten werden, wie z. B. bei Herstellung doppelseitig epithelisierter Hautlappen (s. Abb. 158), dann muß man die in die Tiefe verlagerte Epidermis nach 8—14 Tagen wieder zu einer Oberfläche machen.

Das häufigste *Anwendungsgebiet* für eine *subcutane Hautverpflanzung* ist der Verschluß großer *Bauchwandhernien* (s. Abb. 183). Daneben sind frei ver-

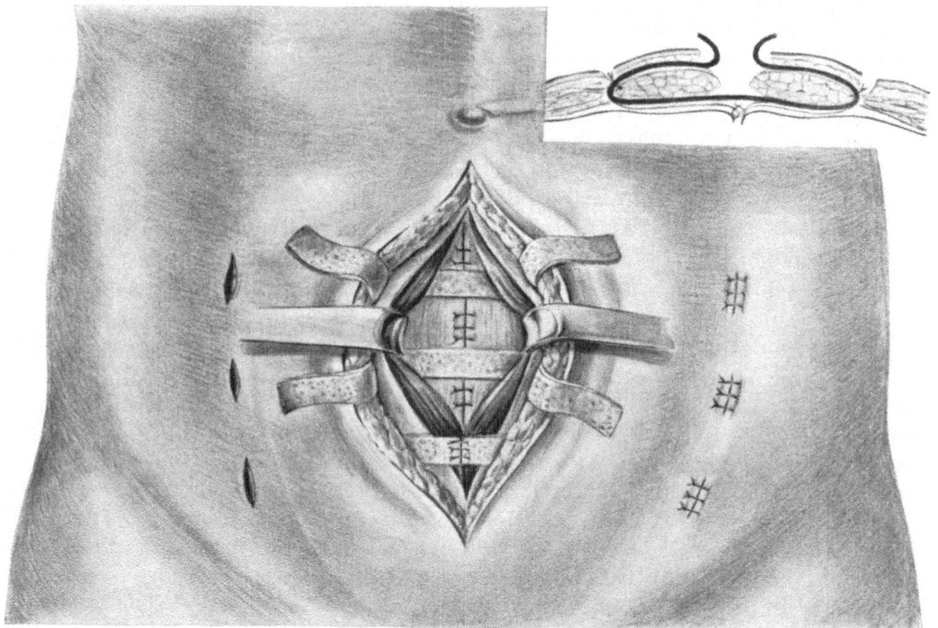

Abb. 181. ***Die subcutane Verpflanzung von Hautbändern*** zur Wiederherstellung der Bauchwand bei großen Bauchnarbenbrüchen. Die entnommenen Lederhautstreifen werden um die beiden Mm. recti geführt und vor der äußeren Rectusscheide vernäht (nach Lezius [32]).

pflanzte Hautstücke auch benutzt worden in Form von Zügen zur Umschnürung der Bauchmuskeln bei einer *Rectusdiastase* (s. Abb. 181), zum Heben *eingesunkener Narben*, zum Unterfüttern der Haut bei mangelhaftem Subcutanfett (s. Abb. 182), zum Ersatz der Seiten- oder Kreuzbänder am Kniegelenk, zur Umschlingung eines luxierten Acromio-Claviculargelenkes, zum Ersatz von Sehnen, zur Verstärkung der Wand eines Aortenaneurysmas (s. Abb. 246), als Bänder zur langsamen Drosselung der A. carotis (s. Abb. 215) oder V. cava inferior vor ihrer endgültigen Unterbindung, als muffartige Umhüllung zur Stützung einer malacischen Trachea, zur Deckung großer Zwerchfellücken und, mit eingeflochtenem Draht versteift, zu Wiederherstellungsoperationen an der Trachea oder den Bronchien (hierbei dient die Cutis als Brücke für das einwachsende Bronchialepithel).

Die *Technik der subcutanen Hautverpflanzung* wechselt etwas, je nach den Aufgaben, die der implantierten Haut zugedacht sind. Wünscht man — was am häufigsten der Fall ist — eine *kräftige Verstärkungswand* oder ein *zugfestes Band*, dann empfehlen wir, dem Vorschlage Rehns folgend, *nur die Lederhaut* ohne Epidermis und Subcutanfett einzupflanzen. Verpflanzt man die Lederhaut mitsamt der Epidermis, dann erschwert dies die Wachstumsverbindung des Lappens mit seinem neuen Bett, und später bilden sich häufiger kleine Epithelcysten mit Horndetritus. Jedoch hat man *auch die Gesamthaut* (Corium + Epidermis) mit gutem Erfolg ohne Komplikationen subcutan, z. B. bei Hernienoperationen, implantiert [*35*, *59*].

Nach gründlicher, an mehreren Tagen durchgeführter präoperativer Säuberung mit Wasser und Seife und Desinfektion mit Äther-Alkohol — Jod kurz vor dem Eingriff — wird *an dem zur Implantation vorgesehenen Hautstück* zunächst mit einem Thiersch-Messer oder bequemer mit einem auf 0,15—0,2 mm eingestellten Dermatom die *Epidermis abgeschnitten*. Nun umschneidet man den Lappen in der vorgesehenen Größe und löst ihn vom Subcutanfett (s. Abb. 196) ab. Das subcutane Fettgewebe lassen wir nur dann an der Haut sitzen, wenn wir es zur Unterfütterung, z. B. bei Gesichtsdefekten oder bei hypoplastischen Mammae (s. S. 192), benutzen wollen. Anhängendes Fett erschwert das Anwachsen des Cutislappens in seiner neuen Umgebung. Die Entnahmewunde läßt sich häufig leicht durch Verschieben der Wundränder verschließen. Man kann aber auch die vorher abgeschnittene Epidermis zu ihrer Deckung benutzen.

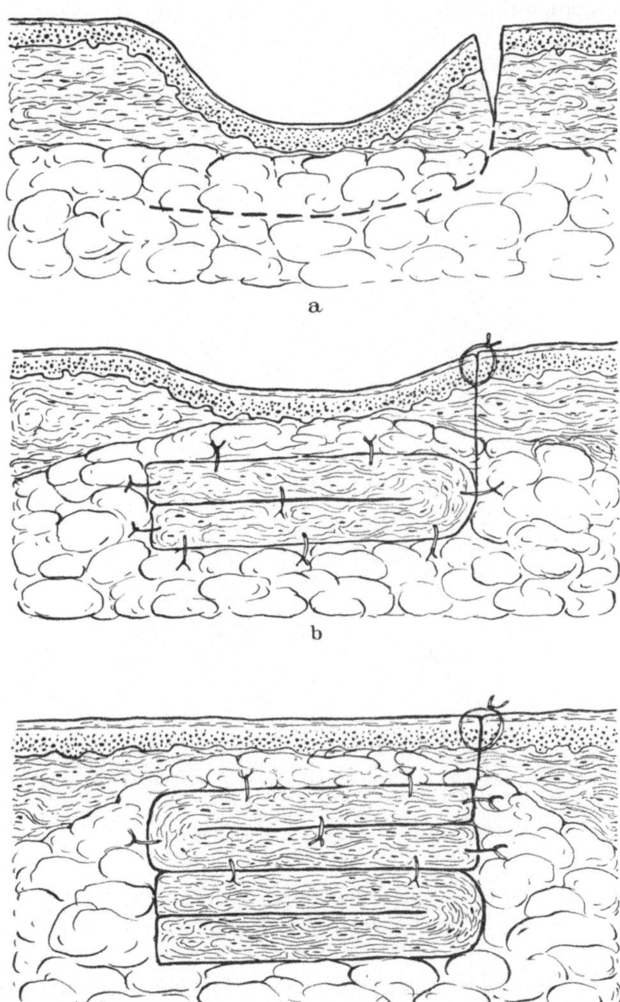

Abb. 182a—c. *Die subcutane Verpflanzung von Lederhaut zum Heben kleiner Hautdellen.* a Schnittführung; b Einlage eines buchförmig zusammengeklappten Lederhautlappens. Beachte die Subcutannähte zur Verhütung von Hohlraum und zur Herstellung eines engen Kontaktes zwischen dem Implantat und den umgebenden Geweben; c in einer dritten Sitzung wird ein weiteres buchförmiges Lederhauttransplantat eingelegt. Man soll niemals mehr als ein buchförmiges Lederhauttransplantat in einer Sitzung implantieren, damit die eingepflanzte Haut wenigstens von einer Seite Anschluß an die Blutversorgung gewinnt.

Häufiger, z. B. bei Bauchwandbrüchen, ist es zweckmäßig, den Coriumlappen aus dem Operationsgebiet selbst zu gewinnen. Hierbei darf man auch narbentragende Hautstücke benutzen. Die Konfiguration des Entnahmefeldes läßt dabei oft eine vorherige Abtragung der Epidermis von der noch in situ liegenden Haut nicht zu. In diesen Fällen excidiert man zunächst die gesamte Haut, *schabt dann die Epidermis mit dem Messer* ab und entfernt danach das subcutane Fett (s. Abb. 173), bis nur die Lederhaut zurückbleibt.

Der Operateur muß den *Hautlappen* in ihrem neuen Bett *unter* leichter *Spannung einnähen*. Das kräftige Ausspannen des Transplantates verhindert das Einrollen der Hautränder, begünstigt die Rückbildung epithelialer Gebilde und beschleunigt die funktionelle Anpassung des Transplantates (Umwandlung der Kollagennetze des Coriums zu straffen, parallel gerichteten Kollagenzügen einer Fascie). Wo es bei Bauchwandbrüchen gelingt, legen wir den Hautlappen mit seinen Rändern *unter* die Fascie, dann kommt es bei Infektionen weniger leicht zur Sequestrierung des Transplantates. Um die Anheilung des Transplantates zu sichern, ist ein *allseitiger, inniger Kontakt* mit dem neuen Bett besonders wichtig. Hohlräume sind unbedingt zu vermeiden! Wir vernähen deswegen nicht nur die Lappenränder, sondern heften auch beide Seiten des Lappens durch Catgut oder Zwirnnähte an die Strukturen der Umgebung (siehe Abb. 183). Wenn die Blutstillung nicht ideal gelingt, empfiehlt sich eine 24stündige Drainage des Operationsgebietes.

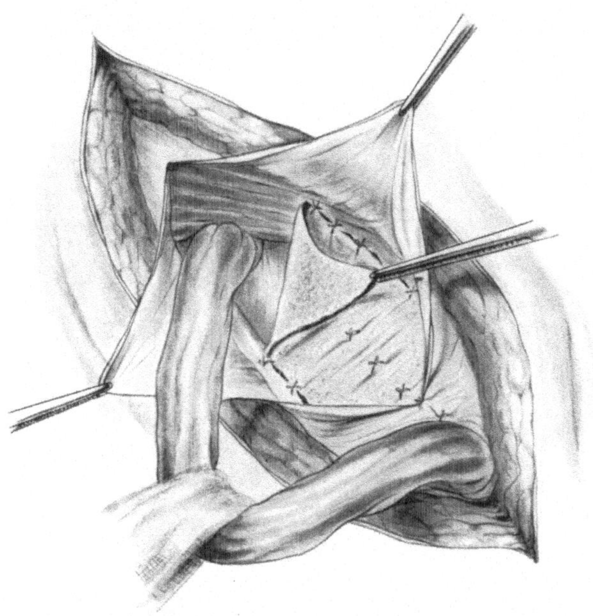

Abb. 183. *Die subcutane Verpflanzung von Haut* zum Verschluß einer großen Inguinalhernie. Das Transplantat soll unter Spannung möglichst subfascial eingenäht werden. Durch Nähte im mittleren Bereich ist dafür zu sorgen, daß sich kein Hohlraum bildet und die umgebenden Weichteile dem Lappen allseitig dicht anliegen.

Sollen mit Coriumlappen *Lücken im Subcutangewebe* ausgefüllt werden, so ist durch genügende Subcutannähte auch hier dafür zu sorgen, daß der Lappen in seiner ganzen Ausdehnung wenigstens an einer Oberfläche Kontakt mit dem gut durchbluteten Bett hat. Bei tiefen Defekten muß die Cutis notfalls in mehreren Sitzungen implantiert werden (s. Abb. 182).

Homoioplastische, von einem Menschen auf den anderen übertragene Hautstücke sind zur *subcutanen* Implantation ungeeignet.

5. Die Deckung von Schleimhautlücken durch freie Transplantate.

Eine *Deckung von Schleimhautlücken* ist auch mittels freier Transplantate von *Mucosa selbst* oder durch dünne *Epidermis-Coriumlappen* möglich. In manchen Fällen ist es jedoch einfacher, Schleimhautlücken durch Verschiebung der Wundränder, z. B. an der Innenseite der Wange oder durch gestielte Schleimhautlappen, am Gaumen oder an der Bindehaut, zu schließen. Bei kleineren Lücken, z. B. an der Innenseite der Unterlippe, darf man die Wunde auch der Sekundärheilung per granulationem überlassen. In anderen Fällen, z. B. bei großen perforierenden Wangendefekten, ist es vorzuziehen, die Mundschleimhaut und die fehlende äußere Haut gleichzeitig durch einen gestielten, doppelseitig mit Epidermis bekleideten Hautlappen zu versorgen (s. Abb. 158, 161, 172).

Bei freier *Verpflanzung von Schleimhaut* gewinnt man das Transplantat in der Regel aus dem Munde. Bei Frauen kommen als Entnahmefelder auch die kleinen Schamlippen oder die Vagina in Frage. Im Munde lassen sich kleinere Mucosastückchen von der Innenseite der Unterlippe ähnlich wie Thiersch-Läppchen

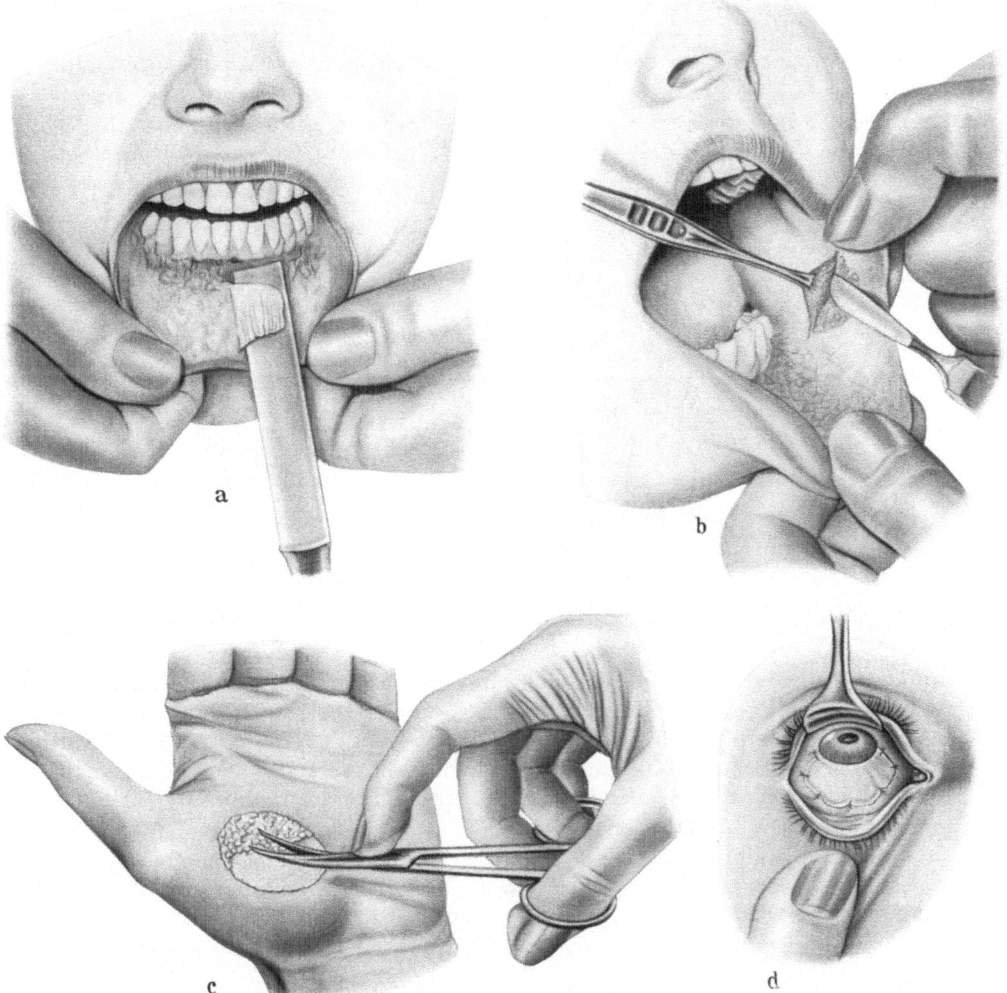

Abb. 184a—d. *Die freie Transplantation von Schleimhaut.* a und b Typische Entnahmefelder für freie Schleimhauttransplantate im Mund; c Säuberung des Schleimhauttransplantates von noch anhängenden Fetttraübchen; d Einpflanzen des Schleimhauttransplantates zum Ersatz eines Bindehautdefektes.

(s. Abb. 184a) schneiden. Größere Schleimhautlappen werden am besten zunächst in einer etwas dickeren Schicht von der Innenseite der Wange abpräpariert (s. Abb. 184b) und dann sekundär vorsichtig vom Submucosagewebe befreit (s. Abb. 184c). Der zurückbleibende Defekt an der Innenseite der Unterlippe darf in der Regel der sekundären Heilung überlassen werden. Größere Wunden an der Innenseite der Wange schließen wir durch Zusammenziehen der unterminierten Wundränder. Bei Verwendung von Mundschleimhaut zum Conjunctivaersatz (s. Abb. 184d) ist darauf zu achten, daß keine Bißnarben im Transplantat liegen. Der zur freien Verpflanzung vorgesehene Schleimhautlappen wird doppelt so groß wie die zu deckende Lücke herausgeschnitten. Um ein Austrocknen des Transplantates zu verhindern, faltet man es mit den Wundflächen aufeinanderliegend zusammen und legt es so zwischen kochsalzgetränkte Kompressen.

Die wichtigste *Indikation* zur freien Schleimhautverpflanzung ist der Ersatz von Lippenrot oder von Conjunctiva. Bei funktionstüchtigem Auge sind zum Ersatz der Bindehaut solche Schleimhauttransplantate den Epidermis-Coriumlappen vorzuziehen, da letztere zu chronischen Reizzuständen der Cornea führen können.

Wegen der begrenzten Entnahmefelder für Schleimhaut wird man häufiger auch dünne *Epidermis-Coriumlappen* zur *Wiederherstellung von Mucosalücken* heranziehen müssen [*15*]. Dies Vorgehen hat sich z. B. zur Deckung großer

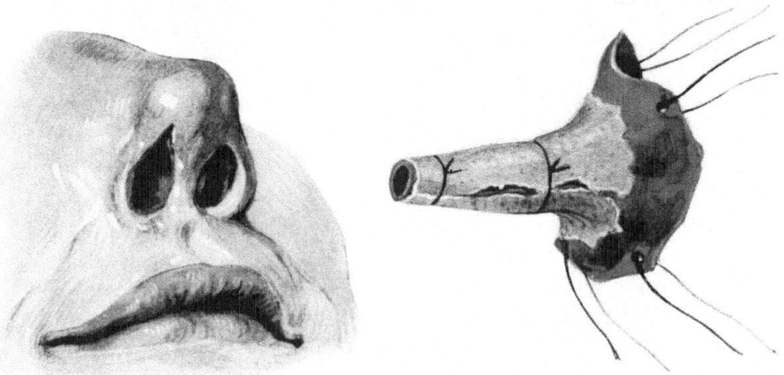

Abb. 185. *Mit Epidermislappen beschickte Prothese* zur Herstellung einer Nasenöffnung. Die in dieser Weise hergerichtete Stentsprothese wird in einen blutig geschaffenen Nasengang gelegt und durch Nähte befestigt.

Wundtaschen nach Kieferresektion bewährt. Derartige Lappen kann man außerdem zur Bedeckung von Zungenwunden [*13*] oder zur Auskleidung von Nasennebenhöhlen, nach Augenverlust zum Ersatz der Lidconjunctiva, zur Wiederherstellung der Schleimhaut am Naseneingang (s. Abb. 185), ja sogar zur Auskleidung des Larynx [*16*], oder zur Wiederherstellung der Urethra [*62*] benutzen.

Bei der Verwendung von Mucosa- oder Epidermis-Coriumlappen zum Verschluß von Schleimhautlücken ist das *innige Anliegen des Transplantates in seinem neuen Bett* besonders wichtig. Hierzu sind Druckverbände, Stents-Prothesen, Schaumgummiträger u. a. zu Hilfe zu nehmen.

IV. Behandlung von Hautnarben.

Ungünstige *Hautnarben* beruhen nur selten auf *konstitutionellen Erkrankungen* (Dupuytrensche Kontraktur, Spontankeloid, amniotische Abschnürungen, narbige Veränderungen am Penis bei Hypospadie); viel häufiger sind sie *Folge von Wundheilungsstörungen*. Der Chirurg hat es weitgehend selbst in der Hand, ob sich nach Operationen *Narbenkomplikationen* entwickeln.

Zur *Verhütung* ungünstiger Hautnarben muß der Operateur die Haut in Richtung der Spaltlinien senkrecht zur Oberfläche durchtrennen (s. S. 51) und später wieder kunstgerecht (s. S. 64) vereinigen, sowie durch eine tadellose Asepsis, sorgfältige Blutstillung und dichtes Aneinanderlegen einzelner Gewebsschichten für einen glatten Heilungsprozeß sorgen, der nur eine minimale Narbe in dünner

Schnittebene zurückläßt. Je dicker und ausgedehnter das Granulationsgewebe, desto stärker und kontrakter ist die sich daraus entwickelnde Narbe. Je ausgedehnter und länger Wunden offen granulieren, desto mächtiger ist die Neubildung kollagenen Bindegewebes und desto kräftiger ist später der Narbenzug. Offene Wunden sind deswegen immer mit allen Mitteln chirurgischer Technik (Sekundärnaht, Hautplastik) sobald wie möglich zu beseitigen.

Bevor der Chirurg eine Narbenoperation in Betracht zieht, muß er feststellen, ob nicht auch *konservative Behandlungsmethoden* einen Erfolg versprechen. *Schmerzhafte Narben* lassen sich häufig durch eine wiederholte Infiltration mit 1%igem Novocain günstig beeinflussen. *Jüngere hypertrophe Narben* kann man oft durch feuchte Verbände, Kurzwellen und vorsichtige Massage zur Rückbildung veranlassen. Nicht sehr ausgedehnte und gut zugängliche Narben soll der Kranke selbst täglich 15—20 min, unter leicht rotierenden Bewegungen, nach sparsamem Einfetten der Haut mit Rizinusöl oder Olivenöl, mit den Fingern massieren. Manchmal bewährt sich bei solchen Narben auch ein Dauerdruckverband, z. B. läßt man nach Mammaplastik nachts ein Mieder tragen, das mit einer Gummipelotte auf die Narben drückt. *Zu zarte Narben* gewinnen mehr Härte und Widerstandsfähigkeit, wenn man sie ohne Verband läßt und dem Licht aussetzt. *Kontrakte Narben* können durch Aufquellen mit 1%igem Novocain, durch Wärme und mechanischen Zug (Quengelverband) gelockert und gedehnt werden. Alle konservativen Behandlungsmethoden sind sofort einzustellen, wenn sie einen Reizzustand hervorrufen, der die Narbenstörungen vermehren würde (z. B. Zunahme der Schmerzen, Verstärkung der Bindegewebsproliferation).

Für alle Operationen an Hautnarben — ob es sich um Entspannungsschnitte, Excisionen einzelner Narbenbezirke, die Unterschneidung adhärenter Stellen oder die Exstirpation geschwürig aufgebrochener Partien handelt — gilt als *oberstes Gesetz: „Keine offene Wunden zurücklassen!“* Sonst bildet sich wieder Granulationsgewebe und später von neuem eine störende Narbe.

Die operative Behandlung einer Narbe soll *frühestens 6—12 Monate nach völliger Abheilung der Wunde* erfolgen, wenn alle Entzündungsprozesse im geschädigten Gebiet zur Ruhe gekommen sind, das neu gebildete Bindegewebe ausgereift ist und konservative Methoden ausgeschöpft sind. *Welche Operationsmethode* zu empfehlen ist, hängt von der jeweils vorliegenden Narbenstörung ab. *Weiche Narben* führen meistens nicht zur Funktionsstörung und bedürfen nur aus kosmetischen Gesichtspunkten einer Behandlung. Ist der Narbenbereich nicht sehr ausgedehnt, dann genügt die *ovaläre Excision* mit anschließender, sorgfältiger Naht der gut unterminierten Hautränder.

Bei größeren, oberflächlich liegenden Narben, die von gesunder, elastischer Haut umgeben sind, z. B. am Gesicht, am Hals oder an der Wade, empfiehlt sich als kosmetisch günstigste Methode zuerst die *schrittweise Excision* in mehreren Sitzungen nach MORESTIN [*38*] (s. Abb. 186). Hierbei wird von der Narbe jeweils nur ein so schmaler Streifen herausgeschnitten, daß sich die Wundränder danach ohne zu große Spannung wieder vereinen lassen. Hat sich die Haut in der Nachbarschaft nach einiger Zeit an die veränderten Verhältnisse genügend angepaßt, dann wird dasselbe Verfahren wiederholt, bis schließlich nur eine strichförmige Narbe zurückbleibt. Bei gut ernährtem, eliptischem oder rundlichem Narbenbereich machen wir die Teilexcision jedesmals als zwickelförmiges Stück aus der Mitte (s. Abb. 186a—e); bei schlecht durchbluteten Narben kommt es nach diesem Vorgehen leicht zur Dehiszenz in der nur von minderwertigem Gewebe gebildeten Wundlinie, und es sind deswegen bilaterale Excisionen vorzuziehen (s. Abb. 186f—j). Durch geschickte Auswahl der zuerst excidierten Bezirke läßt sich häufig die endgültige Narbe an eine unauffällige Stelle, z. B. vor das Ohr, in den

Haaransatz, unter das Kinn oder an der Wade in der Mittellinie unter die Strumpfnaht legen. Im Gesicht kommt es nach schrittweiser Narbenexcision gelegentlich zur Verziehung der Augenlider oder der Mundwinkel; diese Störung läßt sich meistens leicht durch eine Z-Plastik (s. S. 182) korrigieren. Zwischen die einzelnen Operationsabschnitte legen wir jedesmal eine dreimonatige Pause. In dieser Zeit soll man die Narbenumgebung massieren, um dort die Haut elastischer und dehnbarer zu machen. Die beschriebene Methode ist auch zur Beseitigung anderer

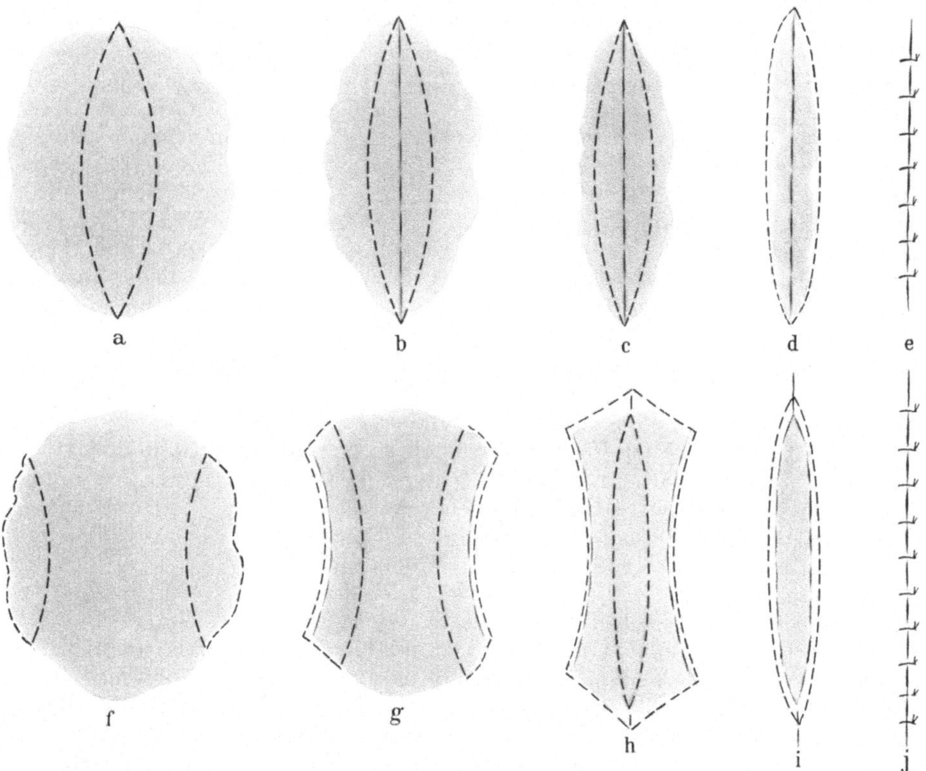

Abb. 186a—j. *Die Beseitigung einer Narbe durch schrittweise Excision.* a—e Wiederholte Excision aus der Mitte der Narbe. Dies Vorgehen ist nur bei einigermaßen gut durchblutetem Narbenbereich zu empfehlen; f—j wiederholte Excision aus den peripheren Anteilen der Narbe. — Dieses Verfahren ist bei schlecht durchblutetem Gewebe vorzuziehen.

gutartiger, oberflächlicher Hautveränderungen (Tätowierungen, Tierfellnaevi) geeignet.

Wo eine schrittweise Excision *oberflächlicher Narben,* z. B. wegen zu großer Ausdehnung, etwa bei Verbrennungen, oder wegen fehlender dehnbarer gesunder Haut in der Nachbarschaft, etwa an der Hand, nicht möglich ist, empfehlen wir die *Totalexcision* der Narbe in einer Sitzung *mit* anschließender *Deckung* der Wunde *durch* eine *freie Hautverpflanzung* (s. S. 159).

Handelt es sich um tief *eingezogene,* oft an der Unterfläche fest sitzende *Narben,* dann läßt sich die deckende Haut nach Excision des narbigen Subcutangewebes manchmal durch vorgezogenes Subcutanfett oder durch Übereinanderlegen zweier Fettgewebsleisten (s. Abb. 187) heben. Gelegentlich erweist es sich hierbei als günstig, am Wundgrund absichtlich einen Narbenrest (s. Abb. 187d) zurückzulassen. Bei besonders tiefen Lücken im Subcutangewebe kann es erforderlich sein, die Haut mit frei transplantierter Fascie und Fett oder Cutis (s. Abb. 182) zu unterfüttern. Um extrem große und tiefe Defekte auszufüllen, muß man gelegentlich auch auf gestielte Lappen (s. Abb. 129) zurückgreifen.

Bei *hypertrophen Narben*, die häufig auf einer *fehlerhaften Richtung* des *Operationsschnittes* (s. S. 52) beruhen, wird die störende Narbe als schmales Oval excidiert und gleichzeitig die Wundlinie in Richtung der Spaltlinie (s. S. 52) verlagert (s. Abb. 190d). Kleinere hypertrophe Narben, wie sie z. B. nach infizierten

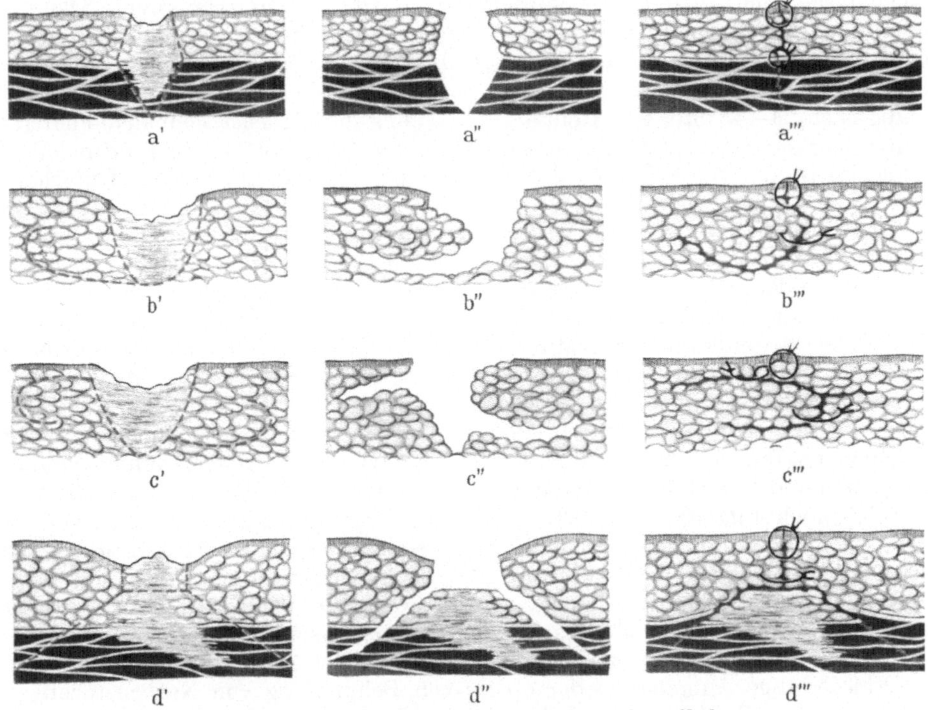

Abb. 187 a—d. *Methoden zur Hebung einer eingesunkenen Narbe.*

Wunden zurückbleiben, kann man in vielen Fällen durch einfache *Dekapitation* (Abb. 187d) beseitigen. Ergreift die Narbe funktionswichtige, tiefe Strukturen (Sehnen, Gelenke), so ist die *Totalexstirpation* der Narbe anzuraten. Hierbei muß man sich vorher darüber klar sein, daß die dabei zurückbleibende Wunde meistens 30—100% größer ist, als die frühere Ausdehnung der Narbe. Nach solcher Excision muß der Operateur durch weites Unterminieren der Hautränder und reichliche Subcutannähte versuchen, eine völlig spannungsfreie Hautnaht zu erzielen. Beim Entfernen von Hautnähten, die unter stärkerer Spannung stehen, kleben wir gerne noch einen Leinenstreifen mit Mastix auf den Wundbereich, um das Auseinanderweichen der Haut in der Nahtlinie und damit eine breite Narbenneubildung zu verhindern (s. S. 79). Bleiben nach der Narbenexcision tiefere Gewebslücken zurück, dann sind oft Rotationslappen, z. B. beim Decubitus (s. S. 204) oder gestielte Brückenlappen, z. B. bei tiefen Hand- und Fußdefekten, nicht zu umgehen.

Hypertrophe, „*keloidartige Narben*“, ohne vorhergehende Wundheilungsstörungen (Wundinfektion, Dehiszenz der Wundränder), weisen auf eine konstitutionelle Neigung des vorliegenden Kranken zu verstärkter Bindegewebsproliferation hin. Wenn solche bindegewebigen Verdickungen im Narbenbereich auch nach längerer Zeit keine Tendenz zur Rückbildung zeigen oder sogar den Ort der vorhergehenden Verletzung überschreiten, dann spricht man von einem „*Narbenkeloid*". In seltenen Fällen, beim „*Spontankeloid*", entstehen fibröse Proliferationen in Form von Knoten, Platten oder schwielenartigen Ausläufern auch ohne jedes vorhergehende Trauma. Alle Keloide haben die *Tendenz*, nach einfacher operativer Beseitigung *zu rezidivieren*. *Keloidartige Narben* lassen sich oft durch konservative Maßnahmen (s. S. 179) günstig beeinflussen, können aber auch durch eine allzu aktive konservative Therapie gereizt werden. Die Behandlung von *Narbenkeloiden und Spontankeloiden* ist eine undankbare Aufgabe. Die besten Ergebnisse bringt die *operative Entfernung* mit unterstützender *Strahlentherapie* [*25, 28, 44*]. Man gibt im Anschluß an die Operation, erstmalig nach 24—48 Std, eine Röntgenbestrahlung in möglichst schmalem Feld auf den Wundbereich, bis zu einer Gesamtdosis von 2500—3500 r, in fraktionierten Tagesdosen oder Zweitagesdosen von 250—500 r. (Bedingungen der Unterhaut bzw. der Halbtiefentherapie, HWS von etwa 1,25—3,8 mm.) Bei Narbenexcision in lokaler Betäubung dürfen die Einstiche der Injektionskanüle nur im Narbenbereich und nicht in der gesunden Haut liegen. Bei dicken Keloiden lassen wir einen schmalen, dünnen Narbensaum stehen und benutzen diesen Narbenrand zur Hautnaht, so daß an der gesunden Haut keine neuen Wunden durch Nadelstiche gesetzt werden müssen. Muß aus irgendwelchen Gründen auf die operative Entfernung des Keloides verzichtet werden, so führt auch die Röntgenbestrahlung allein, aber in etwas größerer Dosierung, zum Verschwinden des Keloids, jedoch sind dabei Strahlenschädigungen (Pigmentverschiebungen, Teleangiektasien) der Nachbarschaft meist unvermeidlich. Beim rezidivierenden Keloid kann man außer Operation und Bestrahlung als weitere Maßnahmen zur Eindämmung des Narbengewebes noch *Vitamin E*, täglich 3—6 mg/kg Körpergewicht, 3 Wochen vor bis 6 Wochen nach der Operation, oder *Cortison* [*11*] täglich, vom 2. Tag vor bis etwa 3 Wochen nach dem Eingriff, in fallenden Dosen fraktioniert, insgesamt etwa 2—3 g, unter den für diese Medikation notwendigen Vorsichtsmaßregeln (s. II S. 252) versuchen. Diese Medikation darf nur unter schrittweiser Verminderung der Dosis, langsam ausschleichend, abgesetzt werden [*2, 5, 10, 55*].

Eine häufige Aufgabe bei der operativen Behandlung von Narbenstörungen besteht in der *Beseitigung kontrakter Hautnarben* (s. S. 184), die z. B. zur Bewegungseinschränkung der Gelenke, zur Fehlstellung des Mundes oder zur Verziehung der Umgebung des Auges geführt haben. Die alte Regel, eine bewegungsbehindernde, kontrakte Narbe *quer zu spalten* und in *Längsrichtung* wieder zu *vernähen*, ist nur bei zarten Gebilden, z. B. am narbig verkürzten Phrenulum bei einer Phimose zu empfehlen. An dickeren Narbensträngen läßt sich bei diesem Vorgehen kein zwangloser Verschluß der zurückbleibenden Wunde mehr erzielen.

Bei jeder kontrakten Hautnarbe prüfen wir zuerst, ob sich die vorliegende Störung nicht durch eine *Z-Plastik* [*19*] günstig beeinflussen läßt. Diese einfache und *vielseitig verwendbare Methode* (s. Abb. 188ff.) eignet sich hervorragend zur Beseitigung von narbigen Hautkontrakturen vor allem dann, wenn seitlich eines schmalen Narbenzuges reichlich elastische Haut zur Verfügung steht.

Um sich das *Prinzip der Z-Plastik* klarzumachen, betrachte man das Operationsgebiet (s. Abb. 188) als Parallelogramm (*a, b, c, d*), bei dem der Hauptbalken des Z (*a b*) in der Hauptspannungsrichtung der Narbe, öfters auf einem deutlich vorspringenden Narbenstrang liegt und die kürzere Diagonale des Parallelogramms darstellt. Durch Verschiebung zweier dreieckiger Lappen (*A* und *B*) wird die vorher kürzere (*a b*) zur längeren Diagonale (*a b*) des Parallelogramms

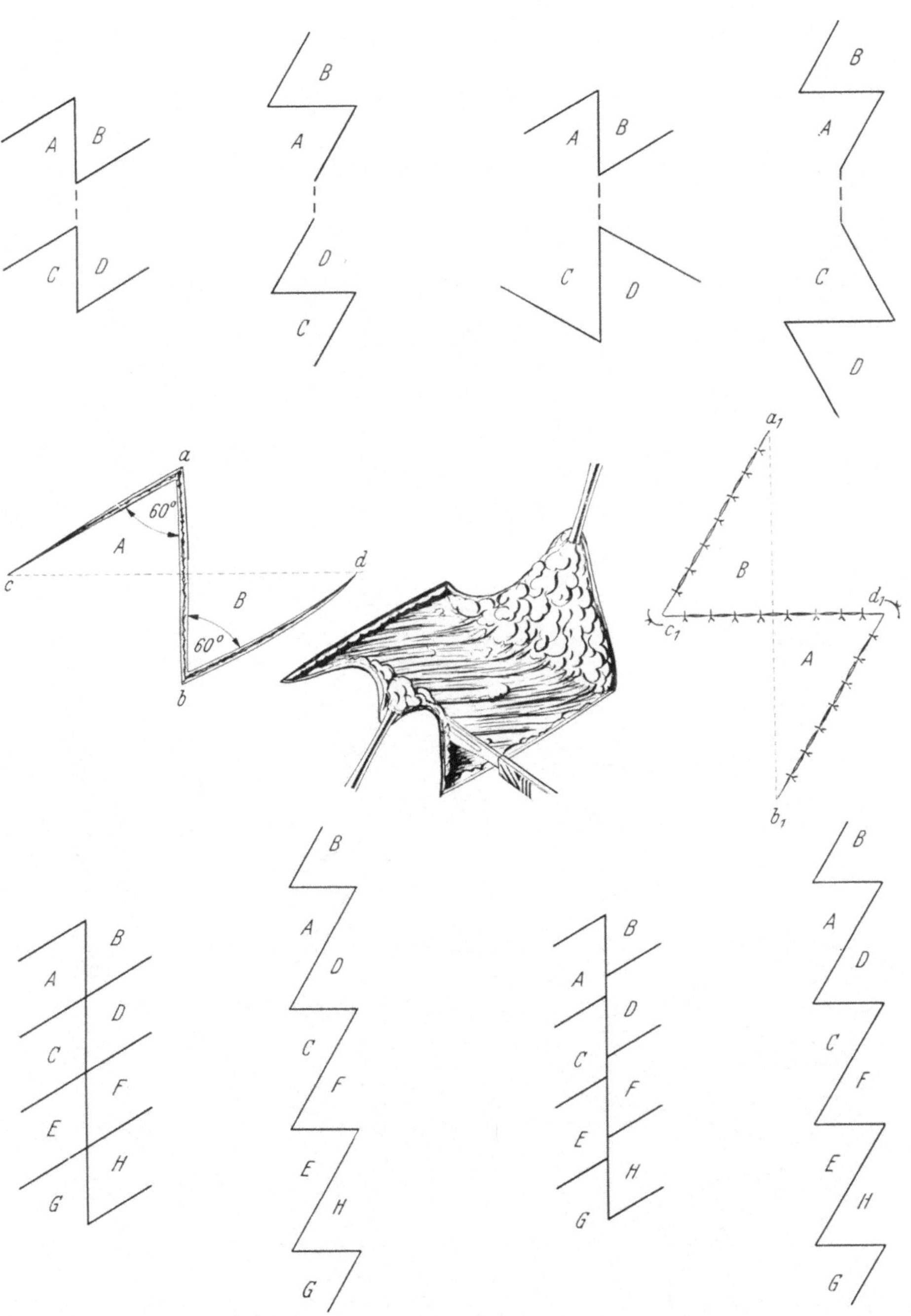

Abb. 188. *Die Z-Plastik, verschiedene Variationen.* In der mittleren Reihe das Prinzip der Z-Plastik. Man betrachte die Plastik als Parallelogramm (a, b, c, d), bei dem der Hauptbalken des Z (a, b) in der Hauptspannungsrichtung der Narbe liegt und die kürzere Diagonale des Parallelogramms darstellt. Durch Verschiebung zweier dreieckiger Lappen (A und B) wird die vorher kürzere (a, b), später zur längeren Diagonale (a_1, b_1) des Parallelogramms gemacht. Die Differenz zwischen der kürzeren Diagonale (a, b) und der längeren Diagonale (c, d) ergibt den ungefähren Längengewinn an Haut im ungekürzten Narbenband. Die 2 Arme des Z müssen gleich lang sein. Die beiden Winkel des Z sollen möglichst gleich groß sein und dürfen nicht kleiner als 30 und nicht größer als 60° ausfallen.

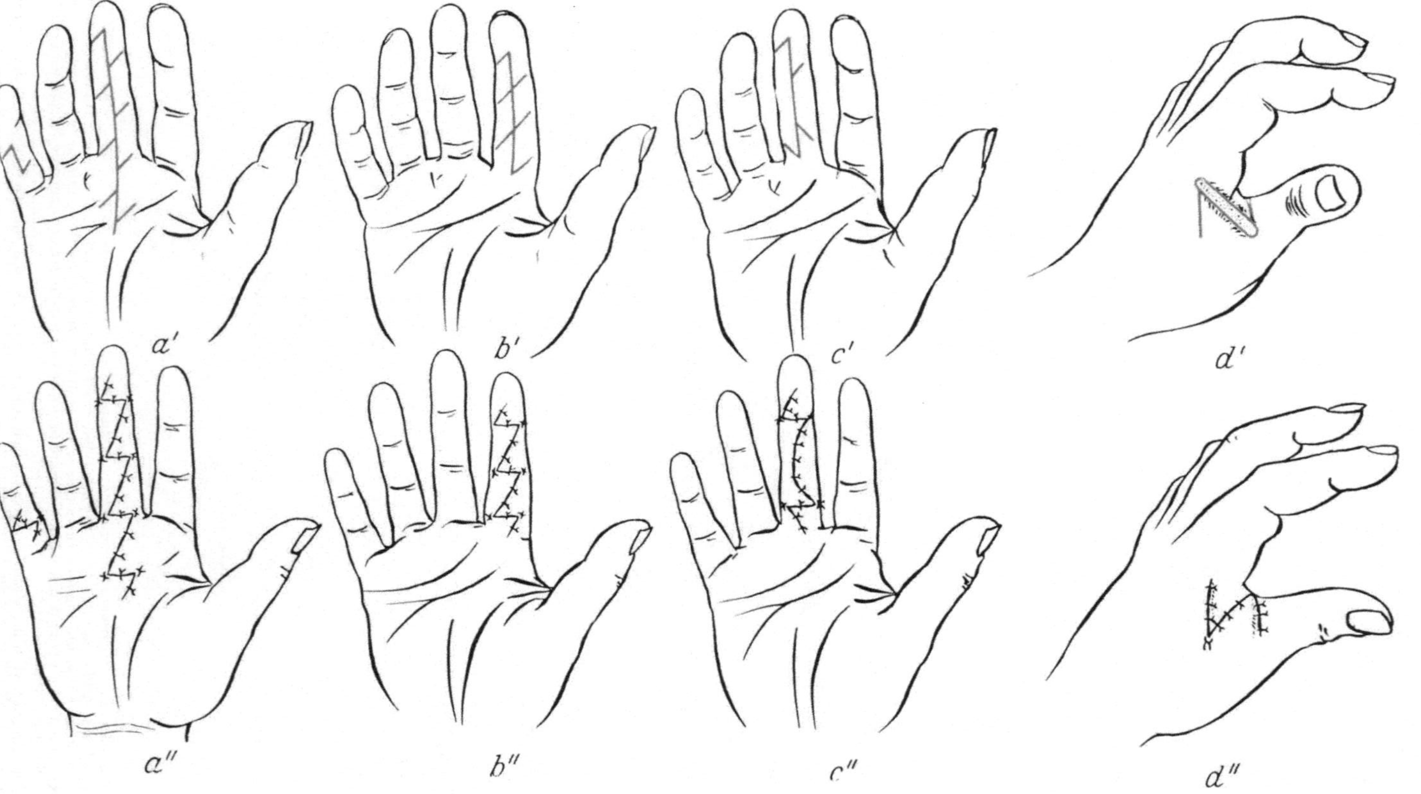

Abb. 189 a—d. *Bewährte Z-Plastiken an der Hand.*

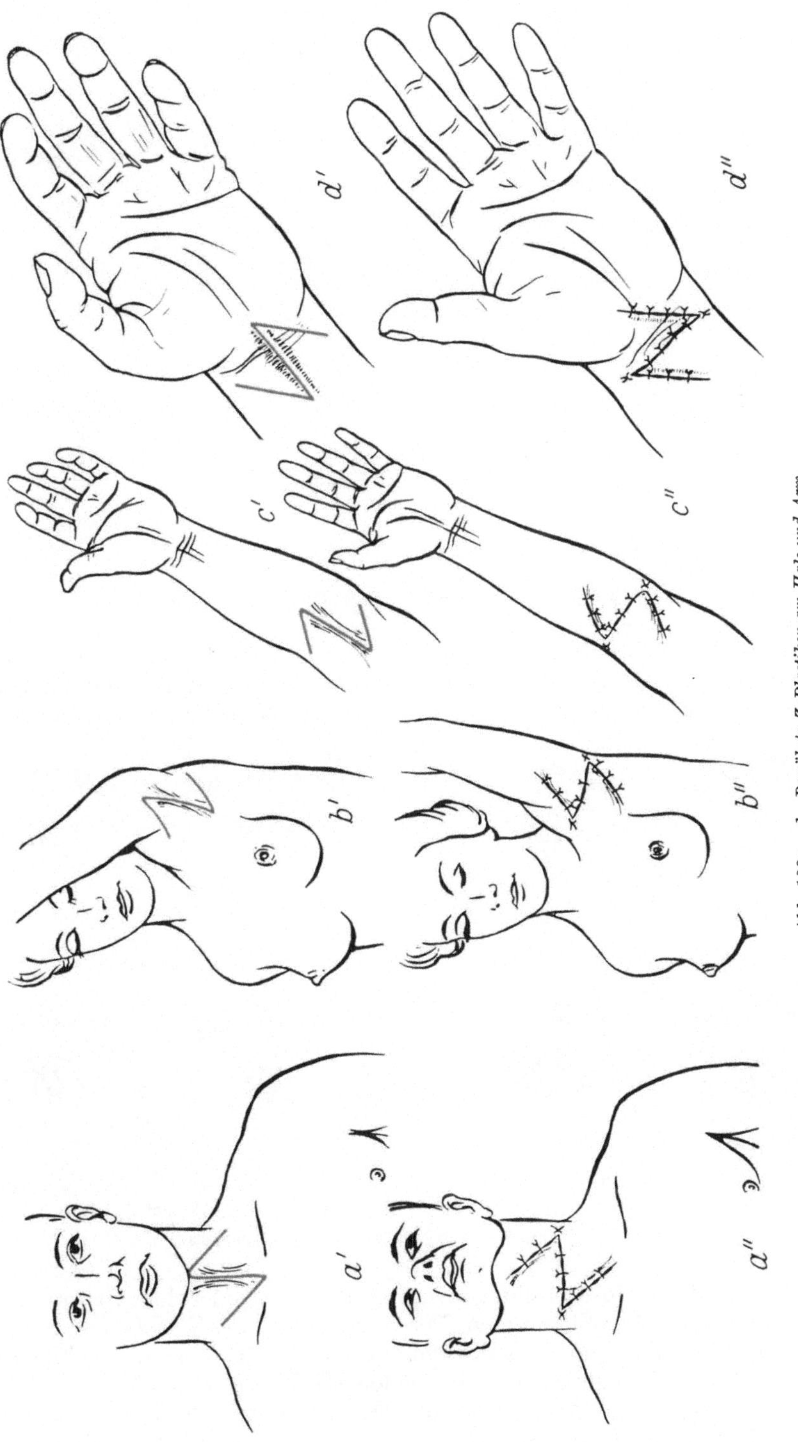

Abb. 190a—d. *Bewährte Z-Plastiken am Hals und Arm.*

gemacht. Die Differenz zwischen der kurzen Diagonale ($a\ b$) und der längeren Diagonale ($c\ d$) ergibt den ungefähren Längengewinn an Haut im vorher verkürzten Narbenband.

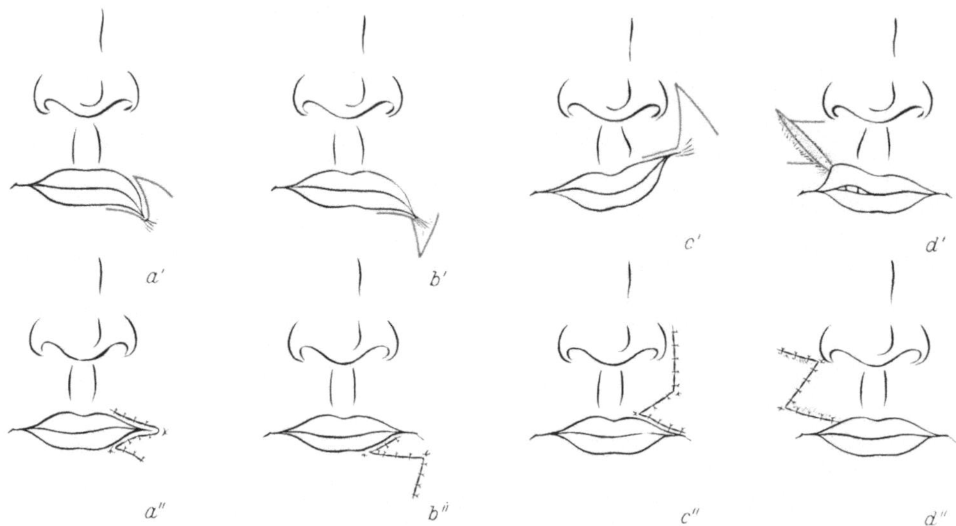

Abb. 191 a—d. *Bewährte Z-Plastiken in der Umgebung des Mundes.*

Damit sich die dreieckig ausgeschnittenen Hautzipfel nach Unterminierung genügend verschieben und spannungslos adaptieren lassen, sind bestimmte *Regeln bei der Z-Plastik* zu beachten. Die mittlere Incision, das ist der Hauptbalken

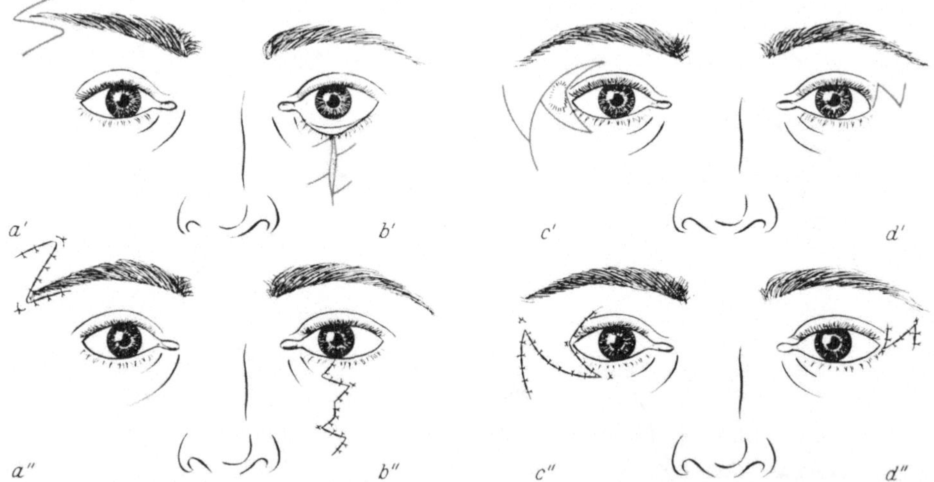

Abb. 192 a—d. *Bewährte Z-Plastiken in der Umgebung des Auges.*

des Z, muß mit der Hauptspannungsrichtung der Narbe oder dem vorspringenden Narbenstrang genau übereinstimmen. Der Hauptbalken des Z darf auch von einer schmalen ovalären Excision, z. B. dem vorspringenden Narbenband, gebildet sein. Die 3 Arme des Z sollen gleich lang, die beiden Winkel des Z möglichst gleich groß gebildet sein. In jedem Falle dürfen die Winkel an beiden Enden des Z nicht kleiner als 30^0 und nicht größer als 60^0 ausfallen; werden diese beiden Grenzen

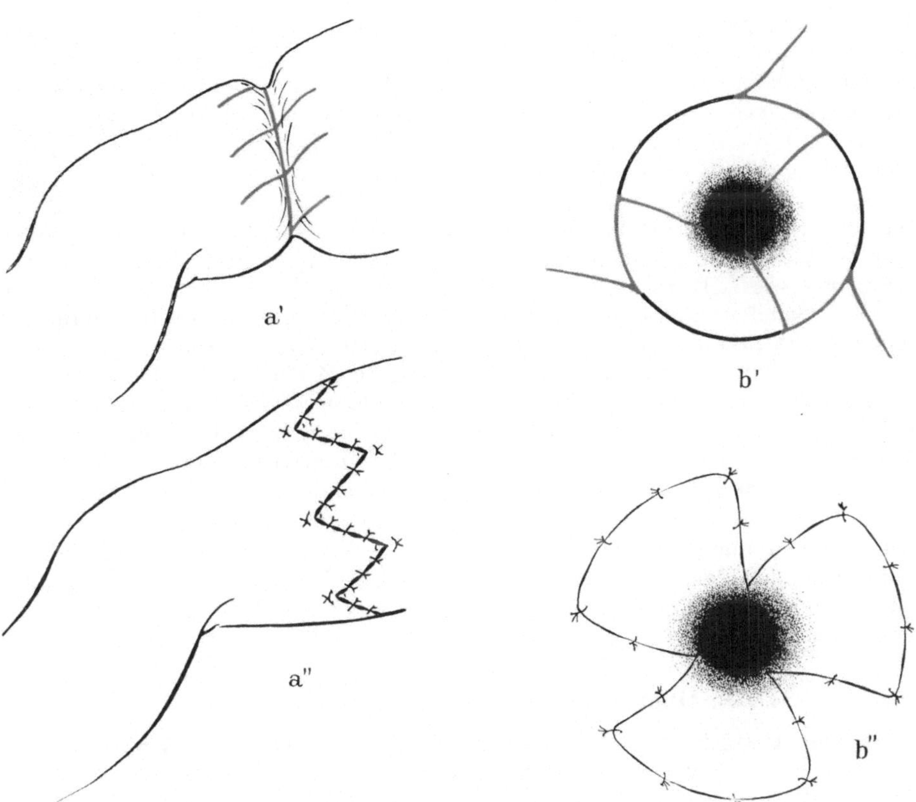

Abb. 193a u. b. *Z-Plastik zur Erweiterung einer ringförmigen Narbenenge.* Der Hauptbalken des Z liegt zirkulär a an einem *Gliedmaßenumfang*, b an einer *Fistelöffnung* des Darmes oder der Urethra oder am After. Die Methode b erweitert die Fistelöffnung um $^1/_3$ des Umfanges (s. auch Abb. 219d).

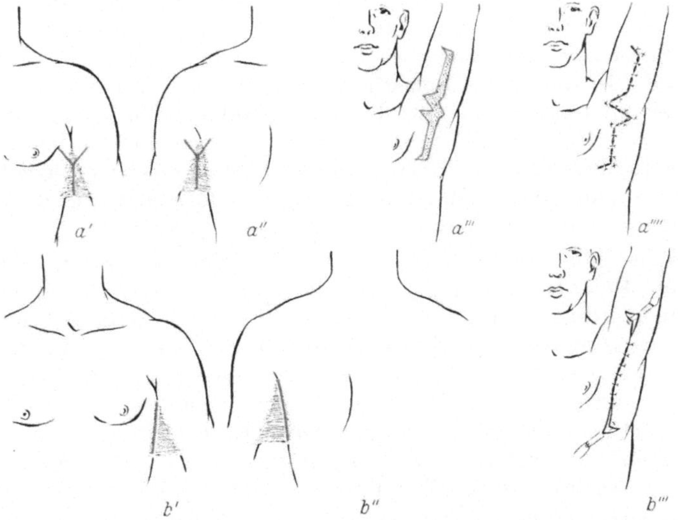

Abb. 194a u. b. *Z-Plastik* zur Beseitigung ausgedehnter narbiger Kontrakturen in der *Achselhöhle.* Nur bei gut beweglichen dickeren Narbenplatten anwendbar.

überschritten, dann ist keine zwanglose Verschiebung der gebildeten Lappen möglich. Je größer die beiden Winkel an den Enden des Z, desto länger dürfen die einzelnen Balken des Z sein und desto größer ist der Längengewinn an der Hauptachse des Z nach Verschiebung der dreieckigen Lappen. Je kleiner die Winkel des Z, desto stärker ist die Spitze der dreieckigen Lappen in ihrer Ernährung gefährdet, desto kürzer sollen die Z-Balken sein.

Lassen sich große, gut ernährte, nachgiebige Hautlappen bilden, wie z. B. am Hals, in der Achsel, am Ellbogen, dann kommt man in der Regel mit einem großen Z aus (s. Abb. 190). Steht aber nur unelastische, wenig verschiebbare Haut zur Verfügung, wie z. B. an den Fingern, oder muß in der Hauptachse des Z ein schmaler Streifen minderwertigen Gewebes weggeschnitten werden, dann ist meistens eine *zusammengesetzte Z-Plastik mit vielen kleinen Lappen* (s. Abb. 189, 188) vorzuziehen (siehe auch über Anwendung der Z-Plastik zum Verschluß von *Gewebsdefekten* S. 139). Das Prinzip der *zusammengesetzten Z-Plastik* läßt sich auch benutzen, um einen *narbig kontrakten Hautring* z. B. an Fistelöffnungen des Darmes oder der Urethra oder einen kontrakten Hautgürtel an den Gliedmaßen zu *erweitern*. Das dabei zweckmäßige Vorgehen wird durch die Abb. 193 erläutert.

Die *Z-Plastik* ist auch *zur Erweiterung zylindrischer Gebilde* an Ureter, Choledochus, Darm und Blutgefäßen anwendbar (s. Abb. 219d u. 223c). An Röhren ist die Methode jedoch schwieriger als an einer Fläche und sollte nur nach gründlicher präoperativer Planung am besten nach vorheriger Übung im Experiment gewagt werden.

V. Operationen am Unterhautzellgewebe.

1. Das Ausfüllen von Lücken im Unterhautzellgewebe (Fettplastik) [*31, 43, 48, 49*].

Bei *störenden Lücken* im *Unterhautzellgewebe*, die z. B. im Gesicht, am Hals oder an der Mamma nach einer Tumorentfernung oder infolge konstitutioneller Einflüsse entstehen, ist die Beseitigung dieses Zustandes durch eine Fettplastik angezeigt. Frei transplantiertes Subcutanfett läßt sich außerdem zur *Verhütung* von *Adhäsionen*, z.B. nach Lösung narbiger Verwachsungen an Sehnen (s. Abb. 354) oder an Nerven (s. S. 305) und auch als *Interpositionsmaterial* bei einer Gelenkplastik gebrauchen. *Fettgewebsverpflanzungen* sind *nur als Autoplastik erfolgversprechend*; bei der Homoioplastik verfällt das gesamte von einem Menschen auf den anderen überpflanzte Fett der bindegewebigen Umwandlung und narbigen Schrumpfung. *Alloplastische Materialien* sind wegen ihrer bisher ungenügenden Gewebsverträglichkeit zum Ersatz von Subcutangewebe *abzulehnen*; dies gilt ganz besonders auch von dem früher häufiger benutzten Paraffin, das chronische Entzündungen und Fistelbildungen hervorruft.

Für *kleine* und *oberflächliche Lücken* im Unterhautzellgewebe, z. B. eine eingezogene Mamille nach freier Mamillentransplantation oder Pockennarben, sollte man allerdings der empfindlichen (s. u.) Fettplastik die subcutane *Verpflanzung von Lederhaut* (s. Abb. 182) vorziehen; Lederhaut wächst leichter an und schrumpft weniger (25%) als frei übertragenes Fett (50% des Ausgangsvolumens). *Störende Einbuchtungen, die auf fehlendem Knochen oder Knorpelgewebe beruhen*, beseitigen wir lieber *durch Knochen oder Knorpel* (s. Abb. 348), da beide Gewebe gegenüber Fett und Cutis die natürliche Härte aufweisen und später keinen Massenverlust durch Schrumpfung erleiden.

Der Operateur muß sich darüber klar sein, daß *Fettgewebe* mit seiner schlechten Blutversorgung, seiner Neigung zu Nekrosen und seiner Anfälligkeit für Infektionsprozesse besonders *schwierig frei zu verpflanzen* ist. Auch unter günstigen Verhältnissen verlieren die Fetttransplantate später durch Atrophie, Degeneration und bindegewebige Umwandlung etwa die Hälfte ihres Volumens [*42*]. Öfters kommt es zur Verflüssigung, totalen bindegewebigen Umwandlung mit Narbenschrumpfung oder Sequestrierung des überpflanzten Fettstückes.

Zur Verhütung dieser Komplikationen sind bestimmte *Grundregeln* bei jeder *freien Fettgewebsüberpflanzung* zu beachten. Die Auslösung des Transplantates hat mit peinlicher Asepsis und äußerster Zartheit zu erfolgen. Es ist besonders wichtig, die einzelnen Fettläppchen möglichst nicht zu eröffnen, sondern sie mit ihrer bindegewebigen Hülle als einen geschlossenen Block herauszuheben

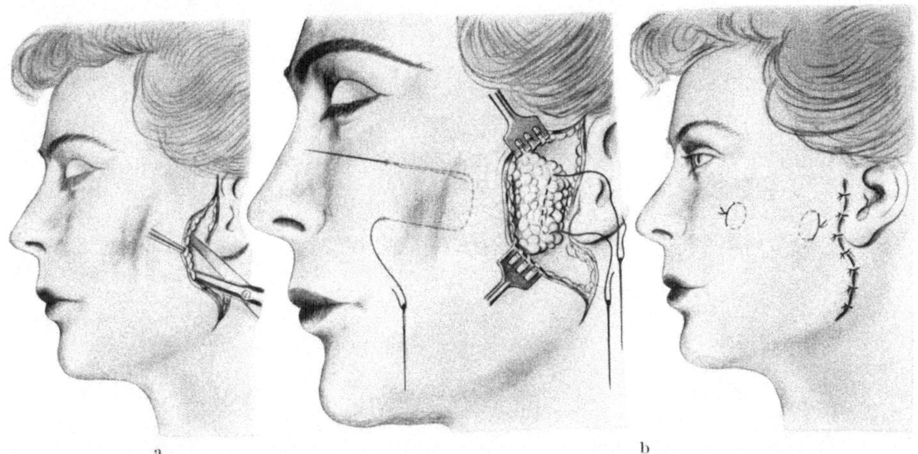

Abb. 195a u. b. *Freie Fetttransplantation zum Heben einer Lücke im Subcutanfett.* a Herstellen des Aufnahmebettes für das Transplantat von einem kosmetisch unauffälligen Schnitt vor dem Ohrläppchen und am hinteren Kieferwinkel; b Einführen des Transplantates durch einen genügend großen Zugang. Nicht durch einen Knopflochschnitt stopfen! Zur Beseitigung von Hohlräumen und zur dichten Einhüllung des Transplantates durch Nachbargewebe werden percutane Spannfäden angelegt.

(s. Abb. 196). Das gewonnene Transplantat muß aussehen wie ein bluttrockenes Lipom und darf nicht aus einem blutig gequetschten Gewebe bestehen. Die erhaltenen Bindegewebshüllen der Fettläppchen stellen die gefäßführende Schicht dar, über die im neuen Bett am schnellsten ein Wiederanschluß an die Blutzirkulation möglich ist. Aus eröffneten Fettläppchen tritt außerdem flüssiges Fett in die Umgebung und löst dort Reizerscheinungen aus. Fettgewebe wird bei der Ablösung weniger gestört, behält für die Wiedereinheilung günstigere Bedingungen und schrumpft später bedeutend weniger, wenn es *im Zusammenhang mit* der *Fascie* in der Tiefe und der *Lederhaut* an der Oberfläche excidiert wurde [*6, 3*]. Diese Methode der freien Fetttransplantation ergibt *besonders gute Ergebnisse.* Das ausgelöste Transplantat ist vor Austrocknung zu schützen und soll auch nicht mit „physiologischer“ Kochsalzlösung in Kontakt kommen. Nach Ausschneidung wird das Fettgewebe sofort ohne Quetschung durch Klemmen oder Haken und ohne Druck in ein völlig aseptisches, trockenes und gesundes Aufnahmebett übertragen (s. Abb. 195).

Als *Fundstätte freier Fetttransplantate* dient die Außenseite des Oberschenkels in der Gegend unterhalb des Trochanter major, der Unterbauch oder die Glutäalgegend (s. Abb. 196). Will man — was bei großen Fetttransplantaten vorzuziehen ist — einen zusammengesetzten Corium-Fett-Fascienlappen (s. Abb. 196d—g) übertragen, so wird am besten schon beim Ausschneiden des Lappens die Haut noch in situ im vorgesehenen Bereich mittels eines Dermatoms (s. S. 196e) von der

Epidermis befreit und dann erst der Corium-Fett-Fascienlappen in einem geschlossenen Block von der Muskulatur abgelöst. Um am Entnahmeort einen primären Wundschluß zu erleichtern, sind ovaläre Lappen vorzuziehen; größere Transplantate erfordern zum Verschluß der Wunde Entspannungs-Drahtnähte (s. Abb. 196g). Bei reinem Fettgewebe ist *wegen* des *späteren Schrumpfungsverlustes* das *Volumen* des Transplantates 50% *größer* zu *wählen* als dies eigentlich zum Aus-

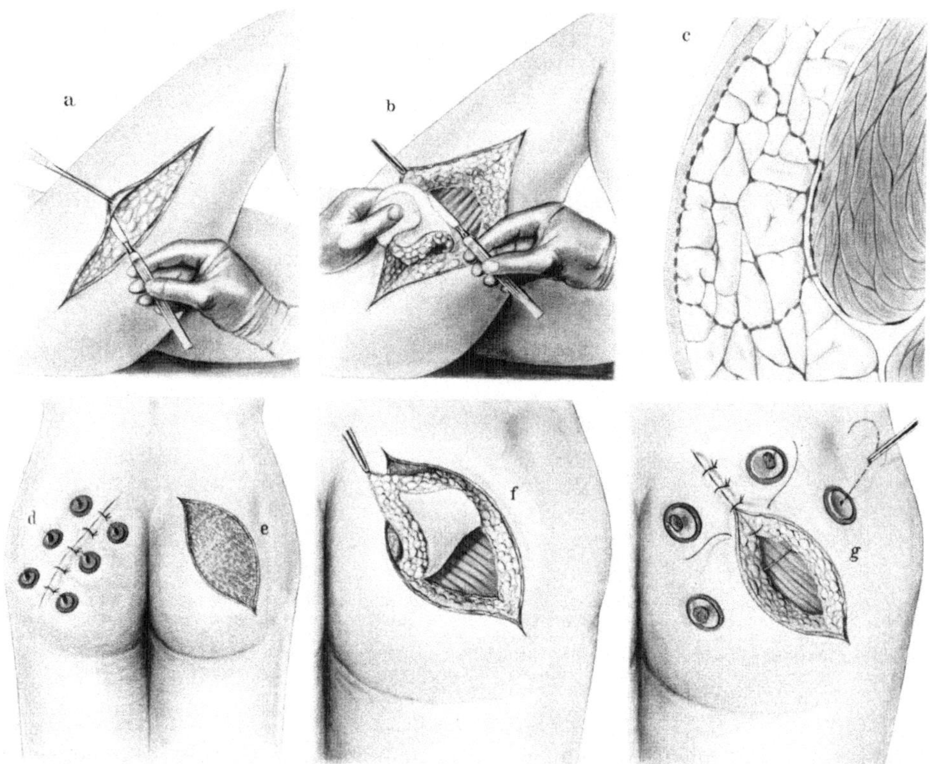

Abb. 196a—g. *Die Entnahme von freien Fetttransplantaten.* a und b Entnahme eines freien Fettfascientransplantates von der Außenseite des Oberschenkels. c Die ideale Schnittführung im Fett zur Entnahme eines solchen Lappens schematisiert. Die einzelnen Fetttrauben sollen dabei möglichst in ihrem natürlichen Zusammenhang bleiben. d, e, f und g Entnahme eines freien *Lederhaut-Fett-Fascientransplantates* vom Gesäß. Der zur Entnahme vorgesehene Bereich wird zunächst mit Hilfe des Dermatoms von seiner Epidermis befreit (e). Hierauf excidiert man den durch Corium und tiefe Fascie in seinem natürlichen Verband gehaltenen Fettlappen (f). Zum Schluß wird die Entnahmewunde nach sehr ausgiebiger Unterminierung mit Hilfe von Bleiplattennähten geschlossen (g und d).

füllen der Lücke erforderlich wäre; bei zusammengesetzten Fascien-Fett-Coriumlappen genügt eine geringere Volumenzugabe von etwa 25%.

Zur *Einpflanzung von frei transplantiertem Fettgewebe* ist ein genügend *großer Zugangsschnitt* am Aufnahmeort unerläßlich (s. Abb. 197). Der Versuch, das Fettgewebe durch einen kleinen Schnitt mit Druck hineinzustopfen, wird mit einer erheblichen Traumatisierung des Transplantates und anschließenden Ernährungsstörungen (s. o.) bezahlt. Wo sich nicht eine schon vorher bestehende *Narbe als Zugang* anbietet, ist es zweckmäßig, den Hautschnitt etwas abseits des eigentlichen Aufnahmebettes, möglichst *an* eine *unauffällige Stelle*, zu legen, z. B. vor das Ohr und unterhalb des Ohrläppchens (s. Abb. 195). Nach scharfer Durchtrennung der Haut erweitert der Operateur die eigentliche Aufnahmestelle vorsichtig durch stumpfe Dissektion, bereitet durch peinliche Blutstillung hier ein *völlig trockenes Bett* und überträgt dann das Fettgewebe ohne jede Gewaltanwendung in die durch Haken weit offengehaltene Wunde (s. Abb. 198). Zusammengesetzte Corium-Fett-Fascientransplantate sind grundsätzlich so zu

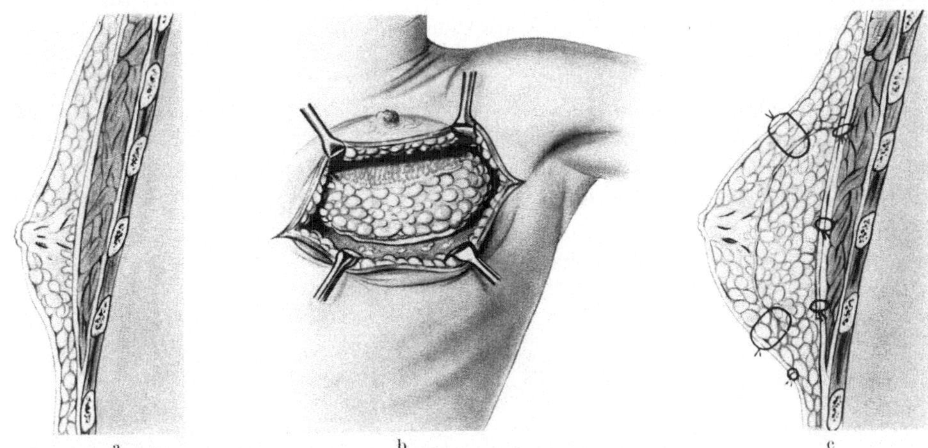

Abb. 197a—c. *Die freie Transplantation eines Corium-Fett-Fascientransplantates.* *a* Eine starke Mammahypoplasie, Situation vor der Plastik; b die Einpflanzung des Lederhaut-Fett-Fascientransplantates. Beachte, daß Fascie immer der Tiefe, die Lederhaut der Oberfläche zugewendet liegen soll; c der eingepflanzte Lappen in situ. Beachte die Subcutannähte zur Verhütung von Hohlräumen (nach BERSON [*6*]).

legen, daß die Fascie nach unten auf Fascie oder Muskulatur, das Corium nach oben zur Haut oder zur Brustdrüse zeigt (s. Abb. 197c). Um einen innigen Kontakt mit der neuen Umgebung herzustellen, Toträume zu vermeiden, die

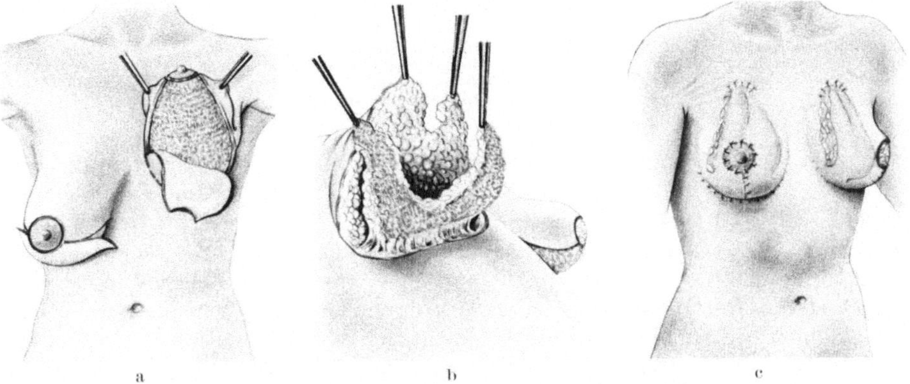

Abb. 198a—c. *Gestielte Fettgewebsüberpflanzung bei Mammahypertrophie.* a Rechte Mamma: Schnittführung. Linke Mamma: Abtrennen der Epidermis von dem zur Verpflanzung vorgesehenen Lederhautfettlappen; b Längsspaltung des gestielten Lederhautfettlappens; c Einpflanzen des Lederhautfettlappens mit Annähen an die Pectoralisfascie über der 3. Rippe (in Anlehnung an LONGACRE [*34*]).

Schrumpfung des Transplantates einzuschränken und für eine bessere Immobilisation des überpflanzten Gewebes zu sorgen, soll man den Lappen mit dünnen Catgutfäden auch subcutan fixieren und außerdem mit percutan geführten Supramidfäden (s. Abb. 195b, 197c) ausspannen. Nach mehrschichtigem Verschluß des Zuganges wird ein mild wirkender Druckverband angelegt.

Bei einer *gestielten Fettgewebsverpflanzung* ist die Gefahr von Gewebsnekrosen erheblich geringer und die Schrumpfungsverkleinerung des Transplantates fällt praktisch weg. *Flügellappen* aus Fascien-Fett-Corium (s. Abb. 198) stehen aber nur ausnahmsweise zur Verfügung, wenn *in der nächsten Umgebung* des auszufüllenden Defektes genügend Fettgewebe vorhanden ist [*34*]. Beim Ausschneiden gestielter Fett-Flügellappen gelten dieselben Vorsichtsmaßregeln wie für die freie Fetttransplantation (s. S. 189). Fettgewebe läßt sich auch mit Hilfe der ***Rolllappentechnik*** (s. S. 150) übertragen (s. Abb. 199). Hierbei wird nach Anheilen eines Fußpunktes des Korbhenkels am Aufnahmebett die Epidermis des Rolllappens abgeschält und dann der entfaltete, nur aus Fett und Lederhaut bestehende Stiel zur Ausfüllung des vorliegenden Defektes benutzt. Die Rollappenmethode ist sicherer als alle anderen Formen der Fettüberpflanzung; sie gestattet eine gestielte Fetttransplantation auch über große Entfernung, z. B. vom Unterbauch

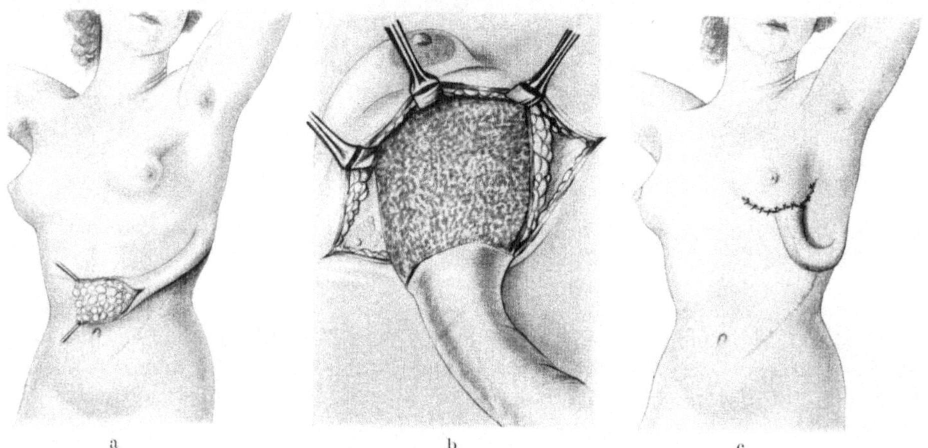

Abb. 199a—c. *Die gestielte Fettüberpflanzung mit Hilfe eines Rundstiellappens.* a Der von seinem caudalen Fußpunkt abgelöste Rundstiellappen ist an seinem Ende aufgespalten; b der an seinem Ende von der Epidermis befreite Rundstiellappen wird als gestielter Corium-Fettlappen in die Fettgewebslücke eingepflanzt; c der eingepflanzte Lappen in situ.

ins Gesicht; sie bringt aber eine lange, komplizierte Behandlung in vielen Sitzungen mit sich und läßt große Narben an der Bildungsstätte des Korbhenkels zurück (s. S. 150).

Bei der Nachbehandlung einer Fettgewebsüberpflanzung lassen wir den ersten Druckverband 8 Tage liegen. In dieser Zeit ist für eine möglichst weitgehende Ruhigstellung des Operationsgebietes zu sorgen, um dem Transplantat optimale Bedingungen zur Anheilung zu bieten. Zeigt sich eine Exsudation im Lappenbett, dann besteht diese öfters aus einer öligen Flüssigkeit, die auf einer Teilnekrose des überpflanzten Fettgewebes beruht. Dabei ist zunächst eine Punktionsentleerung ratsam; nur wenn dies nicht zum Erfolg führt, muß man unter möglichst aseptischen Bedingungen vorübergehend drainieren.

2. Operative Behandlung der Elephantiasis [*30, 64*].

Lassen sich elephantiastische Verdickungen des Unterhautzellgewebes durch *konservative Maßnahmen* (elastische Druckverbände, Hochlagern, Massagen, allgemeines Entwässern) nicht genügend beseitigen, beeinträchtigen sie das Wohlbefinden und die Arbeitsfähigkeit des Kranken erheblich oder führen sie wiederholt zu Infektionen und Geschwürsbildungen, dann bleibt als letzte Möglichkeit, *das* krankhaft *verdickte Subcutangewebe operativ anzugehen.* Hierfür gibt es

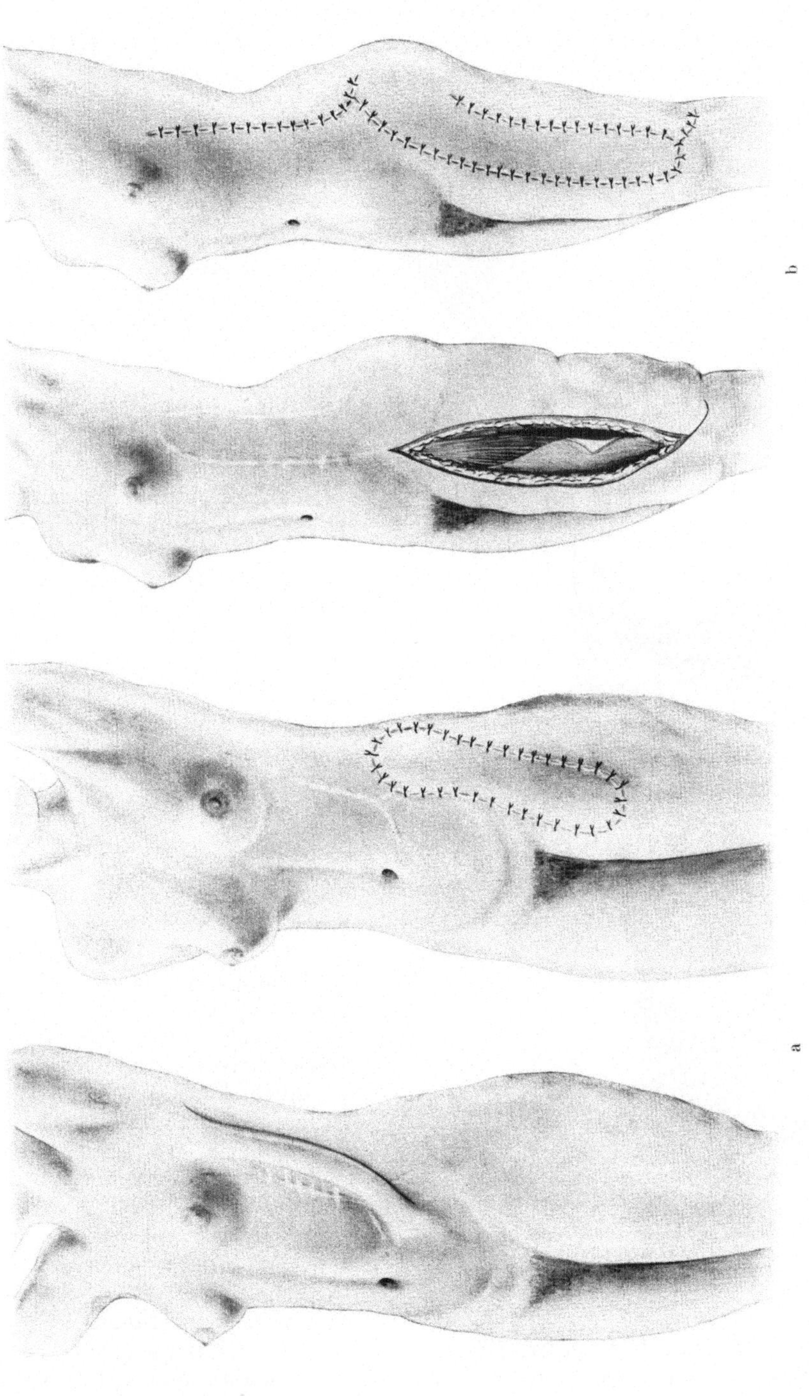

Abb. 200a u. b. *Behandlung der Elephantiasis durch Verbesserung der Lymphabflußwege.* a Ableitung durch einen entfalteten, vom gesunden zum kranken Gewebe führenden Rolllappen; b Ableitung durch einen zunächst am Thorax vorgeschnittenen und in seine Entnahmewunde replantierten Flügellappen, der erst nach Entwicklung eines privaten Blutkreislaufs verzögert (s. S. 138) vom gesunden zum kranken Gewebe geführt wird. Vor der Einpflanzung des Rollappens oder des Flügellappens ist im Aufnahmebett am erkrankten Bein die oberflächliche Muskelfascie zu entfernen, um bessere Einheilungsbedingungen zu schaffen.

2 Möglichkeiten: Man kann versuchen, den *Lymphabfluß* zu *verbessern*, oder man entschließt sich, das erkrankte *Subcutangewebe* radikal *wegzuschneiden.*

Eine *operative Verbesserung des Lymphabflusses* ist nur dann erfolgversprechend, wenn die elephantiastische Verdickung noch nicht sehr lange besteht, wenn sich die Verdickung des Subcutangewebes durch konservative Maßnahmen wenigstens vorübergehend beseitigen läßt, und wenn noch keine irreversiblen Gewebsveränderungen (starke Infektionsprozesse) vorliegen. „Drainageoperationen" sind besonders dann in Erwägung zu ziehen, wenn sich eine *Blockierung der Abflußwege* als Ursache des *Lymphödems* feststellen läßt, wie z. B. *am Arm* nach einer Ablatio mammae, oder am Bein nach Entwicklung ausgedehnter, operativ nicht zu beseitigender kontrakter Narbenmassen im kleinen Becken nach Röntgenbestrahlung der Unterleibsorgane.

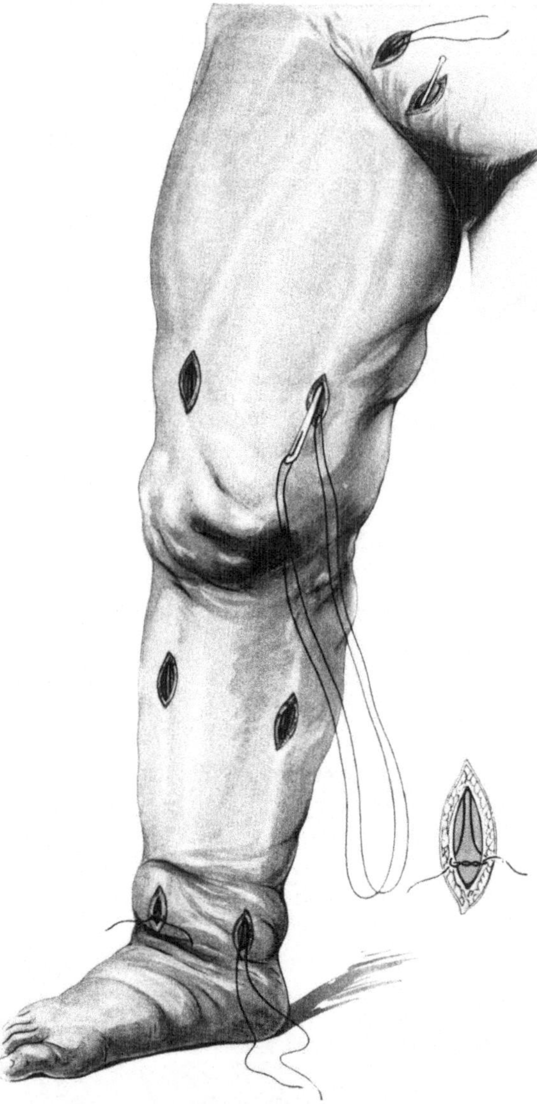

Abb. 201. ***Behandlung*** der ***Elephantiasis mit*** subcutaner oder subfascialer ***Fadendrainage.*** Doppelfäden werden mit Hilfe einer langen Ohrsonde im Unterhautzellgewebe von den distalen Gliedabschnitten etappenweise bis in die Rumpfgebiete geführt. Die Fäden werden im Unterhautzellgewebe des Hautschnittes verankert.

Die *Verbesserung der Abflußwege einer Extremität* gelingt noch am ehesten *durch* einen großen *gestielten Hautlappen*, der vom gesunden zum gestörten Bereich geführt ist (s. Abb. 200). Hierbei können *am Bein* Rolllappen oder „verzögert übertragene" (s. S. 138) lange Flügellappen benutzt werden [*20, 39, 47*].

Lymphstauungen *am Arm* nach Ablatio mammae lassen sich durch eine konsequente, konservative Therapie meist erstaunlich bessern. Beim Versagen dieser Maßnahmen und erheblichen subjektiven Beschwerden des Patienten darf man versuchen, eine Verbesserung des Lymphabflusses zu erreichen durch einen Flügellappen, der vom Rücken durch die Axilla zur Innenseite des Oberarmes geführt wird. PADGETT [*40*] erzielte bei konservativ nicht beherrschbarem Lymphödem des Armes nach Ablatio mammae einen besseren Erfolg, wenn er statt dessen an der Innenseite des Oberarmes und der gegenüberliegenden Seite des Brustkorbs über dem M. serratus anterior je ein ovales Hautfenster bis auf die Muskulatur ausschnitt und dann die Hautränder beider Wunden miteinander durch Knopfnähte vereinte. Diese Hautbrücke wird bei Bewegungen allmählich so lang auseinandergezogen, daß die Funktion des Schultergelenkes nicht zu sehr leidet. Leider sahen wir bei diesem Vorgehen auch Mißerfolge, wobei das Ödem des Armes unbeeinflußt blieb.

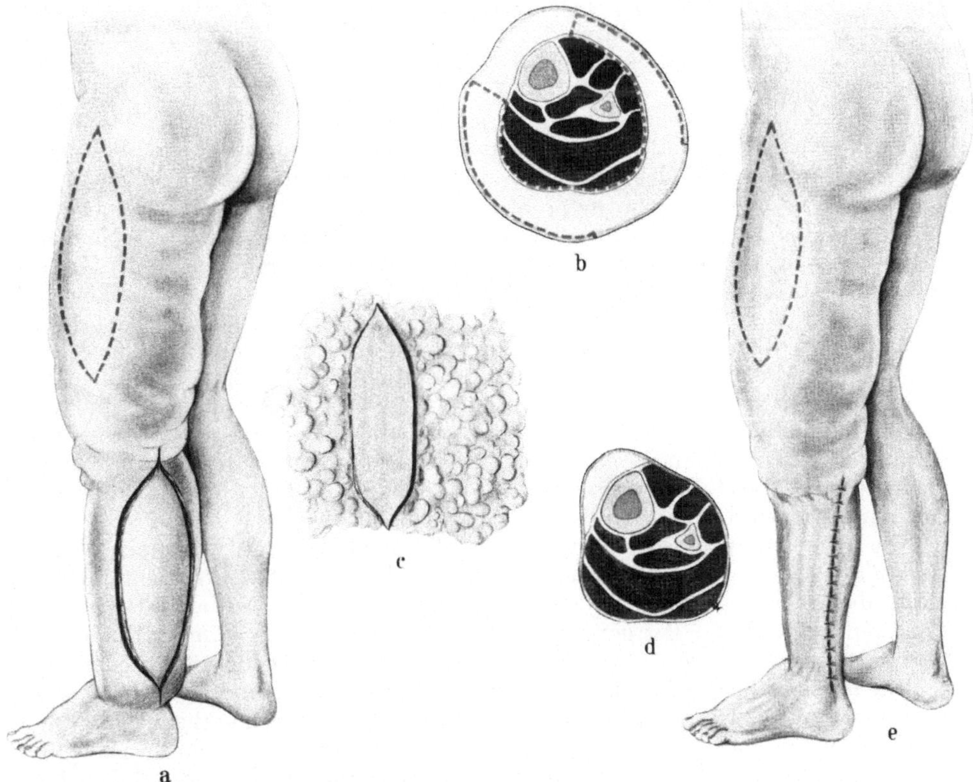

Abb. 202a—e. *Behandlung einer Elephantiasis durch subcutanes Ausschneiden des erkrankten Gewebes.* a Planung des Hautschnittes; Operation am Unterschenkel und Oberschenkel in zwei getrennten Sitzungen; b Unterschenkelquerschnitt, der die Schnittführung zeigt. Erkranktes Subcutangewebe und oberflächliche Muskelfascien sind in möglichst weitem Ausmaß zu exstirpieren; c das herausgeschnittene Gewebsstück; d Unterschenkelquerschnitt, der die Anlage der gestielten, vom Fett befreiten großen Lappen an der fascienfreien Unterschenkelmuskulatur zeigt; e der Erfolg des Eingriffs am Unterschenkel. Bei dieser Methode wird das Gebiet vor dem Schienbein geschont, weil hier gestielte „Epidermis-Corium-Lappen" weniger leicht anheilen.

Eine *Drainage von Lymphödemen durch subcutan oder subfascial verlagerte Leitstrukturen* (Abb. 201) ist immer wieder versucht worden, früher mit Seidenfäden, Fascienstreifen oder Netzbündeln [*30*], in neuerer Zeit mit Nylonfäden [*63*]. Gegen die Implantation alloplastischer Materialien ins Subcutangewebe bestehen theoretische Bedenken (fibröse Abkapselung der Fäden, Verstärkung der Bindegewebswucherung, chronische Infektionsprozesse). Das Verfahren wird aber auch heute noch hier und da geübt. Es darf nicht verschwiegen werden, daß mit dieser Methode — unter vielen Versagern — bei schweren Elephantiasiserkrankungen in einigen Fällen auch gute Erfolge beobachtet wurden. Leider ist es bisher unklar, wann von solchen künstlichen Leitstrukturen ein Erfolg erwartet werden kann.

Für die viele Jahre lang bestehende, mit fortschreitender bindegewebiger Verhärtung einhergehende und häufig von hämangiomartigen Venengeflechten begleitete Elephantiasis ist das *radikale Ausschneiden des erkrankten Subcutan-*

gewebes die Methode der Wahl (s. Abb. 203). Hierbei genügt die früher von LEXER, KONDOLEON und SISTRUNK [*30*] vorgeschlagene Wegnahme einzelner längsovaler Stücke in der Regel nicht, sondern man muß das kranke Gewebe möglichst *am ganzen Umfang* der Gliedmaße entfernen.

Zur *Vorbereitung auf diesen Eingriff* wird zuvor die Haut mehrere Tage hintereinander mit desinfizierenden Lösungen abgewaschen. *Bei der Operation* hängen wir das Bein mittels eines durch den Calcaneus geführten Kirschner-Drahtes an der Decke auf und legen eine Esmarchsche Blutleere an. Beides erleichtert den Eingriff ganz erheblich.

Nach Lösung der Abschnürbinde ist jedoch eine peinlichst genaue Blutstillung vorzunehmen; auf Hämatomen wachsen Hauttransplantate nicht an! Frei überpflanzte Hautlappen finden auf einem Muskelgrund einen besseren Boden als auf Fascien; deswegen hat man empfohlen, die oberflächliche Muskelfascie mitzuentfernen. Bei Exstirpation der Fascie muß der Operateur vor der Schienbeinkante und über den oberflächlich liegenden Sehnenstrukturen am distalen Unterschenkel unbedingt eine dünne Schicht besser durchbluteten Subcutangewebes zurücklassen. Der Muskelfascienschlauch an den Beinen hilft aber als natürlicher Strumpf mit, tiefe Ödeme zu verhüten, die wir nach zirkulärer radikaler Entfernung der Muskelfascie — wenn auch in geringer Ausprägung — beobachten konnten; deshalb unterlassen wir heute die Excision der Muskelfascie und verpflanzen die Hautlappen auf die belassene Fascie. Wenn nicht monströse Verdickungen am Ober- und Unterschenkel bestehen, dann begnügen wir uns zunächst mit der Radikaloperation am Unterschenkel und Fuß. Manchmal bessern sich danach auch die Verhältnisse am Oberschenkel.

Die vom kranken Subcutangewebe befreite Extremität wird mit *Dermatomlappen* bekleidet [*7*, *46*]. Erscheint an der elephantiastisch verdickten Gliedmaße die Oberhaut glatt und gesund, so lassen sich die Dermatomlappen *von dem erkrankten Bein selbst* gewinnen. Nach Abschneiden der dünnen Epidermis-Coriumlappen exstirpiert der Operateur die zurückbleibende tiefe Lederhautschicht mitsamt dem erkrankten Subcutangewebe zirkulär und deckt nach sorgfältigster Blutstillung die zurückbleibende Wundfläche mit den vorher gewonnenen freien Hauttransplantaten (s. Abb. 203). Eine Oberhaut mit chronischen Geschwürsbildungen, starken seborrhoischen Veränderungen, bindegewebigen Verdickungen und ausgedehnten varicösen Geflechten ist zur Gewinnung von Dermatomlappen schlecht geeignet. In solchen Fällen haben wir das von seiner kranken Außenschicht (Cutis und Subcutis) befreite Bein erfolgreich mit Dermatomlappen vom *Bauch, Gesäß und Rücken* neu bekleidet.

Ist die äußere Haut bei einer Elephantiasis nicht allzustark durch Narben und Ulcera beschädigt und handelt es sich um *jüngere Patienten*, bei denen ein auch kosmetisch günstiges Ergebnis erwünscht ist, so exstirpieren wir das erkrankte Subcutangewebe unter *Bildung großer gestielter dünner Hautlappen* [*18*, *24*, *47*]. Wir beginnen diese Operation mit der Excision eines längsovalen Stückes Haut und Subcutangewebes an der Wade. Am Knie muß man mit der Hautexcision sparsam sein, um hier später keine Einschnürung hervorzurufen. Die zurückbleibende Haut wird dann sehr vorsichtig, langsam um das Bein herumgehend, wie ein breiter, gestielter Wolfe-Krause-Lappen vom Unterhautzellgewebe befreit, so daß sie nur aus Lederhaut und Epidermis, ohne die geringste Spur von Fett, besteht (s. Abb. 202). Nach Exstirpation des erkrankten Subcutangewebes vereinigen wir die nur noch an einem schmalen fettunterpolsterten Bereich vor der Schienbeinkante festsitzenden Hautlappen so, daß sie die Gliedmaße glatt gespannt umhüllen. Die Nachbehandlung erfolgt wie bei der Wolfe-Krause-Technik (s. S. 161).

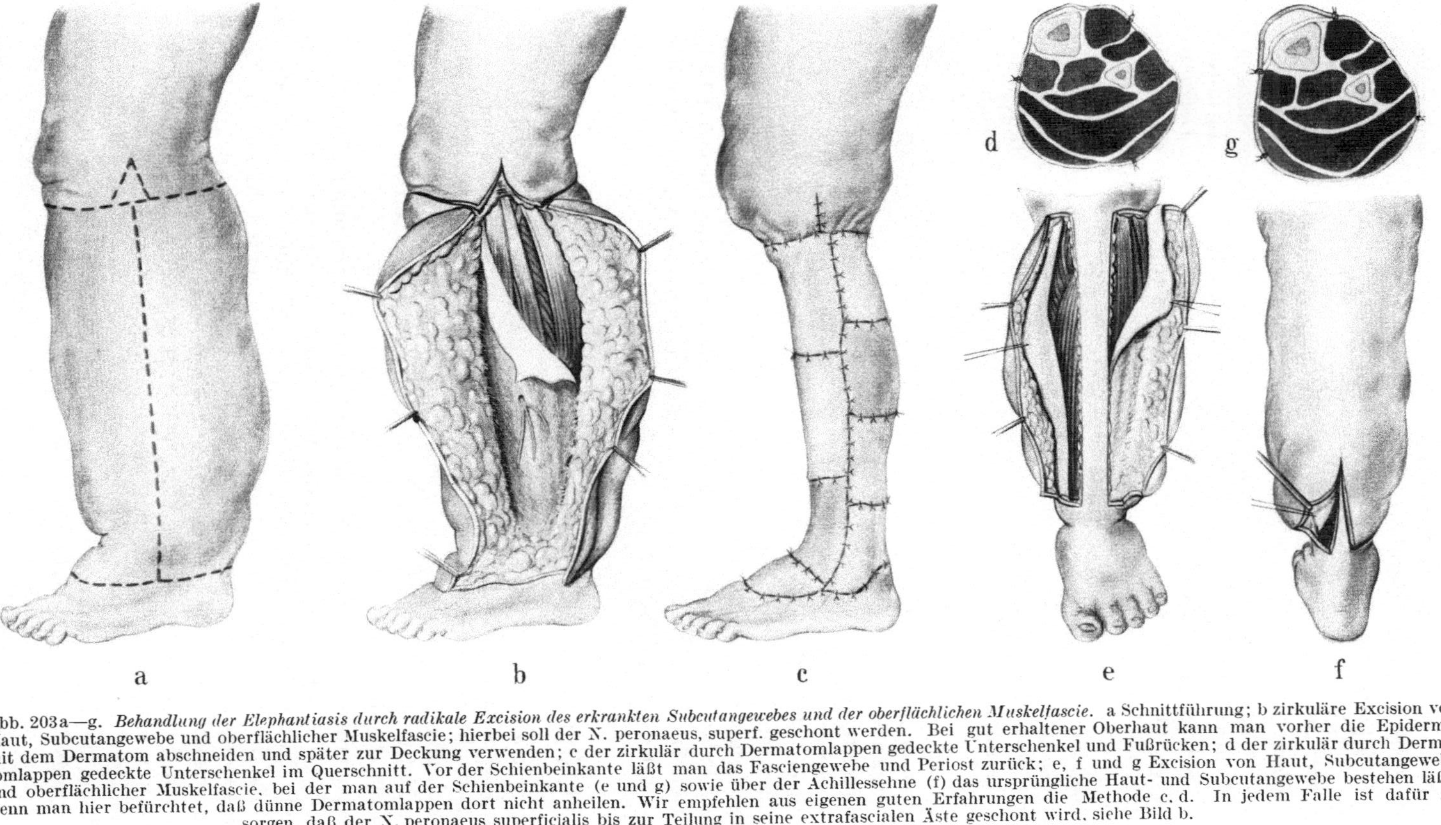

Abb. 203a—g. *Behandlung der Elephantiasis durch radikale Excision des erkrankten Subcutangewebes und der oberflächlichen Muskelfascie.* a Schnittführung; b zirkuläre Excision von Haut, Subcutangewebe und oberflächlicher Muskelfascie; hierbei soll der N. peronaeus, superf. geschont werden. Bei gut erhaltener Oberhaut kann man vorher die Epidermis mit dem Dermatom abschneiden und später zur Deckung verwenden; c der zirkulär durch Dermatomlappen gedeckte Unterschenkel und Fußrücken; d der zirkulär durch Dermatomlappen gedeckte Unterschenkel im Querschnitt. Vor der Schienbeinkante läßt man das Fasciengewebe und Periost zurück; e, f und g Excision von Haut, Subcutangewebe und oberflächlicher Muskelfascie, bei der man auf der Schienbeinkante (e und g) sowie über der Achillessehne (f) das ursprüngliche Haut- und Subcutangewebe bestehen läßt, wenn man hier befürchtet, daß dünne Dermatomlappen dort nicht anheilen. Wir empfehlen aus eigenen guten Erfahrungen die Methode c, d. In jedem Falle ist dafür zu sorgen, daß der N. peronaeus superficialis bis zur Teilung in seine extrafascialen Äste geschont wird, siehe Bild b.

Nach dem Eingriff lagern wir die operierte Gliedmaße steil hoch. Bilden sich kleine Nekrosebezirke in der neuen Hautdeckung, dann werden sicher abgestorbene Hautteile bei jedem Verbandswechsel frühzeitig excidiert und der saubere Wundgrund möglichst bald erneut mit Dermatomlappen gedeckt. Aufstehen darf der Kranke erst, wenn gut ernährte Haut die Gliedmaße lückenlos deckt. Es empfiehlt sich später am operierten Bein noch monatelang elastische Wickel zu tragen.

Elephantiastische Verdickungen der Füße werden am besten nicht mit dem Unterschenkel zusammen, sondern später in einer besonderen Sitzung operiert. Am Fußrücken ist die oberflächliche Fascie wegen der dicht darunterliegenden Sehnen sehr sorgfältig zu schonen, um später das Anwachsen von Dermatomlappen oder des vom subcutanen Fett befreiten Cutislappens zu ermöglichen. Zur Deckung sind hier Dermatomlappen den gestielten Cutislappen allgemein vorzuziehen.

Besondere Probleme wirft die Beseitigung einer *Elephantiasis am Penis* und am *Hodensack* auf. Ist bei einer Peniselephantiasis der Hodensack nicht mitbefallen, so läßt sich nach radikaler Excision der erkrankten Haut und Subcutis eine Deckung der Tunica albuginea wenigstens im proximalen Penisanteil oft durch gestielte Lappen vom Hodensack erreichen. Hierzu darf der Hodensack stark verkleinert werden, da sich ein verbliebener Rest später erfahrungsgemäß wieder ausdehnt, wenn nur etwas Scrotalhaut zurückbleibt. Bei einer Elephantiasis auch des Hodensacks ist man zur radikalen Exstirpation der erkrankten Haut, eventuell mit vorübergehender Verlagerung der Hoden unter die Haut des Oberschenkels und späterer Wiederherstellung des Hodensacks mit gestielten Hautlappen, gezwungen. Den Penis kann man unter Verzicht auf Scrotalhaut auch mit frei überpflanzten Dermatomlappen bekleiden, die durch einen zweckentsprechenden Verband glatt angedrückt werden [*41*]; bei diesem Vorgehen sind jedoch spätere Präputialödeme zu befürchten (s. II S. 224). Voraussetzung für jede Elephantiasisoperation am Penis ist die Ableitung des Urins aus dem Operationsgebiet durch einen vorübergehend eingelegten Urethralkatheter.

VI. Operative Behandlung von Infektionsprozessen der Haut.

Bei *Furunkeln* genügt in vielen Fällen eine *konservative Behandlung.* Hierdurch läßt sich der Krankheitsprozeß meistens schnell zur Abheilung bringen, und es bleibt später eine kaum sichtbare Narbe zurück. Beim *Karbunkel* soll man sich dagegen *frühzeitig zur operativen Behandlung* entschließen, weil konservative Methoden nur langsam und unter starken Beschwerden für den Kranken zur Heilung führen.

Die operative Aufgabe bei der Furunkel- und Karbunkelbehandlung besteht darin, der Nekrose den Weg nach außen zu öffnen, dabei aber eine möglichst wenig störende Narbe zu hinterlassen. Handelt es sich um Furunkel oder *kleinere Karbunkel* in Form von 2—3 Furunkelherden, so genügt häufig die *tangentiale Abtragung der Kuppe* (s. Abb. 204) in Allgemeinnarkose oder auch in lokaler Vereisungsanaesthesie (s. II S. 195). Bei *größeren Karbunkeln* ist für uns die am äußersten Rand der Infiltration genügend groß angelegte *Doppelincision* nach Klapp mit Einziehen einer Gummilasche unter dem unterminierten Karbunkel (s. Abb. 205), immer in *Allgemeinnarkose,* die Methode der Wahl. Hierbei ist darauf zu achten, die so geschaffene Hautbrücke genügend breit zu machen, damit keine Ernährungsstörungen mit Hautnekrosen auftreten. Im Anschluß an die Incision übergroßer Nackenkarbunkel zeigen sich gelegentlich Nachblutungen im Operationsgebiet, die sich durch 24stündiges Einlegen von vaselineimprägnierten Mullstreifen am einfachsten verhüten lassen. *Kreuzschnitte* soll man zur Karbunkelincision *niemals anwenden*, sie führen zur Nekrose der zipfeligen Hautlappen und hinterlassen später häßliche Narben. Auf die von einzelnen Chirurgen empfohlene *Totalexstirpation* von Riesenkarbunkeln, bei denen 8—10 Tage später die zurückbleibende Wunde durch ein freies Hauttransplantat gedeckt wird, konnten wir immer verzichten.

Schweißdrüsenabscesse lassen sich meistens durch antiphlogistische Lokalbehandlung, kleine Incisionen, Ruhigstellung, Chemotherapie, Ausschalten der

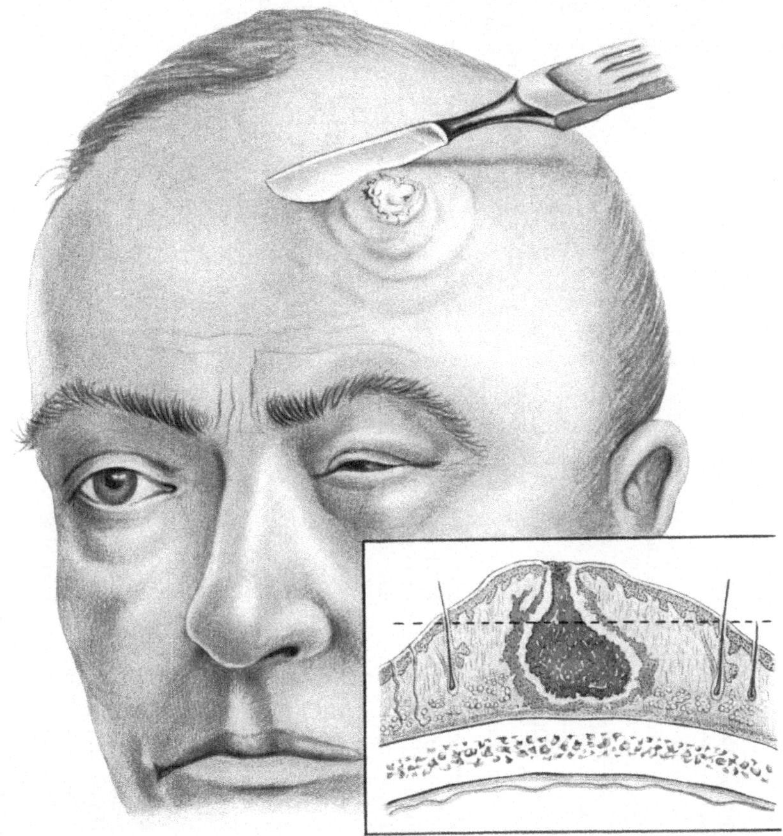

Abb. 204. *Behandlung eines größeren Furunkels durch tangentiale Abtragung.* Hierdurch erhält die eitrige Nekrose des Haarbalgs freien Austritt.

Hautreizung durch Abduktion des Armes und eventuell Röntgenbestrahlung, genügend beherrschen. Kommt es trotz dieser Maßnahmen immer wieder zu Abscessen und Infiltraten, dann bleibt manchmal nichts anderes übrig, als die *infektiöse Narbenplatte aus der Achselhöhle* im Gesunden zu exstirpieren. Um hierbei spätere Narbenkontrakturen zu vermeiden, ist zum Verschluß der zurückbleibenden Haut eine Verschiebung der Wundränder im Sinne einer Z-Plastik zu empfehlen, bei der die Hauptnahtlinie in der Achselfalte liegt (s. S. 183, Abb. 206).

Im Zusammenhang mit den verschiedensten Operationen kommt es gelegentlich zu einer *fortschreitenden Hautgangrän* [*22*, *26*, *36*, *37*], deren Ätiologie häufig unklar bleibt. In jedem Falle ist aber zu versuchen, durch genaue klinische Beobachtung und bakteriologische Untersuchung die wahre Natur des Leidens zu erkennen und eine der vorliegenden Ätiologie entsprechende Behandlung einzuleiten (s. Tabelle 7).

Tabelle 7. *Die verschiedenen Formen der fortschreitenden Hautgangrän* (abgeändert nach MELENEY 1949).

	Ätiologie	Symptomatologie	Pathologie	Behandlung
		A. Akute Hautgangrän.		
Gasbrand	Tiefe Muskelwunden. Grampositive, sporenbildende, anaerobe Erreger, meist Cl. perfringens. Frühzeitiges Hinzutreten von allerlei Begleitkeimen.	Plötzlicher Beginn. Schwere Allgemeinsymptome. Hohes Fieber. Schneller Puls. Klares Bewußtsein. Geringe Lokalerscheinungen an der Haut, Rötung, Schwellung und Ödem, Crepitation. Röntgenologisch feingefiederte Gasausbreitung im Muskel. Dunkelverfärbte Wundränder. Bronzeton der Haut. Begrenzte Hautgangrän.	Sich im vorher gesunden Muskelbett ausbreitende, ausgedehnte, trocken-zundrig oder schmierig-breiige Gewebsnekrosen. Exsudat *auch in Wundferne* mit massenhaft grampositiven Erregern. Wenig Eiterzellen.	Sofortige Operation. Entfernung aller Fremdkörper und allen nekrotischen Gewebes. Häufig Amputation notwendig. Frühanwendung hoher Dosen polyvalenten antitoxischen Gasbrandserums (Behring), alle 4 Std 50 cm^3 bis zu 500—1000 cm^3. Penicillin 500000 IE alle 2 Std. Bacitracin, Chloramphenicol, Tetracycline. Röntgenbestrahlung.
Gangrän durch hämolytische Streptokokken	Oberflächliche Wunden. Reinkultur hämolytischer Streptokokken. Andere Erreger selten, nur im Stadium der Nekrose. Hinzukommen anderer Erreger erst später, nach Ablösung der nekrotischen Haut.	Plötzlicher Beginn. Relativ milde Allgemeinsymptome. Niedriges Fieber, aber hoher Puls. Schwäche, Teilnahmslosigkeit, Somnolenz. Alarmierende Lokalerscheinungen an der Haut, starke Rötung und Ödem ohne scharfe Begrenzung. Unregelmäßig begrenzte dunkle Bezirke am 3., 4. oder 5. Tag. Blasenförmig abgehobene Epidermis. Schnell fortschreitende, ausgedehnte Hautgangrän.	Ausgedehnte Nekrose der Subcutis mit einem ausgebreiteten sterilen Ödem an den Grenzen der Nekrose. Starke Exsudation von Flüssigkeit, zuerst mit polymorphkernigen Leukocyten, später mit Monocyten. Streptokokkenbefund in den Nekrosen, der Subcutis und in den Hautblasen. Thrombosen der Hautgefäße.	Sofortige Operation. Lange Einschnitte an den Grenzen der subcutanen Nekrosen. Beseitigung der Gewebsspannung. Möglichst baldige Exstirpation aller Nekrosen. Feucht-warme Umschläge, bis Zellgewebsentzündung zurückgeht. Penicillin 2mal täglich 400000 Depot. Bacitracin. Frühzeitiger Verschluß der Hautlücken durch freie Transplantation.
Erysipel	Oberflächliche Wunden. Reinkultur hämolytischer Streptokokken. Keine Begleitkeime.	Plötzlicher Beginn. Schwere Allgemeinsymptome. Schüttelfröste. Hohes Fieber. Schneller Puls. Klares Bewußtsein. Langsam sich ausbreitende, scharf begrenzte Röte der Haut mit nur geringen oder fehlenden Schwellungen.	Geringe Schwellung der Haut. Kein Ödem der Subcutis. Bakterien in den Rand- und Grenzbereichen, nicht im Zentrum der Veränderungen. Keine Hautnekrosen.	Keine Operation. Penicillin 1mal täglich 500000 IE Depot.

B. Chronische Hautgangrän.

Chronische, postoperative, fortschreitende Hautgangrän (bacterial synergistic gangrene)	Wesentlicher Erreger ein mikroanaerober, anhämolytischer Streptococcus (S. evolutus), in den Grenzbereichen vergesellschaftet mit Staphylokokken.	Meistens Folge der Drainage eines Bauchhöhlenabscesses, eines Lungenabscesses oder eines chronischen Empyems. Wundränder oder Stichkanäle bekommen nach 1—2 Wochen karbunkelartiges Aussehen. Drei-Zonenbild der Haut: Hellroter Außenrand, weiter nach innen dunkel purpurroter Streifen, weiter nach innen gangränöses Band, im Zentrum mit Granulationsfläche.	Zerstörung der Epidermis und der oberen Coriumschichten. Es können einige epitheliale Hautanhangsgebilde erhalten bleiben, von denen später multizentrische Epithelisation möglich ist. Unter der Gangrän Leukocyteninfiltration. Unter der purpurfarbenen Schicht Blutungen. Unter der hellroten Zone Hyperämien. Viele Streptokokken und Staphylokokken unter den Nekrosen.	Penicillin 2mal täglich 500000 E als Depot oder Bacitracin 30000 E alle 3 Std. Wenn dies nicht zum Erfolg führt, Excision der ganzen Herde im Gesunden mit elektrischem Messer. Zinkperoxyd lokal nach Herdexcision. Deckung der Hautlücken durch freie Transplantation.
Ektyma (gangränöser Impetigo)	Wesentlicher Erreger hämolytische Streptokokken und hämolytische Staphylokokken.	Vorkommen bei Kranken im schlechten Allgemeinzustand, z. B. nach chronischen Enteritiden. Die Läsionen treten meistens multipel auf, können zusammenfließen, sind selten sehr groß. Beginn mit Bläschen, die sich schnell in Eiterpusteln umwandeln.	Oberflächliche Gewebszerstörung mit Bildung trockener Hautnekrosen und Schorfbildung. Geringe eitrige Exsudate. Lokale Invasion von Staphylokokken und Streptokokken.	Entfernung der Krusten. Lokal desinfizierende Salben (Sulfonamidsalbe). Wenn kein Erfolg, Excision der Herde. Besserung des Allgemeinzustandes. Penicillin, Bacitracin 30000 E alle 6 Std. Wenn resistent, dann Aureomycin.
Fusospirochätale Gangrän	Wesentliche Erreger fusiforme Bacillen, Spirillen und Spirochäten; gewöhnlich begleitet von anhämolytischen, anaeroben Streptokokken.	Vorkommen hauptsächlich in Wunden, die mit Mundsekret in Berührung kommen, z. B. Bißwunden. Akute Entzündung mit langsam vorkriechender Nekrose der Wundränder, die auf Knochen und Gelenke übergehen kann.	Ausgedehnte Nekrosen des oberflächlichen und tiefen Gewebes mit multiplen Herden. Im Exsudat und in den Nekrosen massenhaft Erreger.	Bacitracin 30000 E alle 6 Std, Penicillin. Radikale Excision des Krankheitsherdes, notfalls Amputation. Lokal Zinkperoxyd nach Beseitigung der Nekrosen.
Amöbengangrän der Haut	Wesentliche Erreger Endamoeba histolytica, begleitet von zahlreichen Streptokokken, Staphylokokken und Darmbakterien.	Vorkommen nach Drainage von Amöbenabscessen der Leber. Wundränder ausgekrempelt, wallartig. Granulationen sehen aus wie rotes Fleisch, das mit Schnitzeln von nekrotischem Gewebe bedeckt ist. Dickflüssiger Eiter an den Rändern.	Ausgedehnte Zerstörung der Lederhaut mit Unterminierung und sekundärer Zerstörung der Epidermis. Eitrige Exsudation. Amöben und zahlreiche andere Bakterien im Exsudat und im Gewebe.	Lokal Bacitracin und allgemein Tetracycline. Beim Versagen dieser Therapie hohe Dosen Emetin intravenös. Radikale Excision der Herde, wenn die Krankheit auf die Haut beschränkt und die konservative Behandlung erfolglos ist.

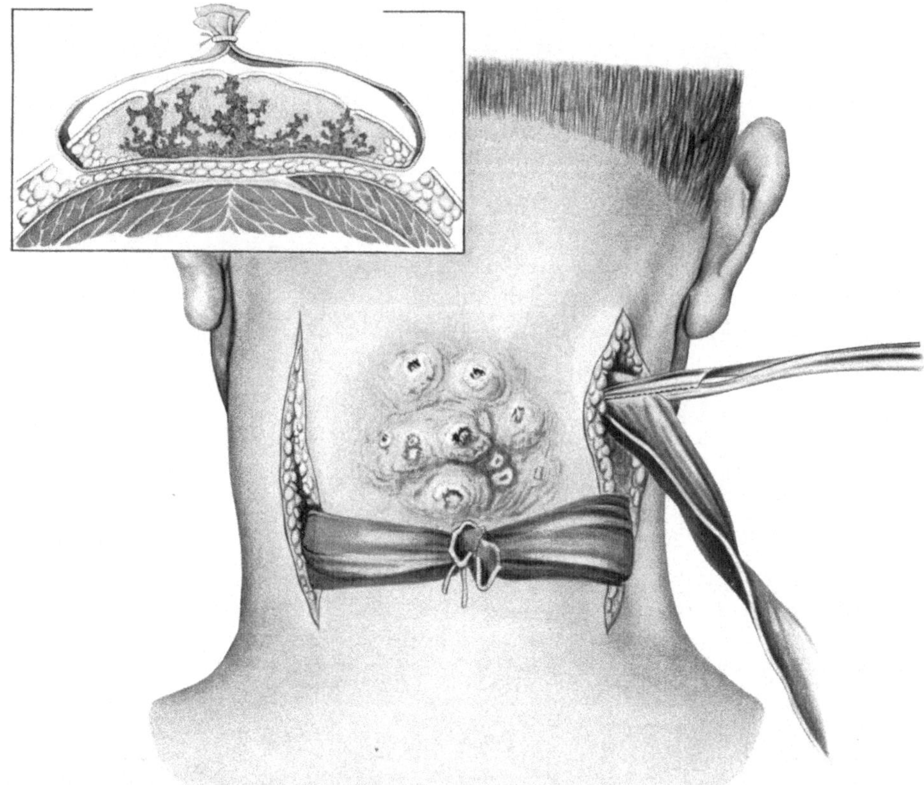

Abb. 205. *Behandlung eines größeren Karbunkels durch Doppelincision* an den beiden äußersten Rändern der Infiltration mit Einziehen von Gummilaschen unter das unterminierte Karbunkel. Diese Methode führt weniger leicht zu Lappennekrosen und zu einem kosmetisch besseren Ergebnis, als der früher empfohlene Kreuzschnitt.

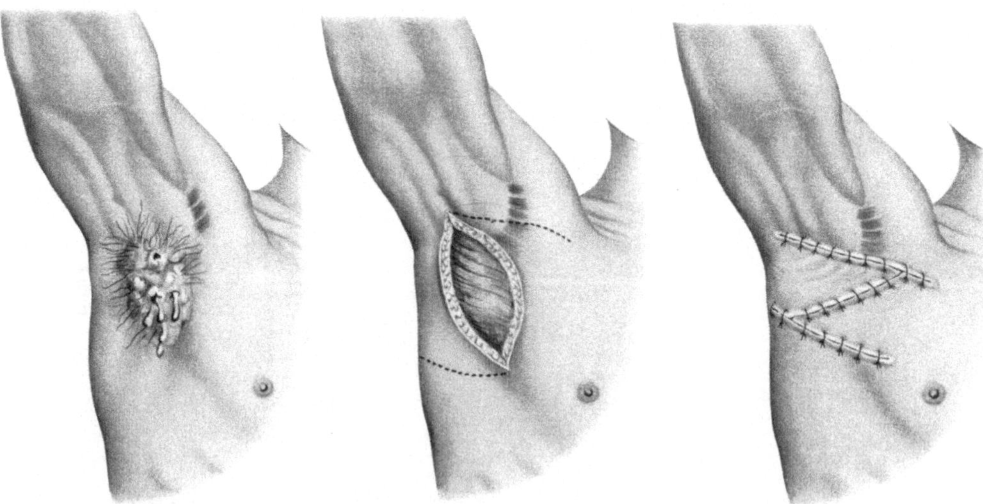

Abb. 206. *Exstirpation der infizierten Narbenplatte bei* chronisch rezidivierenden *Schweißdrüsenabscessen.* Zur Verhütung von Narbenkontrakturen soll die Narbenlinie die Gelenkfalte nicht quer überschreiten. Deswegen Verschiebung der Haut im Sinne einer Z-Plastik.

VII. Operative Behandlung von Decubitalulcera [*12*].

Kranke, die sich wegen ihres schlechten Allgemeinzustandes, ihrer Lähmungen oder ihrer mangelhaften Berührungsempfindlichkeit der Haut nicht genügend bewegen und längere Zeit einen Druck auf derselben Stelle erleiden, bekommen häufig über vorspringenden Knochenbezirken (Kreuzbein, Trochanter, Fersenbein, Sitzbein, Dornfortsatzreihe, Schienbeinkante) *ischämische Nekrosen der Haut und der subcutanen Gewebe.* Hieraus entwickeln sich tiefgreifende Geschwüre.

Durch eine gründliche Verbesserung des Allgemeinzustandes bei den meist mit Mangelerkrankungen (Eiweißmangel usw., s. II S. 269) behafteten Patienten, durch operative Beseitigung allen geschädigten Gewebes, durch Wegnahme vorspringender Knochenpartien und anschließende Deckung der gesäuberten Gewebslücke mit großen Verschiebelappen, läßt sich eine schnellere und dauerhaftere Heilung als mit den früher üblichen konservativen, pflegerischen Maßnahmen erreichen. Dies *aktive Vorgehen* wenden wir heute *bei tiefer greifenden Decubitalgeschwüren* öfter an, insbesondere bei den unter konservativer Behandlung nicht genügend schnell abheilenden Decubitalulcera und bei rezidivierenden Decubitalgeschwüren, wie sie sich oft bei gelähmten Patienten, die im Rollstuhl fahren, über dem Sitzbein entwickeln.

Damit Operationen an einem Decubitalulcus zum Erfolg führen, ist es entscheidend wichtig, zuerst den *Allgemeinzustand* des Kranken zu *verbessern.* Eiweiß-, hämoglobin- und vitaminverarmte Patienten bekommen eine eiweiß- und calorienreiche Kost (s. II S. 295), 2—3mal wöchentlich 500 cm^3 Blut, täglich 3mal 2 Tabletten eines Multivitaminpräparates und als allgemeines Stimulans wöchentlich 100 mg Testosteron (s. II S. 254), bis sich ihr Allgemeinbefinden deutlich gebessert hat und die Hämoglobinwerte bei 90% liegen. Gleichzeitig vorliegende Harninfektionen müssen vor dem Eingriff in Ordnung gebracht werden. Inkontinente Patienten erhalten einen Dauerkatheter. Bei Querschnittslähmungen behindern geringgradige Spasmen der Gliedmaßen den plastischen Verschluß des Decubitalulcus nicht; bei hochgradigen spastischen Kontrakturen sind wir mit solchen Operationen jedoch zurückhaltend; in diesem Falle ist die Wurzeldurchtrennung (s. Bd. II, S. 550) in Erwägung zu ziehen.

Kranke mit einem Decubitalgeschwür müssen vor *jedem Druck auf die Wundgegend bewahrt* werden. Bei einem Decubitus über dem Kreuzbein z. B. muß der Patient lernen, abwechselnd Tag und Nacht nur noch auf dem Bauch oder auf beiden Seiten zu liegen. Unter energischer Verbesserung des Allgemeinzustandes sind eine Drahtschwebelagerung oder ein Drehbett zur Beseitigung der schädlichen Druckwirkungen meist zu umgehen.

Erst wenn der Allgemeinzustand deutlich gebessert ist, wird in einer ersten Sitzung die *operative Säuberung des Druckgeschwürs* vorgenommen. Hierbei schneiden wir radikal alles nekrotische, schlecht durchblutete, narbige Gewebe fort und nehmen in der Tiefe auch trüb geschwollene oder wie gekocht aussehende Muskulatur, sowie osteomyelitische Knochenbezirke mit weg. Es empfiehlt sich grundsätzlich, schon bei dieser operativen Wundsäuberung *vorspringende Knochenpartien,* wie die Dornfortsätze, den dorsalen Anteil des Kreuzbeins, den Trochanter, und wenn nötig große Teile vom Sitzbein (s. Abb. 207) *mit wegzunehmen* [*8, 29*]. Bei diesem Eingriff muß der Operateur die Bildung tiefliegender Hohlräume durch Vornähen benachbarter gesunder Muskulatur (z. B. nach der Trochanterabmeißelung) oder durch Einschlagen eines breit gestielten Muskellappens (z. B. des 5 cm von seinem Beckenansatz durchtrennten Biceps femoralis nach der Sitzbeinresektion) vermeiden.

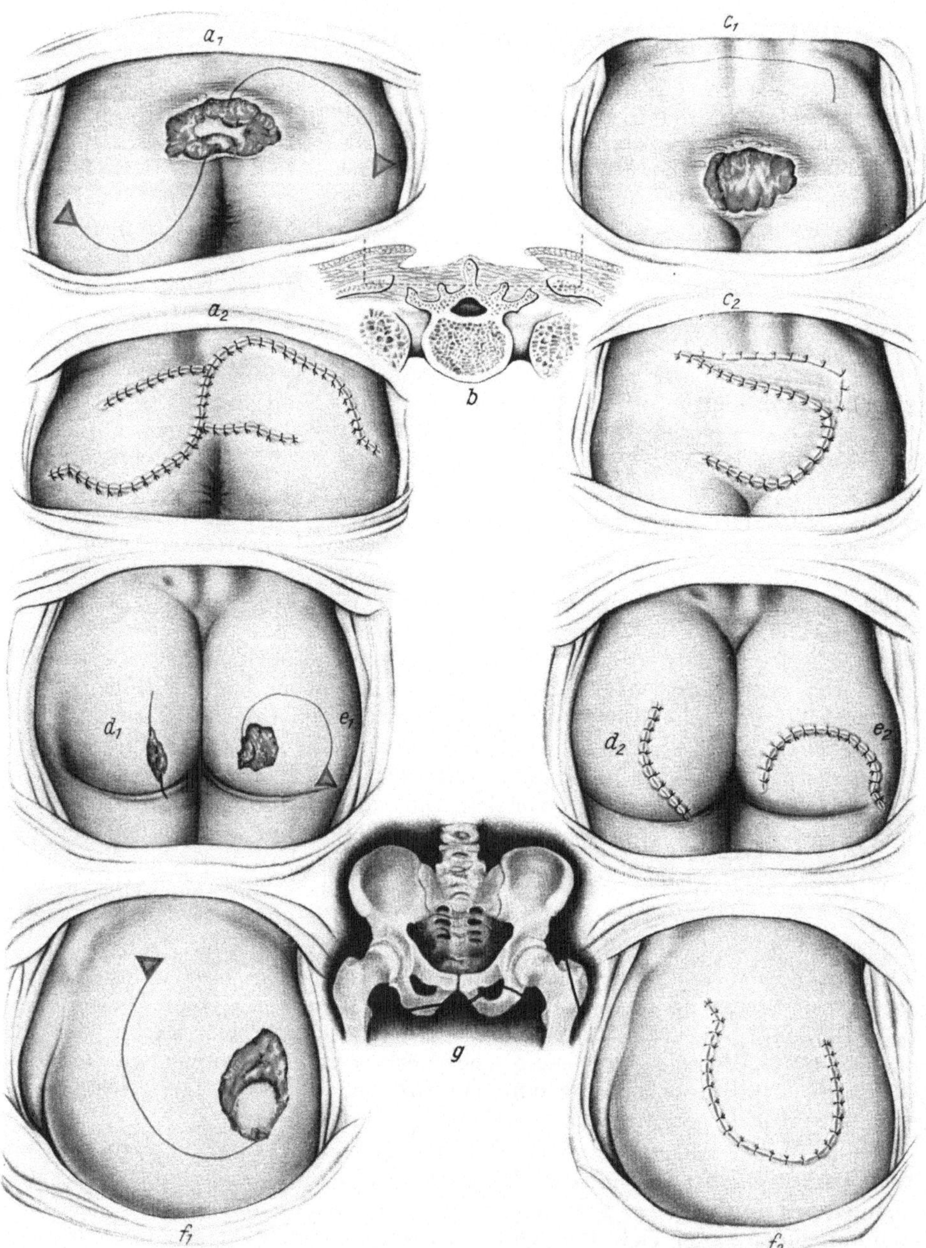

Abb. 207. *Operative Behandlung von Decubitalulcera.* Nach gründlicher Excision aller kranken Weichteile (*b*) und Wegnahme der angrenzenden osteomyelitisch veränderten Knochenvorsprünge (*b* und *g*) wird die zurückbleibende Lücke in der Regel durch große Rotationslappen (*a, e, f*) gedeckt. Bei Versorgung mit breitem Transpositionslappen (*c*) muß man dessen Entnahmefeld durch ein freies Hauttransplantat (c_2) decken. Nur bei kleinem Ulcus in gut verschieblichen Weichteilen läßt sich ein Verschluß durch einfaches lineares Zusammenziehen erreichen (*d*).

Das operativ gesäuberte Decubitalgeschwür bleibt unter 2mal täglich gewechselten feuchten Borwasserverbänden *zunächst offen.* Die Wunde wird erst in einer zweiten Sitzung, *verzögert* (wenn sich nach 6—12 Tagen gesunde Granulationen zeigen) *durch* großzügig, völlig spannungsfrei angelegte *Verschiebelappen* geschlossen

(s. Abb. 207). Bei derart großen Lappen drainieren wir das tiefe Wundgebiet für 8 Tage. Freie Hauttransplantationen sind zum Verschluß solcher Wunden ungeeignet. Ein linearer Nahtverschluß durch Zusammenziehen der mobilisierten Wundränder ist nur ausnahmsweise bei kleineren Defekten, z. B. über dem Sitzbein oder den Dornfortsätzen, zu empfehlen.

Um eine *Beschmutzung der Operationsgegend* zu vermeiden, wird der *Darm präoperativ* durch oral zugeführte, schwer lösliche Sulfonamide keimarm gemacht; um jede Bewegung des Patienten in der Gesäßgegend in den ersten Tagen nach dem Eingriff auszuschalten, stellen wir den vor der Operation durch Einläufe gesäuberten Darm nach dem Eingriff durch Tinctura opii, 3mal täglich 15 Tropfen, ruhig. Eine *allgemeine Chemotherapie* ist während der Vorbehandlung und im Anschluß an die operative Wundsäuberung meist unnötig. Wir geben jedoch 2 Tage vor bis 5 Tage nach der Lappenverschiebung Streptomycin + Penicillin.

Literatur.

1. Andina, F.: Die freien Haut-Transplantationen einschließlich der Frage der Homoio-Transplantation. Erg. Chir. **38**, 177 (1953).

2. Baker, R., D. Govan and J. Huffer: The inhibitory effect of cortisone on strictures of the urological tract. Surg. etc. **95**, 446 (1952).

3. Bames, H. O.: Augmentation mammaplasty by lipo-transplant. Plastic Surg. **11**, 404 (1953).

4. Bauer, K. H.: Homotransplantation von Epidermis bei eineiigen Zwillingen. Bruns' Beitr. **141**, 442 (1927).

5. Baxter, H. and others.: Cortisone therapy in dupuytren's contracture. Plastic Surg. **9**, 261 (1952).

6. Berson, M. I.: Surgical repair of subcutaneous tissue defects. J. Internat. Coll. Surgeons **16**, 436 (1951).

7. Blocker, T. G.: Surgical treatment of elephantiasis of the lower extremities. Plastic Surg. **4**, 407 (1949).

8. Blocksma, R., J. G. Kostrubala and P. W. Greeley: The surgical repair of decubitus ulcer in paraphlegics; further observations. Plastic Surg. **4**, 123 (1949).

9. Bunnell, St.: Surgery of the hand. Philadelphia-London-Montreal: J. B. Lippincott Company 1948.

10. Burian, K.: Über die Behandlung akuter Verätzungen der Speiseröhre mit Cortison. Z. Laryng. usw. **32**, 487 (1953).

11. Carstam, N.: The effect of cortisone on the formation of tendon adhesions and on tendon healing. Acta chir. scand. (Stockh.) Suppl. **182** (1953).

12. Comarr, A. E.: Reconstructive surgery in spinal cord injuries. J. Amer. Med. Assoc. **146**, 229 (1951).

13. Conley, J. J.: A technique of skin grafting to the tongue and case report. Plastic Surg. **5**, 450 (1950).

14. Corachan, M.: Les greffes basales. Bull. Mém. Soc. nat. chir. **59**, 1185 (1933).

15. Esser, J. F.: Studies in plastic surgery of the face. Ann. Surg. **65**, 297 (1917).

16. Figi, F. A.: Removal of carcinoma of larynx with immediate skin graft for repair. Ann. of Otol. **59**, 474 (1950).

17. Figi, F. A., and J. K. Masson: Free skin grafting within the mouth. Plastic Surg. **12**, 176 (1953).

18. Gaetano, L. de: Cura chirurgica della elefantiasi degli arti inferiori. Arch. di Ortop. **39**, H. 3 (1924).

19. Gelbke, H.: Die „Z-Plastik", ein chirurgisches Prinzip. Bruns' Beitr. **187**, 33 (1953).

20. Gillies, H., and F. R. Fraser: Treatment of lymphedema by plastic operation; preliminary report. Brit. Med. J. **1935**, 96.

21. Ginestet, G., et G. Ginestet: Les lambeaux cylindriques dans la chirurgie reconstructive, 2. édit. L'Expansion Sci. Franc., Paris 1953.

22. Glazenburg, J.: The chronic undermining and burrowing ulcer of Meleny. Arch. chir. neerl. **1**, 99 (1949).

23. Herlyn, K.-E.: Die Wiederherstellungschirurgie. Insbesondere die Verwendung der Rollappenplastik. Stuttgart: Georg Thieme 1949.

24. Homans, J.: Treatment of elephantiasis of the legs. Preliminary report. New England J. Med. **215**, 1099 (1936).

25. JACOBSSON, F.: Treatment of keloids at Radiumhemmet 1921—1941. Acta radiol. (Stockh.) **29**, 251 (1948).
26. JAEGER, F.: Über die Gangrän des subcutanen Fettgewebes. Zbl. Chir. **65**, 2274 (1938).
27. KIRSCHNER, H., K. SCHUCHARDT u. K. SCRIBA: Zur chirurgischen Behandlung und Pathologie der Elephantiasis der unteren Extremitäten. Chirurg **26**, 512 (1955).
28. KITLOWSKI, E. A.: The treatment of keloids and keloidal scars. Plastic Surg. **12**, 383 (1953).
29. KOSTRUBALA, J. G., and P. W. GREELEY: The problem of decubitus ulcers in paraplegics. Plastic Surg. **2**, 403 (1947).
30. KUNTZEN, H.: Die chirurgische Behandlung der Elephantiasis. Erg. Chir. **22**, 431 (1929).
31. LEXER, E.: Die freien Transplantationen. In Neue Deutsche Chirurgie, Bd. 26a, S. 264. 1919.
32. LEZIUS, A.: Die anatomische und funktionelle Wiederherstellung der Bauchwand bei Bauchnarbenbrüchen in der Mittellinie. Chirurg **17/18**, 132 (1947).
33. LOEWE, O.: Über Hautimplantation an Stelle der freien Fascienplastik. Münch. med. Wschr. **1913**, 1320.
34. LONGACRE, J. J.: The use of local pedicle flaps for reconstruction of the breast after subtotal or total extirpation of the mammary gland and for the correction of distortion and atrophy of the breast due to excessive scar. Plastic Surg. **11**, 380 (1953).
35. MAIR, G. B.: Preliminary report on use of whole skin-grafts as substitute for fascial sutures in treatment of herniae. Brit. J. Surg. **32**, 381 (1945).
36. MATZEN, P.-F.: Zum Krankheitsbild der progressiven, postoperativen Hautgangrän. Chirurg **20**, 73 (1949).
37. MELENEY, F. L.: Clinical aspects and treatment of surgical infections. Philadelphia u. London: W. B. Saunders Company 1949.
38. MORESTIN, H.: La reduction graduelle des difformités tégumentaires. Bull. Soc. Chir. Paris **41**, 1233 (1915).
39. MOWLEM, A.: The treatment of lymphedema. Brit. J. Plast. Surg. **1**, 48 (1948).
40. PADGETT, E. C., and K. L. STEPHENSON: Plastic and reconstructive surgery, S. 785. Springfield: Ch. C. Thomas 1948.
41. PALETTA, F. X.: Reconstructive surgical problems of penis. Plastic Surg. **10**, 191 (1952).
42. PEER, L. A.: Loss in weight and volume in human fat grafts with postulation of „cell survival theory". Plastic Surg. **5**, 217 (1950).
43. PEER, L. A.: The neglected free fat graft. Plastic Surg. **18**, 233 (1956).
44. PFAHLER, G. E., and G. P. KEEFER: Treatment of keloids by irradiation and elektrosurgery. Amer. J. Roentgenol. **59**, 378—386 (1948).
45. PICK, J. F.: Surgery of repair. Philadelphia-London-Montreal: J. B. Lippincott Company 1949.
46. POTH, E. J., S. R. BARNES and G. T. ROSS: A new operative treatment for elephantiasis. Surg. etc. **84**, 642 (1947).
47. PRATT, G. H., and I. S. WRIGHT: The surgical treatment of chronic lymphedema (elephantiasis). Surg. etc. **72**, 244 (1941).
48. REHN, E.: Fetttransplantation. Arch. klin. Chir. **98**, 1 (1912).
49. REHN, E.: Die Verwendung der autoplastischen Fetttransplantation bei Dura- und Hirndefekten. Arch. klin. Chir. **101**, 962 (1913).
50. REHN, E.: Cutanes und subcutanes Bindegewebe als plastisches Material. Münch. med. Wschr. **1914**, 118.
51. REHN, E.: Zu den Fragen der Transplantation, Regeneration und ortseinsetzenden funktionellen Metaplasie. Arch. klin. Chir. **112**, 622 (1919).
52. REHN, E.: Die freie funktionelle Kutistransplantation. In E. LEXER, Die freien Transplantationen, Bd. 2. Stuttgart 1924. — Neue Deutsche Chirurgie, Bd. 26b, S. 503.
53. REHN, E., u. DR. MIYAUCHI: Das cutane und subcutane Bindegewebe in veränderter Funktion. Arch. klin. Chir. **105**, 1 (1914).
54. ROGERS, B. O.: Guide and bibliography for research into the skin homograft problem. Plastic Surg. **7**, 169 (1951).
55. ROSENBERG, N., J. P. KUNDERMAN, L. VROMAN and S. E. MOOLTEN: Prevention of experimental esophageal stricture by cortisone. Arch. Surg. **66**, 593 (1953).
56. SHAW, D. T., and R. L. PAYNE: One stage tubed abdominal flaps. Surg. etc. **83**, 205 (1946).
57. SCHUCHARDT, K.: Der Rundstiellappen in der Wiederherstellungschirurgie des Gesichts-Kieferbereiches. Leipzig: Georg Thieme 1944.
58. SCHUCHARDT, K.: Der Rundstiellappen bei der Gestaltung von Stümpfen der unteren Extremität. Leipzig: Georg Thieme 1945.
59. STRAHAN, A. W. B.: Hernial repair of whole-skin graft. With report on 413 cases. Brit. J. Surg. **38**, 276 (1951).

60. Taylor, A. C., R. Gerstner and J. M. Converse: Preservation of skin grafts by refrigeration for reconstructive surgery. Plastic Surg. **18**, 275 (1956).
61. Wittmoser, R.: Die Reverdinplastik. Wien: Wilhelm Maudrich 1946.
62. Zenker, R.: Zur Verbesserung der Behandlungsergebnisse bei schweren Hypospadieformen. Chirurg **20**, 29 (1949).
63. Zieman, St. A.: Reestablishing lymph drainage for lymphedema of extremities. J. internat. Coll. Surgeons **15**, 328 (1953).
64. Zwicker, M.: Zur Klinik und Therapie der Elephantiasis der unteren Gliedmaßen. Langenbecks Arch. u. Dtsch. Z. Chir. **283**, 493 (1956).

D. Operationen an den Gefäßen.

[*193, 370, 150, 369, 235, 374, 148, 311, 7, 53, 293, 123, 3, 20, 176.*]

I. Allgemeine Regeln für Operationen an den Gefäßen.

Um Operationen an großen Gefäßen mit genügender Sicherheit durchführen zu können, ist es ausschlaggebend wichtig, den *Zugang weit genug* zu *machen.* Gegen diesen Grundsatz wird häufig gesündigt. Oft sind zur ausreichenden Freilegung des Gefäßrohres große Hilfsoperationen notwendig. Bei Eingriffen an der A. femoralis z. B. ist manchmal auch die Freilegung der A. iliaca ext. oder sogar der A. iliaca communis, bei Operationen an der A. subclavia in vielen Fällen auch die Resektion der Clavicula oder die Wegnahme von Sternumanteilen notwendig. Nur wenn wirklich *alle* großen *Gefäße*, die *zum Operationsgebiet hin- und* von dort *weg*führen, *völlig klar isoliert* sind, ist die zuverlässige Kontrolle des Blutzuflusses möglich. Bei Eingriffen an den Gliedmaßenarterien genügt die durch Abschnürbinden hergestellte Esmarchsche Blutleere (s. II S. 343) häufig nicht, weil dabei noch das aus den Venen stammende Blut die klare Übersicht im Operationsfeld stört. Bei jeder Gefäßoperation muß der Chirurg mit den *Methoden vorübergehender Abklemmung* (s. S. 213) und zuverlässiger *dauernder Unterbrechung* (s. S. 215) großer Gefäßbahnen vertraut sein.

Blutgefäße sind *mit größtmöglicher Schonung* zu *behandeln. Zum Anfassen* dienen in erster Linie *Haltefäden* (s. Abb. 217), die alle Wandschichten durchgreifen und am besten so gelegt werden, daß sie sich später bei der Naht zum endgültigen Aneinanderheften der Gefäßwundränder mitbenutzen lassen (s. Abb. 217c). Mit Pinzetten sollte man möglichst nur die äußeren Wandschichten des Gefäßes ergreifen. Die *Intima* gilt als „*noli me tangere*“. Läßt sich die Berührung der Innenseite eines Gefäßrohres nicht umgehen, dann ist hierzu ein *feines stumpfes Häkchen* schonender als die Pinzette. Zum *Schneiden* an der Gefäßwand sind spitze Messerchen (abgeschliffene Tenotome) und feine spitze Scheren (Iris- oder plastische Schere) zu empfehlen. Um eine *Austrocknung* des Gewebes zu *verhindern*, wird das Operationsfeld, insbesondere das Gefäßlumen, wiederholt mit physiologischer Kochsalzlösung oder mit einer Mischung von 25000 IE Heparin in 1000 cm³ physiologischer Kochsalzlösung berieselt.

Es ist daran zu denken, daß die Zugspannung der Gefäßwand in Querrichtung doppelt so groß ist wie in Längsrichtung [*396*]. Deswegen ist der *Zug an Wundrändern und Nähten bei Längsincisionen doppelt so stark wie bei Querincisionen.* Aus diesem Grunde vernähen wir seitliche Gefäßwunden besser quer als längs (s. S. 224) und führen Arteriotomien zur Beseitigung verstopfender Gefäßerkrankungen besser quer durch. Bei Incision quer zur Gefäßachse wird ein unbeabsichtigtes Weiterreißen der seitlichen Öffnung am Empfangsgefäß bei der Anlage einer End-zu-Seit-Anastomose leichter verhütet (z. B. an der A. pulmonalis bei der Blalockschen Operation).

Vor einer Gefäßnaht ist das — wenn auch *sparsame* — *Wegnehmen* des *lockeren perivasculären Bindegewebes* im Operationsbereich, etwa $^1/_2$ cm vom Wundrand entfernt, zu empfehlen [*191*], weil es die klare Übersicht über die Nahtränder stört, keine wesentliche Zugfestigkeit hat und gelegentlich durch Einklemmen in die Wundlinie das dichte Aneinanderliegen der Intima verhindert. Es wäre aber falsch, fest mit der Gefäßwand verbundene Gewebsschichten abzuschälen. Insbesondere an der Aorta ist das adventitielle Gewebe soweit wie möglich zu schonen, weil es mithilft, die Nahtlinie abzudichten. Man achte außerdem darauf, immer möglichst nur *gesunde und glatt begrenzte Wundränder zusammenzufügen*. Unregelmäßig eingerissene Wunden und beschädigte Wandteile werden mit einer scharfen Schere excidiert und begradigt (s. Abb. 216g).

Die spezielle Nahttechnik beim Verschluß einer seitlichen Gefäßwunde (s. S. 223) und bei Anastomosierung zweier Gefäßrohre (s. S. 224) wird später abgehandelt. Hier seien nur die *allgemeinen Gesetze*, die bei jeder *Gefäßnaht* zu beachten sind, besprochen. Als *Nahtmaterial* zu Gefäßoperationen sind *nur unresorbierbare Fäden* geeignet. Catgut ist in den erwünschten Stärken zu wenig zugfest und wird so schnell resorbiert, daß gefährliche Blutungen auftreten würden. Zwirn ist trotz seiner — gegenüber Seide — etwas höheren Zugfestigkeit weniger zu empfehlen, da sein Faden rauher ist und weniger gleichmäßig ausfällt. *Seide* ist der bevorzugte Faden *für Gefäßnähte*. Wir raten dazu, blau oder schwarz angefärbte Fäden, z. B. *schwarze Augenseide* zu benutzen, weil sich solche Fäden im Operationsgebiet besser verfolgen lassen. *Welche Fadenstärke* zu wählen ist, hängt von der Gefäßwanddicke und von den Erfahrungen des einzelnen Operateurs ab. Ein Chirurg ohne große Übung in Gefäßnähten sollte eher etwas dickere Fäden (00 der deutschen Typenbezeichnung) und entsprechend größere Nadeln benutzen, weil ihm dünne Fäden leichter zerreißen und kleine Nadeln öfter im Nadelhalter zerbrechen. Die elastische Gefäßwand verträgt auch dickere Fäden. Für den Operationserfolg ist die sorgfältige und ganz exakte Fadenführung wichtiger als ein feiner Faden. Wir gebrauchen im allgemeinen zur Naht peripherer Arterien und Venen Augenseide Nr. 00—000 und zur Naht der Aorta oder V. cava Seide Nr. 0—00. Hier ist hervorzuheben, daß die deutschen Typenbezeichnungen für Seide bezüglich des Durchmessers nicht mit anglo-amerikanischen Typenbezeichnungen übereinstimmen (s. S. 68), sondern bei gleicher 0-Zahl in der Regel etwas dünner sind (s. Tabelle 4, S. 68).

Um die *Fäden* zur besseren Thromboseverhütung *unbenetzbar* zu *machen* und um ihre Gleitfähigkeit beim Durchführen durch die Gefäßwand zu verbessern, zieht sie der Instrumenteur kurz vor dem Zureichen an den Operateur durch einen mit *Paraffinum liquid.* getränkten Tupfer. Verfügt man nicht über Nadel und Fäden, die vom Handel zur Gefäßnaht fertig präpariert geliefert werden (s. Abb. 71), dann ist es dringend notwendig, im Operationssaal zusätzlich zum *Gefäßnahtbesteck* auch eine größere Anzahl *Gefäßnadeln mit eingefädelten Fäden vorrätig* zu *halten* (s. Abb. 208). Während der Operation würde das schwierige Einfädeln in die kleinen Nadeln zu viel Zeit beanspruchen. Wir bereiten uns schwarze Augenseide (00, 000 und 0000) vor, in Fadenlängen von 60 cm, auf Leinenstreifen gesteckt und im Autoklaven bei 120° 10 min sterilisiert (s. S. 15).

Der Faden wird mit einer feinen *drehrunden* Nadel, die ein möglichst kleines *Fädelöhr* haben soll, durch die Gefäßwand gezogen. Wir bevorzugen *gebogene Nadeln* (s. S. 69), die mit einem *Hegarschen Nadelhalter* geführt werden; hierbei sind *Spezialgefäßnadelhalter* mit auf dem Querschnitt halbrunden, besonders gehärteten und *mit Diamantenstaub bewalzten Backen* besonders zu empfehlen. Wenn man die feine Gefäßnadel mit den äußersten Enden der Backen faßt, sitzt sie absolut fest, wird aber nicht zerbrochen. Einzelne Chirurgen benutzen bei der

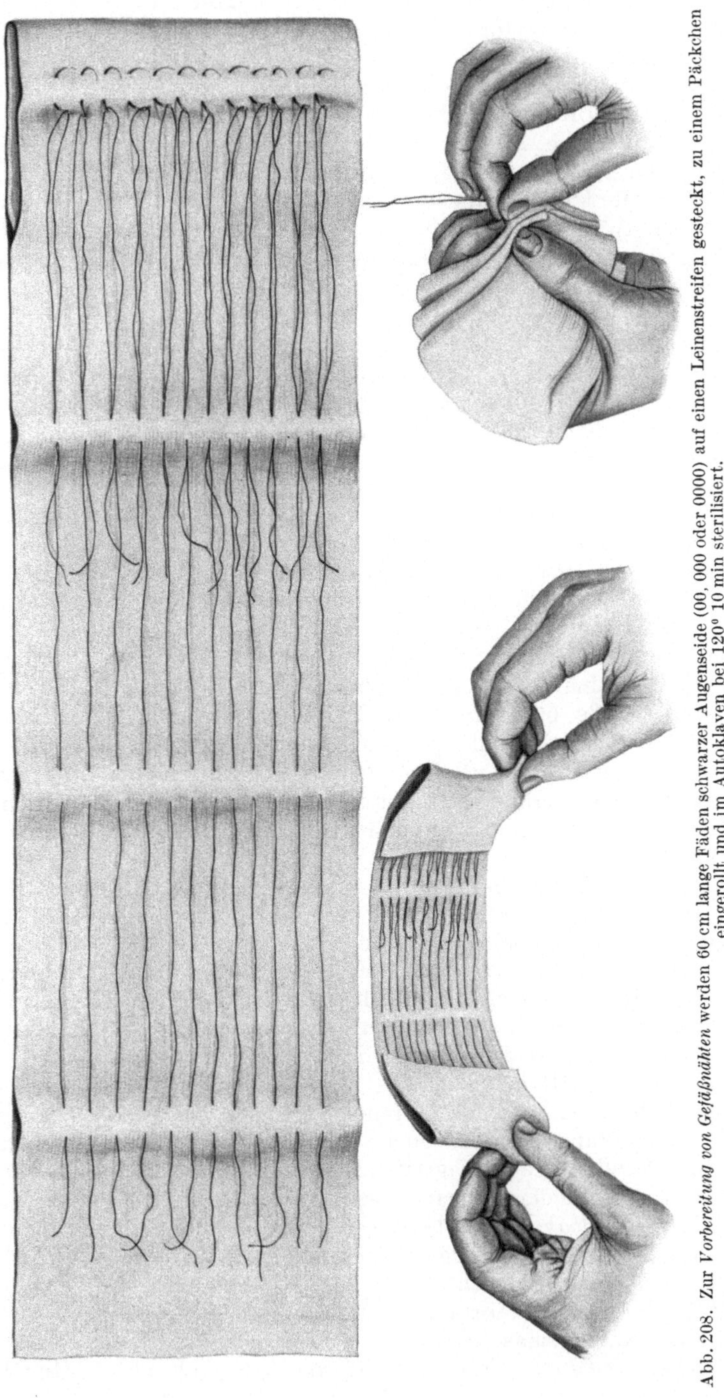

Abb. 208. Zur *Vorbereitung von Gefäßnähten* werden 60 cm lange Fäden schwarzer Augenseide (00, 000 oder 0000) auf einen Leinenstreifen gesteckt, zu einem Päckchen eingerollt und im Autoklaven bei 120° 10 min sterilisiert.

Naht oberflächlich liegender Arterien auch drehrunde *gerade Nadeln* mit einem Fädelöhr für Gefäßnähte. Für alle schwierigen Gefäßnähte sind sog. „*atraumatische Nadeln*", die sich ohne Öhr in den Faden fortsetzen (s. Abb. 69), zu empfehlen.

Bei der Gefäßnaht muß der *Faden alle 3 Gefäßwandschichten durchgreifen*. Man hat hierfür die verschiedensten Fadenführungen vorgeschlagen. Alle Varianten lassen sich auf 2 Grundtypen, die „*überwendliche Naht*" (s. Abb. 217a) und die „*Matratzennaht*" (s. Abb. 217c), zurückführen. Das theoretisch erwünschte enge Aneinanderliegen der Intima in der Nahtlinie mit möglichst wenig Nahtmaterial zur Gefäßinnenseite läßt sich am sichersten durch auskrempelnde Matratzennähte (s. Abb. 217c u. d) erreichen. Mit der auskrempelnden Matratzennaht lassen sich im Experiment einige Komplikationen nach Gefäßoperationen, wie Nahtdehiszenzen und Aneurysmenbildungen, sicherer verhüten als mit der überwendlichen Naht [*351*]. Bei Nähten an mittleren und großen Gefäßen ist es bezüglich der Thrombosehäufigkeit im Operationsgebiet praktisch gleichgültig, welche von diesen beiden Nahttechniken benutzt wird [*338*]. In der Praxis ist die schneller durchzuführende überwendliche Naht im allgemeinen vorzuziehen.

Auch ob *Einzelknopfnähte oder* kunstgerecht angelegte *fortlaufende Nähte* benutzt werden, scheint keine ausschlaggebende Bedeutung für die Häufigkeit postoperativer Störungen zu haben. In der Regel ist die fortlaufende Naht vorzuziehen, weil sie sich schneller herstellen läßt und die Wundlinie besser abdichtet. Jede fortlaufende Gefäßnahtreihe wird mit den Haltefäden verknotet und auf diese Weise gesichert. Die fortlaufende Naht bietet besondere Vorteile an der Gefäßhinterwand in der Tiefe einer Körperhöhle; hier kann man nach dem Vorschlag von Blalock bei noch übersichtlich klaffenden Wundrändern zuerst alle Durchstechungen vornehmen und dann erst die Nahtreihe zusammenziehen (s. Abb. 218). Einzelnähte ermöglichen besser als fortlaufende Nähte eine spätere Dehnung der Gefäße bei vermehrter Füllung oder bei Gefäßerweiterung im Wachstumsalter. Deshalb sind wenigstens an der Hälfte der Gefäßzirkumferenz (Vorderwand) unterbrochene Nähte anzuraten. Einzelnähte sind auch dann vorzuziehen, wenn bei größerer Spannung der Wundränder alle Stiche an der Vorderwand schon vor dem Zusammenziehen der Nähte gelegt werden müssen (s. Abb. 217d).

Die *Einstiche* sind schulmäßig so zu *setzen, daß* ihre *Abstände vom Wundrand und* ihre *seitlichen Zwischenräume gleich groß* sind. Dieses Maß soll bei Arterien ungefähr das Zweifache, bei Venen mindestens das Dreifache der Wanddicke ausmachen. Faßt die Matratzennaht die Gefäßwand zu breit, dann engt sie das Gefäßrohr zu sehr ein; ergreift die Fadenschlinge nur einen schmalen Gewebsstreifen, dann schneidet sie zu leicht durch. Bei größeren Gefäßen sollen die Einstiche etwa 1—1,5 mm voneinander und vom Wundrand entfernt liegen. Mit den in den Abb. 217, 218 u. 222 dargestellten Techniken und den oben angegebenen Einstichabständen ist keine störende Verengung des Gefäßes zu befürchten.

Bei gesunden Wandverhältnissen ist auch an den größten Gefäßen die *einschichtige*, alle Wandanteile durchgreifende *Naht ausreichend*, um die Wundränder genügend fest aneinanderzufügen. Die *mehrschichtige Naht* führt leicht zu *Einengung der Gefäßbahn*, die allerdings, wenn sie weniger als $^2/_3$ des Rohrvolumens ausmacht, meistens ungefährlich ist. Eine *mehrschichtige Naht* kommt nur ausnahmsweise in Betracht, z. B. als *Nahtverschluß eines Gefäßstumpfes*, (s. Abb. 214) oder an der Aorta zum Verschluß einer seitlichen Wunde nach Resektion eines Aneurysmas, oder zur Einschaltung eines Homoiotransplantates in die Aorta bei *minderwertigen Wandverhältnissen* (s. Abb. 217e). Hier bietet die mehrschichtige Naht noch den Vorteil, daß man damit das zu weite kranke Aortenrohr verengen und dem Lumen des gesunden Transplantates anpassen kann.

Zeigt sich ein *Gefäßspasmus*, der den Eingriff, z. B. eine End-zu-End-Anastomose, *stört*, dann läßt sich dieser meistens *beseitigen*, wenn man das Gefäß an der spastisch kontrahierten Stelle und auch weiter proximal in ein Mullfähnchen einwickelt, das mit einer 2,5%igen *Papaverinhydrochloridlösung* getränkt ist [*214*], oder wenn man das Gefäß mit *2%igem Novocain* (ohne Suprarenin) umspritzt.

Soll *nach Fertigstellung der Naht* der Blutfluß wieder freigegeben werden, dann *öffnet* der Operateur *zunächst die Klemme am Abfluß* des Rohres — bei Arterien distal, bei Venen proximal — und erst später die Klemme am Zufluß; dadurch wird eine Blutstauung vermieden. Zeigen sich danach noch *Undichtigkeiten an der Nahtlinie*, so ist die Blutung meistens zum Stehen zu bringen, wenn man unter das Gefäß ein Mullfähnchen legt und dann mehrere Minuten lang einen Tupfer auf den Nahtbereich drückt. Führt dies nicht zum Erfolg, so lassen sich bedrohlichere Situationen auch beherrschen, wenn man an die Stellen stärkerer Blutungen noch einzelne Knopfnähte setzt oder — was wir besonders empfehlen — ein kleines, *frei transplantiertes Muskelstückchen* durch 1—2 Knopfnähte auf den gefährdeten Bereich steppt [*113*]. Die zirkuläre *Umhüllung der Nahtlinie* mit frei transplantierter *Fascie* (s. Abb. 377) kommt nur ausnahmsweise bei einer wegen brüchiger Wandverhältnisse oder unter großer Spannung stehenden unsicheren Naht in Betracht (Aneurysma s. S. 258, Arteriosklerose s. S. 272).

Die häufigsten *Komplikationen* nach Eingriffen an den Gefäßen sind die *Nahtdehiszenz der Wundränder* und der *Thromboseverschluß des Rohrlumens.* Zu ihrer *Verhütung* ist es bei Gelegenheitsverletzungen und Kriegsverwundungen entscheidend [*190*], *rekonstruktive Operationen* baldigst, *möglichst in den ersten 5 Std* nach dem Trauma, vorzunehmen. Später führen Infektionsprozesse und die 8—10 Std nach jeder Arterienverletzung eintretende Thrombosierung im distalen Gefäßabschnitt trotz bester Nahttechnik zum Mißerfolg. Es ist weiterhin von größter Wichtigkeit, *den operierten Gefäßabschnitt* dicht *mit gesundem Nachbargewebe* zu *umgeben.* Gefäßnähte und Gefäßtransplantate dürfen niemals im Leerraum liegen. Bei Gelegenheitsverletzungen ist dieser Grundsatz besonders zu beachten; auch ist für eine gründliche operative Wundsäuberung in der Gefäßumgebung zu sorgen. Bei Schußwunden wird die operierte Arterie mit Nachbargewebe zugedeckt; darüber läßt man die Weichteile offen und schließt sie erst verzögert nach 5—8 Tagen (s. II, S. 218).

Nach rechtzeitigen und technisch sauber durchgeführten Operationen an sonst gesunden Arterien braucht man in der Regel nicht mit verstopfenden Thrombosen im Nahtbereich zu rechnen. Die Thrombosegefahr ist aber größer nach Versorgung einer mehr als 5—8 Std zurückliegenden Gefäßverletzung, nach arterieller Embolie (s. S. 259), nach Thrombektomien (s. S. 269), nach Operationen an kleinen Arterien und nach Eingriffen an Venen. In diesen Fällen ist häufig die Anwendung von *Antikoagulantien* (s. S. 526) zu empfehlen [*280, 279, 208*]. Leider bewirken diese Stoffe neben der Verzögerung der Gerinnungsneigung des Blutes eine erhöhte Blutungsgefahr. Deswegen ist ihre allgemeine Anwendung nach Gefäßoperationen, die *mit großen Weichteilwunden* einhergehen (Laparotomien, Thorakotomien, retroperitoneale Freilegungen), *kontraindiziert.* Die besonderen Verhältnisse an der Aorta (Weite des Rohres) und die durch starke Druckunterschiede hervorgerufene schnelle Strömung bei den gebräuchlichen Anastomosen im Brustraum (Blalocksche oder Pottssche Operation) schützen hier glücklicherweise auch ohne Antikoagulans meist vor einer verstopfenden Thrombose. Die *allgemeine Herabsetzung der Gerinnungsneigung des Blutes* gleich nach der Operation durch derartige Stoffe (s. S. 528) ist *nur bei oberflächlich liegenden Gefäßen mit leicht zugänglichen Wunden*, z. B. an den Extremitäten, erlaubt; nur hier lassen sich die trotz größter Vorsicht bei der

Dosierung (s. S. 527) immer wieder einmal unvermutet auftretenden Blutungen einigermaßen sicher beherrschen. Man gibt z. B., *unmittelbar nach der Operation beginnend,* 15—25 Tropfen je Minute von einer Lösung von 20000 IE Heparin auf 1 Liter physiologischer Kochsalzlösung als intravenösen Dauertropf oder als wiederholte intravenöse Injektion Tagesmengen von 30000 IE Heparin in 4 Einzelgaben oder Thrombocid. Vor der Behandlung ist bei jedem Kranken der Ausgangswert für die Gerinnungs- und Prothrombinzeit festzulegen. Durch die Antikoagulantienmedikation sollen diese Werte um das Zwei- bis Dreifache verlängert werden.

Wenn es überhaupt dazu kommt, dann entsteht der thrombotische Verschluß des Gefäßes meistens 1—2 Std nach der Operation. 1—2 Tage später ereignet sich diese Komplikation viel seltener. Deswegen ist die Antikoagulantientherapie nach Gefäßoperationen immer mit dem schlagartig wirkenden Heparin oder Thrombocid einzuleiten. Diese Mittel kann man später durch protrahiert wirkende Pharmaka, z. B. Marcumar, ablösen. Im allgemeinen ist aber auch später Heparin oder Thrombocid zur Thromboseprophylaxe nach Gefäßoperationen vorzuziehen, weil sich Blutungskomplikationen bei diesen Stoffen leichter beherrschen lassen [*208*] (s. S. 528). *Wie lange* die allgemeine *Antikoagulantientherapie* nach der Gefäßoperation fortzusetzen ist, darüber besteht keine Einigkeit. Einzelne Chirurgen empfehlen diese Behandlung bis zur völligen Heilung des Gefäßes, also etwa 2 Wochen lang. Am wichtigsten ist aber — wie schon gesagt — diese Medikation sicher in den ersten 2 Tagen.

Um die Gefahr von Blutungskomplikationen möglichst auszuschließen und um die Heparinprophylaxe auch bei Gefäßoperationen in der Tiefe des Körpers durchführen zu können, hat man eine *regionale Heparinisierung* vorgeschlagen [*126*]. Ihr Prinzip besteht darin, die Gerinnungsneigung des Blutes im Operationsgebiet herabzusetzen, ohne die Gerinnungszeit im Gesamtblutkreislauf wesentlich zu verkürzen. Am einfachsten gelingt die — allerdings schnell abklingende — lokale Heparinisierung, indem man vor dem Zuziehen der letzten Naht *einmalig* 10 mg Heparin in 10 cm³ physiologischer Kochsalzlösung *in das noch offenstehende Gefäßlumen* injiziert oder kurz nach Fertigstellung der Naht 50—100 mg Heparin *mit dünner Kanüle* oberhalb der Nahtstelle in das Gefäßrohr *einspritzt* und dabei das Gefäß für kurze Zeit proximal und distal der Nahtstelle für 1 min komprimiert. Wirkungsvoller ist eine *kontinuierliche lokale Heparinisierung.* Hierbei läßt sich *für die Dauer der Operation* das distale, aus der Zirkulation ausgeschaltete und am stärksten thrombosegefährdete Stromgebiet am einfachsten schützen, indem man durch die liegende Klemme einen dünnen Polyäthylenkatheter in den distalen Gefäßstumpf schiebt und durch diesen Kanal intermittierend Heparin einspritzt (1 mg auf 1 cm³ 5%ige Glucoselösung, im ganzen nicht mehr als 100—150 mg während der Dauer einer Operation). Soll das Gefäß auch *nach der Operation* noch heparinisiert werden, so führt der Operateur stromaufwärts vom Operationsgebiet ein dünnes Polyäthylenrohr (von etwa 1 mm äußerem und 0,5 mm innerem Durchmesser) durch einen kleinen Nebenast oder mit Hilfe einer kurzen Hohlnadel in das Gefäßrohr ein, fixiert es dort mit einer Abbindung oder mit feinen, achterförmig angelegten Seidenumstechungen und leitet es mittels einer längeren Hohlnadel durch eine besondere Öffnung — nicht durch die Operationswunde — aus dem Operationsfeld heraus. Nun wird durch diesen Katheter eine dünne Heparinlösung (10 mg auf 100 cm³ 5%iger Glucoselösung) aus einer Rekordspritze oder mittels einer besonderen Pumpe kontinuierlich infundiert. Die Geschwindigkeit der Injektion ist so zu bemessen, daß die Gerinnungszeit im allgemeinen Körperkreislauf nicht über das Doppelte verlängert wird. Bei jeder Anwendung von Antikoagulantien ist *vor Abschluß der Operation* nach Freigabe des Blutstroms für eine besonders *gute Blutstillung* im Bereich der Gefäßnaht zu sorgen. Dies Verfahren ist *wertvoll* nach Operationen *an kleinkalibrigen Venen,* z. B. nach Anastomose der V. lienalis mit der V. renalis bei portalem Hochdruck [*38, 43*] und an *Arterien nach Embolektomie* oder *Thrombektomie* [*126, 131*].

Bei der *Nachbehandlung* im Anschluß an Gefäßoperationen ist größter Wert darauf zu legen, *unbedingt* eine *periphere Kreislaufinsuffizienz* zu *vermeiden.* Durch eine richtige Schockbekämpfung, z. B. Bluttransfusion u. a. ist dafür zu sorgen, daß mindestens *normale,* bei sonst gesundem Gefäßsystem und gutem Allgemeinzustand *besser etwas übernormale Blutdruckwerte* hergestellt werden. Nach Arterienoperationen am *Arm oder Bein* wird die betreffende Extremität 8 Tage *ruhiggestellt* und *tiefer als* das *Herz* (10 cm) *gelagert.* Der Patient darf frühestens nach dieser Zeit aufstehen. Über die Verhütung und Behandlung *reflektorisch-spastischer Durchblutungsstörungen* nach Gefäßoperationen s. S. 259. Bleibt im Anschluß an eine rekonstruktive Gefäßoperation die betroffene Extremität trotz Grenzstrangblockade leichenblaß, kalt und pulslos, dann ist mit einer *verstopfenden Frühthrombose* im Operationsbereich zu rechnen und bei gutem Allgemeinzustand die sofortige *Sekundäroperation* zu erwägen.

II. Vorübergehendes Abklemmen des Blutstroms in einem großen Gefäß.

Bei Eingriffen an größeren Gefäßen ist es unumgänglich, vorübergehend den Blutstrom im Operationsbereich zu unterbrechen, um gefährliche *Blutverluste aus dem eröffneten Rohr* zu *vermeiden.* Bei Aneurysmaoperationen, Embolektomien oder Thrombektomien ist außerdem das vorübergehende Abklemmen abführender Arterien zu empfehlen, um die *Verschleppung eines Embolus* zu *verhindern.* Schließlich ist der zeitweilige Verschluß eines Hauptgefäßes manchmal zweckmäßig, wenn sich in einem schwerzugänglichen und gefäßreichen Gebiet hierdurch die *Blutung in einem größeren Bezirk herabsetzen* läßt (z. B. durch kurzfristiges Abklemmen beider Aa. carotes ext. zur Resektion ausgedehnter bösartiger Mundtumoren). Für letztere Indikation wird heute in den meisten Fällen die künstliche Blutdrucksenkung vorgezogen (s. II, S. 353).

Will man ein großes Gefäß nur für kurze Zeit abklemmen, dann muß dies so geschehen, daß die Gefäßwand hierbei *keine* schwere, zur Thrombose, Nekrose oder Infektion führende *Quetschung* erleidet. Die dabei benutzten Vorrichtungen müssen einfach und schnell zu bedienen sein, damit das Gefäß nach Wunsch — ohne Gefahr des Abrutschens — sicher verschlossen werden kann und der Operateur möglichst wenig gestört wird. Gewöhnliche Péan- oder Kocher-Klemmen zerquetschen die Gefäßwand und sind zum vorübergehenden Verschluß von Gefäßen ungeeignet.

Auf Abb. 209 sind einige *Hilfsmethoden* dargestellt, mit denen sich eine gewebsschonende, federnde Abklemmung erzielen läßt. In vielen Fällen sind hierzu *Spezialklemmen* empfehlenswert. Die alte Bulldogklemme nach DIEFFENBACH (s. Abb. 214) eignet sich z. B. gut zum Verschluß kleinkalibriger Gefäße. Mit der federnden Klemme nach HÖPFNER (s. Abb. 214) oder HORSLEY (s. Abb. 254) lassen sich auch größere Gefäße zuverlässig abklemmen, vorausgesetzt, daß sie gut zugänglich liegen. Zum zeitweisen Verschluß von *tief* und versteckt *liegenden Gefäßen* sind *länger gestielte* und der jeweiligen Situation angepaßte *Instrumente* vorzuziehen (s. Abb. 226a, 244 und 250). Will man große Gefäße *ohne* völlige *Unterbrechung des Hauptstromes nur seitlich* vorübergehend *abklemmen,* dann eignen sich hierzu flach gebogene Klemmen, wie z. B. die Herzohrklemme nach CRAFOORD (s. Abb. 244), die V. cava-Klemme nach SATINSKY oder die Aortenklemme nach POTTS (s. Abb. 222 b u. c) sowie die Klemme nach BECK (s. Abb. 226 a).

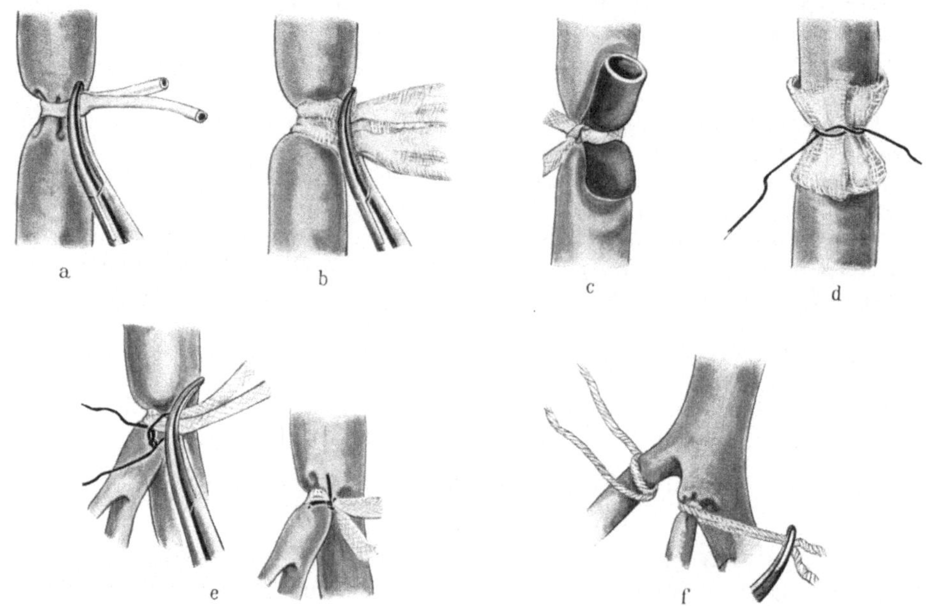

Abb. 209a—f. *Behelfsmäßige Verfahren zum schonenden, vorübergehenden Abklemmen* eines größeren Gefäßes.

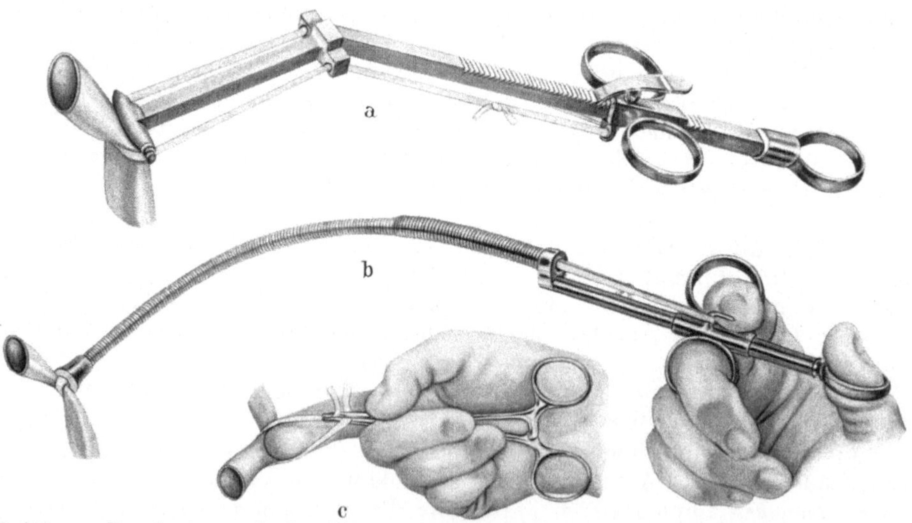

Abb. 210a—c. *Tourniquets zum schnellen Abklemmen und* wieder *Freigeben eines* größeren *Gefäßes*. a Tourniquet nach BETHUNE, Modifikation von LINTON; b Tourniquet nach RUMEL; c mit Nabelbändchen und Finger improvisiertes Tourniquet.

Stumpfe *Klemmen* zum zeitweiligen Verschluß großer Gefäße *müssen zar zufassen*, dürfen aber auch *nicht abrutschen*. Das Abrutschen der Klemme vom Gefäßrohr läßt sich gut verhindern, wenn man die Klemmenbacken mit Mull statt mit Gummi überzieht. Um große Gefäßstämme ohne breite Quetschzone und ohne Abrutschgefahr besonders zuverlässig abzuriegeln, eignen sich ganz *vorzüglich* die *fein gezähnelten Klemmen nach* POTTS [*306, 308*], die nur einen sehr schmalen Gefäßbezirk fassen (s. Abb. 214b, 218). Die optimale Greifstellung, bis zu der diese gezähnelten Potts-Klemmen zugedrückt werden müssen, wechselt mit der Dicke des betreffenden Gefäßes. Vor geplanter Operation legt man die optimale Stellung am besten erst an einer Leichenarterie gleichen Kalibers genau fest.

Um den *Blutstrom* in einem Gefäß *wiederholt schnell unterbrechen und rasch wieder freigeben* zu können, bedienen wir uns eines *Tourniquets* (s. Abb. 210). Solch eine Vorrichtung läßt sich mit Hilfe eines um das Gefäßrohr gespannten Nabelbändchens und dem gegendrückenden Finger provisorisch schnell selbst herstellen. Zuverlässiger arbeiten fertige Tourniquets; wir bevorzugen das Tourniquet nach RUMEL, dessen biegsamer Stiel vom Assistenten so zur Seite gehalten werden kann, daß die Vorrichtung im Operationsfeld nicht stört.

III. Dauernde Unterbrechung eines großen Gefäßes [*378*].

Bei Gefäßen mit *ausreichenden Kollateralen* (s. S. 220) ist die *Abbindung* proximal und distal der Verletzungsstelle das einfachste und am häufigsten geübte Verfahren. Bei ausgedehnten Verwundungen der umgebenden Weichteile, sehr starker Verschmutzung, gleichzeitigen Infektionsprozessen und Frakturen im Gebiet der Arterienverletzung bietet die kunstgerechte Abbindung des verletzten Gefäßes oft bessere Aussichten auf Rettung einer Gliedmaße als Gefäßnähte oder Transplantationen. Eine Versorgung durch Abbindung ist insbesondere immer vorzuziehen, wenn die Gefäßverletzung länger als 8—10 Std zurückliegt, weil später periphere arterielle Thrombosen eine Rekonstruktion der Gefäßbahn in der Regel unmöglich machen.

Damit die Abbindung in einem unübersichtlichen Operationsfeld ruhig vorgenommen werden kann, ist es zu Beginn des Eingriffs notwendig, den *Blutzufluß zum Verletzungsgebiet vorübergehend* zu *unterbrechen* (s. S. 213).

Nun kommt es darauf an, das zu unterbindende *Gefäßrohr* proximal und distal der Verletzungsstelle *klar* zu *isolieren*. Hierzu muß man alles umgebende Gewebe vorsichtig von der Gefäßwand abtragen (s. Abb. 211). Nur so läßt sich der Umschlingungsfaden sicher um das Gefäß führen. Das Miteinbinden von perivasculärem Gewebe in die Gefäßumschlingung muß unterbleiben, weil hierdurch unerwünschte Gewebsnekrosen entstehen können und außerdem leicht perivasculäre Nervenstrukturen mit eingebunden werden, was reflektorisch zur spastischen Verengung erhalten gebliebener Kollateralbahnen führen kann.

Beim präparatorischen Eingehen auf ein Gefäß und bei der operativen Zurichtung einer Gelegenheitsverletzung hat der Operateur sorgfältig darauf zu achten, *keine Kollateralbahnen* zu *beschädigen*, die nach Unterbindung eines Hauptgefäßstammes die Ernährung des peripheren Gliedmaßenabschnittes übernehmen müssen. Die eigentliche *Freilegung des Gefäßrohres* geschieht am besten so, daß man die letzte noch deckende, dünne, perivasculäre Schicht mit der Pinzette anhebt und sie dann, schrittweise vorgehend, mit der Präparierschere unter dauerndem Wechsel von stumpfem Auseinanderdrängen, Spreizen und scharfem Schneiden (s. Abb. 211) abträgt oder unter Zuhilfenahme einer gebogenen Dissektionsklemme (s. Abb. 212) oder mit zwei langen anatomischen Pinzetten abschiebt.

Die *Unterbindung* erfolgt grundsätzlich am „Ort der Not“, *in Nähe der Verletzung*, jedoch im gesunden Gefäßbereich. Unterbricht man das Gefäß dort, wo es anatomisch besonders leicht zugänglich ist, am „Ort der Wahl“, dann werden dabei wichtige Kollateralen unnötig geopfert. An einzelnen Arterien, speziell der A. femoralis distal vom Abgang der A. profunda femoris und an der A. brachialis bestehen sog. „*blinde Segmente*“, das sind längere Strecken ohne große Seitenäste. Bei Verletzungen in diesem Bereich wird auf Grund theoretischer Überlegungen empfohlen, mit der proximalen Unterbindung möglichst noch an

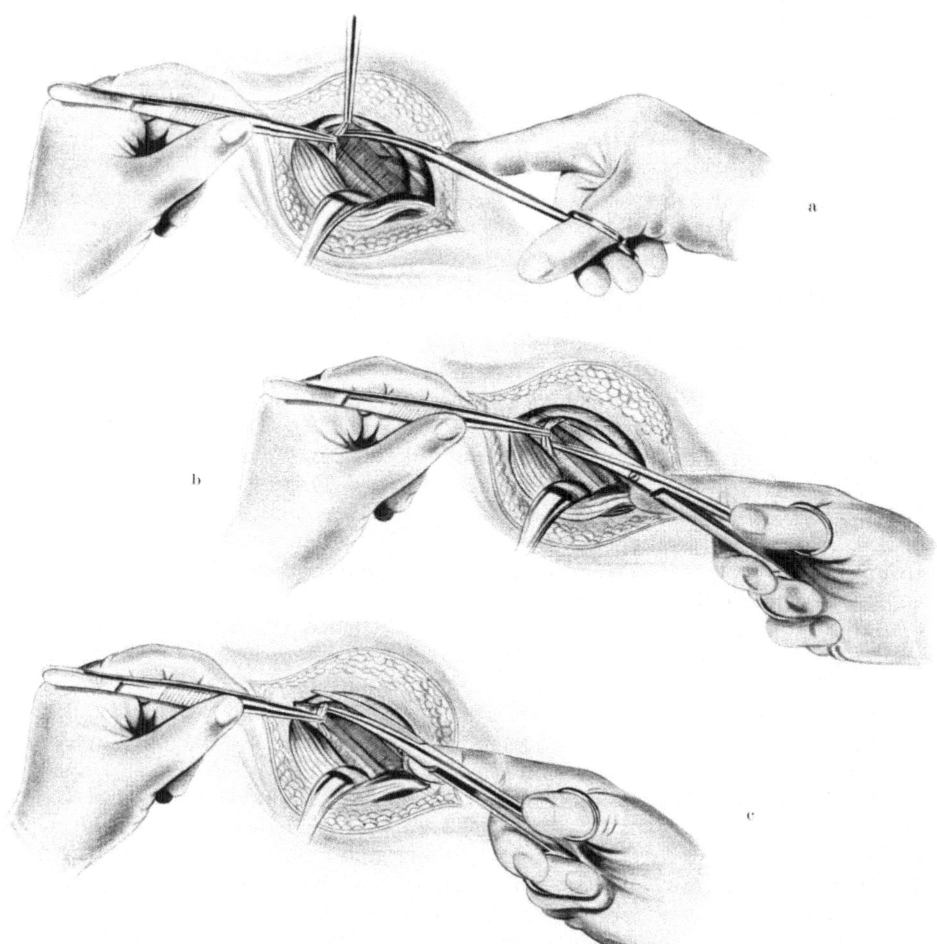

Abb. 211a—c. *Möglichkeiten zum Gebrauch der Schere bei Freilegen eines Gefäßes.* a Stumpfes Tasten und Dissezieren; b Spreizen; c Schneiden.

den nächsten, herzwärts liegenden größeren Seitenast heranzugehen, damit der Blutdruck sich nicht in einem langen Blindsack erschöpft, sondern das Blut vor der Abbindungsstelle mit voller Kraft in die Kollateralen treibt [*172*]. Praktisch hüte man sich hierbei aber sehr davor, unter weitem Freilegen der Schlagader noch unbemerkt erhalten gebliebene Kollateralen zu verletzen.

Nach Abbindung einer Arterie unterbrechen wir die zugehörige Vene nicht in jedem Falle mit. Die Begleitvene wird nur dann unterbunden, wenn sie auch beschädigt ist und später vielleicht der Ausgangspunkt einer Thrombusembolie werden könnte. Die bisherigen klinischen und experimentellen Beobachtungen geben keinen Anhalt dafür, daß sich nach Arterienligatur der Blutumlauf in einer

Extremität durch gleichzeitiges Mitunterbinden der Begleitvene verbessern ließe [*358, 230*].

Bei der *Abbindetechnik* ist *im einzelnen* folgendes zu beachten. Es gilt als Regel, ein abgebundenes *Gefäß* nicht in seiner Kontinuität zu belassen, sondern *zwischen beiden Abbindungen* zu *durchtrennen*. (Ausnahmen: Die Abbindung der A. carotis int. oder comm. bei intrakraniellen Prozessen oder der A. thyreoidea inf. bei der Strumaresektion.) Bei der Durchschneidung wird die vorliegende

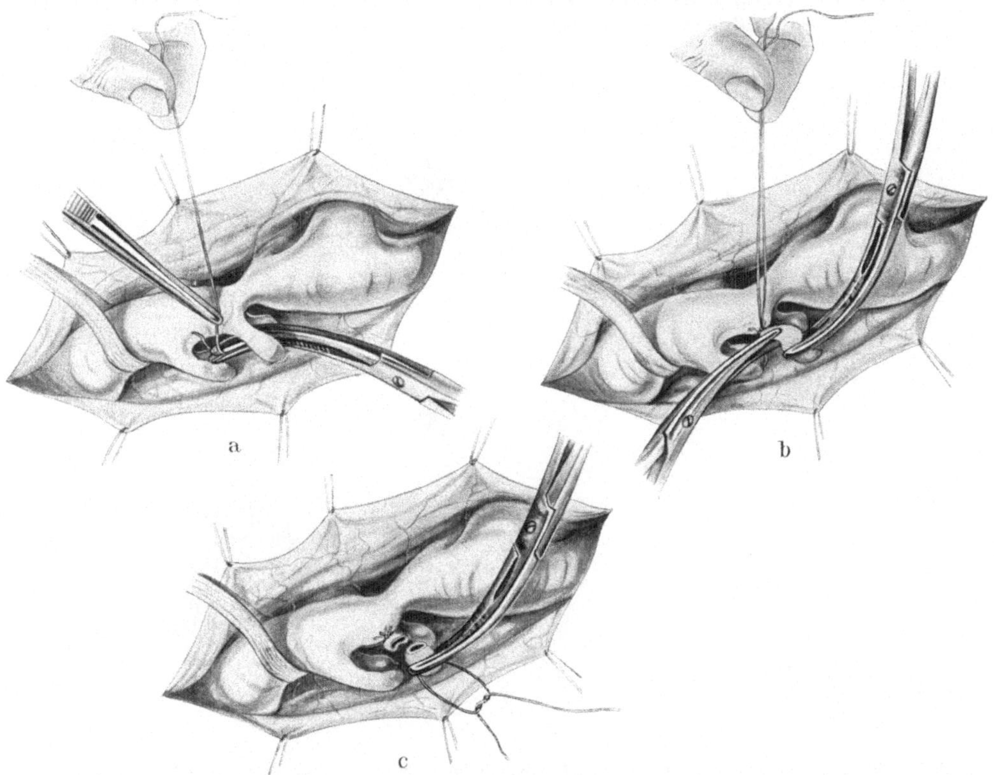

Abb. 212a—c. Technik der *Unterbindung* versteckt liegender *Nebenäste einer großen Schlagader* mittels Overholt-Klemme. An der Einmündung des Nebenastes in das Hauptgefäß wird keine Klemme angesetzt, um das Hauptgefäß nicht aufzureißen.

Strombahn zuverlässiger unterbrochen und außerdem werden sekundäre Blutungen durch die danach einsetzende Thrombose und durch Proliferationsvorgänge besser verhindert. Wahrscheinlich durchbricht man auf diese Weise auch gefäßverengende Reflexe, die von der Abbindungsstelle auf Kollateralgefäße übergehen könnten. Nach alleiniger Abbindung einer Schlagader ohne Durchtrennung des Rohres wird später gelegentlich eine Rekanalisation beobachtet. Ist eine Arterie nach Gelegenheitsverletzungen in weitem Ausmaß gequetscht, dann empfiehlt es sich, die ganze *geschädigte Gefäßstrecke* zwischen 2 Abbindungen im Gesunden zu *resezieren*. Als *Abbindungsmaterial* wählen wir an Extremitätenarterien in der Regel Catgut, für Gefäße in den Körperhöhlen meist Zwirn. Bei versteckt *in unzugänglichen Winkeln* liegenden Gefäßen läßt sich der Abbindungsfaden sicherer ohne Wandverletzung um das Gefäßrohr führen, wenn man statt Kocherrinne und Dechamps (s. II, Abb. 153) eine gebogene Klemme nach Overholt (s. Abb. 212) benutzt.

Um das *Abrutschen der Abbindungsschlinge vom Gefäßstumpf* zu *verhindern*, soll die Fadenschlinge schulmäßig wenigstens so weit vom Stumpfende entfernt liegen, wie der Durchmesser des betreffenden Gefäßrohres ausmacht. Bei den größten Gefäßen wird zur besseren Sicherung proximal eine einfache Abbindungsschlinge und distal außerdem noch eine durch den Gefäßstumpf gestochene Umschlingung angelegt (s. Abb. 213).

Kurze Gefäßstümpfe, die vor einer funktionell entscheidend wichtigen Einmündung in ein anderes Gefäß liegen, z. B. die Stümpfe eines offenen Ductus arteriosus Botalli oder ein kurzer Stumpf der A. femoralis direkt vor dem Abgang

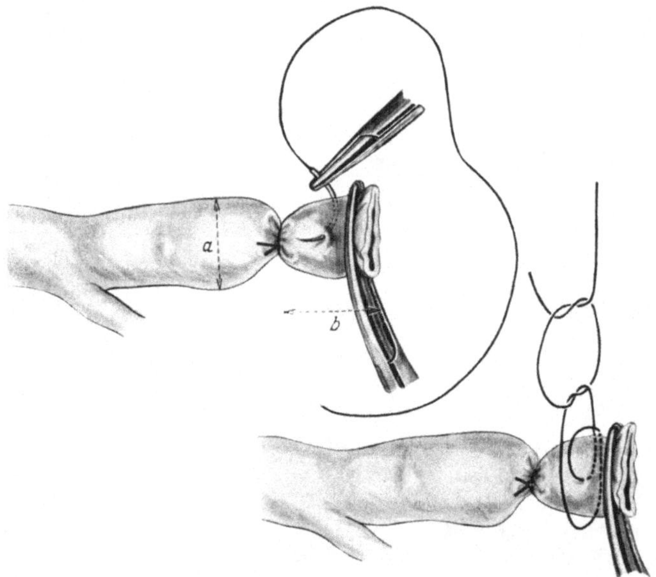

Abb. 213. Um das *Abrutschen* einer *Abbindungsschlinge* zu *verhüten*, soll der Faden schulmäßig so weit vom Stumpfende entfernt liegen, wie der Durchmesser des betreffenden Gefäßrohres ist (a = b). Außerdem empfiehlt es sich, bei dicken Gefäßen immer distal der einfachen Abbindung eine zweite durchstochene Abbindungsschlinge anzulegen.

der A. profunda femoris, kann man meistens zuverlässiger und gewebssparender *durch* eine *Naht* (s. Abb. 214) als durch eine Abbindung *verschließen*. Zum vorherigen Fassen solcher kurzen Gefäßstümpfe ist die gezähnelte Klemme nach Potts (s. Abb. 214b) besonders zu empfehlen.

Die Abbindungsschlinge darf der Operateur nicht ruckartig, sondern nur *vorsichtig* dosierend *zuziehen*, damit die Intima eben gerade aneinander liegt, aber keine zu Thrombosen und Nekrosen führende Quetschung der Gefäßwand eintritt. Jede Verletzung der Intima durch eine scharf zugezogene Fadenschlinge führt zu einer Thrombose, die manchmal nach proximal weiterwächst und hier die nächsthöhere Kollaterale verstopft. Besondere Vorsicht ist in dieser Hinsicht bei älteren Kranken mit atheromatösen Veränderungen geboten. Nach Unterbindungen an der A. carotis communis oder interna können solche Thrombosen gelegentlich zu lebensgefährlichen Hirnembolien führen [*84, 305*]. Um eine intimaverletzende Einschnürung zu vermeiden, lege man die Fadenunterbindungen möglichst nicht über arteriosklerotische Herde. Bei brüchiger Gefäßwand oder in einem durch arterielle Thrombosen und Embolien besonders gefährdeten Gebiet (wie bei der *A. carotis int.*) ist zur Unterbrechung des Gefäßrohres statt des scharf schneidenden Abbindefadens besser ein *Nabel-*

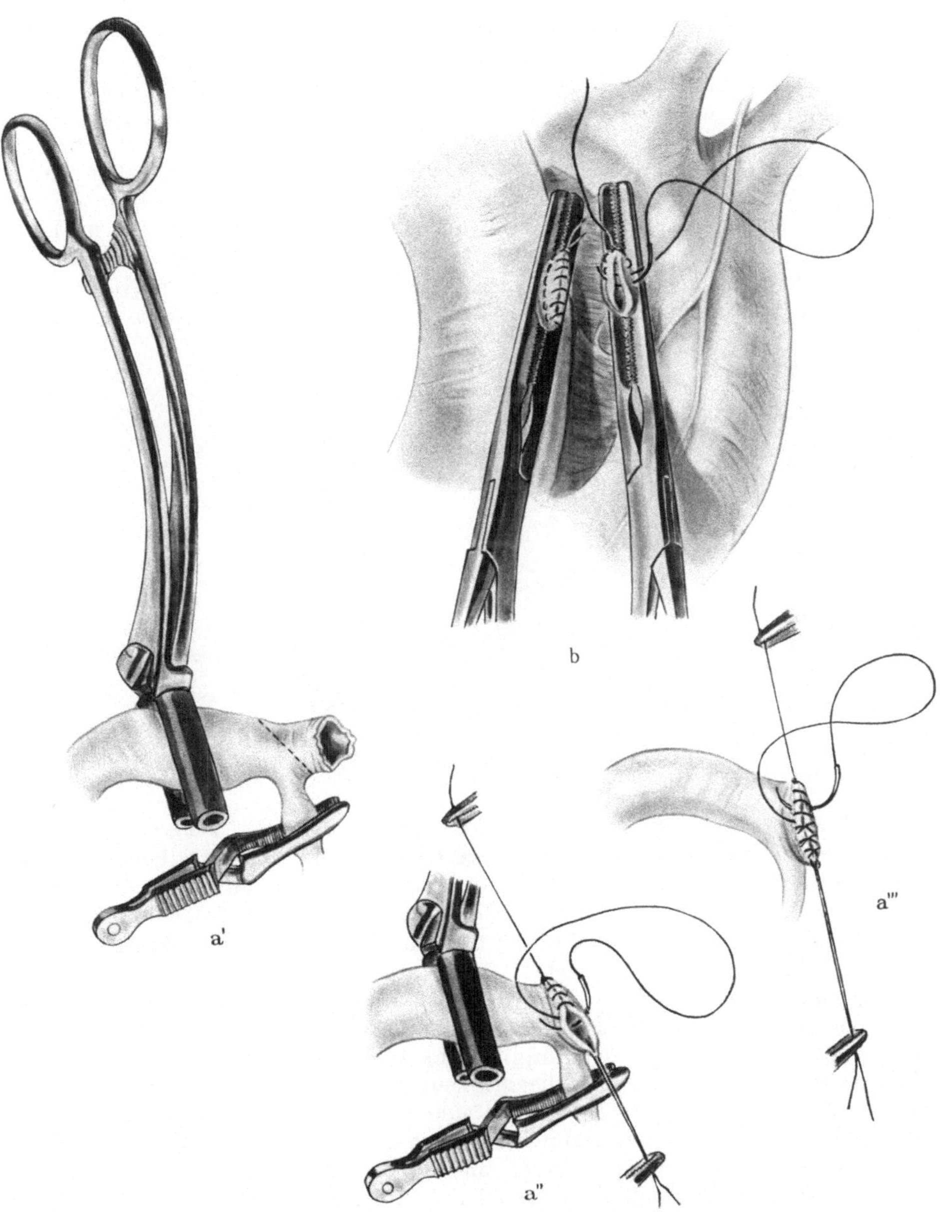

Abb. 214a u. b. *Der Nahtverschluß eines Gefäßstumpfes.* a Nahtverschluß *zur Schonung eines* kurz vor der Verletzungsstelle abgehenden *Kollateralgefäßes*; a′ Abklemmen des Blutstromes im Operationsgebiet am Hauptgefäß mit federnder HÖPFNER-Klemme, am Nebengefäß mit Bulldogklemme nach DIEFFENBACH; a″ und a‴ Nahtverschluß des Gefäßstumpfes mit überwendlicher, fortlaufender, zweireihiger Naht; b zum *Verschluß sehr kurzer Gefäßstümpfe*, hier eines durchtrennten, offenen Ductus Botalli, schonendes Abklemmen des kurzen Stumpfes durch gezähnelte Klemmen nach POTTS. Fortlaufende zweischichtige Naht, erste Schicht (rechts) matratzenförmig, erste und zweite Schicht (links) überwendlich.

bändchen, ein *Fascienstreifen* oder ein breites *seitliches Einfalten* der Gefäßwand (s. Abb. 215) zu empfehlen. (Über die besonderen Probleme bei Unterbrechung der *terminalen Aorta* s. S. 251.)

An großen Arterien, deren plötzliche Verlegung wahrscheinlich zu bedrohlichen Störungen führen würde, z. B. der *A. carotis int.*, ist — wo möglich — zunächst *nur* eine *teilweise Einengung* anzuraten. An der A. carotis int. ist dies insbesondere dann notwendig, wenn sich nach 10 min dauernder probeweiser Kompression cerebrale Symptome zeigen (*Matassches Zeichen*). Diese Teilverlegung läßt sich am schonendsten durch einen *Fascienstreifen* erzielen, der erst locker um das Arterienrohr geknotet und dann durch Zwirnnähte fein dosierbar auf das gewünschte Maß gespannt wird [*84*]. Auch wenn sich die Fascienzügel im Laufe der Zeit wieder lösen, verhindert der inzwischen gebildete Bindegewebsgürtel die Wiederausdehnung des Gefäßrohres. Eine andere, auch an der Carotis erprobte Methode zur Verengung des Lumens besteht in der *breiten seitlichen Einfaltung*

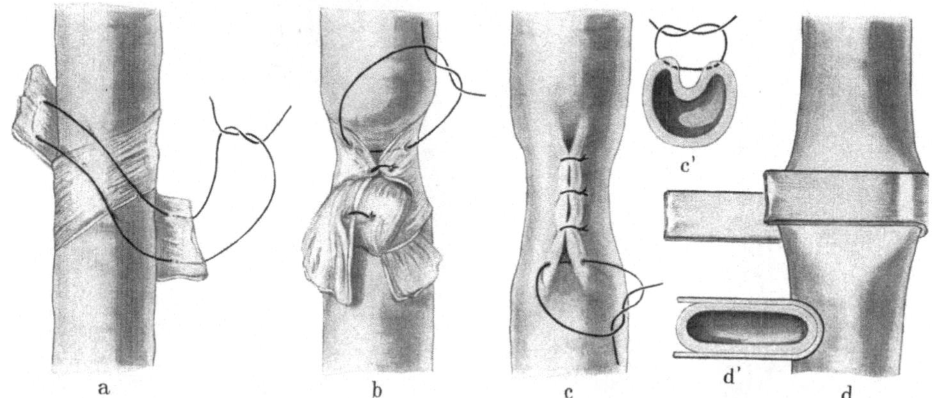

Abb. 215a—d. *Methoden zur teilweisen Einengung einer größeren Arterie*; a und b mittels Fascienstreifens; c durch seitliches Einfalten; d durch Metallband. In der Regel ist die Drosselung durch Fascienstreifen vorzuziehen.

durch Nähte [*305*]. Ist eine *schrittweise*, aber schließlich *vollständige Verlegung* erwünscht, dann wird der *Fascienzügel mit* einem Streifen *proliferationsanregenden Kunststoffes* (s. S. 255) unterlegt oder — an der A. carotis int. — die *Schraubenklemme nach* Killian (s. Abb. 572, Bd. V) oder eine Blalock-Klemme [*116*] zu Hilfe genommen, die das Gefäß durch tägliche, immer etwas stärkere Einengung nach 8—14 Tagen völlig blockiert.

Die nach Unterbrechung eines größeren Gefäßstammes auftretenden Folgeerscheinungen hängen in erster Linie von der Leistungsfähigkeit der verbliebenen *Kollateralbahnen* [*314*] und der Empfindlichkeit des zu versorgenden Gewebes ab. Nach vielfältigen klinischen Beobachtungen sind die *Gefahren der Unterbindung für einzelne Gefäßabschnitte* im großen und ganzen vorherzusagen [*385*]. *Ohne ernstere Folgen* ist die Unterbindung der einzelnen Halsarterien (mit Ausnahme der A. carotis communis oder der A. carotis interna), die Unterbrechung der A. gastrica sin. und der A. gastroepiploica sin. (bei Erhaltung der von rechts an den Magen herantretenden Randarkaden), die Ligatur der A. lienalis, der A. iliaca interna, der A. profunda femoris und *einer* der beiden Hauptarterien unterhalb von Knie und Ellbogen. In all diesen Fällen wird der Operateur bei Verletzungen das Gefäß nicht durch Naht, sondern durch Ligatur versorgen. — Es kommt auch *meistens zu keiner Gangrän* — besonders nicht in der Friedenschirurgie bei Kranken in gutem Allgemeinzustand —, wenn man die A. subclavia, A. axillaris, A. brachialis, A. iliaca ext. oder die A. femoralis (unterhalb des Abganges der A. profunda femoris) unterbricht. Häufig zeigen sich *aber* nach diesen Eingriffen mehr oder weniger starke Schäden des Versorgungsgebietes infolge einer *relativen Mangeldurchblutung* (Cyanose, Ödem, Temperaturherabsetzung und Kälteempfindlichkeit, leichte Ermüdbarkeit, Schwund und Verhärtung der Muskulatur, Lähmungen und Kontrakturstellungen [*403*]). — Mit einer *gefährlichen Ernährungsstörung* ist zu rechnen nach Unterbindung der A. anonyma, der A. iliaca communis, der A. femoralis oberhalb des Abgangs der A. profunda femoris, der A. poplitea, der A. renalis [*80*] oder der A. hepatica [*146, 265, 124, 63, 192, 310, 315, 276, 19*]. Die Unterbindung der A. carotis communis oder interna wird vom Jugendlichen oft vertragen und kann auch beim Erwachsenen ungefährlich sein, wenn intrakranielle Gefäßanomalien (z. B. Aneurysmen) die Kollateralbahnen im Gehirn schon vor der Ligatur verbessert haben. Liegen diese Verhältnisse aber nicht vor, dann führt der Eingriff (häufig besonders bei über 35 Jahre alten Personen) zu bedrohlichen Ernährungsstörungen des Gehirns. — Immer *tödlich* ist die Unterbindung der Aorta oberhalb der Nierengefäße.

Die allermeisten Venen können *ohne ernste Gefahr unterbrochen* werden. Über die Folgen einer Unterbindung der V. cava unterhalb des Abgangs der Nierengefäße, der V. iliaca und V. femoralis s. II S. 546. Die Verlegung beider Vv. jugulares int. [*115, 406*] oder der V. cava sup. oberhalb der Einmündung der V. azygos [*35*] ruft erhebliche Stauungserscheinungen hervor, die sich aber im Laufe der Zeit bessern können. Die *Unterbindung der V. cava unterhalb* der Einmündung der *V. azygos* [*372, 216*] *oder oberhalb des Einflusses der Nierenvenen* [*319*] *und* die dauernde *Unterbrechung der V. portae* ist — außer beim portalen Hochdruck — *mit dem Leben nicht vereinbar.*

Die nach Unterbrechung einer bestimmten Gefäßbahn auftretenden *Störungen werden* zum großen Teil *vom Allgemeinzustand* des betreffenden Kranken sowie von den vorliegenden Begleitverletzungen *mitbeeinflußt* und lassen sich deswegen nicht genau nach Prozenten abschätzen. Eine von der Unterbindungsstelle nach proximal fortschreitende Thrombose, Weichteilwunden oder Knochenbrüche, die häufig eine Schädigung der Nebengefäße mit sich bringen, Schockzustände, die für sich allein schon mit peripherer Mangeldurchblutung einhergehen, sowie Alter und Arteriosklerose verschlechtern die Aussichten einer Gefäßunterbindung erheblich. Andererseits sind die schädlichen Folgen einer Schlagaderligatur wesentlich geringer, wenn sich, z. B. bei langsam wachsenden Geschwülsten oder Aneurysmen, schon lange vor der Unterbindung ein verstärkter Kollateralkreislauf ausgebildet hat.

Der Chirurg möchte gerne *vor der Operation* die im Einzelfall vorliegende *Prognose einer bestimmten Gefäßunterbindung* an den Gliedmaßen im voraus *abschätzen*. Alle hierzu vorgeschlagenen „*Kollateralzeichen*" sind unsicher und geben keine zuverlässige Auskunft über die Lebensfähigkeit und Funktionskraft einer Extremität nach Abbindung der Hauptschlagader. Am ehesten darf man noch dem *Henle-Lexer-Coenenschen Zeichen* trauen, wonach man eine Gliedmaßenarterie unterbinden darf, wenn es aus der Arterienwunde bei zentraler Abklemmung des Rohres rückläufig in hellrotem Strahl rhythmisch spritzt. Stich schlägt vor, noch während des Eingriffes — nach vorübergehender Abklemmung der Arterie — den körperfernen Gliedabschnitt zu besichtigen; bleibt dieser bei viertelstündiger Beobachtung marmoriert, kalt und blaß, dann sind die Kollateralbahnen ungenügend. Fehlt andererseits direkt distal einer alten Verletzung oder eines Aneurysmas die Gefäßpulsation, zeigt aber die Extremität peripher keine Ischämiesymptome, so wird die operative Unterbrechung dieses Gefäßes in der Regel vertragen. Zur Prüfung der Blutversorgung bringt Hotz nach Abklemmen der fraglichen Schlagader kleine Einschnitte in die Haut des distal gelegenen Gebietes (Finger oder Zehen) an. Nach Korrotkoff ist die Blutversorgung durch Nebenbahnen ungenügend, wenn nach dem Verschließen des verwundeten Gefäßrohres der Blutdruck im distalen Gliedmaßenabschnitt unter 30 mm Hg liegt. MOSZKOWICZ macht die betreffende Extremität zunächst durch Hochlagern und Umwickeln mit elastischen Binden blutleer; dann unterbricht er das zu unterbindende Hauptgefäß durch vorübergehendes Abklemmen oder digitale Kompression. Die nach Abnahme der Binden auftretende reaktive Hyperämie gibt Hinweise auf die Funktionstüchtigkeit der Kollateralen. Wenn z. B. am Bein die reaktive Hautrötung nicht wenigstens die Knöchel erreicht, sind die Kollateralen ungenügend. Über das *Matassche Zeichen* zur Prüfung der kollateralen Zirkulation im Gebiet der A. carotis s. S. 220. *Erfahrungsgemäß* ist die *kollaterale Versorgung* an den Gliedmaßen *häufig ungenügend, wenn* zum Gefäßschaden ausgedehnte *frische Verwundungen* hinzukommen, wenn zusätzlich *Frakturen* vorliegen oder ausgedehnte *Narben* von früheren Verletzungen bestehen. Die oben aufgeführten klinischen Prüfungen sollte man in Zweifelsfällen immer — notfalls bei der Operation — durch *Arteriographie* und *Oscillographie* ergänzen.

Bei ungenügender Ausbildung der Nebenbahnen kann man — falls es sich nicht um einen Noteingriff handelt — *vor* der geplanten *Unterbrechung des Hauptgefäßes* versuchen, die *Kollateralversorgung* zu *verbessern.* Hierzu sind die *präliminare Resektion des übergeordneten Grenzstrangganglions* (für die Arme Th II und III, für die Beine L I—IV) und die *wiederholt* durchgeführte *Kompression des* zu unterbindenden *Gefäßes* die wichtigsten Maßnahmen. Das Ganglion L I darf wegen der nach doppelseitiger Exstirpation auftretenden Ejaculationsstörungen nur einseitig reseziert werden. Bei jüngeren Kranken beschränkt man sich am besten auf die Wegnahme von L II—III. Eine weitere Möglichkeit besteht in der *teilweisen operativen Drosselung* des später zur vollständigen Unterbrechung vorgesehenen Gefäßes *mittels Fascienbandes* (s. Abb. 215). Stellt sich heraus, daß schon die teilweise Drosselung zur gefährlichen Mangeldurchblutung führt, dann kann man das Fascienband nach 24 Std meistens noch ohne ernstlichen Dauerschaden wieder entfernen.

Die *nach Unterbindung einer größeren Schlagader in Erscheinung tretenden Störungen* lassen sich durch eine Reihe von Hilfsmitteln *vermeiden.* Zunächst sind *alle Momente* zu *beseitigen, die* eine *periphere Mangeldurchblutung begünstigen.* Hier stehen postoperative *Schockzustände* an erster Stelle. Beim geringsten Verdacht auf einen Blutungskollaps sollte man, wenn keine besondere Kontraindikation vorliegt (s. II, S. 405), statt zuwenig Blut lieber etwas zuviel transfundieren, um damit die Eröffnung unbenutzter Kollateralen zu begünstigen [*323, 174*]. Im Anschluß an die Unterbrechung einer Hauptarterie legen wir *das zu versorgende Gebiet* (Kopf oder Gliedmaße) *horizontal in Herzhöhe.* Nach Venenunterbindung erleichtert zwar eine Hochlagerung den Rückstrom, erschwert aber bei Schlagaderverlegung den arteriellen Zustrom durch erhalten gebliebene Nebenbahnen. Die von der Gefäßunterbrechung betroffene Extremität ist *vor Wärme und Kälte* zu *schützen*; Wärme ruft Stasen in der Endstrombahn hervor und erhöht den Stoffwechsel, Kälte führt zur Konstriktion der peripheren Gefäße. Am besten packt man die Extremität zur Erhaltung der Körperwärme in Watte ein und überdeckt sie zum Schutz vor mechanischem Druck mit einem Drahtbügel. Für die Erhaltung einer Gliedmaße nach Verlegung eines Hauptgefäßes scheint eine Außentemperatur von 33° C, wie sie sich unter der Bettdecke durch die Körperwärme von selbst einstellt, optimal [*365*].

Um nach plötzlicher Unterbrechung einer Hauptschlagader einer spastischen Verengerung der Kollateralen vorzubeugen und um eine Dilatation erhalten gebliebener Gefäße zu erreichen, ist weiterhin die *Ausschaltung übergeordneter Grenzstrangganglien* (für den Kopf das Ganglion stellatum, für die Arme das Ganglion thoracale II und III, für die Beine das Ganglion lumbale I—IV: s. o.) zu erwägen [*92, 262, 374*]. Bei leichteren Störungen wird, 2—3mal innerhalb von 24 Std, wiederholt eine *Grenzstrangbetäubung* (s. II, S. 159) mit 1%igem Novocain ohne Adrenalin vorgenommen. Bei plötzlicher Verlegung einer Arterie, die, wie z. B. bei der A. carotis int. oder der A. poplitea, erfahrungsgemäß häufig zu gefährlichen Störungen führt, ist eine *Daueranaesthesie* des entsprechenden Ganglions (s. II, S. 114) oder die *Grenzstrangresektion* (s. o.) zu empfehlen. Die genannten Eingriffe am Grenzstrang sind *kontraindiziert*, solange Schockzustände vorliegen oder im versorgten Gebiet Infektionsprozesse bestehen. *Zurückhaltung mit der Sympathektomie* ist auch *bei* alten Leuten mit schwerer, generalisierter Arteriosklerose (apoplektiforme Insulte in der Vorgeschichte; Konzentrationsvermögen der Niere unter 1018) geboten. Bei Kranken in schlechtem Allgemeinzustand soll der Operateur die Sympathektomie nicht gleichzeitig mit der Gefäßoperation vornehmen. Ist aus irgendwelchen Gründen die Unterbindung eines entscheidend wichtigen Gefäßes (A. carotis int. oder A. poplitea) längere Zeit vorherzusehen, so führen wir die Grenzstrangresektion lieber schon 14 Tage vor der Gefäßligatur (s. o.) aus. Die Indikation derartiger Eingriffe am Sympathicus zusätzlich zur Unterbrechung einer Schlagader ist noch nicht in allen Punkten befriedigend geklärt [*92, 213, 295*]. Eine Verschlechterung der Blutversorgung, eine sog. paradoxe Reaktion, wird jedoch nach der Grenzstrangausschaltung bei *akuter* Ischämie selten beobachtet, vielmehr zeigt das Verfahren — im Gegensatz zu den schlechten Spätergebnissen bei chronischen Durchblutungsstörungen (s. S. 266) — oft so eindrucksvolle Besserungen der Blutversorgung, daß man bei akuter Gefäßverletzung (wenn keine besondere Kontraindikation vorliegt, s. o.) darauf zurückgreifen sollte. (Über weitere, konservative Maßnahmen bei akuter Verlegung einer Hauptschlagader s. S. 259, Kap. „Arterielle Embolie".)

IV. Naht einer seitlichen Gefäßwunde.

Kleine Löcher in dicken *Venen* lassen sich manchmal durch einfache *Ligaturen* verschließen (s. Abb. 216a). Dazu klemmt der Operateur die Gefäßwunde mittels einer Billroth- oder Péan-Klemme an, zieht die Venenwand vorsichtig zipfelförmig aus und bindet mit Zwirn ab. Für *Arterien* ist dieses Verfahren aber immer abzulehnen. Hier ist auch die kleinste seitliche Wunde in jedem Fall wenigstens durch eine *Naht* (s. Abb. 216b u. c) zu versorgen.

Größere Wunden an dicken Gefäßen erfordern *immer* einen *Nahtverschluß*. Am leichtesten lassen sich schlitzförmige oder lappenförmige Einrisse zunähen (s. Abb. 216d—g). Quer verlaufende Wunden eignen sich nur dann zur einfachen Naht, wenn sie nicht mehr als die Hälfte des Gefäßumfanges betreffen. Solche Wanddefekte kann man längs, schräg oder quer zusammenziehen. Die Längsnaht führt leicht zu stärkerer Einengung des Gefäßrohres, während die Quernaht die Gefäßlichtung eher vergrößert. Die Quernaht reißt auch weniger leicht ein, führt aber zu einer gewissen Abknickung der Gefäßachse. Im allgemeinen ist es zu empfehlen, seitliche Defekte quer oder wenigstens schräg zur Gefäßachse zu vernähen. Bei größeren, quer verlaufenden Wunden und auch bei kleineren Einrissen mit stark geschädigten und unregelmäßig begrenzten Wundrändern ist die völlige Durchtrennung des Gefäßrohres und die Anastomosierung gesunder Stümpfe der seitlichen Naht meistens vorzuziehen.

Bei der Naht einer seitlichen Gefäßwunde wird *jeder Faden durch alle Wandschichten*, Adventitia, Media und Intima, geführt. Zweckmäßig fixiert dabei der Operateur die Nahtlinie zunächst durch *Haltefäden*. Hierdurch lassen sich die Wundränder übersichtlich darstellen, außerdem kann man auf diese Weise einen Wanddefekt schlitzförmig verziehen (s. Abb. 216g) und so die erwünschte Auskrempelung der Intima leichter erreichen.

Welche Nahtmethode zu wählen ist, hängt weitgehend vom Charakter der vorliegenden Wunde und der persönlichen Erfahrung des einzelnen Chirurgen ab. Bei seitlichen Wandverletzungen kommt man in vielen Fällen mit der einfachen fortlaufenden, überwendlichen Naht aus (s. Abb. 216d). Diese Technik ist besonders dem in der Gefäßchirurgie weniger Geübten zu empfehlen. Matratzennähte (s. Abb. 216e—g) schützen besser vor einem Ausreißen des Fadens im Gewebe. In der Regel genügt die einschichtige Naht (s. S. 210). Zweischichtige Nähte

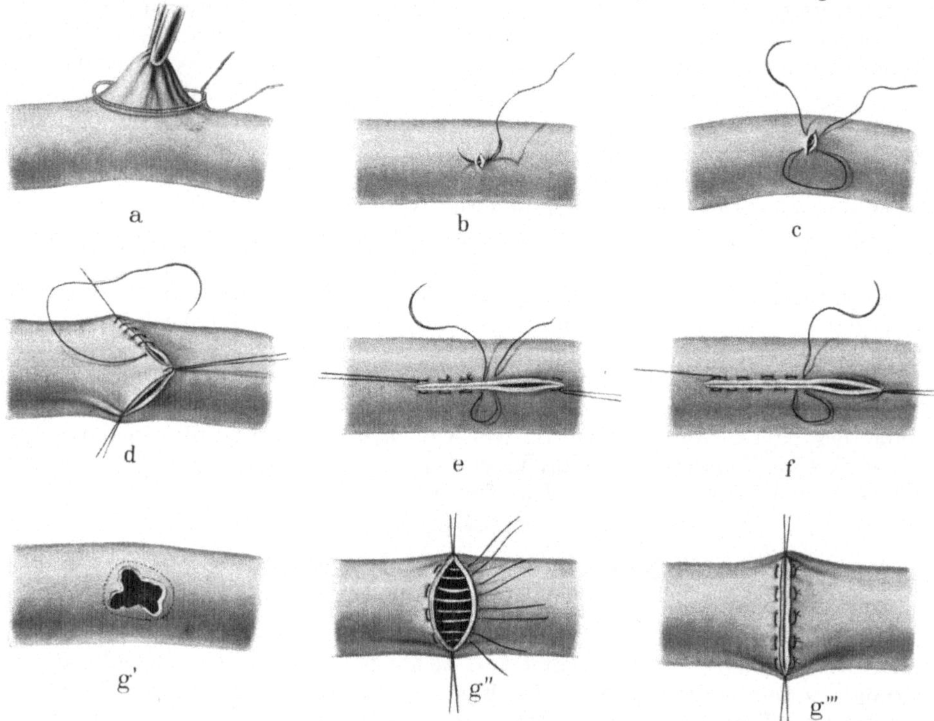

Abb. 216a—g. *Verschluß einer seitlichen Gefäßwunde.* a Abbinden nach zipfelförmigem Ausziehen der Gefäßwand ist unzuverlässig und nur bei kleinen Löchern in Venen möglich. Bei Arterien ist nur ein Nahtverschluß erlaubt; b und c kleinste Gefäßwunden lassen sich durch einfache oder doppelte Umstechung verschließen; d zipfelförmige Gefäßwunde, nach Ausrichten durch 3 Haltefäden mit überwendlicher, fortlaufender Naht verschlossen; e und f schlitzförmige, axial verlaufende Gefäßwunde, durch einzeln gesetzte oder fortlaufend angelegte evertierende Matratzennähte verschlossen; g Nahtverschluß einer größeren Gefäßwandlücke; g′ Glätten der Wundränder; g″ queres Verziehen durch Haltefäden; wegen der größeren Spannung der Wundränder werden zunächst alle Fäden als evertierende Einzelmatratzennähte gelegt und dann erst geknotet; g‴ die fertige Naht.

führen — bei längs verlaufenden Wunden besonders leicht — zu einer starken Einengung des Gefäßlumens.

Bei größeren Wunden des Gefäßrohres — *nach Gelegenheitsverletzungen und Kriegsverwundungen — führt die seitliche Naht* erfahrungsgemäß leicht *zu* verstopfenden *Thrombosen* und zu *Nahtdehiszenzen*. Man entschließe sich in solchen Fällen *grundsätzlich* zur *Resektion* des beschädigten Gefäßabschnittes 1 cm weit im klinisch Gesunden mit *End-zu-End-Anastomose der Stümpfe* (s. u.) *oder* zur *Überbrückung* der Rohrlücke *durch ein Gefäßtransplantat* (s. S. 233).

V. Anastomosierung zweier Gefäße.

1. Die End-zu-End-Vereinigung zweier Gefäßrohre [*102*, *59*, *170*, *370*].

Um eine End-zu-End-Anastomose zweier Gefäße durchführen zu können, müssen sich beide *Stümpfe spannungsfrei aneinanderbringen* lassen. Die frisch

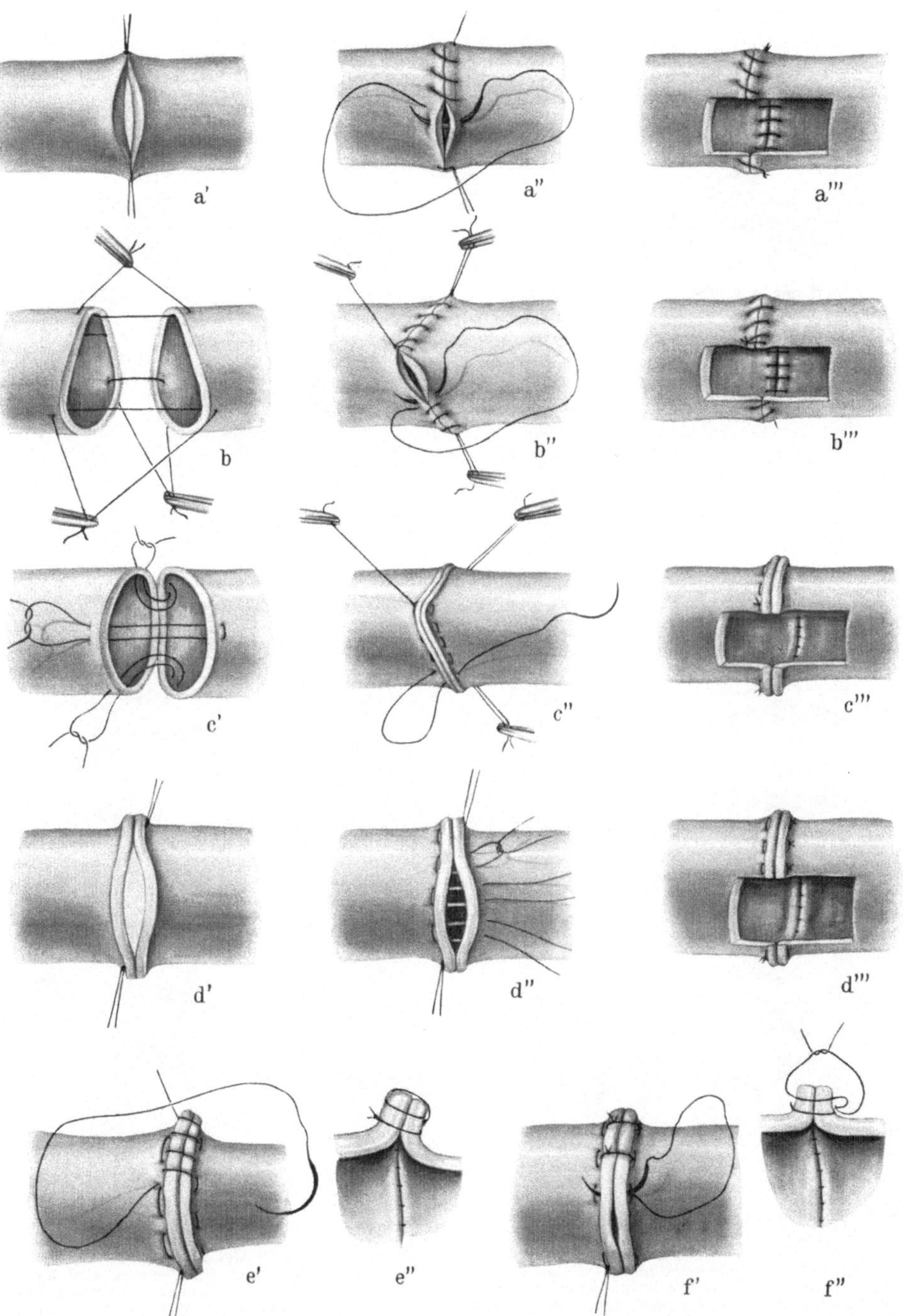

Abb. 217a—f. *Die End-zu-End-Vereinigung zweier Gefäßrohre. Einreihige Nähte* (a, b, c und d) sind die ***Methode der Wahl.*** a und b Nach Anlage von 2 oder 3 Haltefäden Anastomose mit einreihiger, ***überwendlicher, fortlaufender Naht***; c und d nach Anlage von evertierenden Haltefäden Anastomose mit fortlaufender (c) oder mit einzeln gesetzter (d) ***evertierender Matratzennaht***. Beachte, wie sich bei der evertierenden Matratzennaht (c''' oder d''') die Intima besser auskrempelt und weniger Nahtmaterial mit dem Blutstrom in Berührung kommt, als bei der überwendlichen Naht (a''' oder b'''). ***Zweireihige Nähte***, e fortlaufend, f einzeln gesetzt; nur ausnahmsweise, etwa bei Anastomosen von dicken Gefäßen (Aorta) mit schweren Wanderkrankungen notwendig. Um für die zweite Nahtreihe genügend Wandmaterial zur Verfügung zu haben, muß man die erste Nahtreihe etwas weiter als sonst, statt 1 etwa 3 mm, vom Wundrand entfernt legen. Durch die Matratzennaht lassen sich geringe Durchmesserunterschiede zwischen einem dickeren Wirtsgefäß, z. B. der Aorta oberhalb eines Aneurysmas (e', links) und einem dünneren Aortentransplantat (e', rechts) ausgleichen, wenn man bei gleicher Stichzahl an dem dickeren Gefäß den Abstand der Einstiche jeder einzelnen Matratze etwas weiter (z. B. 2 mm) und an dem dünneren Gefäß etwas enger (z. B. 1 mm) voneinander setzt. Hierdurch wird das dilatierte kranke Wirtsgefäß etwas zusammengerafft und das elastische Transplantat etwas geweitet. Undichtigkeiten, die dabei durch Aufstülpen der Wundränder auftreten können, werden durch die darübergesetzte überwendliche Naht beseitigt.

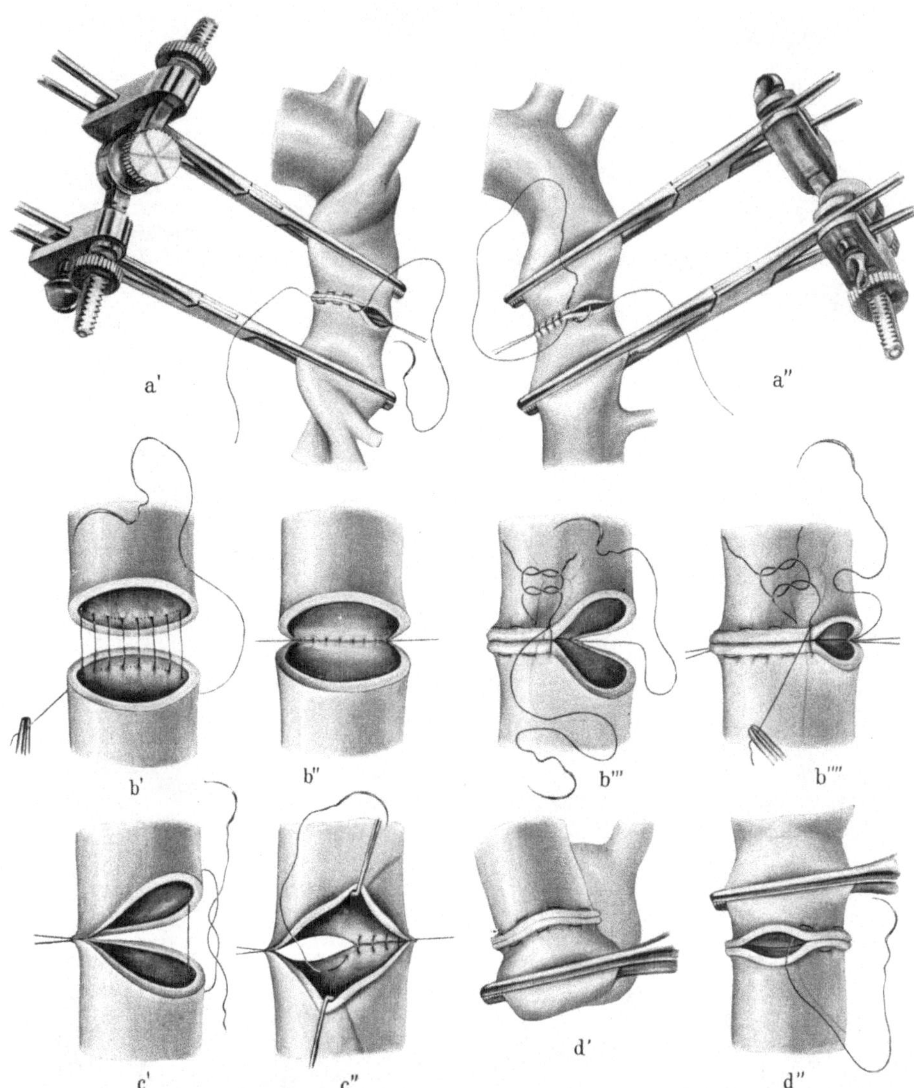

Abb. 218a—d. *Methoden zur Erleichterung der Hinterwandnaht* bei End-zu-End-Vereinigung zweier Gefäße. a Die Gefäßhinterwand wird durch *Verdrehen der Gefäßachse* um 180° vorübergehend zur Vorderwand gemacht. Dies gelingt an peripheren Gefäßen durch Haltefäden. An der Aorta muß man die Gefäßstümpfe mit Pottsschen Klemmen zuverlässig fassen und hiermit die Achsendrehung des Gefäßes vornehmen. Am besten wird hierzu der Adaptor nach POTTS-BROM benutzt, der die Klemmen unverrückbar festhält und der gezielte Seiten- und Winkelverschiebungen der Klemmen zur idealen Einstellung der Wundränder ermöglicht. Wir bevorzugen an der Hinterwand, die nach Rückdrehen des Gefäßes nur noch schlecht zugänglich ist, eine fortlaufende, evertierende Matratzennaht, die am besten abdichtet. An der Vorderwand, wo sich Nahtundichtigkeiten leicht durch zusätzliche Knopfnähte ausgleichen lassen, ist eine überwendliche (bei Jugendlichen unter 5 Jahren einzeln gesetzte, sonst fortlaufende) Naht vorzuziehen, die das Gefäß weniger einengt. b *Fortlaufende evertierende Matratzennaht* der Hinterwand von vorne her *nach* BLALOCK. Die Naht kann man bei noch klaffenden Wundrändern legen (b'), man braucht sie erst nach Anlage aller Stiche zuziehen (b''), und es ragt kein Nahtmaterial ins Gefäßlumen; b''' zeigt die Verankerung der fortlaufenden Hinterwandnaht an den Ecken durch Verknoten mit dem Faden einer überwendlichen Knopfnaht; b'''' zeigt die Verankerung der fortlaufenden, evertierenden Matratzennaht in der Mitte der Vorderwand. c *Hinterwandnaht durch fortlaufende überwendliche Naht von vorne* her. Hierbei kommt mehr Nahtmaterial mit dem Blutstrom in Verbindung als bei b, was bezüglich der Thrombosegefahr an großen Arterien aber keine ausschlaggebende Bedeutung hat (s. S. 210). d Die erste *Hinterwandnaht bei Einschaltung eines Gefäßtransplantates* läßt sich auch durch Hochschlagen des Transplantates erleichtern.

hergestellte Anastomose verträgt schon wenige Stunden nach der Naht übernormale Blutdruckwerte, reißt aber verhältnismäßig leicht durch Längszug

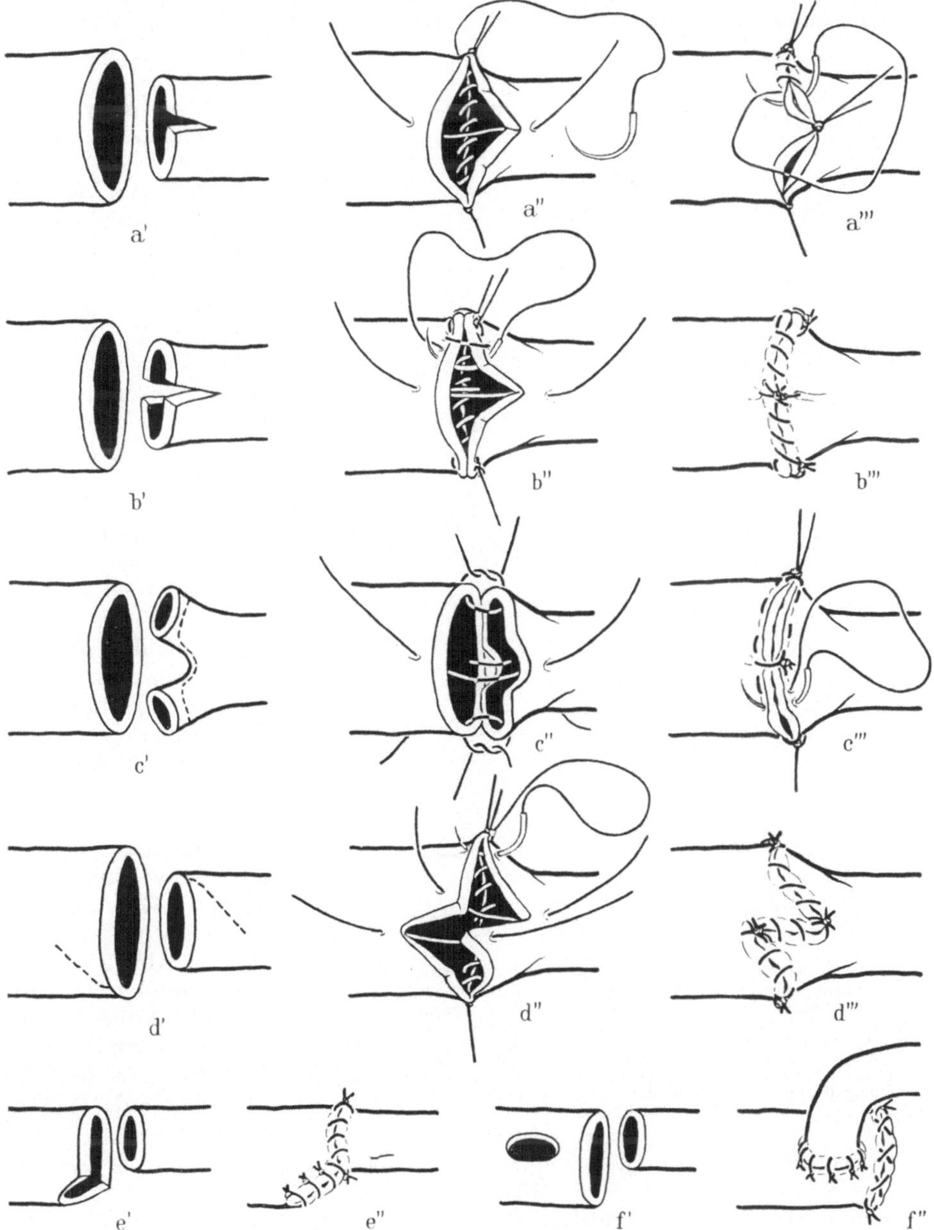

Abb. 219a—f. *Ausgleich größerer Unterschiede im Gefäßdurchmesser bei der End-zu-End-Anastomose.* Die Methoden a, b oder c sind vorzuziehen.

auseinander [*255*]. Bei Verlust von *mehr als 2 cm* Gefäßlänge ist in der Regel keine genügend spannungsfreie Adaptation der Stümpfe mehr möglich. Manchmal lassen sich in diesen Fällen die von einem größeren Zwischenraum getrennten

Stümpfe durch eine weitgehendere Freilegung des Gefäßes und eine entsprechende Stellung der benachbarten Gelenke zur Berührung bringen. Die Entspannungsstellung der Gliedmaßen ist mindestens 14 Tage lang aufrechtzuerhalten und darf danach nur allmählich aufgegeben werden. Statt solcher Notbehelfe ist zur Überbrückung größerer Gefäßdefekte die *Einschaltung eines Transplantates* (s. S. 233) vorzuziehen.

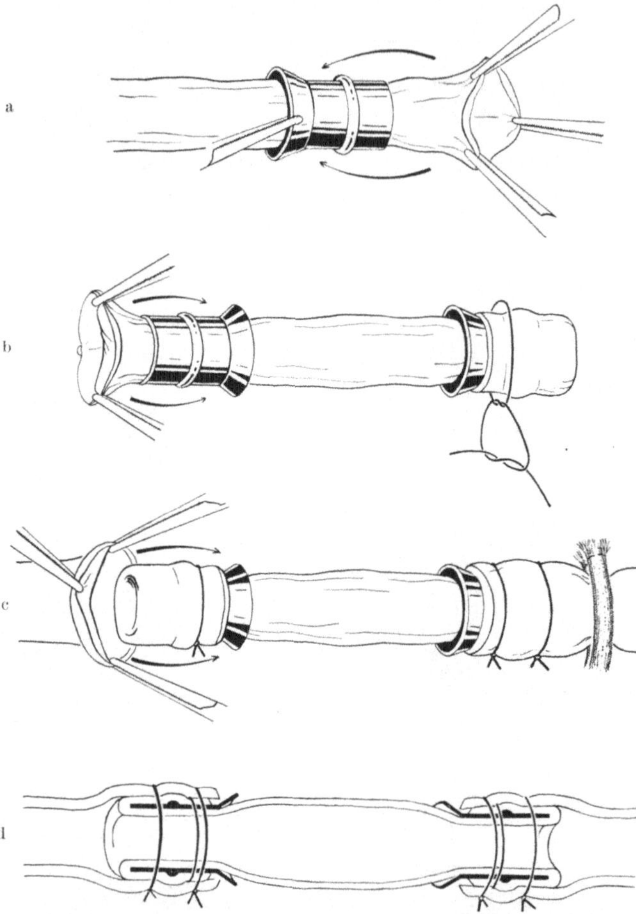

Abb. 220a—d. *Überbrückung* einer Arterienlücke *mit Venentransplantat* unter Benutzung der *nahtlosen Anastomose durch Vitalliumringe nach* BLAKEMORE. a und b Umkrempeln der Enden eines Venentransplantates über Vitalliumringen und Befestigung des Venenstückes auf den Ringen mit kräftigen Zwirnsfäden; c die innen und außen durch Venenwand bekleideten Ringe werden in die zu verbindenden Arterienstümpfe gesteckt und dort durch zwei weitere Abbindungen festgehalten; d nach Fertigstellung der Anastomose wird der Blutstrom nur durch intimabekleidete Gefäßrohre geleitet.

Zur End-zu-End-Anastomose durch ringförmige Naht empfiehlt es sich immer, die Gefäßenden zunächst mittels 2—3 durch alle Wandschichten gehender *Haltefäden* aneinanderzulegen und so die *ringförmige Nahtstrecke in* gleich lange, *geradlinige Einzelstrecken* zu *unterteilen* (s. Abb. 217). Dies erleichtert die Herstellung der Anastomose ganz wesentlich. Die Haltefäden haben außerdem die wichtige Aufgabe, an beiden Gefäßstümpfen die Intima auszukrempeln. Das Aneinanderlegen von Intima an Intima ist im allgemeinen leichter zu erreichen, wenn man schon die Haltefäden statt als überwendliche Naht (s. Abb. 217b) als evertierende Matratzennaht anlegt (s. Abb. 217c). Zur Anastomosierung zweier gesunder Arterienstümpfe ist für gewöhnlich die *fortlaufende Naht* (s. S. 210) als Methode der Wahl vorzuziehen.

Bei der End-zu-End-Vereinigung zweier Gefäßrohre kann die *Naht der Hinterwand Schwierigkeiten* bereiten. Mit ihnen wird der Operateur am leichtesten fertig, wenn er die Hinterwand durch *Verdrehen der Gefäßachse* um 180° vorübergehend zur Vorderwand macht (s. Abb. 218a). Eine andere Möglichkeit besteht darin, die Hinterwand nach Anlegen von Haltefäden von vorne her *fortlaufend überwendlich* zu nähen (s. Abb. 218c) oder eine *fortlaufende evertierende Matratzennaht nach* BLALOCK anzulegen (s. Abb. 218b).

Die Gefäßnaht bei der End-zu-End-Vereinigung läßt sich viel sicherer durchführen, wenn die zur Adaptation vorgesehenen *Gefäßenden völlig ruhiggestellt* sind. Hierzu spannt z. B. der Assistent die Gefäßenden mit 2 Haltefäden aus (s. Abb. 217a). Sind 3 Haltefäden an die Gefäßenden gelegt, dann läßt man den dritten Faden durch das Gewicht einer Klemme nach unten aus dem Operationsfeld herausziehen. Eine bessere Ruhigstellung der Wundränder läßt sich durch Befestigung der Gefäßklemmen (s. Abb. 218a) oder der Haltefäden *in besonderen Haltevorrichtungen* erreichen. Solche Haltevorrichtungen bieten außerdem den

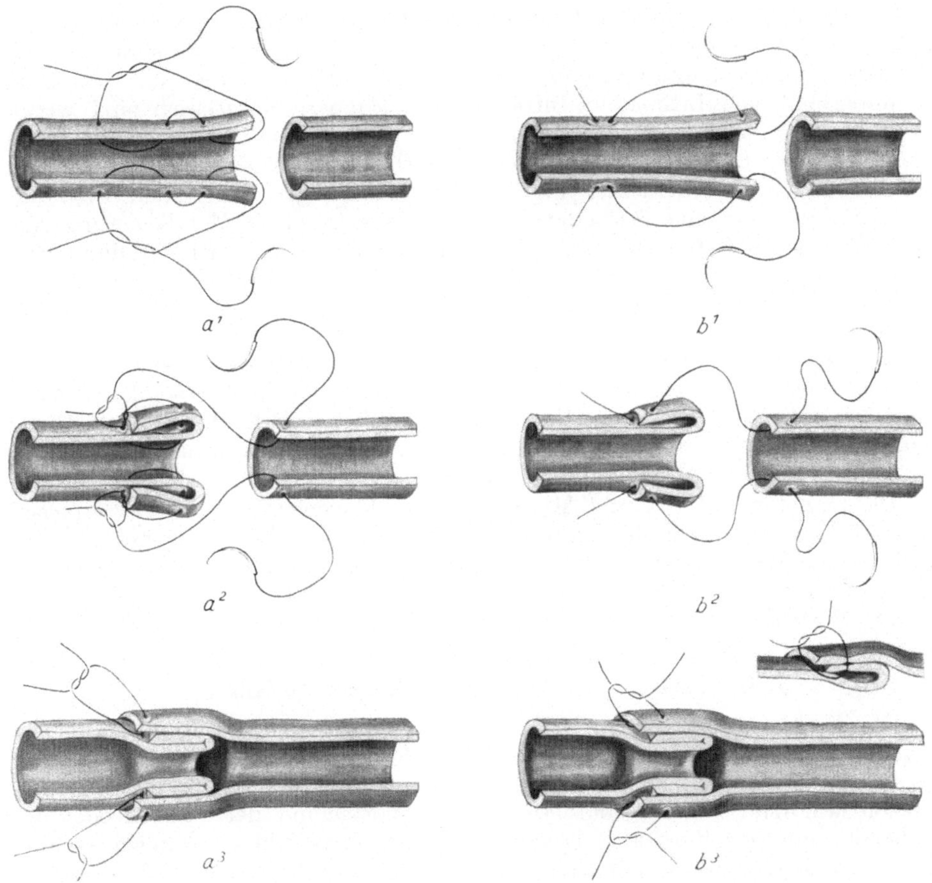

Abb. 221a u. b. *End-zu-End-Anastomose* zweier Arterienstümpfe *durch Invagination*. a Methode nach DANIS (1913); b Methode nach SOLOWJEW (1952). Statt der in der Abbildung schematisch gezeichneten 2 Fäden empfiehlt es sich, besonders bei dem Verfahren von SOLOWJEW, 4 Fäden zu legen.

Vorteil, daß man hiermit die Gefäßstümpfe zur Naht der Hinterwand ohne Schwierigkeit 180° um ihre Achse verdrehen kann (s. Abb. 218a).

Die besten Ergebnisse sind zu erwarten, wenn gleich dicke Gefäße End-zu-End miteinander verbunden werden. Unterschiede im Gefäßdurchmesser an der Nahtstelle führen zu Strömungshindernissen, die Thrombosen begünstigen [*344*]. Ist der Operateur gezwungen, *verschieden weite Gefäßrohre* miteinander *End-zu-End zu vereinigen*, dann gelingt diese Anastomose meistens mit der üblichen zirkulären, überwendlichen oder Matratzennaht ohne weiteres, wenn er das zu dicke Rohr etwas rafft und das kleinere Gefäß etwas weitet (s. Abb. 217e). Bei größeren Unterschieden im Gefäßdurchmesser ist eine operative *Erweiterung des zu kleinen Lumens* durch schräges Anschneiden zu empfehlen. Bei sehr großen Kaliberdifferenzen ist eine Erweiterung der zu dünnen Arterie durch Aufspalten oder eine *Verengerung des zu dicken Rohres* durch Nähte (s. Abb. 219) nicht zu umgehen. Ein anderer Ausweg aus dieser Schwierigkeit besteht darin, den äußeren Durchmesser am dünneren Gefäß durch kragenförmiges Umfalten zu vergrößern (s. Abb. 221).

Immer wieder hat man versucht, *Gefäßrohre durch nahtlose Methoden aneinanderzufügen.* PAYR [*300, 170*] fand für dieses Problem 1900 als erster eine Lösung, indem er einen Arterienstumpf durch einen resorbierbaren Magnesiumring zog, das Gefäß umkrempelte und dann den anderen Gefäßstumpf so über den Ring spannte, daß sich Intima an Intima legte. Magnesiumprothesen sind wegen ihrer starken, zu erheblichen Proliferationen führenden, Gewebsreizung heute nicht mehr im Gebrauch. Die Payrsche Methode wurde von BLAKEMORE und LORDS 1942 weiterentwickelt [*45, 44*]. Diese Chirurgen verwenden *Prothesen aus Vitallium* (= eine besonders gut gewebsverträgliche Metallegierung, die 65% Kobalt, 30% Chrom und 5% Molybdän enthält). Statt Vitallium sind auch andere gewebsverträgliche Metalle, z. B. *Tantal* [*398*], geeignet. Die Ergebnisse mit solchen Prothesen lassen sich verbessern, wenn man das Innere der Ringe mit einem Venentransplantat ausschlägt, so daß der *Blutstrom nur durch Intima begrenzt* wird (s. Abb. 220). Eine solche Prothesenanastomose scheint noch am ehesten brauchbar bei der *Überbrückung größerer Arterienlücken durch Venentransplantate* [*194, 398*]. Da die Metallmuffen bei der Prothesenmethode dauernd im Organismus verbleiben, ist das Verfahren im Kindesalter (bei noch wachsenden Gefäßen) kontraindiziert.

Die früher von PAYR und MURPHY vorgeschlagenen *Invaginationsmethoden* zur nahtlosen Anastomosierung von Gefäßen kommen höchstens noch in der verbesserten Form von DANIS [*85*] oder SOLOWJEW [*360*] in Betracht (s. Abb. 221). Auf Grund experimenteller Untersuchungen [*360*] soll sich die in Abb. 221 b dargelegte Methode besonders *zur Vereinigung sehr dünner Arterien* eignen.

2. Die End-zu-Seit-Vereinigung zweier Gefäßrohre.

Die End-zu-Seit-Vereinigung hat seit ihrer erfolgreichen Anwendung zur Behandlung der Fallotschen Tetralogie (End-zu-Seit-Anastomosierung der A. subclavia mit der A. pulmonalis) und zur Therapie der portalen Hypertension (End-zu-Seit-Anastomosierung der V. portae mit der V. cava oder der V. lienalis mit der V. renalis) besonderes Interesse gefunden. Ähnlich wie die End-zu-End-Anastomose läßt sich auch die Einpflanzung eines Gefäßendes in den seitlichen Schlitz eines anderen Gefäßes sowohl durch *überwendliche Naht* als auch durch *evertierende Matratzennaht* erreichen. Durch eine evertierende *fortlaufende Matratzennaht* gelingt die erwünschte Intimapaarung sowohl an der Hinter- als auch an der Vorderseite ohne verengernde Raffung am sichersten (s. Abb. 222a).

Bei der End-zu-Seit-Anastomose zwischen 2 Arterien (z. B. der A. subclavia und der A. pulmonalis) ist es zu empfehlen, die *seitliche Öffnung im Aufnahmegefäß* (z. B. in der A. pulmonalis) *quer* statt *längs* anzulegen, weil dann ein unbeabsichtigtes Weiterreißen dieser Öffnung beim Anlegen der Anastomose leichter verhindert wird (s. S. 207). Bei der End-zu-Seit-Anastomose zwischen der V. portae und der V. cava ist es zur Verhütung eines Thromboseverschlusses an der Anastomosenstelle von ausschlaggebender Bedeutung, daß man das *seitliche Loch in der V. cava* nicht nur durch einfaches Einschlitzen herstellt, sondern *ein zwickelförmiges Stück* aus dem Gefäßrohr herausschneidet.

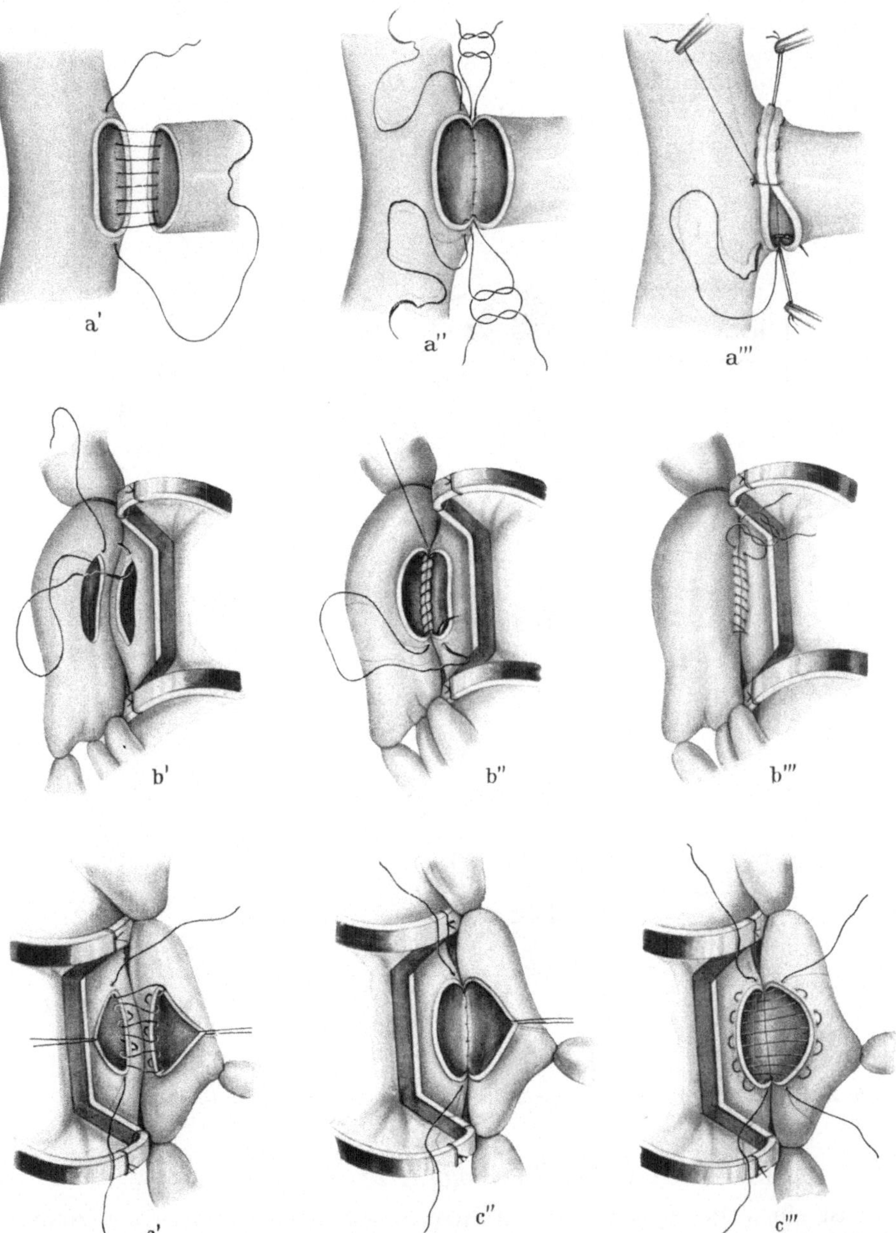

Abb. 222a—c. *End-zu-Seit- und Seit-zu-Seit-Anastomose zweier Gefäße.* a *End-zu-Seit-Anastomose* zweier Gefäße mit fortlaufender evertierender Matratzennaht (Blalock-Naht). Beachte, wie man alle Stiche der Hinterwandnaht zunächst bei klaffenden Wundrändern anlegen kann (a') und erst dann gezwungen ist, die Naht fest anzuziehen (a''). Der fortlaufende Faden wird durch Verknoten mit den Fäden eingeschalteter überwendlicher Knopfnähte verankert (a'' und a'''); b *Seit-zu-Seit-Anastomose* mit fortlaufender überwendlicher Naht an Hinter- und Vorderwand nach Potts; zur Anastomose zwischen dicken Arterien, z. B. *Aorta und Pulmonalis*, geeignet, nicht zur Anastomose zwischen Venen zu empfehlen. Der fortlaufende Faden wird mit den Haltefäden verknotet; c *Seit-zu-Seit-Anastomose* mit evertierender Matratzennaht (Blalock-Naht) an Hinter- und Vorderwand. Beachte, wie man zunächst alle Stiche der Hinterwandnaht bei klaffenden Wundrändern anlegen kann und erst dann gezwungen ist, die Naht fest anzuziehen. Für *Venenanastomosen* bei der portalen Hypertension ist statt der überwendlichen Naht (b) die evertierende Naht (c) vorzuziehen.

Auch bei der End-zu-Seit-Vereinigung zweier Gefäßrohre läßt sich *durch besondere Schnittführungen* eine *Verengung* der Gefäßbahn *an der Anastomosenstelle vermeiden*. Eine geringe Verengerung ist bei Arterien bedeutungslos. Die in der Abb. 223 dargestellten schlitz- und Z-förmigen Plastiken erfordern besondere Übung und können meist entbehrt werden.

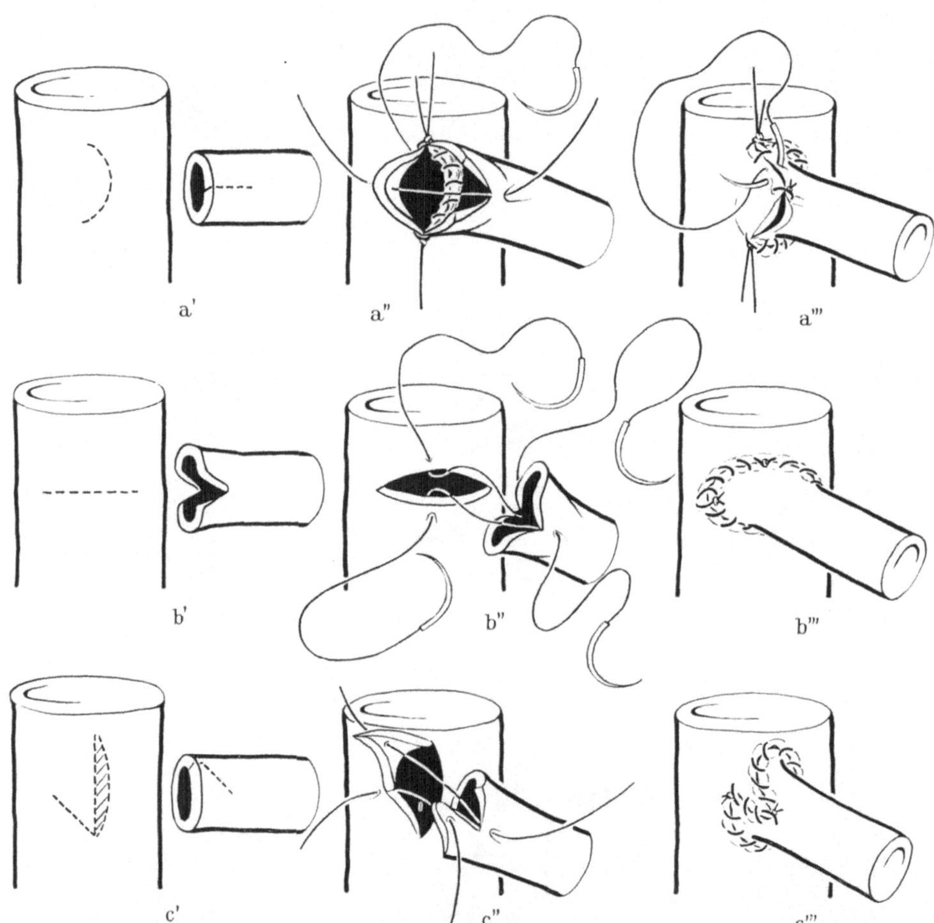

Abb. 223a—c. *Ausgleich größerer Unterschiede im Gefäßdurchmesser bei der End-zu-Seit-Anastomose.* Die Methoden a und b sind vorzuziehen.

3. Die Seit-zu-Seit-Vereinigung zweier Gefäßrohre.

Sie ist ein in der experimentellen Medizin seit langem erprobtes Verfahren [*151, 263, 286*], das heute zur Herstellung eines Aorta-Pulmonalis-Kurzschlusses beim Fallot [*307*] und zur Anlage einer V. portae—V. cava-Verbindung beim portalen Hochdruck praktische Bedeutung erlangt hat [*49, 39*].

Bei den genannten Seit-zu-Seit-Anastomosen darf man an dem zu versorgenden Gefäß, z. B. der Aorta oder der V. cava, den *Blutstrom nicht völlig unterbrechen*. Diese Schwierigkeit läßt sich mit Spezialklemmen überwinden, die nur einen Teil der Strombahn abriegeln; geeignet ist die Aortenklemme nach POTTS (s. Abb. 222 und 226a) oder die flach gebogene Anastomosenklemme nach SATINSKY.

Zur Seit-zu-Seit-Verbindung der Aorta mit der A. pulmonalis hat POTTS die Anastomosenvereinigung mit einer einzigen *fortlaufenden*, durch alle 3 Schichten geführten, *überwendlichen Naht* bewerkstelligt (s. Abb. 222b). Dabei liegt an der Hinterwand Adventitia an Adventitia, an der Vorderwand Intima an Intima. Wegen der schnellen Blutströmung ist eine Thrombose an dieser Anastomose trotz der ins Lumen vorspringenden Adventitia nicht zu befürchten. Nach CARRELs Untersuchungen wird die Adventitialinie schon nach 12—24 Std mit Endothel überdeckt. Für den Kurzschluß zwischen V. cava und V. portae ist jedoch wegen der dort herrschenden langsameren Strömung die *fortlaufende, evertierende Matratzennaht*, die an Hinter- *und* Vorderwand die Intima aneinanderlegt, vorzuziehen (s. Abb. 222c).

VI. Überbrückung von Gefäßlücken (Gefäßtransplantation) [*243, 125, 287, 220, 336, 120*].

Lassen sich 2 Gefäße *spannungsfrei* direkt anastomosieren (s. S. 225), dann ist dies jeder Zwischenschaltung eines Transplantates vorzuziehen. Nur wenn größere Lücken bestehen, bei denen das Aneinanderlegen der zu vereinigenden Gefäßrohre unerwünschte Spannungen in der Nahtlinie hervorrufen würde (s. S. 224) oder überhaupt nicht möglich ist, kommt die Überbrückung des Zwischenraumes durch Einschaltung einer frisch entnommenen, *autoplastischen Vene* (s. u.), durch ein konserviertes, *homoioplastisches Gefäß* (s. S. 235) oder auch durch eine *alloplastische Prothese* (s. S. 237) in Betracht.

Gefäßtransplantate sind im allgemeinen *nur zur Überbrückung von Arterienlücken geeignet*. Die *Einschaltung von Transplantaten in Venen führt* — wegen der langsamen Blutströmung — in der Regel *zur* verstopfenden *Thrombose* [*226*]. Nur wenn in den venösen Blutleitern eine außergewöhnlich schnelle Strömung herrscht, wie z. B. *beim Kurzschluß* zwischen der *V. cava inferior* und der *V. portae* zur Behandlung des portalen Hochdrucks [*43, 199, 318, 321*] oder in der *V. cava superior* [*216, 339, 8*], dann kann auch dort eine Gefäßtransplantation gelingen. Jedoch kommt es auch hier, besonders an der V. cava sup., häufiger zu einem Thromboseverschluß des Transplantats.

1. Die Überbrückung einer Gefäßlücke durch ein Venentransplantat.

Nachdem CARREL 1902 [*61*] die Überbrückung einer Arterienlücke mit einer vom selben Tier entnommenen Vene geglückt war, hat LEXER 1907 [*242, 244*] erstmalig beim Menschen erfolgreich einen Arteriendefekt nach Aneurysmaentfernung mit einem autoplastisch entnommenen Venenstück überbrückt und konnte 1914 bereits über 11 Venentransplantationen am Menschen berichten. Die Venenzwischenschaltung ist bis heute die *Methode der Wahl zur Überbrückung einer Lücke in peripheren Arterien* [*209, 147, 148, 149, 12, 11, 195, 71, 72, 226*] (s. Abb. 224).

Zur *Entnahme des Venentransplantates* sind die V. saphena magna, die V. cephalica oder die V. jugularis ext. am geeignetsten. Braucht man dickere Venen, dann lassen sich diese auch einmal aus der V. femoralis gewinnen. Bei jüngeren Kranken kommt es nach Resektion eines Stückes aus der V. femoralis distal der Einmündung der V. saphena bis etwa zur V. profunda femoris in der Regel zu keinen gefährlichen Störungen. Das zur Transplantation dienende *Venensegment* entnehmen wir grundsätzlich *aus* einem *gesunden Bereich*, also nicht aus der Nähe von Schlagaderverletzungen, weil dort die Begleitvenen oft mitbeschädigt sind, und auch nicht aus der Nähe von Aneurysmen, weil die Venen hier häufig eine dünne, minderwertige Wand aufweisen.

In der Regel werden *nur* demselben Kranken entnommene Venen, also *Autotransplantate*, zur Versorgung eines Arteriendefektes herangezogen. An den Gliedmaßenarterien scheinen aber auch von anderen Menschen entnommene *venöse Homoiotransplantate*, z. B. die V. saphena magna eines Varicenträgers, brauchbar zu sein [*259, 201, 282*]. Solche Venenhomoiotransplantate erleiden — ähnlich wie Arterienhomoiotransplantate — bald degenerative Veränderungen und es bleibt zunächst nur ein dünner bindegewebiger Schlauch mit elastischen Elementen zurück [*223*]. Wahrscheinlich lassen sich mit der Venentransplantation als Homoioplastik keine so guten Spätergebnisse erzielen wie mit der Autoplastik.

Ein von seinem perivasculären Bindegewebe befreites Venentransplantat kontrahiert sich häufig so stark, daß sein Durchmesser um die Hälfte verkleinert wird. Dieser bei der späteren Anastomosierung *störende Spasmus der Venen*

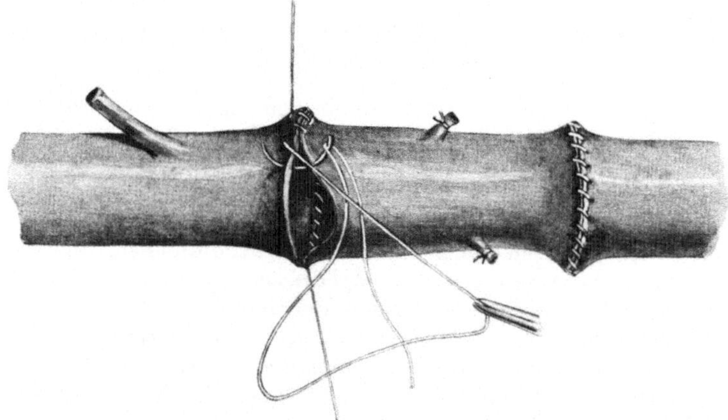

Abb. 224. *Arterienersatz durch* ein *frei verpflanztes Venenstück*, das in umgekehrter Richtung mit dem Arterienrohr durch ringförmige Gefäßnaht in Verbindung gebracht wird.

findet sich nicht an Homoiotransplantaten von einem varicösen Bein. Bei den in der Regel vorzuziehenden Autotransplantaten läßt sich die Gefäßkontraktion durch Bestreichen des Präparates mit 2,5%igem Papaverinhydrochlorid oder durch Einlegen in 1%ige adrenalinfreie Novocainlösung einschränken.

Vor dem Herausschneiden des Transplantates soll sich der Operateur durch vorübergehendes proximales und distales Abklemmen des Gefäßes überzeugen, ob Klappen in dem zur Excision vorgesehenen Abschnitt vorhanden sind. *Klappenlose Transplantate* sind im allgemeinen *vorzuziehen. Finden sich Venenklappen, dann* ist ihre Öffnungsrichtung durch einen Haltefaden am Transplantat zu kennzeichnen, damit *die Vene* später *in der richtigen Stromrichtung eingepflanzt* wird. Das *Transplantat* soll nach Möglichkeit *ebenso dick und ebenso lang* sein *wie das zu ersetzende Arterienstück.*

Selbstverständlich ist das zur Verpflanzung vorgesehene Venensegment mit größtmöglichster Gewebsschonung zu behandeln. Alle Seitenäste werden noch in situ mit Zwirn unterbunden. Das herausgeschnittene Transplantat wird mit einer Lösung von 25000 E Heparin in 100 cm³ physiologischer Kochsalzlösung durchspült und dann bis zur baldigen Implantation in eine mit derselben Flüssigkeit gefüllte sterile Petrischale gelegt.

Die Einpflanzung des Venentransplantates kann mit allen bei der End-zu-End-Anastomosierung beschriebenen Methoden gelingen, im allgemeinen ist die — fortlaufend oder einzeln gesetzte — *überwendliche Naht vorzuziehen*, weil sie die bei Matratzennähten an dünnwandigen Venentransplantaten drohende Einengung mit Invagination in das Arterienrohr vermeiden hilft und eine bessere Adaptation zwischen dünnwandiger Vene und dickwandiger Arterie ermöglicht. Wie bei jeder Gefäßnaht, so ist es auch hier anzuraten, *mit* 2 oder 3, im gleichen Abstand am Gefäßumfang angelegten, *durchgreifenden Haltefäden* zu *beginnen* (s. Abb. 217). Bei der Anastomosierung läßt sich ein zu kleiner Venenquerschnitt etwas aufdehnen und ein zu dickes Venenlumen leicht zusammenraffen. Starke Durchmesserdifferenzen zwischen Transplantat und Wirtsarterie, Winkelbildungen und Verdrehungen der Gefäßachse begünstigen Thrombosen im Nahtbereich.

Es ist äußerst wichtig, dafür zu sorgen, daß die eingepflanzte Vene in ihrem Verlauf *keinen Knick* aufweist (cave Aneurysmabildung) und *allseitig mit gesunden Weichteilen in Berührung* kommt (cave Nahtdehiszenz, Erweichungsherde). Bei langen Venentransplantaten ist es manchmal vorteilhaft, nur die Anastomosenstellen in die breite Operationswunde zu verlegen und das Mittelstück der eingepflanzten Vene durch einen jungfräulichen Kanal zu leiten, den man stumpf mit der Kornzange außerhalb der Wunde in die Weichteile vorgebohrt hat (s. S. 273).

Wird ein *Venenstück* in eine Arterie eingeschaltet, dann buchtet sich die Vene bei richtiger Technik nicht zu einem Aneurysma aus, sondern *hypertrophiert* allmählich *zu* einem *arterienähnlichen Rohr*. Eine *Umhüllung* der Nahtstelle *mit Fascie* (s. Abb. 246) ist nur dann angezeigt, wenn die Wirtsarterie im Nahtbereich krank ist (Atheromatose, Verletzungsfolgen) oder wenn das Transplantat von einem ungenügenden Weichteillager umgeben ist.

2. Die Überbrückung einer Gefäßlücke durch ein Arterientransplantat [*142, 143, 32, 377, 168, 102, 222*].

Die zur Überbrückung von Lücken in peripheren Arterien so bewährten *Venentransplantate* (s. S. 233) sind *an der Aorta nicht brauchbar*. Die verfügbaren Venen haben einen zu kleinen Durchmesser. Der Resektion der in ihrem Kaliber ausreichenden V. cava inf. unterhalb des Abgangs der Nierengefäße folgen Durchblutungsstörungen (s. S. 252), und autoplastisch oder homoioplastisch entnommene Venentransplantate halten dem Aortendruck nicht genügend stand (Nahtdehiszenzen, Aneurysmabildungen) [*283*].

Die in den letzten Jahren möglich gewordenen Operationen an der Aorta und den großen Stammgefäßen erfordern aber häufig auch in diesem Bereich die Einschaltung eines Transplantates. Schon vor 50 Jahren haben Höpfner [*170*] und Carrel (1906) Arterien bei Tieren homoioplastisch erfolgreich transplantiert, und Borst und Enderlen [*54*] haben 1909 die sich im neuen Wirt entwickelnden histologischen Veränderungen der Homoiogefäßtransplantate ausgezeichnet beschrieben. Die Methode galt aber als unbrauchbar für den Menschen. Erst Gross [*142, 143*] hat 1948 beim Menschen erstmalig konservierte, homoioplastisch entnommene Arterien erfolgreich in Schlagaderlücken eingepflanzt und den Wert dieser Methode für die praktische Chirurgie richtig erkannt.

Die Einschaltung *homoioplastischer Aortentransplantate* stellt zur Überbrückung von *Aortenlücken* die *Methode der Wahl* dar, z. B. nach Resektion eines Aneurysmas der Bauchaorta oder einer besonders langen Isthmusstenose. Homoioplastische *Arterientransplantate* haben sich außerdem *zur Einschaltung in dicke periphere Arterienstämme* [*275, 72*] bewährt, z. B. bei Arterienverletzungen, bei Resektion eines Aneurysmas oder in der Krebschirurgie. Arterienhomoiotransplantate sind weiterhin zur Herstellung eines Kurzschlusses beim *portalen Hochdruck* (zwischen V. portae und V. cava oder zwischen V. lienalis und V. renalis) benutzt worden. *An* den *peripheren Gefäßen* ist jedoch im allgemeinen ein lebensfrisch entnommenes *Venenautotransplantat* (s. S. 233) dem Homoiotransplantat aus der Gefäßbank gleichwertig.

Homoioplastische Arterienstücke werden vor der Einpflanzung in einer „*Blutgefäßbank*" konserviert. Dies erleichtert die schwierige Bereitstellung des Materials (s. u.) und schützt vor Übertragung einer Lues. Außerdem scheint die Aufbewahrung der Gefäße im Kalten einen gewissen Verlust der Individualspezifität des Eiweißes herbeizuführen, so daß konservierte Arterien meist reaktionsloser einheilen als lebensfrisch entnommene Homoiotransplantate [*220*].

Die *Frage der zweckmäßigen Konservierungsmethode* ist noch stark im Fluß [*143, 324, 377, 14, 325, 377, 179, 224, 98, 221, 302, 397*]. Zur *Einrichtung einer einfachen Blutgefäßbank* entnimmt man in den ersten 6 Std nach dem Tode von der Leiche einer zwischen 10—35 Jahre alten Person unter aseptischen Bedingungen möglichst schonend die gewünschte Schlagader mit ihren Seitenästen. Am besten geeignet sind hierzu durch Unfall plötzlich zu Tode gekommene, vorher ganz gesund gewesene Personen. Beim Spender darf keine bakterielle Infektion (Lues s. II, S. 366), keine Viruserkrankung (Hepatitis, S. 408) und kein malignes Blastom (z. B. Leukämie) vorgelegen haben. Das zu konservierende Arteriensegment wird in einem mit paraffiniertem Korkverschluß versehenen weithalsigen Glaskolben *unter Penicillin- und Streptomycinzusatz* (50 E/cm^3 Flüssigkeit in 450 cm^3 Ringerlösung, der 50 cm^3 menschliches Serum zugesetzt sind) oder in einer alle 10 Tage zu wechselnden *Blutkonserve* bei $+4^0$ C aufbewahrt. Gefäße, die länger als 4 Wochen auf diese Weise konserviert sind, soll man nicht mehr verpflanzen.

Gross hat zur Konservierung eine *modifizierte gepufferte Thyrodelösung* mit 10%igem Serumzusatz empfohlen. [Diese Lösung wird aus 2 Teillösungen hergestellt: NaCl 20,0 + KCl 1,0 + $MgSO_4 \cdot 7H_2O$ 0,2 + $MgCl_2 \cdot 6H_2O$ 0,2 + $CaCl_2$ 0,35 werden in Aqua tridestillata gelöst und dann mit nachfolgender Lösung zusammengegeben: Na_2HPO_4 0,15 + KH_2PO_4 0,15 + $C_6H_{12}O_6$ 2,5 + Phenolrot (1%ige Lösung) 5,0 + Aqua tridestillata ad 2500,0 + Puffer $NaHCO_3$ (1,4%) 62,5.] Die in dieser Lösung bei +1 bis $+4^0$ C aufbewahrten Gefäßstücke bleiben höchstens bis zu 45 Tagen als Transplantate verwendbar.

Wünscht man eine *längere Konservierung von Gefäßtransplantaten*, dann ist die *Gefriertrocknung* die *Methode der Wahl* [*266, 56, 198, 298, 70, 79, 107, 145, 232, 337, 118, 159, 380, 248*]. *Andere Verfahren*, wie die *Tiefkühlung* [*97, 179, 180, 320*] oder die Aufbewahrung in *Formalin* [*301*] oder *Glycerin* [*392*] oder *Alkohol* [*297*] oder *Betapropiolacton* [*389*] oder verschiedenen *chemischen Agentien* [*410, 106*] oder die Sterilisation der Transplantate mittels *Kathodenstrahlen* [*272, 183*] sind für den allgemeinen chirurgischen Betrieb zum Teil zu kompliziert, zum Teil auch weniger gut erprobt.

Bei jeder Homoiotransplantation von Gefäßen ist es für den Erfolg des Eingriffs *von größter Wichtigkeit, daß* die vom anderen Menschen *überpflanzte Gefäßstrecke* beim Empfänger *von* gesundem, *gut durchblutetem Nachbargewebe dicht umgeben* ist [*29*] (wegen der Gefahr der Nahtdehiszenz) und glatt gestreckt ohne jeden Knick verläuft (wegen der Gefahr der Aneurysmenbildung). Ein *homoioplastisch* verpflanztes *Arterienstück* wird immer und *in allen Schichten* allmählich *durch wirtseigenes Gewebe ersetzt.* Das Transplantat (davon am längsten die Elastica) dient jedoch als Blutleiter und als „Lehrgerüst" für einwachsende Zellen und Fasern des Wirtsorganismus [*54, 135, 136, 220, 302, 397, 87*]. Langfristige Nachuntersuchungen [*69*] zeigen aber, daß die homoioplastischen Aortensegmente *nach einiger Zeit degenerative Veränderungen* und eine *Verdünnung der elastischen Faserschicht* aufweisen, die vielleicht eine spätere Aneurysmabildung begünstigt. Die Gefahr degenerativer Veränderungen scheint im Brustbereich der Aorta größer zu sein als im Bauchabschnitt [*204*]. Die bisher zur Verfügung stehenden Aortentransplantate sollte man deswegen nur aus einer vitalen Indikation einpflanzen. Das *erfolgreich eingeheilte* und durch Wirtsgewebe ersetzte *Gefäß-Homoiotransplantat* nimmt *später* am normalen *Längen- und Dickenwachstum* teil [*114, 196*]. Deswegen ist auch im Kindesalter, z. B. bei anders nicht zu versorgender Isthmusstenose, eine Gefäß-Homoiotransplantation erlaubt. Durch Einschaltung von arteriellen Homoiotransplantaten lassen sich auch sehr große Schlagaderlücken, von mehr als 20 cm, überbrücken [*270*]. *Heterotransplantate* sind zur Überbrückung von Gefäßlücken am Menschen *ungeeignet* [*134, 288, 335, 82*].

Da bei allen Homoiotransplantaten die überpflanzten Zellen schließlich zugrunde gehen — weshalb Autotransplantate eigentlich vorzuziehen wären — hat

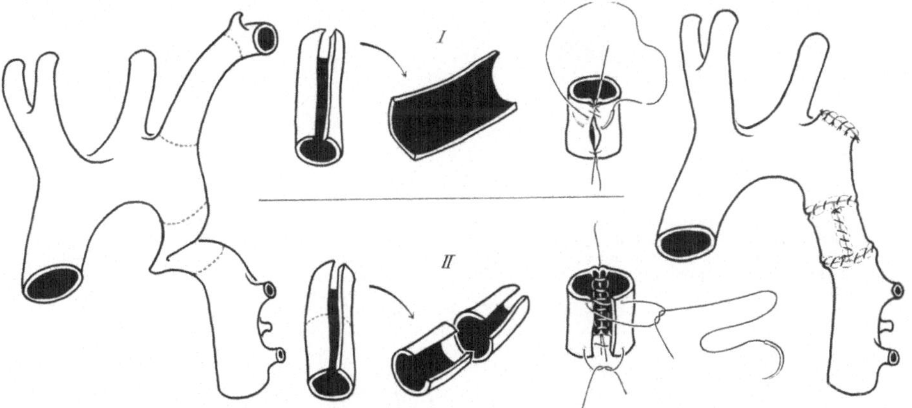

Abb. 225. *Herstellung eines zusammengesetzten autoplastischen Arterientransplantates* bei Überbrückung einer Lücke in einer größeren Arterie. (Bei der Isthmusstenose der Aorta ist die A. subclavia gelegentlich so dick, daß sie ohne weitere plastische Zurichtung zur Überbrückung herangezogen werden kann.)

man versucht, auch *zur Überbrückung von Lücken in der Aorta zusammengesetzte autoplastische Transplantate* von kleineren Schlagadern heranzuziehen [*343, 185, 186, 187, 220, 309, 327*]. Das Material hierzu wird aus der notfalls entbehrlichen A. subclavia oder der A. lienalis gewonnen (s. Abb. 227). Diese komplizierten und vorwiegend im Experiment erprobten Methoden sind mit erheblichen Komplikationen (Nahtdehiszenz mit Blutungen) belastet. In der Regel ist an der Aorta *das einheitliche Homoiotransplantat dem* mit vielen Nähten *zusammengestückelten Autotransplantat vorzuziehen*.

Elastische oder starre *Kunststoffröhren* als *Dauerprothesen* sind *zur Überbrükkung einer Gefäßlücke* am Menschen bisher nur vereinzelt eingepflanzt worden und in ihrem Wert — insbesondere im Vergleich zum Auto- und Homoiotransplantat — noch nicht endgültig zu beurteilen [*42, 350, 352, 182, 181, 215, 108, 96, 400, 140, 155, 402*].

3. Überbrückungsoperationen an lebenswichtigen Gefäßen, bei denen keine längere Unterbrechung des Blutstromes erlaubt ist.

An der *Brustaorta* und den *Carotiden* ist eine auch nur kurze Unterbrechung des Blutstromes mit dem Leben nicht vereinbar. Um an diesen Gefäßen trotzdem zeitraubende Operationen, z. B. die Excision eines Aneurysmas mit Wiederherstellung der Strombahn durch Einpflanzung eines Homoiotransplantates, durchführen zu können, kann man sich verschiedener Kunstgriffe

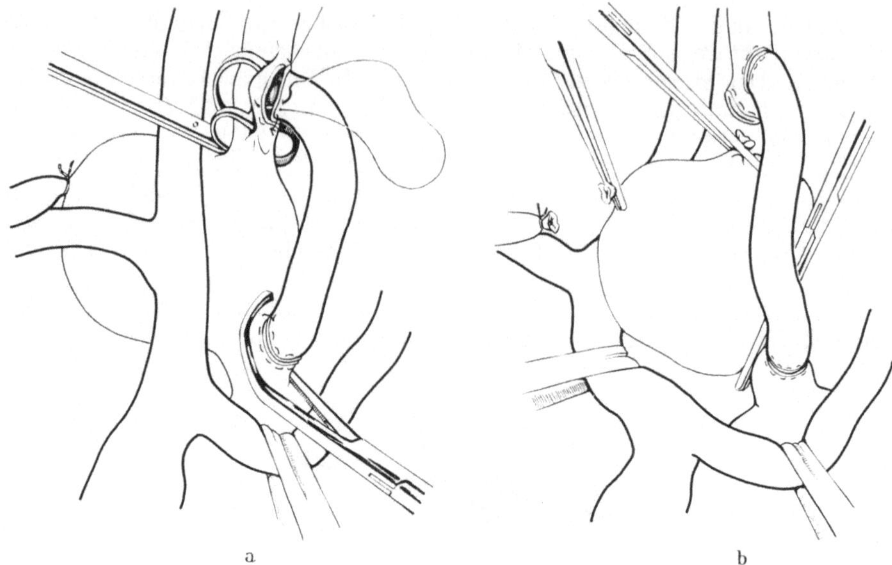

Abb. 226a u. b. *Arterienhomoiotransplantat als seitliche Umgehungsbahn bei zeitraubender Operation an Gefäßen, die nur sehr kurze Zeit unterbrochen werden dürfen.* Im vorliegenden Fall ein Aneurysma der A. anonyma. a Während der Anlage der Anastomose bleibt die Wirtsarterie durchgängig, weil die angelegten Klemmen (oben eine Aortenklemme nach POTTS, unten eine Aortenklemme nach BECK) nur einen Teil der Strombahn unterbrechen; b nach Fertigstellung der Anastomose kann das erkrankte Stück der Wirtsarterie in Ruhe reseziert werden (nach MAHORNER und SPENCER [*261*]).

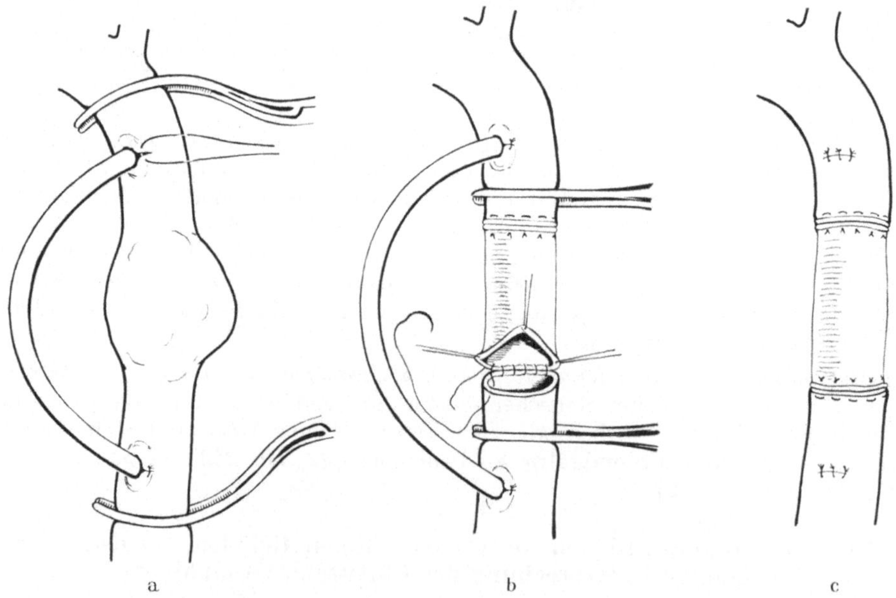

Abb. 227a—c. *Alloplastische seitliche Umgehungsbahn zur Aufrechterhaltung der Blutzirkulation* bei zeitraubenden Operationen, hier der Einschaltung eines Transplantates, *an der Brustaorta.* a Nach Abklemmen des Blutstromes zum Operationsgebiet mit gezähnelten Pottsschen Klemmen Einführen eines biegsamen, nicht benetzbaren, an den Enden kragenförmig erweiterten Kunststoffkatheters durch quere — zwischen breitfassenden Haltefäden angelegte — Stichincisionen in das Gefäßrohr. Befestigen des Katheters durch Zuziehen der Haltefäden; b Freigabe des Blutstromes zu der Umgehungsbahn; c die fertige Anastomose.

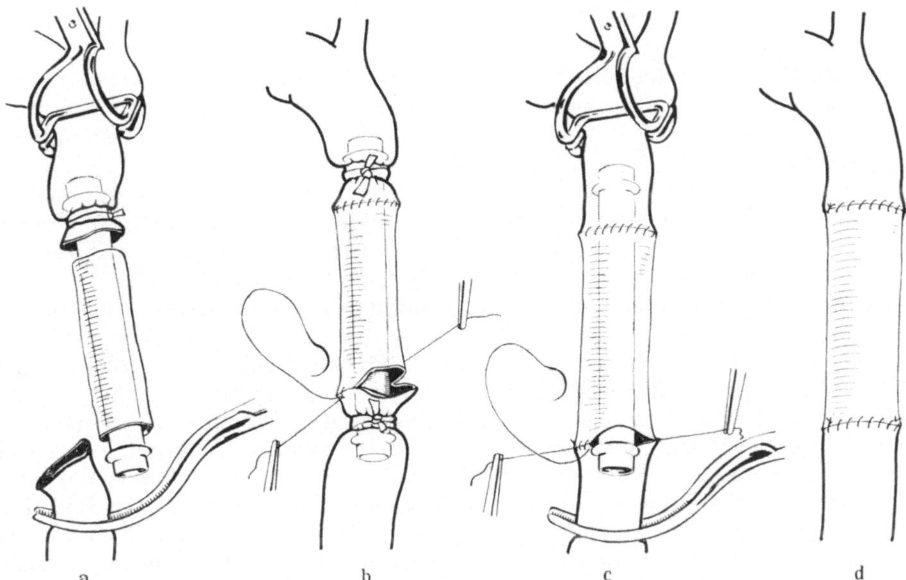

Abb. 228a—d. *Alloplastische axiale Brücke zur Aufrechterhaltung der Blutzirkulation* bei zeitraubenden Operationen, hier beim Einschalten eines Transplantates, *an der Brustaorta*. a Abklemmen des Blutstromes zum Operationsgebiet (kranial mit der Klemme nach POTTS, Modifikation nach NIEDNER, und distal mit gezähnelter, gebogener Potts-Klemme). Nach Resektion des erkrankten Gefäßabschnittes wird das mit dem Transplantat umkleidete Glasrohr durch Nabelbändchen in die Aortenstümpfe eingebunden; b Abnahme der Klemme. Der Blutstrom läuft jetzt so lange durch die Prothese, bis die eine Anastomosennaht völlig, die zweite zu $^2/_3$ beendet ist; c nach Wiederansetzen der Klemmen Lösen der Nabelbändchen, Herausnahme der Prothese und schnelle Beendigung der Naht; d die fertigen Anastomosen. (In Anlehnung an JOHNSON und Mitarbeiter [*197*].)

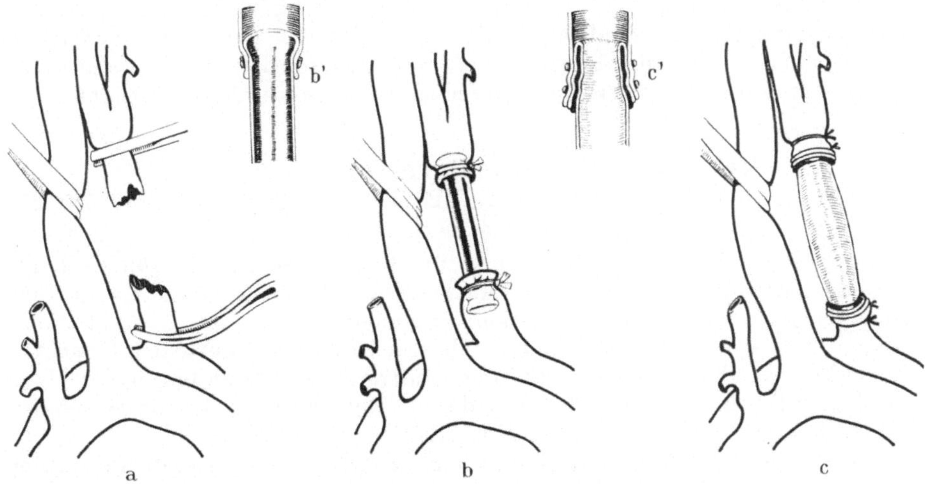

Abb. 229a—c. *Alloplastische Interimsprothese* zur Beherrschung einer Verletzung der A. carotis. a Abklemmen des Stumpfes mit gezähnelten Klemmen nach POTTS; b Einbinden der aus nichtbenetzbarem Kunststoff, Glas oder nichtrostendem, innenpoliertem Metall gefertigten Interimsprothese mit Nabelbändchen; c Ersatz der künstlichen Röhre durch ein Venentransplantat ohne zeitraubende Naht unter Zuhilfenahme eines Vitalliumringes nach BLAKEMORE (in Anlehnung an HERRMANN [*44*]).

bedienen, die zum größten Teil schon vor 45 Jahren von CARREL [*60*] erarbeitet wurden, bisher hauptsächlich im Experiment erprobt sind, aber in den letzten Jahren auch am Menschen vereinzelt zum Erfolg geführt haben. Bei derartigen Operationen kann eine *künstliche Hypothermie* mithelfen, die bedrohlichen Folgen einer Ischämie an den lebenswichtigen Organen (Gehirn, Niere) zu verhüten.

Falls der Lokalbefund dies Vorgehen erlaubt, läßt sich manchmal *vor* Resektion des erkrankten Arteriensegmentes ein *Arterien-Homoiotransplantat als dauernde seitliche Umgehungsbahn* End-zu-Seit mit der Wirtsarterie anastomosieren [(s. Abb. 226); *261*].

Ein anderer Weg besteht darin, den *lebenswichtigen Blutstrom* während der Resektion und des Ersatzes des erkrankten Gefäßabschnittes (durch ein Homoiotransplantat) *vorübergehend durch Kunststoffröhren* (s. Abb. 227) [*229, 156, 340, 104, 93, 188*] *oder Heterotransplantate,* z. B. vom Schwein, zu *leiten* [*62*; s. Abb. 226]. Solche Umgehungsbahnen müssen zwangsläufig häufig dünner sein als das zu überbrückende Gefäß, sollen aber wenigstens $^1/_7$ des normalen Strömungsvolumens der zu umgehenden Schlagader fassen. Die Einpflanzung von Kunststoffröhren End-zu-Seit in ein dickeres Gefäß, z. B. die Aorta, bereitet ganz erhebliche Schwierigkeiten und führt sehr leicht zum unbeabsichtigten Einreißen der Gefäßwand. Bei dem Eingriff legt der Operateur an der beabsichtigten Einpflanzungsstelle zuerst querverlaufende, weit fassende Haltfäden an. Dann eröffnet er das Gefäß zwischen diesen Haltefäden, schiebt die kragenförmig ausgebuchteten Enden des Polyäthylenrohres in das Gefäßlumen und zieht hierauf die Haltefäden an. Die End-zu-Seit-Adaptation der Kunststoffröhre an das zu überbrückende Gefäß, z. B. die Aorta, läßt sich sicherer erreichen, wenn man an den Einpflanzungsstellen der Umgehungsbahn vorübergehend ein kurzes *Homoiotransplantat* mit der Aorta End-zu-Seit kunstgerecht durch Naht anastomosiert und in die so geschaffenen *Anschlußstutzen* ein dickeres Kunststoffrohr als Umgehungsbahn einsetzt [*373, 371*]. Eine andere Möglichkeit, der Schwierigkeiten Herr zu werden, besteht darin, daß man ein *dickes Kunststoffrohr vorübergehend als axiale Brücke* verwendet (s. Abb. 228) [*197*].

Unter ganz außergewöhnlich günstigen Verhältnissen kann eine *alloplastische Interimsprothese* auch einmal dazu dienen, mit einer sonst tödlichen *Gelegenheitsverletzung* an lebenswichtigen Gefäßen fertig zu werden (s. Abb. 229) [*166*].

VII. Operative Behandlung von Aneurysmen

[*147, 209, 317, 109, 110, 13, 149, 349, 237, 251, 285, 65, 55, 67, 312, 139, 383, 174, 175, 384*].

Aneurysmen bilden ein Hindernis für den Kreislauf. Sie führen häufig zu mangelhafter Blutversorgung im zugehörigen Gebiet und zu störenden Rückwirkungen auf die Gesamtzirkulation. Daneben drohen als Komplikationen periphere arterielle Embolien und Thrombosen, Druckschädigungen auf Nachbarorgane (Nerven oder Knochen), schubweise auftretende Entzündungen und lebensbedrohende Blutungen durch Berstung der Gefäßgeschwulst. Alle diese Gefahren drängen bei jedem Aneurysma zur Operation.

Als *grundsätzliche Behandlungsmöglichkeiten* stehen die *Exstirpation* des Aneurysmasackes (s. S. 242), die *Obliteration* des Aneurysmasackes (s. S. 245) und die *Verstärkung der Aneurysmawand* (s. S. 251) zur Verfügung. Welches Verfahren im einzelnen zu wählen ist, hängt weitgehend von der Bedeutung, der Größe und der Wandbeschaffenheit des betreffenden Gefäßes, von der Ausbildung funktionstüchtiger Kollateralen, von den krankhaften Veränderungen in der Aneurysmaumgebung (Schwielen, Infektionsprozesse) und vom Allgemeinzustand des betreffenden Kranken ab.

Vor jeder Aneurysmaoperation soll man überlegen, ob bestimmte *Allgemeinerkrankungen,* Arteriosklerose, Lues oder Endokarditis, für die vorliegende Gefäßstörung eine Bedeutung haben. Es ist weiterhin notwendig, die *Lage und Art der Gefäßerkrankung* — durch Arteriographie, Oscillographie und Venendruckmessung — möglichst exakt festzustellen. Schließlich muß man sich fragen, ob der *Kollateralkreislauf* so stark entwickelt ist, daß sich auch nach dauernder Verlegung der Wirtsarterie keine gefährliche Ischämie entwickelt. *Bei* einem schon *länger bestehenden Aneurysma* der Gliedmaßen, z. B. einem *arteriosklerotischen* Aneurysma der Poplitea, ist der Nebenkreislauf fast immer so stark ausgebildet, daß die *Operation möglichst bald* nach der Diagnosestellung anzuraten ist. *Bei* einem *erst seit kurzem bestehenden traumatischen Aneurysma* ist diese Frage aber vor dem Eingriff *genauer* zu *prüfen* (s. S. 221). *Bei Zweifeln an der Kollateralversorgung* soll der Operateur in den Fällen, wo er voraussichtlich zur Unterbindung der Hauptarterie gezwungen ist, vor dem Eingriff oder in derselben Sitzung mit der Aneurysmaoperation das *übergeordnete Grenzstrangganglion wegnehmen* (s. S. 222), und die früher dargestellten *weiteren Maßnahmen* zur Minderung der ischämischen Störung nach Unterbindungen (s. S. 222) beachten. Die gleichzeitige Grenzstrangresektion ist häufig aber auch bei der Operation eines schon lange Zeit bestehenden arteriosklerotischen oder luetischen Aneurysmas an den Extremitäten, z. B. an der A. poplitea, zweckmäßig [*348*].

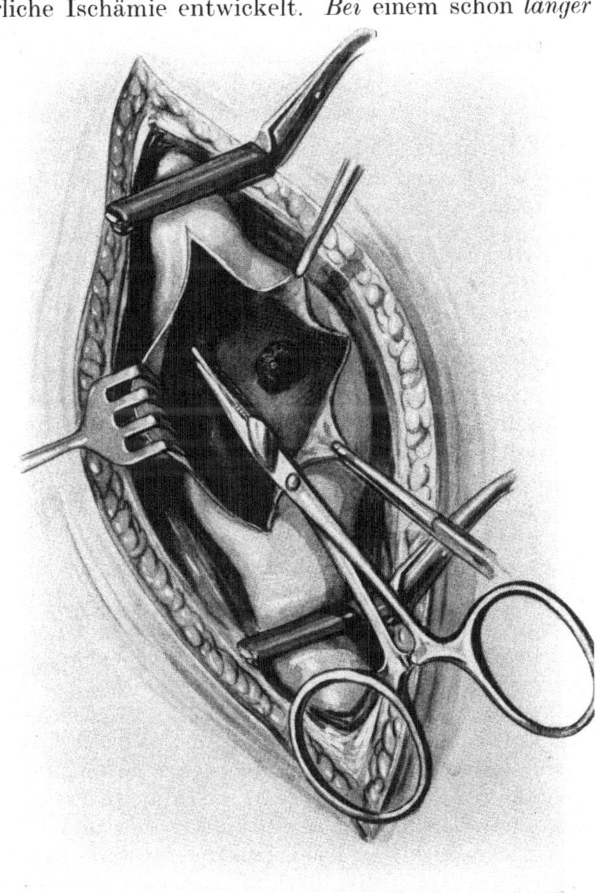

Abb. 230. *Eröffnung eines aneurysmatischen Sackes* nach dem Freilegen und Abklemmen der Hauptgefäße und der sonstigen erreichbaren Gefäße. Nach Ausräumung der Gerinnsel lassen sich die restlichen einmündenden *Gefäße* schnell übersehen und *fassen*.

Zu Beginn einer Aneurysmaoperation ist es ganz besonders wichtig, das *Wirtsgefäß in* seinem *gesunden Abschnitt* zentral und peripher der Ausweitung *genügend weit freizulegen*. Hierzu sind oft größere Hilfsoperationen, z. B. die Resektion eines Stückes der Clavicula bei Aneurysmen der A. subclavia und der proximalen A. axillaris, erforderlich. Bei Aneurysmen der A. tibialis ant. oder post. ist die Resektion des proximalen Anteiles der Fibula zu empfehlen (s. Abb. 338). Danach muß der *arterielle Zustrom* zum Aneurysma, wenigstens am proximal liegenden Hauptgefäß, vorübergehend *unterbrochen* werden, z. B. an der A. iliaca comm. bei Aneurysmen der A. femoralis, der A. iliaca ext. oder der A. glutaea. Jetzt erst wird der Aneurysmasack selbst, von zentral nach peripher fortschreitend, vorsichtig dargestellt. Hierbei schone der Operateur zunächst alle außerhalb des Sackes liegenden Arterien und schlinge sie nur lose an. Sie dürfen erst durchtrennt werden, wenn es feststeht, daß sie nicht als *Kollateralen* erhalten werden müssen. Bei stärkeren Verwachsungen muß man gelegentlich auf eine Isolierung des Sackes ganz verzichten.

Kommt es durch vorzeitige Eröffnung der Aneurysmawand zur *Blutung*, so werden alle schon angeschlungenen, zum Sack führenden *Gefäße* vorübergehend *abgeklemmt*. Manchmal steht danach die Blutung aber noch nicht, weil nicht alle Zufuhrbahnen isoliert waren. Kleinere Löcher im Aneurysmasack lassen sich manchmal mit Klemmen verschließen. Mißlingt dies, dann vergeht meistens zu viel Zeit, wenn der Operateur nun versuchen wollte, alle außerhalb des Sackes noch nicht unterbrochenen Gefäße freizulegen. In dieser Situation ist es meistens vorzuziehen, den Sack kurz entschlossen weit zu spalten, die Blutgerinnsel auszuräumen und dann die einmündenden *Gefäße von innen* zu *fassen* und zu umstechen (s. Abb. 230).

1. Die Exstirpation des Aneurysmasackes.

Die Exstirpation des Aneurysmasackes *mit Erhaltung oder Wiederherstellung der Gefäßkontinuität* ist an wichtigen Arterien das *Idealverfahren*.

Besteht — was an den *peripheren* Arterien nur selten bei einem Aneurysma spurium vorkommt — eine einzige *enge seitliche Öffnung* in *der Wirtsarterie* von nicht mehr als $^1/_3$ des Gefäßumfanges, so läßt sich der Aneurysmahals abtrennen und das kleine Loch der Schlagader *durch seitliche Naht verschließen* (s. Abb. 231). Manchmal gelingt es dabei, ein kleines Stück der *Aneurysmawand* gestielt zu erhalten, das man dann als zusätzliche Sicherung der Gefäßwandnaht *türflügelartig aufsteppen* kann.

Ist bei kleiner Öffnung der Wirtsarterie die Isolierung und Exstirpation eines großen Aneurysmasackes wegen starker Verwachsungen und wichtiger Nachbargebilde unmöglich, dann ist die *restaurative Aneurysmorraphie* nach MATAS [*267, 268, 111*] zu empfehlen (s. Abb. 232). Hierbei eröffnet der Operateur zunächst den Aneurysmasack, räumt die vorliegenden frischen Thromben und alle alten schalenförmigen Thrombenschichten aus, umsticht die in den Sack mündenden Kollateralen mit Zwirn, verschließt dann das Loch in der Wirtsarterie durch Adaptation intimatragender Wundränder und rafft schließlich den Aneurysmasack über dieser Nahtreihe zusammen. Die restaurative Aneurysmorraphie ist in vielen Fällen nicht durchführbar, z. B. wenn das Loch in der Wirtsarterie so groß ist, daß die Adaptation intimatragender Gefäßanteile zum Nahtverschluß nicht möglich ist, oder wenn die Schlagaderwand sich als stark arteriosklerotisch verändert erweist oder der Aneurysmasack so schwielig versteift ist, daß man ihn nicht glatt über die genähte Gefäßöffnung legen kann.

Unter günstigen Verhältnissen — z. B. an den Armen, selten an den Beinen, niemals an der Aorta — kann die Exstirpation des Aneurysmasackes mit *Resektion des erkrankten Arterienabschnittes und End-zu-End-Anastomose der Arterienstümpfe* gelingen (s. Abb. 233). Dies Verfahren ist jedoch nur *ausnahmsweise* anwendbar, nämlich dann, wenn ein so kleiner Abschnitt der Wirtsarterie in das Aneurysma einbezogen ist, daß sich die Stümpfe genügend spannungsfrei (s. S. 227) aneinanderbringen lassen; die Wand der Wirtsarterie muß im übrigen gesund sein.

Bei sackförmigen Aneurysmen mit breiter oder mehrfacher Öffnung der Wirtsarterie und bei spindelförmigen Aneurysmen ist die *Resektion des* gesamten *erkrankten Gefäßabschnittes und* die *Überbrückung* der dadurch entstandenen Arterienlücke *mit* einem *Venen-Autotransplantat* (an den peripheren Arterien; siehe S. 233) oder einem *Arterien-Homoiotransplantat* (an der Aorta und den zentralen

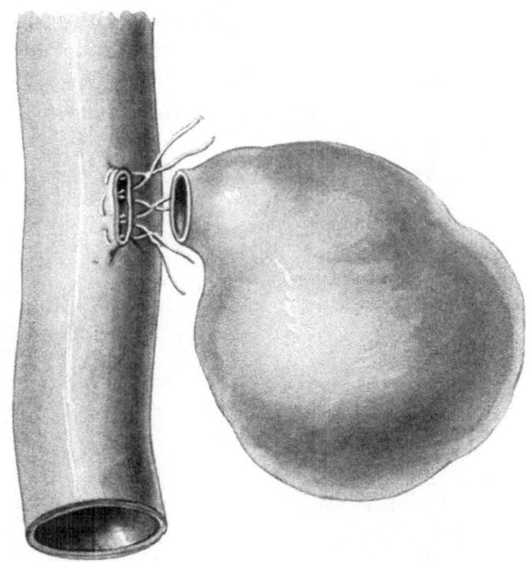

Abb. 231. Versorgung eines Aneurysma spurium mit kleiner Arterienverletzung durch *Abtrennung des Sackes und Vernähung des Arterienschlitzes.*

großen Arterien vom elastischen Typ s. S. 235) allen anderen Verfahren vorzuziehen. Hierbei sind noch nicht zu stark krankhaft veränderte, *tragfähige Gefäßstümpfe*, die eine Anastomosierung mit dem Transplantat ohne Nahtdehiszenz ermöglichen, die *Voraussetzung* für das Gelingen des Eingriffs.

Bei einer stark ausgeprägten Gefäßsystemerkrankung wie der Arteriosklerose bleibt eine Anastomose zwischen den Stümpfen der Wirtsarterie und dem Transplantat immer unsicher. Deswegen wurde vorgeschlagen, *bei spindelförmigen Aneurysmen die schwielige Wand* zu erhalten und sie *zur Ummantelung des Gefäßtransplantates heranzuziehen.* Bei solchen „Einlagetransplantaten" bereitet die Anastomosierung mit Stümpfen der Wirtsarterie gewisse Schwierigkeiten, die auf verschiedene Art und Weise gelöst werden können. BLAKEMORE [*36*] hat den Aneurysmasack weit eröffnet (s. Abb. 234 a), alle einmündenden Gefäße — außer

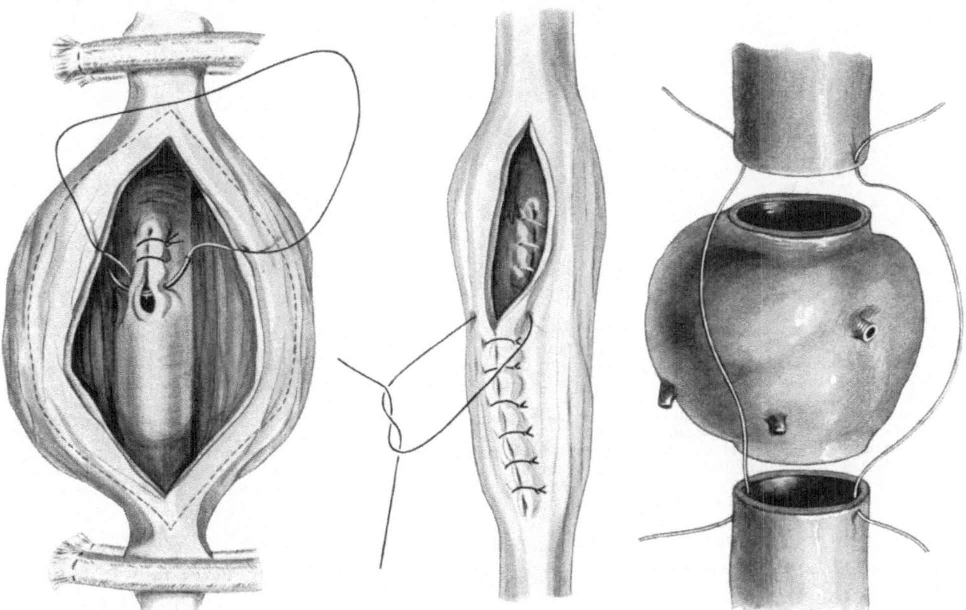

Abb. 232. *Restaurative Endo-Aneurysmorrhaphie nach* MATAS. Nur bei kleinem Loch in sonst gut erhaltener Arterie möglich.

Abb. 233. Beseitigung eines Aneurysmas durch Entfernung des Sackes und *Wiederherstellung des Gefäßrohres* durch ringförmige Naht.

dem Zu- und Abfluß der Wirtsarterie — mit Zwirn umstochen und dann das einzupflanzende Venensegment, welches 4 cm länger sein soll als der Abstand der Öffnungen der Wirtsarterie im Aneurysmasack, durch Vitalliummuffen adaptiert.

Dabei müssen die Fadenumschlingungen an den Enden des Venenstückes (s. Abb. 234a) so fest angezogen werden, daß die Intima des Venentransplantates und die Intima der Wirtsarterie in festen Kontakt kommen. Die Methode hat auch bei arteriosklerotischen Aneurysmen der Gliedmaßen Erfolg, allerdings unter der Voraussetzung, daß die überpflanzte Vene nicht selbst auch schon verdickt ist, und dann die Umkrempelung der unelastischen Venenwand auf dem

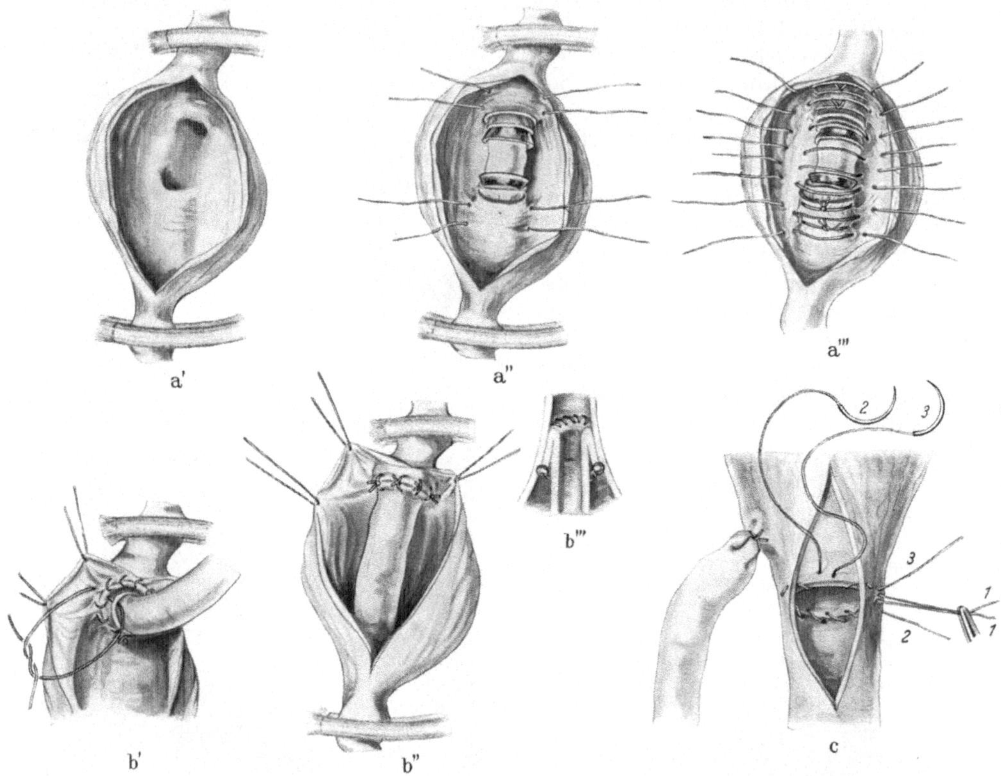

Abb. 234a—c. *Gefäßeinlagetransplantat zur Aneurysmabehandlung.* a *Aneurysmorraphie über* einem *Venentransplantat nach* Blakemore [*36*]. Das Transplantat wird mit Vitalliumringen an die Wirtsarterie angeschlossen (s. auch Abb. 220). Um genügend Material zum Umkrempeln der Vene zur Verfügung zu haben, muß das Transplantat 4 cm länger sein als der Abstand der Öffnungen bei der Wirtsarterie. Die auf der Abb. a'' dargestellten Fadenumschlingungen sind so fest zuzuziehen, daß die Intima der Vene mit der Intima der Arterie in festen Kontakt kommt; a''' zeigt die Raffung des Aneurysmasackes über dem Transplantat. b Überbrückung eines Aneurysmas durch ein *intrasacculäres Venentransplantat*. Die Vene wird an ihren Enden kragenförmig umgestülpt, zuerst mit der gesunden Wirtsarterie *durch* fortlaufend überwendliche *Naht anastomosiert* und dann noch mit dem Aneurysmasack durch Knopfnähte zusammengeheftet (nach Gerbode [*138*]). c *Naht eines Gefäßeinlagetransplantates* in einem Aneurysma *ohne breite Spaltung des Aneurysmasackes* (nach Freeman und Leeds [*127*]).

Metallring Schwierigkeiten bereitet. Die *Anastomosierung des Einlagetransplantates mit der Wirtsarterie* kann auch *durch Naht* gelingen, wobei die Vene an ihren Enden kragenartig umgekrempelt und zweischichtig (s. Abb. 234b) [*138*] oder die glatt ausgestreckten Enden des Gefäßtransplantates einschichtig (s. Abb. 234c) mit der Wirtsarterie vernäht werden [*127*, *128*].

Die früher einmal von Matas vorgeschlagene „*rekonstruktive Aneurysmorraphie*“, bei der er versucht hat, aus den intimafreien schwieligen Wänden des Aneurysmas selbst — über einer vorübergehend eingeführten Prothese — ein neues Gefäß zu bilden, *führt immer zu verstopfenden Thrombosen* und ist deswegen heute verlassen.

Die *Exstirpation des Aneurysmasackes mit Unterbindung* aller einmündenden Gefäße, auch *der Wirtsarterie* (s. Abb. 235), ist die Methode der Wahl bei allen traumatischen oder angeborenen Aneurysmen an kleineren Gefäßen, die man ohne jede nachfolgende Funktionsstörung unterbinden darf (s. S. 220), oder — genügend Kollateralen vorausgesetzt — auch bei minderwertigen Wandverhältnissen der Wirtsarterie, wo eine Gefäßnaht unmöglich ist, sowie bei Infektionsprozessen.

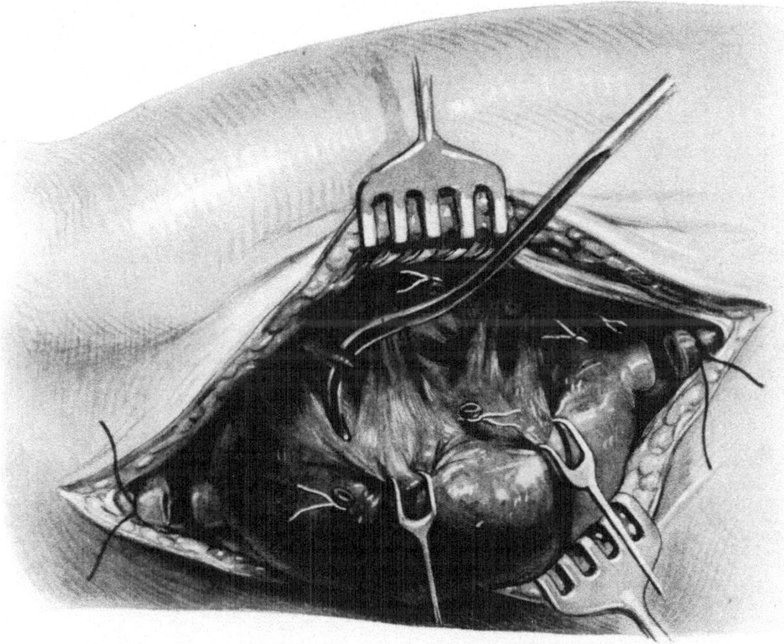

Abb. 235. *Beseitigung eines aneurysmatischen Sackes* unter doppelter *Unterbindung* und Durchschneidung *aller* mit ihm in Verbindung stehenden *Gefäße.*

2. Die Obliteration des Aneurysmasackes.

Sie ist das älteste Verfahren zur Aneurysmabehandlung. Die Verödung läßt sich *auf sehr verschiedene Weise* erreichen, z. B. durch Kompression mit gleichzeitiger Vereisung, durch Unterbindung einzelner oder aller in das Aneurysma einmündenden Gefäße, durch obliterierende Aneurysmorraphie, durch Implantation von Muskel in den Aneurysmasack und schließlich durch eine Drahttamponade des Aneurysmas.

Kompression und gleichzeitiges Auflegen eines Eisbeutels führt *nur bei kleinen,* hautnahen, frischen, *pulsierenden Hämatomen* zur Thrombosierung und Ausheilung.

Ligaturen einzelner Arterien, die mit dem Aneurysmasack in Verbindung stehen (Unterbindung der zu- und abführenden Arterien mit Eröffnung und Tamponade des Sackes nach Antyllus, 2. Jahrhundert p. Chr.; die Unterbindung der Hauptarterie kurz vor ihrer Einmündung in den Sack nach Anel 1710; die Unterbindung der Hauptarterien in größerer Entfernung proximal des Sackes nach Hunter 1785; die Unterbindung der zu- und abführenden Hauptarterien nach Pasquin 1812 und Dieffenbach 1845; die Unterbindung einer oder mehrerer abführender Arterien nach Brasdor 1798 und Wardrop 1825), dienen alle dem Ziel, durch Blutstromverlangsamung eine Thrombosierung und damit eine Verödung des Aneurysmas zu erreichen. Die genannten Ligaturen werden nur noch sehr selten gebraucht, weil sie häufig nicht die gewünschte Ausheilung bringen, sondern öfters zu Komplikationen führen (Ruptur, Infektionen, Blutungen, Gangrän).

Muß man sich aber doch einmal, z. B. bei einem stark mit der Umgebung verwachsenen Aneurysma der A. carotis communis, zu solch einem *Notbehelf* entschließen, dann erfolgt die Abbindung der erkrankten Arterie statt mit einem scharf schneidenden Zwirnsfaden besser mit einer *breiter fassenden Umschnürung*, z. B. einem Nabelbändchen oder einem Fascienstreifen (s. S. 215). Über die

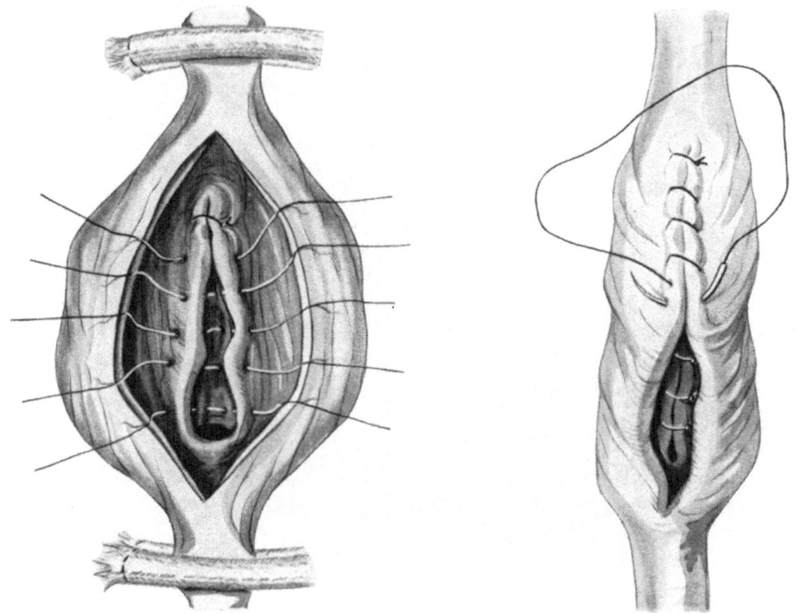

Abb. 236. Obliterierende Aneurysmorraphie nach MATAS.

Möglichkeiten zur *schrittweisen Abdrosselung* der Bauchaorta proximal eines Aneurysmas s. S. 251.

Die *Unterbrechung aller* mit dem Aneurysma in Verbindung stehenden *Gefäße* durch Umstechungen mit dickem Zwirn *von der Innenseite des eröffneten Sackes her* (s. Abb. 230), unter Belassung des Aneurysmasackes in situ, stellt eine wertvolle Methode zur Beseitigung solcher Aneurysmen an peripheren Arterien dar, bei denen die Sackexstirpation zur unerwünschten Unterbrechung von Kollateralen und zur Beschädigung wichtiger Nachbarorgane (Nerven) führen würde, oder bei denen eine plastische Rekonstruktion der arteriellen Strombahn wegen schlechter Wandverhältnisse der Wirtsarterie nicht empfehlenswert ist oder bei denen man mit ausreichenden Kollateralen rechnen darf (s. S. 220).

Manchmal läßt sich der Aneurysmasack über der Wirtsarterie fest zusammenraffen und so zur Verödung bringen: „*obliterierende Aneurysmorraphie*" nach MATAS (s. Abb. 236). Bei dicken Schwielen ist eine solche Raffung technisch nicht durchführbar; dann empfiehlt es sich, nach Umstechung aller zu- und abführenden Gefäße ein *frei transplantiertes Muskelstück* einzulegen und die schwielige Wand darüber zu vernähen (s. Abb. 237). Ein frei transplantiertes großes Muskelstück kann auch zur *Beherrschung einer schweren Blutung* eines Aneurysmas dienen.

Wenn dabei die Umstechung oder Unterbindung der zuführenden Gefäße nicht gelingt, so genügt es *im Notfall*, nur die Aneurysmawand über dem Muskelstück zu vernähen. Die Muskelplombe führt zur Arteriitis obliterans und so zur Verödung des Aneurysmas.

Die Verödung des Aneurysmas durch Einführen von Draht oder die *Ummantelung des Aneurysmasackes* sind Methoden, die *nur bei Aortenaneurysmen* in Betracht kommen (s. S. 251).

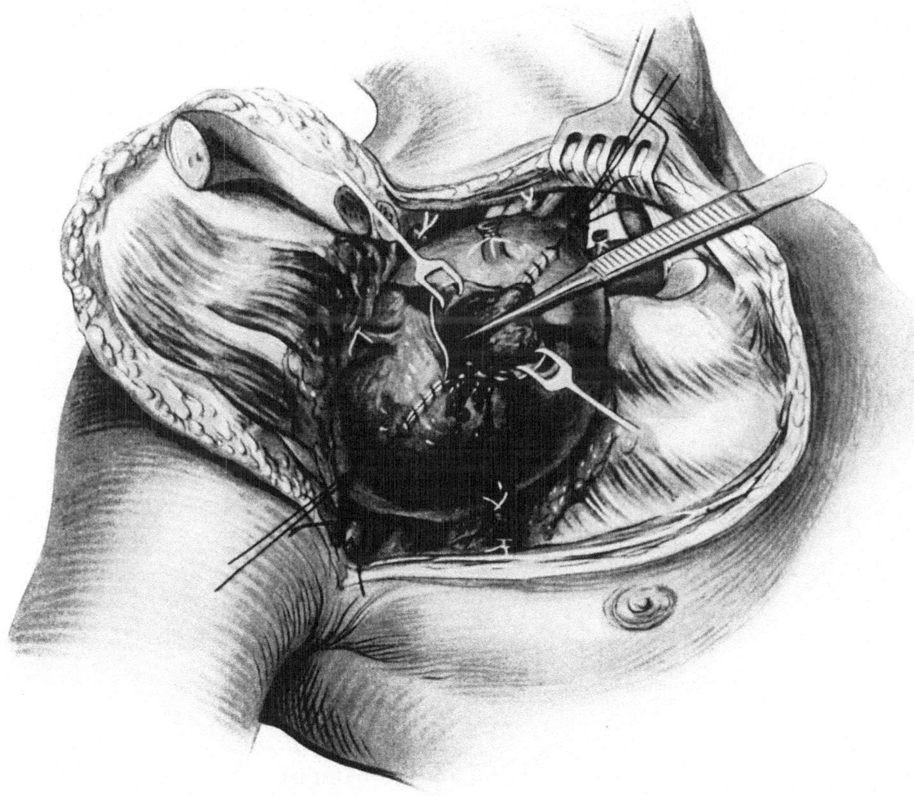

Abb. 237. *Ausstopfen* eines blutenden, nur ungenügend zugänglichen *Aneurysmas mit* frei verpflanzten *Muskelstücken* zur Stillung einer Blutung und Verödung des Sackes.

3. Besonderheiten bei der Operation arterio-venöser Aneurysmen [*171, 391, 164, 165, 133, 236, 15, 210, 211, 246, 173, 174, 275*].

Die *Behandlung* arterio-venöser Fisteln ist immer eine *vordringliche* Aufgabe, weil solche Fisteln viel häufiger Komplikationen zur Folge haben als rein arterielle Aneurysmen. Der Abfluß großer arterieller Blutmengen über die Fistel führt zum Anstieg des Venendrucks, zum Absinken des Arteriendrucks, zur Vergrößerung der Auswurfmenge des Herzens, zur Herzdilatation, zur Herzinsuffizienz und schließlich zur peripheren Ischämie. Außerdem kommt es an der zuführenden Schlagader allmählich zur starken Ausweitung des Rohres mit degenerativen Wandveränderungen [*334*]. Eine sofortige Operation ist angezeigt, wenn Blutung, Gangrän, Eiterung oder arterielle Embolie auftreten. Arterio-venöse Fisteln sind auch deswegen *schwieriger* zu behandeln *als rein arterielle Aneurysmen*, weil bei ersteren die kollaterale Zirkulation meist schlechter entwickelt ist als bei letzteren.

Die *Beseitigung* solcher Gefäßfisteln ist grundsätzlich *auf dreierlei Weise möglich:* 1. durch Verschluß der Fistelöffnung in der Schlagader mit Erhaltung der arteriellen Strombahn, 2. durch Resektion des Fistelgebietes und Rekonstruktion der Schlagader mittels eines Gefäßtransplantates sowie 3. durch Unterbrechung aller zu- und abführenden Gefäße, möglichst mit Exstirpation des Fistelgebietes. Welche Methode zu wählen ist, hängt von der Bedeutung des betreffenden Gefäßes, vom Ausmaß der narbigen Verwachsungen im Fistelgebiet, vom Zustand der Arterienwand, von der Weite der Fistelöffnung, von der Lage des Aneurysmas und vom Ausmaß der kollateralen Zirkulation ab.

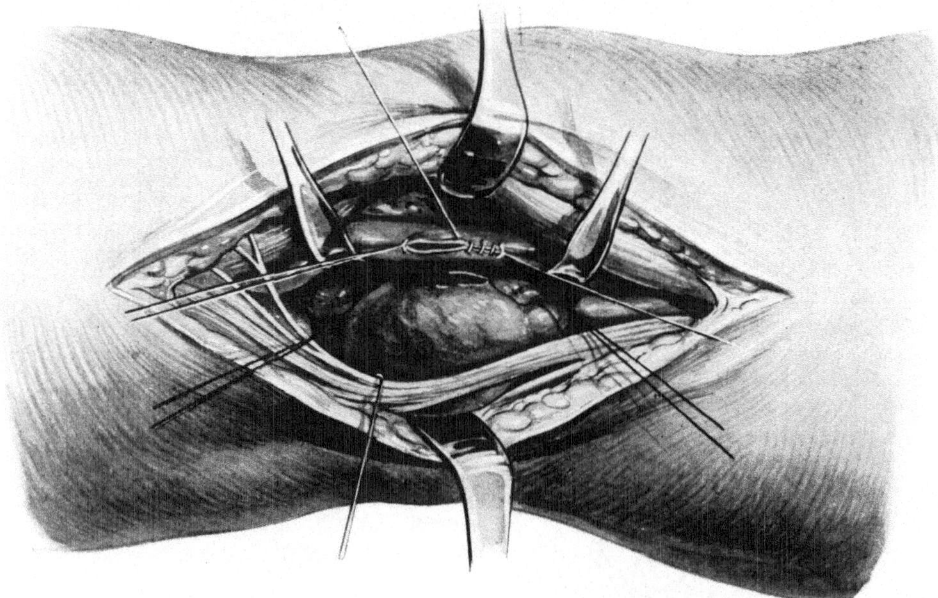

Abb. 238. Nahtverschluß der Fistel in der Arterie und Abbindung der Vene.

Der *Verschluß der Fistel in der Schlagader durch seitliche Naht* des Gefäßes (s. Abb. 238) unter Erhaltung der arteriellen Strombahn ist nur bei kleiner Fistelöffnung und sonst gesundem Gefäßrohr mit nur geringen narbigen Veränderungen in der Umgebung zu empfehlen. Statt dabei die Vene im Fistelgebiet nach Doppelunterbindung zu resezieren, ist es ratsam, ihre Wand zur Verstärkung des Arterienverschlusses mit heranzuziehen. Häufig erweist sich die Isolierung des arteriovenösen Aneurysmas aus seinen narbigen Verwachsungen wegen der notwendigen Rücksichtnahme auf wichtige Nachbargebilde (Nerven, Kollateralen) als nicht durchführbar. In diesen Fällen bietet die *transvenöse Arteriennaht* (s. Abb. 239) erhebliche Vorteile. Nach Naht der Arterienöffnung läßt sich dabei die Venenwand und oft auch noch die bindegewebige Schlagaderscheide zur Verstärkung der Arteriennaht heranziehen (s. Abb. 239). Diese Methode ist besonders für arteriovenöse Fisteln im Gebiet der A. carotis communis oder interna angezeigt, da hier eine Unterbindung unbedingt vermieden werden muß.

Liegt eine gesunde Wirtsarterie vor und läßt sich das Fistelgebiet klar isolieren, dann ist statt der seitlichen Naht meistens eine *Resektion des erkrankten Arteriensegments* und eine *Überbrückung* der dabei entstandenen Lücke *durch* ein *Gefäßtransplantat vorzuziehen* (s. Abb. 240). *Nach Gelegenheitsverletzungen* und Kriegsverwundungen sind *rekonstruktive Methoden zur Beseitigung arterio-venöser Fisteln*

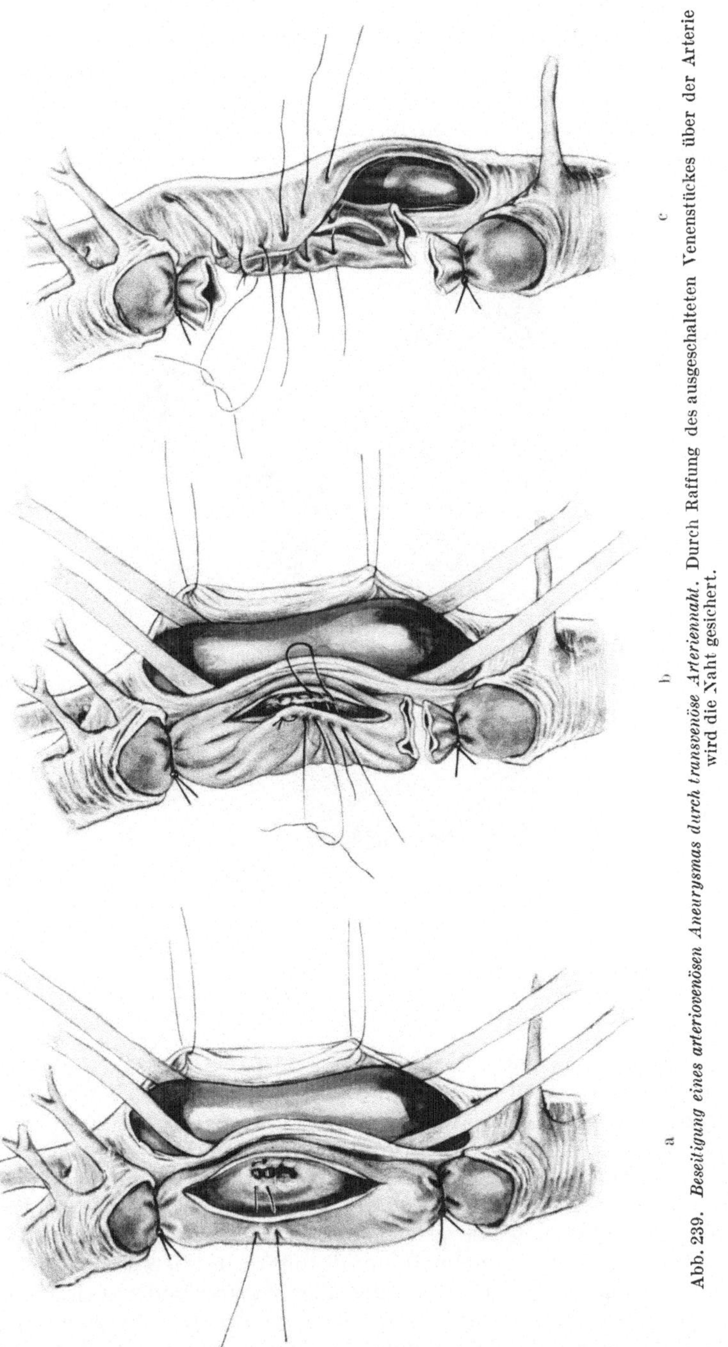

Abb. 239. *Beseitigung eines arteriovenösen Aneurysmas durch transvenöse Arteriennaht.* Durch Raffung des ausgeschalteten Venenstückes über der Arterie wird die Naht gesichert.

nur in den ersten Stunden erlaubt, *bevor* sich *Infektionsprozesse entwickelt* haben. Zeigt sich die Fistel erst später, so wird man in der Regel zunächst abwarten, bis die Infektionsgefahr vorüber ist. Nach Abklingen der Wundentzündung und Resorption des Hämatoms ist die Anatomie des Gebietes dann besser zu erkennen. Außerdem hat sich vielleicht später der Kollateralkreislauf so verbessert, daß im Notfall die Unterbindung der Hauptarterie gewagt werden darf.

Die *Unterbindung aller zu- und abführenden Gefäße* ist die *Methode der Wahl bei* arterio-venösen *Fisteln* im Verlauf *kleinerer Arterien*, die sicher völlig ausreichende Kollateralen besitzen, z. B. unterhalb des Knie- oder Ellbogengelenkes (s. S. 220). *An* den *größeren Gefäßen* (A. femoralis, A. poplitea, A. subclavia, A. brachialis) kommt diese Methode nur als *Notbehelf* in Betracht, wenn die Erhaltung oder

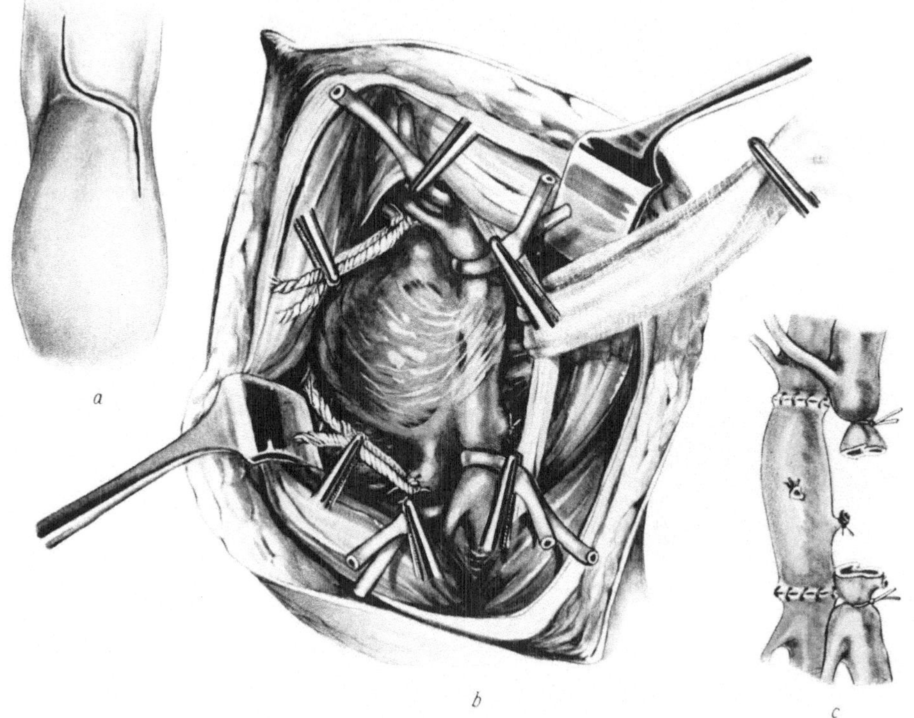

Abb. 240a—c. *Beseitigung* eines *arteriovenösen Aneurysmas* der *Kniekehle*. a Hautschnitt, der Kontrakturen vermeidet; b und c *Resektion des Aneurysmas* und *Wiederherstellung der* arteriellen *Strombahn* durch ein Transplantat aus der V. saphena der gesunden Seite.

Rekonstruktion der arteriellen Bahn unmöglich ist (Infektionsprozesse, sehr starke Narben, ausgedehnte Wandveränderungen an den Arterien). Nach Unterbindung sämtlicher zu- und abführenden Gefäße ist die *Excision des* ganzen *Fistelgebietes anzustreben*. Scheitert dies wegen starker schwieliger Verwachsungen, dann soll der Operateur versuchen, wenigstens den arteriellen Teil der Fistel herauszuschneiden und die venöse Bahn durch Umstechungen zu blockieren. Die *alleinige Unterbindung der zuführenden Arterien* ist *abzulehnen*, weil sie nicht zur Ausheilung der Fistel führt, vielmehr manchmal eine Gangrän im distalen Bereich nach sich zieht. Häufig ist eine zur Unterbindung aller Gefäße und zur Exstirpation des Sackes ausreichende Isolierung wegen dicker schwieliger Verwachsungen völlig unmöglich und würde zur Schädigung der Nachbarorgane und Unterbrechung funktionstüchtiger Kollateralen führen. Bei dieser Sachlage wird man, wenn eine völlige Unterbrechung der Wirtsarterie überhaupt erlaubt ist (s. S. 220) — in Anlehnung an die Matassche Operation — eine *transvenöse obliterierende Arterienraffung* (s. Abb. 236) in Erwägung ziehen.

Vor Operation einer arterio-venösen Fistel ist eine sorgfältige Vorbereitung des Zirkulationsapparates notwendig. Kurz *nach Verschluß der arterio-venösen Fistel* steigt der diastolische Blutdruck oft erheblich an. Falls es bei stärker geschädigtem Herzen nach Verschluß der Fistel zum Abfall des Blutdruckes und zur starken Pulsbeschleunigung kommen sollte, empfiehlt sich ein Aderlaß von 500—1000 cm^3 zur schnellen Herzentlastung. Das in Stabilisatorflüssigkeit s. II, S. 364) aufgefangene Blut wird dem Kranken später langsam wieder zugeführt.

4. Besonderheiten bei der Operation von Aneurysmen der Aorta [*5, 382, 17, 16, 22, 42, 73, 104, 128, 363, 404, 18, 105, 278, 350*].

Die operative Behandlung von Aortenaneurysmen begegnet erheblichen Schwierigkeiten, die in der Lebenswichtigkeit und in der Topographie dieses Gefäßes begründet sind. Welche von den unten im einzelnen dargestellten Methoden anzuwenden ist, richtet sich in erster Linie nach dem Sitz des Aneurysmas (ober- oder unterhalb der Nierengefäße), nach seiner Form (spindel- oder sackförmig) und nach der Ausdehnung, hängt aber auch vom Zustand der Aortenwand (Arteriosklerose, Lues) und vom Allgemeinbefinden (Lebensalter) des Kranken ab.

Ein Aneurysma der Aorta ist noch am ehesten chirurgischer Behandlung zugänglich, wenn es *unterhalb des Abgangs der Nierengefäße* liegt (s. Abb. 241). Glücklicherweise haben die häufigsten Aneurysmen, nämlich die arteriosklerotischen, ihren Sitz in diesem Bereich. Für die chirurgische Behandlung der Aortenaneurysmen gibt es 4 Möglichkeiten: 1. eine *proximale Drosselung* der Aorta, 2. eine intraaneurysmale *Drahttamponade* — beide mit dem Ziel einer Thrombosierung und Verödung —, 3. eine *Ummantelung* (zur Verhütung der häufigsten Todesursache, der Ruptur des Aneurysmasackes) und schließlich 4. — *das am ehesten anzustrebende Verfahren* — die *Resektion des Aneurysmas* (bei spindelförmigen Aneurysmen unter Ersatz des erkrankten Aortensegmentes durch ein Homoiotransplantat). Alle diese Eingriffe sind durch die meistens vorliegende Wanderkrankung der Aorta (Arteriosklerose, Lues) und den oft reduzierten Allgemeinzustand des Kranken erschwert. Da aber die *durchschnittliche Lebenserwartung* ohne Operation sehr schlecht ist — 63% der Patienten mit arteriosklerotischen Aneurysmen der Bauchaorta sterben an der Ruptur des Aneurysmas, 20% bereits 1 Jahr nach der Diagnosestellung — sollte doch in jedem Fall ein chirurgischer Eingriff ernstlich in Erwägung gezogen werden.

Will man eine *Verödung* des Aneurysmas *durch proximale Drosselung* erreichen, dann ist dies Vorgehen nur unterhalb des Abganges der Nierengefäße erlaubt. Die plötzliche Unterbrechung des Blutstromes in der Aorta durch eine einfache Fadenumschlingung in *einer* Sitzung würde eine Wandnekrose mit Blutung nach sich ziehen und leicht zur gefährlichen Mangeldurchblutung der Beine führen. *Bei der ersten Einschnürung* soll der Operateur die Aorta *auf* nicht mehr und nicht weniger als etwa *5 mm Lumenweite einengen.* Eine geringere Einschnürung proximal des Aneurysmas erhöht den Blutdruck auf die Aneurysmawand und damit die Rupturgefahr [*37*]. Andererseits führt eine zu starke Einengung zur Druckerhöhung in der Aorta und im linken Ventrikel [*145*]. Zwischen beiden hämodynamischen Folgen gilt es hindurchzusteuern. Eine schrittweise Einengung der Aorta läßt sich durch einen einzigen Eingriff erreichen, wenn man das Gefäß proximal des Aneurysmas mit mehreren Lagen *fibroplastischen Spezial-Cellophans* (s. u.) umwickelt und dann durch ein kräftiges, 1,5 cm breites *Gummiband* so stark zusammenzieht, daß das Gefäßrohr im Aortogramm etwa zigarettendick in Erscheinung tritt (s. Abb. 242a). Die sich als Reaktion auf den fibroplastischen Kunststoff entwickelnden Schwielen führen allmählich zur weiteren

Unterbrechung des Blutstromes. Eine andere Möglichkeit zur Drosselung der Aorta proximal des Aneurysmas besteht darin, herzwärts eine breite *Fascienumschlingung* anzulegen, welche die Pulswelle von der weiter caudal vor dem Aneurysma liegenden *Nabelbandumschlingung*, die aber auch nicht völlig zugezogen werden darf, abhält und so einer Wandruptur an dieser Stelle vorbeugt (s. Abb. 242b). *Zur Verhütung einer Wandruptur* im Augenblick der Abschnürung ist es ratsam, den Blutstrom in der Aorta während der Knotung des Nabelbandes kranial davon mit dem Finger völlig zu unterbrechen. BLAKEMORE empfiehlt zur Verhütung arterieller Thrombosen *bei* Patienten mit *schwerer Arteriosklerose nach Anlegen der Abschnürung* bis zur Verbesserung der kollateralen Zirkulation, die im Oscillographen an den Oberschenkeln verfolgt werden kann, in den ersten 24 Std eine *regionale Heparinisierung* durch einen proximal der Abschnürungsstelle eingeführten dünnen Katheter (s. S. 212).

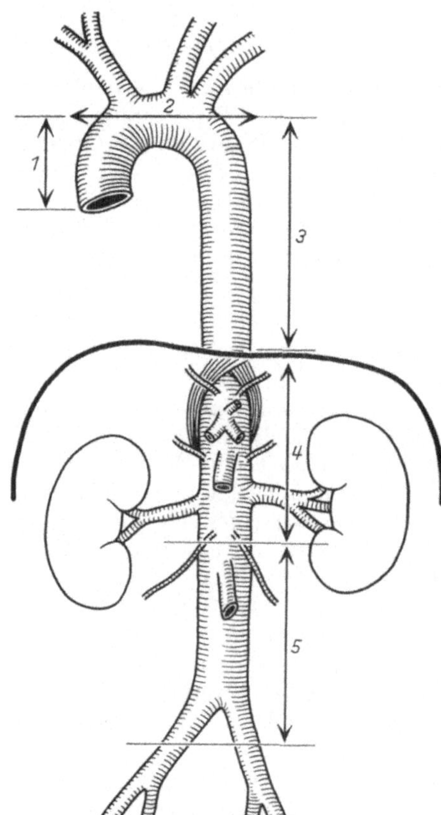

Abb. 241. *Die Wertigkeit verschiedener Aortenabschnitte bezüglich* einer vorübergehenden *Unterbrechung des Blutstromes* und bezüglich der *Indikation zur Aneurysmabehandlung* (nach DUBOST [*104*]). An der *ascendierenden thorakalen Aorta* (*1*) und dem *Aortenbogen* (*2*) führt die Unterbrechung des Blutstromes zum Herzstillstand. Kleine sackförmige Aneurysmen mit enger Taille können unter günstigen Verhältnissen reseziert werden. Palliative Eingriffe, wie Drahttamponade oder Ummantelung sind technisch meistens nicht anwendbar. An der *descendierenden thorakalen Aorta* (*3*) darf man den Blutstrom höchstens 15—30 min [*50, 76*] unterbrechen (Ausnahme: Isthmusstenose), sonst drohen infolge der verlängerten Ischämie eine tödliche Niereninsuffizienz und Lähmungserscheinungen durch Rückenmarksschäden [*80*]. In der Regel sind nur sackförmige Aneurysmen mit enger Taille resezierbar. Die operative Entfernung eines spindelförmigen Aneurysmas mit Wiederherstellung des Aortenrohres durch ein Homoiotransplantat läßt sich in einer halben Stunde in der Regel nicht bewerkstelligen und ist nur unter Benutzung einer künstlichen Umgehungsbahn (s. S. 239) und tiefer Hypothermie möglich. Als Palliativmaßnahmen sind Drahtung und Ummantelung anwendbar. *Im subphrenischen Segment* (*4*) sind Resektionen und Palliativeingriffe wegen der wichtigen Gefäßabgänge technisch in der Regel (Ausnahme DE BAKEY [*90*]) unmöglich. An der *subrenalen Aorta* (*5*) ist ein Abklemmen bei der Operation praktisch ohne Zeitbegrenzung erlaubt. Die A. mesent. inf. darf mit unterbunden werden. Alle Methoden zur Aneurysmabehandlung sind anwendbar. Resektion sackförmiger Aneurysmen mit seitlicher Naht des Rohres, Kontinuitätsresektion eines spindelförmigen Aneurysmas mit Wiederherstellung der Strombahn durch Homoiotransplantat oder Palliativmaßnahmen (Drahtung, Ummantelung, proximale Abschnürung).

Eine *Teilverödung des Aneurysmasackes* läßt sich auch *durch Drahttamponade* erreichen. Hierbei wird das Aneurysma mit dünnem Draht ausgestopft. Es kommt danach erfahrungsgemäß nur in den parietalen Gebieten des Gefäßrohres mit langsamerer Blutströmung zu Abscheidungsthromben, welche die Aneurysmawand verstärken, während die Aorta im Gebiet des schneller fließenden Achsenstromes und auch an den Abzweigungen großer Gefäße (Anonyma, Carotis) trotz des engmaschigen Drahtknäuels durchgängig bleibt. Die Methode kann nach percutaner Aortenpunktion (s. S. 97) oder zuverlässiger nach Thorakotomie oder Laparotomie unter Sicht angewandt werden.

Bei der *kalten Drahttamponade* [*252, 368*] führt der Operateur einen 0,25 mm starken, nichtrostenden, mit Schmirgelpapier aufgerauhten Stahldraht in Stücken Länge von je 30 m unter Röntgenkontrolle so in das Aneurysma ein, daß sich ein

Knäuel bildet, welches den Aneurysmasack gleichmäßig ausfüllt. Zur Einführung des dünnen Drahtes werden verschiedene *Hilfsinstrumente* benötigt, nämlich eine dickere „Punktionskanüle“ (vorne abgestumpfte Lumbalpunktionskanüle) mit dazu passendem, vorne zugespitzten „Mandrin“, eine dünnere, vorn abgestumpfte „Drahtführungskanüle“, die in die dickere, für den Draht durchgängige Punktionskanüle eingeschoben werden kann, und schließlich ein

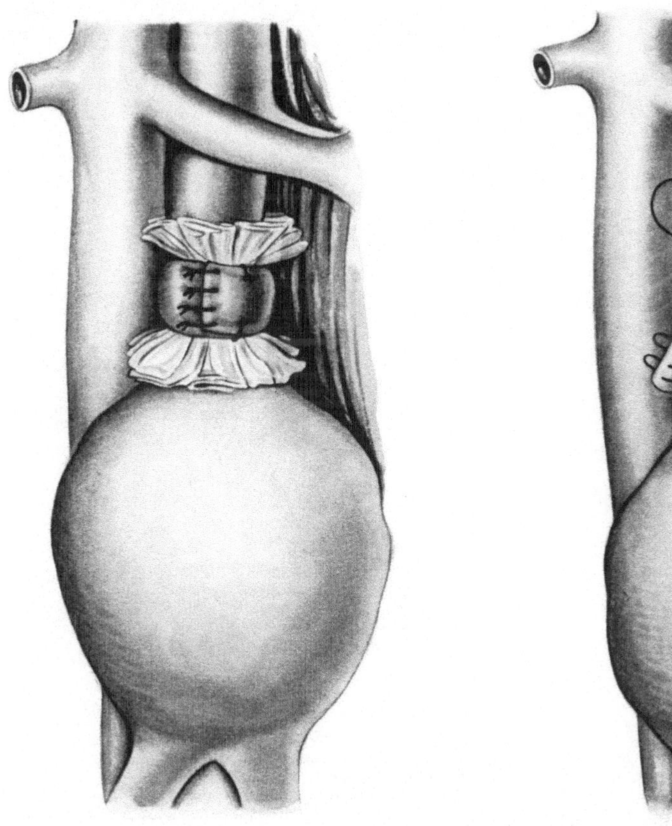

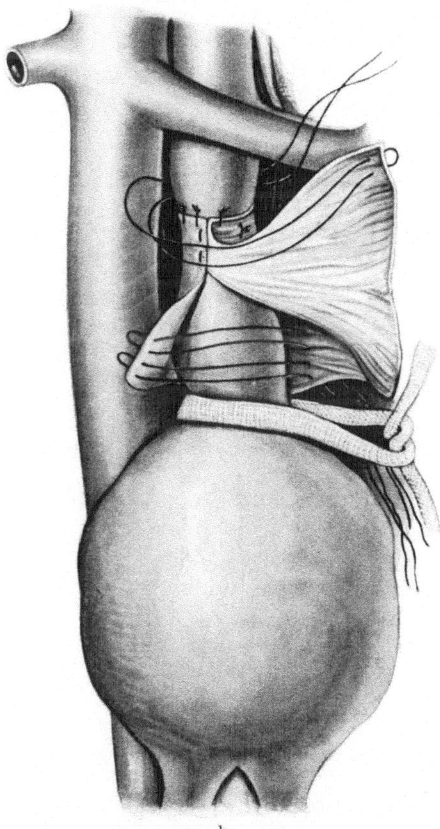

Abb. 242 a u. b. *Verödung eines Aortenaneurysmas durch proximale Drosselung*, die durch ein 1,5 cm breites, mit mehreren Schichten fibroplastischen Cellophans unterlegtes Gummiband (a) oder durch eine Fascienumschnürung und distal davon angelegte Nabelbandumschlingung (b) erreicht werden kann.

„Stopfer“ (stumpfes Mandrin für die Drahtführungskanüle: s. Abb. 243). Der Operateur sticht zunächst die mit spitzem Mandrin versehene Punktionskanüle durch die Aneurysmawand und führt sie dann nach Zurückziehen des spitzen Mandrins innen bis zur gegenüberliegenden Wand vor. Nun schiebt er den Draht in die dünnere stumpfe Drahtführungskanüle so weit ein, daß das Drahtende mit leichter Krümmung aus der vorderen Öffnung 1,5 cm weit herausschaut. Darauf wird die Drahtführungskanüle mit dem darinliegenden Draht durch die etwas zurückgezogene Punktionskanüle ins Aneurysma eingeführt und das freie Drahtende dann durch die wieder vorgeschobene dickere Punktionskanüle an der Innenwand des Aneurysmas festgeklemmt. Durch wiederholtes Festklemmen des vorderen Drahtstückes im Aneurysma mit Hilfe der dickeren Punktionskanüle und durch Vorschieben neuer Drahtstücke mit der dünneren Drahtführungskanüle gelingt es, unter Richtungswechsel 30—160 m Draht in das

Aneurysma einzuführen, das sich dann von außen hart anfühlt. Um das Drahtende zum Schluß des Eingriffs oder bei Verklemmung im Beschickungssystem in das Aneurysma hineinzustecken, zieht der Operateur die Führungskanüle zunächst über den Draht heraus, schneidet diesen 1 cm über dem Niveau der Aneurysmawand ab, stülpt die Führungskanüle wieder über den Draht und schiebt das kurze Drahtende dann mit dem Stopfermandrin in den Aneurysmasack. Blutungen an den Punktionsstellen stehen nach Fingerdruck oder Aufsteppen eines Muskel-

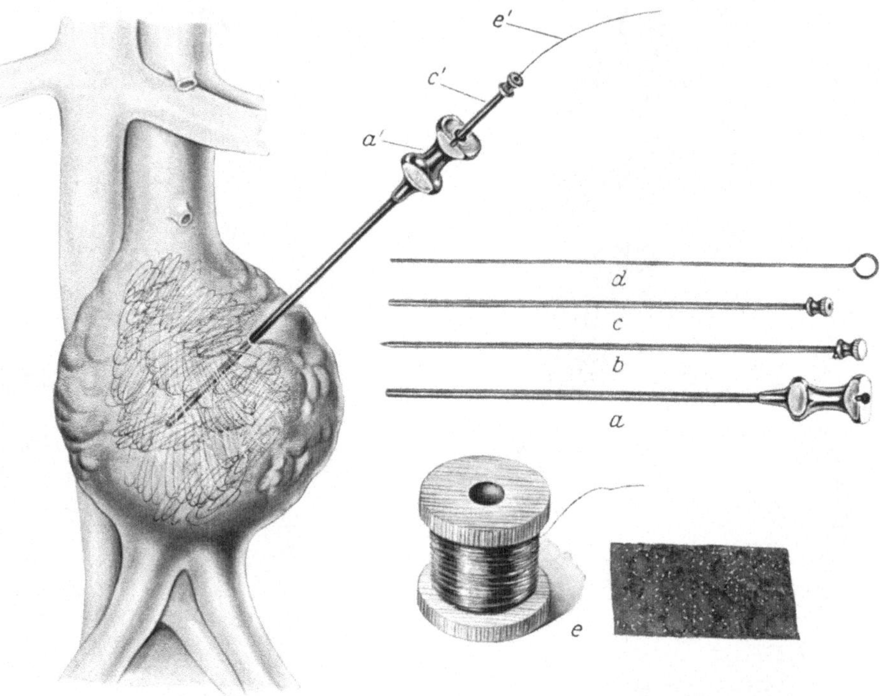

Abb. 243. *Aneurysmaverödung durch Drahttamponade nach* LINTON. Als Instrumentarium dienen eine lange, stumpfe, dickere „Punktionskanüle" (*a*) mit dazu passendem spitzen „Mandrin" (*b*), eine etwas dünnere stumpfe „Drahtführungskanüle" (*c*) mit einem hierzu passenden stumpfen Mandrin = „Drahtstopfer" (*d*). Der mittels Schmirgelpapier aufgerauhte nichtrostende Draht (*e*) wird mit Hilfe der Drahtführungskanüle (*c*) in das Aneurysma gebracht (siehe Text).

stückchens. Bei größeren Aneurysmen empfiehlt es sich, die Punktionsstelle wiederholt zu wechseln.

Die *Wirkung der Drahttamponade* läßt sich noch *durch elektrothermische Koagulation verstärken* [*37, 387, 40, 41*]. Diese von BLAKEMORE [*37*] in allen Einzelheiten genau ausgearbeitete, bewährte Methode setzt allerdings das Vorhandensein eines größeren Apparates voraus. Das Prinzip besteht darin, einen feinen Münzensilberdraht, der einen Kupfergehalt von 10% hat und von einer Isolierschicht überzogen ist, in den Aneurysmasack einzuführen und durch kurze Stromstöße (100 V 10—20 sec lang) auf 80—83° C zu erhitzen. Bei spindelförmigen Aneurysmen verhindert die abkühlende Wirkung der schnelleren Strömung im Zentrum des Rohres eine verstopfende Thrombose, während sich bei der langsameren Strömung in den Randpartien die zur Koagulation notwendigen Temperaturen dem Plasma mitteilen. Durch wiederholtes Einführen von 10 m langen Drahtstücken lassen sich so konzentrische Koagulations- und Thrombenschichten erzeugen, die das Aneurysma auf die gewünschte Lichtung einengen und durch

Wandverstärkung inaktivieren. *Bei* jeder *Drahtungsmethode* ist *peinlichste Asepsis* oberstes Gebot, weil Eiterungen im Aneurysmasack tödliche Blutungen zur Folge haben können. Alle *Drahttamponaden* werden auch von BLAKEMORE heute nur noch als *Palliativmethoden* empfohlen, die *wenn möglich durch Resektion* des Aneurysmas und Wiederherstellung der arteriellen Strombahn zu *ersetzen* sind.

Eine weitere Möglichkeit zur Palliativ-Versorgung von Aortenaneurysmen besteht in der *Wandverstärkung durch Ummantelung.* Am besten erreicht man diese Wandverstärkung durch Umwickeln des Aneurysmas *mit proliferationsanregendem Cellophan* [*296, 273, 409, 30, 75, 246, 404, 64*], was zu einem Schwielenpanzer um das Aneurysma führt. Um gute Ergebnisse zu erzielen, muß der Sack von den Nachbarorganen völlig isoliert und allseitig mit der Kunststoffolie umhüllt werden. Ausschlaggebend wichtig ist es dabei, *die richtige Cellophansorte* zu benutzen [*304*]. Die meisten Chirurgen haben zu dieser Operation das Polythen DuPont 1,5 mil, Type NV-7-14 verwandt. Es hat sich herausgestellt, daß die eigentliche fibroplastische Komponente dieser Kunststoffolie das zu etwa 1% darin vorkommende Dicethylphosphat ist. Die Entkeimung der dicethylphosphathaltigen Kunststoffolie soll durch Auskochen, Zephirol oder Formaldehyd, jedoch nicht durch Alkohol geschehen, weil sonst ein Wirkungsverlust der fibroplastischen Eigenschaften zu erwarten ist. Will der Operateur das gesunde Gewebe in der Nachbarschaft des Aneurysmas vor der Reizwirkung des Cellophans schützen, dann muß er außen auf die dicethylphosphathaltige Platte eine gut gewebsverträgliche Kunststoffolie, z. B. aus Polyäthylen, auflegen. Die wirksame, proliferationsauslösende Substanz läßt sich auch als 1%ige Lösung von Dicethylphosphat in Olivenöl applizieren. Dies Vorgehen ist zu empfehlen, wenn die Isolierung des Aneurysmasackes und seine allseitige Umwicklung mit Folie in unzugänglichen Winkeln nicht gelingt.

Zur *Verstärkung eines* von Berstung bedrohten *Aneurysmasackes* der Aorta kann man auch *Haut* [*255, 177*], *Fascia lata* [*326, 409*] oder *Nylongewebe* [*390*] *verwenden* (s. Abb. 240). Bei all diesen Ummantelungsverfahren bereitet die völlige Isolierung der Aorta von den Nachbargebilden oft erhebliche Schwierigkeiten. Häufiger muß der Operateur auf die Umkleidung der an die Wirbelsäule angrenzenden Teile des Aneurysmas verzichten.

Langfristige *Nachuntersuchungen* [*90*] zeigen, daß *dicethylphosphathaltige Kunststoffmembranen* beim Menschen öfter nicht zu so starker Bindegewebsneubildung führen, wie das aus Tierexperimenten bekannt ist. Außerdem bringt die allseitige Umwicklung eines Aneurysmas mit impermeablem Material Unterbrechungen der Blutversorgung der Adventitia mit sich und kann auf diese Weise Wandnekrosen zur Folge haben. Wandverstärkende Methoden sind nur als palliative Notmaßnahmen zu betrachten. *Auch an der Aorta* ist die ideale Aneurysmabehandlung, d. h. *die Resektion des Sackes unter Erhaltung oder Wiederherstellung der Strombahn*, möglich und sollte unter günstigen Verhältnissen gewagt werden [*16, 17, 18, 86, 22, 42, 73, 74, 104, 128, 278, 91*].

Die *Abtragung mit seitlicher Naht* des Aortenrohres läßt sich nur bei relativ enger Aneurysmataille und nicht zu großer Ausdehnung der Gefäßgeschwulst bewerkstelligen. Die für diese Methode geeigneten *sackförmigen Aneurysmen* treten in der Regel schon vor dem 55. Lebensjahr in Erscheinung, und liegen vorwiegend oberhalb des Abganges der Nierengefäße im thorakalen Anteil der Aorta; sie haben meistens eine luetische Ätiologie. Bietet die Isolierung des Sackfundus von den Nachbargebilden Schwierigkeiten, dann wird grundsätzlich zunächst der Aneurysmahals — nach Anlegen einer seitlich fassenden Klemme nach POTTS, BECK oder CRAFOORD — möglichst nahe der Aortenwand, freigelegt. Der zweireihige seitliche Nahtverschluß der Aortenwunde

(s. Abb. 244) geschieht in der Regel distal der Klemme. Muß der Operateur die Nahtreihe ausnahmsweise proximal der Klemme legen, dann soll er die Aorta vor dem Zuziehen der Naht mit den Fingern zusammendrücken, damit der Faden die Aortenwand nicht so leicht aufreißt. In jedem Falle ist es ratsam, auch den abgetrennten Sack soweit wie möglich zu entfernen. Zurückgelassene Aneurysmateile neigen zur Nekrose und begünstigen dann Infektionsprozesse, die wiederum eine Dehiszenz der Gefäßnähte zur Folge haben.

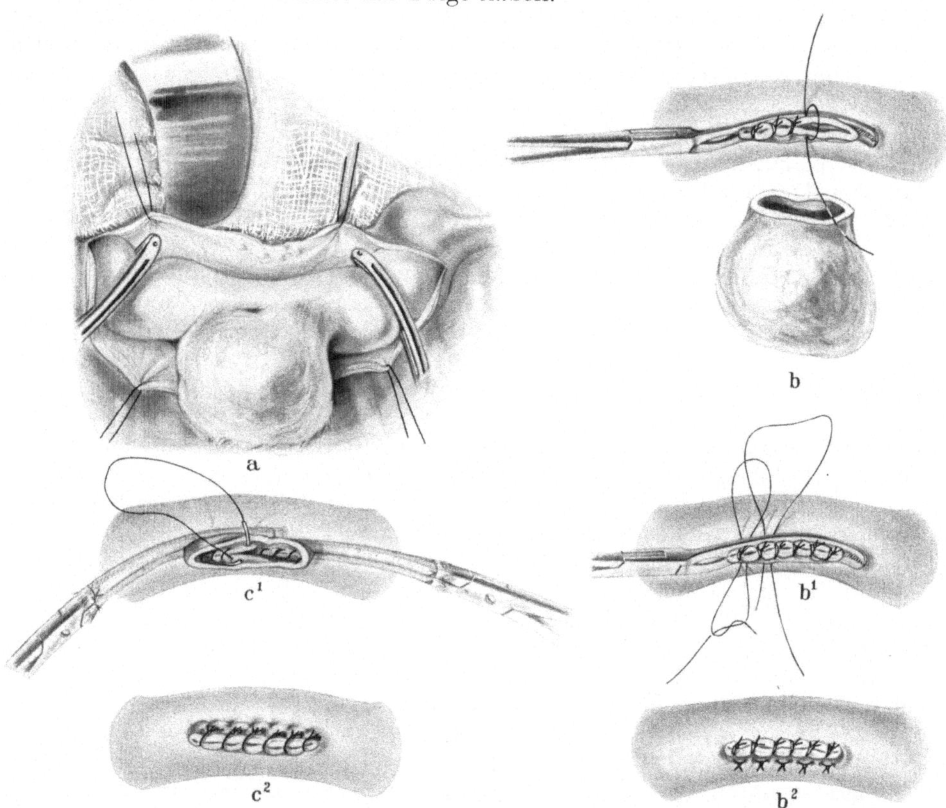

Abb. 244 a—c. *Seitliches Abtragen eines sackförmigen Aortenaneurysmas.* a Abriegeln des Operationsgebietes durch Abklemmen der Aorta, in obiger Abbildung mit HOPKINS-Klemmen. Zum Abklemmen des Aneurysmahalses dienen je nach Wandbeschaffenheit eine schmale, löffelförmige, gezähnelte Anastomosenklemme nach POTTS (b) oder zwei breiter fassende Herzohrklemmen nach CRAFOORD (c). Nach Abtragen des Aneurysmas vor der Klemme wird die Aortennaht durch Raffen des Halses entweder wie b oder wie c vorgenommen.

1951 ist DUBOST erstmalig die *Resektion eines spindelförmigen Aortenaneurysmas* der Bauchaorta *mit Wiederherstellung der Gefäßkontinuität* durch Einpflanzen eines Aortenhomoiotransplantates gelungen. Die spindelförmigen Aneurysmen zeigen sich in der Regel erst jenseits des 60. Lebensjahres, liegen meist unterhalb der Nierengefäße und sind für gewöhnlich arteriosklerotischen Ursprungs. Es empfiehlt sich, vor einer solchen Operation eine *Miller-Abbott-Sonde* in den Dünndarm zu bringen, um mit der erfahrungsgemäß auftretenden postoperativen Darmatonie besser fertig zu werden. Nach Eröffnung der Bauchhöhle durch einen großen Paramedianschnitt und Abdrängen des Dünndarmes nach rechts oben werden das Retroperitoneum und das Treitzsche Band gespalten und das Duodenum mobilisiert. Das nach rechts oben geschlagene Konvolut der *Dünndarmschlingen* ist in der Bauchhöhle hinderlich, es muß außen auf die

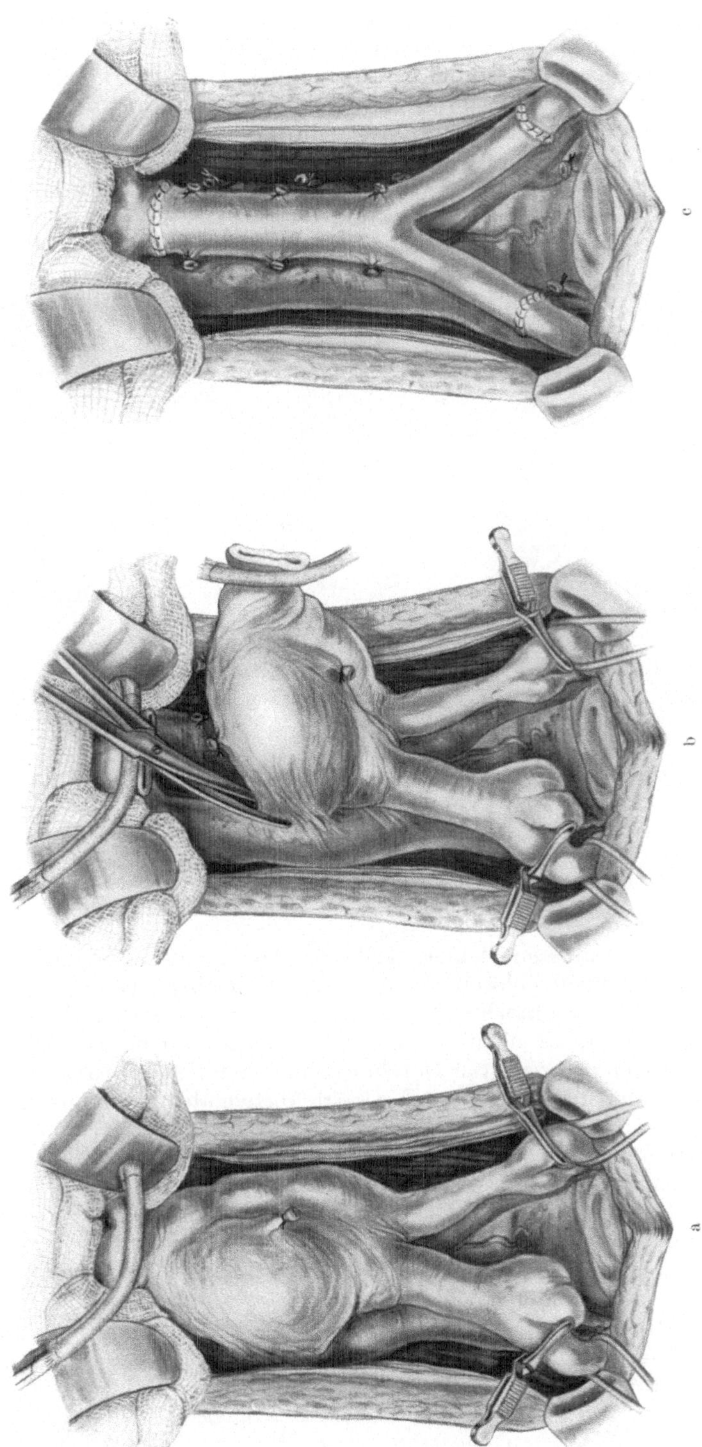

Abb. 245a—c. „*Ideale*“ *Operation* eines *spindelförmigen Aneurysmas der Bauchaorta.* a Situation bei der Laparotomie; großes spindelförmiges Aneurysma der terminalen Aorta, das nach oben bis dicht unterhalb der Nierengefäße reicht, dazu kleines sackförmiges Aneurysma der rechten A. iliaca; b nach Abriegeln des Blutstromes Excision der erkrankten Aortengabel; c Überbrückung der entstandenen Gefäßlücke durch ein Homoiotransplantat (in Anlehnung an BAHNSON [*18*]).

Bauchdecken gebracht werden und wird — zur Verhütung bedrohlicher Austrocknungserscheinungen bei stundenlanger Eventeration — *in* einen mit physiologischer Kochsalzlösung halb gefüllten großen *Plastiksack* gebracht. Bei Freilegung des Aneurysmasackes kann die Abtrennung vom Duodenum, von den Nierengefäßen, von der V. cava inf. und von der V. iliaca sehr große Schwierigkeiten machen. Notfalls isoliert der Operateur zunächst die Aorta kranial des Sackes in Höhe des Abgangs der Nierengefäße und distal des Sackes am untersten Teil der Bauchaorta oder an beiden Aa. iliacae und setzt erst nach kranialem und caudalem queren Abklemmen des Aortenrohres die Präparation des Aneurysma-

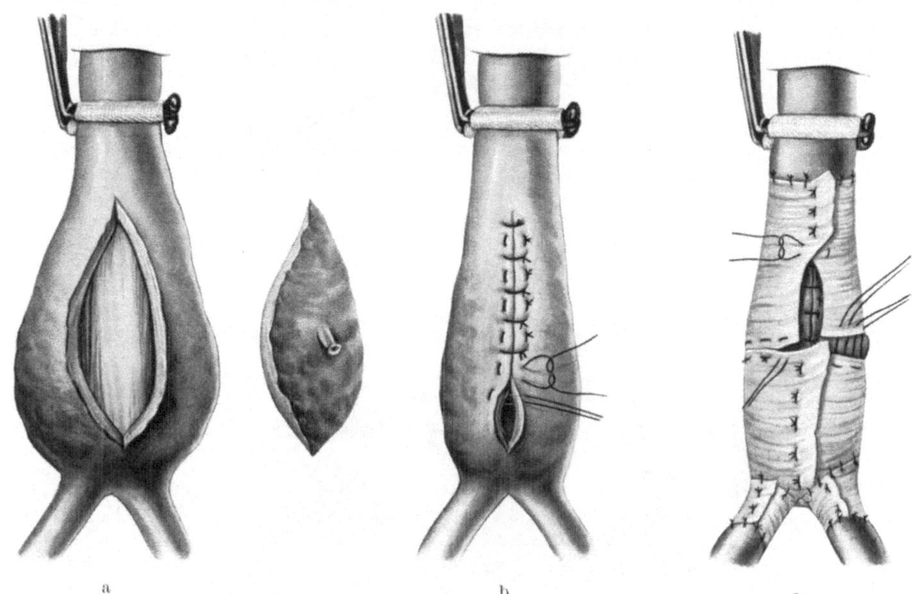

Abb. 246a—c. *Palliativbehandlung eines spindelförmigen Aortenaneurysmas.* a und b Zwickelförmige Resektion eines minderwertigen Wandteiles; c Ummantelung des Aneurysmas durch fest angezogene Fascienstreifen nach KIRSCHNER.

sackes fort. Häufiger müssen kleinere Teile des Aneurysmasackes, die sich von den Nachbargebilden nicht ablösen lassen, in situ verbleiben. Die A. mesenterica inf. ist in jedem Falle zu unterbinden, häufig ist sie schon vorher thrombosiert. Falls das Aneurysma distal nicht bis in die Bifurkation reicht, ist als Homoiotransplantat — wegen des größeren Durchmessers — ein Stück Brustaorta vorzuziehen. Bei Resektion der Aortengabel ist ein Aortengabel-Homoiotransplantat erforderlich. Die Anastomosierung geschieht in der Regel durch *einschichtige* überwendliche fortlaufende Naht (s. Abb. 217a), bei starken arteriosklerotischen oder luetischen Wandveränderungen ist gelegentlich eine *zweischichtige* Naht zu erwägen (s. Abb. 217e u. f). Sie faßt kranke Gefäßränder sicherer und hat den Vorteil, daß sich damit ein zu weites Aortenrohr auf das Lumen des Transplantates einengen läßt (s. Abb. 217e). Entscheidend für das Gelingen dieses Eingriffes ist es, daß man das eingepflanzte Aorten-Homoiotransplantat *mit gesundem Nachbargewebe* (Retroperitoneum und Mesenterialansatz) *dicht umgibt.* Der Blutstillung muß ganz besondere Aufmerksamkeit geschenkt werden, damit kein Hämatom das Transplantat vom ernährenden Nachbargewebe abdrängt.

Die *Raffung der Aneurysmawand über* einem *Einlagetransplantat* (Abb. 234) hat an der Aorta bisher nur ausnahmsweise [*127*] zum Erfolg geführt. Eine *restaurative Endoaneurysmorraphie* (s. S. 242) scheitert bei der Aorta am minderwertigen Material des Aneurysmasackes und an den schlechten Wandverhältnissen der Wirtsarterie. Die obliterierende Aneurysmorraphie (s. S. 246) ist kontraindiziert, weil der plötzliche Verschluß der Bauchaorta zu Durchblutungsstörungen an den Beinen führen würde.

VIII. Embolektomie

[*1, 6, 152, 157, 260, 299, 386, 391, 167, 217, 161, 254, 289, 395, 9, 381*].

Die *akute Verstopfung einer Arterie beruht* am häufigsten *auf* einer *arteriellen Embolie*, viel seltener auf einer *arteriellen Thrombose* oder auf *Reflexspasmen bei* einer *Thrombophlebitis*. Während für die *akute*, ohne Gefäßwandverletzung einhergehende, arterielle Thrombose und die arteriellen Spasmen bei Thrombophlebitis (s. II, S. 531) konservative Behandlungsmaßnahmen, wie Antithrombotica und Grenzstrangblockaden, im Vordergrund stehen, ist *beim Verschluß einer Hauptarterie durch einen Embolus sobald wie möglich* die *operative Entfernung des Blutpfropfes* durchzuführen.

Der verstopfende Embolus stammt meistens aus dem linken Herzohr oder linken Vorhof bei Vorhofflimmern, seltener aus der linken Herzkammer bei einem Coronarinfarkt, einer Myokarditis oder bakteriellen Endokarditis und nur ausnahmsweise von arteriosklerotischen Herden der Aorta oder aus einem Aneurysmasack.

Sofort nach Stellung der Diagnose einer peripheren Embolie sind *konservative Palliativmaßnahmen einzuleiten* [*95, 51, 2, 6*]. *Schmerzen und Unruhe* werden mit Morphinderivaten *bekämpft*. Besteht keine allgemeine periphere Kreislaufinsuffizienz, dann ist die wiederholte *Blockade des* übergeordneten *Grenzstrangganglions* mit 1%igem Novocain ohne Adrenalin angezeigt (Kopf: Ggl. stellatum, Arm: Th II und III, Bein: L I—IV). *Vasodilatatorisch wirkende Pharmaka* (Hydergin, Vasculat, Priscol, Dilatol, Eupaverin o. a.) sind kritisch zu betrachten. Bei hohen, *intravenös* verabreichten Einzeldosen kommt es durch die besonders am gesunden Gefäßsystem angreifenden Mittel zu einer Senkung des arteriellen Druckes und dadurch zu einer relativen Mangeldurchblutung an der von der Embolie betroffenen Extremität.

Statt dessen ist *vorzuziehen*, *intraarteriell* in die betreffende Extremität wiederholt Hydergin oder Eupaverin in kleinen Einzeldosen (Eupaverin 0,1—0,2, Hydergin 0,1—0,3) zu injizieren. Dazu läßt sich die periphere Durchblutung besonders durch *heiße Getränke* günstig beeinflussen. Eine *Hitzeapplikation* an der betroffenen Extremität selbst ist *schädlich*. Jedoch darf man versuchen, durch vorsichtige Lichtkastenanwendung an der kontralateralen Gliedmaße oder am Rumpf eine reflektorische Vasodilatation in der vom Embolus betroffenen Extremität herbeizuführen; ein solches Vorgehen kann aber nur bei *nicht*blockiertem Grenzstrang den gewünschten Effekt bringen. Zur Verhütung einer Druckläsion umwickeln wir die erkrankte Gliedmaße außerdem mit einem dicken *Watteverband* und legen sie, von einem Bügel geschützt, unter die Bettdecke.

Bei einer arteriellen Embolie, die aus irgendwelchen Gründen nicht sofort operiert werden kann, ist außerdem die *lokale Anwendung von Heparin* durch intraarterielle Injektion von 50—100 mg Heparin (s. II, S. 526) proximal der verstopften Stelle in das pulsierende Gefäß zu empfehlen. Dies verhindert sekundäre Thrombosen und unterstützt durch eine Fibrinolyse die natürlichen Abwehrregulationen des Organismus. Ist bei der späteren Operation voraussichtlich nur mit Freilegung einer oberflächlich liegenden Extremitätenarterie, z. B. der

A. femoralis, zu rechnen, dann darf man von vornherein auch mit einer *allgemeinen Antithromboticabehandlung*, Heparin oder Thrombocid (s. II, Tabelle S. 526), beginnen. Kommt aber später eine transperitoneale oder retroperitoneale Freilegung der Aorta oder der A. iliaca in Betracht, dann ist die allgemeine Antikoagulantientherapie wegen der Blutungsgefahr aus solch großen Wunden frühestens einige Tage nach dem Eingriff erlaubt (s. II, S. 528).

Konservative Maßnahmen dürfen nicht dazu verführen, die Embolektomie hinauszuschieben. Die embolische Verstopfung funktionswichtiger Arterien ist ein Notzustand, der eine *sofortige Klinikaufnahme und möglichst frühzeitige Operation* erfordert. Die Bedrohung besteht nicht allein in der Verlegung eines begrenzten Schlagadersegmentes, sondern jeder mehrere Stunden in einem Gefäß belassene Embolus führt auch zu sekundären Thrombosen in der distalen Strombahn, bringt Spasmen der Kollateralen mit sich und ruft Veränderungen der Intima hervor, die nach gelungener Embolektomie erneut zu verstopfenden Thrombosen an der Arteriotomiestelle führen können. Die chirurgische Beseitigung des Blutpfropfes soll an den lebenswichtigen Arterien, an denen dieser Eingriff erprobt und technisch möglich ist, z. B. an der terminalen Aorta, der A. iliaca, der A. femoralis und der A. poplitea, *in den ersten 8 Std* ausgeführt sein. Später verschlechtert sich die Prognose der Operation mit jeder weiteren Stunde sehr schnell. Nach 48 Std sind die Ergebnisse der Embolektomie so unbefriedigend, daß man am besten auf diesen Eingriff verzichtet und sich auf konservative Maßnahmen beschränkt. Falls sich im versorgten Gefäßbereich keine Gangrän zeigt, kann später gelegentlich noch eine Thrombendarteriektomie (s. S. 269) oder eine Gefäßresektion mit Einschaltung eines Transplantates (s. S. 273) in Betracht kommen. Bei Embolien der oberen Extremität und beim Sitz der arteriellen Embolie am Bein unterhalb des Kniegelenkes, darf man sich — bei Embolien im Gehirn und Herz muß man sich von vornherein — auf eine konservative Behandlung beschränken.

Vor einer Embolektomie ist *der Sitz der embolischen Verstopfung* möglichst *genau festzulegen.* Die *Ausdehnung der Ischämie* läßt grobe Rückschlüsse auf den Ort des Verschlusses zu: Beide Beine und caudaler Bereich der Bauchwand → terminale Aorta; Bein bis zum Leistenband → A. iliaca communis; Bein bis zur Mitte des Oberschenkels → A. femoralis am Abgang der A. profunda femoris; Bein bis zur Kniehöhe → A. femoralis distal des Abganges der Profunda femoris; Unterschenkel bis zur Mitte der Wade → A. poplitea; ganzer Arm → A. axillaris; Hand und Unterarm bis zur Ellenbeuge → A. brachialis. Häufig erlaubt schon die *Abtasiung des Pulses* von distal nach proximal, die herznahe Grenze des Embolus zu bestimmen. Die *Oscillographie* zeigt genau an der proximalen Begrenzung des Embolus einen sprunghaften Übergang von 0 auf übernormale Ausschläge. Am sichersten gelingt die präoperative Beurteilung der Embolie durch *Arteriographie*, beim Verdacht auf Sitz der Verstopfung in den Beckengefäßen durch Aortographie (s. S. 97); diese wertvollen ungefährlichen Hilfsmethoden sollten bei jeder unklaren peripheren Embolie präoperativ herangezogen werden. Zur Verhütung von Reflexspasmen bei der Arteriographie spritzen wir vor dem Kontrastmittel 1%iges Novocain ohne Adrenalin in die Arterie. *Arterielle Embolien* zeigen *erfahrungsgemäß* eine *gewisse Vorliebe für bestimmte Gefäßbezirke:* von 337 arteriellen Embolien saßen 23% in der *A. femoralis*, 17% in den Gefäßen der oberen Extremität, 14% in der A. carotis int. und ihren Verzweigungen, 10% in der *A. poplitea*, 9% in der *Aorta*, 9% in der *A. iliaca*, 5% in den Mesenterialgefäßen, 2,4% in der A. tibialis und 9% in anderen Arterien (Niere, Milz, Retina und Haut) [*395*].

Bei der Operation ist der *Embolus* an den Prädilektionsstellen, das ist *vor den* größeren *Schlagadergabeln,* zu *suchen,* z. B. an der Aortengabel, an der Teilung der A. iliaca communis in Externa und Interna, am Abgang der A. profunda femoris, sowie an der Teilung der A. poplitea in die A. tibialis ant. und post. Am freigelegten Gefäß weisen außerdem ein kontrahiertes Segment genau in Höhe des *Embolus,* das Fehlen jeder Pulsbewegung distal des Embolus sowie eine gewisse Verhärtung im verstopften Schlagadersegment auf den Sitz des Embolus hin.

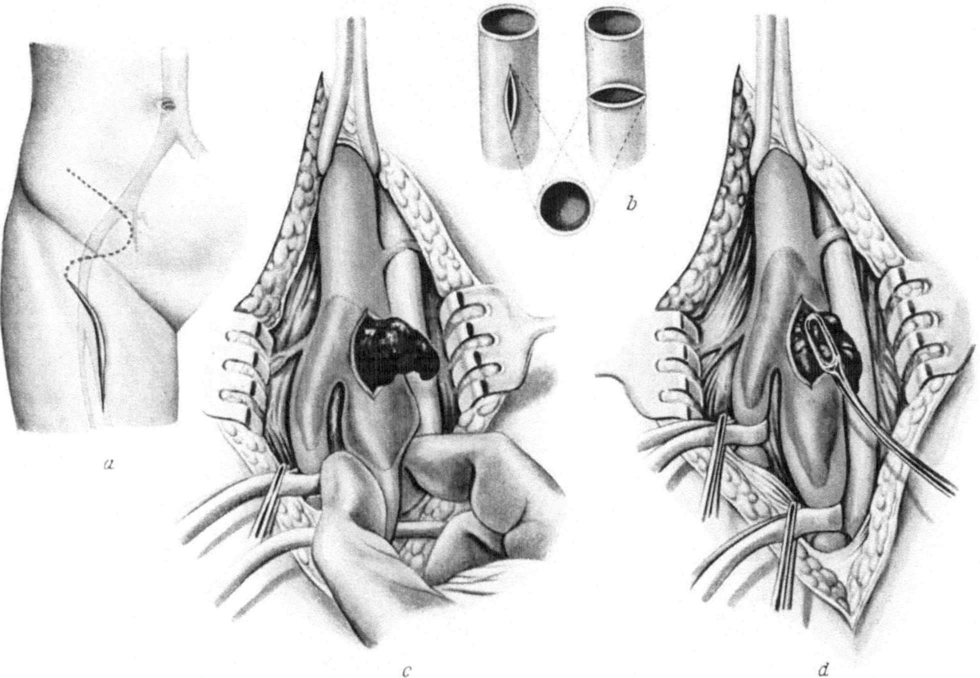

Abb. 247a—d. *Die Embolektomie aus der A. femoralis.* a Hautschnitt zur Freilegung der A. femoralis. Die punktierte Linie zeigt die Schnittführung, wenn der Schnitt zur breiten Freilegung der A. iliaca verlängert werden muß; b die Arteriotomie kann axial oder quer erfolgen; der Schnitt soll schulgemäß nicht länger als die Hälfte des Gefäßumfanges sein; c und d nach Anschlingen der Arterie proximal und distal mit Gummizügel, Arteriotomie der A. femoralis in Höhe des Abgangs der A. profunda femoris und Entfernung des Embolus durch Ausdrücken mit den Fingern oder Extraktion mit Faßzange.

Läßt sich der Blutpfropf durch alle diese Hilfsmittel nicht finden, dann raten wir dazu, das Arterienrohr durch Probeschnitte an einer fraglichen Stelle zu eröffnen und seine Durchgängigkeit für den vom Herzen kommenden Blutstrom zu prüfen.

Bei einem operativ leicht zu erreichenden Gefäß, wie der A. femoralis, *öffnen* wir *die* verstopfte *Schlagader direkt über dem Embolus* (s. Abb. 247). So läßt sich die Embolektomie mit der geringsten Gefäßschädigung unter Sichtkontrolle am zuverlässigsten ausführen. Die genügend weit freigelegte Schlagader wird proximal und distal mit weichen Gummibändern oder einer anderen zweckmäßigen Vorrichtung (s. S. 214) vorübergehend abgeklemmt. Nun eröffnet der Operateur das Gefäß über dem Thrombus, am besten gerade ober- oder unterhalb des Abganges einer großen Kollaterale. Hierbei kann er einen Längs- oder Querschnitt machen; beide dürfen schulmäßig nicht länger sein als die Hälfte des Gefäßumfanges. Der Querschnitt bietet gegenüber dem Längsschnitt eine Reihe von Vorteilen (s. S. 207) und ist sicherlich dann zu bevorzugen, wenn das Gefäß-

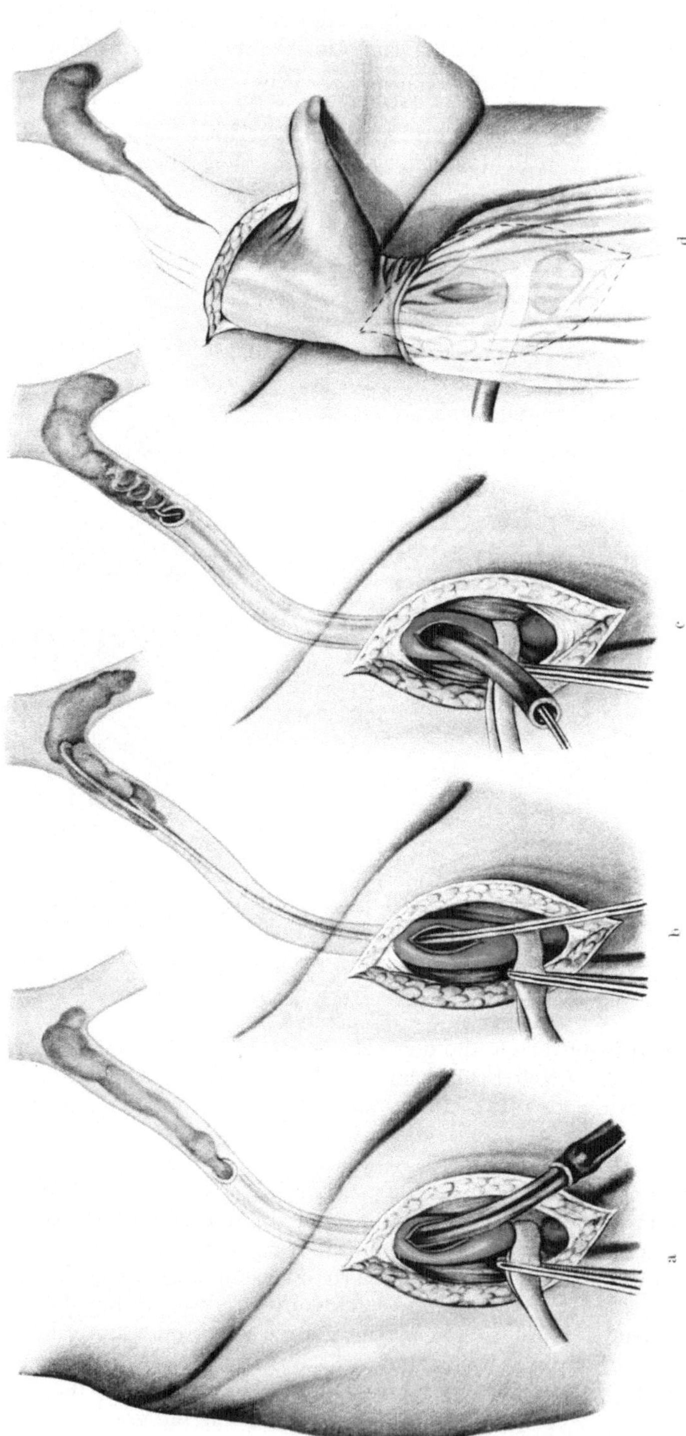

Abb. 248a—d. *Methoden zur retrograden Embolektomie*, a durch Absaugen; b durch Mobilisation des Embolus mittels eines haarnadelförmigen Fängers; c Extraktion des Embolus mit einem korkzieherartig gebogenen, vorne stumpfen und durch ein Gummirohr geschützt eingeführten Silberdraht; d Herunterstreifen des Embolus mit der durch einen kleinen zusätzlichen Schnitt retroperitoneal eingeführten Hand.

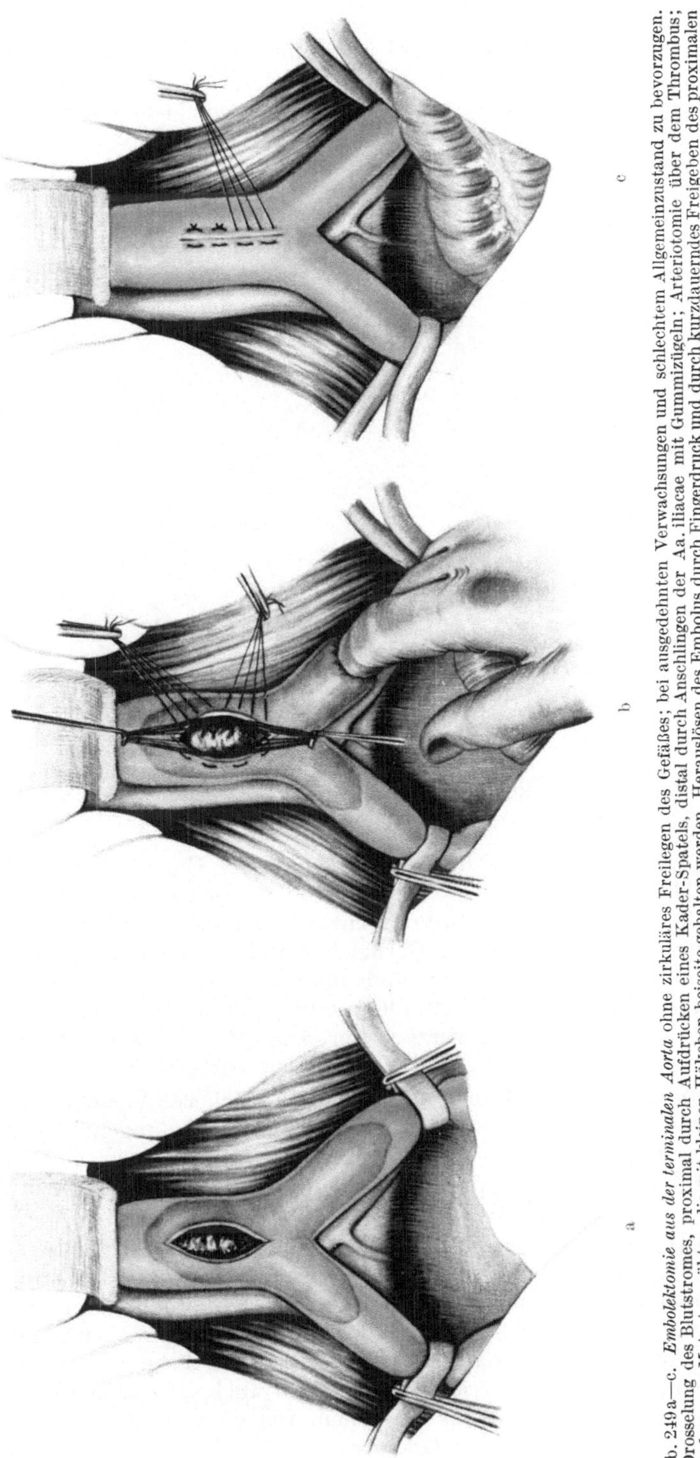

Abb. 249a—c. *Embolektomie aus der terminalen Aorta* ohne zirkuläres Freilegen des Gefäßes; bei ausgedehnten Verwachsungen und schlechtem Allgemeinzustand zu bevorzugen. a Drosselung des Blutstromes, proximal durch Aufdrücken eines Kader-Spatels, distal durch Anschlingen der Aa. iliacae mit Gummizügeln; Arteriotomie über dem Thrombus; b Anlage von Matratzennähten, die mit kleinen Häkchen beiseite gehalten werden. Herauslösen des Embolus durch Fingerdruck und durch kurzdauerndes Freigeben des proximalen Blutzuflusses; c Zuziehen und Knoten der vorher angelegten Fäden nach gelungener Embolektomie.

rohr an verschiedenen Stellen eröffnet werden muß. Sofern der Embolus nicht von selbst hervorquillt, wird er durch Ausdrücken mit dem Finger hervorgeholt oder mit der Pinzette zart herausgezogen (s. Abb. 247). Führt auch dies nicht zum Erfolg, dann versuchen wir, den Blutpfropf nach vorübergehendem Lösen der herznahen Abklemmung durch den Blutstrom herauszutreiben. Nur wenn all dies mißlingt, wird man sich zum tieferen Eingehen in das Gefäß mit einem Instrument entschließen (s. Abb. 248); hierbei ist Vorsicht am Platze, damit die Intima nicht beschädigt wird.

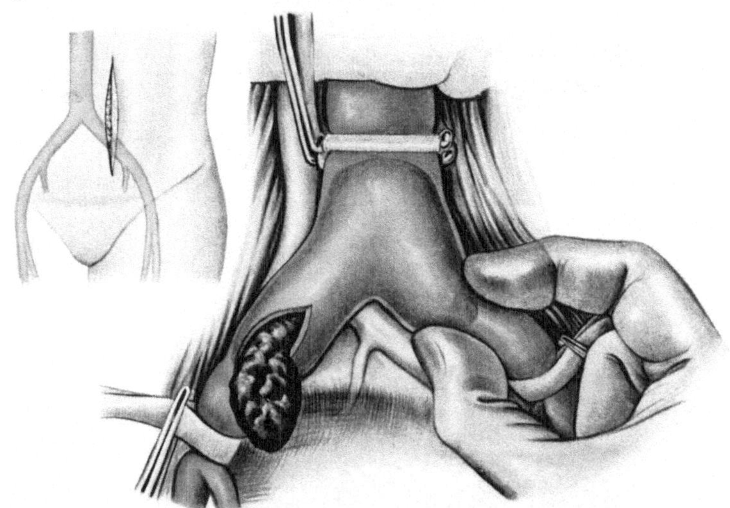

Abb. 250. *Embolektomie aus der Aortengabel.* Nach Anschlingen beider Aa. iliacae und vorübergehendem Abdrosseln der proximalen Aorta mit Hilfe einer großen Blalock-Klemme, Arteriotomie an einer A. iliaca comm. und Ausdrücken des Sattelembolus.

Bei verzögert durchgeführter Operation können der Embolus und der sekundär angesetzte Thrombus schon so fest sitzen, daß ihre Entfernung größere Schwierigkeiten bereitet. Hierbei ist es öfters nicht zu umgehen, die Arterie an verschiedenen Stellen einzuschneiden, die Gerinnsel mit Instrumenten (s. Abb. 248) vorsichtig abzulösen, zu zerbröckeln und dann mit dem Blutstrom oder einer Kochsalz-Heparin-Lösung (s. S. 207) herauszuspülen oder retrograd auszuwickeln (s. Abb. 251). Bei derartigen verzögerten Eingriffen ist eine intensive lokale Antikoagulantienprophylaxe (s. S. 212) besonders wichtig.

Nach gelungener Embolektomie überzeuge man sich vor Verschluß des Gefäßes durch kurzes Lüften der zentralen Abklemmung vom ungehinderten Herausspritzen des Blutes. Kurz vor Anlage der letzten Naht wird in jedem Fall Heparin, 100 mg in 10 cm^3 physiologischer Kochsalzlösung, in das Gefäßrohr instilliert.

Auch bei *Embolie der terminalen Aorta* (s. Abb. 249 und 250) [*341*] *und der A. iliaca* ist die direkte *Freilegung des verstopften Arterienabschnittes* und die unter Sicht vorzunehmende Embolusentfernung nach Arteriotomie über dem Embolus selbst anzuraten, *wenn* sich der Kranke in *gutem Allgemeinzustand* befindet. Bei diesem Vorgehen kann man die Aorta oder die A. iliaca am besten *transperitoneal* von einem Paramedianschnitt aus *oder* auch *retroperitoneal* von einem Schrägschnitt im Unterbauch aus darstellen. Der direkte Zugang zur terminalen Aorta hat den Vorteil, daß der Operateur dabei *gleichzeitig* eine *lumbale Sympathektomie* vornehmen kann.

Liegt aber, was leider häufig der Fall ist, ein sehr *schlechter Allgemeinzustand* vor, dann ist *auch* zur Entfernung von Blutpfröpfen in der *Aorta* und in der *A. iliaca* die *retrograde Embolektomie* anzuraten (s. Abb. 248). Hierzu wird die A. femoralis *an typischer Stelle unterhalb des Leistenbandes*, beim Sattelembolus der Aorta am besten doppelseitig, freigelegt. Beiderseits klemmt man dann vorübergehend die A. femoralis distal ab, eröffnet aber die Arterie zunächst nur auf einer Seite. Bei einem frischen, locker sitzenden Embolus gelingt die retrograde Entfernung aus der Iliaca oder der Aorta oft schon durch Ansaugen mit einem Gummikatheter. Bei älterer Embolie ist es häufig notwendig, vorsichtig eine Kornzange, einen Gallensteinlöffel, einen haarnadelähnlich zusammengebogenen Draht oder einen durch Gummischlauch geschützten, korkzieherartig zusammengebogenen Silberdraht in der A. iliaca communis hochzuführen, um den Blutpfropf zu lösen. Ist der Embolus erst gelockert, dann wird er häufig mit dem im Strahl vorschießenden Blutstrom herausgetrieben.

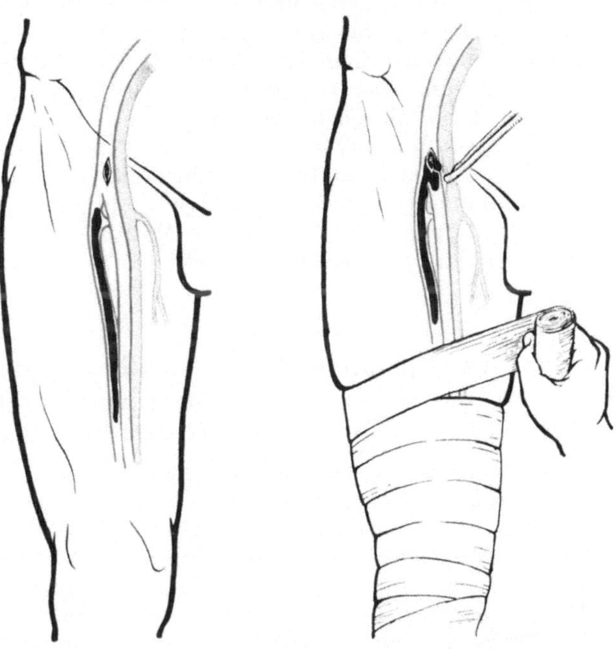

Abb. 251. *Auswickeln eines Embolus* aus der A. profunda femoris von distal nach proximal. Dabei soll man immer die V. femoralis vorübergehend abriegeln, um das Einschwemmen eines vielleicht vorliegenden Venenthrombus zu verhüten.

Um *peripher sitzende Emboli* und sekundäre Thromben aus dem distalen Oberschenkel zur typischen Incisionsstelle an der A. femoralis unterhalb des Leistenbandes *hochzuschieben*, genügen oft einige *ausstreifende, knetende Handgriffe*; führen diese nicht zum Erfolg, so hilft die *retrograde Umwicklung des Beines mit breiter elastischer Binde*, wie sie beim schulmäßigen Anlegen einer künstlichen Blutleere üblich ist (s. Abb. 251). Eine andere Möglichkeit besteht darin, 50 cm³ 0,9%iger warmer NaCl-Lösung in die A. tibialis posterior hinter dem Innenknöchel mit großer Spritze möglichst rasch zu injizieren und so das Hindernis *nach proximal* zu *spülen* [*78*]. Die zum Einführen der Kanüle in dieses Gefäß angelegte kleine Längsincision wird durch zwei oberflächliche die Adventitia fassende Nähte versorgt.

Nach der Embolektomie werden die Weichteile unter sorgfältiger Blutstillung schichtweise verschlossen. Ein Druckverband ist abzulehnen. Die früher beschriebenen Maßnahmen zur Behebung spastischer Gefäßverengerungen und zur optimalen Eröffnung von Nebenbahnen (s. S. 259) werden fortgesetzt. Eine *allgemeine* Antikoagulantientherapie darf man wegen der drohenden Blutungsgefahr nach transperitonealer und retroperitonealer Freilegung der Aorta oder der A. iliaca frühestens 3—5 Tage nach dem Eingriff wagen. Bei Freilegung der A. femoralis von einem kleinen Hautschnitt aus sind aber schon während der Operation Heparin- oder Thrombocidgaben erlaubt. Das operierte Bein wird durch dicke

Watteverbände vor mechanischer Beschädigung geschützt und von einem Drahtbügel überdeckt bei Zimmertemperatur ohne besondere Schienung unter der Bettdecke gelagert.

Als *Palliativmaßnahme* kommt — *an kleinen Arterien* — gelegentlich auch die *gezielte Verschiebung des Embolus* in Betracht [*57, 132, 167*]. Hierbei legt der Operateur das betroffene Gefäßgebiet frei, öffnet die verstopfte Arterie aber nicht, sondern klemmt den Hauptast peripher vom Embolus mit einer weichen Klemme oder durch Fingerdruck ab und versucht dann, den Blutpfropf durch vorsichtig ausstreichende und massierende Bewegungen erst nach oben zu lockern und dann nach distal in ein weniger wichtiges Nebengefäß abzuschieben. Dieses Vorgehen hat allerdings bisher nur bei Embolie der A. cubitalis zum Erfolg geführt; es kann hier die gezielte Verschiebung in die A. ulnaris unter Freihaltung der funktionell wichtigeren A. radialis gelingen.

Postoperativ ist bei jedem Kranken mit arterieller Embolie der *Herzbehandlung* besondere Aufmerksamkeit zu schenken. Gelegentlich kann der Internist das Vorhofflimmern, die wichtigste Ursache erneuter Embolien, beseitigen, wenn es noch nicht sehr lange — mehrere Monate — besteht. Allzuoft aber besiegeln nach technisch gelungener Embolektomie neue, vom Herzen ausgehende Emboli, die dann auch das Gehirn betreffen, das Schicksal des Patienten.

IX. Operative Maßnahmen bei chronischer Verstopfung eines Arterienabschnittes [*100, 294, 394, 153, 313, 24*].

Bei chronischer Verstopfung eines Arterienrohres kann man durch gewisse *Palliativoperationen* versuchen, durch Aufhebung des Sympathicotonus der Gefäße und Erweiterung spastisch gedrosselter Kollateralen eine Verbesserung der Durchblutung zu erreichen. In günstigen Fällen gelingt es aber auch, trotz der schon längere Zeit bestehenden Verlegung eines Schlagadersegmentes, die *Strombahn* durch Thrombendarteriektomie (s. S. 269) oder durch Resektion des erkrankten Rohres mit Zwischenschaltung eines Gefäßtransplantates (s. S. 237) *wiederherzustellen*.

1. Palliativoperationen bei chronischer Verstopfung eines Arterienabschnittes.

Die *Resektion des übergeordneten Grenzstrangganglions*, Th II und III für die Arme und L I—IV für die Beine (s. S. 222), stellt wahrscheinlich noch die wirksamste operative *Palliativ*maßnahme bei chronischer Arterienverstopfung dar. Je peripherer die Obliteration liegt, je mehr der Kranke zur Bildung von Hautnekrosen neigt und je jünger der Patient ist, desto eher sollte man sich zu diesem Eingriff entschließen. Jedoch darf nicht verschwiegen werden, daß gute Früherfolge leider meist nicht anhalten, die *Spätergebnisse schlecht* sind und die chronisch obliterierenden Gefäßerkrankungen (Arteriosklerose und Endangiitis obliterans) und auch der Morbus Raynaud trotz der Sympathektomie leider auf die Dauer ihren „schicksalsmäßigen" schlechten Verlauf beibehalten. Die lumbale *Sympathektomie* ist *als Therapie chronischer arterieller Durchblutungsstörungen der Beine kontraindiziert bei* älteren Diabetikern (über 65 Jahre) mit deutlichen anderweitigen arteriosklerotischen Organmanifestationen (Apoplexie in der Vorgeschichte, Konzentrationsvermögen der Niere unter 1,018) und bei über 60 Jahre alten Kranken mit ulcerierten oder gangränösen Veränderungen an den Füßen und fehlenden Pulsen der Aa. popliteae [*34*]. Bei *chronischen Durchblutungsstörungen* sind wir *mit* der *Sympathektomie* auch dann sehr *zurückhaltend*, *wenn* eine ausgeprägte Claudicatio, unbeeinflußbare Schmerzen, tiefe Nekrosen und eine deutliche Muskelatrophie für eine schwere Ischämie der Muskulatur sprechen, die sich erfahrungsgemäß durch eine Sympathektomie nicht beeinflussen läßt (über die Indikationen zur Sympathektomie bei *akuter* Ischämie s. S. 222).

Als Palliativmaßnahme zur Behandlung chronischer arterieller Durchblutungsstörungen wird auch die von LERICHE 1916 eingeführte *segmentäre Arterienresektion* empfohlen [*121, 31, 129, 394*]. Dabei will man durch Herausschneiden des erkrankten Gefäßabschnittes die Quelle zentripetaler Reize wegnehmen, die möglicherweise als Ursache für Schmerzen und Spasmen in gesunden Gefäßbezirken in Betracht kommen. Außerdem glaubt man damit dem Weiterwachsen intraarterieller Thromben vorbeugen zu können. Es ist über eindrucksvolle klinische Erfolge mit dieser einfachen Operation berichtet worden [*31*]. Jedoch bleibt der *Eingriff* in seinen physiologischen Grundlagen unklar und ist *in* seinem *therapeutischen Wert umstritten* [*405, 52, 162, 284, 163, 394*]. Die Arterienresektion ist nur erlaubt, wenn der zur Excision vorgesehene Abschnitt schon völlig verschlossen ist. Die Resektion des Gefäßes hat möglichst im Gesunden zu erfolgen. Dabei ist größtmögliche Schonung aller Kollateralen oberstes Gesetz. Durch Arteriographie vor der Operation und notfalls während des Eingriffes, sowie durch Probepunktionen bei der Operation muß der Operateur die Ausdehnung des obliterierten und zu resezierenden Gefäßabschnittes genau feststellen. Es empfiehlt sich, die Exstirpation des verstopften Segmentes peripher zu beginnen, um einer Ausstreuung von Thromben nach distal vorzubeugen.

LERICHE und andere Chirurgen [*233, 234, 236, 240, 238, 292, 299, 141, 274, 27*] haben gezeigt, daß sich auch *bei chronisch thrombotischem Verschluß der terminalen Aorta und Iliaca* die *Kollateralversorgung* (über die untere Mesenterialarterie, die oberen Lumbalarterien und die A. hypogastrica) *durch Resektion des verlegten Gefäßabschnittes* gelegentlich *verbessern* läßt. Eine solche Resektion ist nur dann angebracht, wenn das Gefäß distal des Verschlusses überhaupt noch erweiterungsfähig ist und nicht multiple, ausgedehnte, obliterierende Veränderungen vorliegen. Der Eingriff ist auch nur erlaubt, wenn der Thrombus sich nach kranial nicht über die A. mesenterica caudalis hinaus entwickelt hat und nach caudal nicht auf die A. iliaca externa übergreift. Bei starken arteriosklerotischen Veränderungen der Aorta und bei schlechtem Allgemeinzustand verzichtet der Operateur besser auf die gefährlichere Aortenresektion und begnügt sich mit Exstirpation beider Aa. iliacae comm. oder auch nur mit der lumbalen Grenzstrangresektion beiderseits. Ist auch die A. iliaca ext. thrombosiert, so ist eine Gefäßresektion nutzlos oder sogar kontraindiziert. Eine wesentliche Besserung dieses oft zur Amputation zwingenden chronischen Verschlusses der Aortengabel läßt sich dann nur durch eingreifendere Maßnahmen, wie die Resektion mit Gefäßtransplantation (s. S. 273) oder die Thrombendarteriektomie (s. S. 269), erreichen. Bei kranialer Ausdehnung der Aortenthrombose bis über die A. mesenterica caudalis hinaus ist wegen der drohenden Einengung der als Kollateralgefäß wichtigen A. lumbalis I und wegen der Gefahr einer Verlegung der lebenswichtigen A. renalis in der Regel von der Aortenresektion abzusehen.

Auch der Wert der von LERICHE 1913 in die Therapie eingeführten *Adventitiaresektion* (periarterielle Sympathektomie; s. Abb. 252) ist *umstritten* [*316*]. Bei diesem Eingriff wird von der Vorstellung ausgegangen, daß man mit der Adventitia vasoconstrictorische Nervenfasern entfernen und so eine Vasodilatation herbeiführen könne. Da aber die Vasoconstrictoren an den Extremitätengefäßen nicht längs verlaufen, sondern mit den peripheren Nerven segmentär herantreten, läßt sich eine Ausschaltung der Vasoconstrictoren mit dieser Operation höchstens in dem kleinen, von der Adventitiaresektion betroffenen Gefäßabschnitt erzielen.

Klinische Beobachtungen zeigten allerdings, daß sich nach dieser Operation auch die periphere Durchblutung, manchmal sogar an der kontralateralen Extremität, besserte. Von einzelnen Beobachtern werden diese Erfolge als unspezifische Reizwirkungen von Zellabbauprodukten infolge des operativen Traumas angesehen. Jedenfalls dürfte die Operation nur dann in Betracht kommen, wenn noch kein völlig obliteriertes Gefäß vorliegt und die betreffende Arterie noch einer vasomotorischen Reaktion fähig ist. Der *Anwendungsbereich* der früher häufiger durchgeführten Adventitiaresektion ist heute zugunsten anderer Eingriffe an den Gefäßnerven (Novocainblockade und Grenzstrangresektion) *stark eingeschränkt* worden. Die Operation wird aber von einzelnen Chirurgen auch heute noch bei posttraumatischen spastischen Durchblutungsstörungen, bei Erfrierungen, bei schweren Acrocyanosen und beim Sudeck empfohlen. Zur Adventitiaresektion legt der Operateur die betreffende Arterie möglichst in ihrem proximalen Bereich — bei der A. femoralis unterhalb des Leistenbandes, bei der A. brachialis unmittelbar distal der Achselhöhle — frei. Hierbei sind alle Kollateralen sorgfältig zu schonen und dürfen auch bei Einmündung in den auszuschälenden Bereich des Hauptgefäßes keinesfalls unterbunden werden. An der mit 2 Zügeln festgehaltenen Arterie spaltet man dann die Adventitia mit dem Messer in einer Ausdehnung von mindestens 6—10 cm in Längsrichtung und schält sie vorsichtig, unter Benutzung einer Präparierschere oder eines feinen Dissektionshebels, ringsherum möglichst in einem Stück ab. Die Abgrenzung der äußeren Arterienumhüllung von den anderen Gefäßschichten wird durch Einspritzen von 1%igem Novocain (ohne Adrenalin) zwischen Adventitia und Media erleichtert. Beim Abpräparieren kommt es häufig zu einem Krampfzustand des Gefäßes, wodurch der Eingriff erschwert wird und in den ersten Stunden nach der Operation vorübergehend eine Verschlechterung der peripheren Zirkulation resultiert. *Bei starker Arteriosklerose* mit Kalkeinlagerungen ist die *periarterielle Sympathektomie kontraindiziert*; es käme dabei leicht zum Einreißen der Gefäßwand und der Eingriff würde nur allzuoft mit der Unterbindung einer Hauptarterie enden.

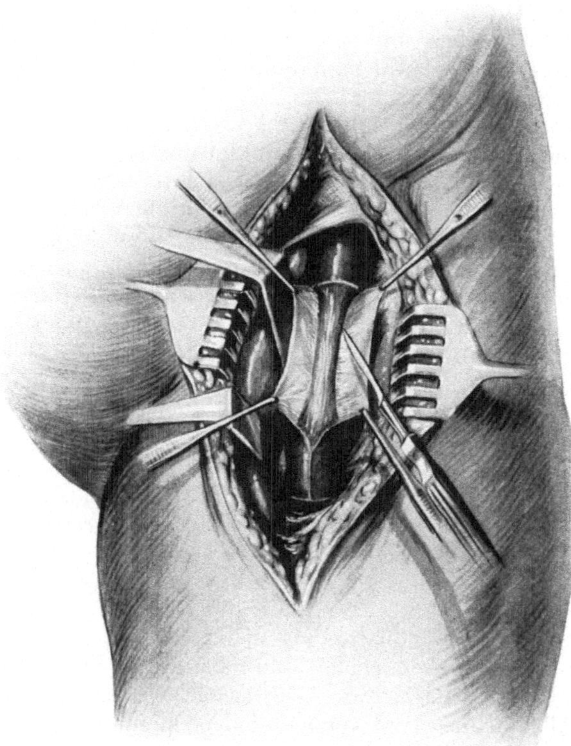

Abb. 252. *Periarterielle Sympathektomie.* Die Adventitia der auf 10 cm Länge freigelegten A. femoralis ist in der Längsrichtung geschlitzt und in der Querrichtung zentral und peripher begrenzt. Die Adventitia wird scharf abgelöst. Das Arterienrohr zieht sich dabei stark zusammen.

2. Wiederherstellung der Strombahn bei chronischer Verstopfung eines Arterienabschnittes [*386, 343, 205*].

Beim chronischen Verschluß der Aorta, der A. iliaca, der A. femoralis oder der A. poplitea können die oben beschriebenen Palliativoperationen (Grenzstrangresektion, Arterienresektion, Adventitiaresektion) mithelfen, eine Hautgangrän hinauszuschieben. Sie bessern aber die Mangeldurchblutung der Beinmuskulatur (die Claudicatio intermittens) in der Regel nur sehr ungenügend. Deswegen hat man auch bei chronischer Verstopfung eines Arterienabschnittes, z. B. nach älteren Thrombosen, Embolien oder Traumen und bei segmental angeordneter verstopfender Arteriosklerose, die Wiederherstellung der Arterienstrombahn versucht [*206*]. Dieses Ziel läßt sich auf 2 Wegen erreichen, entweder *durch Endarteriektomie* oder durch *Resektion* des erkrankten Arterienstückes *mit Einschaltung eines Gefäßtransplantates*. Grundvoraussetzung für beide Operationen ist, daß sich der verstopfende Prozeß nur auf ein *begrenztes Segment der Arterie* erstreckt. Dies ist noch am ehesten nach Traumen oder älteren Embolien zu erwarten; gelegentlich ist aber auch bei der Arteriosklerose die Erkrankung segmental auf die A. iliaca, auf den Bereich der A. femoralis im Adductorenschlitz oder auf den mittleren Anteil der A. poplitea beschränkt.

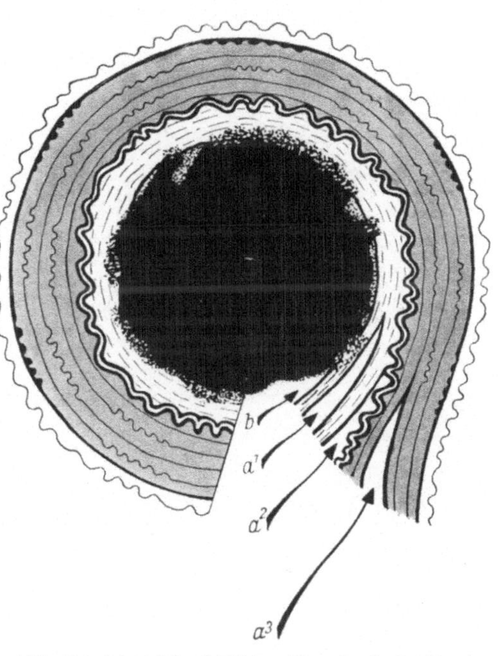

Abb. 253. *Die richtige Schicht zur Thrombendarteriektomie* subendothelial (a^1) oder zwischen Elastica interna und Endothelschicht (a^2) oder in der Muscularis (a^3), *nicht* zwischen Thrombus und Endothel (b). Die mit dem Thrombus verfilzte Endothelschicht muß mit entfernt werden (in Anlehnung an ARNULF).

Die *Endarteriektomie* (Intimektomie oder Thrombendarteriektomie) wurde 1946 von CID DOS SANTOS [*329, 330*] neu aufgegriffen. Er zeigte, daß man ältere, schon teilorganisierte, lumenverlegende Thromben mit der darauf festsitzenden Gefäßinnenschicht entfernen kann und später unter günstigen Verhältnissen die Durchgängigkeit der Schlagader postoperativ erhalten bleibt [*239, 25, 26, 119, 299, 77, 126, 200, 407, 206, 238, 257, 58, 66, 408*]. *Zur Thrombendarteriektomie eignet sich* die arterielle Gefäßbahn von der terminalen Aorta bis zur A. poplitea. Die Aussichten des in seinem Enderfolg allerdings immer zweifelhaften Eingriffes sind umso besser, je proximaler der Verschluß liegt und je kürzer der betroffene Gefäßabschnitt ist. Nur bei Durchgängigkeit des distalen Gefäßbereiches ist nach der Thrombendarteriektomie eine Besserung zu erwarten; an der A. femoralis z. B. ist der Eingriff unsicher, wenn die A. poplitea verlegt ist [*58*]. Kranke in desolatem Allgemeinzustand oder mit diffuser Cerebral- und Coronarsklerose sind von dieser Operation auszuschließen. Falls — was häufig vorkommt — der Lokalbefund nach Freilegung des Gefäßes die geplante Endarteriektomie unmöglich macht, muß sich der Operateur auf einen Palliativeingriff, z. B. die lumbale Sympathektomie, beschränken.

Entscheidend für den Erfolg einer solchen Arterienausräumung ist es, die *richtige Trennungsschicht* zwischen der am Thrombus festsitzenden und zu exstirpierenden Arterieninnenschicht und der gesunden, in situ verbleibenden Außenschicht der Schlagader zu finden (s. Abb. 253). *Mikroskopisch* betrachtet, kann die richtige Trennung in der subendothelialen Schicht, an der Grenze der Elastica interna oder auch innerhalb der Media erfolgen. Idealerweise soll man möglichst viel Gefäßwand sparen, aber andererseits alles verhärtete, verkalkte und verfettete Gewebe mitwegnehmen. Nach richtiger Dissektion zeigt sich die zurückgebliebene

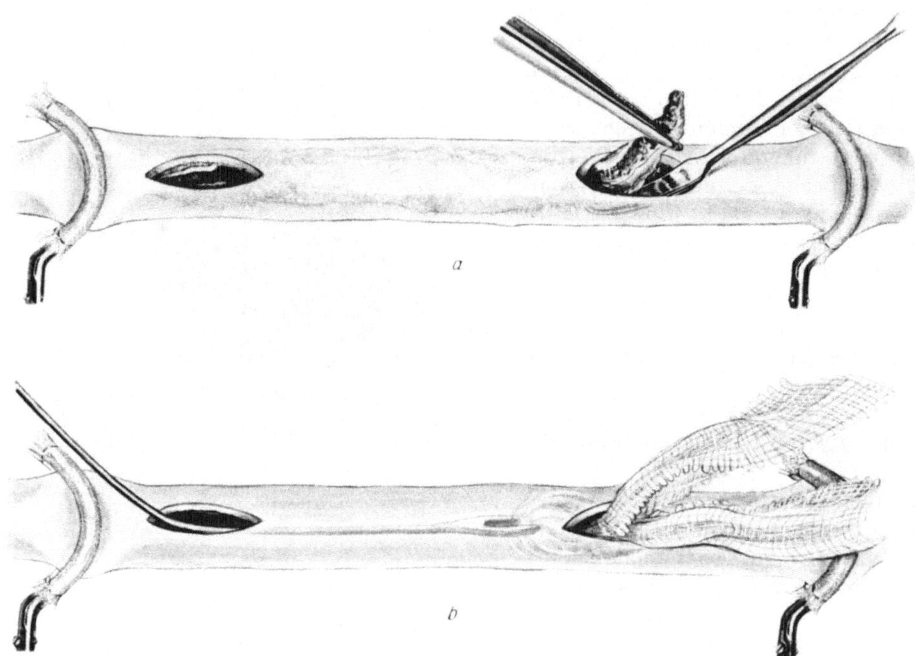

Abb. 254a u. b. *Thrombendarteriektomie durch kleine Längsschnitte.* a Ausschälen des Thrombus mit der daraufsitzenden Gefäßinnenschicht mittels eines schmalen Dissektionsspatels; b Durchziehen eines Mulldochtes zum Säubern des Gefäßrohres von Thrombusresten.

Arterieninnenseite *makroskopisch* als eine bläulich schimmernde, von feinen Blutungen aus den Vasa vasorum rötlich angefeuchtete, glatte Wand. Es wäre falsch, nur den Thrombus allein zu entfernen, da sich dann an der proliferierenden, kranken Intima bald ein neuer Thrombus bilden würde.

Die Ausräumung des Thrombus mit der an ihm festsitzenden Arterieninnenschicht ist nach dem ursprünglichen Vorschlag von Cid dos Santos von *zwei kleinen*, an beiden Enden des thrombosierten Abschnittes angebrachten, 2 cm messenden *Längsincisionen* aus möglich (s. Abb. 254); hierbei bleibt die Kontinuität des Gefäßrohres am besten erhalten. Die Dissektion der Gefäßwand geschieht bei diesem Vorgehen aber blind, was bei größerer Ausdehnung des Thrombus solche Schwierigkeiten bereitet, daß man oft noch weitere *Hilfsschnitte* machen muß. Statt dessen kann die Thrombendarteriektomie auch *nach völliger Querdurchtrennung* des Gefäßrohres *unter Zuhilfenahme von zwei weiteren halben Querschnitten* (s. Abb. 255) erfolgen. Diskontinuierlich angebrachte kleine Querincisionen sind bei peripheren Gefäßen (A. femoralis) vorzuziehen (s. S. 207), da die Gefäßnaht an den dünneren Arterien dann weniger leicht zur störenden Einengung des Lumens führt als bei längeren, axial verlaufenden

Schnitten. An der A. femoralis kann zur Thrombendarteriektomie auch ein dem perivasalen Venenstripper von Mayo (s. Abb. 270) ähnliches Instrument nützlich sein, das hier aber *in* das Gefäß eingeführt und um den mit Intima bekleideten Thrombus gelegt wird [*58*]. Bei der A. iliaca und der terminalen Aorta ist die offene Endarteriektomie mittels einer *Längsincision in ganzer Ausdehnung des Thrombus* (s. Abb. 256) angebracht. Die Incisionslinie muß dabei peinlich der Gefäßachse folgen und darf nicht spiralig verlaufen. Bei jeder Thrombendarteri-

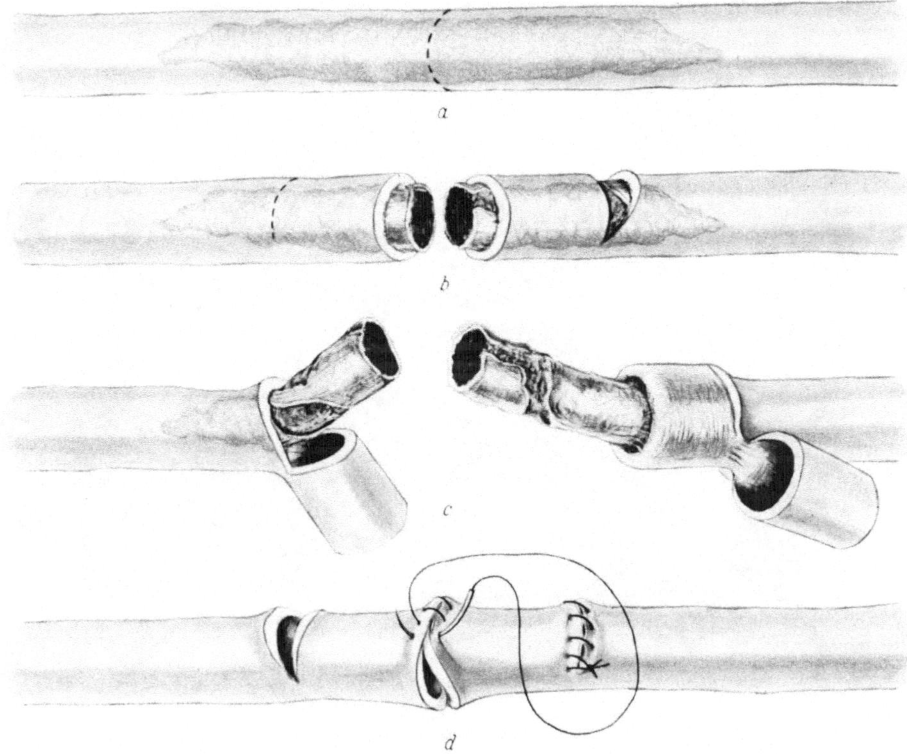

Abb. 255a—d. *Thrombendarteriektomie durch kleine Querschnitte.* a Quere Durchtrennung des Gefäßes in der Mitte des Thrombus; b und c Incision des halben Gefäßumfanges an den Thrombusenden und Ausschälen des Thrombus mit der bedeckenden Gefäßinnenschicht unter Umkrempeln der Gefäßstümpfe; d Rekonstruktion des Gefäßrohres.

ektomie ist es anzustreben, die innere Wandschicht möglichst nicht mit zu eröffnen, sondern die Außenschicht des Gefäßrohres von der mit dem Thrombus in Zusammenhang gelassenen Innenschicht abzukrempeln. Nach geglückter Ausräumung wird das Gefäß mit einreihiger *fortlaufender Naht* verschlossen (s. S. 272). Zur Naht eines ausgedehnten Längsschnittes an kleineren Arterien (A. femoralis) darf man — nur für die Dauer der Naht als Notbehelf — eine paraffinierte weiche Gummiprothese einführen. Nach Thrombendarteriektomie aus stark wandgeschädigten Gefäßen empfiehlt sich als zusätzliche Sicherung die *Ummantelung* des durch Naht verschlossenen Gefäßrohres *mit frei transplantierter Fascie* (s. Abb. 246).

Die größte *Gefahr nach der Thrombendarteriektomie* ist eine *erneute Thrombose* in dem ja zunächst nicht mehr von Intima bekleideten Gefäßrohr. Schon während des Eingriffes wird das Gefäßlumen fortlaufend mit einer Lösung von 100 mg Heparin auf 1000 cm³ 5%ige Glucose berieselt. Bei tiefliegenden Arterien

(A. iliaca und Aorta) ist die sofort nach der Operation einsetzende allgemeine Anwendung von Antikoagulantien zu gefährlich und deshalb statt ihrer eine *regionäre Heparinisierung* [*126*] mittels eines in die Arterie eingeführten dünnen Katheters bei oder nach der Operation vorzuziehen (s. S. 212).

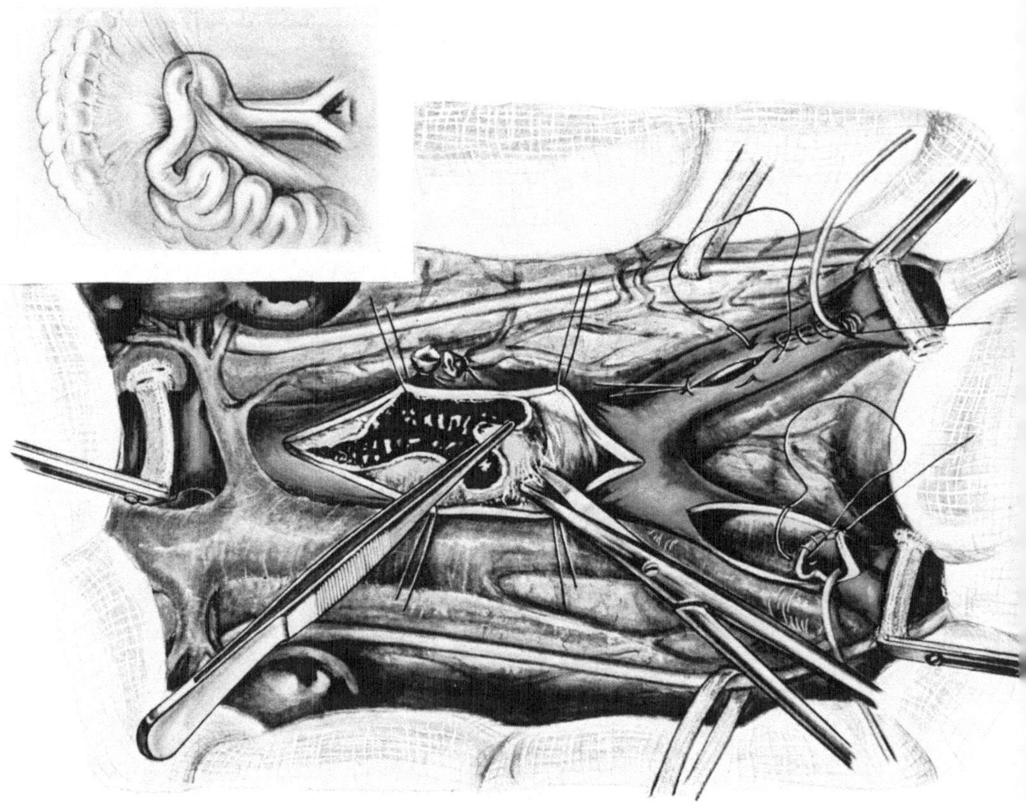

Abb. 256. *Thrombendarteriektomie aus der Aortengabel. Nebenbild:* Spaltung des Retroperitoneums und des Treitzschen Bandes zur Freilegung der Aorta und Mobilisation des Duodenum nach kranial rechts. *Hauptbild:* Axiale Arteriotomie an der Aorta und den beiden Aa. iliacae unter Aussparen der Bifurkation. An den beiden Iliacae ist die Thrombendarteriektomie schon durchgeführt, an der Aorta wird der Thrombus mitsamt der innersten Gefäßwandschicht gerade ausgelöst. Zur Verhütung einer peripheren arteriellen Thrombose während der Operation lokale Heparinisierung (s. S. 212) mittels dünner Polyäthylenröhren, die durch die Klemmen in beide Aa. iliacae eingeführt sind. Die Arteriotomiewunden werden durch einfache überwendliche Naht geschlossen (li. A. iliaca). Um postoperative Thrombosen an der distalen Grenze des Endarteriektomiegebietes zu verhüten, soll man eine dort abgelöste und sich dem Blutstrom entgegenstellende Gefäßinnenschicht, wenn sie nicht excidiert werden kann, durch eine besondere Naht (re. A. iliaca) anheften.

Eine häufige Ursache der postoperativen Thrombose im Nahtbereich sind zurückgebliebene kranke *Intimareste distal des Endarteriektomiebereiches*, die in das Gefäßlumen hineinhängen und sich dem Blutstrom entgegenstellen. Deswegen muß der Operateur die kranke Innenhaut weit genug nach distal wegnehmen und ihren freien Rand abschrägen oder mit feinen Nähten an der Media anheften (s. Abb. 256). Zu stark geschädigte Gefäßabschnitte soll man lieber resezieren und durch ein Gefäßtransplantat ersetzen (s. u.). Eine Reihe von Chirurgen empfiehlt, *gleichzeitig mit oder vor der Thrombendarteriektomie* der Beinarterien, die *lumbale Sympathektomie*. Ob man hierdurch die erwünschte Mehrdurchblutung der tiefen Gewebe (Muskulatur) tatsächlich herbeiführen kann, scheint sehr fraglich.

Die Thrombendarteriektomie ist eine Operation, deren *Spätergebnisse an* den *Extremitätengefäßen unbefriedigend* sind. Häufig kommt es später über kurz oder lang doch zur *erneuten thrombotischen Verstopfung* des Gefäßes [*119, 21*]. *An der Aorta und an der A. iliaca* ist diese *Gefahr geringer*. In jedem Fall handelt es sich um einen schwierigen Eingriff an erkrankten Gefäßrohren.

Wegen dieser Nachteile der Thrombendarteriektomie ist bei Verlegung eines umschriebenen Schlagaderabschnittes in vielen Fällen zur Wiederherstellung der

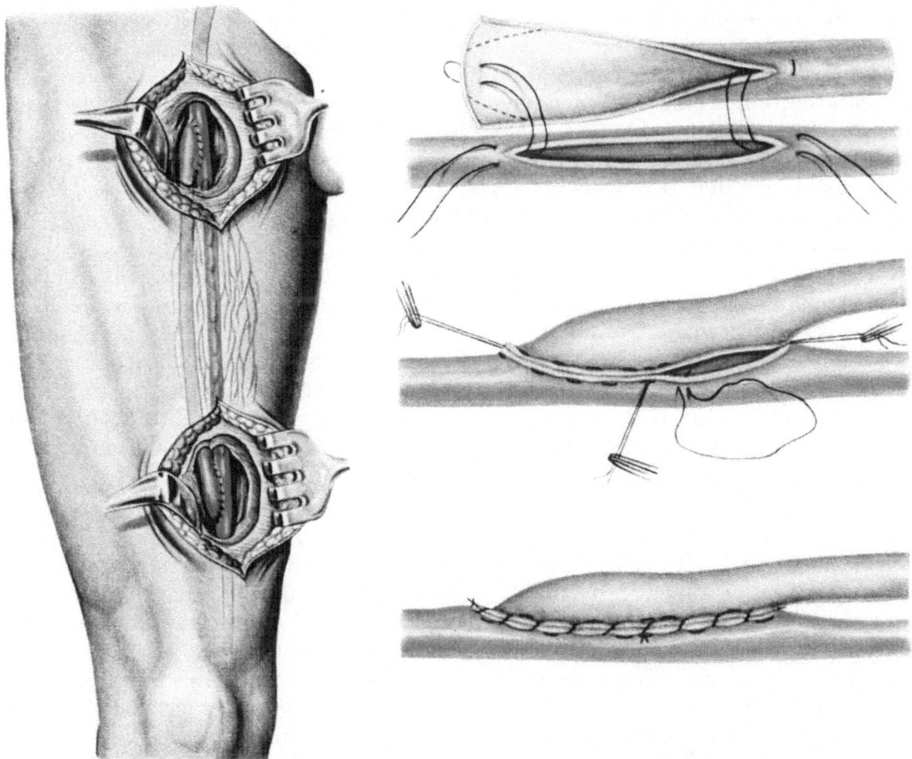

Abb. 257. *Umgehung eines* thrombosierten *arteriosklerotischen Arteriensegmentes durch* ein *Gefäßtransplantat* unter Benutzung einer *End-zu-Seit-Anastomose*, die weniger leicht zur Einengung an der Anastomosenstelle führt als die End-zu-End-Vereinigung. Um die Kollateralen nicht zu beschädigen, bleibt das verstopfte Schlagaderstück in situ.

Strombahn die *Resektion des erkrankten Segmentes mit* nachfolgender *Einpflanzung eines Gefäßtransplantates* vorzuziehen [*367, 119, 225, 201, 206, 238, 387, 401, 347*]. Das zuletzt genannte Vorgehen kommt bei völligem oder deutlich progredientem arteriosklerotischem Gefäßverschluß der terminalen Aorta (unterhalb des Abgangs der Nierengefäße), der A. iliaca und der A. femoralis (bis zur Teilungsstelle der A. poplitea) in Betracht. Die *Methode* ist jedoch *nur* dann *anwendbar, wenn* die Gefäßabschnitte proximal und distal der Einengung nicht zu starke Wandveränderungen aufweisen, so daß noch eine genügend zuverlässige Gefäßnaht möglich ist. Bei den für diese Operation in Frage kommenden Kranken fehlen im verstopften Abschnitt sowohl der Puls als auch Oscillometerausschläge und arteriographische Füllung, während proximal und distal — insbesondere unterhalb der Popliteagabelung — alles annähernd normal ist. Bestehen auch distal der zur Resektion vorgesehenen Gefäßabschnitte stärkere obliterierende Veränderungen (die meistens mit Ruheschmerzen und trophischen Ulcera an den Füßen einhergehen), dann wird erfahrungsgemäß auch das eingepflanzte Gefäßtransplantat selbst so mangelhaft durchblutet, daß bald wieder ein Thromboseverschluß zu erwarten ist.

Bei segmentartig begrenzter Arteriosklerose an dünneren Gefäßen, der *A. femoralis oder A. poplitea,* ist die *Resektion mit Einschaltung eines Transplantates* der *Thrombendarteriektomie überlegen.* Die Arteriektomie ist aber nur bei völliger Verlegung eines Schlagadersegmentes indiziert. Mit Rücksicht auf die unbedingt zu schonenden Kollateralen und im Hinblick auf die postoperative Blutungsgefahr bei Anwendung von Antikoagulantien wird der Zugang nur so groß wie unbedingt notwendig gemacht. Wichtige arterielle Nebenbahnen lassen sich besser erhalten, wenn man den verstopften Gefäßabschnitt in situ beläßt und nur die durchgängig gebliebenen Gefäßteile proximal und distal des verlegten Abschnittes mit dem Transplantat anastomosiert (s. Abb. 257). Die *Anastomose zwischen* der *arteriosklerotischen,* dickwandigen *Wirtsarterie und* einem dünnwandigen *Venentransplantat* macht erfahrungsgemäß *Schwierigkeiten.* Wir bevorzugen hier die fortlaufende überwendliche Naht (s. S. 225). An einer arteriosklerotischen A. femoralis und A. poplitea hat sich für die Einschaltung eines Venentransplantates auch die *End-zu-Seit-Anastomose zwischen Vene und Arterie* bewährt (s. Abb. 257), weil sie an einer stärker veränderten Arterie — ohne das Lumen einzuengen — technisch leichter durchführbar ist als die End-zu-End-Vereinigung [*205, 229, 379*]. Bei Überbrückung einer Lücke in arteriosklerotischen Gefäßen sollen sich postoperative Thrombosen im Transplantat leichter vermeiden lassen, wenn man statt Venentransplantaten *Arterien*-Homoiotransplantate benutzt [*346*].

Auch an der *Aorta und der A. iliaca communis* wurde bei progredienter thrombotischer Einengung oder totaler Verlegung die *Resektion der erkrankten Gefäßstrecke mit Überbrückung* der entstehenden Gefäßlücke *durch* ein *Homoiotransplantat* erfolgreich angewandt [*202, 88, 258, 66*]. Damit die mit einem Transplantat zu überbrückende Strecke nicht zu lang wird, und um krankhaft verdickte Arterienwände an der Anastomosenstelle zur Naht herzurichten, muß der Operateur gelegentlich die *Thrombendarteriektomie* (s. Abb. 256) (in einem zum Teil verlegten Anastomosenbereich) *mit* der *Gefäßtransplantation* (s. Abb. 245) (zur Überbrückung eines stärker verstopften Arterienabschnittes) *verbinden* [*88, 89*]. Bei deutlicher Aortenverkalkung und im höheren Lebensalter (über 60 Jahre) ist von einer solchen Resektion und Thrombendarteriektomie Abstand zu nehmen.

X. Operative Behandlung von Varicen
[*345, 251, 311, 321, 281, 353, 362, 376, 189, 364, 250, 356, 101*].

Als *Methoden* zur Krampfaderbehandlung kommen hauptsächlich die *Verödung durch Einspritzung,* die *Resektion* und die *subcutane Exhairese* in Betracht, wobei gelegentlich *Kombinationen* dieser 3 Verfahren zweckmäßig sind.

Viele früher geübte Methoden sind *heute* wegen ihrer Nachteile, die das eine oder andere Verfahren mehr oder weniger betreffen, wie ungenügende Wirksamkeit, Rezidive, ausgedehnte Narben oder Thromboembolien, *verlassen.* Dies gilt insbesondere für die Ligatur der V. saphena am Oberschenkel ohne Resektion der Vene, für die Exstirpation der ganzen V. saphena magna durch einen großen Längsschnitt am Ober- und Unterschenkel nach Madelung, für die Unterbrechung der oberflächlichen Beinvenen mittels Zirkelschnittes nach Schede-Peterson sowie für die Blockierung oberflächlicher Venen durch spiralige Incision

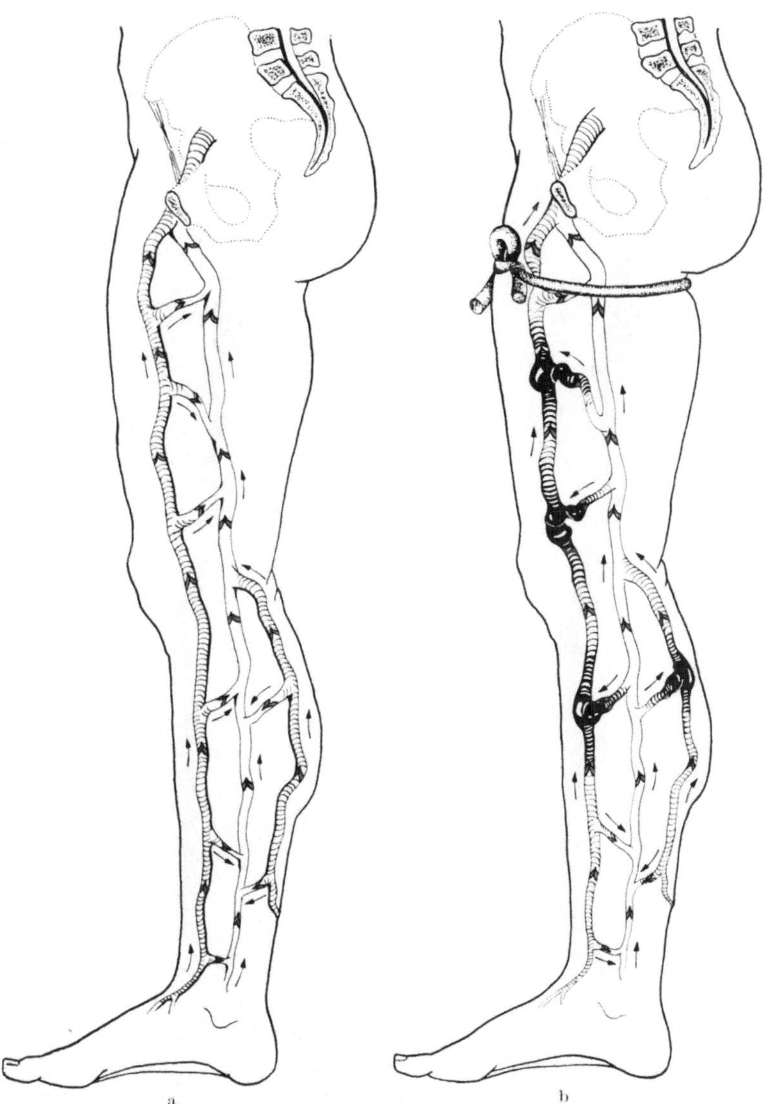

Abb. 258 a u. b. *Trendelenburgscher Versuch.* Am senkrecht hochgelagerten Bein Blut herzwärts ausstreichen und mit dünnem elastischem Gummischlauch die oberflächlichen Venen (Saphena magna), nicht die tiefer liegende V. femoralis, abriegeln. Dann den Kranken mit liegendem Tourniquet aufstehen lassen und den Füllungszustand der oberflächlichen Beinvenen zunächst 30 sec bei liegendem Tourniquet und anschließend ohne diese Abschnürung beobachten. Hierbei ergeben sich *vier verschiedene Möglichkeiten: a vor und nach Lösung des Tourniquets füllen sich* die *Beinvenen* nur *langsam*, von distal nach proximal fortschreitend. Dies beweist, daß keinerlei Klappeninsuffizienz an den Beinvenen vorliegt; b die *Beinvenen füllen sich trotz liegendem Tourniquet* innerhalb von 30 sec, und diese Füllung wird nach Lösen der Abschnürung nicht wesentlich stärker. Dies beweist, daß der Klappenapparat an der proximalen Saphena magna in Ordnung ist, aber die Varicen durch andere klappeninsuffiziente, aus der Tiefe kommende Kollateralen gespeist werden (Fortsetzung s. S. 276).

nach Moreschi-Rindfleisch-Friedel oder die Verlagerung der Einmündung der V. saphena in der V. femoralis nach Delbet.

Grundlage für die Indikationsstellung der verschiedenen Behandlungsmethoden und Voraussetzung zur erfolgreichen Varicentherapie ist die *genaue präoperative Diagnose* betreffend Ausdehnung, Durchgängigkeit und Klappenfunktion der

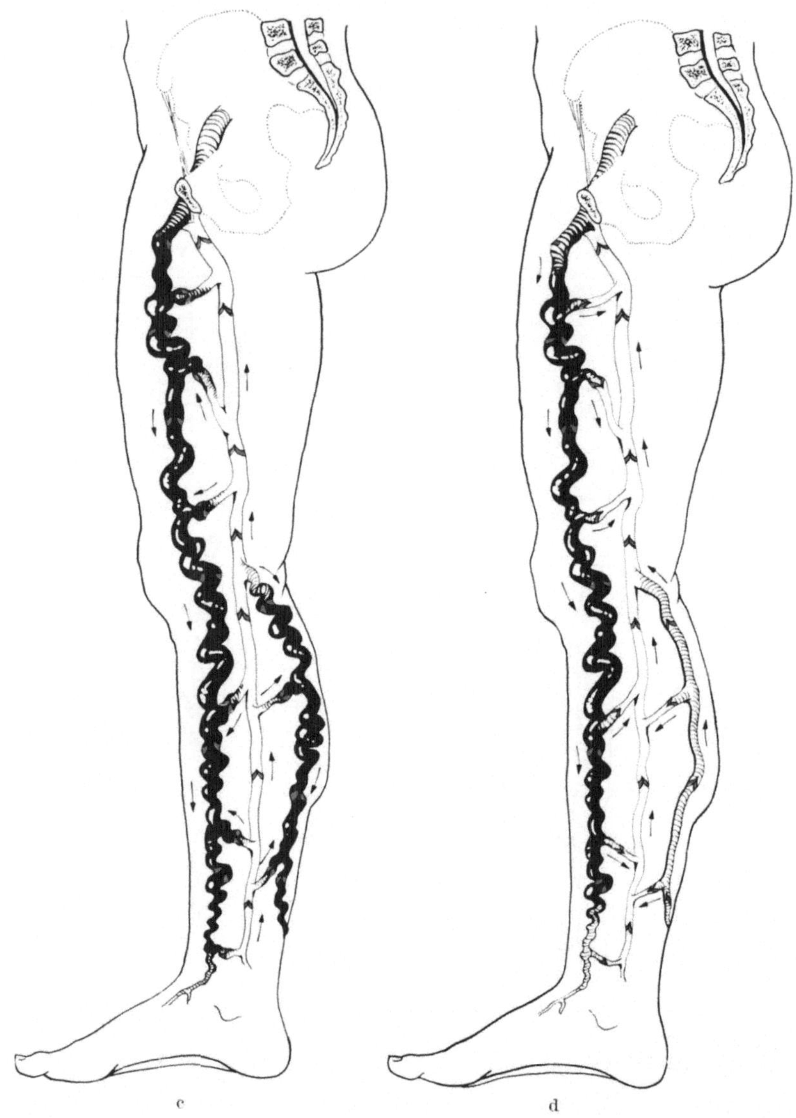

Abb. 258c u. d. *Trendelenburgscher Versuch* (Fortsetzung). c Die *Beinvenen füllen sich* schon *bei liegendem Tourniquet* und die *Füllung wird nach Lösen der Abschnürung noch stärker*. Dies *beweist*, daß die Varicen aus distalen klappeninsuffizienten Zuflußwegen aus der Tiefe (V. saphena parva und andere Kollateralen) gespeist werden, aber daß auch eine Klappeninsuffizienz an der V. saphena magna am Oberschenkel besteht; d die *Beinvenen bleiben* 30 sec *bei* in der Leiste *liegendem Tourniquet kollabiert, füllen sich* aber *nach Lösen der Binde rasch* von oben nach unten fortschreitend. Dies *beweist*, daß eine Klappeninsuffizienz an der V. saphena magna besteht, der Klappenapparat an den übrigen Beinvenen aber in Ordnung ist. Bezüglich der *Namengebung für die* einzelnen *Varianten des Trendelenburgschen Versuches* bestehen völlig gegensätzliche Ansichten (positiv, negativ, doppelt positiv), so daß man am besten auf diese Bezeichnung verzichtet und nur das Ergebnis des Trendelenburgschen Phänomens: „Klappeninsuffizienz an dieser oder jener Stelle" festhält.

oberflächlichen und tiefen Venen. Hierbei kann man sich auf wenige *einfache klinische Untersuchungsmethoden* [*366*] beschränken (s. Abb. 258—261). Die *wichtigste Frage lautet: Wo* bestehen *klappeninsuffiziente Venenstrecken?* Diese bilden nämlich die häufigste Ursache von Rückfällen nach Krampfaderoperationen und müssen deshalb in jedem Falle ausgeschaltet werden. Zeigt sich beim *Trendelen-*

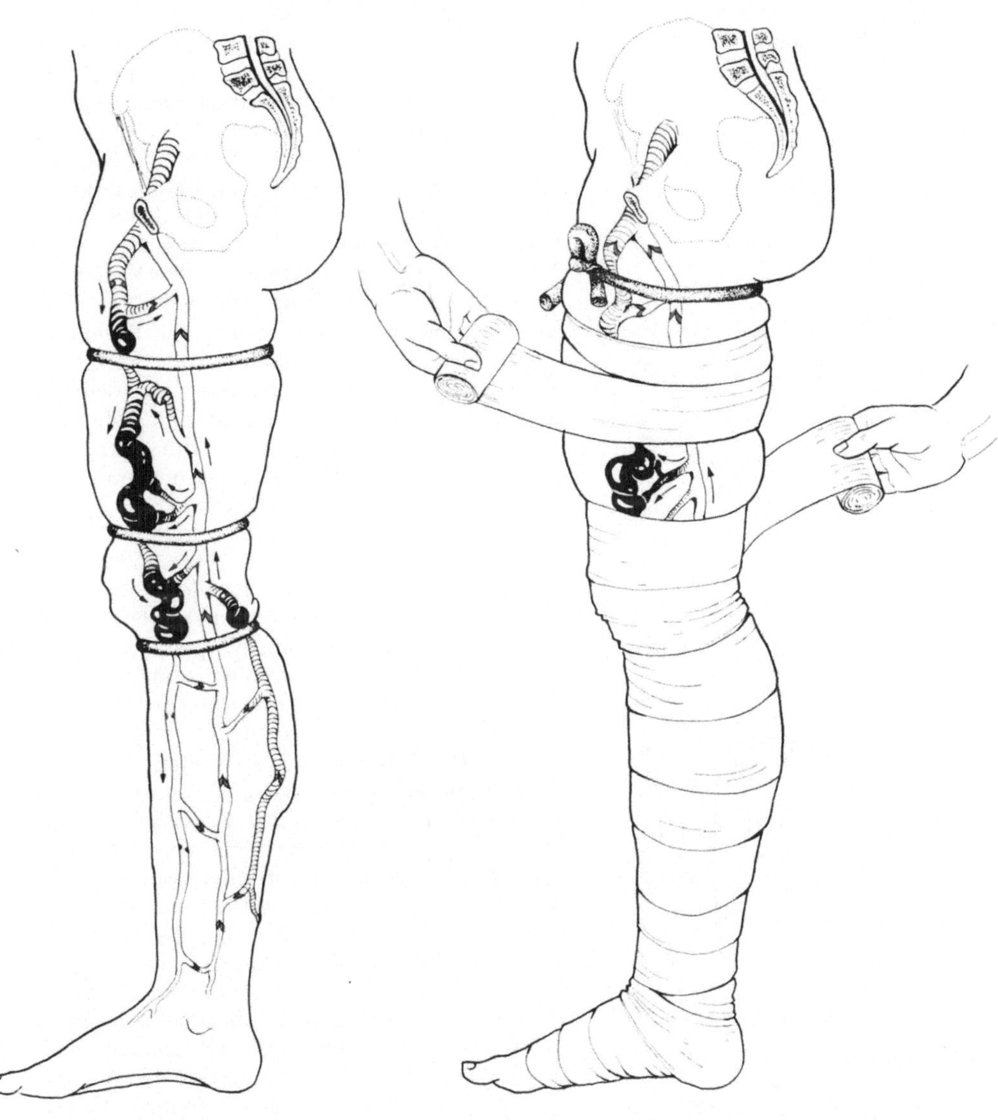

Abb. 259. Abb. 260.

Abb. 259. *Mahorner-Ochsnerscher Versuch.* Hierbei führt man den Trendelenburgschen Versuch mehrfach wiederholt aus, wobei jedesmal das Tourniquet am Bein ein Stück weiter nach distal gelegt wird. *Erst wenn* die *Abschnürung unterhalb der untersten klappeninsuffizienten Kollaterale liegt, bleiben* die *Venen* unterhalb des Tourniquets in den ersten 30 sec der Beobachtung *kollabiert*.

Abb. 260. *Prattscher Versuch.* Am senkrecht hochgehobenen Bein Blut herzwärts ausstreichen, eine elastische Binde von den Zehen bis zur Leiste anwickeln und in der Leiste die oberflächlichen Venen, nicht die V. femoralis in der Tiefe, durch elastischen Gummischlauch abriegeln. Dann den Kranken aufstehen lassen und bei liegendem Tourniquet die Bindentouren von proximal nach distal abwickeln. Hierbei zeigen *rasch hervorquellende Venengeflechte* die Stellen an, wo klappeninsuffiziente Zuflußwege aus der Tiefe kommen. Um diesen Punkt noch besser zu begrenzen, kann man beim Abwickeln der ersten Binde eine zweite Binde von proximal nach distal nachwickeln, so daß immer nur ein schmaler Hautgürtel frei liegt.

burgschen Versuch vor oder nach Lösen des Tourniquets in der Leiste nur eine langsame, von distal kommende Füllung der Venen (s. Abb. 258a), dann bestehen keine Klappeninsuffizienzen; zur Beseitigung der erweiterten Venen genügt die Verödung durch Einspritzung.

Bleiben beim *Trendelenburgschen Versuch* unter liegendem Tourniquet die Beinvenen im Stehen kollabiert, füllen sich aber nach Lösen der Binde rasch von oben nach unten (s. Abb. 258d), dann besteht nur eine Klappeninsuffizienz in der V. saphena magna, alle anderen Beinvenen haben gut funktionierende Klappen; es genügt zur Behandlung der Klappeninsuffizienz die Resektion der Saphena magna in der Leiste und zur Beseitigung der Varicen die subcutane Exhairese oder Verödung.

Füllen sich aber beim Trendelenburgschen Versuch die Beinvenen schon bei liegendem Tourniquet, dann bestehen in der Peripherie noch andere klappeninsuffiziente venöse Zuflußwege (V. saphena parva oder aus der Tiefe kommende weitere Kollateralen) (s. Abb. 258c). Um rezidivfreie Ergebnisse zu erreichen, muß der Chirurg diese klappeninsuffizienten Zuleitungen mit dem *Mahorner-Ochsnerschen* und dem *Prattschen Versuch* lokalisieren (s. Abb. 259 u. 260) und dann durch segmentale Resektion ausschalten (s. S. 282). Bei ausgedehnten Varicen ist in jedem Falle — auch wenn der Klappenapparat an der proximalen Saphena magna in Ordnung scheint — doch die Unterbrechung der V. saphena magna in der Leiste anzuraten (s. Abb. 263).

Es gilt als Regel, sich außerdem vor jeder Varicenoperation zu *fragen, ob* am Bein eine *massive Verlegung der tiefen Venenbahnen* vorliegt. Zeigt der Kranke beim *Kompressionsversuch* (Gehen mit elastischer Binde; siehe Abb. 261) keine vermehrten Beschwerden, dann liegt trotz einer wahrscheinlich früher durchgemachten tiefen Beinvenenthrombose keine schwerwiegende Verlegung tiefer venöser Kollateralen mehr vor, und man kann alle Varicenoperationen unbedenklich wagen. Überhaupt scheinen Bedenken, daß man durch Varicenoperationen die letzten noch durchgängigen Venenbahnen ausschalten könnte, nicht so schwerwiegend zu sein, wie das manchmal betont wird. Varicös erweiterte oberflächliche Venen funktionieren in der Regel doch nicht mehr als herzwärts gerichtete Blutleiter und können wegfallen. Praktisch wird wohl nur sehr selten durch die Beseitigung stark erweiterter oberflächlicher Venen eine Verschlimmerung der Zirkulationsverhältnisse am Bein hervorgerufen.

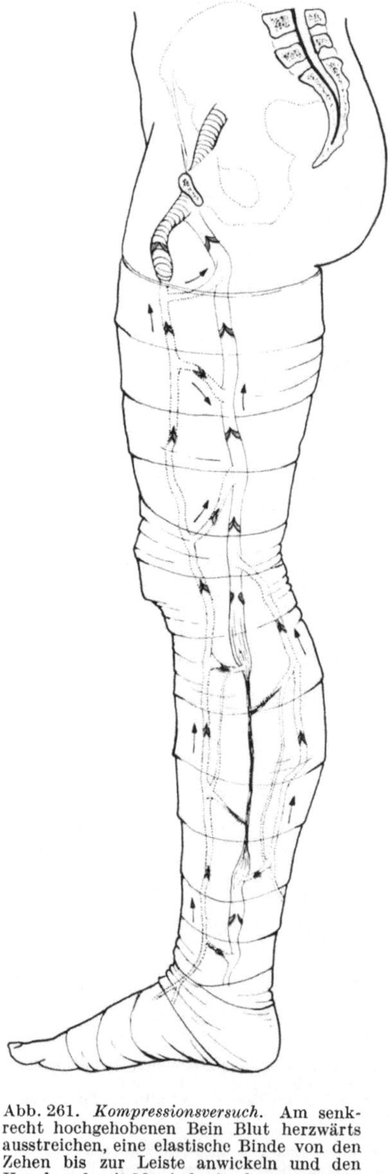

Abb. 261. *Kompressionsversuch.* Am senkrecht hochgehobenen Bein Blut herzwärts ausstreichen, eine elastische Binde von den Zehen bis zur Leiste anwickeln und den Kranken damit 30 min laufen lassen. Zeigen sich dabei *keine vermehrten Beschwerden, dann* sind so viele gut funktionierende tiefe Kollateralen vorhanden, daß *durch* die *Beseitigung oberflächlicher Venengeflechte keine Störung zu erwarten* ist.

1. Die Varicenverödung durch Einspritzung [*271, 249, 353, 354, 355*].

Die Varicenverödung nehmen wir grundsätzlich *ambulant* und *nicht am bettlägerigen Kranken* vor.

Kontraindikationen für alle Varicenoperationen:

frische Thrombosen der tiefen Beinvenen;
mangelhafte tiefe Kollateralen (s. Abb. 261);
ausgedehnte oder progrediente Infektionsprozesse an den Beinen;
starke Ödeme an den Beinen;
arterielle Durchblutungsstörungen an den Beinen (arteriosklerotische, diabetische, endangiitische);
schwere Allgemeinerkrankungen;
längere Allgemeinerkrankungen;
längere Bettruhe;
Furunkulose oder Pyodermie;
Angina;
Schwangerschaft ab 7. Monat (statt Operation Kompressionsverbände).

Keine Kontraindikation für Varicenoperationen bilden:

nicht sehr ausgedehnte Thrombophlebitis der oberflächlichen Venen (Saphenagebiet);
abgeheilte tiefe Thrombophlebitis;
Ulcera cruris mit blander Mischinfektion;
Ödeme, die durch elastische Wickel, Hochlagern, salzarme Kost usw. beseitigt werden können;
Hypertonie;
inaktive Lungentuberkulose;
Schwangerschaft im 1.—6. Monat (womöglich auch in dieser Zeit Kompressionsverbände).

Zur Verödung dienen *verschiedene Mittel* (s. Tabelle 8), die — percutan ins Venenlumen injiziert — eine Verklebung der Intima, aber möglichst keine Thrombose und keine Wandnekrose, herbeiführen sollen. Thrombosen führen zu unerwünschten harten Strängen, Venenwandnekrosen zu pigmentierten Narben. Wir bevorzugen zur Verödung augenblicklich das Varsyl. Zur Einspritzung benutze man *dicke* (1,3—1,5 mm Außendurchmesser) *Kanülen* mit kurz abgeschrägter, aber scharfer Spitze und leicht laufende *Luer-Ganzglasspritzen*.

Das *Einstechen der Injektionskanüle* geschieht am besten ohne aufgesetzte Spritze immer *beim stehenden Patienten* oder wenigstens beim mit herabhängenden Beinen sitzenden Kranken, weil sich so die Venen besser füllen und sicherer punktieren lassen (s. Abb. 262). Zweckmäßig steht der Kranke auf einem Schemel mit dem Rücken vor einem höheren Tisch. Der Chirurg sitzt auf einem niedrigen Hocker davor und sticht die Kanüle ziemlich senkrecht zur Haut ruckartig in die mit 2 Fingern fixierte erweiterte Vene. *Die Einspritzung des Mittels* ist beim stehenden, sitzenden oder liegenden Kranken möglich. Wir bevorzugen bei der Injektion eine *horizontale Lagerung des Beines*, weil das Verödungsmittel hierbei eine Zeitlang in Nähe der Injektionsstelle bleibt, während es beim stehenden Patienten schneller knöchelwärts abfließt. Ist die Vene zuverlässig punktiert und fließt Blut im Strahl aus der dicken Kanüle, dann setzt sich der Kranke auf den hinter ihm stehenden Tisch und legt seinen Fuß auf eine vor ihm stehende Auflage. Erst jetzt wird die Spritze aufgesetzt, durch Aspiration oder einfaches Zurücklaufenlassen des Stempels bei leicht gängiger Ganzglasspritze noch einmal geprüft, ob die Nadelöffnung wirklich im Venenlumen steckt und dann erst injiziert. Bei richtiger Lage der dicken Kanüle im Gefäßlumen geht die Einspritzung spielend leicht, während man bei paravenöser Injektion einen deutlichen Widerstand spürt. Paravenöse Einspritzungen lassen sich außerdem an heftigen Schmerzen bei oder bald nach der Injektion erkennen. Es kann allerdings auch bei richtiger Lage der Kanüle zu einem schmerzhaften Venenkrampf — bei den verschiedenen Mitteln verschieden häufig — kommen (s. Tabelle 8). Wir gebrauchen bei der Varicenverödung *keinerlei Staubinden* proximal oder distal der Injektionsstelle, weil diese das Abfließen des Verödungsmittels in tiefe Venenbahnen begünstigen.

Die *Verödungswirkung* des in die Vene eingebrachten Mittels ist wesentlich *stärker*, wenn es in ein *blutleeres Gefäß* gespritzt wird. Schon beim Hochlagern

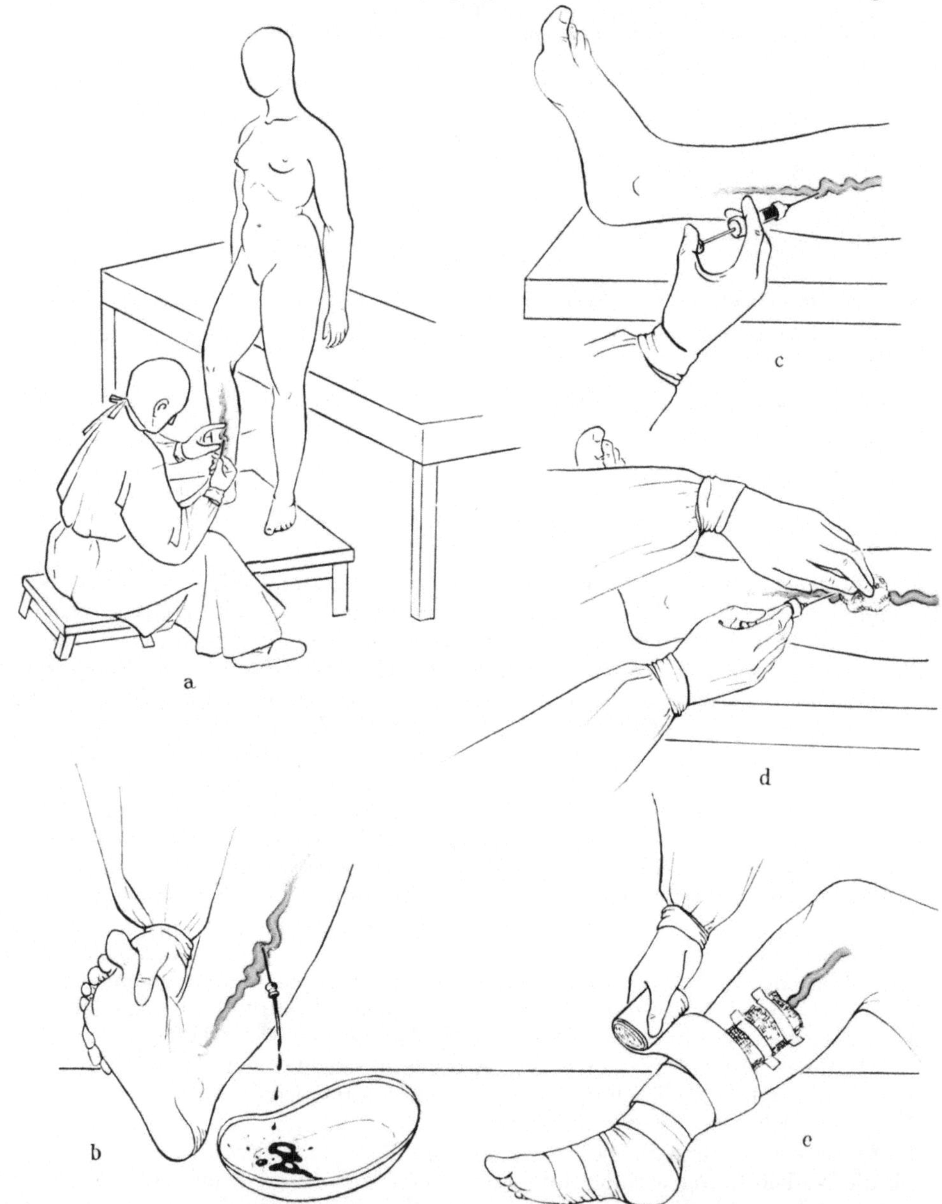

Abb. 262 a—e. *Varicenverödung durch Einspritzung*. Punktion der Vene immer mit dicker Kanüle bei senkrecht stehendem Bein (*a*). Nur wenn Blut im Strahl ausfließt, liegt die Hohlnadel richtig im Gefäßlumen (*b*). Injektion mit leichtgehender Ganzglasspritze am horizontal hochgelegten Bein; dabei setzt sich der Kranke auf den hinter ihm stehenden Tisch (*c*). Vor Herausziehen der Kanüle Tupfer auf Punktionsstelle drücken (*d*). Anschließend Kompresse auf Punktionsbereich legen und Bein mit elastischer Binde einwickeln (*e*).

des Beines (s. Abb. 262c) entleeren sich die Krampfadern. Um die Vene am Injektionsort noch weiter blutleer zu machen, sind verschiedene Kunstgriffe und Bandagen empfohlen worden. Am einfachsten ist die von vielen Chirurgen als ungefährlich erprobte *Luftblocktechnik* [*290, 291*]. Man spritzt bei horizontaler Beinlage $^1/_2$ cm^3 Luft oder noch besser den (durch Schütteln des Verödungsmittels mit 1 cm^3 Luft) in der Spritze hergestellten Schaum in die Vene und treibt so das Blut aus. Bei dicken Varicengeflechten wird anschließend auch noch unvermischte Verödungslösung eingespritzt. Das Ergebnis nach *Verödungsbehandlung* besenreiserförmiger, oberflächlicher kleiner Varicen *aus kosmetischer Indikation* ist oft schlechter als der Zustand vorher, deswegen sind wir mit solchen Eingriffen *sehr zurückhaltend!* Um die nach diesem Eingriff drohenden pigmentierten Narben sicherer vermeiden zu können, wird die Verödung solch kleiner Venen am besten nur durch Injektion von etwas Varsylschaum vorgenommen.

Tabelle 8. *Mittel zur Varicenbehandlung.* (Abgeändert nach SIGG [*355*].)

Sklerosierungsmittel	Dosierung in cm^3	Toxische Nebenwirkungen	Häufigkeit allergischer Erscheinungen	Gefäßkrämpfe sofort nach der Injektion	Häufigkeit von Nekrosen	Häufigkeit perivenöser Reizungen	Verödungswirkung
Traubenzucker 66%	5—15	—	nur bei Verunreinigungen	+	—	+	++
Invertzucker (Calorose) 60%	5—15	—	nur bei Verunreinigungen		—	—	++
Kochsalz 20—26% (Varicophtin)	5—15	—	—	+	++	+	+++
Varsyl (mit Dimethylbenzoylsulfonamid-Na.)	0,3—1,5	—	+	—	(+)	+	+++
Andere Ölsäurepräparate, Neovaricane, Neosclérol	1—2	—	+	—	(+)	+	+++
Na.-morrhuat, Varicocid 5%, Phlebex 10%	1—5 1—3	—	++	+	+	++	+++
Sotradecol 1% 3% 5%	1—3 $^1/_2$—1,5 $^1/_2$—1	—	+	—	+	+	+++
Na. salicyl. 10—50%	je nach Konzentration 2—5	Ohrensausen Hämolyse	+	++	++	+	+++
Natr. jodat oder Lugolsche Lösung	2—5	bei Jodempfindlichkeit Basedow	++	+	+	+	+++
Sublimat 1%	1 max. Dos. 0,015g = 1,5cm^3 der 1%igen Lösung	Hg.-Empfindlichkeit	+	+	+	+	++
Chinin-Urethan 10%	$^1/_2$—2 max. Dos. 2 g = 2 cm^3 der 10%igen Lösung	—	+	+	++	++	+++

Grundsätzlich soll man bei jeder Varicenbehandlung *mit* einer *möglichst geringen Menge des Verödungsmittels auskommen.* Zur Feststellung der individuell wechselnden Verträglichkeit des benutzten Präparates wird *bei der Erstbehandlung* nur an einer Stelle eine kleine *Testdosis* (0,5 cm³) in eine mitteldicke Vene injiziert und die Reaktion nach 24 Std festgestellt. Die in der Regel *bei den nachfolgenden Injektionen zweckmäßige Dosis* der verschiedenen Mittel geht aus der Tabelle 8 hervor. Will man, was einzelne Chirurgen bevorzugen, am stehenden Patienten injizieren, dann sind etwas höhere Konzentrationen, z. B. 10%iges Varicocid statt 5%igem, und etwas größere Mengen zu empfehlen.

Nach der Injektion wird zur Verhütung des Auslaufens des Verödungsmittels aus der Punktionsöffnung der Venenwand *zuerst* ein *Tupfer* auf die Injektionsgegend gedrückt und *dann erst die Kanüle* ruckartig *herausgezogen.* Hiernach legen wir eine Kompresse auf die Injektionsstelle und wickeln am ganzen betroffenen Beinabschnitt, von den Zehen beginnend, eine *elastische Binde* an. Auf diese Weise entstehen seltener perivenöse Reizungen, der narbige Verödungsstrang wird dünner und häßliche Nachpigmentierungen sind eher zu vermeiden. Anschließend kann und soll sich der Patient — unter Einhaltung der auch sonst üblichen Ruhepausen — bewegen, umhergehen, keine besondere Bettruhe halten und das Bein nicht besonders hochlagern.

Die weiteren Injektionen erfolgen im Abstand von einer Woche. In der Regel machen wir bei jeder Sitzung nur eine Einspritzung; jedesmal werden Venengeflechte in einer Ausdehnung von 10—20 cm und mehr verödet. Ist eine Beschleunigung der Behandlung erwünscht, dann wähle man bei jeder Sitzung zwei weit auseinanderliegende Injektionsstellen, z. B. eine im Gebiet der V. saphena magna und die andere im Gebiet der V. saphena parva. Bei Einspritzungen in Gelenknähe und am Oberschenkel beherzige man die Mahnung, nur kleine Dosen zu injizieren.

Lokale Reizerscheinungen nach der Verödungsbehandlung können auf paravenöser Einspritzung des Verödungsmittels beruhen, treten gelegentlich aber auch bei richtiger Injektionstechnik auf. Manchmal werden solche Reizerscheinungen durch *intravaricöse* alte *Hämatome* unterhalten, die sich in teilblockierten Venensträngen finden. Solche Hämatome in abgeriegelten Venenstrecken werden nur langsam resorbiert, führen zu Schmerzen und sind die Ursache auffälliger brauner Pigmentflecke. Es empfiehlt sich, solche Blutansammlungen durch eine kleine Stichincision zu entleeren und anschließend einen Druckverband anzulegen.

2. Die Varicenbehandlung durch Unterbindung und Resektion.

Präoperativ ist die genaue Feststellung des Verlaufs der erweiterten Venen (s. Abb. 258—261 und die Markierung der aus der Tiefe kommenden klappeninsuffizienten Zuflüsse erforderlich. Wir *zeichnen* uns deshalb diesen Befund *am stehenden Kranken am Tag vor der Operation mit* einer durch Äther, Alkohol oder Jod nicht abwischbaren *Hauttinte* (s. S. 40) an.

Bei Klappeninsuffizienz ist immer die *Resektion der V. saphena in der Leiste* indiziert. Die Lagerung zu diesem Eingriff ist so zu wählen, daß der Kranke das betreffende Bein außenrotiert und im Kniegelenk leicht gebeugt hält (s. Abb. 263). Mit einem 10—15 cm langen, parallel und unterhalb des Leistenbandes verlaufenden Schnitt, der mit seinem größeren Anteil etwas medial des fühlbaren Femoralispulses liegt, werden Haut und Unterhautzellgewebe durchtrennt, bis die auf der Fascie liegende V. saphena magna zum Vorschein kommt. Hat man dieses Gefäß beim Erreichen der Muskelfascie noch nicht gefunden, dann liegt es meistens etwas weiter medial als vermutet. Nun wird die Vene rundherum isoliert und außerhalb der Muskelfascie zwischen 2 Klemmen durchtrennt (s. Abb. 263c). Für den Operationserfolg ist es ausschlaggebend, *keinen längeren* proximalen *Saphenastumpf* vor der Einmündung in die V. femoralis *stehenzulassen* (Thromboembolie-

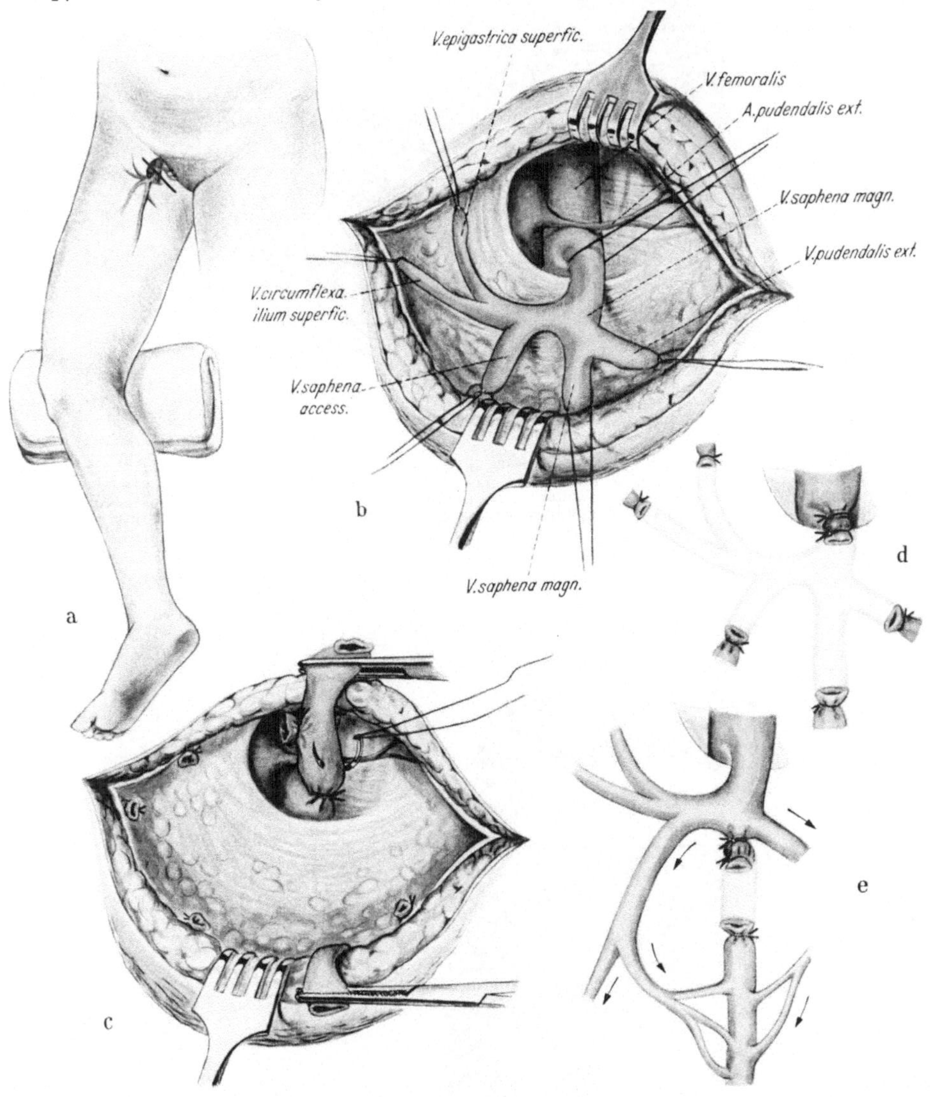

Abb. 263a—e. *Varicenbehandlung durch Resektion der klappeninsuffizienten V. saphena magna in der Leiste* a Lagerung des betroffenen Beines in Außenrotation bei leicht gebeugtem Knie. 10—15 cm langer Hautschnitt parallel und unterhalb des Leistenbandes etwas medial des Pulses der A. femoralis; b Anatomie der V. saphena-Einmündung in die V. femoralis. Beachte die A. pudendalis ext. als Wegweiser zur Einmündungsstelle; c und d Resektion der V. saphena magna und aller venösen Kollateralen außerhalb der Fascie in der Leiste; dabei darf nur ein kurzer Stumpf der V. saphena zurückbleiben (d). Werden nicht alle Kollateralen unterbrochen, dann kommt es zu Rezidiven durch erweiterte Nebenbahnen (e).

gefahr) und *alle Kollateralen*, die das Gebiet von kranial her noch speisen könnten, *mitzuunterbrechen* (Rezidivgefahr). Keinesfalls darf man nur eine einfache Ligatur der Vene vornehmen (Thromboembolie- und Rezidivgefahr), sondern muß in jedem Falle die Saphena magna und ihre Kollateralen in einer Ausdehnung von

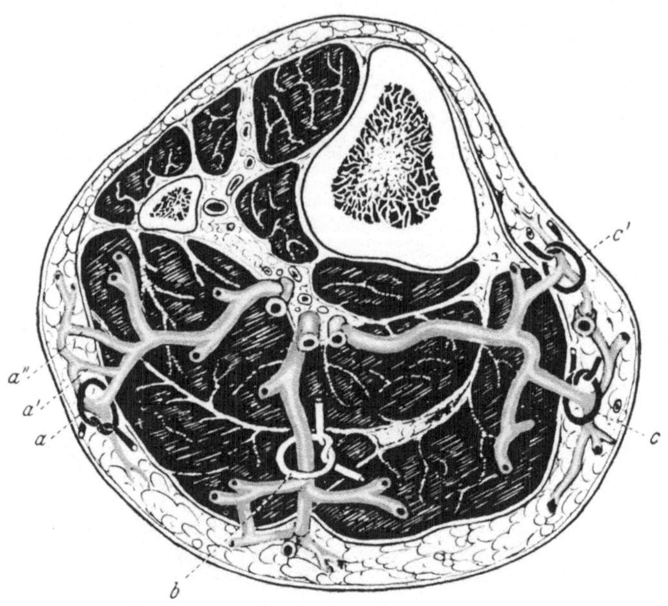

Abb. 264. *Falsches* (*a*) *und richtiges* (*b* und *c*) *Vorgehen zum Ausschalten klappeninsuffizienter, aus der Tiefe kommender Kollateralen.* Die Abbindung (*a*) unterbricht nicht die das Varicengebiet auch noch speisenden Nebenbahnen (*a'*) und *a''*). Um alle Zuflüsse zu unterbrechen, muß die aus der Tiefe kommende klappeninsuffiziente Vene in ihrem Hauptstamm subfascial (*b*) oder in *allen* ihren epifascialen Nebenästen (*c* und *c'*) durchtrennt werden.

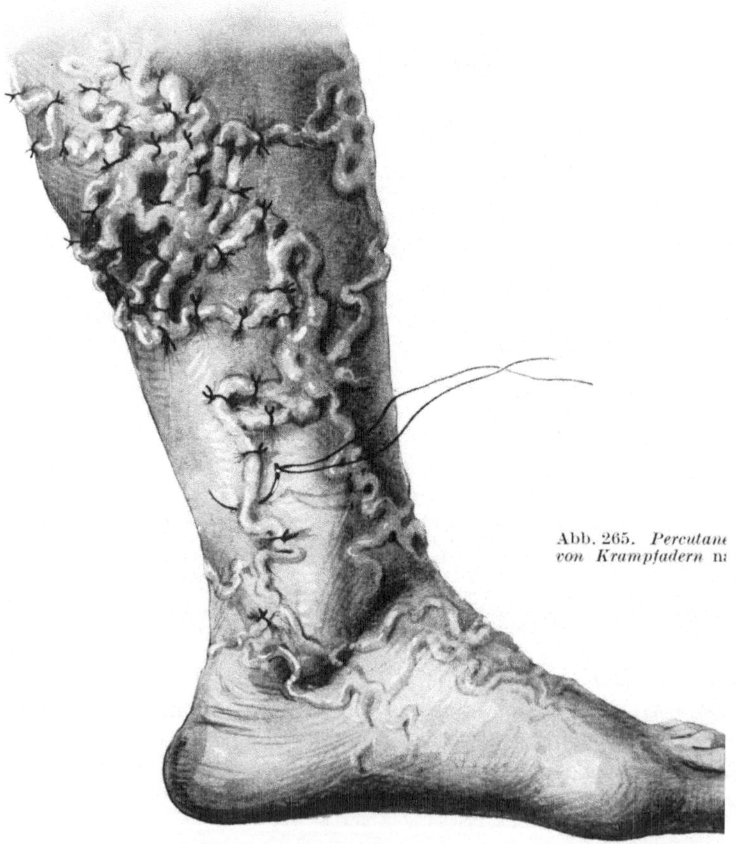

Abb. 265. *Percutane*
von Krampfadern n

etwa 10 cm resezieren (s. Abb. 263d u. e). Zu diesem Zweck fassen wir den Saphenastumpf mit der Klemme, ziehen die Wundränder durch Haken stark auseinander, suchen proximal und distal alle Kollateralen auf und exstirpieren sie, soweit es der Zugang erlaubt. Der proximale Stumpf der Saphena wird

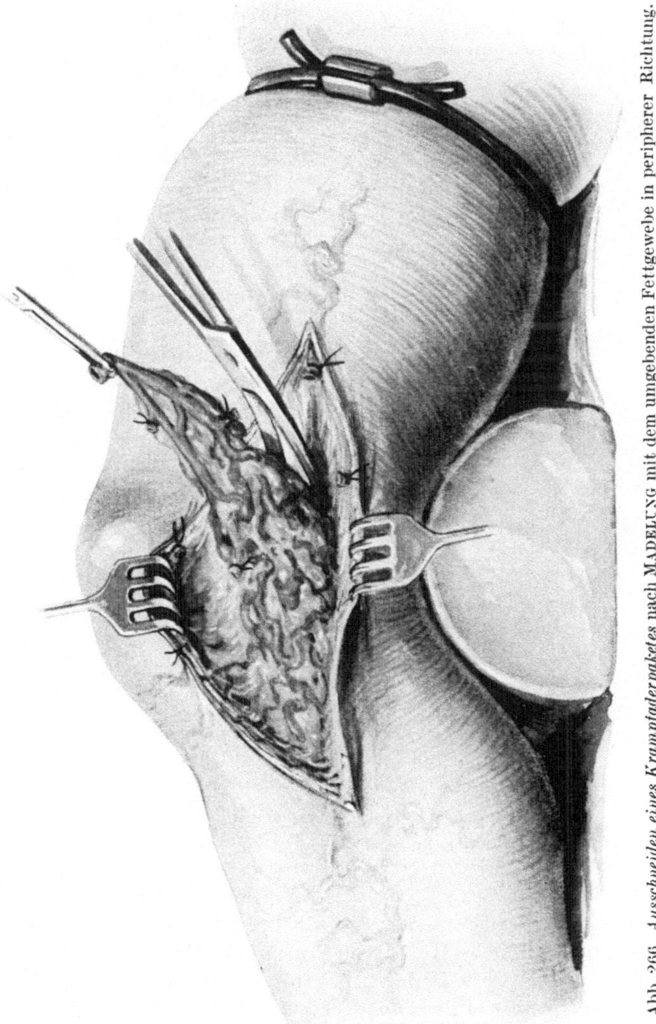

Abb. 266. *Ausschneiden eines Krampfaderpaketes* nach MADELUNG mit dem umgebenden Fettgewebe in peripherer Richtung.

knapp vor seiner Einmündung in die V. femoralis mit Catgut einmal abgebunden und distal von dieser Abbindung noch zusätzlich durch eine Umstechung gesichert. Hierauf versenken wir den gekürzten Stumpf durch eine Z- oder Tabaksbeutelnaht in der Fossa ovalis.

Die Unterbrechung der V. saphena in der Leiste kann *durch* retrograde *Einspritzung sklerosierender Lösungen in* den *operativ freigelegten distalen Venenstumpf ergänzt* werden. Man spritze aber hierbei nicht mehr als 3—4 cm³ Varsyl ein, weil sonst ein Abfließen der Verödungslösung in tiefere Kollateralen zu befürchten ist.

Die alleinige Unterbrechung der V. saphena in der Leiste mit retrograder Verödung führt in vielen Fällen zu guten Anfangsergebnissen. Es kommt aber doch in 10 bis 30% zu *Rezidiven*. Diese Rückfälle beruhen darauf, daß bei der ersten Operation die Saphena eventuell nur unterbunden und nicht reseziert worden ist, daß nicht alle Kollateralen in der Leiste mit unterbrochen worden sind, oder daß weiter distal klappeninsuffiziente Zuflüsse das Saphenasystem aus der Tiefe speisen.

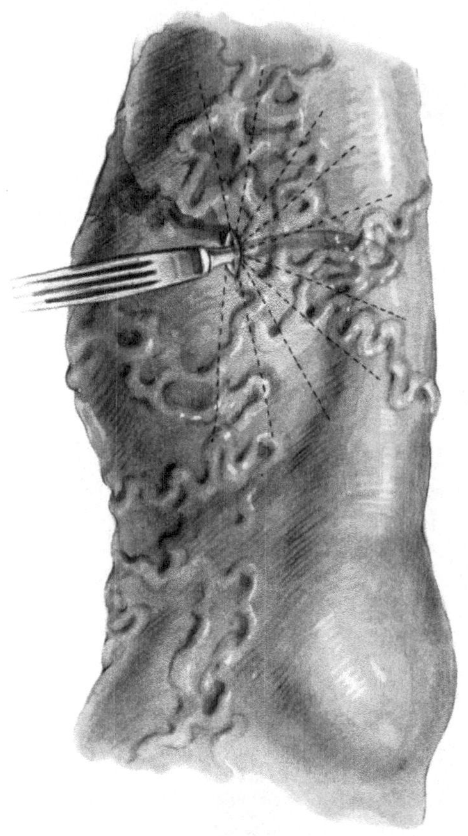

Abb. 267. *Diszission eines Venenpaketes* nach Klapp durch ein großes subcutan vorgeführtes Tenotom.

Bei solchen distal liegenden, *klappeninsuffizienten anderen Zuflüssen* sind immer *multiple segmentale Venenresektionen* als Ergänzung zur Unterbrechung der V. saphena in der Leiste notwendig. Derartige Segmentresektionen sind an solchen Stellen angebracht, an denen der Mahorner-Ochsnersche und Prattsche Versuch aus der Tiefe kommende klappeninsuffiziente Zuflüsse lokalisieren lassen. An diesen Stellen wird das Venenkonvolut durch Längsincision oder durch elliptische Hautexcision freigelegt und der aufgeblähte Venenstrang mit seinen Zuflußwegen, soweit es der Zugang erlaubt, reseziert. Es empfiehlt sich, die *aus der Tiefe kommenden Kollateralen* möglichst subfascial in der Muskulatur zu *unterbinden* (s. Abb. 264). Wir *kombinieren* die *segmentale Unterbrechung* gerne *mit* der *Verödungstherapie* und spritzen bei der Operation in die dickeren, extrafascial verlaufenden Venenstümpfe — nicht in die aus der Muskulatur heraufkommenden Venen — je 1—2 cm³ Varsyl ein.

Percutane Umstechungen (s. Abb. 265) wenden wir kaum noch an. Bei fehlender Klappeninsuffizienz ist das Verfahren durch die Verödungstherapie zu ersetzen und bei Klappeninsuffizienz würden percutane Umstechungen allein zu Rezidiven führen. Die Methode kommt höchstens als *Ergänzung anderer Verfahren*, z.B. der subcutanen Exhairese (s. S. 287), in Betracht.

Die *Exstirpation großer Varicengeflechte* (s. Abb. 266) ist in seltenen Fällen, nämlich *bei starken narbigen Veränderungen* indiziert, wenn eine subcutane Exhairese unmöglich ist. Die Exstirpation wird in künstlicher Blutleere vorgenommen. Wir gehen dabei von proximal nach distal vor und excidieren radikal alles varicös und schwielig veränderte Gewebe zwischen Lederhaut und Muskulatur (siehe hierzu auch S. 196).

Bei der *subcutanen Diszission* der Varicen *nach* Klapp (s. Abb. 267) führt der Operateur am vertikal hochgehobenen Bein ein starkes Tenotom 3 cm seitlich einer Vene ein und zerlegt die angrenzenden Varicen durch mehrere strahlig gegen das Corium geführte Schnitte. Anschließend werden noch einige Schnitte

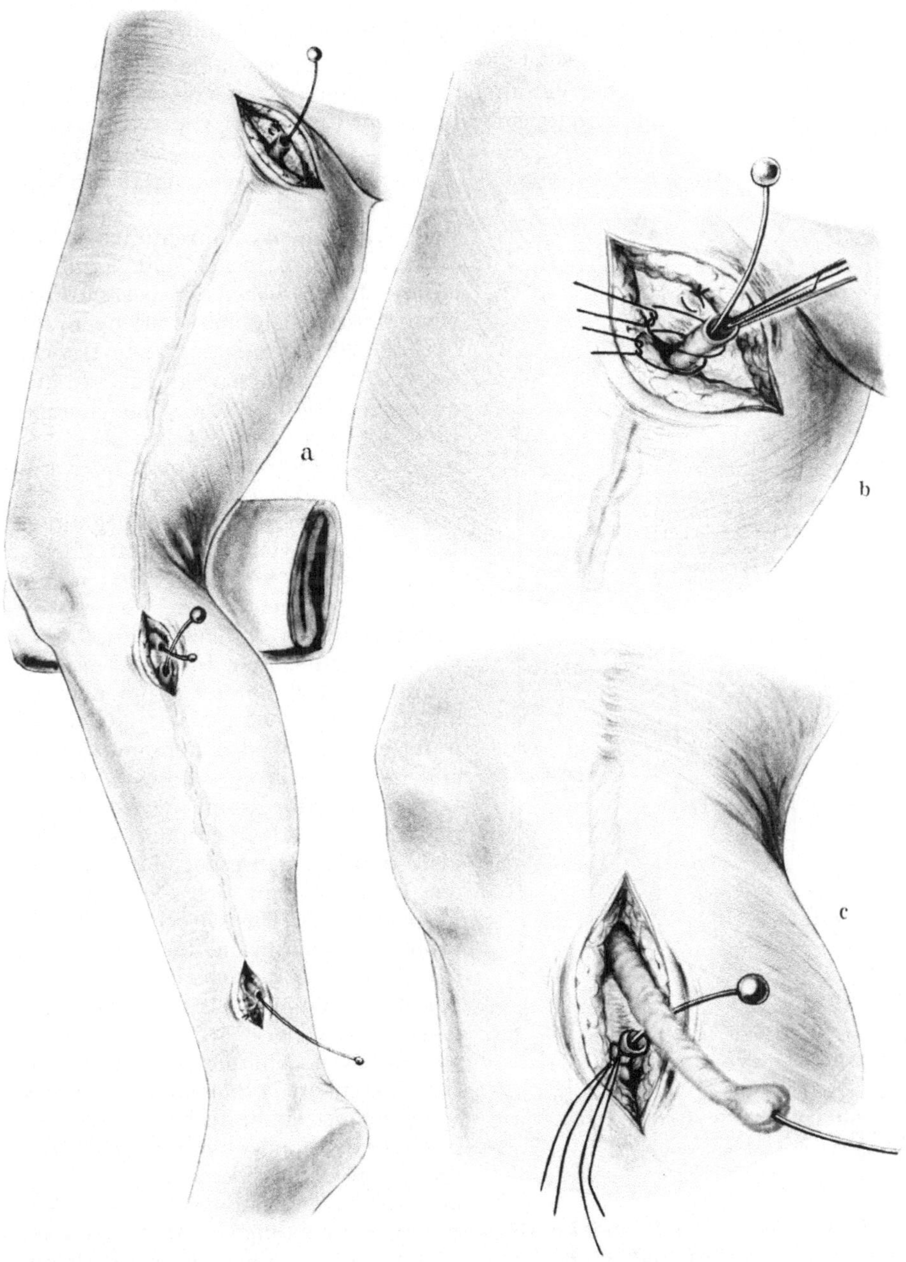

Abb. 268a—c. *Subcutane Varicenexhairese* durch intravasalen Venenstripper nach BABCOCK. a Lagerung des betroffenen Beines in Außenrotation bei leicht gebeugtem Knie. Nach typischer Resektion der V. saphena magna und aller ihrer Kollateralen in der Leiste (s. Abb. 263) Einführen der Babcock-Sonde von proximal nach distal in die erweiterte Vene, das Ende, das den dünneren Knopf trägt, wird zuerst eingeführt; b dann die Vene proximal vor dem etwas dickeren Knopf mit zwei langen, kräftigen Zwirnsfäden verankern und die Fäden lang lassen; c die in sich selbst eingestülpte Vene langsam nach distal herausziehen.

parallel zur Fascie geführt, um Querverbindungen aus der Tiefe abzuschneiden. Auch solche Diszissionen kommen *nur als zusätzliche Methode*, etwa nach subcutaner Exhairese, in Betracht.

3. Die Varicenbehandlung durch subcutane Exhairese.

Während wir am Unterschenkel meistens die oben geschilderte segmentale Unterbrechung mit zusätzlicher Verödung durchführen, bevorzugen wir am Oberschenkel zur Beseitigung erweiterter klappeninsuffizienter Venenstränge die *subcutane Exhairese* (s. Abb. 268); [*68, 112, 117, 227, 303*]. Jedoch ist sowohl die segmentale Unterbrechung als auch die subcutane Venenresektion am Ober- und Unterschenkel durchführbar. Bei längeren Venenstrecken gelingt das subcutane Herausziehen am besten durch einen *intravasal* liegenden Stripper [*10*]; (s. Abb. 268); zum subcutanen Herausholen kürzerer Venensegmente können auch *perivasal* geführte Venenstripper [*269*]; (s. Abb. 270) nützlich sein.

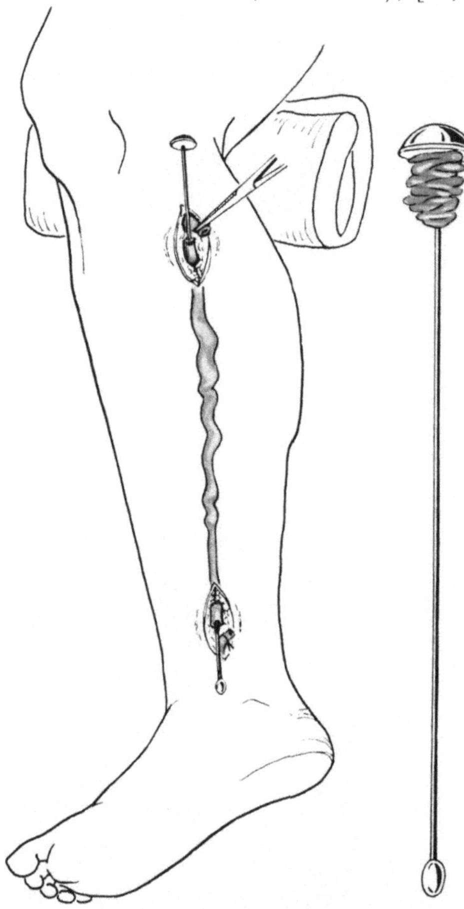

Abb. 269. ***Subcutane Exhairese eines Krampfaderstranges*** durch intravasal geführte Venenstripper ***mit dickem Knopf***. Die Vene stülpt sich dabei nicht in sich selbst ein, wie auf Abb. 268, sondern wird ziehharmonikaartig aufgereiht.

Bei der Exhairese durch *intravasal geführte Stripper* (Babcock) wird eine aus biegsamem Material (ausgeglühtem Kupferdraht oder Kunststoff) bestehende, lange, an ihren Enden mit Knöpfen versehene Sonde, von der die verschiedensten Längen und Größen vorrätig sein sollten, in eine Vene eingeführt und dann mit Hilfe der von außen den Sondenknopf leitenden Hand unter entsprechenden Beinbewegungen ein Stück weit vorgeschoben. Grundsätzlich kann die Knopfsonde von proximal nach distal oder umgekehrt eingeführt und herausgezogen werden. In der Regel schließt sich die subcutane Exhairese der Unterbrechung der V. saphena magna in der Leiste an. Hierbei gelingt das Vorschieben der Sonde gewöhnlich mühelos bis zum Knie (siehe Abb. 268). Gleitet die Sonde nicht weiter, dann geht der Operateur über dem peripheren Sondenknopf durch Längsschnitt ein, unterbindet die Vene peripher des Sondenknopfes und durchtrennt das Gefäß zwischen dieser Unterbindung und dem Sondenknopf. Nun wird die Vene vor dem Sondenknopf durch zwei sehr *kräftige* Zwirnsfäden abgebunden (s. Abb. 268b) und dann mit der Knopfsonde in der anderen Richtung herausgezogen. Durch langsamen gleichmäßigen Zug lassen sich häufig lange Venenstücke unter Abreißen ihrer Seitenäste herausziehen. Die Exhairese der Vene durch intravasal liegende Stripper gelingt meist leichter, wenn man das Gefäß von proximal nach distal herauszieht. Werden Sonden mit kleinen Knöpfen benutzt, dann stülpt sich die Vene beim Herausziehen nach innen um und es entsteht ein kleiner Wundkanal (s. Abb. 268c), bei größeren Knöpfen wird die Vene ziehharmonikaartig auf der Sonde aufgereiht, wodurch sich beim Herausziehen ein größeres Wundbett bildet (s. Abb. 269).

Dicke Nebenäste oder geschrumpfte Klappen sind Hindernisse für die subcutane Exhairese. Diese Hindernisse soll der Operateur nicht mit roher Gewalt überwinden, sondern sie über dem Sondenknopf freilegen und dort *alle Kollateralen* unter Sicht *resezieren*. Bei diesem Schritt kann ein extravasal um die Kollateralen geführter Venenstripper nach MAYO (s. Abb. 270) gute Dienste leisten. Die Exstirpation dicker Seitenäste unter Sicht verbessert den Erfolg der subcutanen Venenexhairese ganz erheblich.

Unter günstigen Verhältnissen kann es gelingen, die ganze Saphena magna vom Knöchel bis zur Leiste als geschlossene Strecke herauszuziehen. Nach unseren

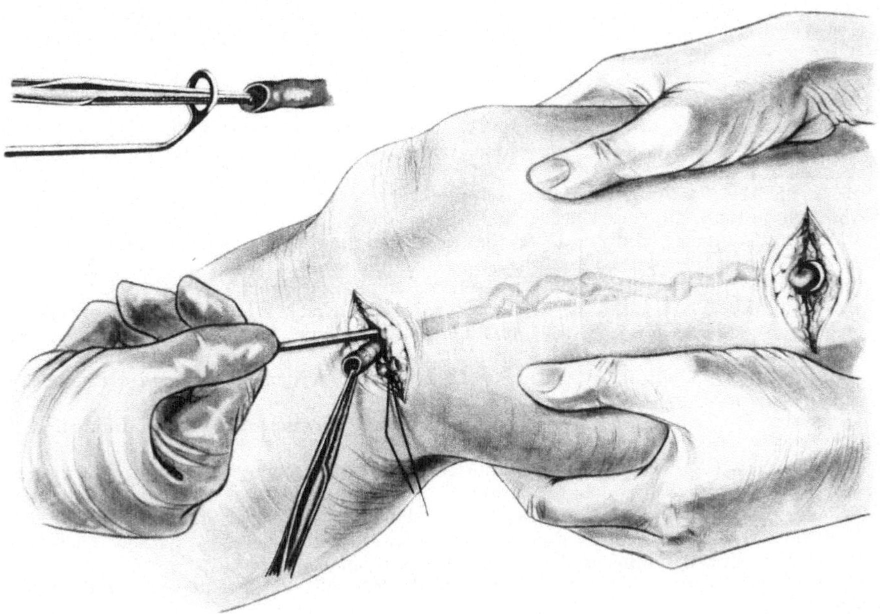

Abb. 270. *Subcutane Varicenexhairese mit extravasalem Venenstripper nach* MAYO. Nur für kürzere Venenstrecken zu empfehlen. Ein Assistent spannt dabei das Gebiet seitlich der zu exstirpierenden Vene mit 2 Händen.

Erfahrungen ist es aber vorzuziehen, das Gefäß wenigstens in 2 Strecken zu unterteilen, und zwar von der Leiste bis zur Innenseite des Schienbeinkopfes und von dort bis oberhalb des Innenknöchels. In einem dritten Schritt kann man dann noch die V. saphena parva von der Kniekehle bis oberhalb des Außenknöchels subcutan herausholen.

Um *Blutverluste bei der Exhairese gering* zu *halten*, wird in Trendelenburgscher Lagerung operiert. Außerdem komprimiert ein Assistent, sofort nach Herausziehen der Vene, das Wundgebiet mit großen Kompressen. Nach der Hautnaht erhält jeder Kranke einen sterilen *elastischen Druckverband* und das Bein wird im Bett auf einer Braunschen Schiene hochgelegt. 24 Std später ersetzen wir diese Binde durch einen *Elastoplastverband*, der von den Zehen bis zur Leiste reicht. Mit diesem Verband darf und soll der Kranke aufstehen und *umhergehen*.

Literatur.

1. ALBRIGHT, H. L., and F. C. LEONARD: Embolectomy from abdominal aorta. New England. J. Med. **242**, 271 (1950).
2. ALLEN, E. V.: The emergency treatment of vascular occlusions. J. Amer. Med. Assoc. **135**, 15 (1947).

3. ALLEN, E. V., N. W. BARKER and E. A. HINES: Peripheral vascular diseases, 2. Aufl. Philadelphia u. London: W. B. Saunders Company 1955.
4. ALLEY, R. D., A. STRANAHAN, W. H. SEWELL, H. W. KAUSEL, C. E. HUGGINS, T. S. REEVE and A. S. PECK: A report on heterologous vascular shunts (bovine brachiocephalic) in experimental aortic arch resection. J. Thorac. Surg. **32**, 675 (1956).
5. ALSÉN, S.: Surgical treatment of aneurysms of the abdominal aorta. Acta chir. scand. (Stockh.) **101**, 339 (1951).
6. ANDRUS, W. DE: Peripheral arterial embolism, with particular reference to an evaluation of conservative treatment. Arch. Surg. **60**, 511 (1950).
7. ARNULF, G.: Chirurgie artérielle. Paris: Masson 1950.
8. ASHBURN, F. S., W. H. SEWELL, and C. E. HUGGINS: Experimental replacement of the superior vena cava with homologous arteries, and report of a case with malignant obstruction replaced with a heterologous artery. J. Thorac. Surg. **31**, 618 (1956).
9. AUSTIN, W. E.: Arterial embolism of the extremities. A survey of twenty-four cases. West. J. Surg. **62**, 32 (1954).
10. BABCOCK, W. W.: A new operation for the extirpation of varicose veins of the leg. N. Y. Med. J. **86**, 153 (1907).
11. BÄTZNER, K.: Zur Frage der freien Venentransplantation. Zbl. Chir. **72**, 721 (1947).
12. BÄTZNER, K.: Über die Chirurgie der Arterienverletzungen und die Frage des Venentransplantats. Chirurg **17/18**, 345 (1947).
13. BÄTZNER, K.: Das Aneurysma der Arterien der oberen Gliedmaßen, seine Erscheinungen und Behandlung. Chirurg **19**, 294 (1948).
14. BÄTZNER, K., u. G. GRUPP: Über die Konservierung von Arterientransplantaten, den Einfluß von Kälte und Sauerstoffmangel und eine Methode zur schnellen Feststellung ihrer Lebensfähigkeit. Langenbecks Arch. u. Dtsch. Z. Chir. **269**, 122 (1951).
15. BÄTZNER, K., FR. KAISER u. L. WALZ: Klinische Erscheinungen bei längere Zeit bestehenden arteriovenösen Fisteln und deren Behandlung. Langenbecks Arch. u. Dtsch. Z. Chir. **266**, 152 (1950).
16. BAHNSON, H. T.: Definitive treatment of saccular aneurysms of the aorta with excision of sac and aortic suture. Surg. etc. **96**, 382 (1953).
17. BAHNSON, H. T.: Considerations in the excision of aortic aneurysms. Ann. Surg. **138**, 377 (1953).
18. BAHNSON, H. T.: Treatment of abdominal aortic aneurysm by excision and replacement with a homograft. Circulation (New York) **9**, 494 (1954).
19. BARIATTI, R., and A. DA GRADI: Ligation of the hepatic artery. Surg. etc. **96**, 139 (1953).
20. BARNELL, B. J., and J. R. E. FRASER: Peripheral vascular disease. Melbourne University Press; New York: Cambridge University Press 1955.
21. BARKER, W. F., and J. A. CANNON: An evaluation of endarterectomy. Arch. Surg. **66**, 488 (1953).
22. BARNES, T. G., and G. H. YEAGER: Abdominal aortic aneurysm: resection with preservation of the lumen. Surgery **33**, 658 (1953).
23. BARROW, D. W.: The clinical management of varicose veins. New York: Hoeber 1948.
24. BAUMGARTNER, J., u. G. MOTTIRONI: Les oblitérations artérielles périphériques. Helvet. chir. Acta **22**, 1 (1955).
25. BAZY, L.: L'endarteriéctomie pour artérite obliterante des membre inférieurs. J. internat. Chir. **9**, 95 (1949).
26. BAZY, L., J. HUGUIER, H. REBOUL et P. LAUBRY: Technique des „endartériectomies" pour artérites oblitérantes chroniques des membres inférieurs, des iliaques et de l'aorte abdominale inferieure. J. de Chir. **65**, 196 (1949).
27. BEACONSFIELD, P., and J. KUNLIN: Insidious thrombosis of the aortic bifurcation. Arch. Surg. **66**, 356 (1953).
28. BECKER, J.: Die prophylaktische (zusätzliche) Gefäßligatur am Ort der Wahl. Chirurg **21**, 173 (1950).
29. BENCINI, A., e P. BELLINAZZO: Contributo sperimentale allo studio dei trapianti arteriosi omoplastici. Arch. ital. Chir. **76**, 439 (1953).
30. BERMAN, J. K., and J. E. HULL: The treatment of aneurysms with fibroblastic agents. Surg. etc. **94**, 543 (1952).
31. BERNHARD, FR.: Die Resektion der Arteria femoralis bei Durchblutungsstörungen am Bein. Chirurg **19**, 193 (1948).
32. BERNHARD, FR.: Die operative Behandlung der Isthmusstenose der Aorta. Chirurg **20**, 145 (1949).
33. BERNHARD, FR.: Operierte Isthmusstenose. Langenbecks Arch. u. Dtsch. Z. Chir. **264**, 296 (1950).
34. BERRY, R. E., C. T. FLOTTE and F. A. COLLER: A critical evaluation of lumbar sympathectomy for peripheral arteriosclerotic vascular disease. Surgery **37**, 115 (1955).

35. BIKFALVI, A., M. ERDELYI u. A. BALAS: Durch chronisch fibröse Mediastinitis verursachtes Okklusions-Syndrom der Vena cava superior. Zbl. Chir. **80**, 81 (1955).
36. BLAKEMORE, A. H.: Restorative endoaneurysmorrhaphy by vein graft inlay. Ann. Surg. **126**, 841 (1947).
37. BLAKEMORE, A. H.: Progressive constrictive occlusion of abdominal aorta with wiring and electrothermic coagulation. Ann. Surg. **133**, 447 (1951).
38. BLAKEMORE, A. H.: Portal hypertension. Congr. Soc. Internat. Chir. Paris 1951, S. 349.
39. BLAKEMORE, A. H.: Portacaval shunting for portal hypertension. Surg. etc. **94**, 443 (1952).
40. BLAKEMORE, A. H.: Aneurysm of the aorta. J. internat. Chir. **13**, 457 (1953).
41. BLAKEMORE, A. H.: Progressive constrictive occlusion of the aorta with wiring and electrothermic coagulation for the treatment of arteriosclerotic aneurysms of the abdominal aorta. Ann. Surg. **137**, 760 (1953).
42. BLAKEMORE, A. H.: Aneurysm of the aorta. A review of 365 cases. Proc.-Verb. Soc. internat. Chir. **15**, 1253 (1953).
43. BLAKEMORE, A. H., and H. F. FITZPATRICK: The surgical management of the postsplenectomy bleeder with extrahepatic portal hypertension. Ann. Surg. **134**, 420 (1951).
44. BLAKEMORE, A. H., and J. W. LORDS: Blood vessel anastomosis by means of a nonsuture vitallium tube method. Adv. Surg. **1**, 337 (1949).
45. BLAKEMORE, A. H., J. W. LORD jr. and P. STEFKO: The severed primary artery in the war wounded; nonsuture method of bridging arterial defects. Surgery **12**, 488 (1942).
46. BLAKEMORE, A. H., and A. B. VOORHEES: The use of tubes constructed from Vinyon „N" cloth in bridging arterial defects — experimental and clinical. Ann. Surg. **140**, 324 (1954).
47. BLAKEMORE, A. H., and A. B. VOORHEES jr.: Aneurysm of the aorta; a review of 365 cases. Angiology **5**, 209 (1954).
48. BLAKEMORE, A. H.: Abandonment of banding and wiring for aneurism. Surgery **41**, 861 (1957).
49. BLALOCK, A.: The use of shunt or by-pass operations in the treatment of certain circulatory disorders, including portal hypertension and pulmonic stenosis. Ann. Surg. **125**, 129 (1947).
50. BLALOCK, A., and E. A. PARK: The surgical treatment of experimental coarctation (atresia) of the aorta. Ann. Surg. **119**, 445 (1944).
51. BLOCK, W.: Sympathikusblockade bei akuten Durchblutungsstörungen. Chirurg **17/18**, 635 (1947).
52. BLOCK, W.: Mißerfolge nach Eingriffen am Sympathikus bei Durchblutungsschäden der Gliedmaßen. Bruns' Beitr. **179**, 481 (1950).
53. BLOCK, W.: Die Durchblutungsstörungen der Gliedmaßen. Berlin: W. de Gruyter 1951.
54. BORST, M., u. E. ENDERLEN: Über die Transplantation von Gefäßen und ganzen Organen. Dtsch. Z. Chir. **99**, 54 (1909).
55. BOYD, D. P.: The surgical management of peripheral arterial aneurysm. Surg. Clin. N. Amer. **32**, 955 (1952).
56. BROWN, R. B., C. A. HUFNAGEL, J. W. PATE and W. R. STRONG: Freeze-dried arterial homografts. Clinical application. Surg. etc. **97**, 657 (1953).
57. BSTEH, O.: Gezielte operative Embolusverschiebung bei peripherer arterieller Embolie. Wien. klin. Wschr. **1950**, 948.
58. CANNON, A., and W. F. BARKER: Successful management of obstructive femoral arteriosclerosis by endarterectomy. Surgery **38**, 48 (1955).
59. CARREL, A.: La technique opérative des anastomoses vasculaire et de la transplantation des viscéres. Lyon méd. **93**, 859 (1902).
60. CARREL, A.: On the experimental surgery of the thoracic aorta and the heart. Ann. Surg. **52**, 83 (1910).
61. CARREL, A., et L. MOREL: Anastomose bout a bout de la jugulaire et de la carotide interne. Lyon méd. **99**, 114 (1902).
62. CHAMBERLAIN, J. M., R. KLOPSTOCK, P. PARNASSA, A. R. GRANT and J. J. CINCOTTI: The use of shunts in surgery of the thoracic aorta. J. Thorac. Surg. **31**, 251 (1956).
63. CHILD, C. G. III., R. D. McLURE, jr. and D. M. HAYS: Studies on the hepatic circulation in the Macaca mulatta monkey and in man. Surgical Forum, 1951, Amer. College Surgeons. Philadelphia u. London: W. B. Saunders Company 1952.
64. CHUNN, C. F.: Treatment of aneurysms by polythene wrapping. Ann. Surg. **139**, 751 (1954).
65. CLEAR, J. J., and L. G. HERRMANN: Operative treatment of peripheral aneurysms. Arch. Surg. **63**, 452 (1951).
66. COELHO, H. M., F. H. LEEDS and N. E. FREEMAN: Arteriosclerotic occlusion of the terminal aorta and common iliac arteries treated by thromboendarterectomy. Surgery **37**, 105 (1955).

67. COHEN, S. M.: Peripheral aneurysm and arteriovenous fistula. Ann. Roy. Coll. Surg. **11**, 1 (1952).
68. COLE, W. J., and W. D. HOLDEN: A polyethylene rod vein stripper. Surgery **27**, 280 (1950).
69. COLEMAN, C. C.: Some long-term observations on aortic homografts. Surgery **37**, 64 (1955).
70. COLLINS, H. A., and J. H. FOSTER: The establishment of an arterial bank using lyophilization and ethylene oxide sterilization. Amer. J. Surg. **20**, 820—826 (1954).
71. CONLEY, J. J.: Free autogenous vein graft to the internal and common carotid arteries in the treatment of tumours of the neck. Ann. Surg. **137**, 205 (1953).
72. COOKE, F. N., C. W. HUGHES, E. J. JAHNKE jr. and S. F. SEELEY: Homologous arterial grafts and autogenous vein grafts used to bridge large arterial defects in man. Surgery **33**, 183 (1953).
73. COOLEY, D. A., and M. E. DE BAKEY: Surgical considerations of excisional therapy for aortic aneurysms. Surgery **34**, 1005 (1953).
74. COOLEY, D. A., and M. E. DE BAKEY: Resection of the thoracic aorta with replacement by homograft for aneurysms and constrictive lesions. J. Thorac. Surg. **29**, 66 (1955).
75. COWLEY, R. A., and G. H. YEAGER: Treatment of aneurysms with follow-up studies on dicetyl phosphate. Surgery **34**, 1032 (1953).
76. CRAFOORD, C.: Discussion of R. E. GROSS, Complete division for the patent ductus arteriosus. J. Thorac. Surg. **16**, 314 (1947).
77. CRAFOORD, C., u. T. HIERTONN: Surgical treatment of thrombotic obliteration of the aortic bifurcation. Acta chir. scand (Stockh.) **104**, 81 (1952).
78. CRAWFORD, E. ST., and M. E. DE BAKEY: The retrograde flush procedure in embolectomy and thrombectomy. Surgery **40**, 737 (1956).
79. CREECH jr., O., M. E. DE BAKEY, D. A. COOLEY and M. M. SELF: Preparation and use of freeze-dried arterial homografts. Ann. Surg. **140**, 35 (1954).
80. CREECH jr., O., M. E. DE BAKEY, G. C. MORRIS jr. and J. H. MOYER: Experimental and clinical observations on the effects of renal ischemia. Surgery **40**, 129 (1956).
81. CREECH jr., O., M. E. DE BAKEY and D. E. MAHAFFEY: Total resection of the aortic arch. Surgery **40**, 817 (1956).
82. CREECH jr., O., M. E. DE BAKEY, M. M. SELF and B. HALPERT: The fate of heterologous arterial grafts: An experimental study. Surgery **36**, 431 (1954).
83. CREECH, O., and others.: Vascular prostheses. Report of the committee for the study of vascular prostheses of the society for vascular surgery. Surgery **41**, 62 (1957).
84. DANDY, W. E.: Results following bands and ligatures on the human internal carotid artery. Ann. Surg. **123**, 384 (1946).
85. DANIS, HR.: Chirurgie des Arteriensystems. XVII. Internat. Med. Kongr., London 1913. Berl. klin. Wschr. **1913**, 1690.
86. DE BAKEY, M. E., and D. A. COOLEY: Surgical treatment of aneurysm of abdominal aorta by resection and restoration of continuity with homograft. Surg. etc. **97**, 257 (1953).
87. DE BAKEY, M. E., O. CREECH, D. A. COOLEY and B. HALPERT: Structural changes in human aortic homografts. Arch. Surg. **69**, 472 (1954).
88. DE BAKEY, M. E., O. CREECH jr. and D. A. COOLEY: Occlusive disease of the aorta and its treatment by resection and homograft replacement. Ann. Surg. **140**, 290 (1954).
89. DE BAKEY, M. E., D. A. COOLEY and O. CREECH jr.: Treatment of aneurysms and occlusive disease of the aorta by resection J. Amer. Med. Assoc. **157**, 203 (1955).
90. DE BAKEY, M. E., O. CREECH jr., D. A. COOLEY and B. HALPERT: Failure of polyethylene wrapping in treatment of aortic aneurysms. Arch. Surg. **70**, 65 (1955).
91. DE BAKEY, M. E., O. CREECH jr. and G. C. MORRIS jr.: Aneurysm of thoracoabdominal aorta involving the celiac, superior mesenteric, and renal arteries. Report of four cases treated by resection and homograft replacement. Ann. Surg. **144**, 549 (1956).
92. DE BAKEY, M. E., and F. A. SIMEONE: Battle injuries of the arteries in World War II; analysis of 2471 cases. Ann. Surg. **123**, 534 (1946).
93. DE CAMP, P. T.: Blood vessel grafting: indications and technique. Surg. Clin. N. Amer. **33**, 1039 (1953).
94. DEEDERA, C.: Stitch interpolation in arterial and venous anastomosis. Ann. Surg. **83**, 131 (1926).
95. DENK, W.: Weitere Erfahrungen mit der unblutigen Behandlung der Embolie. Zbl. Chir. **63**, 2 (1936).
96. DETERLING, R. A., and S. B. BHONSLAY: An evaluation of synthetic materials and fabrics suitable for blood vessel replacement. Surgery **38**, 71 (1955).
97. DETERLING jr., R. A., C. C. COLEMAN and M. S. PARSHLEY: Experimental studies of the frozen homologous aortic graft. Surgery **29**, 419 (1951).
98. DETERLING jr., R. A., M. S. PARSHLEY and J. W. BLUNT: A critical study of present criteria governing selection and use of blood vessel grafts. Surgery **33**, 213 (1953).
99. DETERLING, R. A.: The current status of blood vessel replacement. Surg. etc. **104**, 227 (1957).

100. DIMTZA, A.: Arterienoperationen bei peripheren Zirkulationsstörungen. Helvet. chir. Acta **19**, 259 (1952).
101. DODD, H., and F. B. COCKETT: The pathology and surgery of the veins of the lower limb. Edinburgh: E. & S. Livingstone 1956.
102. DÖRFLER, J.: Über Arteriennaht. Bruns' Beitr. **25**, 781 (1899).
103. DUBOST, CH.: Les greffes artérielles. J. internat. Chir. **13**, 304 (1953).
104. DUBOST, CH., et C. DUBOST: Traitement chirurgical des anévrysmes de l'aorte. Les possibilités d'exérèse. J. de Chir. **69**, 581 (1953).
105. DUBOST, CH., and C. DUBOST: Resection of aneurysms of the aorta. Angiology **5**, 260 (1954).
106. EADE, G. G., T. L. FLETSCHER, R. J. SCHLOSSER, R. K. ZECH and H. N. HARKINS: Chemical modification of arterial homografts. Surgery **39**, 515 (1956).
107. EASTCOTT, H. H., L. B. HOLT, J. H. PEACOCK and C. G. ROB: Preservation of arterial grafts by freeze-drying. A simplified method. Lancet **1954 I**, 1311.
108. EDWARDS, W. ST., u. J. S. TAPP: Chemically treated nylon tubes as arterial grafts. Surgery **38**, 61 (1955).
109. ELKIN, D. C.: Vascular injuries of warfare. Ann. Surg. **120**, 284 (1944).
110. ELKIN, D. C.: Operative treatment of aneurysm and arteriovenous fistula. South. Med. J. **39**, 311 (1946).
111. ELKIN, D. C.: Traumatic aneurysm. The Matas operation — Fifty-seven years after. Surg. etc. **82**, 1 (1946).
112. EMERSON, E. C., and J. J. MULLER: Treatment of varicose veins with a flexible stripper. Surgery **29**, 71 (1951).
113. EULIG, H. G.: Heilung kleiner Gefäßdefekte nach Aufsteppen von Muskulatur. Chirurg **27**, 506 (1956).
114. EVERSON, T. C., and H. W. SOUTHWICK: Growth of vascular grafts in growing experimental animals. Arch. Surg. **63**, 576 (1951).
115. EWING, M., and M. HAYES: Disability following „radical neck dissection". Cancer (N.Y.) **5**, 873 (1952).
116. FAGER, C. A., and J. L. POPPEN: Observations on controlled ligation of the internal carotid artery. Surg. Clin. N. Amer. **36**, 567 (1956).
117. FENNY, PH. W.: Surgical treatment of varicose veins. Ann. Surg. **133**, 386 (1951).
118. FLEWETT, T. H., K. S. ZINNEMANN, M. W. OLDFIELD, H. S. SHUCKSMITH and F. DEXTER: A single-stage method of freeze-drying arteries for grafting. Lancet **1955 I**, 888.
119. FONTAINE, R. and others.: Sur le traitement des oblitérations artérielles. Lyon chir. **46**, 73 (1951).
120. FONTAINE, R., M. KIM, C. BOLLACK et R. KIENY: Les greffes vasculaires périphériques. J. de Chir. **70**, 713 (1954).
121. FONTAINE, R., et R. SCHATTNER: Les bases expérimentales de l'artériectomie. J. de Chir. **46**, 849 (1935).
122. FONTAINE, R., M. KIM et R. KIENY: Reflexions á propos de 94 embolies arterielles peripheriques. Lyon chir. **51**, 655 (1956).
122a. FOOTE, R. R.: Varicose veins. London: Mosby 1949.
123. FRANKE, H.: Probleme der modernen Chirurgie peripherer Gefäße. Bruns' Beitr. **186**, 483 (1953).
124. FRASER, D., A. M. RAPPAPORT, C. A. VUYLSTEKE and A. R. COLWELL jr.: Effects of the ligation of the hepatic artery in dogs. Surgery **30**, 624 (1951).
125. FREEMAN, N. E.: Surgery of the large arteries. In: Monographs on surgery 1952. By B. NOLAND CARTER. Baltimore: Williams & Wilkins Company 1952.
126. FREEMAN, N. E., and R. S. GILFILLAN: Regional heparinization after thromboendarterectomy in the treatment of obliterative arterial disease. Surgery **31**, 115 (1952).
127. FREEMAN, N. E., and F. H. LEEDS: Vein inlay graft in the treatment of aneurysms and thrombosis of the abdominal aorta. Angiology **2**, 579 (1951).
128. FREEMAN, N. E., and F. H. LEEDS: Resection of aneurysms of the abdominal aorta with anastomosis of the splenic to the left iliac artery. Surgery **34**, 1021 (1953).
129. FREEMAN, N. E., F. H. LEEDS and R. E. GARDNER: Arterectomy in treatment of intractable pain following recovery from acute arterial occlusion. Amer. Heart J. **38**, 329 (1949).
130. FREEMAN, N. E., E. J. WYLIE and R. S. GILFILLAN: Regional heparinisation in vascular surgery. Surg. etc. **90**, 406 (1950).
131. FREEMAN, N. E. and R. S. GILFILLAN: Regional heparinisation after thromboendarterectomy in the treatment of obliterative arterial disease. Surgery **31**, 115 (1952).
131a. FRYFOGLE, J. D., J. T. SMALL, W. STENBORG and C. SAMBERG: Rapid vessel anastomoses with transient arterial interruption employing suture methods over a removable bivalve prosthesis. Aus: Cardiovascular Surg. Philadelphia, London: W. B. Saunders Co. 1955.
132. GÄRTNER, F.: Über einen Fall von arterieller Gefäßembolie. Wien. med. Wschr. **1951**, 499.

133. Gauer, O., u. F. Linder: Kreislaufdynamik und vegetativer Tonus des Menschen bei arterio-venösen Fisteln. Klin. Wschr. **1948**, 1.

134. Gauthier-Villars, P., et J. Oudot: Greffe vasculaire hétérogène (étude expérimentale). Presse méd. **1950**, 667.

135. Gauthier-Villars, P., et J. Oudot: Greffes artérielles homogènes et autogènes. Presse méd. **1951**, 1227.

136. Gauthier-Villars, P., et J. Oudot: Étude anatomique des greffes artérielles chez l'homme. Semaine Hôp. **1953**, 1.

137. Geertruyden, H. H. van: Neurologic complications of aortic surgery. Ann. Surg. **144**, 574 (1956).

138. Gerbode, F., E. Holman, E. H. Dickenson and F. C. Spencer: Arteriovenous fistulas and arterial aneurysms. Surgery **32**, 259 (1952).

139. Gifford jr., R. W., E. A. Hines jr. and J. M. Janes: An analysis and follow-up study of one hundred popliteal aneurysms. Surgery **33**, 284 (1953).

140. Göthman, B., u. A. Senning: Cloth tubes for bridging experimental abdominal aortic defects. Acta chir. scand. (Stockh.) **111**, 85 (1956).

141. Gottlob, R.: Über Thrombosen der Aorta und der Iliacalarterien. Langenbecks Arch. u. Dtsch. Z. Chir. **272**, 408 (1952).

142. Gross, R. E., E. S. Hurwitt, A. H. Bill jr. and E. C. Peirce, II.: Preliminary observations on the use of arterial grafts (human) in the treatment of certain cardio-vascular defects. New England J. Med. **239**, 578 (1948).

143. Gross, R. E., A. H. Bill jr. and E. C. Peirce, II.: Methods for preservation and transplantation of arterial grafts. Surg. etc. **88**, 689 (1949).

144. Gütgemann, A. K., u. W. Richter: Das operative Vorgehen bei Aortenaneurysmen. Chirurg **28**, 180 (1957).

145. Gupta, T. L., and L. J. Wiggers: Basic hemodynamic changes produced by coarctation of various degrees. Circulation (New York) **3**, 17 (1951).

146. Haberer, H. v.: Experimentelle Unterbindung der Leberarterie. Arch. klin. Chir. **78**, 557 (1905).

147. Haberer, H. v.: Über Behandlung der traumatisch entstandenen Aneurysmen. Chirurg **11**, 270 (1939).

148. Haberer, H. v.: Aus dem Fragenkomplex der Gefäßverletzungen und ihrer Behandlung. Dtsch. Z. Chir. **259**, 139 (1944).

149. Haberer, H. v.: Weitere Erfahrungen auf dem Gebiet der Gefäßchirurgie. Zbl. Chir. **73**, 230 (1948).

150. Haberland, H. F. O.: Die Entwicklung und Fortschritte der Gefäßchirurgie. Erg. Chir. **15**, 257 (1922).

151. Haberland, H. F. O.: Die operative Technik des Tierexperimentes mit anatomischen und topografischen Bemerkungen. In Handbuch der biologischen Arbeitsmethoden von E. Abderhalden, 2. Aufl., Abt. 5, Teil 3C. Berlin u. Wien: Urban & Schwarzenberg 1934.

152. Haimovici, H.: Peripheral arterial embolism. A study of 330 unselected cases of embolism of the extremities. Angiology **1**, 20 (1950).

153. Hallen, L. G.: Surgical treatment of thrombo-angiitis obliterans. Acta chir. scand. (Stockh.) **107**, 574 (1954).

154. Hammer, J. M., P. H. Seay, A. De Groat and F. W. Prust: Preserving arterial segments for blood vessel bank. Arch. Surg. **69**, 97 (1954).

155. Hardin, C. A.: Resection and orlon graft of multiple aortic aneurysms due to trauma. J. Thorac. Surg. **32**, 251 (1956).

156. Hardin, C. A., T. L. Batchelder and P. W. Schafer: The temporary use of polyethylene shunts in the resection and homologous grafts replacement of the aortic arch in the dog. Surgery **32**, 219 (1952).

157. Havers, L.: Über periphere arterielle Embolie. Klin. Med. (Wien) **5**, 451 (1950).

158. Heberer, G.: Aufbau und Behandlung einer Arterienbank. Langenbecks Arch. u. Dtsch. Z. Chir. **284**, 291 (1956).

159. Heberer, G., u. R. Giessler: Bedeutung und Aufbau einer Arterienbank. Chirurg **27**, 289 (1956).

160. Heberer, G.: Diagnose und chirurgische Behandlung des abdominalen Aortenaneurysma. Dtsch. med. Wschr. **1957**, 562.

161. Hector, A.: Akute Ischämien der unteren Gliedmaßen. Med. Klin. **1953**, 441.

162. Herget, R.: Über den Einfluß der Resektion eines thrombosierten Arterienabschnittes auf periphere Durchblutungsstörungen. Langenbecks Arch. u. Dtsch. Z. Chir. **268**. 266 (1951).

163. Herget, R., u. P. Alnor: Experimentelle Untersuchungen über den Einfluß eines thrombosierten Arterienabschnittes auf den Kollateralkreislauf. Bruns' Beitr. **187**, 212 (1953).

164. Heringman, E. C.: The choice of operation for the treatment of arteriovenous fistulas. Surg. etc. **84**, 903 (1947).

165. Heringman, E. C., J. D. Rives and H. H. Davis: The repair of arteriovenous fistulas. J. Amer. Med. Assoc. **133**, 663 (1947).
166. Herrmann, L. G.: Management of injuries to large blood vessels in wounds of violence. Amer. J. Surg. **74**, 560 (1947).
167. Hienert, G.: Zur Behandlung der peripheren arteriellen Embolie. Wien. klin. Wschr. **1952**, 399.
168. Hiertonn, T.: Arterial homografts. Acta orthop. scand. (København.) Suppl. **10** (1952).
169. Higginson, J. F.: Aortic homograft substitution and by-pass in superior vena caval obstruction. J. Thorac. Surg. **32**, 684 (1956).
170. Höpfner, E.: Über Gefäßnaht, Gefäßtransplantation und Replantation von amputierten Extremitäten. Arch. klin. Chir. **70**, 417 (1903).
171. Holman, E.: Arteriovenous aneurysms. New York: The Macmillan Co. 1937.
172. Holman, E.: Further observations on surgery of the large arteries. Surg. etc. **78**, 275 (1944).
173. Holman, E.: Fundamental principles governing the care of traumatic arteriovenous aneurysms. J. internat. Chir. **13**, 440 (1953).
174. Holman, E.: Principles governing the immediate and late care of traumatic arteriovenous aneurysms. Proc.-Verb. Soc. internat. Chir. **15**, 1171 (1953).
175. Holman, E.: Fundamental principles governing the care of traumatic arteriovenous aneurysms. Angiology **5**, 145 (1954).
176. Holman, E. and others: New concepts in surgery of the vascular system. Springfield, Ill.: Ch. C. Thomas 1956.
177. Horton, Ch., F. Campbell, R. Connar, A. Smith and K. Pickrell: The use of autogenous skin grafts to repair arterial defects. Surgery **39**, 926 (1956).
178. Huber, P.: Erfahrungen über Luftembolien bei 15000 Strumaoperationen (1945—1955). Langenbecks Arch. u. Dtsch. Z. Chir. **284**, 321 (1956).
179. Hufnagel, Ch. A.: The preservation of arterial grafts by freezing. Lancet **1952I**, 531.
180. Hufnagel, Ch. A.: Experimental and clinical observations on the transplantation of blood vessels. In: Preservation and transplantation of normal tissues, von G. E. W. Wolstenholme u. M. P. Cameron, S. 196. London: J. & A. Churchill **1954**.
181. Hufnagel, Ch. A.: The use of rigid and flexible plastic prostheses for arterial replacement. Surgery **37**, 165 (1955).
182. Hufnagel, Ch. A., and P. Rabil: Replacement of arterial segments, utilizing flexible orlon prostheses. Arch. Surg. **70**, 105 (1955).
183. Hui, K. K. L. and others: Early results of experimental studies of the action of high intensity electrons on aortic homografts. Amer. Coll. Surg. 1951. Philadelphia: W. B. Saunders Company 1951.
184. Hurwitt, E. S., S. Altman, M. Borow and M. Rosenblatt: Intra-abdominal arterial anastomoses. Surgery **34**, 1043 (1953).
185. Hurwitt, E. S., and A. Kantrowitz: The construction of fresh autogenous arterial grafts. I. Surgery **32**, 76 (1952).
186. Hurwitt, E. S., and A. Kantrowitz: The construction of fresh autogenous arterial grafts. II. Angiology **3**, 453 (1952).
187. Hurwitt, E. S., and A. Kantrowitz: Construction of fresh autogenous arterial grafts. Arch. Surg. **70**, 59 (1955).
188. Izant, R. J., C. A. Hubay and W. D. Holden: A nonsuture aortic shunt. An experimental study. Surgery **33**, 233 (1953).
189. Jaeger, F.: Krampfadern, Hämorrhoiden, Krampfaderbruch. Entstehung, Komplikation und Behandlung. Leipzig: Johann Ambrosius Barth 1953.
190. Jahnke, E. J., and J. M. Howard: Primary repair of major arterial injuries. Arch. Surg. **66**, 646 (1953).
191. Jamison, W. L., and T. J. Dugan: Effect of removing the adventitia before arterial suture anastomosis. Amer. J. Surg. **80**, 80 (1950).
192. Jefferson, N. C., M. M. Proffitt and H. Necheles: Collateral circulation to the liver of the dog. Surgery **31**, 724 (1952).
193. Jeger, E.: Die Chirurgie der Blutgefäße und des Herzens. Berlin: August Hirschwald 1913.
194. Johns, T. N. P.: A comparison of suture and nonsuture methods for the anastomosis of veins. Surg. etc. **84**, 939 (1947).
195. Johnson, J., C. K. Kirby, F. E. Greifenstein and A. Castillo: The experimental and clinical use of vein grafts to replace defects of large arteries. Surgery **26**, 945 (1949).
196. Johnson, J., C. K. Kirby, M. W. Allam and W. Hagen: The growth of vena cava and aorta grafts. Surgery **29**, 726 (1951).
197. Johnson, J., C. K. Kirby and H. B. Lehr: A method of maintaining adequate blood flow through the thoracic aorta while inserting an aorta graft to replace an aortic aneurysm. Surgery **37**, 54 (1955).
197a. Johnstone, F. R. C.: Acute ligation of the portal vein. Surgery **41**, 958 (1957).

198. 198. JORDAN jr., P., T. HIERTONN and C. G. JOHNSTON: Arterial replacement in trauma. Amer. J. Surg. **85**, 424 (1953).
199. JULIAN, O. C., and W. S. DYE: Venous shunts in portal hypertension. Arch. Surg. **63**, 373 (1951).
200. JULIAN, O. C., W. S. DYE jr., J. H. OLWIN and P. H. JORDAN: Direct surgery of arteriosclerosis. Ann. Surg. **136**, 459 (1952).
201. JULIAN, O. C., W. S. DYE jr., W. J. GROVE and J. S. OLWIN: Direct surgery in segmental arteriosclerosis. J. Bone Surg. A **35**, 905 (1953).
202. JULIAN, O. C. and others.: Direct surgery of arteriosclerosis. Ann. Surg. **138**, 387 (1953).
203. JULIAN, O. C., R. A. DETERLING jr., H. H. SU, W. S. DYE and M. L. BELIO: Dacron tube and bifurcation arterial prostheses produced to specification. Surgery **41**, 50 (1957).
204. KANAR, E. A., and others.: Differential behavior of arterial homografts implanted in thoracic and abdominal aorta. J. Thorac. Surg. **28**, 310 (1954).
205. KAUTZKY, R., u. FR. BRUSSATIS: Venentransplantation und Thromboendarteriektomie als Behandlung der Claudicatio intermittens. Langenbecks Arch. u. Dtsch. Z. Chir. **283**, 375 (1956).
206. KAUTZKY, R., u. E. A. SCHRADER: Die Wiederherstellung der arteriellen Gefäßbahn als Therapie der Claudicatio intermittens. Dtsch. med. Wschr. **1953**, 464—467.
207. KAUTZKY, R., u. E. A. SCHRADER: Die Wiederherstellung der arteriellen Gefäßbahn als Therapie der Claudicatio intermittens. Dtsch. med. Wschr. **1953**, 464.
208. KIESEWETTER, W. B., and H. B. SHUMACKER: An experimental study of the comparative efficacy of heparin and dicumarol in the prevention of arterial and venous thrombosis. Surg. etc. **86**, 687 (1948).
209. KILLIAN, H.: Über die Indikation zur Frühoperation von Gefäßverletzungen und Aneurysmen. Arch. klin. Chir. **204**, 355 (1943).
210. KILLIAN, H.: Das Gesetz der nutritiven Dilatation der arteriovenösen Aneurysmen und die Distensionskrankheit der Arterien. Helvet. chir. Acta **18**, 191 (1951).
211. KILLIAN, H.: Ein neues hämodynamisches Gesetz der arteriovenösen Aneurysmen und die Dilatationskrankheit der Arterien. Langenbecks Arch. u. Dtsch. Z. Chir. **270**, 368 (1951).
212. KIMOTO, S., S. SUGIE and M. TSUNODA: Experimental and clinical studies an arterial homo- and heterografts preserved in alcohol: preliminary report. Arch. Surg. **69**, 549 (1954).
213. KINMONTH, J. B., F. A. SIMEONE and V. PERLOW: Factors affecting diameter of large arteries with particular reference to traumatic spasm. Surgery **26**, 452 (1949).
214. KINMONTH, J. B.: Physiology and relief of traumatic arterial spasm. Brit. Med. J. **1952**, 59.
215. KINMONTH, J. B., G. W. TAYLOR, and R. H. LEE: Arterial replacement by „orlon" cloth. Brit. Med. J. **1955I**, 1406.
216. KLASSEN, K. P., N. C. ANDREWS and G. M. CURTIS: Diagnosis and treatment of superior-vena-cava obstruction. A. M. Arch. Surg. **63**, 311 (1951).
217. KLINGENSMITH, W., u. F. V. THEIS: Femoral and iliac artery embolectomy. Critical review of cases at Cooc County Hospital from 1946 to 1951. J. Amer. Med. Assoc. **150**, 1393 (1952).
218. KNOX, G., and J. P. WEST: Dacron grafts in the treatment of arteriosclerotic occlusion of the superficial femoral artery. Report of seven cases. Ann. Surg. **145**, 59 (1957).
219. KREMER, K.: Technik und Ergebnisse der Aortentransplantation. Verh. Dtsch. Ges. Chir. 1952. Langenbecks Arch. u. Dtsch. Z. Chir. **273**, 220 (1952/53).
220. KREMER, K.: Probleme der freien Gefäßtransplantation. Unterschiedliches Verhalten von frischen und konservierten homoioplastischen Arterienimplantaten. Bruns' Beitr. **187**, 340 (1953).
221. KREMER, K.: Probleme der freien Gefäßtransplantation. Konservierungsmethoden zur Aufbewahrung von Gefäßtransplantaten. Zbl. Chir. **78**, 1857 (1953).
222. KREMER, K.: Über die freie Aortentransplantation bei der Isthmusstenose. Zbl. Chir. **80**, 49 (1955).
223. KREMER, K., E. VOLKMANN, D. FRANKE u. G. SUCHOWSKY: Probleme der freien Gefäßtransplantation. Experimentelle Untersuchungen zur Verbesserung der autoplastischen Venenüberpflanzung. Langenbecks Arch. u. Dtsch. Z. Chir. **277**, 471 (1954).
224. KUETGENS, G., u. L. SCHLICHT: Ein Beitrag zur Frage der Konservierung und Transplantation von Aortenstücken. Münch. med. Wschr. **1952**, 1181.
225. KUNLIN, J.: Le traitement de l'ischémic artérique par la greffe veineuse longue. Rev. de Chir. **70**, 206 (1951).
226. KUNLIN, J.: Les greffes veineuses. J. internat. Chir. **13**, 313 (1953).
227. KUTZ, CH. M., and W. C. HENDRICKS: New vein stripper and technique of stripping. Surgery **29**, 271 (1951).
228. LAM, C. R., and H. H. ARAM: Resection of the descending thoracic aorta for aneurysm. Ann. Surg. **134**, 743 (1951).
229. LAUFMAN, H.: End-to-side homograft without resection. Arch. Surg. **73**, 418 (1956).

230. Lawrence, W., and M. E. Dodds: The effect of venous occlusion on peripheral blood flow during acute arterial insufficiency. Surgery **38**, 333 (1955).
231. Lázár, D.: Klinikum und Behandlung der arteriovenösen Aneurysmen. Zbl. Chir. **78**, 1867 (1953).
232. Lehr, H.B., W.S. Blakemore, P.N. Sawyer, F. Glauser and J. Johnson: An apparatus for the preparation of homologous arterial grafts by freeze-drying. Surgery **37**, 576 (1955).
233. Leriche, R.: Des obliterations arterielles hautes (oblitération de la terminaison de l'aorte) comme cause des insuffisances circulatoires des membres inférieurs. Bull. Soc. chir. **49**, 1404 (1923).
234. Leriche, R.: De la résection du carrefour aortico-iliaque avec double sympathectomie lombaire pour thrombose artéritique de l'aorte; le syndrome de l'obliteration termino-aortique par artérite. Presse méd. **1940**, 601.
235. Leriche, R.: Physiologie pathologique et chirurgie des artéres. Principes et méthodes de la chirurgie artérielle. Paris: Masson & Cie. 1943.
236. Leriche, R.: Lois de la thrombose arterielle in thromboses artérielles. Bd. I. Paris 1944. Lyon chir. **40**, 417 (1945).
237. Leriche, R.: Aneurysmes arterielles et fistules arterio-veineuses. Paris: Masson & Cie. 1949.
238. Leriche, R.: Die verschiedenen Typen aorto-iliacaler Thrombosen unter besonderer Berücksichtigung der Prognose und Therapie. Medizinische **1953**, 443.
239. Leriche, R., et J. Kunlin: Essais de désobstruction des artéres thrombosées suivant la technique de Jean Cid dos Santos. Lyon chir. **42**, 675 (1947).
240. Leriche, R., and A. Morel: The syndrome of thrombotic obliteration of the aortic bifurcation. Ann. Surg. **127**, 193 (1948).
241. Lexer, E.: Die ideale Operation des arteriellen und des arteriell-venösen Aneurysma. Verh. dtsch. Ges. Chir. **36**, 215 (1907).
242. Lexer, E.: Die ideale Operation des arteriellen und arteriovenösen Aneurysma. Arch. klin. Chir. **83**, 458 (1907).
243. Lexer, E.: Gefäßtransplantation. In: Die freien Transplantationen, Bd. I, S. 574. Neue Deutsche Chirurgie 26a. Stuttgart: Ferdinand Enke 1911.
244. Lexer, E.: Über freie Transplantationen. Arch. klin. Chir. **95**, 827 (1911).
245. Lexer, E.: 20 Jahre Transplantationsforschung in der Chirurgie. Die Gefäßtransplantation. Arch. klin. Chir. **138**, 297 (1925).
246. Lezius, A.: Zur Behandlung des Aortenaneurysmas. Langenbecks Arch. u. Dtsch. Z. Chir. **273**, 205 (1952/53).
247. Linder, F.: 30 Jahre bestehende arteriovenöse Fistel der A. femoralis mit sekundärem Aneurysma der V. iliaca. Heilung durch Operation. Chirurg **22**, 77 (1951).
248. Linder, F.: Neue Möglichkeiten des Arterienersatzes mit lyophilisierten Homoiotransplantaten und Kunststoffen. Langenbecks Arch. u. Dtsch. Z. Chir. **284**, 716 (1956).
249. Linser, P., u. K. H. Vohwinkel: Moderne Therapie der Varicen, Hämorrhoiden und Varicocelen. Stuttgart: Ferdinand Enke 1942.
250. Linser, P., u. K. W. Vohwinkel: Moderne Therapie der Varicen, Hämorrhoiden und Varicocelen. Neu bearbeitet von W. Schneider. Stuttgart: Ferdinand Enke 1955.
251. Linton, R. R.: The arteriosclerotic popliteal aneurysm. Surgery **26**, 41 (1949).
252. Linton, R. R.: Intrasaccular wiring of abdominalarteriosclerotic aortic aneurysms by the „pack" method. Angiology **2**, 485 (1951).
253. Linton, R. R., and I. B. Hardy: Treatment of thoracic aortic aneurysms by "pack" method of intrasaccular wiring. New England J. Med. **246**, 847 (1952).
254. Lord, J. W., and G. Burke: The comprehensive surgical management of aortic saddle emboli. Surgery **33**, 294 (1953).
255. Lowenberg, R. I., and H. B. Shumacker jr.: Experimental studies in vascular repair; strength of arteries repaired by end to end suture, with some notes on growth of anastomosis in young animals. Arch. Surg. **59**, 74 (1949).
256. Lowenberg, E. L.: Aneurysm of abdominal aorta. Angiology **1**, 396 (1950).
257. Lowenberg, E. L.: Arteriosclerosis obliterans of the lower extremities; its segmental nature and surgical implications. J. Internat. Coll. Surg. **21**, 297 (1954).
258. Luke, J. C.: Thromboendarterectomy in the treatment of lower aortic occlusion. Arch. Surg. **69**, 205 (1954).
259. Macpherson, A. I. S., R. A. Nabatoff, R. A. Deterling jr. and A. H. Blakemore: Observations on the use of preserved venous homografts in experimental aortic defects. Arch. Surg. **63**, 152 (1951).
260. Madden, J. L.: Technique for aortic embolectomy. Surg. etc. **93**, 167 (1951).
261. Mahorner, H., and R. Spencer: Shunt grafts. Ann. Surg. **139**, 439 (1954).
262. Mandl, F.: Blockade und Chirurgie des Sympathicus. Wien: Springer 1953.
263. Markowitz, J.: Experimental surgery. Baltimore: Williams & Wilkins 1949.

264. MARKOWITZ, J., A. RAPPAPORT and A. C. SCOTT: The function of the hepatic artery in the dog. Amer. J. Digest Dis. **16**, 344 (1949).
265. MARKOWITZ, J., and A. M. RAPPAPORT: Hepatic artery. Physiologic. Rev. **31**, 188 (1951).
266. MARRANGONI, A. G., and L. P. CECCHINI: Homotransplantation of arterial segments preserved by freeze-drying method. Ann. Surg. **134**, 977 (1951).
267. MATAS, R.: Surgery of vascular system. In: Surgery, its principles and practice, Vol. 5, p. 17—350. Edit. by W. W. KEEN. Philadelphia and London: W. B. Saunders Company 1909.
268. MATAS, R.: Endoaneurismorrhaphy. Surg. etc. **30**, 456 (1920).
269. MAYO, C. H.: Treatment of varicose veins. Surg. etc. **2**, 385 (1906).
270. MCCUNE, W. S., and B. BLADES: The viability of long blood vessel grafts. Ann. Surg. **134**, 769 (1951).
271. MCPHEETERS, H. O., and J. K. ANDERSON: Injection treatment of varicose veins and hemorrhoids. Philadelphia: F. A. Davis Company 1938.
272. MEEKER, I. A., and R. E. GROSS: Sterilisation of frozen arterial grafts by high-voltage cathode-ray irradiation. Surgery **30**, 19 (1951).
273. MIDDLEMAN, I. C., and N. W. DREY: Cellophane wrapping of an abdominal aortic aneurysm. Surgery **29**, 890 (1951).
274. MILANÉS, B. and others: Chronic obstruction of the abdominal aorta. Angiology **3**, 472 (1952).
275. MILLER, H. H., A. D. CALLOW, C. S. WELCH and H. E. MACMAHON: The fate of arterial grafts in small arteries. Surg. etc. **92**, 581 (1951).
276. MILNES, R. G.: An evaluation of hepatic and splenic artery ligation in dogs with experimental ascites. Surgery **32**, 704 (1952).
277. MÖRL, F.: Zur Grundlagenforschung der Arteriendilatation beim arterio-venösen Aneurysma. Langenbecks Arch. u. Dtsch. Z. Chir. **277**, 586 (1954).
278. MOORE, S. W.: Resection of the abdominal aorta with defect replaced by homologous graft. Surg. etc. **99**, 745 (1954).
279. MURRAY, G.: Anticoagulant therapy with heparin. Amer. J. Med. **3**, 468 (1947).
280. MURRAY, G. D. W.: Heparin in surgical treatment of blood vessels. Arch. Surg. **40**, 307 (1940).
281. NABATOFF, R. A.: Recent trends in the diagnosis and treatment of varicose veins. Surg. etc. **90**, 521 (1950).
282. NABATOFF, R. A., A. S. W. TOUROFF, M. GROSS and S. BRAHMS: The use of maximal size vena cava autografts to bridge experimental aortic defects in dogs. Surg. etc. **96**, 87 (1953).
283. NABATOFF, R. A., A. S. TOUROFF and M. GROSS: Four year studies concerning the fate of experimental vena cava autografts used to bridge aortic defects. Surg. etc. **101**, 20 (1955).
284. NABEL, H.: Beitrag zur Frage der Arterienresektion bei peripheren Durchblutungsstörungen. Zbl. Chir. **77**, 1777 (1952).
285. NUSSELT, H.: Über einige bemerkenswerte Beobachtungen bei 224 Aneurysmen. Langenbecks Arch. u. Dtsch. Z. Chir. **261**, 557 (1949).
286. OECONOMOS, N.: A propos de quelques techniques de chirurgie experimentale thoraco-abdominale. Rev. de Chir. **70**, 146 (1951).
287. OECONOMOS, N.: Technique et indications des greffes vasculaires. Rev. de Chir. **70**, 33 (1951).
288. OECONOMOS, N., et J. HEWITT: Résultáts des greffes vasculaires; étude expérimentale et clinique, à propos des homo et hétérogreffes. Semaine Hôp. **1952**, 1538.
289. OLWIN, J. H., W. S. DYE and O. C. JULIAN: Late peripheral arterial embolectomy. Arch. Surg. **66**, 480 (1953).
290. ORBACH, E. J.: Sclerotherapy of varicose veins, utilization of an intravenous airblock. Amer. J. Surg. **66**, 362 (1944).
291. ORBACH, E. J.: Contributions to the therapy of varicose complex. J. Internat. Coll. Surgeons **13**, 765 (1950).
292. ORTNER, A. B., and R. A. GRISWOLD: Chronic occlusion of the bifurcation of the aorta. Arch. Surg. **61**, 793 (1950).
293. PÄSSLER, H. W.: Die Angiographie zur Erkennung, Behandlung und Begutachtung peripherer Durchblutungsstörungen. Stuttgart: Georg Thieme 1952.
294. PÄSSLER, H. W.: Die Anzeigestellung zur chirurgischen Behandlung von Durchblutungsstörungen der Gliedmaßen. Dtsch. med. Wschr. **1953**, 772.
295. PÄSSLER, H. W.: Die Komplikationen der Chirurgie des Sympathikus bei peripheren Durchblutungsstörungen. Zbl. Chir. **80**, 1 (1955).
296. PAGE, I. H.: The production of persistent arterial hypertension by cellophane perinephritis. J. Amer. Med. Assoc. **113**, 2046 (1939).
297. PAOLUCCI, R., and E. TOSATTI: Homografts of aorta preserved in alcohol. J. Internat. Coll. Surgeons **14**, 257 (1950).

298. PATE, J. W., and P. N. SAWYER: Freeze-dried aortic grafts. Amer. J. Surg. **86**, 3 (1953).
299. PATEL, J., et J. NATALI: Règles actuelles de la chirurgie de la fourche termino-aortique. J. de Chir. **67**, 599 (1951).
300. PAYR, E.: Beiträge zur Technik der Blutgefäß- und Nervennaht nebst Mitteilung über die Verwendung eines resorbierbaren Metalles in der Chirurgie. Arch. klin. Chir. **62**, 67 (1900).
301. PEIRCE, E. C. and others: Transplantation of aortic segments fixed in 4 per cent neutral formalin. Amer. J. Surg. **78**, 314 (1949).
302. PETRY, G., u. K. BÄTZNER: Zur Morphologie homoplastischer Aortentransplantate. Chirurg **24**, 439 (1953).
303. PIRNER, F.: Eine Modifikation der Babcockschen Operation. Med. Mschr. **5**, 189 (1951).
304. POPPE, J. K., and H. RENAULT DE OLIVEIRA: Treatment of syphilitic aneurysms by cellophane wrapping. J. Thorac. Surg. **15**, 186 (1946).
305. POPPEN, J. L.: Ligation of the internal carotid artery in the neck. Prevention of certain complications. J. of Neurosurg. **7**, 532 (1950).
306. POTTS, W. J.: A new clamp for surgical division of the patent ductus arteriosus. Quart. Bull. Northwest. Univ. Med. School **22**, 321 (1948).
307. POTTS, W. J.: Surgical treatment of congenital pulmonary stenosis. Ann. Surg. **130**, 342 (1949).
308. POTTS, W. J.: Technique of resection of coarctation of the aorta with aid of new instruments. Ann. Surg. **131**, 466 (1950).
309. POTTS, W. J., H. ALBERT and H. W. FISCKER: Autogenous aortic grafts fashioned from a smaller artery. Surgery **33**, 518 (1953).
310. POPPER, H. L., N. C. JEFFERSON and H. NECHELES: Survival of dogs after partial or total devascularisation of liver. Ann. Surg. **140**, 93 (1954).
311. PRATT, G. H.: Surgical management of vascular diseases. Philadelphia: Lea a. Febiger 1949.
312. PRATT, G. H.: The surgical treatment of arterial aneurysm. Angiology **3**, 461 (1952).
313. PRATT, G. H., and E. KRAHL: Surgical therapy for the occluded artery. Amer. J. Surg. **87**, 722 (1954).
314. QUIRING, D. P.: Collateral circulation. (Anatomical aspects.) Philadelphia: Lea a. Febiger 1949.
315. RAPPAPORT, A. M., W. N. LOTTO and W. M. LONGHEED: Experimental hepatic ischemia. Ann. Surg. **140**, 695 (1954).
316. RAPPERT, E.: Hat die periarterielle Sympathektomie heute noch eine Berechtigung? Zbl. Chir. **80**, 504 (1955).
317. REHN, E.: Das Aneurysma der Arteria subclavia durch Schußverletzung und seine Idealoperation mit freier Venenüberpflanzung. Zbl. Chir. **1942**, 1262—1275.
318. REYNOLDS, J. T., and H. W. SOUTHWICK: Portal hypertension. Use of venous grafts when side to side anastomosis is impossible. Arch. Surg. **62**, 789 (1951).
319. RIPSTEIN, C. B., and G. GAVIN: Obstruction of the inferior vena cava above the renal veins. Ann. Surg. **130**, 958 (1949).
320. ROB, CH., and H. H. G. EASTCOTT: The preservation of arteries and other tissues for clinical use. In: Presservation and transplantation of normal tissues, G. E. W. WOLSTENHOLME u. M. P. CAMERON, S. 190. London: J. & A. Churchill 1954.
321. ROUSSELOT, L. M.: Autogenous vein grafts in splenorenal anastomosis. Surgery **31**, 403 (1952).
322. ROWDEN FOOTE, R.: Siehe FOOTE, R. R., Nr. 122a.
323. RÜBLIN, JA. B.: Über die Rolle einmaliger massiver Bluttransfusionen bei der funktionellen Mobilisierung arterieller Kollateralen. Chirurgija **1952**, 7, 56. Ref. Zbl. Chir. **78**, 394 (1953).
324. RÜHL, R.: Die Bedeutung der Gewebezüchtung für die Konservierung von Arterientransplantaten. Langenbecks Arch. u. Dtsch. Z. Chir. **266**, 234 (1950).
325. RÜHL, R.: Über die Konservierung von Arterientransplantaten. Langenbecks Arch. u. Dtsch. Z. Chir. **267**, 197 (1951).
326. SAKO, Y.: Prevention of dilatation of autogenous venous and pericardial grafts in the thoracic aorta. Surgery **30**, 148 (1951).
327. SANDBLOM, PH. and others: Creation of wide autogenous arterial grafts from narrow vessels. Acta chir. scand. (Stockh.) **106**, 309 (1953).
328. SANTOS, J. C. DOS: Congrès International de Chirurgie de Londres 1947.
329. SANTOS, J. C. DOS: Sur la désobstruction des thromboses artérielles anciennes. Mém. Acad. Chir. **73**, 409 (1947).
330. SANTOS, J. C. DOS: Note sur la désobstruction des anciennes thromboses artérielles. Presse méd. **1949**, 544.
331. SANTOS, J. C. DOS, et J. HORTA: Régénération de l'intima après désobstruction artérielle chez l'homme. Mém. Acad. Chir. **78**, 359 (1952).

332. SANTOS, J. C. DOS: Note sur la desobstruction des anciennes thromboses arterielles. Presse méd. **1949, 544.**

333. SANTOS, J. C. DOS: Sur la dèsobstruction des thromboses artèrielles anciennes. Mém. Acad. Chir. **73,** 409 (1947).

334. SARAFOFF, D.: Über die Ursachen der Dilatation der zuführenden Arterien bei arteriovenösem Kurzschluß durch Hämangiome und Aneurysmen. Chirurg **27,** 493 (1956).

335. SAUTOT, J., J. BOST et Y. TOURAINE: Greffes artérielles hétérogènes. Presse méd. **1952,** 244.

336. SAUVAGE, L. R., u. H. N. HARKINS: Experimental vascular grafts: an evaluation relating to types, means of preservation, and methods of suture in the growing pig. Surgery **33,** 587 (1953).

337. SAUVAGE, L. R., S. A. WESOLOWSKI and R. D. PINC: Freeze-dry process for arteries. Surgery **37,** 585 (1955).

338. SAUVAGE, L. R., and S. A. WESOLOWSKI: The influence of suture method upon the incidence of thrombosis in artery-artery, vein-vein, and artery-vein-artery anastomoses. Surgery **36,** 227 (1954).

339. SCANNELL, J. G., and R. S. SHAW: Surgical reconstruction of the superior vena cava. J. Thorac. Surg. **28,** 163 (1954).

340. SCHAFER, P. W., and C. A. HARDIN: The use of temporary polyethylene shunts to permit occlusion, resection, and frozen homologous graft replacement of vital vessel segments. Surgery **31,** 186 (1952).

341. SCHEIN, C. J., P. W. HOFFERT and E. S. HURWITT: Aortic embolectomy a critical evaluation of eleven consecutive cases. Surgery **39,** 950 (1956).

342. SCHERER, F.: Ergebnisse der Behandlung peripherer Durchblutungsstörungen. 1957. (Im Druck.)

343. SCHLOSS, G., u. H. B. SHUMACKER: Studies in vascular repair. Yale J. Biol. a. Med. **22,** 273 (1950).

344. SCHMITZ, E. J. and others: The influence of diameter disproportion and of length on the incidence of complications in autogenous venous grafts in the abdominal aorta. Surgery **33,** 190 (1953).

344a. SCHMITZ, E. J., L. R. SAUVAGE, E. A. KANAR and H. N. HARKINS: "Plication", method of reducing the caliber of vein grafts. A. M. Arch. Surg. **66,** 461 (1953).

345. SCHRADER, E.-A.: Die Klinik der arteriellen Thrombosen im Beckenbereich. Heidelberg: Springer 1955.

346. SCHWARZ, E.: Die Krampfadern der unteren Extremität mit besonderer Berücksichtigung ihrer Entstehung und Behandlung. Erg. Chir. **27,** 256 (1934).

347. SHAW, R. S., and F. WHEELOCK: Blood vessel grafts in the treatment of chronic occlusive disease in the femoral artery. Surgery **37,** 94 (1955).

348. SHUMACKER, H. B.: Sympathectomy as adjuvant in operative treatment of aneurysms and arteriovenous fistulas. Surgery **22,** 571 (1947).

349. SHUMACKER, H. B.: The problem of maintaining the continuity of the artery in the surgery of aneurysms and arteriovenous fistulae. Ann. Surg. **127,** 207 (1948).

350. SHUMACKER, H. B., and H. KING: The use of pliable plastic tubes as aortic substitutes in man. Surg. etc. **99,** 287 (1954).

351. SHUMACKER, H. B., and R. I. LOWENBERG: Experimental studies in vascular repair. Comparison of reliability of various methods of end-to-end arterial sutures. Surgery **24,** 79 (1948).

352. SHUMACKER jr., H. B., E. J. HARRIS and H. SIDERYS: Pliable plastic tubes as aortic substitutes. Surgery **37,** 80 (1955).

353. SIGG, K.: Neuere Gesichtspunkte zur Technik der Varicenbehandlung. Ther. Rdsch. **6,** H. 9 (1949).

354. SIGG, K.: Zur Behandlung der Varicen, der Phlebitis und ihrer Komplikation. Hautarzt **1,** 443 (1950).

355. SIGG, K.: Neue Varicenverödungsmittel. Therap. Umschau **10,** H. 9 (1953).

356. SIGG, K.: Varicenbehandlung und Bandage während der Gravidität zur Vermeidung der Graviditätsphlebitis. J. med. Kosmetik **1,** 1 (1954).

357. SIGWART, H.: Experimenteller Beitrag zur Luftembolie. Langenbecks Arch. u. Dtsch. Z. Chir. **284,** 317 (1956).

358. SIMEONE, F. A., H. C. GRILLO and F. RUNDLE: On the question of ligation of the concomitant vein when a major artery is interrupted. Surgery **29,** 932 (1950).

359. SMITZ, E. J.: Siehe SCHMITZ, E. J. Nr. 344a.

360. SOLOWJEW, G. M.: Handmethode der Blutgefäßnaht. Chirurgija **4,** 70 (1952). Ref. Zbl. Chir. **77,** 1382 (1952).

361. SOLTÉSZ, L., A. TEMESVARI u. G. VAS: Über angeborene arterio-venöse Fisteln. Zbl. Chir. **80,** 1665 (1955).

362. SONNTAG, E.: Krampfadern. Berlin: W. de Gruyter & Co. 1950.

363. Spath, F.: Über Aortenaneurysmen. Proc.-Verb. Soc. internat. Chir. **15**, 1284 (1953).
364. Stalker, L. K.: The management of varicose veins and varicose ulcers. Surg. Clin. N. Amer. **33**, 1245 (1953).
365. Starr, I.: On the use of heat, desiccation and oxygen in the local treatment of advanced peripheral vascular disease. Amer. J. Med. Sci. **187**, 498 (1934).
366. Steiner, Ch. A., and L. A. Palmer: A simplification of the diagnosis of varicose veins. Ann. Surg. **127**, 362 (1948).
367. Steinhardt, O.: Die Behandlung von Arterienobliterationen durch Resektion und Venentransplantation. Wien. klin. Wschr. **1950**, 587.
368. Steinhardt, O.: Die intraaneurysmale Drahttamponade von Aneurysmen der Brustaorta. Thoraxchirurgie **2**, 351 (1955).
369. Stich, R.: Die Chirurgie der Arterien und Venen. In Kirschner-Nordmann, Die Chirurgie, Bd. II, S. 629. Berlin u. Wien: Urban & Schwarzenberg 1940.
370. Stich, R., u. A. Fromme: Die Verletzungen der Blutgefäße und deren Folgezustände (Aneurysmen). Erg. Chir. **13**, 144 (1921).
371. Storey, C. F., G. L. Nardi and W. H. Sewell: Traumatic aneurysms of the thoracic aorta, report of two cases, one successfully treated by resection and graft replacement with the aid of shunt. Ann. Surg. **144**, 69 (1956).
372. Strahberger, E.: Die Ligatur der Vena cava sup. Wien. klin. Wschr. **1950**, 462.
373. Stranahan, A., R. D. Alley, W. H. Sewell and H. W. Kausel: Aortic arch resection and grafting for aneurysm employing an external shunt. J. Thorac. Surg. **29**, 54 (1955).
374. Sunder-Plassmann, P.: Durchblutungsstörungen und ihre Behandlung. Stuttgart: Ferdinand Enke 1943.
375. Sunder-Plassmann, P.: Sympathikus-Chirurgie. Stuttgart: Georg Thieme 1953.
376. Svinton, N. W., and F. B. Graham: The treatment of varicose veins of the lower extremities. Surg. Clin. N. Amer. **32**, 961 (1952).
377. Swan, H., J. J. Feehan, L. Florio and R. T. Johnson: Arterial homografts. I. Surg. etc. **90**, 568 (1950); II. Arch. Surg. **61**, 732 (1950); III. Arch. Surg. **62**, 767 (1951); IV. Surgery **31**, 807 (1952).
378. Swan, H., and F. B. Harper: The ligation of major arteries. Surgery **28**, 958 (1950).
379. Szilagyi, D. E., J. G. Whitcomb and R. F. Smith: The causes of late failures in grafting therapy of peripheral occlusive arterial disease. Ann. Surg. **144**, 611 (1956).
380. Taber, R. E., F. B. Goslin, J. L. Ehrenhaft, and R. T. Tidrick: An apparatus and technique for freeze-drying arterial homotransplants. Arch. Surg. **72**, 644 (1956).
381. Takats, G. de: Acute arterial occlusion. Surg. Clin. N. Amer. **35**, 265 (1955).
382. Takats, G. de, and M. R. Marshall: Surgical treatment of arteriosclerotic aneurysms of the abdominal aorta. Arch. Surg. **64**, 307 (1952).
383. Takats, G. de, et L. Pirani: Aneurysms. Proc.-Verb. Soc. internat. Chir. **15**, 1115 (1953).
384. Takats, G. de, and C. L. Pirani: Aneurysms: General considerations. Angiology **5**, 173 (1954).
385. Tauscheck, W.: Zusammenstellung über die Möglichkeit und Folgen von Unterbindungen einzelner Arterien bei frischen Verletzungen. Bruns' Beitr. **181**, 431 (1951).
386. Taylor, F. W.: Saddle embolus of the aorta. Arch. Surg. **62**, 38 (1951).
387. Thomeret, G. u. Mitarb.: Un cas d'anévrysme extériorisé de l'aorte thoracique traité par coagulation électrothermique intra-vasculaire. Mém. Acad. Chir. **77**, 846 (1951).
388. Totten, H. P.: Peripheral arteriosclerosis. Angiology **5**, 355 (1954).
389. Trafas, P. C., R. E. Carlson, G. A. Lo Grippo and C. R. Lam: Chemical sterilization of arterial homografts. Arch. Surg. **69**, 415 (1954).
390. Vargas, L. L., and R. A. Deterling jr.: Use of nylone net for external support of blood vessel grafts and aneurysms. Surgery **34**, 1061—1075 (1953).
391. Veal, J. R., and T. J. Dugan: Peripheral arterial embolism. Ann. Surg. **133**, 603 (1951).
392. Visalli, F.: Note istologiche sulla conservazione sperimentale di arterie in glicerina. Policlinico, Sez. chir. **57**, 233 (1950).
393. Wachsmuth, W.: Arterio-venöses Aneurysma. Mil.arzt 8, 541 (1943).
394. Wanke, R.: Arterielle Gefäßkrankheiten und Sympathikuschirurgie. Münch. med. Wschr. **1953**, 388.
395. Warren, R., R. R. Linton u. J. G. Scannell: Arterial embolism. Ann. Surg. **140**, 311 (1954).
396. Wehn, S.: Incisions and sutures in arteries. Acta chir. scand. (Stockh.) **108**, 231 (1954).
397. Weiss, J.: Neue Gesichtspunkte auf dem Gebiete der homoioplastischen Gefäßtransplantation an der Aorta. Langenbecks Arch. u. Dtsch. Z. Chir. **275**, 319 (1953).
398. Weiss, E. W., and C. R. Lam: Tantalum tubes in the non-suture method of blood vessel anastomosis. Amer. J. Surg. **80**, 452 (1950).
399. Weismann, R. E., u. E. B. Twitschell: Acute pseudomembranous enterocolitis in the postoperative patient. Ann. Surg. **144**. 32 (1956).
400. Wesolowski, S. A., and L. R. Sauvage: Comparison of the fates of orlon mesh prosthetic replacement of the thoracic aorta and aortic bifurcation. Ann. Surg. **143**. 65 (1956).

401. West, J. P., A. E. W. Ada and W. G. Knox: Arteriosclerotic occlusion of the terminal aorta, iliac and femoral arteries. Surgical treatment. Surg. Clin. N. Amer. **34**, 403 (1954).
402. Whittlesey, R. H., N. M. Sekerak, J. W. Blunt jr. and S. S. Hudack: Observations of elastic fabric. sleeves as vascular prostheses. Arch. Surg. **73**, 432 (1956).
403. Wildegans, H.: Spätfolgen nach peripheren Arterienverletzungen. Med. Klin. **1952**, 465.
404. Wilkinson, W. R.: Abdominal aortic aneurysm. Report of a case treated with reactive cellophane. Surg. etc. **96**, 82 (1953).
405. Wille-Baumkauff, H., u. A. Büttner: Untersuchungen zur Ausbildung des Kollateralkreislaufs bei Schlagaderausschneidung und Schlagaderunterbindung. Bruns' Beitr. **172**, 260 (1941).
406. Witz, J.-P., et H.-R. Kahle: Étude expérimentale du rétablissement temporaire par tube de polythène de la circulation de retour céphalique après résection des deux systèmes jugulaires. J. de Chir. **70**, 241 (1954).
407. Wylie, E. J.: Thromboendarterectomy for arteriosclerotic thrombosis of major arteries. Surgery **32**, 275 (1952).
408. Wylie, E. J., and R. Gardener: Thromboendarterectomy, a clinical appraisal. Surgery **37**, 415 (1955).
409. Wylie, E. J., E. Kerr and O. Davies: Experimental and clinical experiences with the use of fascia lata applied as a graft about major arteries after thrombo-end-arterectomy and aneurysmorrhaphy. Surg. etc. **93**, 257 (1951).
410. Zech, R. K. and others: Chemical sterilization and preservation of arterial grafts. West. J. Surg. **62**, 436 (1954).

E. Operationen an den Nerven.

[*19, 32, 18, 38, 6, 10, 16, 24, 20, 27, 42, 7, 40, 39, 29, 25, 41, 23, 28.*]

I. Allgemeine Regeln für die operative Behandlung von Nervenverletzungen.

Wenn chirurgische Eingriffe bei Nervenverletzungen zum Erfolg führen sollen, dann dürfen in der Wartezeit bis zur Nervennaht und nach dem Eingriff in der Erholungszeit bis zur vollen Wiederherstellung der Nervenfunktion bestimmte *konservative Hilfsmaßnahmen* nicht außer acht gelassen werden.

Vor der Nervenoperation ist allergrößte Aufmerksamkeit notwendig, um die *volle Beweglichkeit der beteiligten Gelenke* zu *erhalten.* In dieser Hinsicht ist z. B. ein *chronisches Ödem,* das später zur Bindegewebsvermehrung und zu Kontrakturen führen würde, durch aktive Bewegungen funktionstüchtig gebliebener Muskelgruppen, bei totalem Funktionsausfall durch passive Bewegungsübungen der gelähmten Muskeln, durch Massagen und durch Hochlagern zu *verhüten.* Daneben muß man durch geeignete *Schienen* einer *krankhaften Verkürzung* gelähmter oder vom physiologischen Gegengewicht befreiter, aktiv gebliebener, antagonistisch wirkender *Muskeln vorbeugen.* Die Schienung soll darüber hinaus eine schädliche *Überdehnung gelähmter Muskeln* durch den ungebändigten Zug funktionstüchtig gebliebener Antagonisten *vermeiden.* Bei der zur Adduktionskontraktur im Schultergelenk neigenden Axillarislähmung z. B. ist eine Abduktionsschiene des Armes, bei der zur Beugekontraktur im Handgelenk neigenden Radialislähmung eine volare Unterarmgipsschiene in Überstreckstellung des Handgelenkes, bei der zur Spitzfußstellung neigenden Ischiadicus- oder Peronaeuslähmung eine dorsale Gipsschiene mit Rechtwinkelstellung des Fußgelenkes, bei der zum Hakenfuß neigenden Tibialislähmung eine dorsale Schiene in Spitzfußstellung angezeigt. Schließlich empfiehlt es sich, den gelähmten *Muskel durch* eine geeignete *elektrische Behandlung zur Anspannung* zu *bringen*; hiermit läßt sich eine fibröse Degeneration verhüten und die funktionelle Wiederherstellung beschleunigen. *Nach der Nervenoperation* sind die genannten konservativen Maßnahmen fortzusetzen. Dabei ist den *aktiven Bewegungsübungen* besondere Aufmerksamkeit zu schenken.

Zur Schmerzbekämpfung bei Nervenoperationen empfiehlt sich die *Allgemeinnarkose.* Eine Lokalanaesthesie ist weniger zweckmäßig, weil hierbei die Prüfung der elektrischen Erregbarkeit des operativ freigelegten Nerven unmöglich ist, eine Vergrößerung des Freilegungsschnittes auf Schwierigkeiten stoßen kann, der Zug am Nerven außerhalb des lokal betäubten Bereiches schmerzhaft empfunden wird, und unwillkürliche Bewegungen des nichtnarkotisierten Kranken die zarten Nervennähte vor der Schienung zerreißen könnten. Die Allgemeinnarkose muß so lange aufrechterhalten werden, bis die ausreichende Ruhigstellung des Nahtbereiches durch einen Gipsverband gewährleistet ist.

Ob man bei Nervenoperationen eine *künstliche Blutleere* nach v. ESMARCH anlegen soll, richtet sich nach den jeweils vorliegenden Wundverhältnissen und den persönlichen Erfahrungen des einzelnen Chirurgen. Die Blutleere erübrigt sich, wenn die Freilegung des Nerven als typische Operation unter Benutzung von Muskelzwischenräumen ohne Durchtrennung blutreicher oder vernarbter Gewebe möglich ist. Die anatomische Orientierung im unübersichtlichen Bereich, auch die Feststellung einer frischen Nervendurchtrennung in einer Gelegenheitswunde, wird durch eine künstliche Blutleere, die wir grundsätzlich *mit pneumatischer Abschnürvorrichtung* vornehmen, erheblich erleichtert. Bei schon bestehender Nervenverletzung ist doppelte Aufmerksamkeit erforderlich, damit Druckschädigungen an den Nerven durch eine unsachgemäß angelegte Abschnürvorrichtung vermieden werden. Der Operateur darf sich durch eine Blutleere bei Nervenoperationen nicht zur Eile treiben lassen und muß die Abschnürvorrichtung unter genauer Zeitkontrolle am Arm nach spätestens $1^1/_2$ Std, am Bein nach spätestens 2 Std beseitigen. In jedem Falle nehmen wir die künstliche Blutleere sofort ab, wenn die klare Darstellung aller Strukturen und die Isolierung des Nerven gelungen ist, um die Blutstillung vor der eigentlichen Nervennaht erneut zu überprüfen und das Nahtergebnis nicht durch ein Hämatom zwischen den Nervenstümpfen zu gefährden.

Bezüglich der *aseptischen Vorbereitung des Operationsfeldes* ist zu beachten, daß bei Eingriffen am Nerven die endgültige Ausdehnung der Operationswunde oft nicht vorherzusehen ist. Grundsätzlich soll man deswegen *immer die ganze Extremität desinfizieren*, abdecken und so lagern, daß sie ohne weitere Maßnahmen in das Operationsfeld einbezogen werden kann.

Der Schnitt zur Freilegung des Nerven folgt seiner allgemeinen Verlaufsrichtung. Hierbei stehen meistens Muskelzwischenräume als Zugangswege zur Verfügung. Bei unmittelbar unter der Haut gelegenen Nerven (Ulnaris und Peronaeus) empfiehlt es sich, den Schnitt etwas seitlich zu legen, um Verwachsungen des Nerven mit der Haut vorzubeugen. Einer der *häufigsten Fehler* besteht darin, daß der *Zugangsschnitt zu klein* gewählt wird. Um — wie es notwendig ist — den Nerven zunächst außerhalb des Verletzungsbereiches, dort, wo die anatomischen Lagebeziehungen völlig normal sind, freizulegen und Nervenlücken durch weitere Mobilisation des Nervenstranges spannungslos ausgleichen zu können, sind oft sehr lange Incisionen notwendig. Dabei ist darauf zu achten, daß der Hautschnitt Gelenke oder Hautbeugefalten nicht rechtwinklig kreuzt, weil sonst *Narbenkontrakturen zu befürchten* sind (s. S. 57). Muß der Zugang ein Gelenk überschreiten, dann ist hier eine bajonettförmige oder bogenförmige Incision zu wählen. Bei der Freilegung von Nerven, die durch große Muskeln gedeckt sind, ist es manchmal vorzuziehen, Muskelansätze unter Bildung eines Hautmuskellappens quer abzutrennen, wie z. B. bei der Freilegung des N. ischiadicus, unter Abklappen des M. gluteus maximus (s. Abb. 271).

Der *Nerv selbst* ist *mit größter Zartheit zu behandeln.* Sobald er an einer Stelle allseitig isoliert ist, lädt man ihn zur weiteren Führung auf einen Mullzügel, ein

Nabelbändchen, einen weichen Gummischlauch oder auf einen breiten Nervenhaken (s. Abb. 272). Eingriffe am Nerven dauern oft sehr lange. Um dabei

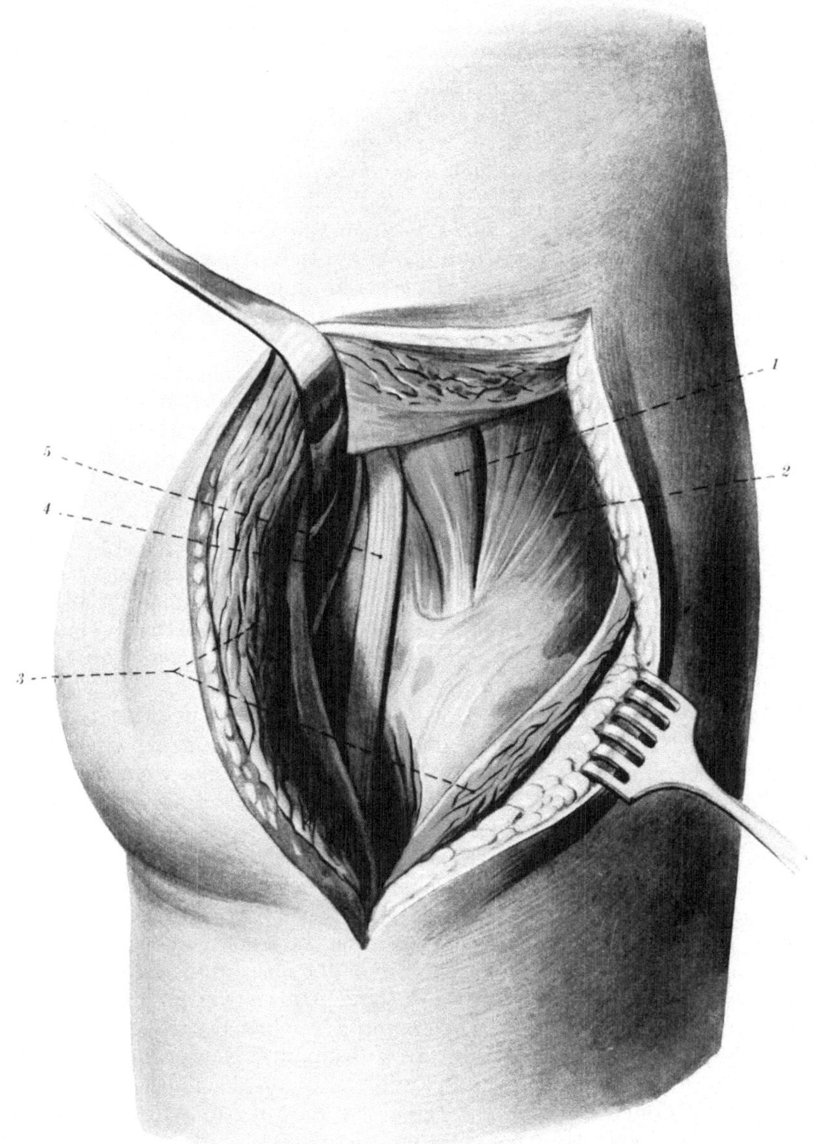

Abb. 271. *Seitliche Aufklappung* eines Muskels als Zugang zu darunterliegenden Gebilden. Der *M. glutaeus max.* ist in der Nähe des Trochanter major durchtrennt und im Zusammenhang mit seinen Nerven und Gefäßen vorübergehend aufgeklappt. *1* M. piriformis, *2* M. glutaeus med., *3* Schnittfläche des M. glutaeus max., *4* N. pudendus, *5* *N. ischiadicus*.

eine *Austrocknung* empfindlicher Gewebe zu *verhüten*, ist es ratsam, das Wundfeld wiederholt mit Kochsalzkompressen neu abzudecken, sowie die Nerven im Nahtbereich und auch Nerventransplantate mit feuchten Kompressen zu unterlegen.

Im Anschluß an eine Neurolyse, Nervennaht oder Nerventransplantation ist es von ausschlaggebender Bedeutung für den Erfolg des Eingriffs, daß der erkrankte *Nerv von gesundem Nachbargewebe umgeben* wird. Mangelhafte Weichteilverhältnisse müssen vor Spätoperationen am Nerven, notfalls durch eine vorhergehende gestielte Hautfettlappenplastik, verbessert werden. Die Nervennahtstelle *allseitig mit freien Gewebstransplantaten* (Fett oder Fascie) zu *umhüllen*, halten wir für *unzweckmäßig*; freie Transplantate schrumpfen immer und führen später leicht zu einschnürenden Narben. Nur dort, wo die Nervennahtstelle dem Knochen oder einer schlecht durchbluteten Narbe direkt anliegt, wird man sie mit einem gestielten Muskellappen (s. S. 377) oder, wenn das technisch unmöglich ist, mit einem freien Fascienfettlappen (s. S. 396) *einseitig unterpolstern.*

Über den *günstigsten Zeitpunkt zur operativen Versorgung einer Nervenverletzung* ist viel gestritten worden. Am besten betrachtet man diese Frage getrennt, je nachdem ob eine offene oder eine geschlossene Verletzung vorliegt. *Bei der Erstversorgung einer Gelegenheitswunde* wird *niemals* eine *Resektion* des Nerven mit anschließender Naht vorgenommen, *solange seine Kontinuität* erhalten ist, auch dann nicht, wenn deutlich eine Beschädigung des Nerven zu erkennen ist und klinisch ein vollkommenes Lähmungsbild vorliegt.

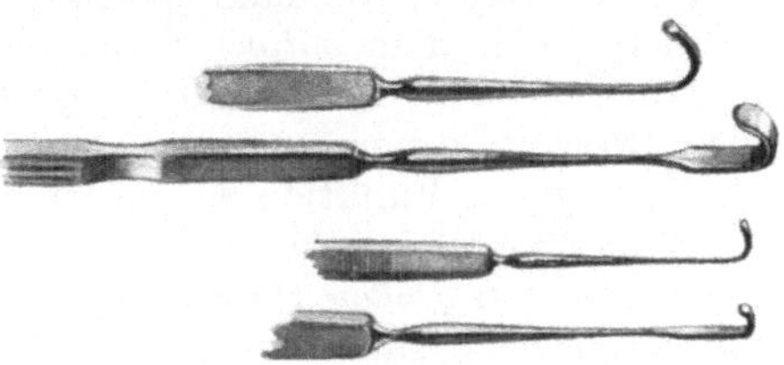

Abb. 272. *Nervenhaken* zum Aufladen der Nerven.

Findet sich ein *völlig durchtrennter Nerv in einer Gelegenheitswunde*, dann muß der Operateur entscheiden, ob eine „sofortige" Nervennaht, eine „frühzeitige verzögerte" Naht (nach wenigen Wochen) oder eine „verspätete" Nervennaht (erst nach längerer Zeit) in Betracht kommt. Wir empfehlen die *sofortige Naht bei allen kleinkalibrigen Finger- oder Hohlhandnerven*; sie ist dann erlaubt, wenn eine verhältnismäßig saubere Wunde, ohne besonders bösartige Infektionsverhältnisse (s. II, S. 218), ohne größere Hautlücken und ohne stärkere Gewebsquetschung, in den ersten 6 Std nach der Verletzung zur Behandlung kommt. Der mit Nervennähten vertraute Chirurg darf unter günstigen Wundverhältnissen und optimaler postoperativer Überwachungsmöglichkeit auch dicke Nerven sofort bei der Erstversorgung nähen.

Fehlt die nötige persönliche Erfahrung oder apparative Ausrüstung zur Nervennaht, dann muß der Operateur sich darüber klar sein, daß die *frühzeitige verzögerte primäre* Naht, 3—4 Wochen nach der Verletzung, ebenso gute Ergebnisse bietet wie die sofortige Primärnaht. Zu dieser frühzeitigen verzögerten Naht sollte man sich besonders bei dickeren Nerven häufiger entschließen, vor allem dann, wenn bei der Erstversorgung keine befriedigende operative Wundsäuberung zu erreichen und mit einer Wundinfektion zu rechnen ist oder wenn der Allgemeinzustand des Patienten Sorge bereitet (Schock, Fettembolie o. ä.). Die frühzeitige verzögerte primäre Naht des völlig durchtrennten Nerven, etwa nach 3—4 Wochen, bietet gegenüber der sofortigen primären Naht gewisse *Vorteile.* Die diffizile Nervennaht läßt sich in aller Ruhe als sorgfältig geplante Operation in einer nicht mehr von der Infektion der Gelegenheitswunde bedrohten Umgebung ausführen. Der traumatisch geschädigte und zu resezierende Anteil der Nervenstümpfe läßt sich später besser beurteilen, als wenn die Nervennaht der Verletzung unmittelbar folgt. Die bei Defektwunden zur spannungslosen Naht erforderliche weite Mobilisation der Nerven durch ausgedehnte Hilfsschnitte ist besser in einem völlig aseptischen Bereich vorzunehmen, als in der immer von Infektionserregern besiedelten Gelegenheitswunde. Die für das Festhalten der

Nervennähte entscheidend wichtigen Nervenhüllen sind einige Wochen nach der Verletzung etwas verdickt und reißen weniger leicht aus. Die verzögerte Nervennaht hat außerdem den Vorteil, daß hierbei der Zugang zum Nerven durch einen jungfräulichen Bereich erfolgt und die Nahtstellen selbst eher in ein völlig gesundes Bett gelegt werden können.

Wurde auf die sofortige Nervennaht verzichtet, dann empfiehlt es sich, *unter günstigen Wundverhältnissen* die *Retraktion* der *Nervenstümpfe* zu *verhindern*, indem man die Nervenenden durch eine einzelne feine Drahtnaht verbindet oder bei Defektwunden die Nervenstümpfe an Umgebungsstrukturen anheftet.

Ist bei ungünstigen Verhältnissen wahrscheinlich *mit* einer *Wundeiterung zu rechnen*, so *läßt man* die *2 Enden* des durchtrennten Nerven, ohne sich um sie zu kümmern, ihrer natürlichen Spannung folgend, ruhig etwas aus dem Wundbereich *zurückschlüpfen*; auf diese Weise werden die Nervenstümpfe durch den Infektionsprozeß weniger stark erfaßt, erleiden geringere fibröse Veränderungen und es genügt später eine sparsamere Resektion der Nervenenden.

Bei *frischer gleichzeitiger Nerven- und Sehnendurchtrennung* nähen wir — *außer im kritischen Bereich der Fingerbeuger* (s. S. 395) — die Sehne primär und schließen die „frühzeitige verzögerte“ Nervennaht an, sobald durch Bewegungsübungen eine genügende Funktion der verletzten Sehne erreicht ist.

Nach Verletzungen, die mit *schweren Infektionsprozessen, komplizierten Frakturen* und *großen Hautdefekten* einhergehen, läßt es sich oft nicht umgehen, die Wiederherstellungsoperation am Nerven länger hinauszuschieben. Vor einer solchen *verspäteten Nervennaht* sind minderwertige Haut- und Weichteilverhältnisse, notfalls durch eine gestielte Hautplastik, in Ordnung zu bringen (s. Tabelle 9). Ein frischer Knochenbruch ist nach Abheilung offener Wunden kein Hinderungsgrund für eine Nervennaht. Bei verspäteten Wiederherstellungsoperationen sollte die Nervennaht dem Eingriff am Knochen oder einer Sehnennaht in der Regel vorangehen. Ein traumatisches Aneurysma hingegen wäre vor der Nervennaht zu beseitigen. Falls die Vereinigung gesunder Stumpfenden unter exakter Adaptation spannungsfrei gelingt, und sich für die Nahtstelle ein gut durchblutetes narbenfreies Bett bereiten läßt, dann können solche Eingriffe auch längere Zeit nach der Nervenverletzung (1—2 Jahre) gelegentlich noch zum Erfolg führen [*16*].

Tabelle 9. *Zeitliche Reihenfolge der einzelnen Maßnahmen bei verspäteten Wiederherstellungsoperationen.*

Narbenexcision und Wiederherstellung einer gesunden Hautdecke
↓
Gefäßoperation
↓
Nervenoperation
↓
Knochen- oder Gelenkoperation
↓
Sehnenoperation
↓
Heilung

Bei frischen *geschlossenen Nervenverletzungen*, etwa durch Quetschungen, ist von außen nicht ohne weiteres feststellbar, ob eine völlige anatomische Leitungsunterbrechung vorliegt, oder ob bei erhaltener Kontinuität des Nerven nur eine vorübergehende Blockierung durch Blutung, Quetschung oder Narbe besteht und dann eine spontane baldige Restitution ohne operativen Eingriff zu erwarten ist. In dieser Lage wird man immer zunächst *zurückhaltend* sein und die Nervenfunktion durch Beurteilung des Muskelschwundes, des motorischen Funktionsausfalls, der Ausdehnung des Sensibilitätsverlustes, der trophischen Störungen und der Reaktionen bei elektrischer Reizung zu objektivieren versuchen. Eine schrittweise Besserung in diesen Befunden würde für das Erhaltensein oder die schnelle Wiederherstellung der Kontinuität sprechen. *Bei Lähmungen im Gefolge geschlossener Frakturen* ist grundsätzlich 3 Monate langes Abwarten zu empfehlen, da hierbei die Kontinuität des Nerven erfahrungsgemäß meistens nicht unterbrochen ist. Ebenso wird man sich bei Lähmungen nach *Injektionen* verhalten. Auch hier ist im Falle einer Nichterholung die Resektion des geschädigten Nervenabschnittes zu erwägen. Es geht andererseits — bei völliger Durchtrennung eines Nerven — durch zu langes Abwarten viel kostbare Zeit verloren. *Bei berechtigtem Zweifel an der spontanen Funktionsrückkehr* ist es, besonders bei weit proximal liegenden Nervenverletzungen, vorzuziehen, einige Wochen nach dem Unfall durch einen kleinen *Probeschnitt* die *Verletzungsstelle freizulegen* und sich vom Zustand des Nerven zu überzeugen. Diese exploratorische Freilegung nach einer Verletzung — und auch nach einer erfolglosen Nervennaht — ist besonders dann anzuraten, wenn an der fraglichen Stelle zuvor schwere Infektionsprozesse, erhebliche Gewebsquetschungen oder große Hämatome bestanden haben, die ausgedehnte Narbenbildung im Gefolge haben. Solche Narben strangulieren erfahrungsgemäß den Nerven, schädigen seine Ernährung und verhindern die Regeneration. Eine *Sonderstellung* nimmt die *Armplexuslähmung* ein. Hier bietet bei geschlossenen Verletzungen die Nervenfreilegung, auch nach Ablauf der Wartezeit, nur sehr selten Aussicht auf Erfolg. In den meisten Fällen weist eine Lähmung des Zwerchfells, des Serratus lateralis, der Rhomboidei oder Ausfälle im Bereiche des Truncus sympathicus von vornherein auf einen hohen Sitz der Läsion hin. Nur bei offenen, mit Durchtrennung des Plexus einhergehenden Verletzungen ist eine Nervennaht angezeigt und dies muß sofort durchgeführt werden; jedes Zögern vermindert die Erfolgsaussichten bei einer derartig hohen Lähmung.

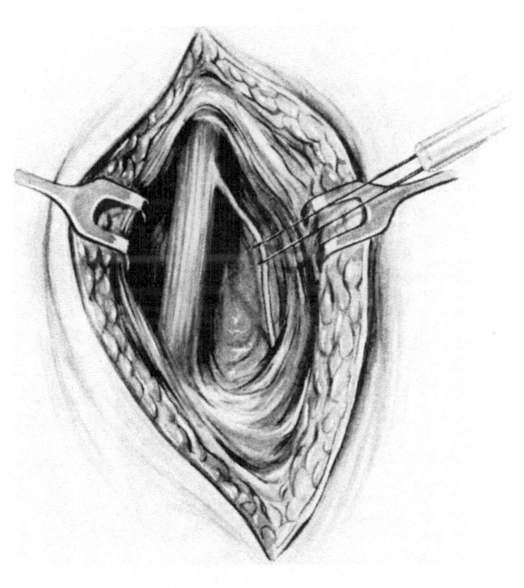

Abb. 273. *Die elektrische Untersuchung eines freigelegten Nerven auf seine Erregbarkeit* durch *zweipolige Elektrode*, bei der störende Stromschleifen nicht zu befürchten sind.

Findet der Operateur *bei* der *Spätrevision* den *Nerven völlig durchtrennt*, so liegt eine klare Indikation zur Resektion der Nervenstümpfe mit End-zu-End-Naht vor (s. S. 311). *Ist die Kontinuität* des Nerven aber *erhalten*, so bleibt die schwierige *Frage* zu klären, *ob* eine *Resektion der Verletzungsstelle mit anschließender End-zu-End-Naht* angebracht ist, *oder* ob man sich mit einer *Neurolyse* begnügen darf, weil noch wertvolle, wiederherstellungsfähige Bahnen vorhanden sind. Liegt die Verletzung oder Naht solange zurück, daß sich in dieser Zeit nach komplikationsloser Wundheilung erfahrungsgemäß klinische Zeichen für eine Funktionsrückkehr eingestellt haben müßten, aber noch fehlen, und fällt die elektrische

Reizung negativ aus, dann ist in der Regel eine Resektion der Verletzungsstelle des Nerven angezeigt. Bei hoher Verletzung des *N. ulnaris oder N. peronaeus* sind die Ergebnisse der Nervennaht besonders schlecht; hier sind wir, wenn auch nur geringe Anzeichen für einzelne leitungsfähige oder wiederherstellungsfähige Bahnen vorliegen, mit der Resektion zurückhaltend.

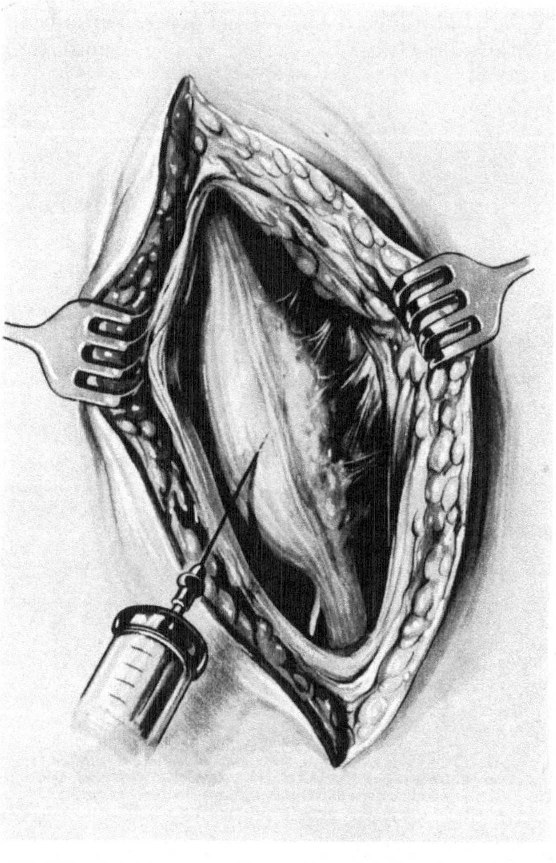

Abb. 274. *Aufschwemmung einer narbig veränderten Nervenstelle* zur Prüfung des Zustandes der einzelnen Nervenfasern. Die linke Seite des Nerven ist durchtränkt und läßt einzelne zusammenhängende Nervenbahnen erkennen, die rechte Seite besteht aus starrem, nicht durchtränkbarem Narbengewebe.

Bei der *Probefreilegung* sind im einzelnen *folgende Untersuchungen* heranzuziehen: Zeigen *Inspektion und Palpation* außer einer gewissen Verdickung der Nervenhülle und einer geringen spindelförmigen Anschwellung an der Verletzungsstelle keine Besonderheiten, so wird man sich nicht zur Resektion entschließen. Stärkere unregelmäßige narbige Anschwellungen oder Einschnürungen sprechen dagegen mehr für Resektion. Je härter sich die erkrankte Stelle anfühlt, desto mehr Narbengewebe ist vorhanden und desto weniger wahrscheinlich ist es, daß später leistungsfähige Achsenzylinder durchwachsen können. Ohne die Möglichkeit der *elektrischen Untersuchung* sollte keine Nervenoperation unternommen werden. Man bedient sich dabei faradischen Stromes und bringt mittels einer einpoligen Elektrode bei gleichzeitiger Anlage einer gut angefeuchteten, indifferenten Elektrode an einer entfernten Hautstelle, oder mittels einer zweipoligen Elektrode einen kurzen, nach Stärke und Dauer beliebig variablen Reiz an den Nerven (s. Abb. 273). Zur Vermeidung störender Stromschleifen ist der Nerv bei Benutzung einpoliger Elektroden durch Gummiplatten oder durch Anheben mit gummiüberzogenen Pinzetten oder Häkchen gegen die Umgebung zu isolieren. Tritt — nach Reizung zentral von der Erkrankungsstelle — eine lebhafte Zuckung der zugehörigen Muskeln auf, so ist die Nervenleitung erhalten und keine Resektion vorzunehmen. Sprechen die zugehörigen Muskeln bei Reizung proximal der Erkrankungsstelle nicht an, dann ist — falls eine genügende Regenerationszeit verstrichen ist — wahrscheinlich nicht mehr mit selbständiger Funktionsrückkehr zu rechnen und wahrscheinlich eine Resektion notwendig. Die elektrische Reizung stellt außerdem ein wertvolles Hilfsmittel dar, um beim Präparieren im anatomisch unübersichtlichen, narbigen Gebiet funktionstüchtige Nerven von anderen strangartigen

Gebilden zu unterscheiden. Nach dem Vorschlag HOFMEISTERs kann der Operateur außerdem etwas physiologische *Kochsalzlösung* (s. Abb. 274) proximal der Erkrankungsstelle in den Nerven *einspritzen*. Überschreitet die Injektionsflüssigkeit den narbigen Bereich und erscheint sie auf der anderen Seite im gesunden Nervenabschnitt, dann spricht das dafür, daß wahrscheinlich auch die neu auswachsenden Achsenzylinder die Narbe überwinden können. Im Zweifelsfalle ist eine *Probeexcision* am Nerven durchzuführen, die man quer und längs vornehmen kann. Der *Querschnitt* gibt einen besseren Überblick über den Zustand des Nerven. Hierzu faßt die linke Hand den isolierten Nervenstrang mit einem Mullfähnchen fest zwischen 2 Fingern und die rechte führt an der am stärksten narbig veränderten Stelle mit scharfem Skalpell oder einer Rasierklinge vorsichtig einen oberflächlichen Schnitt aus. Unter wiederholter genauer Betrachtung der Schnittflächen, wozu gelegentlich eine Lupe nützlich ist, wird sodann der Schnitt vertieft, bis nicht mehr Narbengewebe, sondern Nervenfaserbündel zu sehen sind. Füllt die Narbe mehr als den halben Querschnitt des Nerven aus, so resezieren wir in der Regel. Ein *Längsschnitt* in den Nerven ist oft der erste Akt einer inneren Neurolyse (s. u.). *Wenn* sich *6 Monate nach* einer *Neurolyse keine* Zeichen einer *Funktionsrückkehr* zeigen, *dann* darf man nicht länger abwarten, sondern muß eine *Nervenresektion mit Naht* vornehmen.

II. Neurolyse.

1. Die Exoneurolyse.

Die Exoneurolyse versucht, einen in der anatomischen Kontinuität erhaltenen Nerven aus der ummauernden Narbe herauszulösen. Hierzu legt der Operateur den Nerven zuerst in seinem gesunden Abschnitt oberhalb und unterhalb der Narbe frei und arbeitet sich dann, den Nerven selbst als Leitband benutzend, sehr vorsichtig in dem Narbenbereich vor (s. Abb. 275). Hierbei soll er von proximal nach distal fortschreiten, um weniger leicht unbemerkt Seitenäste zu durchschneiden. Oft ist beim Herauspräparieren des Nerven eine gebogene Rinnensonde recht nützlich, die sich auf dem Nerven längs vorschieben läßt und damit in die richtige Schicht zwischen Narbe und Nerv eindringt. Ist der Nerv, z. B. der N. radialis, an der Rückseite des Humerus, im Knochen eingebacken, dann muß die deckende Schicht schrittweise mit dem Meißel abgetragen werden (s. Abb. 276). Grundsätzlich ist zu versuchen, das *Perineurium* soweit es geht zu *erhalten*; wenn sich nämlich im Verlauf des Eingriffs doch noch die Notwendigkeit zur Resektion ergibt, so wird diese bindegewebige Außenhülle des Nerven zur Naht benötigt. Gelegentlich ist aber auch diese Hülle so fest mit der Narbe verbacken, daß die Auslösung des Nerven nur unter Opferung des Perineuriums *(Perineurolyse)* gelingt.

2. Die Endoneurolyse.

Erstreckt sich das Narbengewebe auch *ins Innere* des Nervenstammes, so können wir versuchen, die einzelnen in ihrer Kontinuität erhaltenen Nervenfaserbündel aus der Narbe herauszulösen. Dieser Eingriff ist jedoch technisch *schwieriger* und bringt wesentlich *schlechtere Ergebnisse* als die Exoneurolyse oder Nervennaht. Häufig muß die Endoneurolyse als aussichtslos abgebrochen und statt dessen die Resektion des erkrankten Nervenabschnittes mit anschließender Naht gesunder Nervenstümpfe vorgenommen werden. Aus diesem Grunde ist das Perineurium bei jeder Endoneurolyse sorgfältig zu schonen, weil man diese Außenhülle bei der Naht benötigt. Die Längsspaltung des Perineuriums

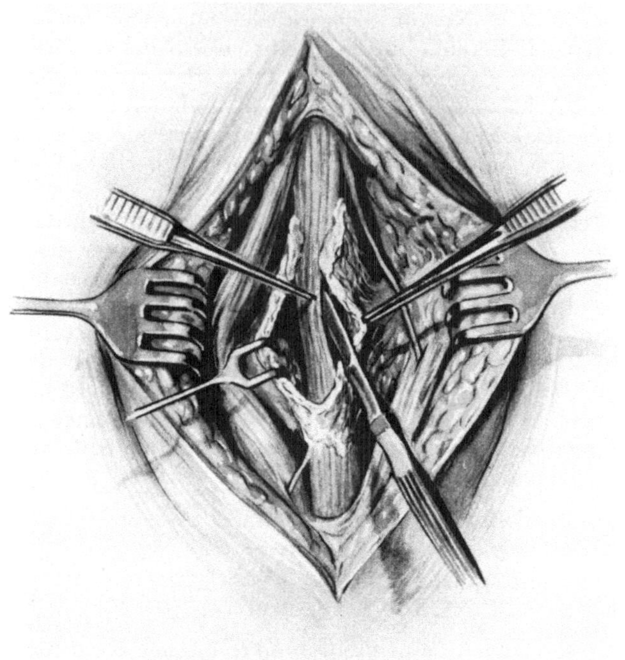

Abb. 275. *Exoneurolyse.* Der in *Narbengewebe* eingebettete Nerv wird aus dem Narbengewebe gelöst.

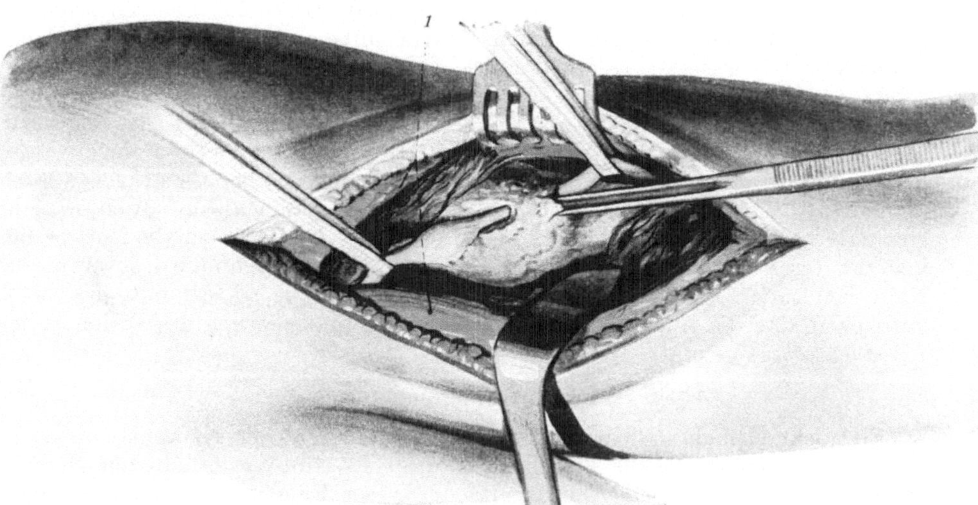

Abb. 276. *Exoneurolyse.* Der in einen *Knochencallus* eingebettete Nerv (N. radialis) wird ausgemeißelt. 1 Durchtrennter M. triceps.

zur Einleitung der Endoneurolyse darf nicht weiter als 0,5—1 cm distal und proximal des krankhaft veränderten Nervenabschnittes vordringen (s. Abb. 277). Die dann vorzunehmende, halb stumpfe, halb scharfe Auffaserung des Nervenkabels in seine Einzelbündel läßt sich manchmal durch Aufschwemmung des Gewebes mit physiologischer Kochsalzlösung (s. S. 274) erleichtern. Bei der Endoneurolyse ist daran zu denken, daß die Nervenfaserbündel nicht auf weite Strecken parallel verlaufen, sondern intraneurale Plexus bilden, die sich meistens einige Zentimeter proximal des Abgangs mehrerer Seitenäste finden. Die Nervenfaserbündel mischen sich in diesen Plexus und sind dort präparatorisch nicht voneinander zu trennen.

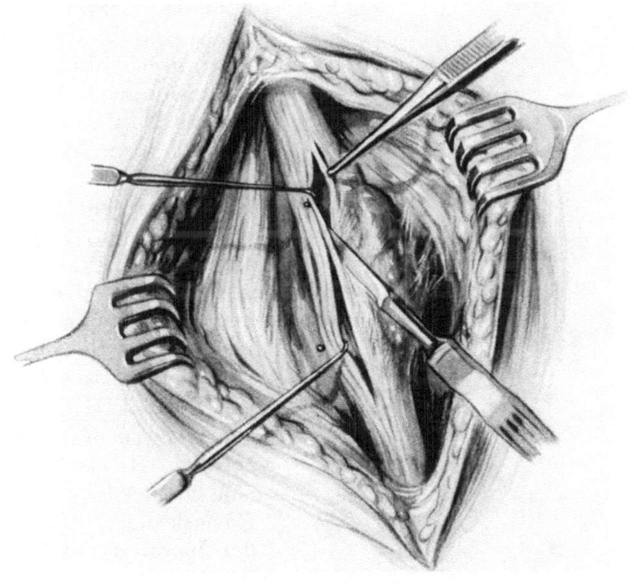

Abb. 277. *Endoneurolyse.* Die einzelnen Nervenbahnen werden aus dem zwischen ihnen befindlichen Narbengewebe gelöst. Das Narbengewebe wird entfernt.

III. Nervennaht.

Bei *sofortiger primärer Nervennaht nach frischer Nervenverletzung* (zur Indikation s. S. 305) ist meist keine größere Nervenstrecke beschädigt und die Nervenstümpfe sind noch nicht retrahiert. So kommt man dabei in der Regel ohne größere Resektion der Nervenenden und ohne weitere Mobilisation des Nerven aus. Nach sparsamer Anfrischung ist die End-zu-End-Vereinigung gewöhnlich ohne Schwierigkeiten durchführbar.

Vor jeder *verzögerten oder verspäteten Nervennaht* ist dagegen in allen Fällen eine *ausgiebige Resektion* der dann immer degenerativ oder narbig veränderten Nervenstümpfe und eine *weitgehende Mobilisation* des Nerven zur Verhütung schädlicher Zugspannungen im Nahtbereich notwendig. Hierzu sind öfters sehr ausgedehnte Hautschnitte fast am ganzen Verlauf einer Extremität notwendig. Es ist besser, Nervenlücken durch ausgiebige Mobilisation des Nerven auszugleichen, als durch extreme Zwangshaltungen der Gelenke, die leicht Dauerkontrakturen hinterlassen. Bei der Mobilisation des Nerven braucht der Operateur auf seine kollaterale Blutversorgung praktisch weder am proximalen noch am distal der Verletzung liegenden Abschnitt allzuviel Rücksichten zu nehmen. Nervenseitenäste sind aber peinlich zu schonen und aus einem dickeren Kabel notfalls eine Strecke lang herauszupräparieren (s. S. 311).

Die dann folgende *Resektion* soll nach Möglichkeit den gesamten erkrankten Nervenabschnitt — ein unwegsames *Neurom* bei erhaltener Kontinuität *oder narbig veränderte Nervenstümpfe* bei völliger Durchtrennung — beseitigen. Wenn die Grenzen des erkrankten Nervenabschnittes durch äußere Untersuchung nicht sicher auszumachen sind, ist es ratsam, die *Anfrischung der Nervenenden scheibchenweise* vorzunehmen, bis gesunde Nervenquerschnitte erreicht sind (s. Abb. 278). Wäre bei sehr ausgedehnten Veränderungen nach weitgehender Resektion die direkte Nahtvereinigung in Frage gestellt, dann darf an der *proximalen* Grenze der Nervennarbe die Resektion eher etwas *sparsamer* vorgenommen, der Schnitt notfalls an die Grenze des Neuroms gelegt werden. Am *distalen* Ende muß man dagegen immer radikal alles beschädigte Gewebe *weit im Gesunden* herausschneiden.

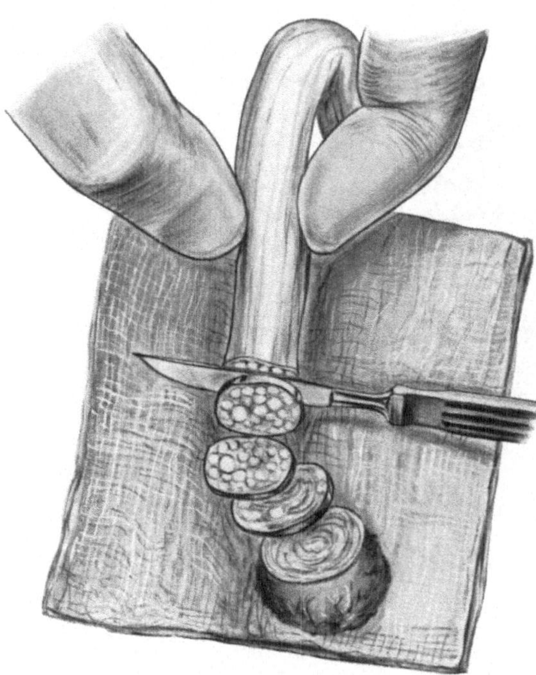

Abb. 278. *Scheibchenweises Anfrischen eines Nervenstumpfes* nach alter Nervendurchtrennung, bis ein gesunder, narbenfreier Querschnitt erreicht ist.

Der *Resektionsschnitt* wird mit *haarscharfem Messer im glatten Zuge* geführt. Hierzu eignet sich auch eine mit der Klemme festgehaltene Rasierklinge. Zur Resektion legt der Operateur den Nerven auf einen sterilen Holzspatel als Unterlage oder hält ihn mit den Fingern der linken Hand auf einem Mullfähnchen fest. Steht der zu resezierende Nerv unter Spannung, so empfiehlt es sich, auf beiden Seiten proximal und distal der später zu resezierenden Stelle je 2 Haltenähte anzubringen, mit denen dann die Nervenenden auch zur Nervennaht genähert werden können (s. Abb. 282). Nach Durchtrennung des Nerven neigt das Perineurium dazu, sich zurückzuziehen, sodaß die Nervenfaserbündel etwas vorschauen. Stört dies die glatte End-zu-End-Adaptation, dann *kürzen* wir die *Nervenfaserbündel* noch einmal etwas *nach*.

Ist *nur ein Teil des Nervenquerschnittes* stärker verändert, und sind andere Teile wahrscheinlich gesund und leitungsfähig, so wird man an dickeren Nerven zweckmäßig nur die kranken Abschnitte seitlich *herausschneiden* (s. Abb. 279). Auf diese Weise ist es möglich, eine Nervennaht unter Schleifenbildung der erhaltenen Bahnen durch Aneinanderlegen der frischen Schnittflächen zu bewerkstelligen (s. Abb. 281). Die dabei notwendige *Schleifenbildung* stellt aber eine gewisse technische Schwierigkeit dar. Wir verzichten deswegen lieber auf derartige Schlingenbildungen und überbrücken die entstandene Lücke durch ein *Einlagetransplantat* (s. S. 319, Abb. 280) oder beschränken uns bei guter motorischer Reaktion der erhaltenen Nervenfaserbündel ohne jede

Naht nur auf Wegnahme der Narbe.

Eine *Achsenverdrehung* der *Nervenenden an der Nahtstelle* macht den Erfolg der Nervennaht nicht in jedem Falle zunichte. Die Regeneration wird jedoch, besonders bei gemischten motorischen sensiblen Nerven, erleichtert, wenn es bei der Naht gelingt, eine dislocatio ad peripheriam der Nervenenden zu *vermeiden*. Um dies sicherzustellen, benutzen wir gerne dünne, schwarze Seidenfäden, mit denen wir zwei genau gegenüberliegende Punkte des Nervenumfangs proximal und distal vor Resektion des Neuroms markieren; die Fäden werden mit Klemmen gefaßt und dienen gleichzeitig als Haltevorrichtungen. Die Lage von zwei gegenüberliegenden Punkten der Peripherie läßt sich auch durch etwas Methylenblau markieren, das mittels einer feinen Injektionskanüle aufgetragen wird. Die charakteristische Abplattung des Nerven in einer bestimmten Ebene, das Querschnittsbild mit typischer Anordnung der Faserbündel an den kongruenten Nervenenden sowie der Verlauf der Längsstreifung und der Gefäße am Perineurium sind weitere Hilfsmittel, um eine Achsenverdrehung an den Nervenstümpfen bei ihrer Naht zu vermeiden (s. Abb. 282).

Die *End-zu-End-Naht zweier Nervenstümpfe* geschieht *mit unresorbierbarem feinem Nahtmaterial* [*37*, *35*]. Wir benutzen hierbei

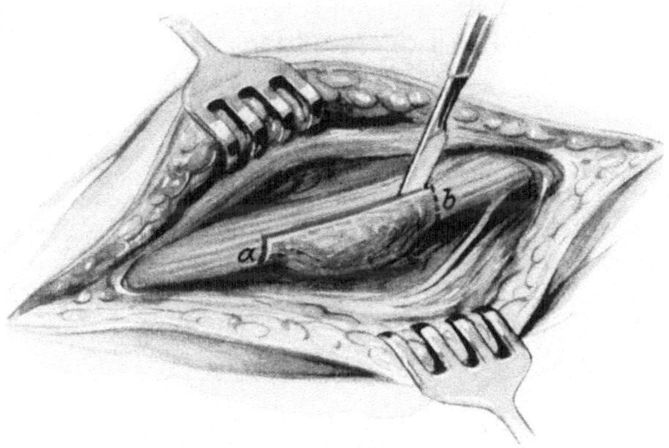

Abb. 279. *Ausschneiden eines erkrankten Nervenabschnittes.*

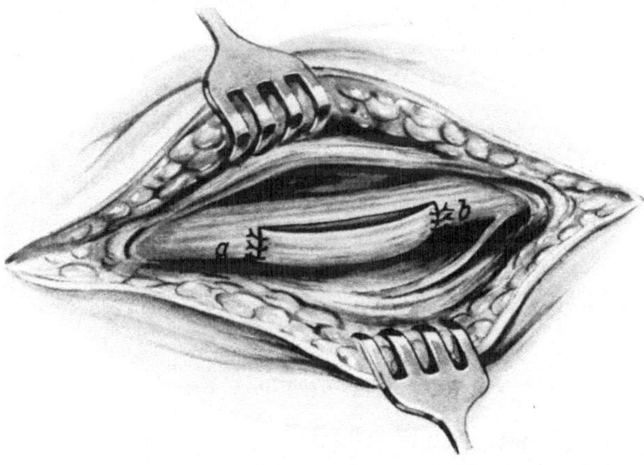

Abb. 280. *Ausfüllen* der in Abb. 279 dargestellten *Nervenlücke durch* ein autoplastisches *Einlagetransplantat.* Das eingepflanzte Nervenstück muß an den Querschnitten fugenlos eingepaßt werden, soll aber wegen später zu erwartender Schrumpfungsvorgänge etwas länger sein als die Lücke.

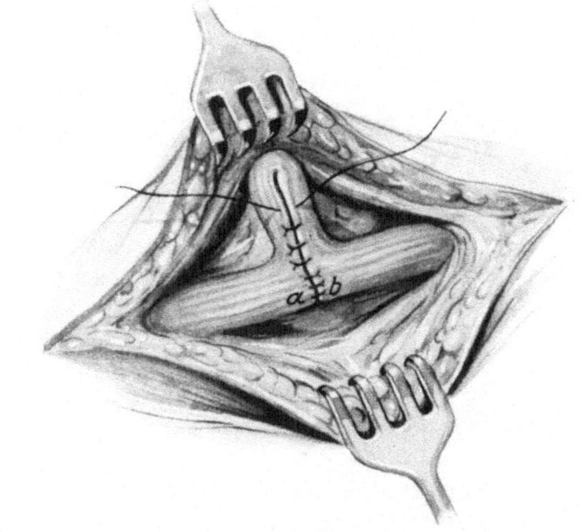

Abb. 281. *Verschluß* der in Abb. 279 dargestellten *Nervenlücke* durch *Schleifenbildung* (weniger günstig).

feine, schon in Nadeln eingefädelte vorbereitete *Seidenfäden* (s. Abb. 208) oder lieber Seidenfäden in *atraumatischen Nadeln* (s. S. 69). Um den Faden zur Naht an sehr dünnen Nerven gleitfähig zu machen, empfiehlt es sich, ihn vorher durch das subcutane Fett des Wundrandes zu ziehen oder mit etwas Paraffinum liquidum geschmeidig zu machen. Kunststoff- oder Catgutfäden sind für Nervennähte ungeeignet. Dickere Nerven lassen sich gut durch feinen, 0,08 mm durchmessenden *Draht* aus Tantal oder nichtrostendem Stahl vereinen; bei dünneren Nerven sind die Seidenfäden leichter zu handhaben. Um später *im Röntgenbild feststellen* zu können, ob eine *Nahtdehiszenz* eintritt, empfiehlt es sich, bei dickeren Nerven in einem festgelegten Abstand, etwa 3 cm von der Nahtlinie, beiderseits einen kleinen Knoten aus feinem Draht in das Perineurium zu versenken.

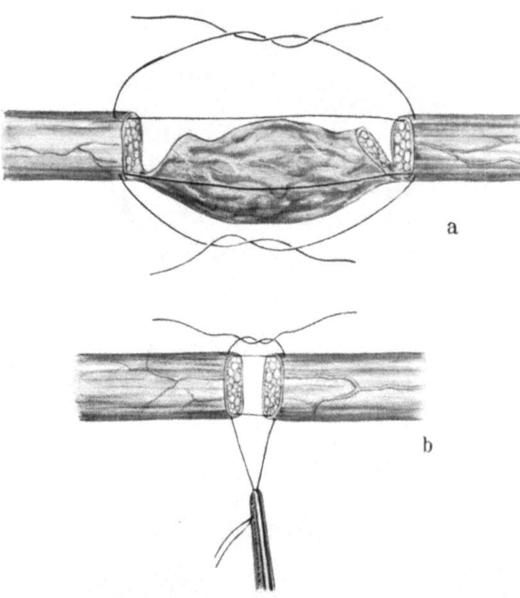

Abb. 282a u. b. *Methoden zur Verhütung der Achsendrehung der Nervenstümpfe an der Nahtstelle.* a Vor Resektion eines Neuroms zwei gegenüberliegende Punkte durch Haltefäden markieren; b bei frischer Nervendurchtrennung die Kongruenz der Nervenstümpfe an der typischen Abplattung des Nerven, an der charakteristischen Gefäßzeichnung des Perineuriums und an dem übereinstimmenden Querschnittsbild feststellen.

Die *Nervennähte* sollen *nur das Perineurium erfassen*; ein Durchstechen der Nervenfasern ist möglichst zu vermeiden. Die zur lückenlosen Adaptation der Nervenhülle notwendige *zirkuläre Naht* wird erleichtert, wenn der Operateur zu Beginn an entgegengesetzten Stellen des Nervenumfangs 2 Knopfnähte anbringt und *zwischen* diesen *2 Haltefäden* dann das Perineurium durch eine Knopfnahtreihe, oder bei dickeren Nerven auch durch eine fortlaufende Naht, aneinanderbringt (s. Abb. 283). Das Perineurium muß so eng miteinander vereinigt sein, daß keine Nervenfaserbündel hervorquellen. Falls das richtige feinste Nahtmaterial mit atraumatischen Nadeln benutzt wird, sind zur dichten Naht bei dünnen Nerven, am Finger oder an der Hohlhand 4—6, bei mitteldicken Nerven etwa 8—10 Knopfnähte erforderlich. *Im Augenblick der Naht darf am Nervenquerschnitt keine Blutung* mehr aus den hauptsächlich longitudinal angeordneten Blutgefäßen *vorliegen*, weil diese zu einem Hämatom und später zu einer Narbe im Anastomosenbereich führt. Man achte hierauf und stille solche Blutungen, an dünneren Nerven durch vorübergehendes Auflegen eines kleinen Muskelstückchens, an dickeren Nerven durch feinste Catgutunterbindungen. Ist die Nervennaht oder Resektion in unmittelbarer Nähe des Abganges von Seitenästen notwendig,

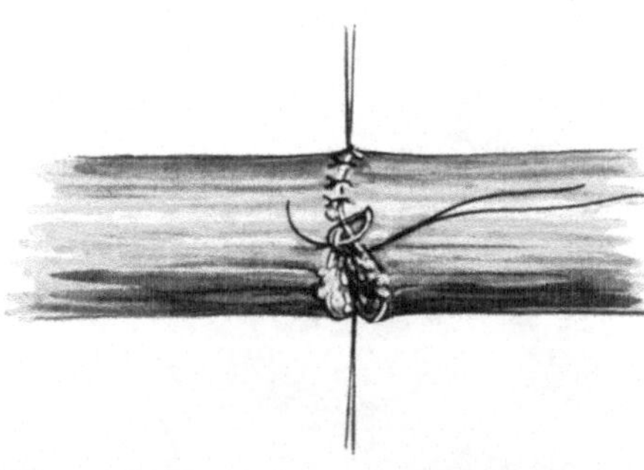

Abb. 283. *Ringförmige Nervennaht.* Zwei Haltefäden, deren Enden für die fortlaufende Naht zur Verfügung stehen, werden an zwei gegenüberliegenden Stellen angelegt. Die Naht faßt möglichst nur das Perineurium und drängt die Nervensubstanz zurück.

so müssen diese geschont werden. Bei vorsichtigem Vorgehen können sie oft einige Zentimeter weit vom Nervenstamm isoliert werden.

Bei *stärkerem Retraktionszug* im Nahtbereich *der Nervenstümpfe* läßt sich eine Entspannung der mobilisierten Nerven — nur für den Augenblick der Naht

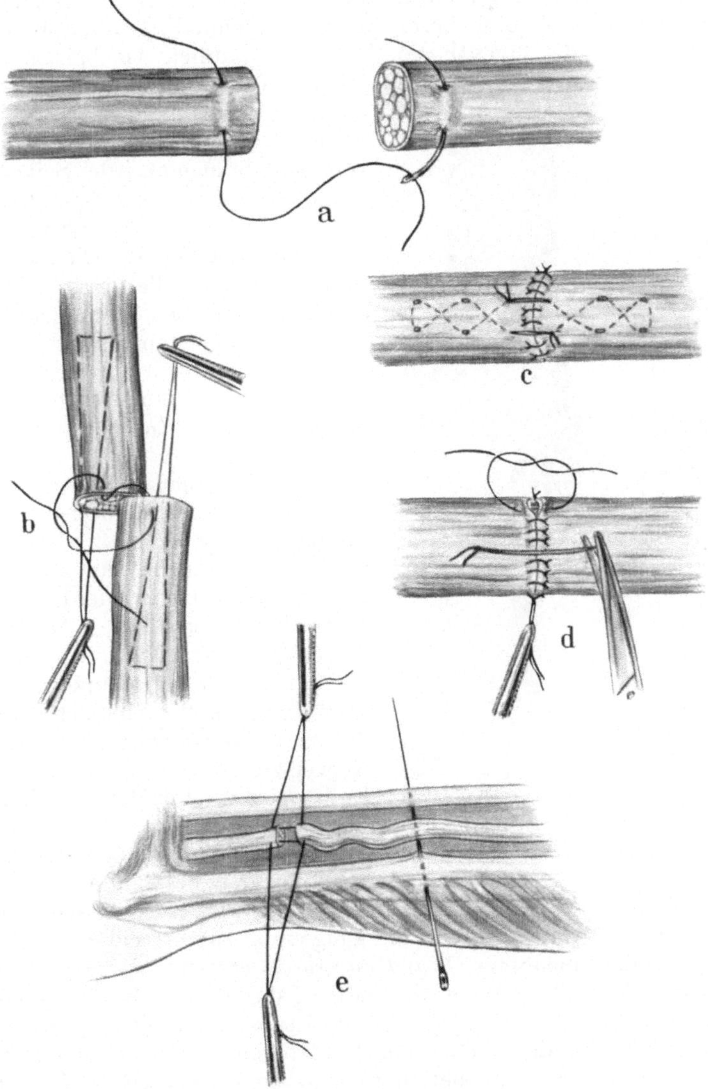

Abb. 284a—e. *Methoden zur Beherrschung eines starken Retraktionszuges der Nervenstümpfe bei der Nervennaht.* a Quer durch das Perineurium gelegte Matratzennähte als Entspannungsfäden; b Hilfszügel, die nach der Naht entfernt werden; c Entspannungsnähte, die das Perineurium auf eine längere Strecke durchflechten; d ein zu Beginn angelegter dicker, den Nerven durchgreifender Entspannungsfaden wird nach Vervollständigung der Naht wieder entfernt; e Vorziehen des proximalen Nervenstumpfes durch Transfixation mit Nadel zwischen zwei benachbarten Sehnen.

vorübergehend — durch proximal und distal angelegte, den Nerven *durchgreifende Haltefäden* erreichen (s. Abb. 284d). Nach dem Vorschlage Bunnells kann man den proximalen Nervenabschnitt auch durch Fixation mit einer *Nadel* zwischen zwei benachbarten Sehnen zum Nahtbereich vorziehen und so vorübergehend festhalten (s. Abb. 284e). Um das Ausreißen der Fäden bei starker Spannung während der Naht zu vermeiden, ist es an dickeren Nerven möglich, *zunächst* zwei gegenüberliegende Stellen des Perineuriums mit etwas stärkeren *quer gelegten Matratzennähten* zusammenzuziehen und danach die End-zu-End-Naht durch längsgestellte feine Seidenknopfnähte zu vollenden (s. Abb. 284a). Ist die Spannung noch größer, dann ist es bei dickeren Nerven manchmal zweckmäßig, die *Nervenaußenhüllen* abseits der eigentlichen Nahtlinie, ähnlich wie bei Sehnennähten, *mehrfach* zu *durchflechten* und die Stümpfe durch Entspannungsnähte aneinanderzubringen (s. Abb. 282b, c) [*12*]. Findet sich in der Kontinuität des Nerven ein Neurom, so läßt sich an jeder Seite dieses Narbenknotens ein *bandartiger Gewebslappen erhalten*, der zunächst wie ein Zügel zum Aneinanderziehen der Querschnitte dient und später seitlich als verstärkendes Band auf den gegenüberliegenden Nervenabschnitt aufgesteppt wird (s. Abb. 285). Finden sich größere *Nervenlücken*, dann kann meist auf eine besondere *Entspannungsstellung der Gelenke* nicht verzichtet werden (s. S. 318).

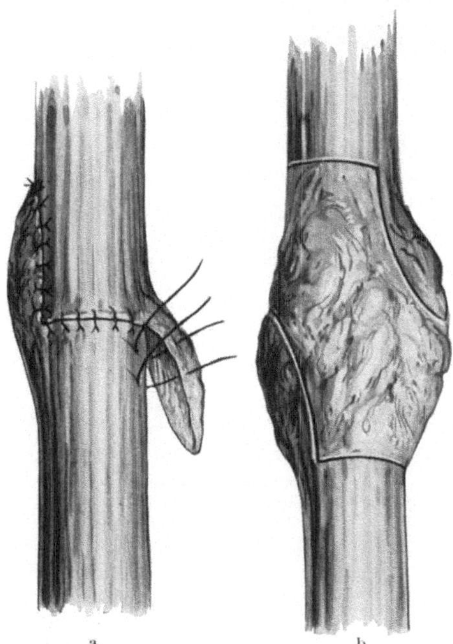

Abb. 285a u. b. *Ausschneidung eines Neuroms* und Wiederherstellung des Nerven durch Naht. Bei Ausschneidung des Neuroms ist an jedem Nervenende ein *Lappen* gelassen, der bei der End-zu-End-Naht zum Anfassen dient und *zur Verstärkung der Naht seitlich* auf das gegenüberliegende Nervenende gesteppt wird.

Bei *Inkongruenz der Nervenquerschnitte* gleichen wir beide Nervenenden meist dadurch einander an, daß wir in den dünneren Nerv etwas physiologische Kochsalzlösung einspritzen; hierdurch wird der Querschnitt des dünnen Nerven für den Augenblick der Naht vergrößert. Eine lückenlose Adaptation inkongruenter Nervenstümpfe läßt sich auch so erreichen, daß man das zentrale Ende des dickeren Nerven zipfelförmig spaltet und das distale Ende spitz zuschneidet oder den dünneren Querschnitt etwas schräg anfrischt. Beim Aneinanderheften ungleich dicker Nervenkabel ist ganz besonderer Wert darauf zu legen, daß die Nervenaußenhüllen dicht durch Naht verschlossen sind, um das Auswachsen der Nervenfibrillen in die Umgebung zu vermeiden.

Nach komplikationslosem *Wundheilverlauf* erreicht die frisch adaptierte *Nervennahtstelle* in 4—12 Wochen ungefähr wieder dieselbe Reißfestigkeit wie ein normaler Nerv [*5, 22*] (s. II S. 205). Bis zu diesem Zeitpunkt ist jeder *schädigende Zug*, der zum Auseinanderweichen der Nahtstellen führen könnte, *zu vermeiden.* Daher empfiehlt es sich, die beteiligte *Gliedmaße zunächst* — *in* der für den einzelnen Nerven günstigen *Entspannungsstellung* (s. S. 318) — *durch* einen *Gipsverband*, der das proximal und distal der Nahtstelle liegende Gelenk umfassen soll, *ruhigzustellen.* Diese Periode der absoluten Immobilisation wird aber, um Muskelatrophien, Gelenkversteifungen und Sehnenverklebungen zu vermeiden, nur so lange aufrechterhalten, wie das unbedingt notwendig ist [*36*]. *Nach 3—4 Wochen* ist eine zur Entlastung der Naht vorgenommene stärkere *Gelenkbeugung schrittweise* zu vermindern (etwa 10° je Woche) und dann *allmählich mit Bewegungsübungen zu beginnen.* Hierbei vermeiden wir alle Gewaltmaßnahmen, wie z. B. Quengeln, die durch einen *ununterbrochen* starken Zug am Nerven zur

Ischämie und Vernarbung führen können. *Im Anschluß an die Naht* von *Fingernerven* soll man *schon* nach *14 Tagen* mit vorsichtigen *Bewegungsübungen* anfangen.

Bereits im Gipsverband muß durch entsprechend angelegte Fenster einige Tage nach der Naht die elektrische Reizbehandlung der gelähmten Muskeln wieder aufgenommen werden. *Massage*, aktive und passive *Bewegungsübungen* und *Elektrisieren* sind danach *noch monatelang durchzuführen*, bis die langsam vom proximalen Nervenende vorwachsenden Achsenzylinder die Rückkehr der motorischen und sensiblen Nervenleistungen mit sich bringen.

Die konservative *Nachbehandlung* im *Anschluß an* eine *Nervennaht* ist *fortzusetzen, bis* eine gute motorische Funktion erreicht ist. Über 1 Jahr hinaus sollte man diese Maßnahmen aber nur bei Plexus-, Ischiadicus- oder Ulnarislähmung ausdehnen; bei den anderen Nerven ist es meistens nach 9 Monaten entschieden, ob die Nervenoperation einen Erfolg hatte.

Im allgemeinen schreitet nach einer Naht des völlig durchtrennten Nerven die *funktionelle Regeneration* mit einer *Geschwindigkeit* von 2 mm je Tag nach distal vorwärts. Der *durchschnittliche Zeitpunkt bis zur Funktionsrückkehr* beträgt nach Nervennaht 5—7 Monate, *unterliegt* aber *starken Schwankungen*. Die *Prognose* ist bei mittlerer Verletzungshöhe eines Nerven im allgemeinen besser als bei zentral oder peripher gelegenen Verletzungen. Eine Durchtrennung der Nervenfasern allein bei erhaltener Kontinuität der Nervenhüllen führt schneller zur Wiederherstellung als eine Naht nach völliger Durchtrennung aller Nervenbestandteile. Narben an der Verletzungs- oder Nahtstelle verzögern das Auswachsen der Achsenzylinder in den peripheren Nervenanteil oder machen dieses sogar unmöglich. Eine gute operative Technik, die narbige Veränderungen im Nahtbereich möglichst gering hält, bietet die beste Voraussetzung für eine schnelle Wiederherstellung der Funktion. Die Aussichten einer Nervennaht verschlechtern sich auch um so mehr, je größer das im Nahtbereich resezierte Nervenstück ist. Am N. radialis, axillaris und musculocutaneus ist im allgemeinen eine schnellere Regeneration zu erwarten als am N. ulnaris, ischiadicus oder peronaeus. Wenn Nervennähte später als 6 Monate nach der Verletzung vorgenommen werden, vermindern sich die Aussichten dieses Eingriffs mit weiterem Zuwarten erheblich. Gleichzeitige Knochenbrüche verschlechtern durch die begleitende Muskel- und Sehnenschädigung sowie durch die Gelenkversteifung die Aussichten. Gleichzeitige Gefäßverletzungen verstärken die trophischen Störungen, die eine Nervenverletzung begleiten.

IV. Versorgung einer Nervenlücke.

Nach ausgiebigem Ablösen des Nerven von seinen Nachbargebilden lassen sich *kleinere Lücken durch sanften Zug* an beiden Nervenstümpfen so *ausgleichen*, daß eine End-zu-End-Vereinigung möglich ist, und es bei richtiger Nahttechnik (s. S. 311) und Nachbehandlung (s. o.) später nicht zur Dehiszenz im Wundbereich kommt. Stärkerer Zug hingegen zerreißt die Achsenzylinder, führt zu Blutungen im Nerven und erschwert oder verhindert die spätere Regeneration.

An einzelnen Nerven läßt sich die *Verlaufsstrecke durch Verlagerung verkürzen* und so ein relativ zu kurzer Nervenstrang entspannen. Bei Verlagerung des N. ulnaris von der Rückseite des Ellbogengelenkes auf die Beugeseite kann man z. B. 5—10 cm gewinnen. In ähnlicher Weise läßt sich bei Verletzung des N. radialis in der distalen Hälfte des Oberarms das bis zur Achselhöhle mobilisierte proximale Ende dieses Nerven subcutan an die Beugeseite des Oberarms führen und dort mit dem von lateral nach vorn verschobenen Nervenstumpf spannungsloser vereinen.

In vielen Fällen ist zur Annäherung der Nervenenden eine *Entspannungsstellung der benachbarten Gelenke* [*8*] nicht zu umgehen, z. B. bei Ischiadicusverletzungen eine Überstreckung in der Hüfte, eine Beugung im Knie und eine Plantarflexion im Fußgelenk, oder bei Verletzungen des N. medianus bzw. des N. ulnaris eine Adduktion und mäßige Elevation des Armes im Schultergelenk mit einer Beugung im Ellbogen- und Handgelenk, oder bei N. radialis-Verletzungen eine Adduktion des Oberarmes mit Beugung im Ellbogen- und Überstreckung im Handgelenk. Die *Beugung* der Gelenke sollte dabei im allgemeinen *nicht mehr als 90°* betragen. Um Dauerkontrakturen vorzubeugen, ist diesbezüglich an der Hand und am Fußgelenk ganz besondere Vorsicht geboten. Das Handgelenk darf nach einer Nervennaht nicht stärker als 70° gebeugt und das Fußgelenk nicht stärker als 10° plantar flektiert eingegipst werden. Statt zur Entspannung des N. medianus oder N. ulnaris bei Verletzungen im distalen Unterarmbereich das Handgelenk maximal zu beugen, und statt zur Entspannung des N. tibialis bei Verletzungen im distalen Unterschenkelbereich den Fuß in starke Spitzfußstellung zu bringen, ist es vorzuziehen, die genannten Nerven weit nach proximal zu mobilisieren und die starke Gelenkbeugung lieber im Ellbogen- bzw. im Kniegelenk statt im Hand- oder Fußgelenk vorzunehmen. Die erwünschte Zwangshaltung der Gliedmaße wird nach der Nervennaht durch einen gut *gepolsterten Gipsverband* bei mäßiger Beugung für etwa 3, bei stärkerer Beugung für wenigstens 4 Wochen aufrechterhalten.

Tabelle 10. *Kritische Resektionslängen in Zentimeter nach* SEDDON, *die bei den einzelnen Nerven durch Mobilisation, Verlagerung und Entspannungsstellung der Gelenke ausgeglichen werden können.*

Höhe der Läsion	Hoch	Mittel	Tief
Medianus	7	9	7,5
Ulnaris	10	13	10
Radialis	8	8	7,5
Fibularis	9	9	9
Tibialis	10	11	7

Erscheint nach genügend weiter Resektion der erkrankten Nervenabschnitte die End-zu-End-Vereinigung völlig unmöglich, dann läßt sich gelegentlich noch eine *zweizeitige Nervennaht* ausführen. Hierbei werden die Nervenstümpfe zunächst ohne Resektion unter Ausnutzung einer weitgehenden Mobilisation des Nervenstrangs und einer möglichst günstigen Entspannungsstellung der Gelenke aneinandergenäht. Anschließend gleicht man die Zwangshaltung der Gliedmaße (z. B. die Beugung im Ellbogengelenk) schrittweise aus und erreicht hiermit eine vorsichtige Dehnung. Im zweiten Eingriff erfolgt dann unter erneuter Entspannungsstellung der Gelenke nach genügend weiter Resektion der Stumpfenden die End-zu-End-Vereinigung gesunder Nervenabschnitte. Statt dessen ist es auch möglich, beim ersten Eingriff nur das zentrale Ende des Nerven, das anscheinend einen Zug besser verträgt als das distale, ohne Resektion mit einem Zugfaden anzuschlingen, unter Überspringen des distalen benachbarten Gelenkes am Knochen zu befestigen und hierdurch die erwünschte vorsichtige Dehnung des Nervenstranges schrittweise herbeizuführen. Bei erhaltener Kontinuität des Nervenstranges kann man schließlich *den zu resezierenden Abschnitt* auch *in mehreren Sitzungen stückweise* herausnehmen und den jedesmal wieder zusammengenähten Nervenstrang in den Zwischenzeiten, 4—6 Wochen, vorsichtig dehnen (s. ähnliches Vorgehen bei Hautnarben S. 180).

Durch weitgehende Mobilisation des Nerven, durch Verlagerung (N. ulnaris und N. radialis) sowie Entspannungsstellung der Gelenke lassen sich *ausnahmsweise* auch größere Nervenlücken, 10—15 cm und mehr, mit klinischem Erfolg überbrücken [*9, 1*]. Eine radikale Ablösung des Nerven von seinen Nachbargebilden beeinträchtigt aber seine Blutversorgung, eine zu weitgehende Verlagerung beschädigt wichtige Seitenäste, eine extreme Beugestellung der Gelenke bringt beim späteren Ausgleich leicht Nahtdehiszenzen mit sich und kann zu Gelenkkontrakturen führen. Aus diesem Grunde sollte sich der Operateur *in der Regel* bei der End-zu-End-Vereinigung von weiter auseinanderliegenden Nervenstümpfen *auf* die klinisch erprobte, *kritische Resektionsgrenze* von 7—10 cm [*19, 26*] *beschränken* (s. Tabelle 10).

Überschreitet die Nervenlücke die technisch erreichbare oder klinisch erprobte Resektionsgrenze, dann ist es notwendig, mit der Nervenlücke durch andere Maßnahmen, z. B. durch die Einschaltung eines Nerventransplantates oder eine Nervenpfropfung (s. u.) oder eine Neurotisation, fertig zu werden. Häufiger bleibt dann nichts anderes übrig, als sich auf Palliativoperationen an den Sehnen oder Gelenken, die den Funktionsausfall des betreffenden Nerven mildern, zu beschränken.

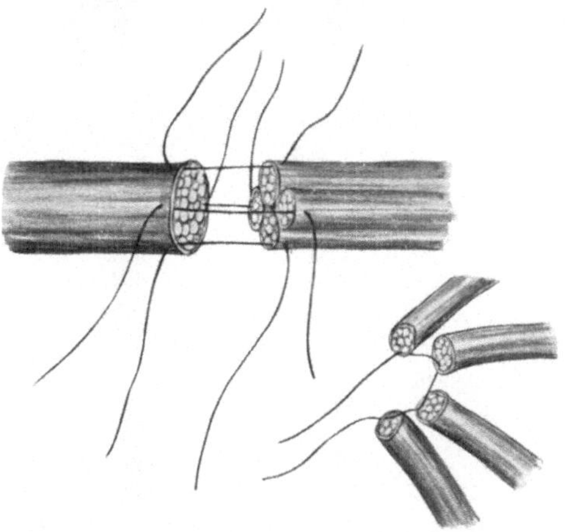

Abb. 286. *Kabeltransplantat* aus mehreren dünnen Nerven zur Überbrückung einer Lücke an dickeren Nerven (nach BUNNELL).

Die *freie Überpflanzung eines Nerventransplantates* [*32, 26, 10, 14, 15*] in eine Nervenlücke ist *nur* als *Autoplastik erfolgversprechend.* Frisch entnommene oder konservierte Homoio- oder Heterotransplantate ergeben demgegenüber so schlechte Ergebnisse, daß wir sie völlig ablehnen. Es hat sich als zweckmäßig erwiesen, *zur freien Verpflanzung* in erster Linie *dünne Nerven* heranzuziehen, weil diese in den ersten Tagen nach der Verpflanzung leichter durch Diffusionsvorgänge am Stoffwechsel teilnehmen und später schneller an die Blutversorgung angeschlossen werden als dickere Kabel. Dünne Nerventransplantate haben sich z. B. klinisch gut bewährt zur Überbrückung von Lücken an Finger- und Gesichtsnerven [*3, 11*]. Müssen Lücken an dickeren Nerven durch freie Transplantate überbrückt werden, dann ist es ratsam, mehrere dünne Nervenstücke zunächst in einem Bündel zusammenzufassen und dann dieses *Kabeltransplantat* in die bestehende Lücke zu pflanzen [*26*] (s. Abb. 286). Der Querschnitt eines als Zylinder angesprochenen Nerven verändert sich mit dem Quadrate des Radius $\times\, \pi$. Es ist also z. B. zur Überbrückung eines 4 mm durchmessenden Nerven, der einen 12,6 mm^2

Tabelle 11.

Mittlerer Durchmesser der wichtigsten peripheren Nerven (nach VARLOW)			Durchschnittliche Länge und Dicke der zur freien Autotransplantation in Betracht kommenden Nerven (nach NIGST)	
Ischiadicus	(Mitte Oberschenkel)	8,3 mm	1. Intercostalnerven	15—20 cm/1—2 mm
Tibialis	(Fossa poplitea)	4,7 mm	2. N. suralis	25—40 cm/2 mm
Fibularis	(Fossa poplitea)	3,6 mm	3. N. cutaneus femoris lat.	15—20 cm/2 mm
Tibialis	(Fußgelenk)	3,5 mm	4. N. saphenus	40 cm/1 mm
Femoralis	(Inguinalgegend)	4,8 mm	5. N. cutaneus antebrachii	
Medianus	(Ursprung)	4,1 mm	ulnaris	20—27 cm/2—3 mm
Radialis	(Ursprung)	4,3 mm	6. N. cutaneus antebrachii	
Ulnaris	(Ursprung)	3,8 mm	radialis	25 cm/2 mm
Medianus	(Handgelenk)	3,5 mm		
Ulnaris	(Handgelenk)	2,5 mm		

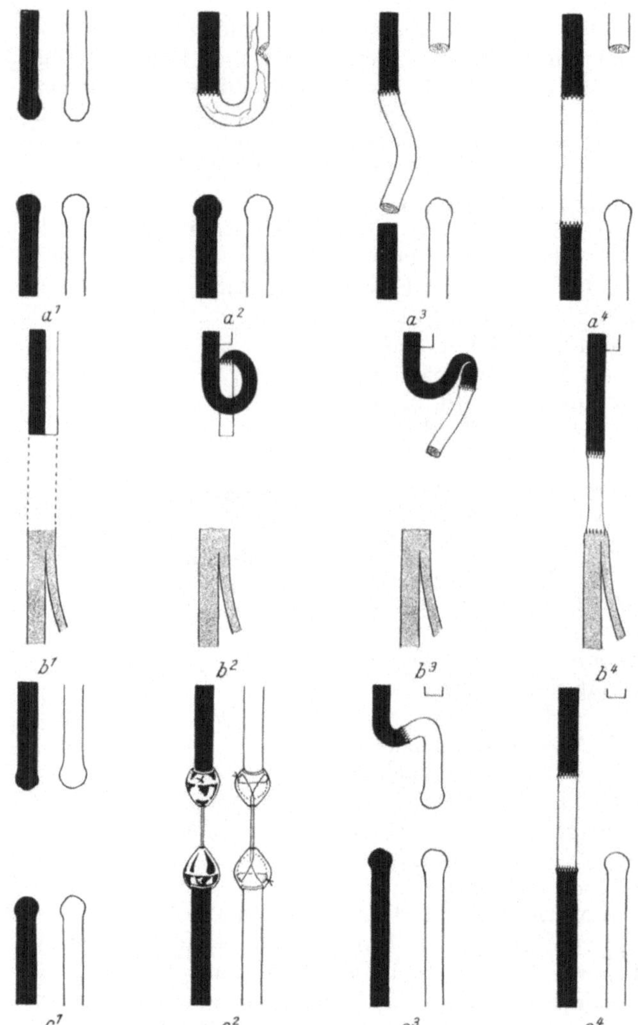

Abb. 287a—c. *Methoden zur gestielten Nerventransplantation.* a *Verfahren nach* STRANGE. a^1 Defekt an zwei parallel verlaufenden Hauptnervenstämmen, z. B. dem N. medianus (schwarz) und N. ulnaris (weiß). a^2 In erster Sitzung Anastomose zwischen beiden proximalen Stümpfen nach Resektion des Neuroms und teilweiser Durchtrennung des Ulnaris, unter peinlicher Schonung der epineural längsverlaufenden Gefäße. a^3 und a^4 Nach 3 Wochen wird das Ulnaristransplantat völlig abgetrennt und nach Resektion des Neuroms mit dem distalen Medianusstumpf anastomosiert. b *Verfahren nach* MACCARTY. b^1 Defekt im N. ischiadicus. b^2 Anastomose des tibialen Anteiles (schwarz) mit dem fibularen Anteil (weiß) des proximalen Stumpfes. Hierbei sind die aus der Nachbarschaft an das in situ belassene Endstück des proximalen Fibularisstumpfes herantretenden Gefäße zu schonen. b^3 und b^4 In einer zweiten Sitzung wird das aus dem fibularen Anteil bestehende Transplantat mobilisiert und mit dem distalen Ischiadicusstumpf anastomosiert. c *Verfahren nach* SHELDEN. c^1 Großer Defekt in zwei parallel verlaufenden Nerven, z. B. dem N. medianus (schwarz) und dem N. ulnaris (weiß). c^2 In der ersten Sitzung werden die Neurome in Metallkappen gesteckt und durch Drahtzügel unter starker Spannung miteinander verbunden. c^3 Nach 3 Monaten sind die Stümpfe einander genähert und das in situ belassene Endstück des proximalen Ulnarisstumpfes wird mit dem von seinem Endneurom befreiten proximalen Medianusstumpf anastomosiert. c^4 Nach weiteren 4 Monaten Anastomose des jetzt an den Medianusstumpf angewachsenen und mobilisierten Ulnaristransplantates mit dem amputierten distalen Medianusstumpf.

Querschnitt hat, ein Kabeltransplantat aus 4 jeweils 2 mm durchmessenden dünnen Nerven, von denen jeder einzelne einen 3,14 mm^3 Querschnitt hat, erforderlich.

Als *Fundstellen für freie Nerventransplantate* dienen (auch zur Überbrückung motorischer Nerven) meist dünne, sensible *Hautnerven* vom Arm oder Bein

(N. suralis, Äste des N. saphenus, der N. cutaneus femoris fibularis sowie der N. cutaneus antebrachii radialis und ulnaris) oder ein *Intercostalnerv. Dickere Nervenstücke* werden nur *bei* gleichzeitiger *Verletzung mehrerer Nerven* als freie Transplantate zur Verfügung stehen. In solchem Falle ist es z. B. möglich, ein Stück aus dem N. ulnaris zur Überbrückung des mitverletzten N. radialis oder N. medianus heranzuziehen. Ob *prädegenerierte Transplantate*, nach vorhergehender proximaler Durchtrennung des Nerven [*4, 15*] gegenüber einem vorher unberührten Nerven zur Überbrückung Vorteile haben, ist noch unentschieden. Jedenfalls sollte die Degeneration nicht allzulange zurückliegen.

Besteht die Absicht, bei dickeren Nerven ein *Transplantat aus dem zu überbrückenden Nerven* selbst zu gewinnen, dann ist dies aus dem distal der Verletzungsstelle liegenden Nervenabschnitt zu entnehmen. Auch bei diesem Vorgehen darf die Nervenverletzung und damit die Degeneration noch nicht allzulange zurückliegen, weil sonst mit stärkeren narbigen Veränderungen in der distalen Nervenbahn zu rechnen ist.

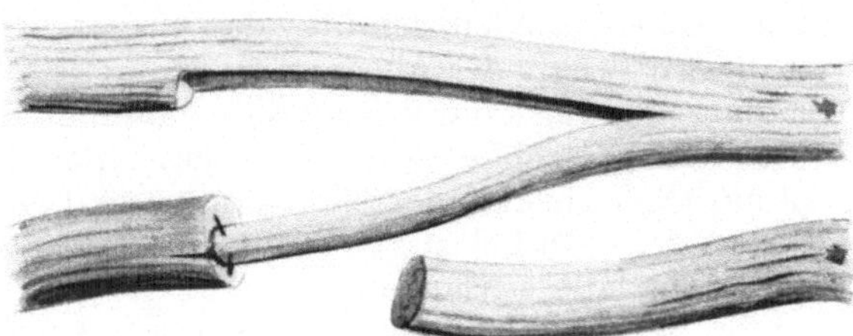

Abb. 288. *Nervenpfropfung.* Ein zentraler Lappen des gesunden Nerven ist endständig in das periphere Ende des durchtrennten kranken Nerven gepflanzt.

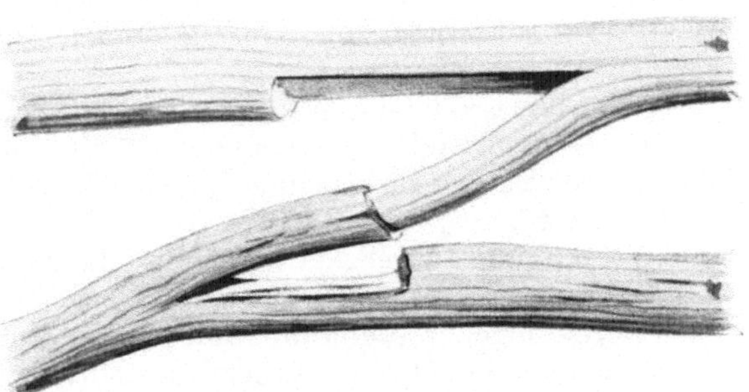

Abb. 289. *Nervenpfropfung.* Ein zentraler Lappen des gesunden Nerven ist endständig mit einem peripheren Lappen des kranken Nerven vereinigt.

Bei jeder *freien Nerventransplantation* ist später *mit* einer gewissen *Schrumpfungsverkürzung* zu *rechnen.* Deswegen empfiehlt es sich, das zu überpflanzende Nervenstück 15% länger zu schneiden, als es der zu überbrückenden Lücke entspricht. Auch bei Nerventransplantationen ist durch Mobilisation des Nervenstranges (s. S. 317) und durch eine richtige Entspannungsstellung der benachbarten Gelenke (s. S. 318) dafür zu sorgen, daß der durch ein freies Transplantat *zu überbrückende Defekt möglichst klein bleibt.* Nach der Nervenverpflanzung ist es von ausschlaggebender Wichtigkeit, das *Transplantat in* ein narbenfreies, *gut durchblutetes Weichteilbett* zu *legen.*

Unter besonderen Verhältnissen, *bei Durchtrennung von benachbarten Hauptnervenstämmen,* kommt auch eine *gestielte Nerventransplantation* in Betracht [*34, 30, 21*]. Hierbei wird der eher entbehrliche Nerv zur Überbrückung des funktionswichtigeren Nachbarn benutzt und in die dort bestehende Lücke gestielt, unter dauerndem Zusammenhang mit der Blutversorgung, eingeschaltet. Hier stehen die in Abb. 287 dargestellten verschiedenen Wege zur Verfügung.

Tubulisationsmethoden, bei denen man auf die Adaptation der Nervenstümpfe verzichtet und die Lücke durch eine Röhre aus Kunststoff oder durch ein Gefäßtransplantat überbrückt, in der Hoffnung, die Nervenfasern würden zwangsläufig durch solche Führungsbahnen wachsen, zeigen *schlechte Ergebnisse* und sind nicht zu empfehlen.

Wenn sich große Nervenlücken mit einem Transplantat nicht ausgleichen lassen, bleibt als weiteres Hilfsmittel eine *Nervenpfropfung* [*13, 2, 33*]. Dabei wird *ein gesunder Nerv mit* einem *kranken Nerven verbunden.* Das Aussprossen und die gerichtete Leitung der Achsenzylinder und damit der klinische Erfolg sind noch am ehesten zu erwarten, wenn man das proximale Ende eines quer durchtrennten, gesunden Nervenfaserbündels mit dem distalen Ende eines quer durchtrennten, gelähmten Nervenfaserbündels lückenlos end-zu-end-vereinigt, z. B. bei peripherer Facialislähmung den N. accessorius mit dem N. facialis (s. Abb. 288 und 289). Bei Verwendung eines dicken, funktionswichtigen motorischen Nerven als Spender kommt es *nicht* zur vollständigen Lähmung sämtlicher versorgter Muskeln, wenn man sich bei Entnahme des Pfröpflings auf höchstens $^1/_3$ *des Querschnittes des Spenders* beschränkt; die Achsenzylinder für jeden Muskel verteilen sich über den ganzen Nervenquerschnitt und ordnen sich erst dicht oberhalb des Abgangs der Muskelbahn zur sog. Astbahn, deren Durchtrennung allerdings die vollständige Lähmung des versorgten Muskels zur Folge hätte. Am N. ischiadicus liegen in dieser Beziehung besondere Verhältnisse vor, weil am Oberschenkel der N. peronaeus und tibialis eine größere Strecke schon als besondere Muskeläste getrennt, aber noch im selben Kabel des Ischiadicus zusammengefaßt, verlaufen.

Eine Wiederherstellung der nervösen Versorgung von gelähmten Muskeln wurde auch durch *Neurotisation*, d. h. durch Implantation eines gestielten Lappens von gesunder Muskulatur, z. B. des M. masseter oder M. temporalis auf den M. orbicularis oculi und die Lippenmuskulatur bei der Facialislähmung, oder auch durch direkte Einpflanzung eines gesunden Nerven in die gelähmte Muskulatur versucht.

Nervenpfropfung und *Neurotisation* sind *Behelfsmaßnahmen.* Demgegenüber ist die End-zu-End-Vereinigung oder die Einschaltung eines autoplastischen Transplantates, wo das technisch möglich ist, vorzuziehen.

Die *Verkürzung einer Gliedmaße* zur Erzwingung der unmittelbaren End-zu-End-Vereinigung zweier Nervenstümpfe kommt nur in den allerseltensten Fällen in Betracht, z. B. wenn sich bei offener Durchtrennung des N. radialis am Oberarm nach abgeklungener Wundinfektion die Nervennaht schon vor der Konsolidation eines begleitenden Oberarmbruches durchführen läßt, oder als Osteotomie, wenn Gelenkversteifungen die typische Annäherung der Nervenenden unter Ausnutzung einer günstigen Entspannungsstellung der Gelenke verhindern.

Literatur.

1. Babcock, W. W.: Standard technique for operations on peripheral nerves, with especial reference to closure of large gaps. Surg. etc. **45**, 364 (1927).

2. Ballance, C.: An adress on the results obtained in some experiments in which the facial and recurrent nerves were anastomosed with other nerves. Brit. Med. J. **1924**, No 3322, 349.

3. Ballance, C., and A. B. Duel: Operative treatment of facial palsy by introduction of nerve grafts into fallopian canal and by other intra-temporal methods. Arch. of Otolaryng. **15**, 1 (1932).

4. Bentley, F. H., and M. Hill: Nerve grafting. Brit. J. Surg. **24**, 368 (1936).

5. Bethe, A.: Die Haltbarkeit von Nervennähten und -narben und die Spannungsverhältnisse gedehnter Nerven. Dtsch. med. Wschr. **1916**, 1277.

6. Björkesten, G.: Suture of war injuries to peripheral nerves. Clinical studies of results. Acta med. scand. (Stockh.) Suppl. **119** (1947).

7. Bodechtel, G., K. Krautzun u. F. Kazmeier: Grundriß der traumatischen peripheren Nervenschädigungen (vom neurologischen Standpunkt aus gesehen). Stuttgart: Georg Thieme 1951.

8. Brandes, M.: Die Bedeutung von Nervenverlagerungen und Gelenkstellungen für die Ermöglichung primärer Nervennaht. Münch. med. Wschr. **1919**, 1246.

9. Brown, M. F., and Forrester: The possibilities of suture after extensive nerve injury. J. Orthop. Surg. **3**, 277 (1921).

10. Bunnell, St.: Surgery of the hand. Philadelphia-London-Montreal: Lippincott 1948.

11. Bunnell, St., and J. H. Boyes: Nerve grafts. Amer. J. Surg. **44**, 64 (1939).
12. Clifton, E.: Tension on the suture line in peripheral nerve surgery. Surgery **26**, 756 (1949).
13. Hofmeister, v.: Über doppelte und mehrfache Nervenpfropfung. Bruns' Beitr. **96**, 329 (1915).
14. Hummel, B.: Zur Frage der Überbrückung großer Nervendefekte. Chirurg **19**, 253 (1948).
15. Jirzik, H.: Beitrag zur Nervenplastik. Chirurg **21**, 168 (1950).
16. Kroll, F.-W.: Spätnähte bei peripheren Nervenverletzungen. Zbl. Chir. **1949**, 407.
17. Kroll, F.-W.: Über Spätnähte bei peripheren Nervenverletzungen. Dtsch. med. Wschr. **1949**, 737.
18. Lange, M.: Zur operativen Behandlung der peripheren Nervenschußverletzungen. Münch. med. Wschr. **1942**, 885.
19. Lehmann, W.: Die Chirurgie der peripheren Nervenverletzungen. Berlin u. Wien: Urban & Schwarzenberg 1921.
20. Lyons, W. R., and B. Woodhall: Atlas of peripheral nerve injuries. London: Saunders 1949.
21. McCarty, C. S.: Two-stage autograft for repair of extensive damage to sciatic nerve. Report of a case. J. of Neurosurg. 8, 319 (1951).
22. Mukherjee, S. R.: Tensile strength of nerves during healing. Brit. J. Surg. **41**, No 166 (1953).
23. Nigst, H.: Die Chirurgie der peripheren Nerven. Stuttgart: Georg Thieme 1955.
24. Röttgen, P.: Der heutige Stand der Chirurgie peripherer Nervenverletzungen. Zbl. Chir. **1949**, 406.
25. Scheller, H.: Die Erkrankungen der peripheren Nerven. In Handbuch der inneren Medizin, Bd. V, Teil 2, S. 1—286. Berlin-Göttingen-Heidelberg: Springer 1953.
26. Seddon, H. J.: The use of autogenous grafts for the repair of large gap in peripheral nerves. Brit. J. Surg. **35**, 151 (1947).
27. Seddon, H. J.: War injuries of peripheral nerves. Brit. J. Surg. **36**, 325 (1949).
28. Seddon, H. J.: Her majesty's stationary office, London: Peripheral nerve injuries. Medical research council, special report ser. No 282, London 1954.
29. Seletz, E.: Surgery of peripheral nerves. Los Angeles, Springfield Ill.: Ch. C. Thomas 1952.
30. Shelden, C. H., R. H. Pudenz and C. S. MacCarty: Two stage autograft for repair of extensive median and ulnar nerve defects. J. of Neurosurg. **4**, 492 (1947).
31. Stender, A.: Die Behandlung der Schußverletzungen der peripheren Nerven. Dtsch. med. Wschr. **1941**, 887.
32. Stender, A., u. E. Klar: Erfolgsaussichten der operativen Behandlung der Schußverletzungen peripherer Nerven. (Endergebnisse und Erfahrungen, gewonnen am Krankengut der Feldzüge 1939/40.) Chirurg **16**, 245 (1944).
33. Stieve, R.: Transplantation an peripheren Nerven. Langenbecks Arch. u. Dtsch. Z. Chir. **279**, 60 (1954).
34. Strange, F. G., and St. Clair: An operation for nerve pedicle grafting. Brit. J. Surg. **34**, 423 (1947).
35. Sunderland, S., and K. G. Smith: The relative merits of various suture materials for the repair of severed nerves. Austral. a. New Zealand J. Surg. **20**, 85 (1950).
36. Tarlov, I. M.: How long should an extremity be immobilized after nerve suture? Ann. Surg. **126**, 366 (1947).
37. Tarlov, I. M., and W. Boernstein: Nerve regeneration: A comparative experimental study following suture by clot and thread. J. of Neurosurg. **5**, 62 (1948).
38. Tönnis, W., u. W. Götze: Zur operativen Behandlung der Schußverletzungen der peripheren Nerven und ihre Erfolgsaussichten. Mil.arzt **7**, 245 (1942).
39. Woodhall, B.: The surgical repair of acute peripheral nerve injury. Surg. Clin. N. Amer. **31**, 1369 (1951).
40. Woodhall, B.: Peripheral nerve surgery. Progr. in Neur. a. Psychiatry **6**, 279 (1951).
41. Woodhall, B.: Peripheral nerve injury. Surg. Clin. N. Amer. **34**, 1147 (1954).
42. Young, J. Z.: Factors influencing the regeneration of nerves. Adv. Surg. **1**, 165 (1949)

F. Operationen an den Knochen.

I. Allgemeine Regeln für Knochenoperationen.

Operationen am Knochen erhalten durch die Natur des zu bearbeitenden Gewebes, insbesondere durch seine mechanische Festigkeit und seine Infektionsempfindlichkeit, ihr besonderes Gepräge.

Eine *Grundbedingung* für Knochenoperationen, vor allem für Eingriffe zur Stellungsverbesserung oder zur Knochenverpflanzung, ist *einwandfreie Asepsis.* Liegen *Infektionsherde* vor, wie Abscesse, Fisteln, Sequester oder mischinfizierte Wundflächen, dann sind diese Verhältnisse vor der Durchführung einer Osteotomie, einer Osteosynthese oder einer Knochentransplantation in diesem Gebiet *durch Voroperationen zu beseitigen.*

Knochen neigt ganz besonders dazu, klinisch symptomlos Eitererreger — narbig verkapselt aber noch infektionstüchtig — in sich zu bergen. An solch eine „*ruhende Infektion*" ist stets zu denken, wenn in diesem Bereich früher ein schwerer Infektionsprozeß vorlag, wenn der betreffende Knochen nach Massage, Beklopfen, Diathermie oder Bewegungsübungen örtliche Entzündungszeichen aufweist und auch dann, wenn diese Einwirkungen Fieber oder eine Senkungsbeschleunigung herbeiführen. *Nach völliger Abheilung eines Infektionsprozesses* am Knochen empfiehlt es sich, noch *4 Monate zu warten*, bevor man im selben Knochenabschnitt

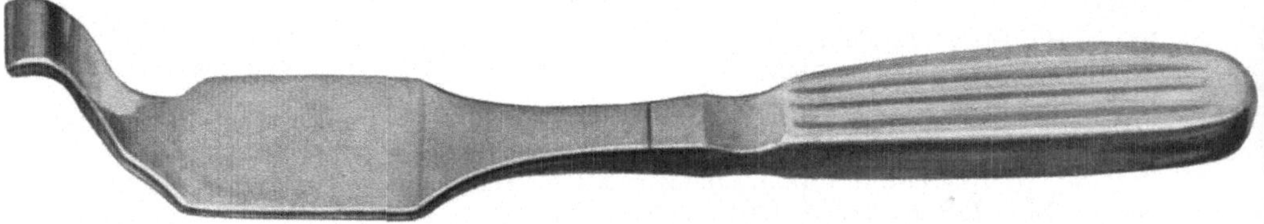

Abb. 290. *Muskelhaken-Elevatorium.*

unter dem Schutze moderner chemotherapeutisch wirkender Stoffe aseptische Operationen, wie eine Osteotomie, eine Osteosynthese oder eine Knochentransplantation, wagt.

Der *Knochen selbst* ist gegen Schmerzen *unempfindlich.* Sofern man also die bei der Operation beteiligten Weichteile mitsamt dem Periost betäubt hat, ist die Ausführung der Knochenoperation, z. B. eine Schädeltrepanation oder eine Schenkelhalsnagelung, auch *in Lokalanaesthesie möglich.* Meist ist jedoch eine *Allgemeinnarkose vorzuziehen*, weil die Muskelentspannung hierbei besser ist, und der Kranke durch die bei Bearbeitung des Knochens entstehenden Geräusche und das Gefühl des Sägens, Bohrens usw. nicht beunruhigt wird.

Eingriffe am *Knochen* erfordern eine gewisse Gewalteinwirkung am Skelet. Der zur Operation vorgesehene Körperteil ist deswegen *fest* zu *lagern.* Am besten bewährt es sich, ihn auf gummiüberzogene Sandsäcke (Knie, Hüfte, Schulter) oder besondere Holzböcke (Bein, s. Abb. 27) zu legen oder in eine Extensionsvorrichtung (Beine, Arme) zu spannen oder in eine Haltevorrichtung (Kopf) (s. Abb. 17) zu bringen.

Um Blutungen bei Knochenoperationen *einzuschränken*, soll die betreffende Gliedmaße *höher* als das Herz *gelagert* sein. Hierzu können an Armen und Beinen besondere Extensionsgestelle dienen. Am Arm läßt sich die Hochlagerung auch durch ein herangestelltes kleines Tischchen (s. Abb. 26) erreichen, am Unterschenkel wählen wir meistens eine auf das Fußende des Operationstisches gestellte schräge Ebene aus Holz (s. Abb. 27). *Eine künstliche Blutleere* verwenden wir *nur bei kleineren Eingriffen* am Knochen ohne große Wundsetzung. Jede Blutleere begünstigt postoperative Hämatome. *Bei* allen *umfangreicheren Knochenoperationen*, und am Bein auch bei einfachen Eingriffen, z. B. einer Drahtumschlingung oder einer *Phemister*-Plastik, beschränken wir uns in der Regel darauf, die Extremität *ohne Esmarch*-Binde *hochzulagern.*

Die *Freilegung des Knochens* geschieht dort, wo er der Körperoberfläche am nächsten liegt und nicht von wichtigen Gebilden bedeckt ist. Um die Lage der erkrankten Knochenstelle genau kenntlich zu machen und den Knochen am richtigen Ort schnell darstellen zu können, empfiehlt es sich, vor der Operation eine Röntgenaufnahme mit auf der Haut angebrachter Marke vorzunehmen. Wird der Knochen durch dickere Muskelpakete gedeckt, dann dient ein Muskel-

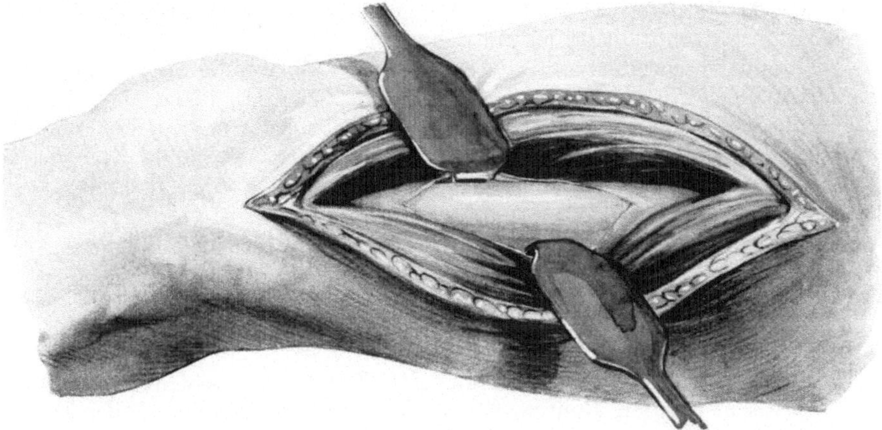

Abb. 291. *Subperiostale Freilegung des Oberschenkelknochens mit Hilfe von Muskelhaken-Elevatorien.*

zwischenraum als Zugang oder man spaltet die Muskeln stumpf in der Faserrichtung. Kann der Chirurg dabei die Nähe wichtiger Nerven oder Gefäße nicht sicher vermeiden, so muß er diese Gebilde zur Schonung im Operationsfeld aufsuchen und vorsichtig zur Seite ziehen (s. Abb. 338). Den Hautschnitt

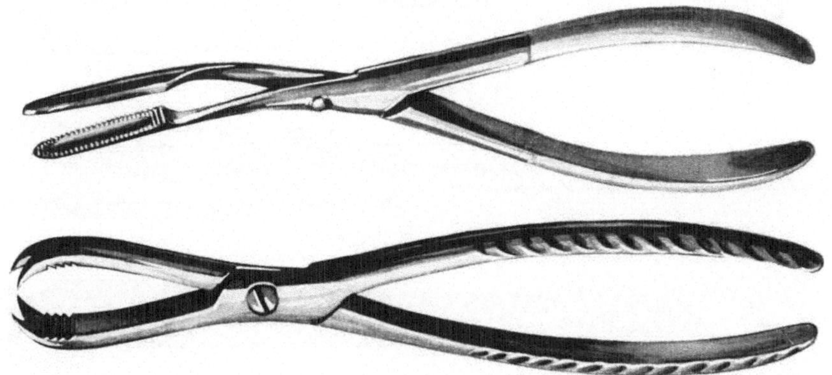

Abb. 292. *Knochenfaßzange nach* v. LANGENBECK (unten), Sequesterzange (oben).

legen wir gerne etwas seitwärts der eigentlichen Operationsstelle am Knochen, weil der kulissenförmige Zugang später eine zuverlässigere Weichteildeckung ermöglicht.

Die eigentliche Darstellung des Knochens geschieht in der Regel durch *subperiostale Freilegung* (s. Abb. 291). Dies ist technisch am einfachsten und vermeidet am ehesten Verletzungen von Nachbargebilden. Hierbei wird die Knochenhaut durch Längsschnitt gespalten und dann mit Hilfe von zweckmäßig geformten *Raspatorien* oder *Elevatorien* abgehoben. Das Raspatorium soll am Knochen in Richtung der Muskelansätze, z. B. an den Rippen in Richtung der

Zwischenrippenmuskulatur, entlang fahren. Beim Freilegen eines Extremitätenknochens lösen wir die Knochenhaut nicht weiter als notwendig von der Corticalis und lassen den Muskelschlauch mit dem Periost, so gut das geht, im Zusammenhang, um die Ernährung des Knochens möglichst wenig zu stören. Die *extraperiostale Freilegung* des Knochens kommt seltener, vorzugsweise bei bösartigen Knochenerkrankungen, in Betracht. Sie gestaltet sich an Stellen, wo Muskeln am Knochen festsitzen, blutreicher und schwieriger.

Während der weiteren Bearbeitung ist es notwendig, die vom Knochen *abgelösten Weichteile zurückzuhalten und zu schützen;* dabei sind auch die auf der Rückseite des Knochens gelegenen Weichteile abzuschirmen. Hierzu eignen sich vorzüglich besondere *Muskelhaken — Elevatorien* (s. Abb. 290). Zum *Festhalten und Hervorholen* dienen besondere *Knochen-Faßzangen* (s. Abb. 292) oder *Knochenhaken.*

Über Methoden zur *Blutstillung am Knochen* s. II, S. 340 und über die *Verhütung der Fettembolie bei Knochenoperationen* s. S. 346 und 354.

II. Methoden zur Bearbeitung des Knochens.

Die Durchtrennung oder Formung des Knochens geschieht durch Meißeln, Sägen, Fräsen, Kneifen, Bohren, Feilen, Raspeln oder Auslöffeln, alles *Techniken,*

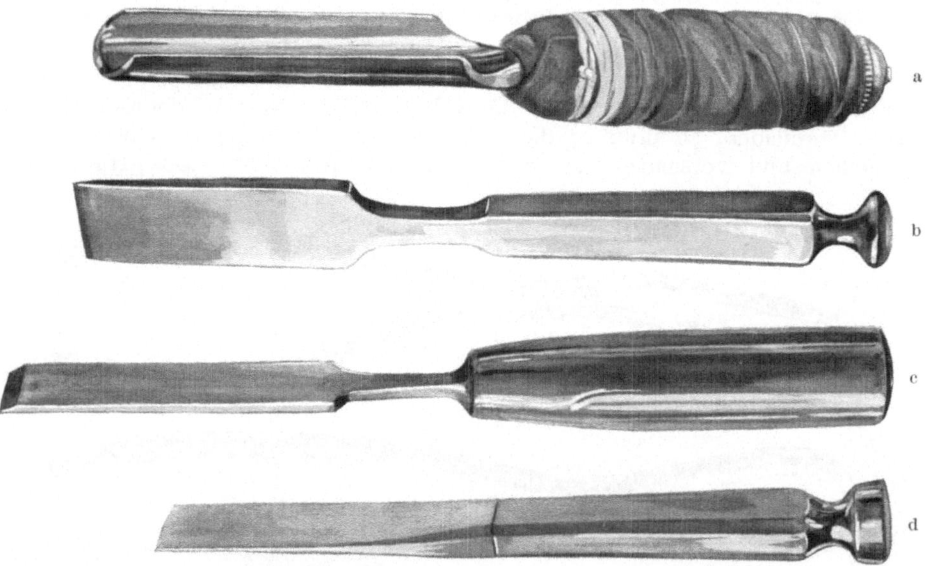

Abb. 293 a—d. *Verschiedene Meißelformen.* a Hohlmeißel, dessen Griff zum sicheren Festhalten mit einer Gummibinde umwickelt ist; b beidseitig angeschliffener, gerader Meißel; c einseitig angeschliffener, gerader Meißel (Stemmeisen); d beidseitig messerförmig angeschliffener Messermeißel.

die der Schreiner zur Bearbeitung von Holz *benutzt.* Auch der Chirurg muß ihre kunstgerechte Ausübung beherrschen.

Zum *Meißeln* des Knochens stehen eine Auswahl verschiedener Werkzeuge zur Verfügung: Ein *messerscharfer Meißel* (s. Abb. 293d), der zum Durchschneiden eines Knochenstückes dient, ein *einseitig angeschliffener Meißel* (Tischlermeißel oder Stemmeisen) (s. Abb. 293c), der zum oberflächlichen Anschneiden des Knochens nützlich ist, ein *Hohl- oder Rinnenmeißel* (ein- oder beidseitig angeschliffen) (s. Abb. 293a u. 294), der zur Herstellung von Mulden und Rinnen oder zur

Eröffnung von Höhlen benutzt wird, sowie ein Meißel mit *keilförmigem* Querschnitt (Schlossermeißel) (s. Abb. 293b und 296), den wir zum Sprengen des Knochens

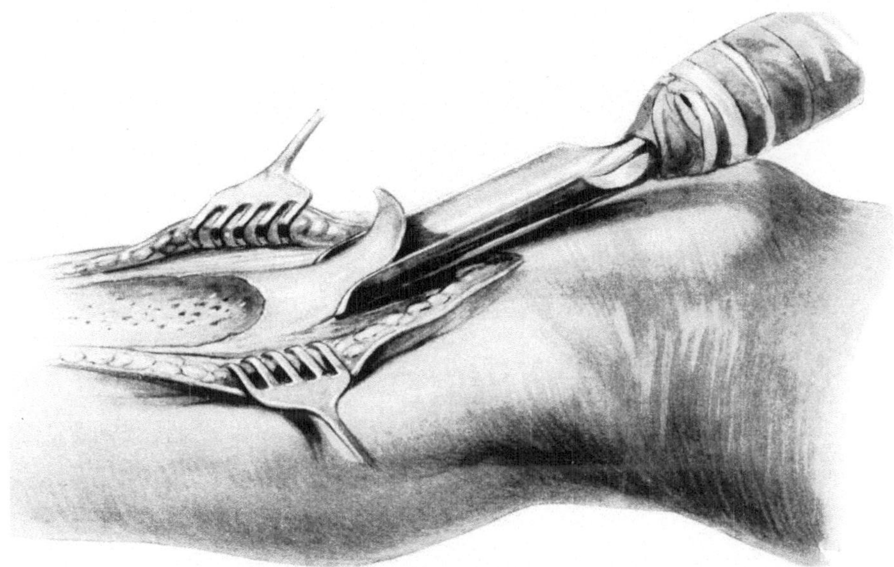

Abb. 294. *Richtiges Aufmeißeln eines Knochens:* mit flach aufgesetztem Meißel wird ein dünner Span nach dem anderen abgemeißelt.

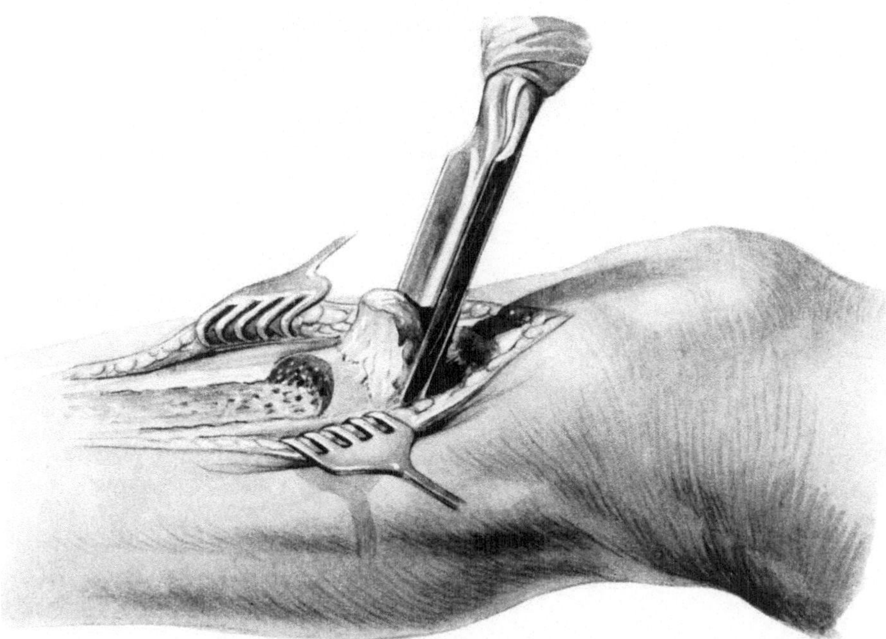

Abb. 295. *Falsches Aufmeißeln eines Knochens:* mit steil aufgesetztem Meißel werden große Knochenblöcke abgesprengt.

wählen. Meißel lassen sich am sichersten führen, wenn die Faust sie an einem dicken Griff voll umschließt (s. Abb. 293a, c). Um das lebende Knochengewebe nur

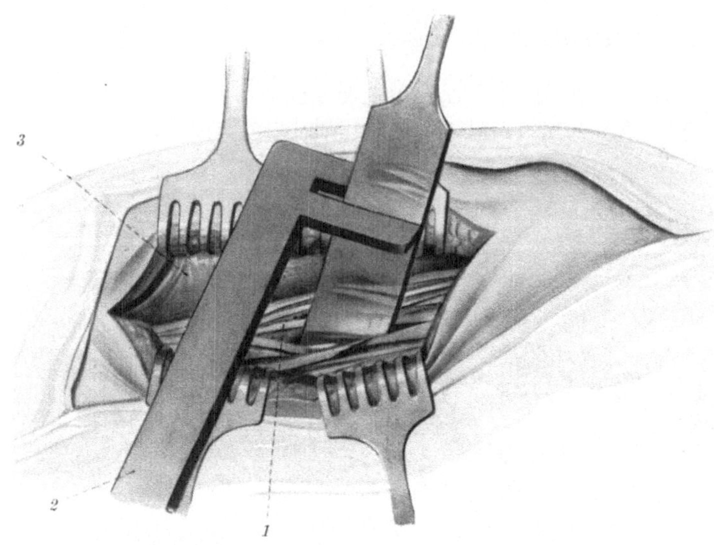

Abb. 296. *Aufsplitterung des verkrümmten Knochenabschnittes mit dem Meißel nach* KIRSCHNER. Die Spalten werden mit Hilfe eines an den Meißel gesetzten Schränkeisens (2) aufgebrochen. *1* Knochensplitter; *3* Muskulatur.

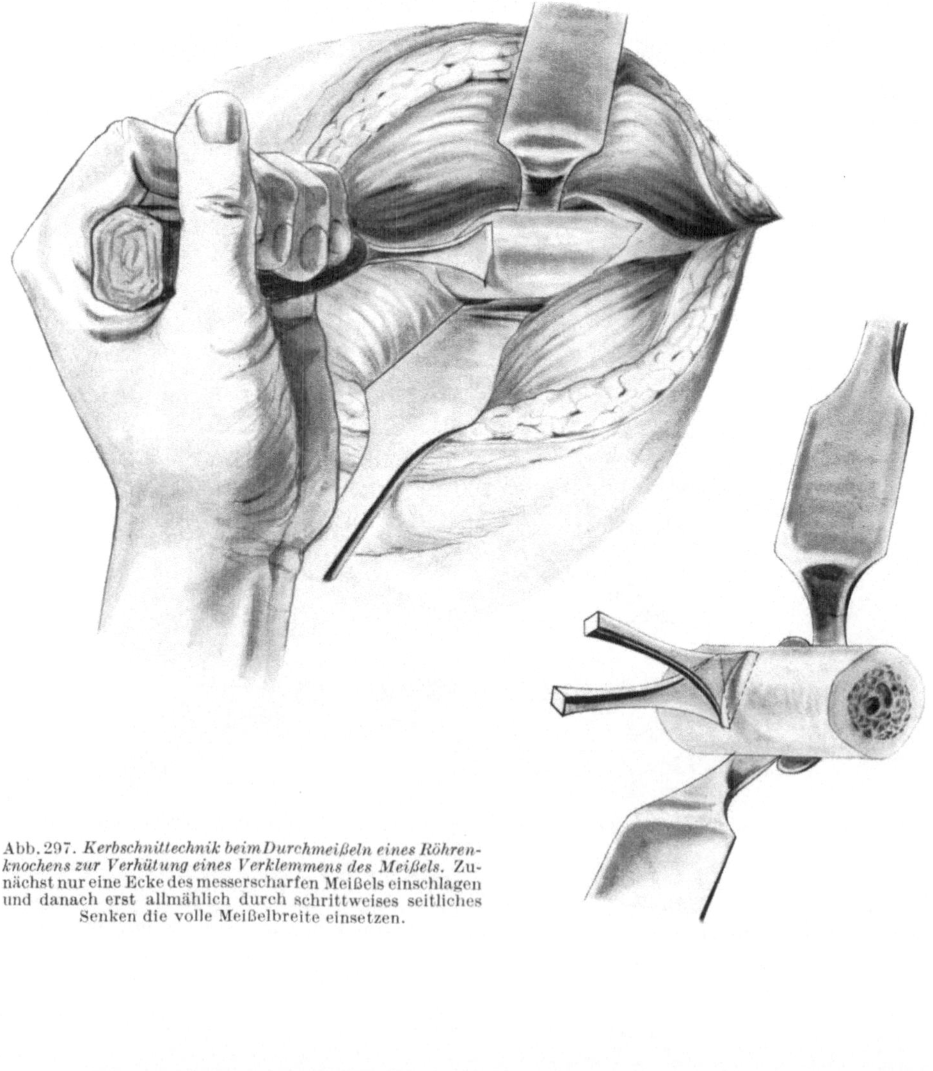

Abb. 297. *Kerbschnittechnik beim Durchmeißeln eines Röhrenknochens zur Verhütung eines Verklemmens des Meißels.* Zunächst nur eine Ecke des messerscharfen Meißels einschlagen und danach erst allmählich durch schrittweises seitliches Senken die volle Meißelbreite einsetzen.

mit einem gedämpften Schlag zu treffen, bevorzugen wir Meißelgriffe und Hämmer aus Holz (Ahorn) oder aus einem Kunststoff ähnlicher Konsistenz. Nur schmale kleine Meißel oder Nägel werden mit einem Metallhammer eingetrieben.

Wollen wir *mit* dem *Meißel gezielt schneiden* und dabei das unbeabsichtigte Abgleiten des Instrumentes sowie Absprengungen und Aufsplitterungen des Knochens vermeiden, dann ist eine bestimmte *Technik* zu beachten. Beim geraden Schnitt wird der Meißel nicht sofort mit voller Breite in den Knochen eingeschlagen; dies würde bald zu seinem Verklemmen führen; statt dessen setzen wir zunächst nur eine Ecke der Meißelschneide auf (s. Abb. 297) und treiben dann die Meißelschneide unter schrittweisem seitlichem Senken des Meißels mit kurzen Hammerschlägen in die Corticalis. Sodann wird wieder eine Schneidekante nach vorn in die gebildete Rinne gesetzt, und derselbe „*Kerbschnitt*“ wiederholt sich. Erst wenn auf diese Weise die Corticalis fast in ganzer Ausdehnung des vorgesehenen Schnittes eingekerbt ist, darf man die ganze Meißelbreite zur völligen Durchtrennung des Knochens ansetzen. Mit dieser Technik ist ein vorsichtiges Längs- und Querschneiden auch an dicken Röhrenknochen möglich. Kommt man in hartem Knochen so nicht zum Ziel oder sind Nebenverletzungen wichtiger Gebilde zu befürchten, dann wird durch abwechselndes beidseitiges schräges Aufsetzen des Meißels zunächst eine oberflächliche *Rinne gegraben* und diese allmählich vertieft (s. Abb. 298). Die Herstellung kompliziert verlaufender Trennungslinien wird erleichtert, wenn der Operateur den beabsichtigten Schnitt zunächst *durch* mehrere *Bohrlöcher vorzeichnet* (s. Abb. 299 und 300).

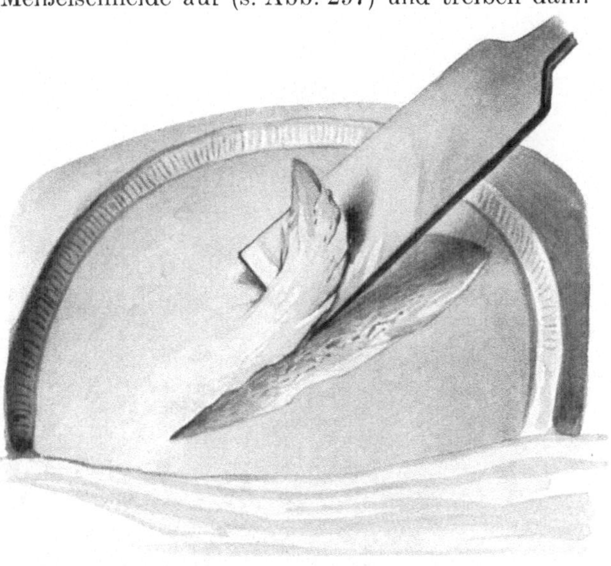

Abb. 298. *Durchtrennung eines platten Schädelknochens mit dem Meißel durch Herstellung einer Knochenrinne*, die allmählich von beiden Seiten durch abwechselnde Wegnahme schmaler Späne vertieft wird.

Sägen ist neben dem Meißeln die wichtigste Arbeitstechnik am Knochen. Die Säge hat gegenüber dem Meißel den Vorteil, daß sich damit ein genau gezielter Schnitt ohne unbeabsichtigte Risse in die Umgebung sicherer und mit weniger Kraftanstrengung durchführen läßt. Die beim Sägen auftretende Hitzeentwicklung ist durch Auswahl geeigneter Instrumente (s. u.) und durch Berieselung des Sägeblattes beim Schneiden mit kalter Kochsalzlösung weitgehend zu vermeiden. Bei richtiger Handhabung einer guten Säge ist keine Schädigung der Regenerationskraft des Knochens im Bereich des Sägeschnittes zu erwarten [*123*]. Während des Sägens ist *dem Schutz der Weichteile vor Nebenverletzungen* besondere Aufmerksamkeit zu schenken. Bei Amputationen lassen sich die Weichteile mit Bindenzügeln (s. Abb. 302) oder einem schildförmigen Retractor, z. B. nach Percy, zurückhalten. Beim Schnitt mit der Handsäge an der Knochenkonvexität sind die Weichteile durch Muskelelevatorien sorgfältig abzuschirmen.

Handsägen (s. Abb. 301) bieten den Vorzug, daß sich der Sägeschnitt genau in einer gewünschten Richtung legen läßt. Die Säge selbst zeigt dabei die künftige Schnittrichtung im vergrößerten Maßstab an. Bei Bogenhandsägen ist das *Sägeblatt* so *einzupassen*, daß die Zähne beim Wegschieben vom Operateur schneiden (s. Abb. 301 a). Verschränken und gutes Schärfen des Sägeblattes verhindern das Festklemmen von Handsägen im Knochen. Eine *bogenförmige Schnittführung* läßt sich nur mit schmalen, laubsägeartigen Sägeblättern (siehe

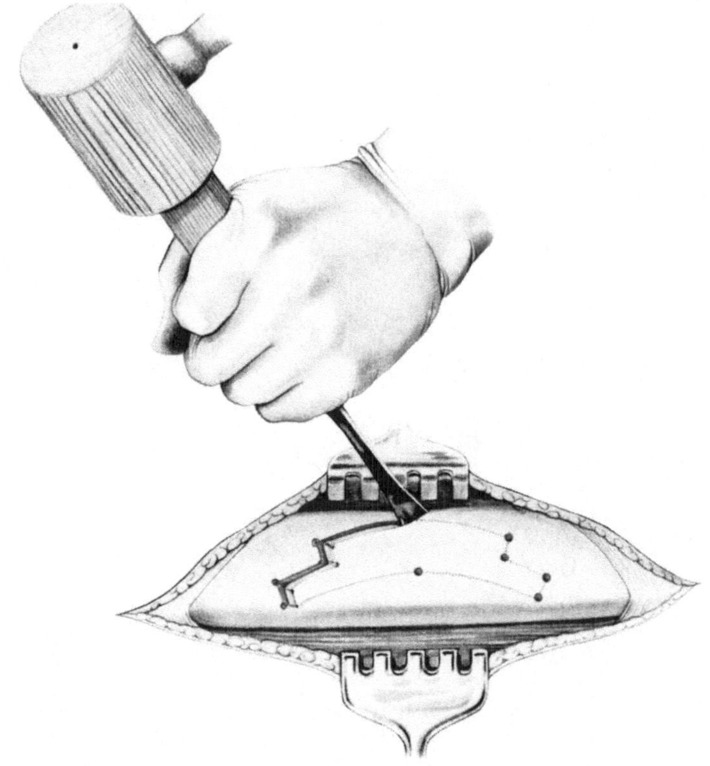

Abb. 299. *Die Entnahme eines unregelmäßig geformten Transplantates aus dem Schienbein.* Hierbei werden zunächst die Ecken durch Bohrlöcher festgelegt, die man dann mit dem messerscharfen Meißel verbindet.

Abb. 301 e) erreichen. Doppelseitige Sägeblätter (s. Abb. 301 f und 303) ermöglichen die Bildung *scharfer Winkel.* Das Schneiden mit der Handsäge erfolgt ohne jeden Druck durch langsames und gleichmäßiges Hin- und Herführen des ganzen Sägeblattes. Um ein losgelöstes Knochenstück mit der Säge feiner modellieren zu können, ist es zweckmäßig, dasselbe in einen *Schraubstock* zu klemmen, der mit der linken Hand gehalten oder an einem besonderen, steril hergerichteten Tischchen befestigt wird.

Die *elektrisch betriebene Kreissäge* durchschneidet den Knochen am schnellsten und mit der geringsten Kraftanstrengung. Die Führung der Säge und der Schutz der Weichteile gelingen dabei bedeutend leichter unter Zuhilfenahme eines Winkelhandstückes (s. Abb. 335). Auf der winklig angebrachten Sägeachse lassen sich in beliebigem Abstand auch zwei parallele Sägeblätter anbringen, was besonders zur Entnahme langer Knochenspäne zweckmäßig ist. Wir benutzen gerne die *Kreissäge mit Winkelhandstück nach* THOMSEN [*157*, *158*]. Diese Säge

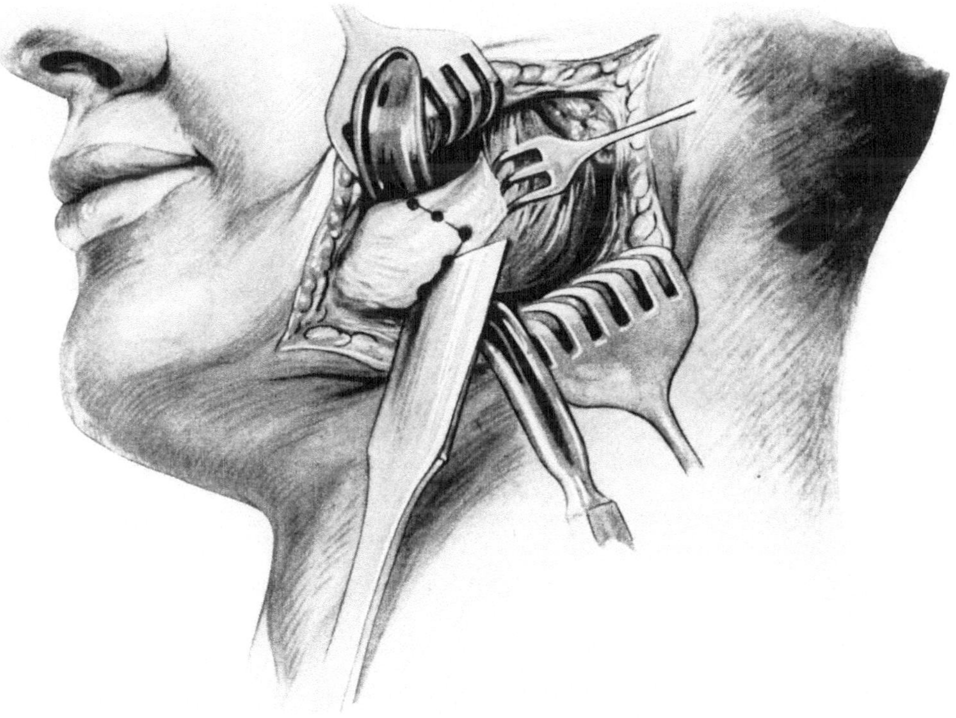

Abb. 300. *Durchtrennung eines Knochens in Winkelform.* Die Trennungslinie ist durch Löcher vorgezeichnet und wird unter Durchschlagen der Zwischenräume vollendet.

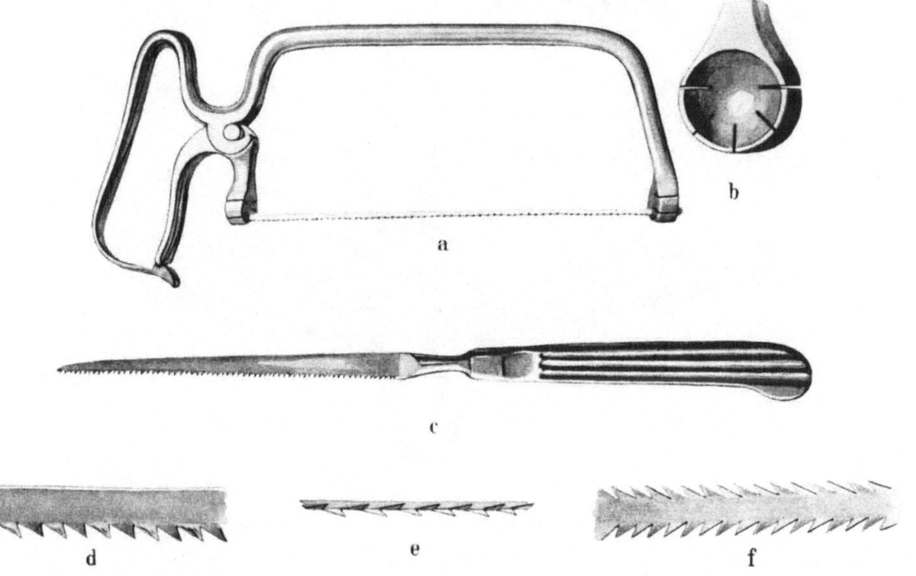

Abb. 301 a—f. a *Bogenhandsäge* mit Feststellvorrichtung (b) für das Sägeblatt, die mehrere Einstellungsrichtungen ermöglicht; c *Stichhandsäge*; d, e und f *Sägeblätter mit verschränkten Zähnen*; d breit für gerade Schnitte; e schmal für gebogene Schnitte; f doppelschneidig für spitze Winkel.

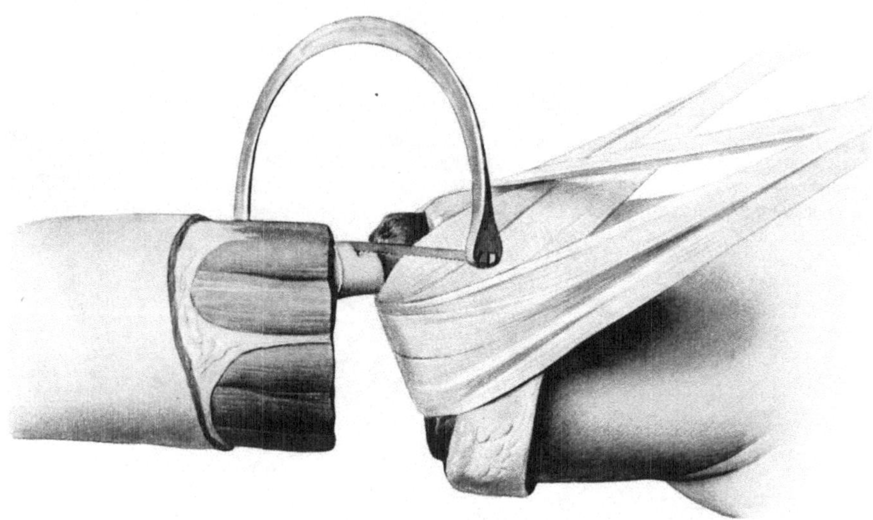

Abb. 302. *Durchsägen des Knochens. Absetzung im Oberschenkel* mit zweiseitigem Zirkelschnitt. Die durchtrennten Muskeln werden mit Bindenzügeln zurückgehalten.

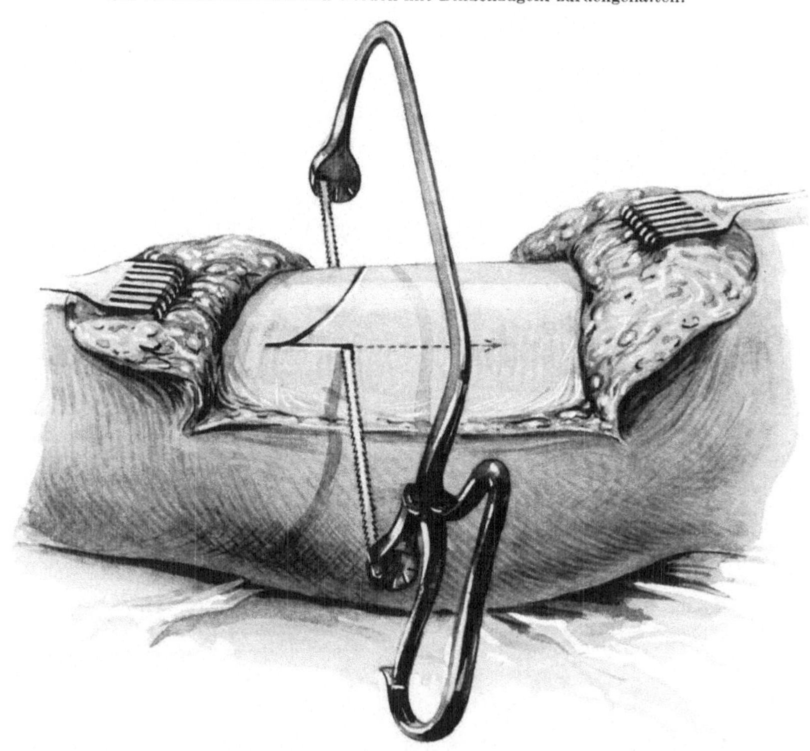

Abb. 303. *Herstellung eines spitzen Winkels mit doppelschneidigem Sägeblatt.*

hat ein besonders dünnes Sägeblatt mit großen, abgerundeten, nicht verschränkten Zähnen. Mit diesem Instrument kann man ohne stärkere Hitzeentwicklung spielend leicht schneiden und bei Verschiebespänen Span und Bett formschlüssig ineinanderpassen. Eine Verbesserung der rotierenden Sägen stellt die *oscillierende Säge* dar, die völlig ungefährlich durch feine Schwingungen des Sägeblattes schneidet.

Die Drahtsäge (s. Abb. 304) *nach* GIGLI besteht aus einem rauhen Spezialdraht, der zunächst unter dem zu durchtrennenden Knochen durchgezogen wird. Gelingt dies nicht ohne weiteres, dann hilft ein Deschamps, ein Zugfaden oder ein Spezialführungsinstrument (s. Abb. 304). Am Schädel eignet sich die Gigli-Säge auch dazu, die trennende Brücke zwischen 2 Bohrlöchern zu durchschneiden. Die Gigli-Säge wird mit 2 Handgriffen in gewünschter Richtung hin- und hergezogen. *Damit der Draht nicht reißt,* säge man in möglichst flachem Bogen, nütze bei jedem Zug die ganze Sägelänge aus — dies gelingt meistens besser, wenn ein Handgriff vom Assistenten geführt wird —, kühle beständig mit kalter Kochsalzlösung und sei besonders vorsichtig gegen Ende der Durchtrennung, weil der Draht dann am heißesten ist.

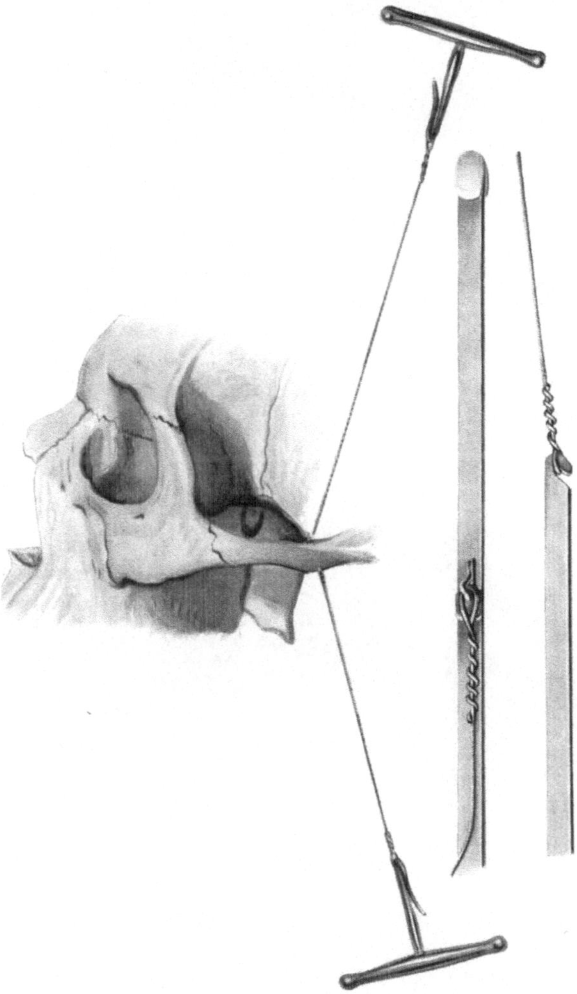

Abb. 304. *Die Durchtrennung eines Knochens mit der Drahtsäge nach* GIGLI. Rechts 2 Leitschienen, mit denen sich die Drahtsäge ohne Beschädigung benachbarter Weichteile um einen Knochen herum führen läßt, z. B. unter Schonung der Dura durch 2 Bohrlöcher unter eine Brücke des Schädelknochens.

Knochenfräsen bestehen aus Kugeln (s. Abb. 305), Oliven und Pyramiden, Spindeln, Röhren oder Töpfen, die mit seitlichen Zähnen oder Stufen versehen sind und durch Handkurbeln oder durch elektrischen Antrieb in Rotation versetzt werden. Mit diesen Instrumenten lassen sich Kanäle, Mulden oder Gräben herstellen, die Umrandung eines Loches wegnehmen, oder — mit Topffräsen — auch Knochenstümpfe formen.

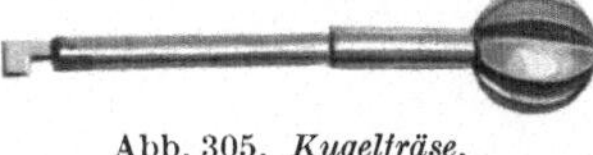

Abb. 305. *Kugelfräse.*

Mit *Scheren, Zangen oder Stanzen* (s. Abb. 306 und 307) wird der Knochen scharf durchschnitten oder mehr stumpf durchgekniffen. Dünner, weicher Spongiosaknochen, wie Rippen oder Brustbein, lassen sich mit Knochenscheren, z. B. nach SAUERBRUCH, BRUNNER oder LISTON, schneiden. Knochenvorsprünge, z. B. an Rippen oder Amputationsstümpfen, sind leicht mit *Hohlmeißelzangen* (s. Abb. 306) abzutragen. Am Schädel gelingt

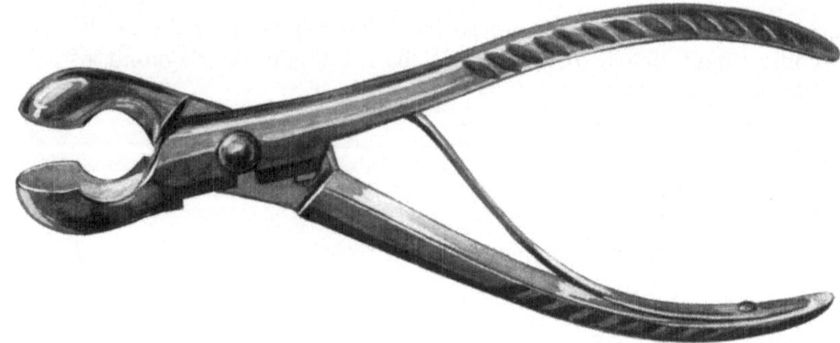

Abb. 306. *Luersche Hohlmeißelzange mit kugelförmigem Maul.*

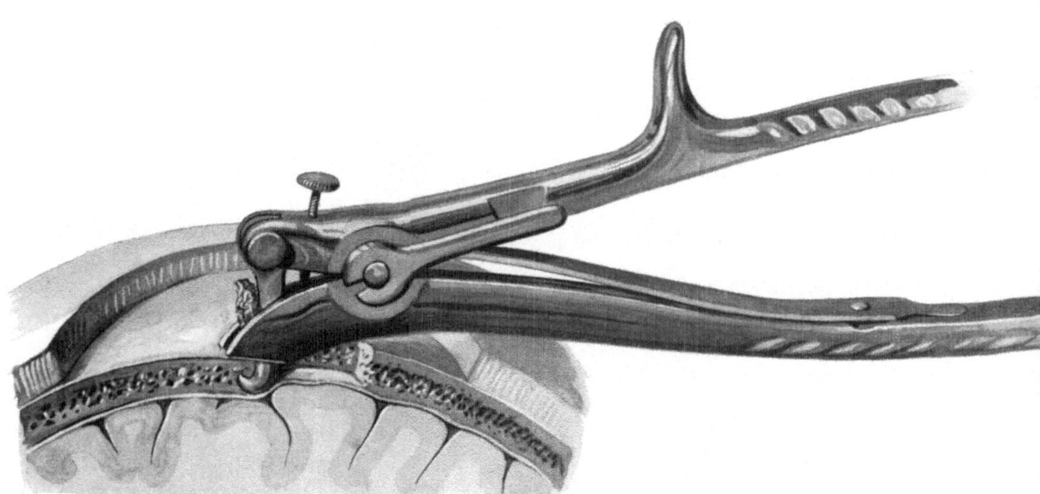

Abb. 307. *Stanze für den Schädelknochen nach* DAHLGREEN.

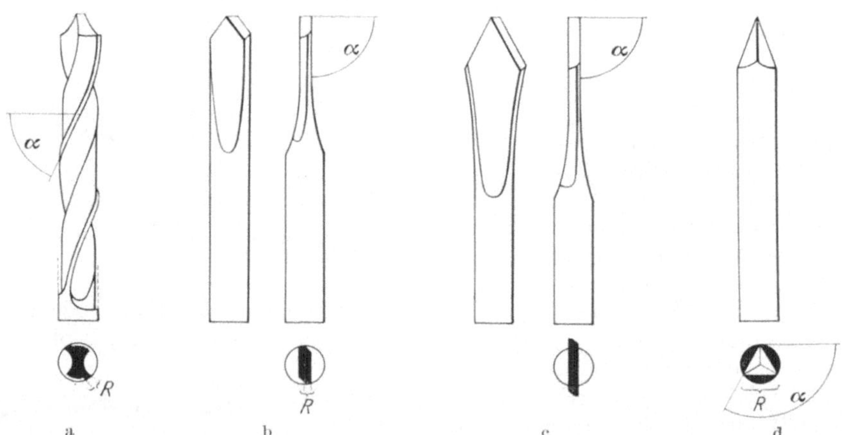

Abb. 308a—d. *Verschiedene Knochenbohrer.* a Spiralbohrer, Schneidewinkel (α) geringer als 90°. Schneidwirkung daher sehr gut, Reibung nur im Bereich eines schmalen Saumes (*R*), Reibungswärme daher sehr gering (40—70°); b Flachspitzenbohrer, Schneidwinkel α = 90°, Schneidwirkung daher gut. Reibung anfangs gering, gegen Ende der Flachspitze stärker, Reibungswärme mäßig stark (70°); c Flachspitzenbohrer mit verbreiterter Spitze. Schneidwinkel 90°, gute Schneidwirkung. Reibung minimal. Bohrloch größer als Drahtdurchmesser, daher für Drahtbohrung unbrauchbar; d Troikartbohrer. Stumpfer Schneidwinkel (α), daher schlechte Schneidwirkung. Reibung im Bereich der ganzen Peripherie, daher hohe Reibungshitze (256°) (nach KLAPP-RÜCKERT [74]).

eine stumpfe Durchtrennung harter Plattenknochen ohne Nebenverletzungen der Dura mit Hilfe von *Stanzen*, z. B. nach DAHLGREEN (s. Abb. 307).

Ein guter *Bohrer* (s. Abb. 308) [*74*] soll einen Knochenkanal mit *geringster Gewebsschädigung* herstellen. Hierzu muß er Schneidekanten aufweisen, deren *Reibungsfläche* (*R*) am Knochen so schmal ist, daß möglichst wenig *Reibungswärme* entsteht. Der Bohrer schneidet um so besser, je kleiner sein *Schneidewinkel* ist. Diese Bedingungen werden am besten von *Spiralbohrern* erfüllt, aber auch die billigeren *Flachspitzbohrer* sind gut brauchbar, während *Troikartbohrer* mit Dreikantspitze zur Herstellung von Kanälen weniger zu empfehlen

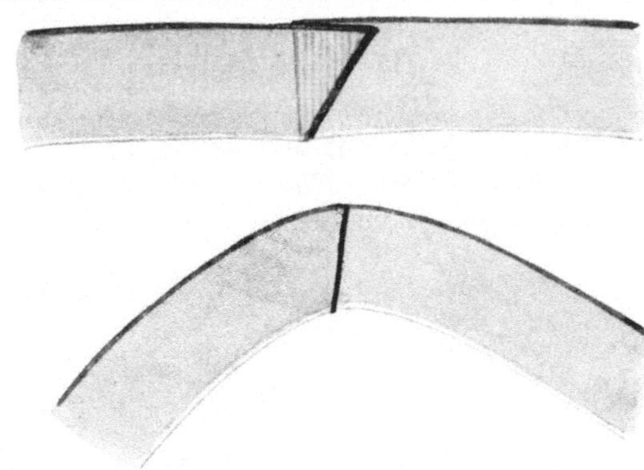

Abb. 309. *Handahle mit Öhr zum Durchziehen eines Drahtes.*

Abb. 310 a u. b. *Pappmodell* zur Bestimmung der Größe des bei einer Keilosteotomie in Wegfall kommenden Keiles, a vor, b nach der Gradrichtung.

sind. Spiralbohrer und Flachspitzbohrer werden mit besonderen Handstücken oder durch Anschluß an eine rotierende Motorwelle in rasche Umdrehungen versetzt. Flachspitzbohrer mit verbreiterter Spitze lassen sich als *Pfriem* auch mit der Hand gut durch spongiösen Knochen führen. Mit einem an der Spitze *durchlöcherten Bohrer* (s. Abb. 309) ist es möglich, nach völliger Durchbohrung eines Knochens beim Zurückziehen einen *Draht durchzuziehen*. Um besonders glattwandige Knochenkanäle herzustellen, leisten *Rohrstanzen* oder *Rohrfräsen* gute Dienste.

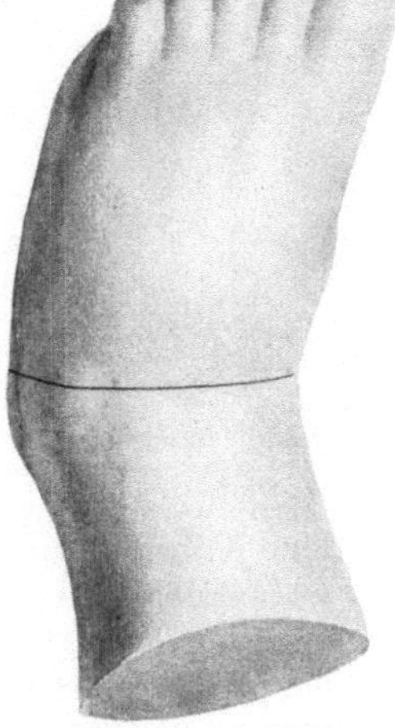

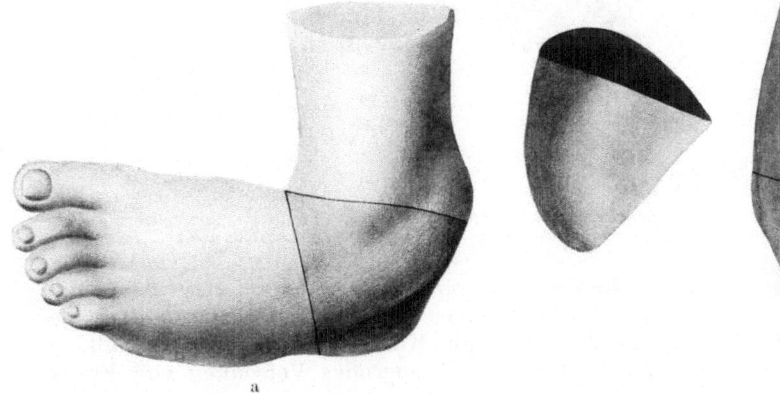

Abb. 311 a u. b. *Gipsmodell* zur Bestimmung der Größe und Lage des bei der Keilosteotomie in Wegfall kommenden Keiles, a vor, b nach der Gradrichtung.

Feilen und *Raspeln* benutzen wir nur sehr selten. Lebender Knochen paßt sich durch An- und Abbau so schnell den örtlichen Bedürfnissen an, daß es meist nur auf grobe Formgebung ankommt. Ein feineres Polieren des Knochens durch Feilen und Raspeln ist in der Regel unnötig und schädigt nur das Gewebe.

Zur Vertiefung oder Ausräumung einer für Meißel und Bohrer *unzugänglichen Knochenhöhle* eignen sich vorzüglich *scharfe Löffel*.

Bei Osteotomie oder Korrektur einer Skeletdeformität läßt sich die *Größe eines in Wegfall kommenden Knochenstückes* zuverlässiger durch ein *Modell*, ein nach dem Röntgenbild angefertigter Karton (s. Abb. 310) oder Gipsabguß (s. Abb. 311), als durch Augenmaß *bestimmen*.

III. Methoden zur percutanen Osteosynthese.

Um ein abgetrenntes Knochenstück in eine bestimmte Richtung zu ziehen oder einen Knochen in bestimmter Stellung festzuhalten, eignen sich *percutan eingeführte Drähte, Nägel* oder *Schrauben*. Alle bei der percutanen Knochenfixation benutzten Geräte sind *nach Erreichen des Fixationszieles* wieder aus

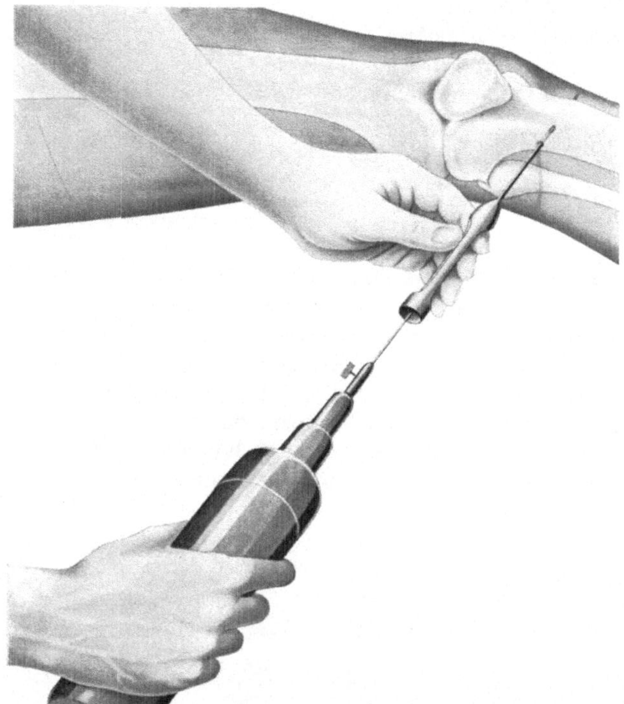

Abb. 312. Eintreiben eines „*Bohrdrahtes*“ in den Knochen. Der dünne Stahldraht mit Bohrspitze wird durch einen percutan eingestochenen „*Bohrstachel*“ an die gewünschte Bohrstelle geführt.

dem Knochen zu *entfernen*. Die percutan, ohne größere Wundsetzung erreichte, vorübergehende Befestigung hat gegenüber der offenen Osteosynthese den großen Vorteil, daß damit ein Angreifen am Knochen selbst ohne Schädigung der Weichteile und ohne langfristiges oder dauerndes Versenken von Fremdkörpern gelingt, und vor allem, daß die *Infektionsgefahren* bei diesem Vorgehen *bedeutend geringer* sind, als bei allen offenen Methoden zur Fixation des Knochens.

1. Die Drahtextension.

Das percutane Einrichten und Festhalten von Knochen wird am häufigsten als *Draht- oder Nagelextension* durchgeführt [*74*]. Diese Methode entwickelten Codivilla 1903, Steinmann 1907, Klapp 1912, Beck 1924, Kirschner 1927 u. a. Sie ist heute auf der ganzen Welt als *Kirschnersche Drahtextension* bekannt. Kirschner hat das nach ihm benannte Verfahren 1927 entscheidend verbessert,

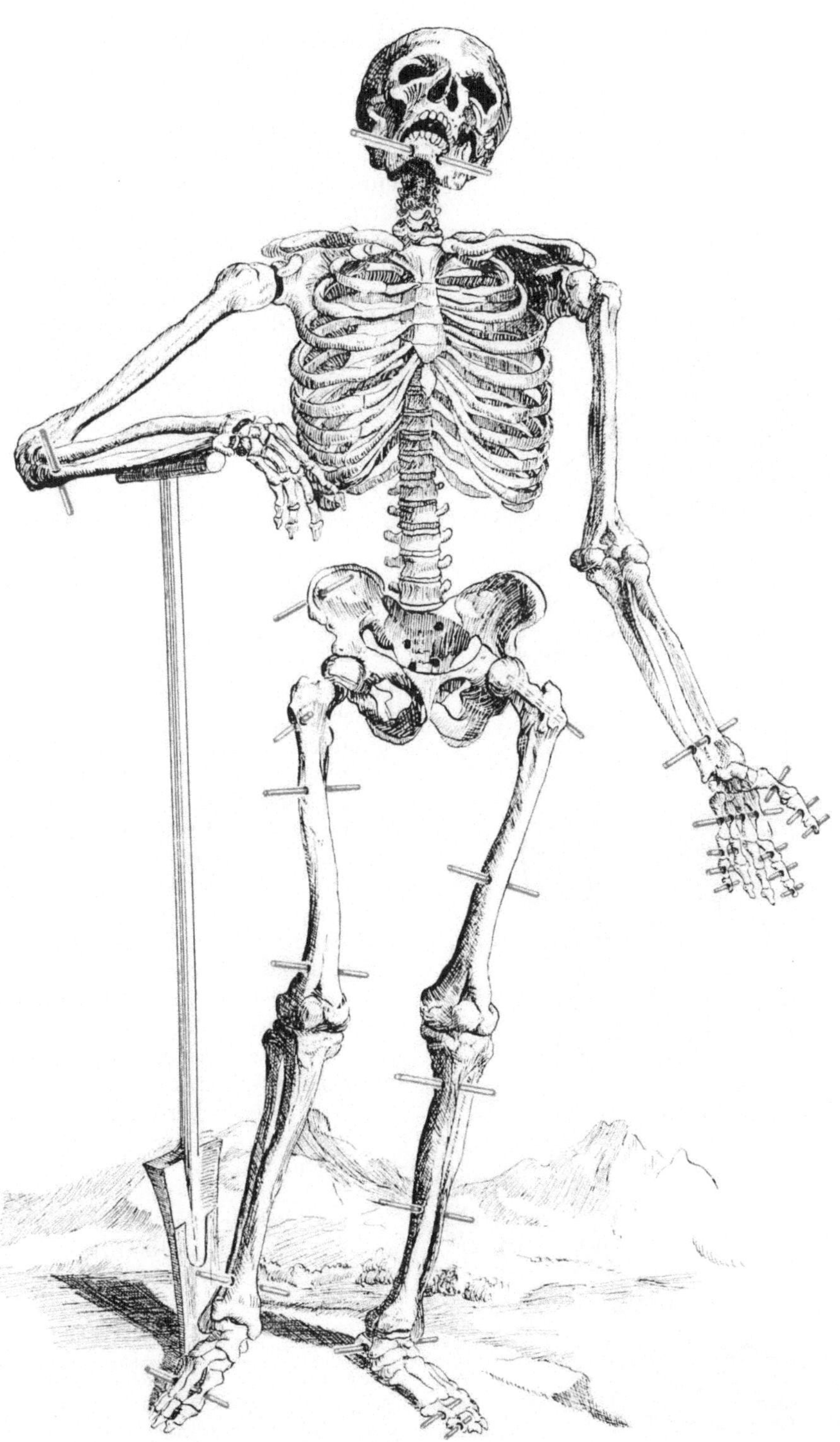

Abb. 313. *Typische Bohrstellen bei einer Drahtextension am Skelet.*

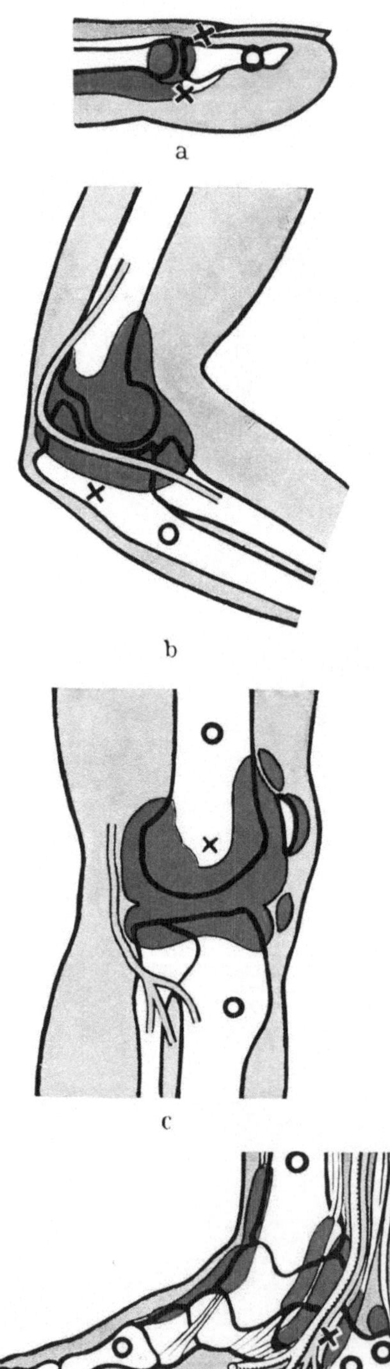

indem er den am Knochen angreifenden Extensionsdraht gleichzeitig als Bohrer benutzte: „Bohrdraht".

Um dünne *Drähte* genau *auf* den *gewünschten Knochenpunkt* zu *führen* und unregelmäßige Schleuderbewegungen bei langen Drähten zu verhindern, benutzte KIRSCHNER früher eine *harmonikaartig* ausziehbare *Schere*. Wir bevorzugen heute als einfachstes und sicherstes Instrument den von KLAPP angegebenen *Bohrstachel* (s. Abb. 312). Die *typischen Bohrstellen am Skelet* sind aus den Abb. 313 und 314 ersichtlich.

Der durch den Knochen gebohrte dünne Draht wird mittels eines *Spannbügels* (s. Abb. 315) straff gehalten. Durch Gewichtszüge am Spannbügel kann man dann senkrecht zur Drahtrichtung und — bei Benutzung von *Knopfdrähten* — auch in der Achse des Bohrdrahtes am Knochen ziehen.

Um keine Infektion von der äußeren Haut in die Weichteile oder in den Knochen zu schleppen, ist es wichtig, Seitenverschiebungen des Drahtes auszuschalten. Damit der Draht möglichst fest in einem scharf geschnittenen Knochenkanal liegt, empfehlen wir Bohrdrähte mit einer Flachspitze (s. Abb. 308 b). Die Spitze des Drahtes darf keinesfalls breiter sein als sein Durchmesser (siehe Abb. 308 c), weil der Draht sonst im Bohrkanal zu locker sitzen würde. Als weitere Sicherung gegen die zur Infektion führende Seitenverschiebung des Drahtes stecken wir zwischen Bügel und Haut sterile *Filzscheiben* auf den Draht (siehe Abb. 315) oder sichern den Draht durch zwei parallel zur Haut an der Extensionsvorrichtung festgeklemmte *Metallplatten*.

Unverrückbarer als jeder durch Rotation eingetriebene Bohrdraht liegt jedoch *ein mit* dem *Hammer eingeschlagener*

Abb. 314a—d. *Gefahrenpunkte* (×) *und richtige* (o) *Bohrstellen bei der Drahtextension.* a Nagelbett, Gelenk und Sehnenscheide schonen; b Gelenkkapsel und N. ulnaris schonen. Draht grundsätzlich von medialwärts bohren. Bei × ist die Spongiosa des Olecranons zu weich; Bohrstelle deswegen mehr distal (o) verlegen, wo feste Compacta; c Gelenkkapsel schonen. Um den N. peronaeus nicht zu verletzen, immer von lateralwärts bohren; d um die A. tibialis posterior und den N. tibialis nicht zu verletzen, am besten von medialwärts bohren.

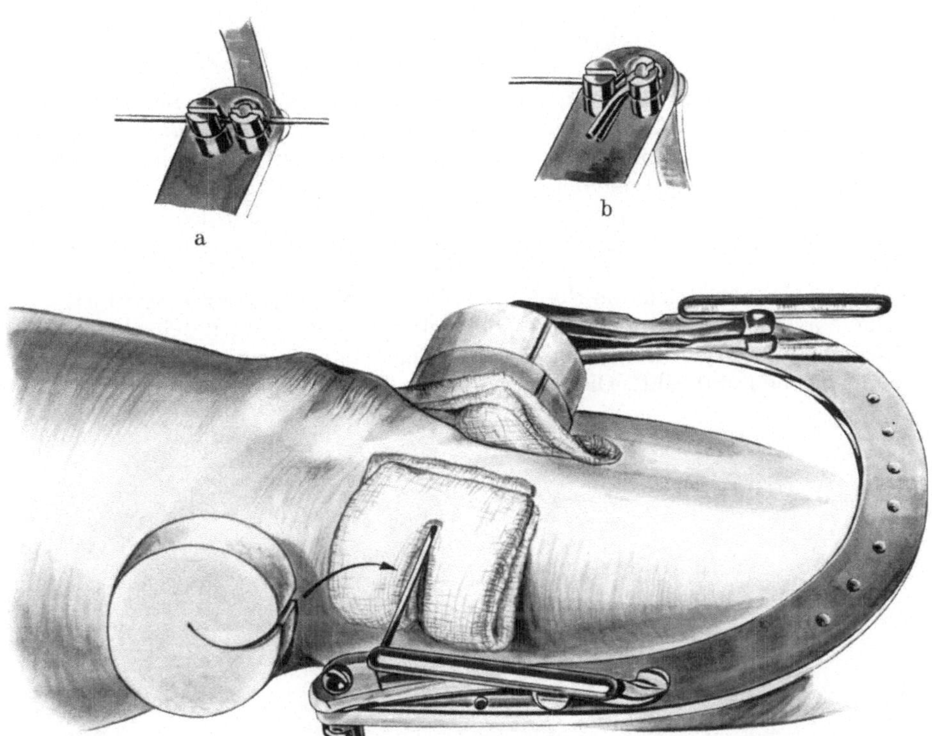

Abb. 315. *Marburger Bügel zur Drahtextension.* Der Draht wird durch zwei zusammenlegbare Bügel gespannt, die beim Herumdrehen um 180° den in Bolzenschlitze gelegten Stahldraht aus der Position a in die Position b umbiegen. Um das Reißen des Drahtes hierbei zu verhüten, soll man die beiden Hebel *nacheinander* herumlegen. Zur Verhinderung von Seitenverschiebungen des Drahtes Einsetzen sterilisierter dicker Filzscheiben.

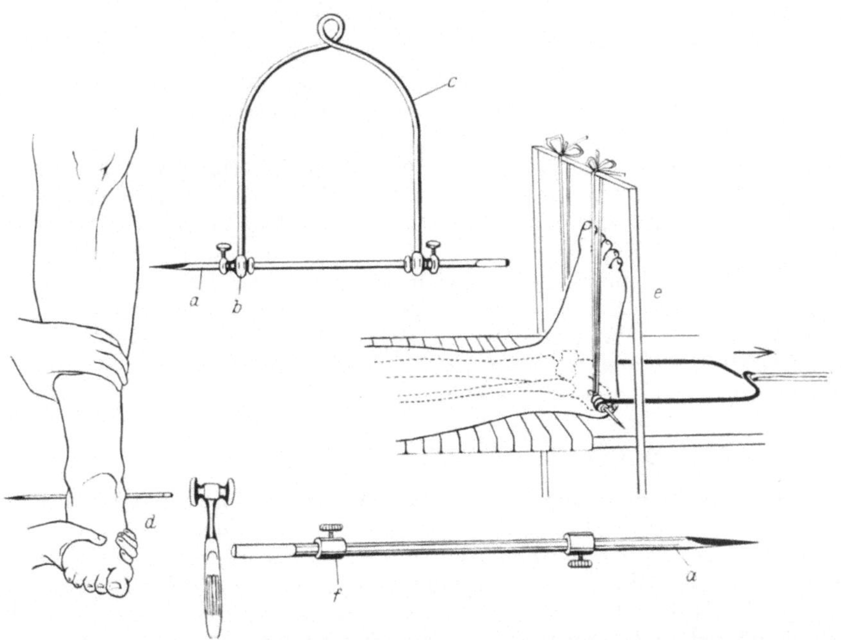

Abb. 316a—f. *Drahtextension mittels Steinmann-Nagel.* Modifikation nach BÖHLER. a Steinmann-Nagel, 4 mm Durchmesser; b Stahlringe mit exzentrischer Stellschraube und Rille, in welcher der Bügel (c) sich dreht, ohne den Nagel im Knochen zu lockern; d Einschlagen des Nagels von der Medialseite her in die zur Extension geeignete Stelle (s. Abb. 314d); e Extension mit Steinmann-Nagel am Fersenbein; f Ring mit exzentrischer Stellschraube zum Festhalten des Nagels im Gipsverband.

Nagel, der im Knochen festsitzt, wie ein Nagel im Brett. Hierzu kann man nach dem Vorschlag BÖHLERS 15—17 cm lange, rostfreie 4 mm dicke *Steinmann-Nägel* benutzen, die durch Bügel mit einer Zugvorrichtung in Verbindung stehen (s. Abb. 316). Der *Bügel* ist derartig konstruiert, daß er sich in 2 Rillen, die mittels einer Schraube an jedem Nagelende anzubringen sind, leicht *drehen* läßt. So übertragen sich Bewegungen des Kranken, etwa beim Aufsetzen, nicht auf den Nagel und führen hier nicht zu lockernden Drehungen. Wegen ihres großen Durchmessers haben sich die Steinmann-Nägel nicht allgemein eingeführt.

Die Vorzüge des Nagels lassen sich auch mit dem dünnen Kirschner-Draht erzielen, wenn man ihn mit Hilfe eines Drahtnaglers ohne rotierende Bewegungen in den Knochen eintreibt. Die auf Abb. 317 dargestellte *Marburger Einschlag-*

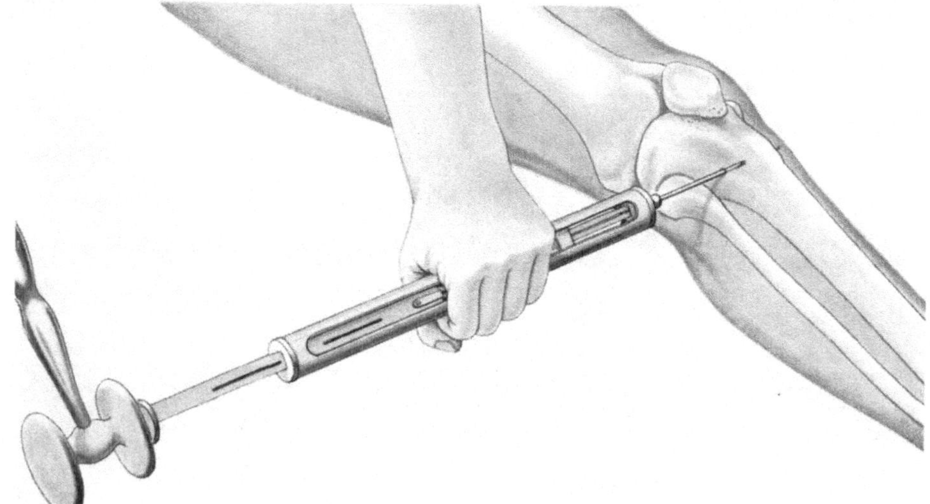

Abb. 317. *Marburger Einschlagvorrichtung* zum Eintreiben eines festsitzenden dünnen Drahtes in den Knochen.

vorrichtung (Fa. Ulrich, Ulm), die eine Kombination des früher von KIRSCHNER angegebenen Drahtnaglers mit dem von KLAPP empfohlenen Bohrstachel darstellt, *verbindet* alle *Vorteile der verschiedenen Bohrdraht- und Nagelgeräte*. Diese Vorrichtung gestattet es, einen dünnen, starren Draht genau am gewünschten Knochenpunkt unter sicherer Schonung der Weichteile und ohne Seitenverbiegung so fest verklemmt in den Knochen zu treiben, daß er noch nach vielen Wochen unverrückbar fest liegt. Wir empfehlen hierbei einen möglichst dünnen Führungsdorn sowie Drähte mit meißelförmiger Spitze von 1,7 mm Durchmesser, die für jeden Extensionsbügel und alle Knochen geeignet sind.

2. Die percutane Knochenfixation.

Bei schweren Trümmer- und Verrenkungsbrüchen ist es häufig unmöglich, die gewünschte Stellung allein durch Extension mit einem Draht aufrechtzuerhalten. Hier kann die *Transfixation* der Knochen *mittels zwei oder mehrerer Drähte* helfen. Diese Methode gelingt ohne weitere Apparatur mit dem *Doppeldrahtgipsverband;* dazu wird je ein Draht oder Nagel proximal und distal des Bruchbereiches in den Knochen eingeführt und dann im Gipsverband verankert. Bei diesem Vorgehen drohen jedoch eine ganze Reihe von Komplikationen: *Keinesfalls* dürfen die Knochen unter *Klaffen* des Bruchspaltes eingegipst werden; das würde leicht zu Pseudarthrosen führen, weil die von 2 Drähten fest fixierten Bruchstücke dann nicht durch den Muskelzug im Frakturspalt zur Kontaktkompression gebracht werden. Wir versuchen solch einen Gips möglichst mit einer geringen Verkürzung des Knochens im Bruchbereich anzulegen. Die Einrichtung der Fraktur soll idealerweise schon vor der Drahteinführung gelungen sein, weil sonst an den Drähten gezerrt wird und dabei die Haut an den Bohrlöchern einreißt. Der Gips muß beide Drähte oder Nägel völlig ruhigstellen; das ist nur möglich, wenn er die Bohrstellen proximal und distal genügend weit überragt.

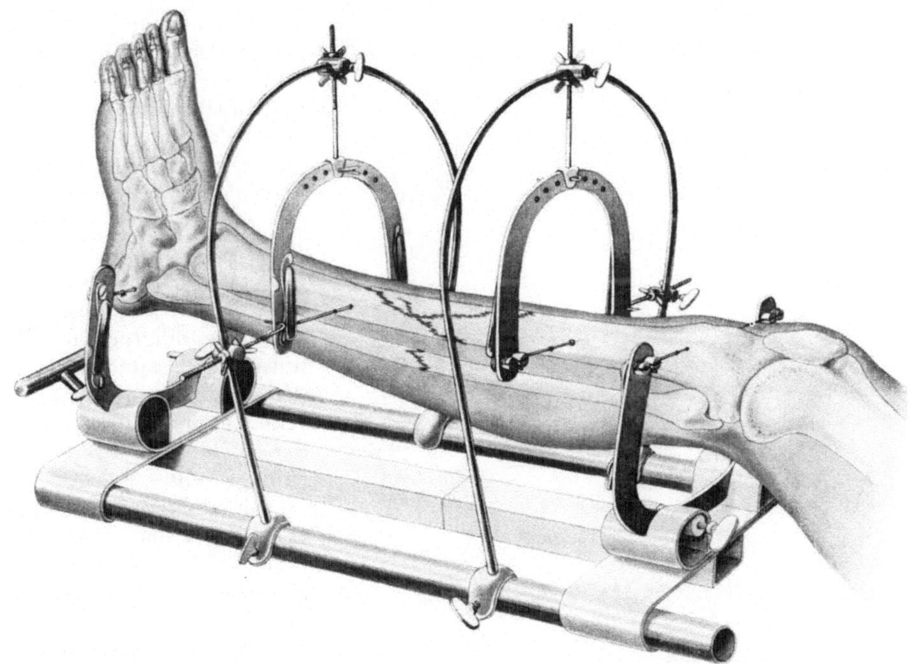

Abb. 318. *Repositionsgerät nach* KLAPP, mit dem sich durch percutan angelegte Bohrdrähte jede Reposition richtig erzwingen läßt. Zwei frakturferne, in Armierungen gelagerte Spannbügel lassen sich mittels Schraubenschlüssel im Sinne der Kompression oder Distraktion bedienen. Zwei frakturnahe Spannbügel erlauben über ventral liegende Gewindeschrauben Einwirkungen nach ventral oder dorsal und über seitliche Gewindeschrauben zusammen mit Knopf-Bohrdrähten Bewegungen nach medial (hier proximaler Bügel) oder lateral (hier distaler Bügel).

Drahtspannbügel oder die Nagelstellschrauben sind sorgfältig mit einzugipsen, damit Dreh- und Seitenbewegungen der Drähte oder Nägel ausgeschaltet sind.

Das Prinzip des Doppeldrahtgipsverbandes läßt sich elastischer mit entsprechenden Schraubenvorrichtungen, z. B. mit dem von KLAPP entwickelten „*Repositionsgerät*“ (s. Abb. 318), verwirklichen. Dies Gerät bewährt sich besonders *bei schweren komplizierten Trümmer- oder Luxationsbrüchen*, weil es eine bessere Überwachung ausgedehnter Weichteilwunden ermöglicht, als eine Ruhigstellung im Gipsverband. Außerdem lassen sich mit diesem Gerät *renitente Achsenverschiebungen*, z. B. bei veralteten Brüchen, durch *frakturnahe Hilfsdrähte* leichter *beseitigen*. Bei Benutzung des Klappschen Repositionsgerätes darf *keinesfalls eine Distraktion* auftreten; das Auseinanderziehen der Bruchstücke mit Klaffen des Bruchspaltes führt zur Pseudarthrose! Nach guter Einrichtung muß man daher den Schraubenzug bald etwas nachlassen und möglichst eine Kontaktkompression der Knochen herstellen. Nach komplikationslosem Heilverlauf von Weichteilwunden gipsen wir die Spannbügel gerne ein und verwandeln so das Repositionsgerät in einen Doppeldrahtgipsverband.

Eine andere Form der percutanen Transfixation stellt die 1943 erstmalig von WESTHUES angegebene Doppeldrahtdruckosteosynthese dar (s. Abb. 319). Das Verfahren eignet sich vorzüglich, um breite, *spongiöse Knochenmassen*, z. B. nach Resektion eines tuberkulösen Kniegelenkes, langdauernd und fest gegeneinander zu pressen [*30, 52, 54, 53, 43, 145, 170*]. Es empfiehlt sich, diese Methode möglichst so anzuwenden, daß die beiden Drähte einen elastischen Druck ausüben und ohne Nachstellen der Schrauben selbsttätig eine Resorptionsverkürzung der Knochenteile im Bruchbereich ausgleichen. Um bei atrophischen Knochen ein frühzeitiges Durchschneiden der Drähte zu verhindern, ist es notwendig, *genügend breite Knochenteile* mit dem Draht zu erfassen. Dies gelingt *ohne starke Verbiegung* der Drähte z. B. mit dem Bügel von WUSTMANN (siehe Abb. 319). Bei jeder Doppeldrahtosteosynthese werden die beteiligten Knochen unter Freilassung des von den Drähten durchbohrten Knochenbereiches *zusätzlich* in einem *Gipsverband* ruhiggestellt.

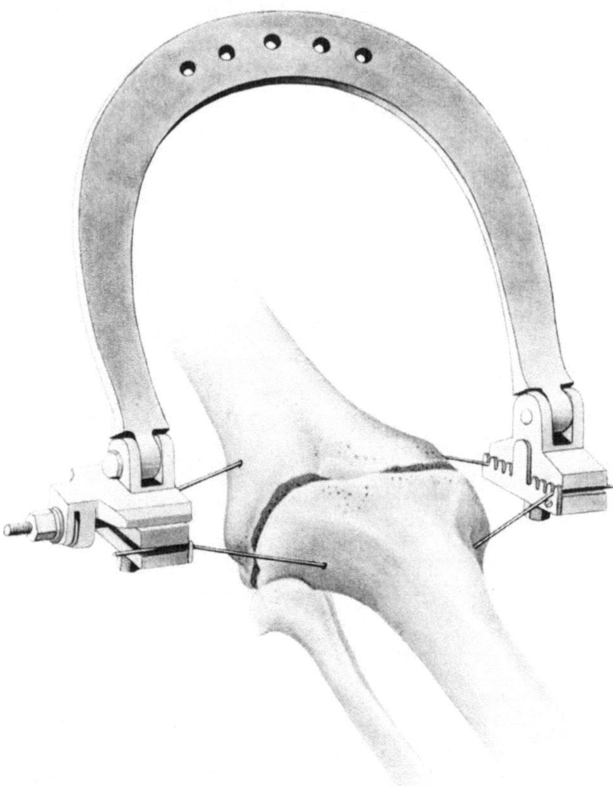

Abb. 319. *Doppeldrahtdruckosteosynthese* nach WUSTMANN.

An dickeren Knochen (Femur, Tibia, Humerus) läßt sich eine *percutane Fixation* der Bruchstücke auch *durch mehrere* lange, weitab der Verletzung eingeführte *Knochenschrauben* erreichen. HOFFMANN [*66, 67, 113, 160*] hat zu diesem Zweck ein technisch besonders ausgefeiltes Gerät (s. Abb. 320) entwickelt (Fa. Ulrich, Ulm). Hierbei werden 2—5 parallel verlaufende Schrauben ohne operative Freilegung des Knochens durch eine Führungsschablone, die mit Stacheln auf dem Knochen reitet, zentral in jedes zu fixierende Knochenstück eingebohrt und dann außerhalb der Haut in einem Eisenblock fest zusammengefaßt. Mit solchen Schraubengruppen ist es möglich, Knochenstücke willkürlich in alle Richtungen zu verschieben und zuverlässig festzustellen. Damit die Schrauben den Knochen genügend fest ergreifen, sollen beide Corticalisschichten durchbohrt werden. Bei der percutanen Osteosynthesemethode nach HOFFMANN ist dies besonders zuverlässig dadurch zu erreichen, daß entsprechend dem Durchmesser des Markraumes ein glatter Abschnitt der Schraube vom Gewinde freigelassen wird. Nach Durchbohrung der ersten Corticalis dreht sich dieser dünne Abschnitt im Bohrkanal, ohne dessen Gewinde auszuweiten, während die Schraubenspitze sich in die zweite Corticalis einbohrt.

Gelegentlich sind *percutan eingeführte gekreuzte Bohrdrähte* als einfache Osteosynthesenmethode ausreichend [*18*, *20*] (s. Abb. 322). Hierbei ist aber oft nicht

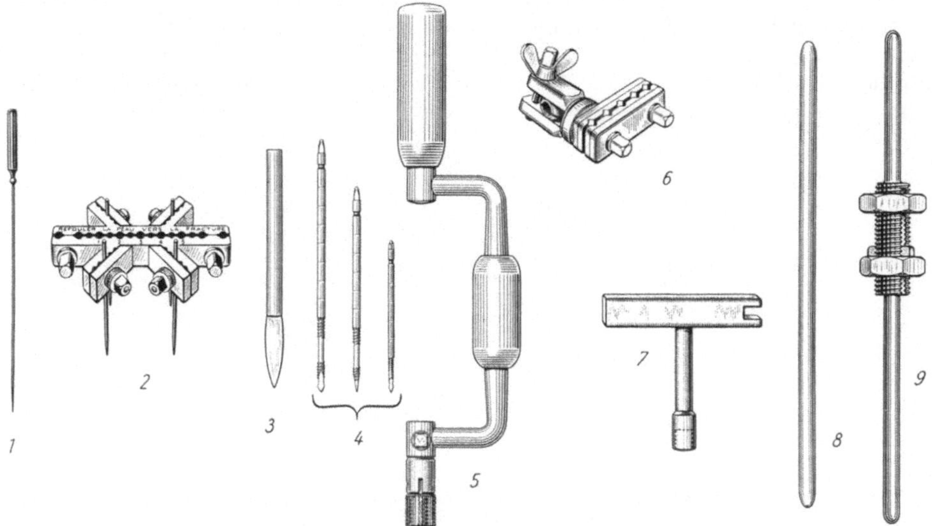

Abb. 320 A—D. *Gerät zur Reposition und Fixation von Frakturen mittels percutan eingeführter Knochenschrauben (Osteotaxisgerät nach* R. HOFFMANN).

Abb. 320 A. Die Einzelteile des Gerätes. *1* Scharfer Fühlstachel. *2* Führungsschablone mit stumpfen Stacheln. *3* Dünnes Skalpell zum Punktieren der Haut durch die Führungsschablone hindurch. *4* Knochenschrauben. *5* Bohrwinde. *6* Verankerungsschloß mit Kugelgelenk. *7* T-Schlüssel. *8* Gewöhnlicher Brückenstab. *9* Gleitstab für axialen Dauerdruck.

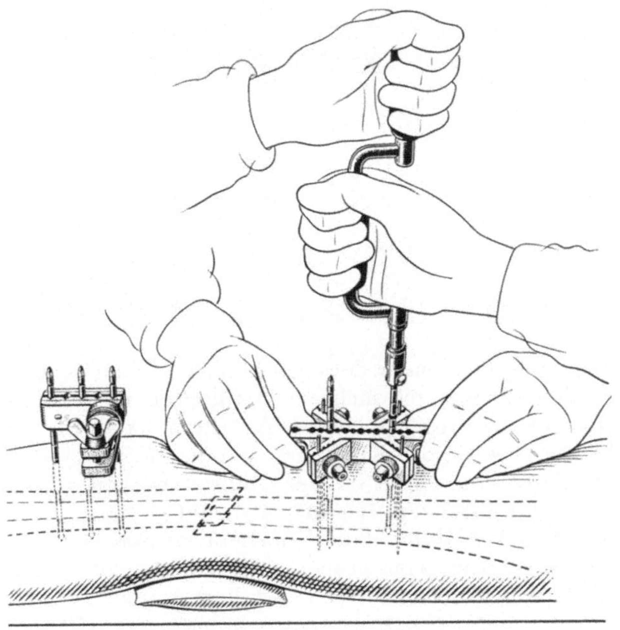

Abb. 320 B. Das Einbohren der Schrauben.

zu umgehen, wenigstens die Frakturstelle selbst auf dem kürzesten Wege unmittelbar über dem Bruchspalt freizulegen, um die Fragmente anatomisch genau aufeinanderzustellen. Dann werden zwei oder mehr Bohrdrähte *abseits der Operationswunde* percutan in beide Bruchstücke unter Augenkontrolle eingeführt, so daß sie in ihrer Richtung voneinander abweichen und gerade die gegenüberliegende Corticalis, nicht aber die gegenüberliegende Hautseite, durchbohren. *Zusätzlich* stellen wir den gebrochenen Körperteil *immer* noch durch einen zirkulären, bis auf die Haut längs gespaltenen, *Gipsverband* ruhig. Dabei werden die Bohrdrähte kurz über dem Verband abgekniffen und die Enden in den frischen Gips umge-

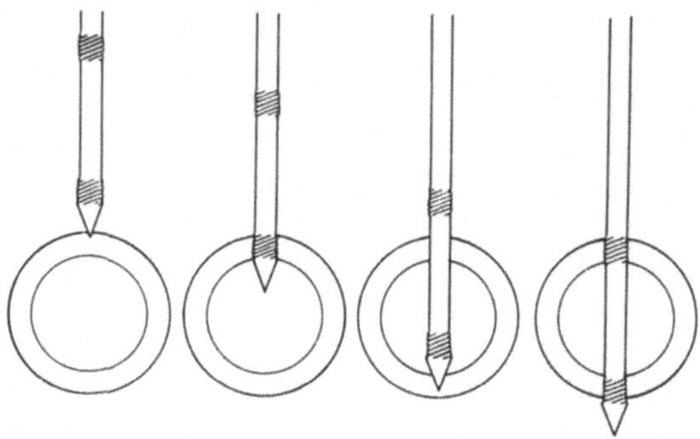

Abb. 320 C. Gewindeschneidetechnik, bei der die Schrauben in beiden Corticalishälften festsitzen und die zuerst durchbohrte Corticalis beim Durchtreiben der Schraube nicht aufgeweitet wird. Nach Vorbohren durch Bohr- oder Meißelspitze, Gewindeschneiden der Corticalis, Durchstoßen durch den Markraum und Anbohren der gegenüberliegenden Corticalis.

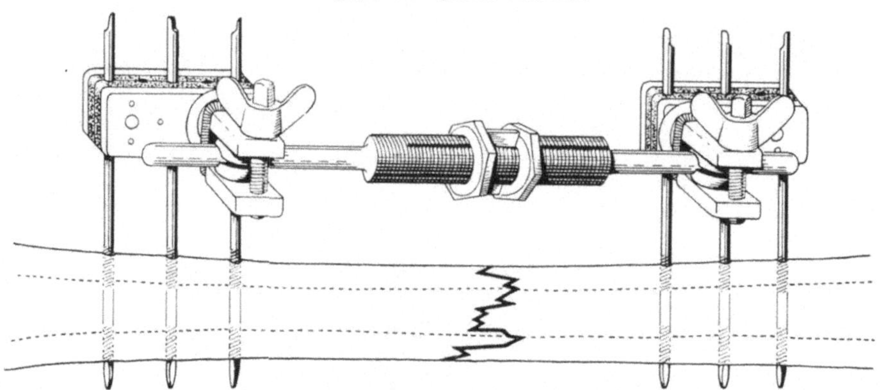

Abb. 320 D. Die in Verankerungsschlössern zusammengefaßten Schraubengruppen sind durch einen Gleitstab verbunden, der eine verstellbare Druckkompression der Bruchenden erlaubt.

bogen, so daß sie sich nicht mehr bewegen können. Nach 3—6 Wochen — wenn kein Abgleiten des Fragmentes mehr zu befürchten ist — werden die Drähte durch den Gips herausgezogen. Dieses Verfahren hat sich *nur an spongiösen Knochenabschnitten* (Olecranon, Kondylen, Patella, Knöchel) bewährt, während an kompakten Knochenabschnitten der Röhrenknochen (Unterarm, Clavikel. Finger, Zehen) Markdrähte (s. u.) vorzuziehen sind.

Bei der *percutanen Fixation* von Knochenbruchstücken können nur *dünne* Schrauben oder Nägel, die keine größeren Weichteilwunden setzen, Anwendung finden. Um trotzdem die Fraktur in einer bestimmten Lage ausreichend festhalten zu können, muß jedes Fragment von *mehreren Schrauben oder Nägeln* erfaßt werden. *Eine* Schraube oder *ein* Nagel genügt nur in Ausnahmefällen, z. B. bei der Aufrichtung eines eingebrochenen Fersenbeines [*163*, *164*, *25*].

Percutan in die Markhöhle eingeführte, etwas dickere *Kirschner-Drähte* eignen sich vorzüglich, um Frakturen an dünnen Röhrenknochen, z. B. am Schlüsselbein,

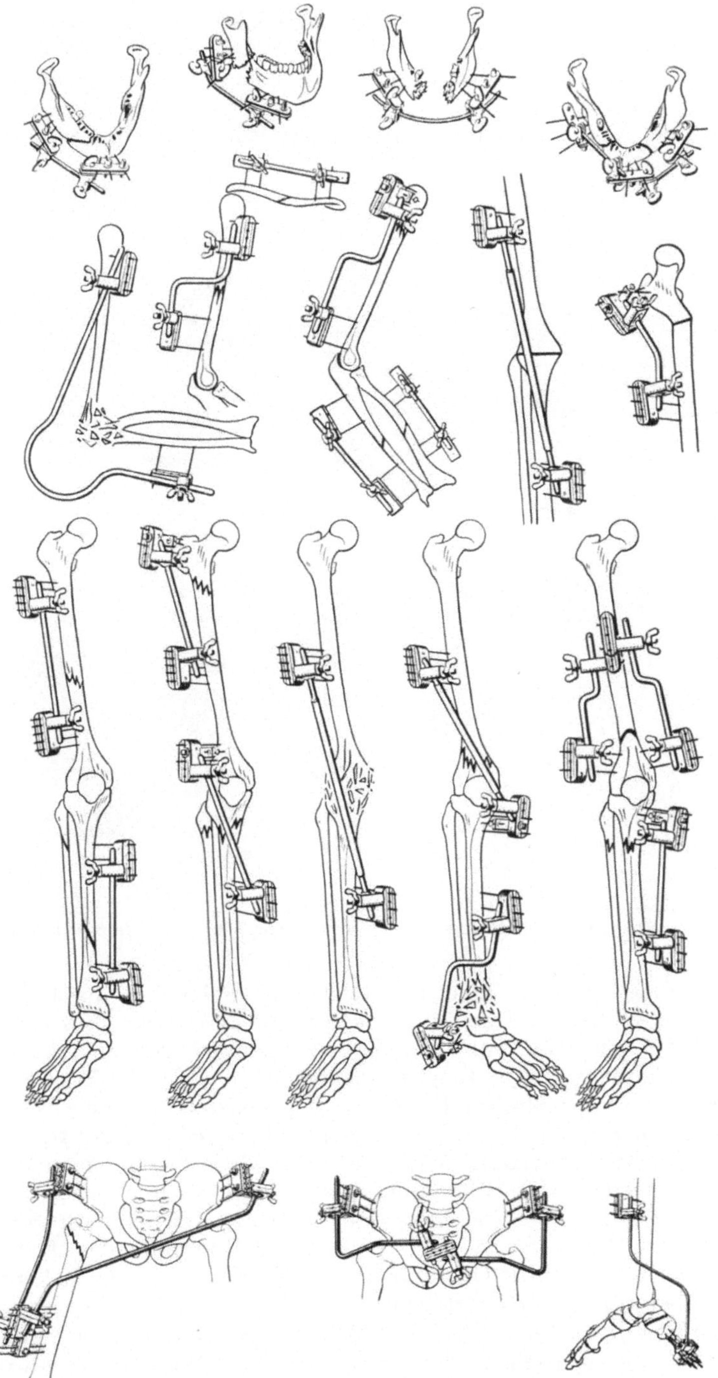

Abb. 321. *Anwendungsmöglichkeiten des Osteotaxisgerätes nach* R. HOFFMANN.

den Vorderarmknochen, den Mittelhandknochen, den Fingern oder den Mittelfußknochen, zu schienen (s. Abb. 323). Die Einführungsstellen und die kurz über der Haut abgekniffenen und hakenförmig umgebogenen Drahtenden werden mit einem Mastix-Mullverband verklebt. Am Schlüsselbein, an der Hand und am Fuß ist bei diesem Vorgehen kein weiterer *ruhigstellender Verband* notwendig, während so versorgte Vorderarmbrüche immer noch zusätzlich einen Gipsverband benötigen.

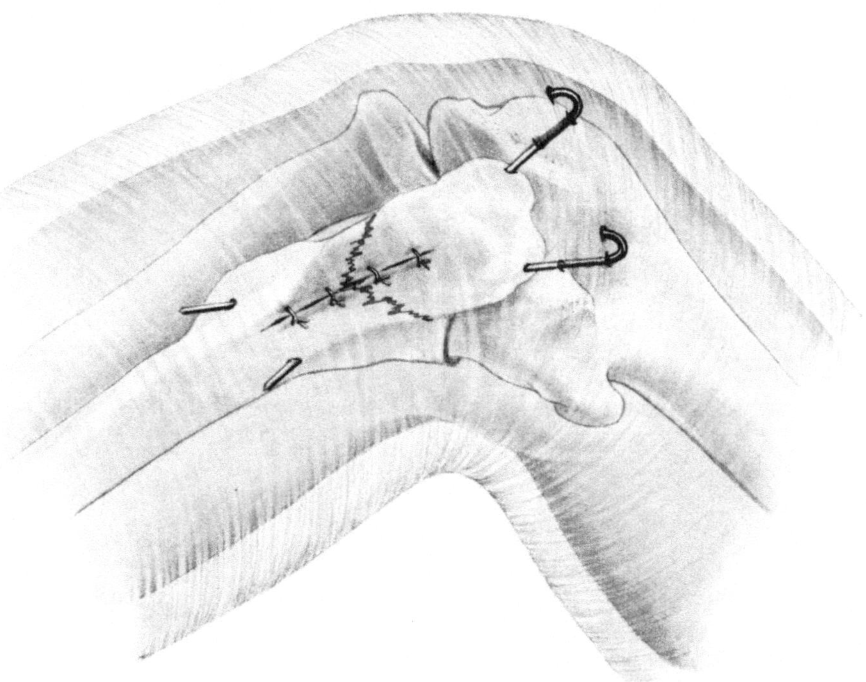

Abb. 322. *Osteosynthese* einer Olecranonfraktur *durch percutan* eingeführte *gekreuzte Bohrdrähte* im Gipsverband.

KÜNTSCHER hat seine Idee, die langen *Röhrenknochen* durch *intramedullär eingeführte dicke Nägel* zu schienen, zuerst als *geschlossene Osteosynthesemethode* entwickelt [*80, 60, 95*]. *Um* die *percutane Marknagelung zu erleichtern,* ist es ratsam, möglichst vor dem Eingriff die Resorption des Frakturhämatoms abzuwarten und durch 8tägige Extension der Gliedmaßen eine Distraktion im Bruchbereich herzustellen. Außerdem empfiehlt es sich, bei der Operation durch kurzwirkende Muskelrelaxantien für eine optimale Muskelentspannung zu sorgen und die Bruchstücke mit Hilfe geeigneter Extensions- und Röntgengeräte ideal aufeinanderzustellen. Der *Durchmesser des Nagels* muß der dünnsten Stelle der Markhöhle, die *Länge des Nagels* der Länge des betreffenden Knochens, entsprechen. Beides ist vor der Operation an Röntgenbildern genau zu klären. Wegen der Vergrößerung auf der Röntgenaufnahme ist bei einem Focusabstand von 70—80 cm von der auf dem Bild gemessenen Weite der engsten Stelle des Markraumes 1—2 mm abzuziehen. Bei der geschlossenen Marknagelung droht leichter als beim offenen Vorgehen (s. S. 354) eine *Fettembolie.* Um dieser Komplikation *vorzubeugen,* darf man den Nagel nur mit Pausen langsam eintreiben. Außerdem ist es ratsam, den Leitspieß nach Einführen des Nagels in die Markhöhle und später noch einmal nach Eintritt in das distale Fragment etwas zurückzuziehen, damit das Fettmark abtropfen kann (über die Fettembolieprophylaxe s. auch S. 354 und II, S. 565).

„*Winkelried-Methoden*", bei denen die zu fixierenden Knochenstücke mit *vielen*, in den verschiedensten Richtungen percutan eingeführten Nägeln oder Drähten aufgespießt werden, lassen sich meistens durch einfachere Methoden ersetzen.

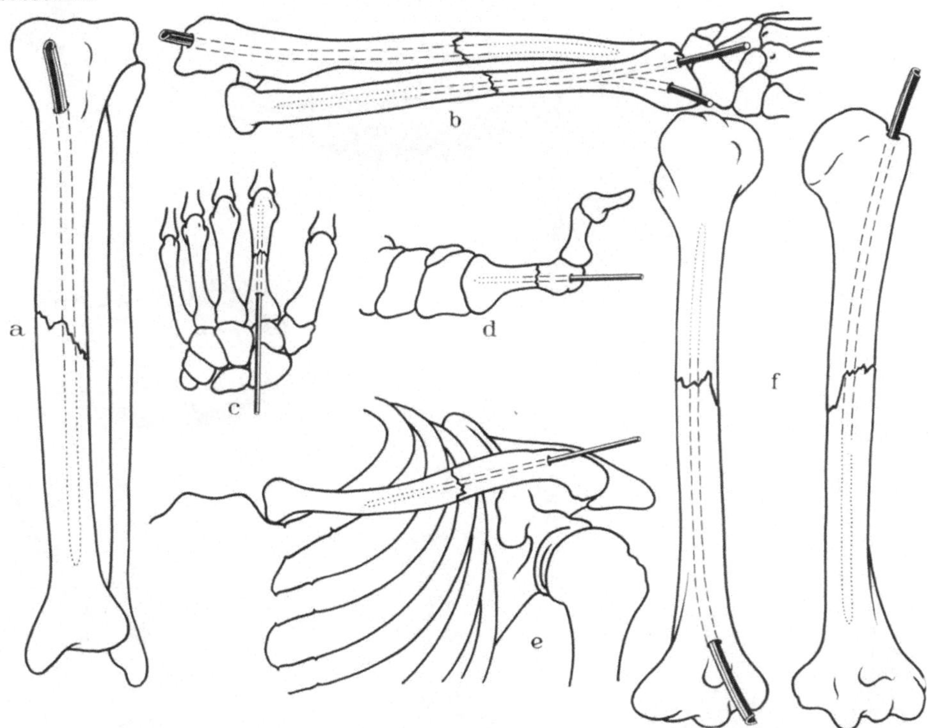

Abb. 323a—f. *Bewährte Anwendungen des Marknagels und Markdrahtes* (s. auch Abb. 326 und 327). a Am *Unterschenkel*, Einführungsstelle fingerbreit unterhalb und medial der Tuberositas tibiae; b am *Unterarm*, Einführungsstelle am *Radius* auf der Streckseite zwischen der Sehne des Extensor carpi radialis und des Extensor digitorum, oder auf der radialen Seite im proximalen Bereich der Tabatière zwischen den Sehnen des Extensor carpi radialis und dem Extensor pollicis brevis et longus; an der *Ulna*, Einführungsstelle am Olecranon; c am *Metacarpus*, Einführungsstelle dorsal über der Basis eines Mittelhandknochens; d am *Metatarsus*, Einführungsstelle am Köpfchen des gebrochenen Mittelfußknochens; e am *Schlüsselbein*, Einführungsstelle am lateralen Fragment; f am *Oberarm*, Einführungsstelle *distal* dorsal, oberhalb der fossa olecrani nach Spaltung der Strecksehne oder *proximal* nach Längsspaltung des Deltamuskels.

IV. Methoden zur offenen Osteosynthese [*34*, *76*, *22*, *60*, *165*].

Wenn mit konservativen Verfahren oder den im vorhergehenden Kapitel dargestellten percutanen Methoden ein genügendes Einrichten und Festhalten des Knochens nicht gelingt, so ist eine „*offene Osteosynthese*" angezeigt. Hierbei wird eine mehr oder weniger große Wunde gesetzt, der Knochen unter Sichtkontrolle durch direktes Anfassen in die gewünschte Lage gebracht und oft auch noch durch entsprechend eingebrachte Fremdkörper fixiert. Ein solches Vorgehen ist erfahrungsgemäß häufig *indiziert* bei Gelenkbrüchen, bei Abrißbrüchen der Kniescheibe oder des Ellenhakens, bei Torsionsbrüchen des Unterschenkels, bei Vorderarmbrüchen, die zum Abgleiten neigen, oder bei anderen

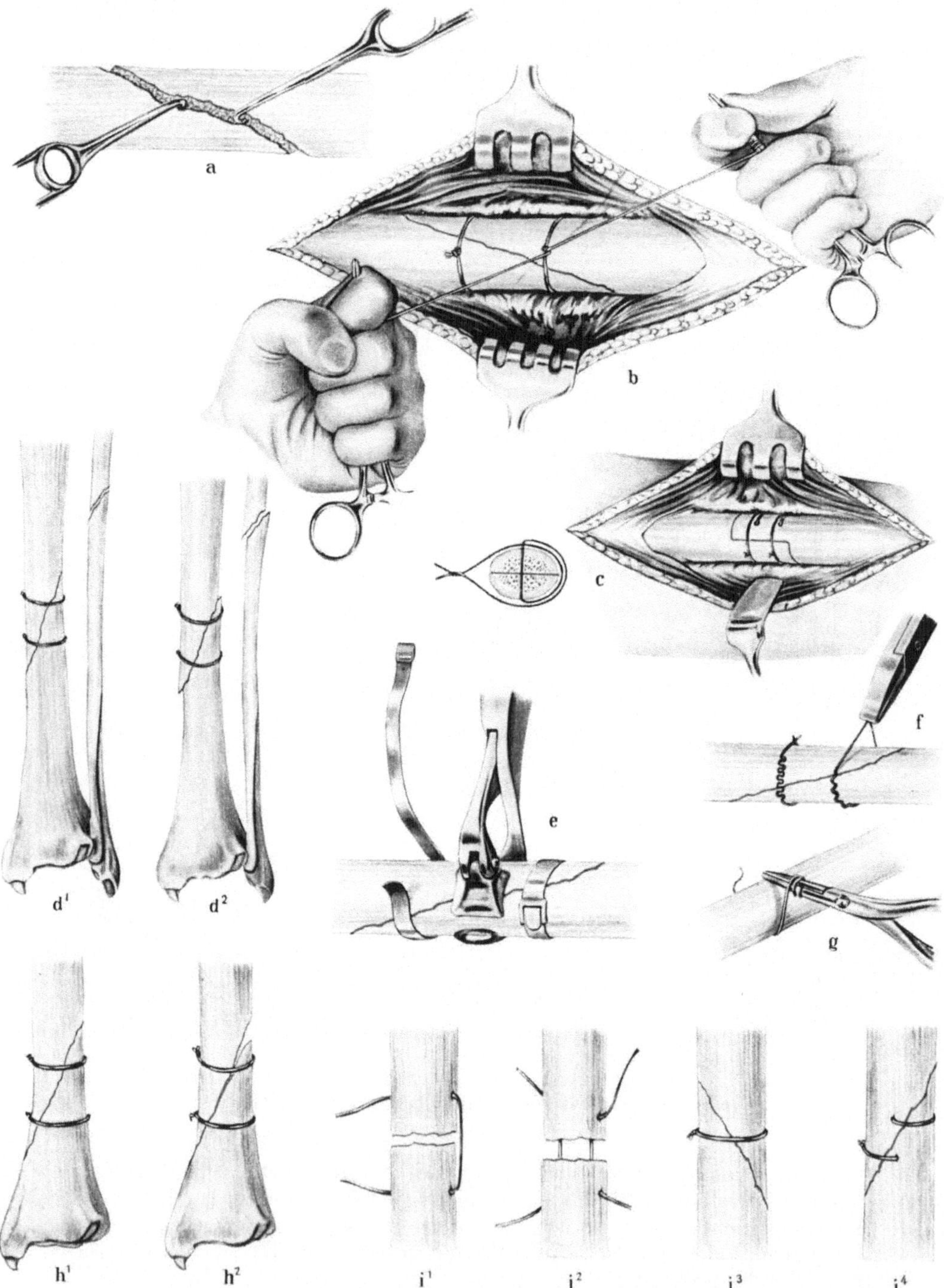

Abb. 324a—i. *Osteosynthese an Röhrenknochen durch Drahtumschlingung.* a und b *Vorgehen bei Schrägbrüchen*; a Reposition der Bruchenden mit Einzinkerhaken; b Fixation des Bruchbereiches mit wenigstens zwei, höchstens drei Drahtumschlingungen. Die Drahtenden werden mit Hilfe von Klemmen gleichmäßig (s. Abb. 94) zusammengedreht. Bei Cerclage von *Schrägbrüchen* im *Diaphysenbereich* (d^1) wird auch nach Resorption im Bruchbereich durch den Muskelzug eine Kontaktkompression aufrechterhalten, weil beide Bruchenden nachrutschen können (d^2). Bei Cerclagen an konischen, sich verjüngenden Knochenabschnitten *in Gelenknähe* (h^1) faßt nach Resorption im

Fortsetzung der Legende s. S. 349 unten.

Brüchen, die unter konservativen Methoden schlechtere Ergebnisse bringen (z. B. die subkapitale Adduktionsfraktur des Schenkelhalses).

Die *offene Osteosynthese* hat den *Vorteil*, daß hierbei meistens eine bessere anatomische Wiederherstellung der gewünschten Form möglich ist als bei konservativerem Vorgehen. Manchmal erlaubt das offene Verfahren auch eine frühzeitigere Bewegung benachbarter Gelenke, nämlich dann, wenn die innere Fixation durch den versenkten Fremdkörper zu einer weitgehend stabilen Osteosynthese ausreicht, wie etwa bei der Marknagelung des Oberschenkels oder bei der Schenkelhalsnagelung. Daneben stehen aber *schwerwiegende Nachteile*. Das Verfahren geht mit einer größeren Infektionsgefahr einher als die percutanen Methoden (s. S. 336). Ein eisern starres Festhalten der Knochenstücke durch versenkte Fremdkörper verhindert den sonst an jeder Bruchstelle durch Muskelzug und Stauchungsdruck erfolgenden Ausgleich der zu erwartenden Resorptionsdiastase. Wir raten dazu, bei jeder offenen Osteosynthese grundsätzlich *einfachste Verfahren* zu wählen, sich Mühe zu geben, mit der *kleinsten Wundsetzung* auszukommen und *möglichst wenig Fremdkörper* zu versenken. Bei geschlossenen Knochenbrüchen sind *offene Osteosyntheseverfahren* scharf *einzuschränken*, wenn sich der gewünschte Heilerfolg mit den früher dargestellten percutanen Fixationsmethoden (Drahtextension) oder rein konservativen Verfahren (Gipsverbänden) ebenso gut und ebenso schnell erreichen läßt.

Die bei der Osteosynthese erwünschte feste mechanische Verbindung zweier Knochenteile wird in der Regel durch versenkte Metallstücke erreicht, die im lebenden Organismus zu *Metallschäden* [*106, 169, 102, 168*] führen können. Bei den heute zur Osteosynthese benutzten korrosionsfesten Materialien (V_2A, Vitallium, Tantal) ist nicht mit einer „Metallose" (= Zerfall des Materials unter Einwirkung der Körpersäfte mit Imprägnation der Umgebung und Reaktionen des Gesamtorganismus) zu rechnen. Auch die „Elektrogenese" infolge einer Elementwirkung des im Gewebe lagernden Metallstückes führt bei den modernen Werkstoffen in der Regel nicht zu krankhaften Veränderungen. Kanal- und Höhlenbildungen, Knochencysten und Nekrosen in der Umgebung des versenkten Metallteiles sind meist nicht Folge einer Korrosion oder Elektrogenese, sondern beruhen auf Druckatrophie des Knochens durch unphysiologische Biegungs- und Abscherspannungen oder einer Infektion. Wiederholt auftretende dynamische Kräfte können auch bei den besten Metallen an Orten starker mechanischer Beanspruchung (Schraubenkopf, Mitte einer Platte, zwischen zwei beweglichen Frakturenden) zu Spannungsschäden (Ermüdungsbrüchen) des Werkstückes führen.

Als *Methoden zur blutigen Osteosynthese* stehen die Drahtnaht, die Nagelung, die Verschraubung, die Federosteosynthese und die Verriegelung zur Verfügung.

1. Die Knochennaht.

Die Knochennaht benutzt zum Festhalten der Knochenteile *Draht* (s. S. 84). Sie wird an *Röhrenknochen* meist als *Umschlingung* ausgeführt. Hierzu sind lange Schräg- oder Torsionsbrüche am ehesten geeignet (s. Abb. 324). Der Operateur

Fortsetzung von der Legende Abb. 324.

Bruchbereich die kraniale Drahtumschlingung nicht mehr fest und die Bruchstücke verschieben sich leichter (h^2). Das Festhalten der Bruchenden zur Cerclage mit Lambottescher Zange (e), die Umschlingung des Knochens mit *Metallbändern nach* PUTTI und PARHAM (e) und auch die Cerclage mit der *Federligatur* nach MAATZ (f) bringen leicht eine zur Nekrose führende Einschnürung des Knochens mit sich. Es ist hierbei ganz besondere Vorsicht geboten, um Druckschäden zu vermeiden. Bei *Querbrüchen* (c) und *kurzen Schrägbrüchen* ist vor der Drahtumschlingung ein stufenförmiges Anfrischen der Bruchenden (am Unterarm mindestens auf 2 cm Länge) notwendig. Die Drahtschlingen sollen (am Unterarm) wenigstens 1 cm voneinander und nicht mehr als $^1/_2$ cm von den Bruchenden entfernt liegen. Um das Verrutschen der Cerclage bei kurzen Kontaktflächen der Bruchenden zu verhüten, empfiehlt es sich, die Knochen einmal zu durchbohren, dann eineinhalbfach zu umschlingen (c Nebenbild). Die Reihe i^1 bis i^4 zeigt *Fehler bei der Drahtnaht* von Quer- oder Schrägbrüchen an Röhrenknochen, die zur Pseudarthrose führen. Die *Entfernung einer Drahtumschlingung* gelingt am besten durch gleichmäßigen Zug beim Aufspulen mittels Rundzange (g).

führt dabei mindestens zwei, höchstens drei Drähte in möglichst großem Abstand (wenigstens 1 cm) voneinander, aber auch genügend weit von den Bruchenden (möglichst 1 cm) entfernt, subperiostal um den Knochen herum; er faßt dann die Drahtenden mit Klemmen und dreht sie dicht am Knochen unter gleichmäßigem kräftigen Zug mit beiden Händen kunstgerecht (s. Abb. 94a und b) zusammen. Die zusammengezwirbelten Enden der Drahtringnaht werden etwa 0,5 bis 1 cm vom Knochen entfernt mit der Drahtschere abgekniffen und mit einer Zange zum Knochen hin umgebogen.

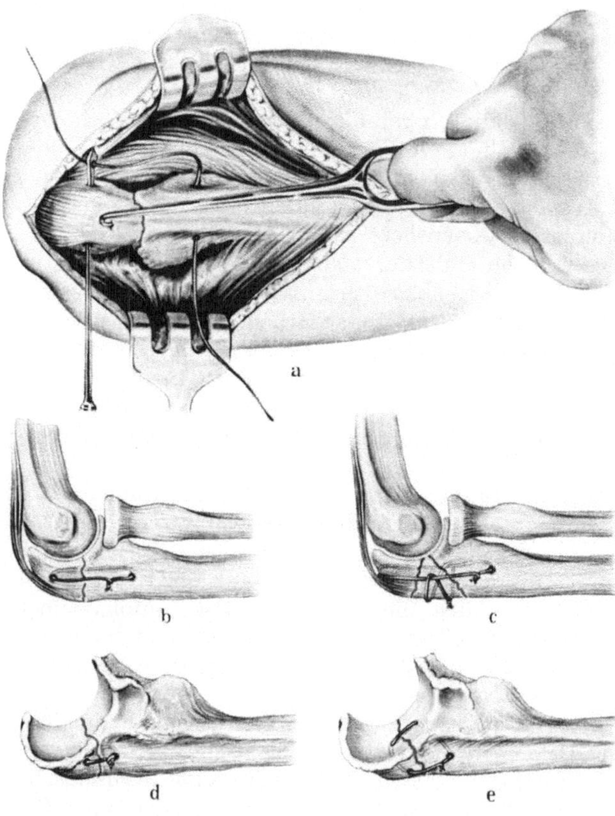

Abb. 325a—e. *Drahtnaht eines spongiösen Knochens*, hier eines Abrißbruches des Olecranons. a Adaptation der Bruchflächen mit einzinkigen Haken und Durchziehen des Drahtes mit Pfriem; b und c richtige Drahtführungen, c zweite Drahtschlinge zum Halten eines dritten Bruchstückes; d falsch, die Drahtnaht faßt zu wenig Knochen und reißt aus; e falsch, die Drahtnaht verläuft sagittal durch das Gelenk, statt frontal außerhalb des Gelenkes, wie in b.

Um eine besonders feste Drahtumschlingung herstellen zu können, und um das für eine zuverlässige Drahtschlinge erforderliche gleichmäßige Zusammendrehen der Drahtenden (s. Abb. 94a) zu erleichtern, stehen besondere Spann- und Torsionsinstrumente zur Verfügung, wie sie von Kirschner, Borchardt, Magnus, Ehalt, Thomsen, Leemann und anderen entwickelt worden sind. Wir bevorzugen die Drahtspannung mit freier Hand (s. Abb. 324b), weil sich so die Stärke der Spannung am besten prüfen läßt. Bei Schrägbrüchen ist darauf zu achten, daß die schrägen Ebenen beim Zuziehen der Ringnaht nicht auseinanderweichen. Aus diesem Grunde empfiehlt es sich, vor dem Zudrehen der Drahtumschlingung im Bruchbereich — eventuell nach Abkneifen dünner Frakturspitzen — lieber eine geringe Verkürzung von 1—2 mm herzustellen.

Querbrüche oder kurze Schrägbrüche sind nicht ohne weiteres zur Drahtumschlingung geeignet. Wollen wir, z. B. einen Unterarmquerbruch, durch Drahtschlingen festhalten, so ist ein vorheriges stufenförmiges Anfrischen der Bruchenden auf mindestens 2 cm Länge unter tischlermäßigem Aneinanderpassen der Knochenflächen notwendig. Hierbei ist es manchmal zweckmäßig, die *Drahtumschlingung* mit einer *Drahtdurchführung* zu kombinieren (s. Abb. 324c).

Andere zur Umschlingungsosteosynthese empfohlene Hilfsmittel sind meistens entbehrlich. Die *Federligatur nach* Maatz [*92*] zieht sich nach der Knochenresorption im Bruchbereich von selbst enger zusammen und umklammert auch dann noch die Bruchstücke fest. Bei atrophischen weichen Knochen ist diese

Feder nicht zu empfehlen; wir sahen dabei Druckfrakturen unter der Schlinge. Auch das *Metallband nach* PUTTI und PARHAM (s. Abb. 324c) kann leicht zu einer Druckschädigung des Knochens führen. Dicke Catgutfäden sind zur Umschlingungsosteosynthese unbrauchbar, da sie ihre Reißfestigkeit nicht lange genug behalten und weil sie weniger gewebsfreundlich sind als Draht.

An *spongiösen Knochen,* z. B. bei Brüchen der Patella oder des Olecranons, eignet sich zum Festhalten der Bruchstücke auch ein *durch den Knochen geführter Draht* (s. Abb. 325). Solche Drahtnähte lassen sich bei kleineren spongiösen Knochenteilen meistens leicht mit einem Handpfriem durchziehen. Hierbei ist darauf zu achten, *möglichst viel Knochenmasse* mit dem Draht zu *umfassen,* um zu vermeiden, daß der Draht das spongiöse Gewebe durchschneidet. In Gelenknähe ist der Draht andererseits so tangential zu führen, daß der Gelenkknorpel keinesfalls verletzt wird. Wenn sich wegen des Verlaufs der Bruchlinie mit durchbohrenden Nähten nicht genügend Knochengewebe umgreifen läßt, ist es besser, auch bei spongiösen Knochen, z. B. der Kniescheibe oder dem Olecranon, lieber eine Drahtumschlingung (s. Abb. 325c) als eine Drahtdurchführung vorzunehmen.

Eine Drahtnaht ist niemals so fest, daß sie Schubbewegungen im Bruchbereich beim Gebrauch der Glieder verhindert. Deswegen ist dabei *immer zusätzlich ein Gipsverband* anzuraten. Bei Erwachsenen kann man — vorausgesetzt, daß keine Entzündungserscheinungen vorliegen — Drähte aus geeignetem, nichtrostendem Material (s. S. 65) beliebig lange am Knochen belassen.

Wenn *bei Jugendlichen* ausnahmsweise eine Drahtnaht vorgenommen wurde — was eigentlich niemals geschehen sollte —, dann ist der *Draht immer* nach Abheilung des Bruches zu *entfernen,* sonst wird er beim Dickenwachstum des Knochens gesprengt und später im Knochen eingebacken.

2. Die Knochennagelung.

Dieses Verfahren dient zur Befestigung *spongiöser Knochenstücke,* z. B. zur Fixation des operativ abgeschlagenen Trochanter major, oder zum Festhalten eines abgesprengten Humerus- oder Femurcondylus. Hierzu eignen sich die üblicherweise zur Holzbearbeitung gebrauchten Nagelformen. Jedoch wähle der Operateur als Material nur gut gewebsverträgliche Spezialmetalle und keine rostenden Improvisationen, wie Grammophonnadeln, Nähnadeln o. ä. Um dem zu befestigenden Knochenstück einen genügenden Halt zu geben, können wir mehrere Nägel in etwas voneinander abweichender Richtung einschlagen. Die *Hauptrichtung* ist aber *immer so* zu wählen, *daß* der *Nagel* von der Muskelkraft oder dem Gewichtsdruck *nicht auf Zug* beansprucht wird (s. Abb. 328). Mit solchen Nägeln ist allerdings keine sehr haltbare Osteosynthese zu erwarten; Abbauvorgänge lockern jeden Nagel bald und die innige Berührung der aneinandergelegten Fragmente geht dann verloren. Deswegen ist die Methode *nur bei kleinen,* durch Zug oder Druck nicht zu sehr beanspruchten *Knochenstücken* zu empfehlen. In allen Fällen ist *zusätzlich noch* ein *Gipsverband* anzulegen.

SMITH-PETERSEN und SVEN JOHANNSSON haben mit ihrer *Nagelung* der subkapitalen Adduktionsfraktur des *Schenkelhalses* und den daraus entwickelten anderen Nagelverfahren im Schenkelhalsgebiet den Anwendungsbereich der Knochennagelung wesentlich erweitert. KÜNTSCHER hat diese Art der Osteosynthese durch seine, heute meist offen durchgeführte *Marknagelung langer Röhrenknochen* (s. Abb. 326) (s. auch S. 346) [*59, 80*] noch weiter bereichert. Die *Küntscher-Nagelung bewährt sich* besonders *bei* Querbrüchen der Oberschenkeldiaphyse, kommt aber auch bei Querbrüchen oder kurzen Schrägbrüchen des mittleren Drittels des Unterschenkels sowie der Ober- und Unterarmdiaphyse in

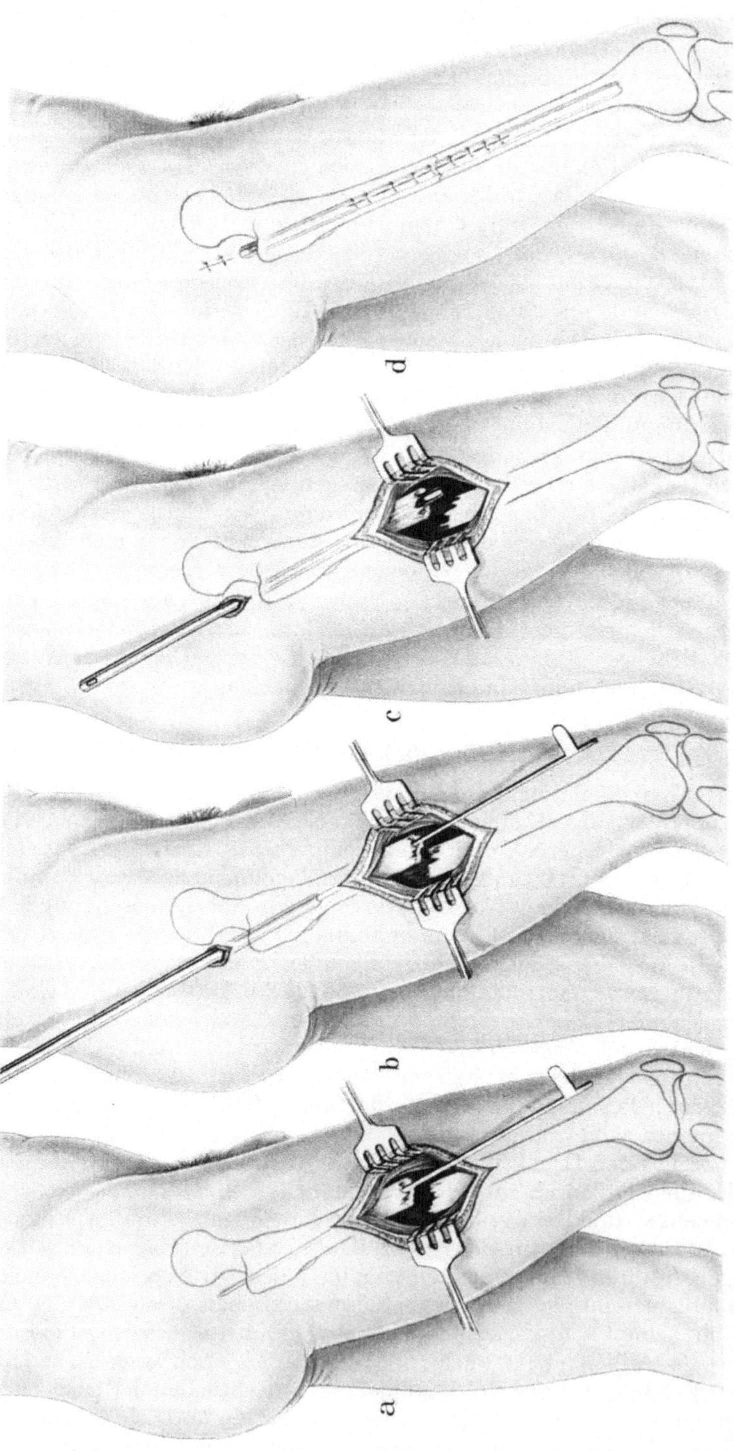

Abb. 326a—d. *Offene Marknagelung eines Oberschenkelquerbruches mit Küntscher-Nagel.* Seitenlage des Patienten, Drahtextension am Tibiakopf. a Freilegung der Fraktur und Einführen des Führungsspießes bei starker Adduktion und Beugung des Oberschenkels; b nach Schlitzen der Haut Einschlagen des Küntscher-Nagels auf dem kranial herausragenden Spießende; c nach 10—15 cm tiefer Einführung des Marknagels Herausziehen des Führungsspießes nach distal und Einführen des bis zum Bruchspalt vorgetriebenen Marknagels unter Sicht in das distale Fragment; d weites Vortreiben des Marknagels in das distale Bruchstück bei genau nach vorne ausgerichteter Patella.

Betracht (s. Abb. 327). Eine Marknagelung bei komplizierten Brüchen sollte nur der besonders Erfahrene vornehmen. Die Marknagelung ist *kontraindiziert* bei Kindern, bei allen im Schock befindlichen Kranken und bei solchen Frakturen,

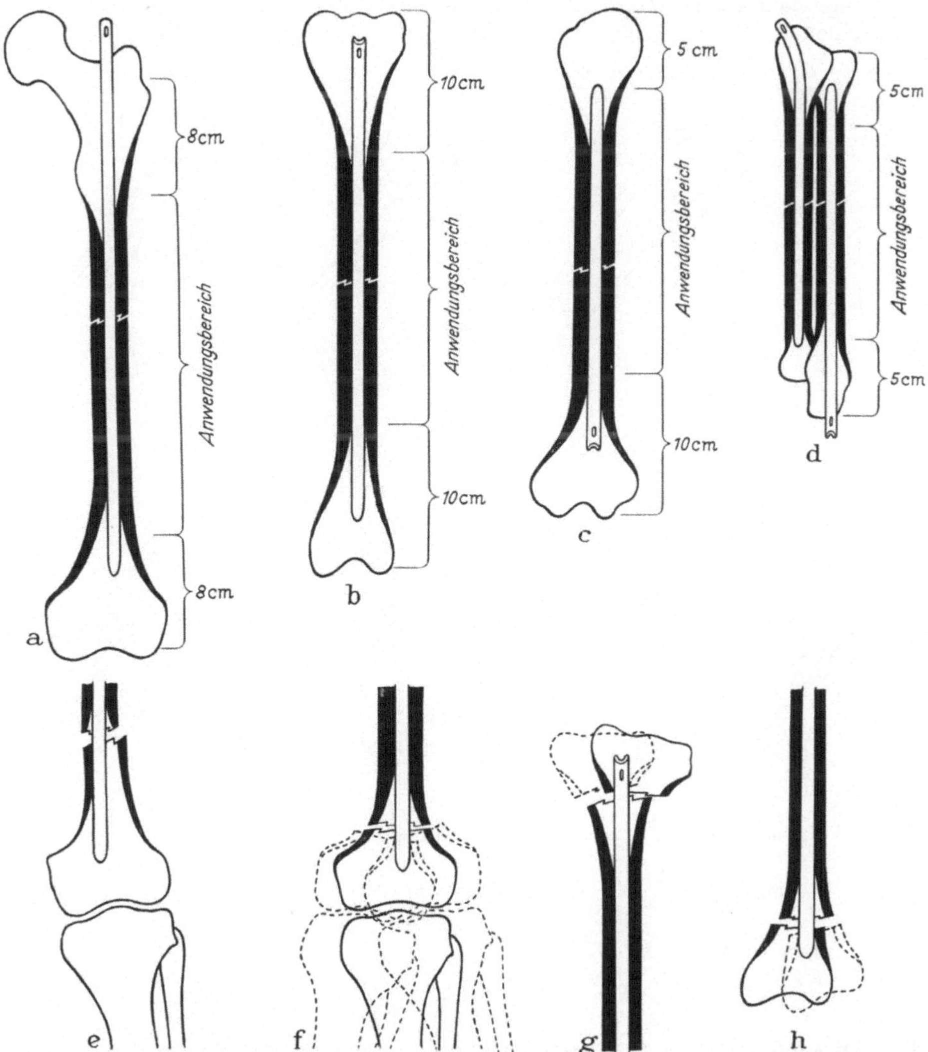

Abb. 327a—h. *Anwendungsbereich der Marknagelung.* a Am Oberschenkel findet sich ein großer Abschnitt mit gleichbleibend weiter Markhöhle, in der ein Nagel besonders gut festsitzt; b am Unterschenkel verjüngt sich die Markhöhle deutlich in der Mitte der Diaphyse. Der Nagel sitzt hier deswegen weniger fest und der Anwendungsbereich ist enger; c am weniger stark durch Muskelzug beeinflußten Oberarm findet der Nagel auch in der Spongiosa des Halses und Kopfes genügend Halt; deswegen am Oberarm breiter Anwendungsbereich; d breiter Anwendungsbereich auch an den Unterarmknochen; e der Küntscher-Nagel kann bei hoher suprakondylärer Fraktur des Oberschenkels wohl das seitliche Abgleiten der Bruchenden, aber keine Wackelbewegungen verhüten; deswegen ist der Nagel bei diesem Bruch nur mit zusätzlichem Gipsverband brauchbar; f—h fehlerhafte Anwendungen des Marknagels: f bei gelenknaher, suprakondylärer Oberschenkelfraktur; g bei querem Abbruch des Tibiakopfes; h bei suprakondylärem Bruch des Schienbeins; in diesen Fällen stellt der Küntscher-Nagel die Bruchstücke nur ungenügend ruhig. Bei e—h statt Küntscher — besser Rusch-Nagel [139a].

die durch einen intramedullären Nagel doch nicht genügend ruhiggestellt werden können (s. Abb. 327).

Schenkelhalsnagelung und Marknagelung erstreben eine *möglichst feste Verklemmung* des Nagels im Knochen *durch* einen *besonderen Nagelquerschnitt* (sternförmig oder U-förmig) *oder* durch eine *besondere Nagelform* (bogenförmiger oder gespreizter Nagel) (s. Abb. 328). Bei beiden Methoden dient der Nagel in erster Linie dazu, schädliche *Schubkräfte* vom Frakturbereich *abzufangen*. Wenn Abbauvorgänge nach einiger Zeit den Bruchspalt erweitern, dann erlauben die Nägel als Leitschienen das erwünschte *Ineinanderstauchen der Knochenstücke* durch Muskel-

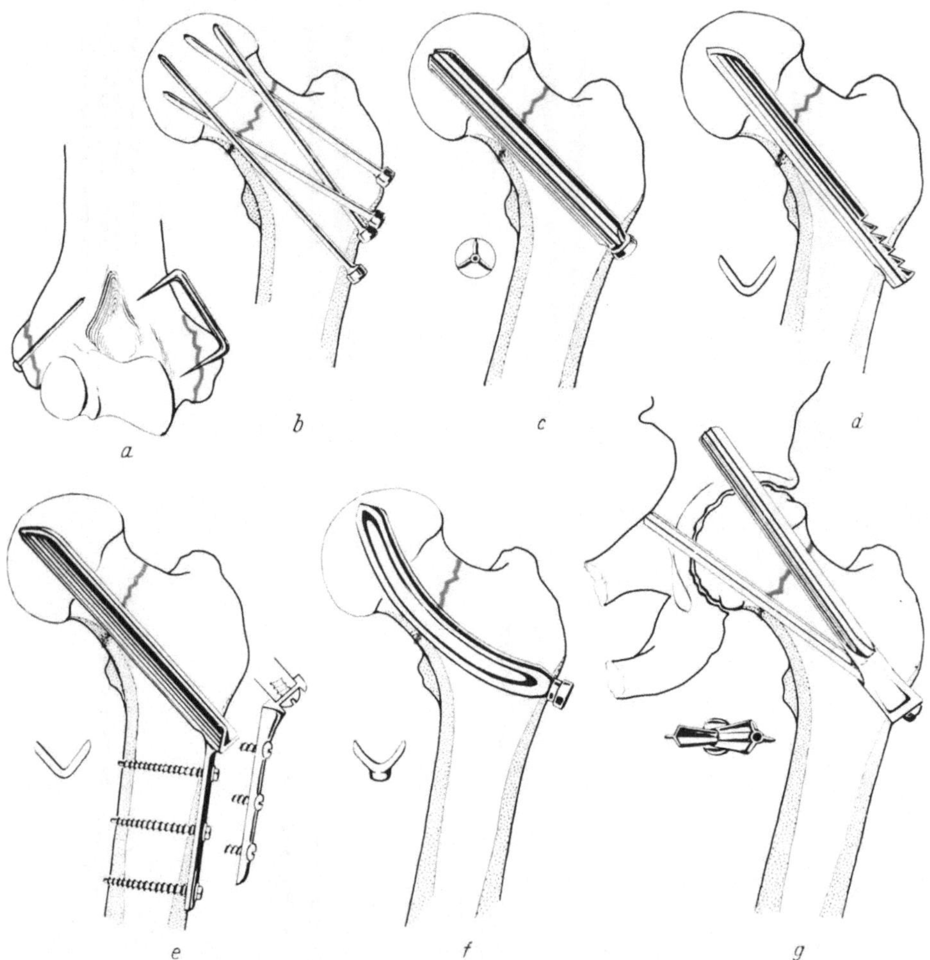

Abb. 328 a—g. *Die Anwendung von Knochennägeln* zur Befestigung spongiöser Knochenteile. Ein einfacher drehrunder Nagel oder eine einfache Krampe (a) genügen nur zur Fixation kleiner, nicht zugbelasteter Knochenstückchen. Um größere, mechanisch stärker beanspruchte Knochenteile zu befestigen, müssen mehrere, in ihrer Richtung voneinander abweichende Nägel eingeschlagen werden (b), oder der Nagel muß durch seinen besonderen Querschnitt (c, d, e, f und g) oder seine besondere Form (f oder g) stärker verklemmt werden.

zug und Gewichtsdruck. Um diese wichtige permanente Kontaktkompression durch Muskelzug zu erleichtern, wird bei diesem Verfahren — falls eine einigermaßen stabile Osteosynthese erreicht werden kann, wie z. B. am Schenkelhals oder Oberschenkel — *kein Gipsverband* angelegt.

Bei offener Marknagelung läßt sich die *Fettemboliegefahr* weitgehend *ausschalten*, wenn der Leitspieß sofort herausgezogen wird, sobald der Nagel wenige Zentimeter tief in die Markhöhle eingedrungen ist. Außerdem empfiehlt es sich, vor Eintreiben des Nagels am proximalen und distalen Frakturende, bei frischen Brüchen den

Fibrinpfropf, bei Pseudarthrosen den Corticalisdeckel bis zur vollen Weite der Markhöhle aufzubohren (über die Fettembolieprophylaxe bei der geschlossenen Marknagelung s. S. 346).

3. Die Knochenverschraubung [*73*].

Die bei Nägeln unvermeidliche baldige Lockerung tritt bei einer *Knochenschraube* weniger leicht auf. Während der Nagel meist eines der miteinander zu befestigenden Knochenstücke beim Einschlagen vor sich herstößt, preßt die Schraube, wenn sie frisch eingedreht ist, beide Knochenstücke gegeneinander (s. Abb. 329). Schrauben halten außerdem eher einer Zugbeanspruchung stand als Nägel.

Im allgemeinen ist es ratsam, den *Kanal* für die Schraube mit einer elektrischen Fräse *vorzubohren*. Die Lichtung dieses Bohrkanals darf nicht weiter sein als der Durchmesser der Schraube, unter Abzug der Schraubengänge. Am *spongiösen Knochen* benutze man lange Schrauben, die möglichst tief den Knochen durchdringen. Die Gewindeflanke der hierfür benutzten Schraube soll möglichst steil zur Schraubenachse stehen und der Abstand zweier Schraubengänge so weit sein, daß dicke Knochenbrücken erfaßt werden. Zum Festhalten der *Corticalis* sind Schrauben mit engeren Gängen vorzuziehen. Am *Röhrenknochen* ist es wichtig, daß beide Corticalisschichten von der Schraube durchbohrt werden (s. auch S. 320).

Versenkte Schrauben dienen, ähnlich wie Nägel, meist *zur Befestigung spongiöser Knochenstücke*, z. B. am Humerus-, Femur- oder Tibiacondylus, Innenknöchel oder der Tuberositas tibiae (s. Abb. 329). *Aus der Operationswunde herausgeleitete* längere *Schrauben* können *nach* einer *Osteotomie* mithelfen, die durchtrennten *Röhrenknochen im Gipsverband* zuverlässig *in* einer *bestimmten Stellung* zu *halten* (s. Abb. 329f.). Hierbei werden die Schrauben vor der Osteotomie in einer solchen Richtung eingedreht, daß sie sich nach der beabsichtigten varisierenden, valgisierenden oder rotierenden Bewegung der durchtrennten Knochen außerhalb der Haut berühren und dort mit Draht oder einer besonderen Lochplatte fest miteinander verbunden werden können. Derartige Schrauben zur Aufrechterhaltung einer gewünschten Stellung nach Osteotomien entfernen wir bei Kindern meistens nach 4 Wochen, bei Erwachsenen etwa nach 6 Wochen; anschließend ist unter dem Schutz des Gipsverbandes kein Abrutschen der beteiligten Knochen aus der gewünschten Stellung mehr zu befürchten.

Im allgemeinen lockert sich bei der gewöhnlichen Schraube der „Preßsitz" ähnlich, nur etwas später, wie bei einem Nagel. Deswegen ist auf verschiedenste Weise versucht worden, *Schrauben* noch *fester im Knochen* zu *verankern*. Hierzu können „*Kontermuttern*" (s. Abb. 329) [*65*, *126*, *88*, *129*, *131*] oder *seitliche Laschen* [*130*, *147*, *87*, *161*] oder eine *verbundene Doppelschraube* [*146*] (s. Abb. 329) dienen. MAATZ [*93*, *94*] hat zu diesem Zweck *Schrauben mit Federköpfen* entwickelt, die sich vorzüglich zur Fixation kleiner Knochenvorsprünge eignen (s. Abb. 330b). Zum kräftigen Zusammenpressen eines gebrochenen Schienbeinkopfes oder einer gesprengten Knöchelgabel bewähren sich *Schraubenzwingen*, die aus einem dünnen Gewindebolzen mit zwei Muttern oder aus einer Knochenschraube mit einer Mutter am freien Ende bestehen. Wir bevorzugen zu diesem Zweck den *Gewindebohrdraht nach* ANDREESEN [*1*], der sich ohne große Verwundung anbringen läßt.

Der Holzverarbeitungstechnik folgend schlugen LANE [*82*] und LAMBOTTE [*81*] vor, *zum Festhalten* von Querbrüchen und kurzen Schrägbrüchen der Röhrenknochen, die zum Einknicken neigen, *Schrauben mit Metallschienen zu kombinieren*. Nach tadelloser Reposition der Fraktur werden die Bruchstücke mit einer *Knochenhaltezange*, z. B. nach v. LANGENBECK (s. Abb. 292) oder LAMBOTTE (s. Ab-

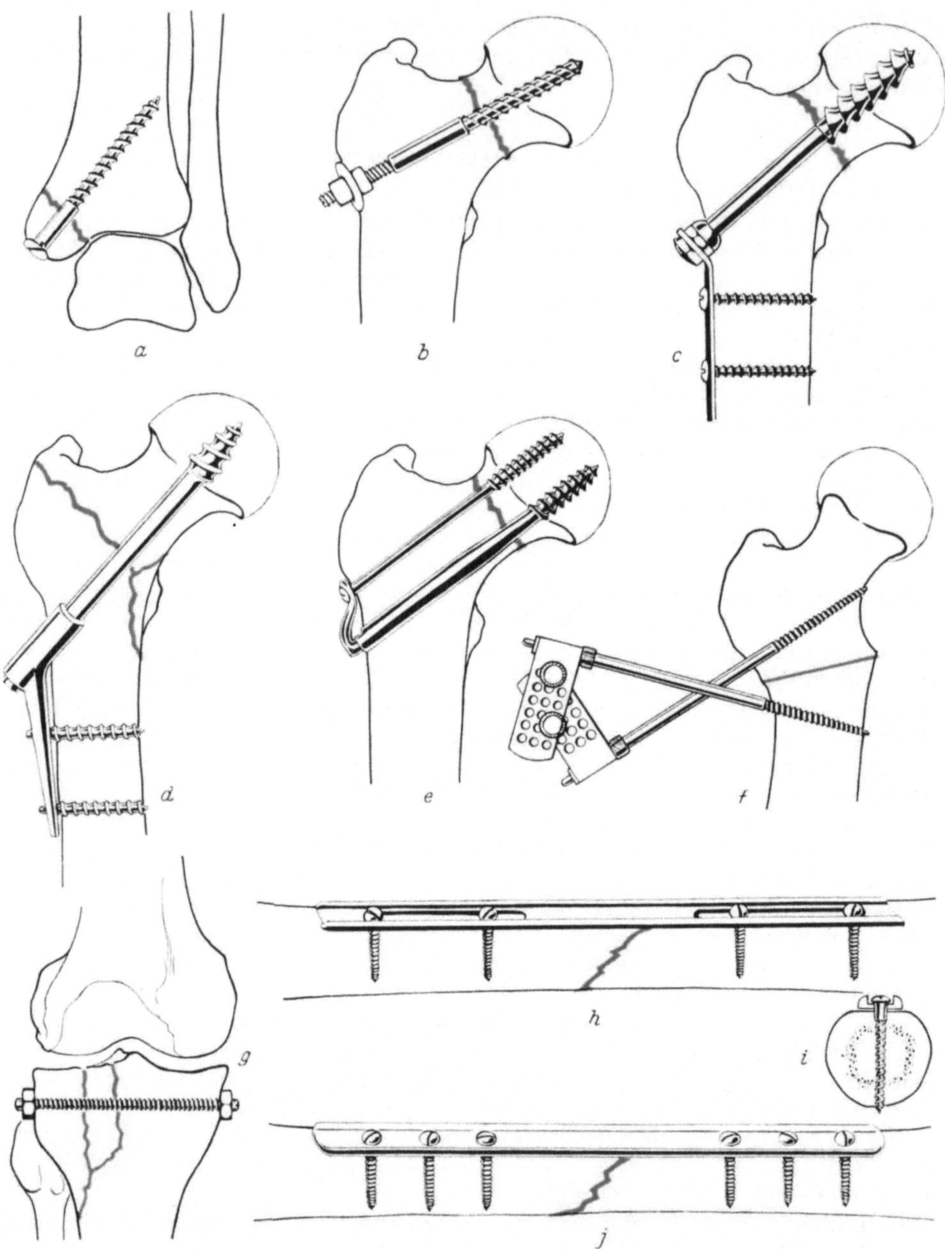

Abb. 329a—j. *Die Anwendung von Knochenschrauben* zur Befestigung *spongiöser Knochenteile.* a Einfache Schraube, nur zur Fixation eines kleinen nicht zugbelasteten Knochenstückes geeignet. Um größere mechanisch stärker beanspruchte Knochenteile besser zu befestigen, sind statt dessen Schrauben mit Kontermuttern (b) oder Schrauben mit seitlichen Laschen (c und d) oder verbundene Doppelschrauben (e) oder Schraubenzwingen (g) vorzuziehen. Um diaphysäre Anteile von *Röhrenknochen* mit Schrauben zusammenzuhalten, müssen die Einzelschrauben beide Corticalisschichten durchbohren (i) und außerhalb von Metallklammern zusammengehalten werden; f nach THOMSEN; h und i nach EGGERS und j nach LANE und LAMBOTTE.

bildung 324e) vorläufig festgehalten. Nun paßt der Operateur der Knochenoberfläche eine Schiene subperiostal glatt an und schraubt sie mit Knochenschrauben fest an (s. Abb. 329). Die Schiene muß genügend lang sein und an jedem

Knochenstück wenigstens von zwei Schrauben festgehalten werden. Grundsätzlich wird außerdem immer ein Gipsverband angelegt, da auch die Verschraubung mit Platten erfahrungsgemäß allein keine genügend stabile Osteosynthese herstellt. Derartige Schienenverschraubungen gehen wegen der ausgedehnten versenkten Fremdkörper mit einer erhöhten *Infektionsgefahr* einher. Die eisern festgehaltenen Bruchstücke können dem Muskelzug und Stauchungsdruck in der Längsachse der Knochen nicht nachgeben, wodurch eine sekundäre Resorptionslücke im Bruchspalt künstlich aufrechterhalten wird. Um diesen, eine Pseudarthrosenbildung begünstigenden Nachteil auszuschalten, sind Schienenverschraubungen mit *Gleitschienen*, z. B. *nach* EGGERS [*37*, *38*], vorzuziehen, die Schubbewegungen im Bruchbereich verhindern, aber die fortlaufende Kontaktkompression durch Muskelzug oder Stauchungsdruck ermöglichen (s. Abb. 329h u. i). *Doppelte Schienenverschraubungen*, die den Knochen von 2 Seiten pressen, sind *abzulehnen*. Beim Anbringen von 2 Schienen muß das Periost sehr weit abgelöst werden, und es kommt durch zweiseitigen Schienendruck zu einer erheblichen Schädigung des Knochens. Beides begünstigt Infektionen und Pseudarthrosen.

4. Die Federosteosynthese.

Die Federosteosynthese nach MAATZ [*93*, *94*] benutzt zum Festhalten zweier Knochenstücke zylindrische Stahlschraubenfedern, die meistens auf Zug, seltener

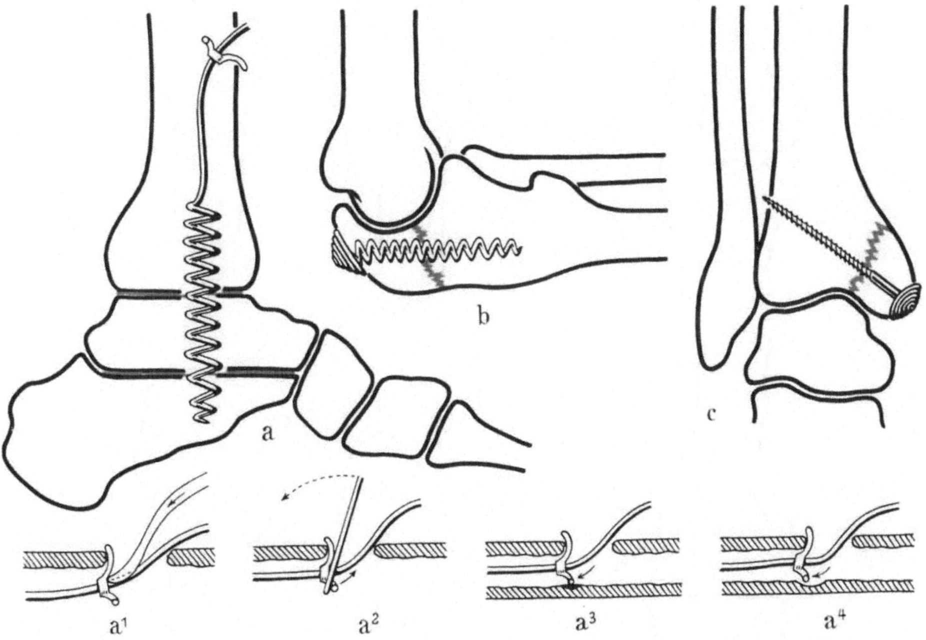

Abb. 330a—c. *Federosteosynthese nach* MAATZ. a Markraumfeder zur Versteifung großer Gelenke; a[1] Spannen, a[2] Lösen der Markraumfeder, a[3] Markraumfeder läßt sich wegen zu enger Markhöhle nicht spannen, a[4] nach Ausfräsen der Markhöhle gelingt die Spannung der Markraumfeder; b und c Federkopfschraube zur Befestigung kleiner spongiöser Knochenstücke.

auf Druck beansprucht werden. Die elastische Feder bietet gegenüber dem Nagel und der starren Schraube den Vorteil, daß sie leichter ein formkongruentes Aneinanderliegen zweier Knochenstücke — wie vom Fingerdruck gehalten — ermöglicht, daß der Druckkontakt der Knochen auch nach Resorption im Bruchspalt durch das Weiterwirken der Federkraft aufrechterhalten wird, und daß eine

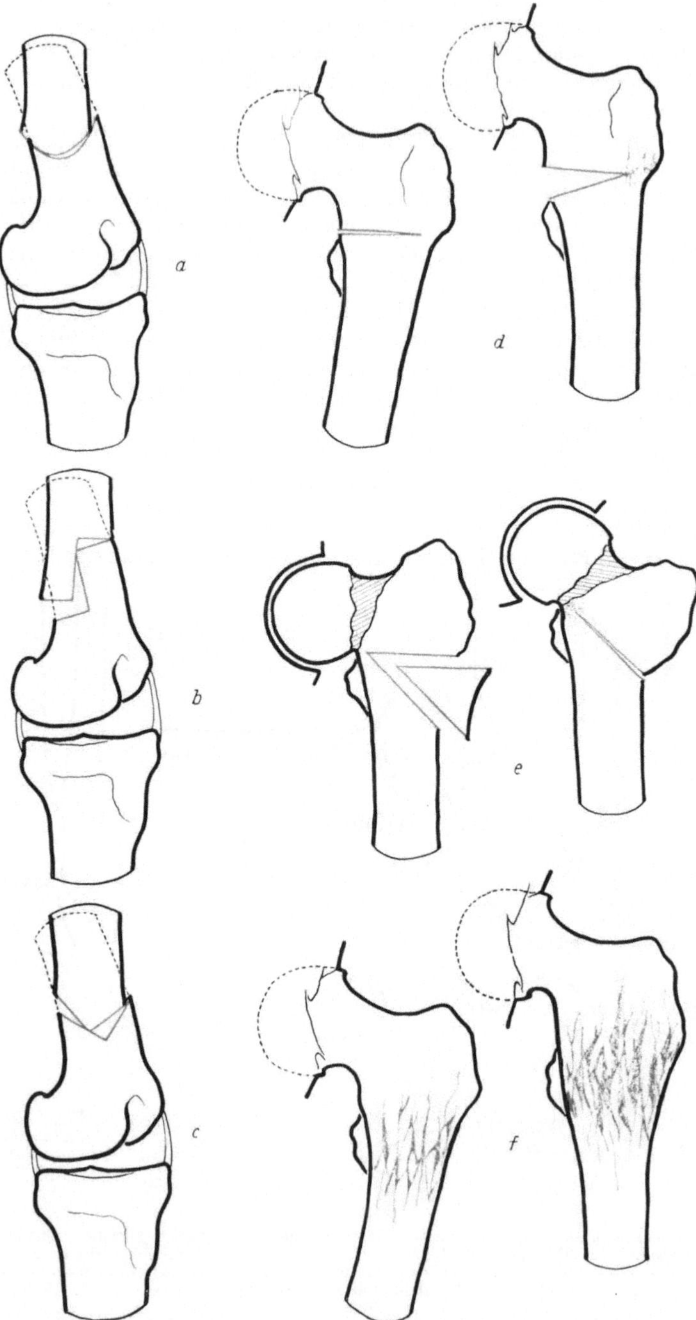

Abb. 331a—f. *Osteotomie* zur Achsenumstellung an Röhrenknochen, *wobei Vorsprünge oder Brücken ein* unbeabsichtigtes *Abgleiten der Knochen verhindern*. a Bogenförmige Osteotomie; b stufenförmige Osteotomie; c V- oder zeltförmige Osteotomie; d lineare Osteotomie unter Erhaltung einer Knochenbrücke; e keilförmige Aufrichtungsosteotomie nach PAUWELS; f Osteotomie unter Aufsplitterung nach KIRSCHNER.

allmähliche Lockerung des in den lebenden Knochen eingeführten Fremdkörpers weitgehend vermieden wird.

Am besten bewährt hat sich die *Spongiosafeder*, mit der sich zwei spongiöse Knochenstücke fest aneinanderfügen und langdauernd in enger Berührung halten lassen (z. B. zur Befestigung eines abgebrochenen Innenknöchels oder eines Bruchstückes am Tibiakopf oder eines großen Fragmentes am Olecranon). Im oberflächlich liegenden Bruchstück wird genau dem Durchmesser der Feder entsprechend ein Kanal vorgebohrt; in dem tiefer liegenden Knochenstück soll die Feder sich selbst einbohren. Nur bei sehr harten Knochen ist auch hier das Gewebe mit einem dünneren Bohrer aufzulockern.

Die *Markraumfeder* (s. Abb. 330) läßt sich durch die Markhöhle langer Röhrenknochen einführen und dann durch einen kleinen Reiter an dem seitlichen Corticaliseinführungsloch gespannt befestigen (s. Abb. 330). Diese Feder eignet sich zur *Versteifung großer Gelenke* (Fußgelenk, Schultergelenk) und läßt sich zur Stabilisierung von Humerusbrüchen benutzen.

Über die *Federkopfschraube* s. S. 355 und die *Ligaturfeder* s. S. 350.

5. Die knöcherne Verriegelung.

Dieses Verfahren stellt eine besonders wertvolle Osteosynthesemethode dar, weil hier das Zusammenhalten der Knochen, *ohne* umfangreiche *alloplastische Fremdkörper*, im wesentlichen nur durch *gegenseitiges Verklemmen oder Verhaken* gelingt.

Schon *bei* der einfachen *Osteotomie* zum Winkel- oder Längenausgleich eines Röhrenknochens ist es häufig möglich, durch eine *besondere Schnittführung* ein gegenseitiges Verhaken herbeizuführen, das ein späteres Voneinanderabgleiten der Fragmente des durchtrennten Knochens erschwert (s. Abb. 331). Beim blutigen Einrichten von *Knochenbrüchen* lassen sich vielfach durch den Frakturmechanismus entstandene *Knochenvorsprünge* zum Verhaken benutzen. Der *Holzbearbeitungstechnik entlehnte* und am Knochen brauchbare *Verriegelungsverfahren* sind aus der Abb. 333 ersichtlich. Sie werden hauptsächlich zur Pseudarthrosenbehandlung oder zur operativen Versteifung von Gelenken mittels freier Knochentransplantate gebraucht. Hierbei meide man alle komplizierten Verfahren! *Kleinere Zapfen* halten am lebenden Knochen meist nicht genügend fest und kommen am ehesten an nicht stark belasteten Knochen, z. B. Vorderarm oder Fingern in Frage.

Kein knöchernes Verriegelungsverfahren ist für sich allein ausreichend, um zwei Knochenstücke genügend fest miteinander zu verankern. Deswegen ist es meist erforderlich, noch *andere Osteosynthesemittel*, z. B. eine Drahtnaht (s. Abb. 332), mit heranzuziehen, und *immer* ist *zusätzlich ein Gipsverband* erforderlich.

V. Plastische Operationen am Knochen.

1. Allgemeines zur Knochentransplantation [*86, 85, 18, 83*].

Die Verpflanzung von Knochen geschieht meistens als „*freie Transplantation*" und ist als „*Autoplastik*" (s. S. 364) (Entnahme des Spanes am selben Patienten), als „*Homoioplastik*" (s. S. 372) (Entnahme des Spanes von einem anderen Menschen) oder als „*Heteroplastik*" (s. S. 373) (Entnahme des Spanes von einem Tier) möglich.

Als *Indikation* zu derartigen freien Knochentransplantationen sind in erster Linie die Behandlung einer verzögerten Bruchheilung, die Beseitigung einer

Pseudarthrose, das Ausfüllen von Knochenhöhlen, die Verriegelung von Gelenken (Arthrodese und Arthrorise), die Schienung erkrankter Skeletabschnitte, z. B. einer Wirbelsäule bei Spondylitis tuberculosa oder Spondylolisthesis, sowie der plastische Ersatz verlorengegangener Finger zu nennen.

Um frei überpflanzte Knochenstücke erfolgreich am Skelet *zur Einheilung zu bringen*, müssen bestimmte *Grundvoraussetzungen* erfüllt sein: Im Operationsgebiet darf kein Infektionsprozeß bestehen. Das Aufnahmebett soll möglichst gesundes, gut durchblutetes, narbenfreies Gewebe aufweisen. Die bedeckende Haut darf, besonders bei oberflächlich liegenden Knochen (Knöchel, Schädel, Finger, Vorderarm), keine ausgedehnten und auf der Unterlage verwachsenen *Narben* zeigen. Minderwertige Weichteilverhältnisse sind vor einer Knochenplastik durch Voroperationen (Resektion osteomyelitischer Knochenteile, gestielte Hautüberpflanzungen) *in Ordnung* zu *bringen*. Bei allen Transplantationen und Implantationen an den Extremitätenknochen ist besonderer Wert darauf zu legen, bestehende *Blutumlaufstörungen*, *Ödeme* oder *Gelenkkontrakturen*, durch geeignete konservative Maßnahmen *vor* dem Eingriff am Knochen weitmöglichst zu *bessern*. Liegt eine Nervenverletzung vor, die noch reparabel erscheint, dann wäre die *Nervennaht* vor einer Wiederherstellungsoperation am Skelet auszuführen (s. Tabelle 9, S. 306).

Welche Knochensorte sich am besten *zur Transplantation* eignet, hängt vom Charakter der Aufnahmestelle und dem Zweck der Knochenverpflanzung ab. *Bei Defektpseudarthrosen* langer Röhrenknochen ist eine gewisse *mechanische Festigkeit des Transplantates* erwünscht, weil der Span die zusätzliche Aufgabe hat, das Pseudarthrosengebiet ruhigzustellen. Hierzu dienen Knochenstücke mit *dicker Compacta*, die aus großen Röhrenknochen, bei der Autotransplantation vorzüglich aus der Tibia (s. S. 365), gewonnen werden. Das Knochentransplantat soll in diesen Fällen so lang sein, daß es den Pseudarthrosenbereich nach beiden Seiten deutlich überragt. Kommt es dagegen nicht so sehr auf die Eigenstabilität des Transplantates an, wie z. B. bei straffen Pseudarthrosen oder beim Ausfüllen von Knochenhöhlen, dann sind im allgemeinen *spongiöse Knochenteile*, die bei Autotransplantation vorzüglich aus dem Beckenkamm gewonnen werden (s. S. 367), wegen ihrer *stärkeren knochenneubildenden Eigenschaft* und ihrer *größeren Infektionsresistenz*, dem kompakten Knochen vorzuziehen. Oft ist es möglich, die Vorteile beider Spansorten zu kombinieren; z. B. läßt sich bei einer Pseudarthrosenoperation der Stabilisierungseffekt mit *kräftigen Corticalisspänen* erreichen und gleichzeitig der knochenbildende Anreiz durch *zusätzliches Anlagern von Knochenbröckeln* in die Umgebung des Corticalisspans erhöhen. Für eine gute Knochenneubildung ist die *Spanoberfläche*, welche mit dem Aufnahmebett in möglichst breiten Kontakt kommen soll, *wichtiger als* die *Spanmasse*. Je größer die Oberfläche des Transplantates, desto schneller der Neuanschluß an die Blutzirkulation. Deswegen ist es bei Pseudarthosenoperationen meist besser, statt *eines* dicken Transplantates *zwei* dünnere Späne einzupflanzen.

Über den *Wert des Periostes bei der freien Knochentransplantation* ist viel gestritten worden. Periost führt ohne gleichzeitige Verpflanzung von Knochengewebe beim Erwachsenen nicht zur Knochenneubildung [*108, 109, 6*]. Einzelne Beobachter glauben, daß bei schlechten Weichteilverhältnissen am Aufnahmeort periostgedeckte *Autotransplantate* die besten Ergebnisse bringen. Die eindeutige Überlegenheit der Knochentransplantate mit anhängendem Periost ist aber nicht bewiesen. Es bleibt der persönlichen Erfahrung und Einstellung des einzelnen Chirurgen überlassen, ob er bei der Entnahme autoplastischer Knochenspäne das Periost mitnehmen will *Am Aufnahmeort* dagegen ist die Knochenhaut immer vorsichtig zu schonen, da sie dem Knochen die Ernährung vermittelt und sich häufig zur besseren Befestigung des Transplantates mitbenutzen läßt. *Homoio- und Heterotransplantate* werden stets ohne Periost verpflanzt.

Die *Formgebung eines Knochentransplantates* wird — unabhängig davon, ob es sich um ein Auto-, Homoio- oder Heterotransplantat handelt — nach denselben Gesichtspunkten vorgenommen. Zur Verpflanzung kommen rechtwinklig begrenzte *Knochenbalken*, die dem Knochen ein- oder doppelseitig *angelegt* (s. Abb. 332) oder in ein vorher geschaffenes Knochenbett eingefügt werden, *Knochenbolzen* (Rund- oder Vierkantstäbe), die sich in *vorgebohrte Kanäle einführen* lassen, *Knochenkeile*, die den Knochen (z. B. in einem eingebrochenen Tibiakopf oder am oberen Pfannenrand bei einer Hüftgelenkplastik) *auseinander-*

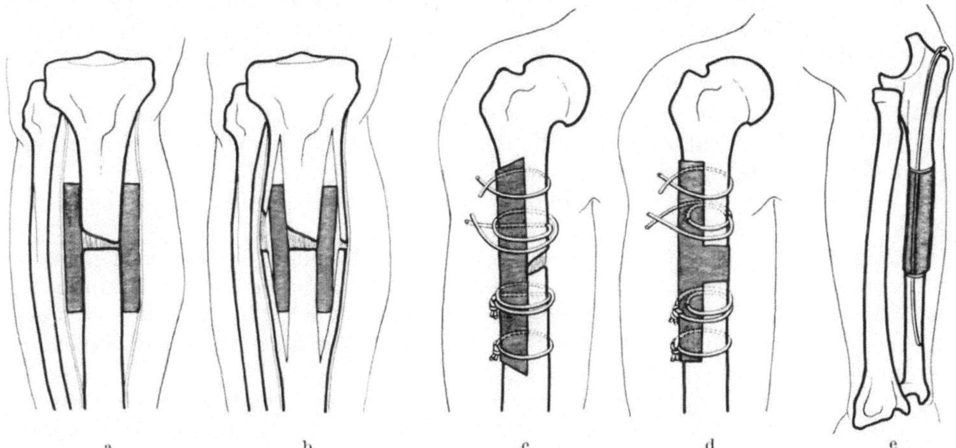

Abb. 332a—e. *Einfache Methoden zur Befestigung eines Knochenspanes bei der Pseudarthrosenbehandlung.* a Anlagerung in eine Periosttasche nach PHEMISTER; b Einklemmen in eine Periost-Knochentasche nach RITTER. Bei den Methoden a und b werden Narbengewebe und Corticalisdeckel nicht entfernt; c, d und e tischlermäßiges Einpassen des Spanes durch Einfalzen der angeschrägten Spanenden nach BRUN (c) oder durch treppenartige Formgebung (d) oder durch Auffädeln auf einen Marknagel (e). Zum besseren Festhalten sind bei den Methoden c und d Drahtumschlingungen zu empfehlen. Solche Cerclagen verrutschen weniger leicht, wenn sie den Knochen einmal durchbohren und eineinhalbfach umschlingen (auf c u. d die innen liegenden Umschlingungen).

treiben, *Knochenbröckel* [*99, 100, 149*] *zum Ausfüllen von Knochenhöhlen* (s. S. 375) und *Knochen* in ihrer *natürlichen Form* (z. B. Fibulaabschnitte zur Überbrückung großer Humerusdefekte, oder Beckenkammabschnitte zum Ausgleich von Schädelknochendefekten [s. Abb. 337], oder Rippenstücke zur Wiederherstellung eines verlorengegangenen Daumens) in Betracht.

Bei der Spaneinpflanzung selbst empfiehlt es sich, die ernährenden Weichteile vom Knochen nur so weit abzulösen, wie das zur Anlage des Spanes unbedingt notwendig ist. Das Transplantat muß in breitem Kontakt mit dem Gastknochen liegen. Knochenvorsprünge, alte Callusmassen oder Schwielen, die das verhindern, sind vorher abzutragen. Es ist darauf zu achten, daß alle übrigen, nicht dem Knochen anliegenden Teile des Spanes mit den umgebenden Weichteilen in enge Berührung kommen; es darf kein Raum unausgefüllt zurückbleiben. Deswegen ist dem sorgfältigen schichtweisen Nahtverschluß der Weichteile besondere Aufmerksamkeit zu widmen. Um die Entfernung zwischen der Hautwunde und dem Transplantat größer zu machen und eine bessere Weichteildeckung des überpflanzten Knochenstückes zu ermöglichen, empfiehlt es sich, den Hautschnitt etwas seitlich zu verschieben, so daß ein kulissenartiger Zugang zum Spanbett entsteht.

Zur Befestigung des Spanes genügt meistens — bei straffen Pseudarthrosen — die Anlagerung des zu überpflanzenden Knochenstückes an den Gastknochen ohne weitere Fixationsmethoden (s. Abb. 332a u. b). Die tischlermäßige Einlagerung des Transplantates in künstlich vorgegrabene Rinnen oder Nuten des Gastknochens ist nur selten notwendig. Einfache Anlagerungsverfahren haben die komplizierteren Verriegelungsmethoden weitgehend verdrängt. PHEMISTER [*124, 125*] zeigte, daß es zur Beseitigung von Pseudarthrosen oder zur Versteifung von Gelenken in der Regel ausreicht, *ohne Anfrischung der Pseudarthrosenenden und ohne Resektion der Gelenkflächen* sowie ohne Drahtnaht oder Verschraubung den Span in einer Periosttasche, oder — bei fehlendem Periost — unter die angrenzenden Weichteile zwei periostfreie Späne dem Knochen dicht anzulagern. Es scheint gleichgültig zu sein, ob die Mark- oder Corticalisseite des Spanes dem Knochen anliegt. Knochenvorsprünge, die eine breitflächige Anlagerung des Spanes verhindern, werden abgetragen und die gewonnenen Stücke neben den Span an die Pseudarthrose angelegt. Wenn während der Phemister-Spanplastik wegen schwerer Fehlstellung der Pseudarthrose eine Osteotomie im Pseudarthrosenbereich erforderlich ist, so kann auch dabei auf die Excision des Narbengewebes und Resektion der Corticalisdeckel verzichtet werden. Das Phemistersche Verfahren zeichnet sich durch Einfachheit und geringe Infektionsgefährdung aus; es wird von uns, wenn nicht ausgedehnte Defektpseudarthrosen vorliegen, vorzugsweise angewandt [*15, 16*].

Glaubt man die *Späne am Gastknochen* noch besonders *befestigen* zu müssen — worauf häufig verzichtet werden kann —, dann stehen dazu Drahtnähte (s. S. 349), Schrauben (s. S. 355) oder Knochenbolzen zur Verfügung. *Wir empfehlen die einfachsten* und am wenigsten verwundenden Verfahren, an erster Stelle die Drahtumschlingung (s. Abb. 324).

Sind größere Defektpseudarthrosen zu überbrücken, oder Gelenke zu verriegeln, dann kommt das *Einfügen* des *Knochenspans* in vorgegrabene *Rinnen oder Nuten* des Wirtsknochens eher in Betracht. Auch hierbei ist es ratsam, *von allen Künsteleien Abstand zu nehmen* (s. S. 359). Es kommt nur darauf an, dem Span einen breiten Kontakt mit dem Wirtsknochen zu verschaffen, sein Abrutschen zu verhindern und — zusammen mit einem Gipsverband oder Marknagel — das Aufnahmegebiet des Knochens so lange in gewünschter Lage ruhigzustellen, bis lebender Knochen die Stützfunktion übernimmt. Die Abb. 332 und 333 zeigen aus der Holzbearbeitungstechnik entlehnte *einfache Verriegelungsverfahren* an erprobten Beispielen.

Die früher zur Verankerung von zwei großen Röhrenknochen empfohlene *Markbolzung* wird heute kaum noch angewandt. Bessere Dienste leistet meistens der Küntscher-Nagel. Jedoch sind intramedulläre Knochenbolzen brauchbar zur Osteosynthese kleiner Röhrenknochen, z. B. der *Metacarpalia* oder der *Finger* (s. Abb. 333). *Dicke Knochenbolzen* eignen sich *zur Verriegelung von zwei breiten spongiösen Knochenstücken*, z. B. bei Arthrodesen oder Arthrorisen (s. Abb. 333).

Nach jeder *Spanüberpflanzung* ist es erforderlich, *das Operationsgebiet* so gut wie möglich durch eine zusätzliche Schienung *ruhigzustellen.* Am Oberschenkel läßt sich diese Schienung oft am günstigsten durch eine Küntscher-Nagelung erreichen. An den übrigen Gliedmaßen legen wir zunächst einen *gepolsterten* und sofort aufgeschnittenen *Gipsverband* an; nach 14 Tagen werden die Hautfäden entfernt, und wir ersetzen dann den gepolsterten Gips für weitere 10—12 Wochen durch einen *ungepolsterten Gipsverband.*

Entwickelt sich eine *Wundinfektion am verpflanzten Knochen,* so sind die Gefäßversorgung und der Umbau des eingepflanzten Spanes erheblich gefährdet; eine Sequestrierung des Spanes ist häufig die Folge. Man denke aber daran, daß bei schwachvirulenten Infektionen auch ein nicht an die Blutzirkulation angeschlossenes, nekrotisches Knochenstück die Knochenneubildung in seinem Lager anregen kann (Totenladenbildung). Öfter wird nach längerer Zeit doch noch die völlige Einheilung des abgestorbenen Transplantates beobachtet. Deswegen darf man sich trotz Fisteleiterung nicht zu früh entschließen, den eingepflanzten Knochen zu entfernen.

Alle frei transplantierten Knochenstücke bieten ein ähnliches *charakteristisches Verhalten am neuen Ort.* Beim homoio- oder heteroplastisch verpflanzten Knochen werden sämtliche lebend transplantierten Zellen stets bald nekrotisch. Aber auch

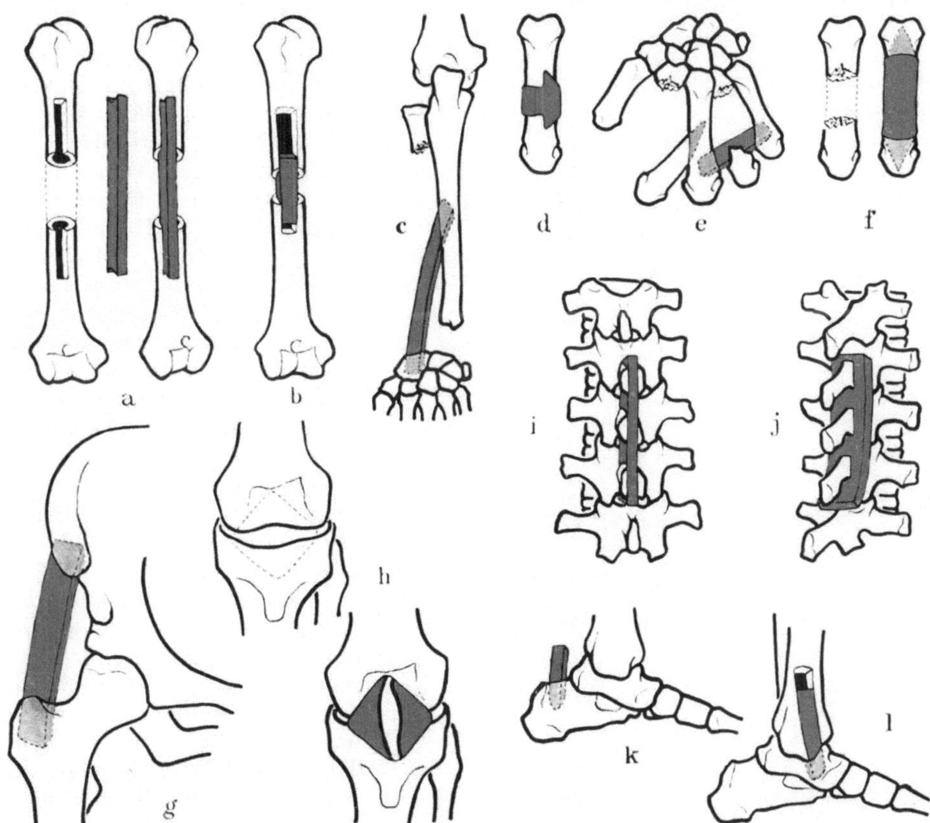

Abb. 333a—l. Bewährte Methode zur Verriegelung mittels eines Knochentransplantates.

beim lebensfrisch, unter günstigsten Verhältnissen frei übertragenen Autotransplantat stirbt der allergrößte Teil des Knochengewebes, des Periostes und auch des Markes ab. Die hierauf folgenden Ab- und Aufbauvorgänge führen zunächst zu einer *Kalkverarmung* des *Transplantates,* die wir im *Röntgenbild* als *Aufhellung* erkennen und die mit einer *Einbuße* seiner *mechanischen Festigkeit* einhergeht. Mit Knochenstücken als alleinigem Schienungsmaterial ist deswegen bei Knochenbrüchen oder Pseudarthrosen keine stabile Osteosynthese zu erwarten. Bei frischen Knochenbrüchen, wo es nur auf eine Schienung ankommt und wo wir keine künstliche Anregung der Knochenneubildung benötigen, sind Knochentransplantate zur Osteosynthese deswegen abzulehnen. Die 2—3 Monate nach der Überpflanzung eintretende *Atrophie* im Röntgenbild *zeigt* uns, *ob das Knochenstück lebt.* Wirkt dann das Transplantat dichter als seine aufgehellte Umgebung, so liegt der überpflanzte Knochen ohne Gefäßanschluß als toter Fremdkörper im

Gewebe. Bei regelrechtem Heilverlauf wird das Transplantat allmählich durch einen *neuen lebenden Knochen* ersetzt, der im groben die Form des überpflanzten Knochens nachahmt, mechanisch fest ist und im Röntgenbild eine normale Knochenzeichnung aufweist.

2. Die Zubereitung autoplastischer Knochenspäne.

Der am selben Kranken lebensfrisch entnommene Knochenspan stellt das wertvollste Transplantationsmaterial dar. Er heilt gegenüber dem Homoiotransplantat *mit geringeren Reizerscheinungen* ein und bildet schneller — schon nach 4 bis 5 Tagen — *neuen Knochen*, der wahrscheinlich von überlebenden Zellen ausgeht. Daneben führen abgestorbene Knochenteile ebenso wie beim Homoiotransplantat etwa nach 3—4 Wochen zur Verknöcherung des Lagerbindegewebes. Gegenüber dem Homoio- oder Heterotransplantat wird der autoplastisch gewonnene Knochen *rascher lebend neu aufgebaut* und bewährt sich *besser in ungünstigem Weichteillager*, z. B. bei der Überbrückung großer Kontinuitätsdefekte langer Röhrenknochen [*132, 7, 9, 114, 83, 31, 142, 58*].

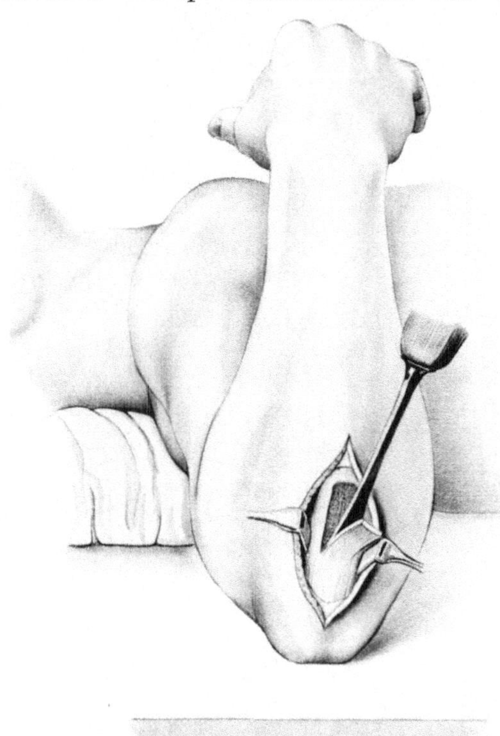

Abb. 334. Die Entnahme eines kleinen *Knochenspanes aus der Elle.*

Manchmal lassen sich *kleinere Knochenstücke im Operationsfeld selbst gewinnen* („lokale Knochenplastik"), etwa aus dem Trochanter major zur Arthrodese des Hüftgelenks, aus dem Tibiakopf zur Arthrodese des Kniegelenks oder als Verschiebespan bei Pseudarthrosen.

In den meisten Fällen ist es jedoch vorzuziehen, das *Transplantat* einem gesunden Bereich *abseits des Aufnahmebettes* zu *entnehmen.* Eine solche „freie Knochenplastik" ist besonders dann anzuraten, wenn große Knochenstücke benötigt werden und man den Aufnahmeknochen nicht zusätzlich schwächen will.

Unter den *typischen Knochenentnahmestellen* steht an erster Stelle das *Schienbein*, aus dem sich *lange Späne mit dicker Corticalis* gewinnen lassen. Die Compactaschicht setzt dem schnellen Anschluß an die Blutzirkulation einen größeren Widerstand entgegen, verschafft aber dem Transplantat eine erhöhte mechanische Festigkeit und macht es so zu Operationen von Defektpseudarthrosen besonders geeignet. Daneben stellt der *Beckenkamm* eine besonders günstige Knochenentnahmestelle dar. Hier liegt eine reiche Fundstelle für *spongiösen Knochen*, der sich dort ohne Funktionsstörung des Stützapparates entnehmen läßt, besonders gute knochenbildende Eigenschaften aufweist und leicht modelliert werden kann. Kleine Spongiosabröckel eignen sich außerdem vorzüglich zum Ausfüllen von Knochenhöhlen (s. S. 376) und können oft mit bestimmten Fixationsmethoden,

z. B. dicken Corticalisspänen oder dem Küntscher-Nagel, kombiniert werden [*172*]. Daneben bietet der Beckenkamm seine natürliche Rundung an, um gewölbte Knochen, z. B. Teile des Unterkiefers oder der Schädelkalotte, zu ersetzen (s. Abb. 337). *Aus der Ulna* lassen sich *kleinere stabile Knochenstäbe* gewinnen, die sich zum Ersatz der Metacarpalia oder der Fingerknochen eignen (s. Abb. 334). Das *Wadenbein* (s. S. 369) kann *zur Überbrückung großer Defekte* an der Tibia oder am Humerus benutzt werden; eine *Costa fluctuans* oder ein dünner Teil der *Clavikel* steht *zur Wiederherstellung von* Lücken in den Metacarpalia oder den *Fingerknochen* und zu Knochenplastiken im Gesicht zur Verfügung. Sind *flache dünne Knochen* zu ersetzen, so ist es möglich, hierzu den ganzen unterhalb der Schultergräte gelegenen Teil des *Schulterblattes* ohne Funktionsstörung zu entnehmen.

Die *Entnahme von Knochentransplantaten aus dem Schienbein* (s. Abb. 335) [*155*] nehmen wir immer ohne künstliche Blutleere vor. Durch einen großen, bogenförmig nach lateral oder medial konvex angelegten Längsschnitt werden die Haut und das subcutane Fett über dem gesunden Schienbein im mittleren Drittel so durchtrennt, daß der Schnitt in seiner längsten Ausdehnung auf der Muskulatur und nicht auf dem Knochen liegt. Ohne die Haut unnötig weit zu unterminieren, spalten wir dann die Knochenhaut über der Facies tibialis des Schienbeins durch eine Längsincision, die an beiden Enden der Hautwunde durch einen aufgesetzten Querschnitt

Tabelle 12. *Vergleich von autoplastischen, homoioplastischen und heteroplastischen Knorpeltransplantaten mit gesundem Knorpel in situ*[1]. (Nach SARNAT und LASKIN [140].)

Die verschiedenen Arten von Knorpeltransplantaten	Abnahme in der Größe[2]	Verbiegung nach der Einpflanzung	Histologische Veränderungen		Histochemische Veränderungen		Stoffwechsel	Infektionsempfindlichkeit	Reaktion beim Empfänger
			Lebende Zellen	Resorption	Grundsubstanz[3]	Zellen[4]			
Autoplastisch (frisch)	0	kann vorkommen	ja	0	++	++	+	++	0 bis +
Autoplastisch (gekocht) . . .	+++	nein	nein	+++	++++	++++	0	+++	+++
Homoioplastisch (frisch) . . .	++	kann vorkommen	wechselnd	++			+ bis 0	+++	++
Homoioplastisch (konserviert)	+	nein	nein	+			0	+++	+
Heteroplastisch (konserviert)	++++	nein	nein	++++	++++		0	+++	++++
Normaler Knorpel in situ . .	0		ja	0	0 bis + (nach Alter wechselnd)	0 bis + (nach Alter wechselnd)	++	+	

[1] Zusammengestellt nach Beobachtungen am Menschen und in Tierversuchen.
[2] Die Beobachtungen über das Wachstum von kindlichem autoplastischem Knorpel sind nicht einheitlich.
[3] Depolymerisierung der Grundsubstanz (0 bis ++++).
[4] Glykogenverarmung (0 bis ++++).

ergänzt werden kann. Legt man auf einen periostbedeckten Span Wert, so wird das Periost in Ausdehnung des geplanten Spanes mit dem Resektionsmesser umschnitten und seine freien Ränder mit dem Elevatorium vorsichtig zurückgeklappt. Nebenverletzungen wichtiger Gefäße und Nerven sind bei der Spanentnahme auf jeden Fall zu vermeiden, weshalb die Spanentnahme auch immer von der Facies tibialis und niemals — etwa aus kosmetischen Rücksichten — von der Rückseite des Schienbeins vorgenommen werden darf. Um die Festigkeit der Tibia zu erhalten, soll der Operateur die Begrenzungskanten dieses

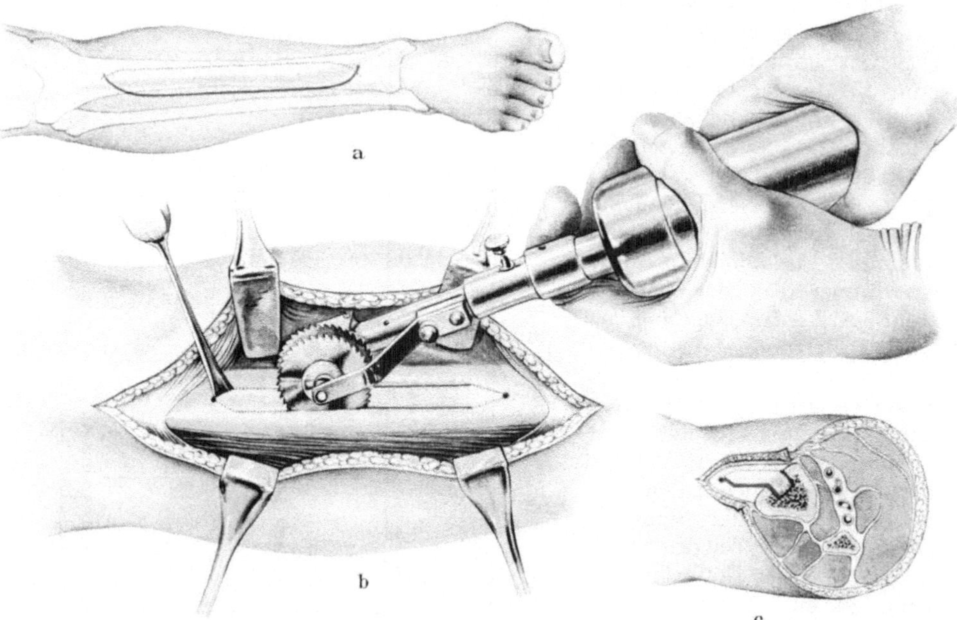

Abb. 335a—c. *Die Entnahme eines stabförmigen Knochentransplantates aus dem Schienbein.* a Hautschnitt möglichst wenig über den Knochen legen. Die ausgezogene Linie hat gegenüber der punktierten Schnittführung den Vorteil, daß sie meistens eine bessere Muskeldeckung im Schnittbereich gewährleistet; b die Längskanten des Transplantates werden mit der Säge, die Enden des Spanes mit dem messerscharfen Meißel ausgelöst; dabei muß der Schnitt bis in die Markhöhle dringen (c). Um die Festigkeit der Tibia möglichst zu erhalten, soll man den Span an den Enden spitzbogenähnlich auslösen und die Crista anterior und die Margo tibialis des Schienbeins (c) in jedem Fall schonen.

auf dem Querschnitt dreieckigen Knochens, insbesondere die Crista anterior und den Margo tibialis, möglichst nicht mit entnehmen. Die Längskanten des Spanes schneiden wir zuerst mit der Kreissäge (s. Abb. 335), die Enden mit dem messerscharfen Meißel heraus (s. Abb. 335). Säge und Meißel müssen bei der Auslösung des Tibiaspanes bis in den Markraum vordringen. Der Kraftlinienfluß und die Stabilität des Schienbeins bleiben besser erhalten, wenn der Operateur den Schnitt an den Spanenden nicht quer, sondern spitzbogenartig führt. Unregelmäßige Sprünge beim Ausmeißeln winkliger Schnittlinien lassen sich besser vermeiden, wenn man *an jeden Winkel* vorher *ein Bohrloch* setzt. Mit solchen Bohrlöchern kann der Operateur die Maße des gewünschten Spanes genau festlegen. Will man *biegsame Späne*, sog. Hobelspäne, nach v. ERTL [*42*] gewinnen, so wird der Knochen nach Umschneiden des Periosts im vorgesehenen Bereich mit dem im Winkel von 45° angesetzten einseitig angeschliffenem Tischlermeißel (s. Abb. 293c) in einer Schichtdicke von 2—3 mm vorsichtig und abwechselnd von verschiedenen Seiten vordringend abgetrennt. Diese oberflächlichen Knochenlamellen sollen dabei am Periost festsitzen bleiben, so daß ein biegsames *Periost-*

knochenband vorliegt. Vor Verschluß der Entnahmewunde klappen wir die vorher abgehobenen Perioständer in die eröffnete Markhöhle der Entnahmewunde, versuchen aber keine isolierte Naht der Knochenhaut, weil das meist doch mißlingt. Nach guter Blutstillung werden die Weichteile darüber mehrschichtig vernäht. Der Kranke erhält anschließend immer einen ungepolsterten, sofort bis auf die Haut längs aufgeschnittenen Gipsverband, den wir je nach Größe des entnommenen Spanes 6 bis 12 Wochen liegenlassen.

Zur *Entnahme von Knochentransplantaten aus dem Darmbein* (s. Abb. 336) legen wir einen Hautschnitt genau über die Crista iliaca. Das Periost wird dort, wo die von kranial herabkommenden Stammuskeln und die von caudal heraufkommenden Glutäalmuskeln zusammenstoßen, bis auf den Knochen durchtrennt und das Darmbein durch möglichst weitgehend stumpfe Abdrängung medial des M. iliacus und lateral des M. glutaeus medius und minimus, subperiostal dargestellt. Bei Bauchlage des Kranken liegt der Zugang besser mehr dorsal, bei Rückenlage besser mehr ventral. Ohne

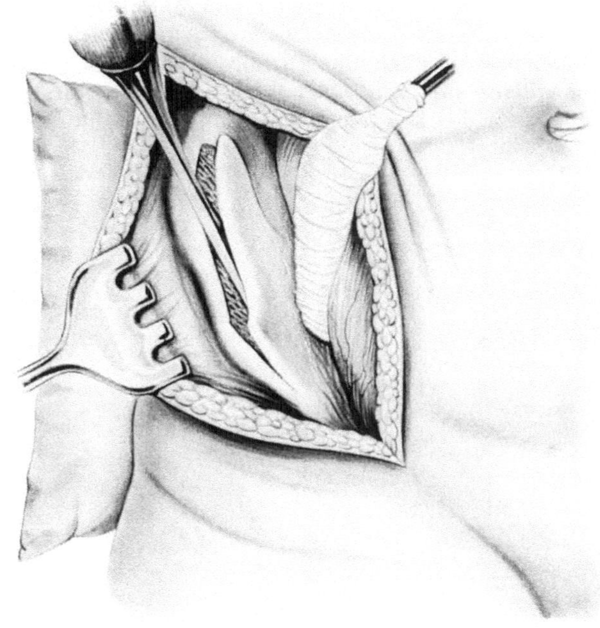

a

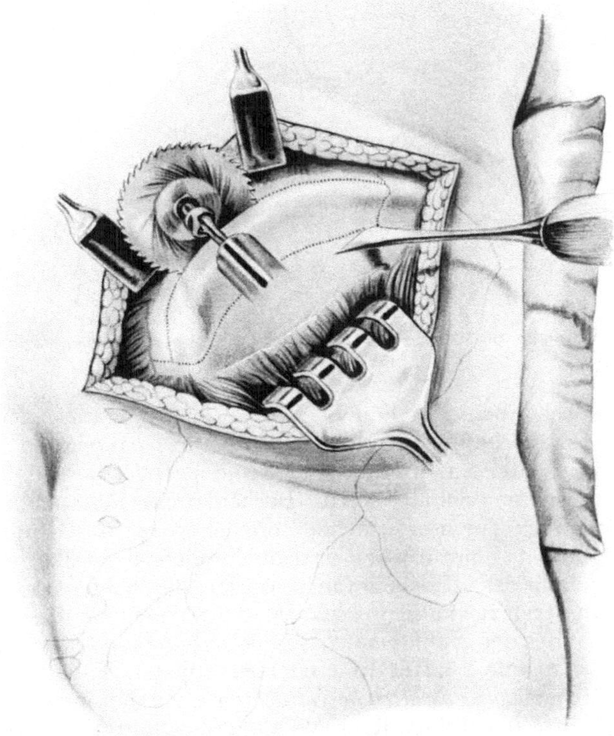

b

Abb. 336 a u. b. Die *Entnahme von Knochentransplantaten aus dem Darmbein.* Schnitt genau über der Crista iliaca, bis auf den Knochen, bei Rückenlage im ventralen (a), bei Bauchlage im dorsalen Abschnitt (b). Nach Abschieben der Muskulatur und des Bauchfellsackes Entnahme des Knochens mit Meißel (a oder Säge (b).

besondere Funktionsstörungen befürchten zu müssen, ist es *erlaubt*, ein- oder doppelseitig *große Darmbeinteile in ganzer Dicke wegzunehmen.* Die Ablösung der Muskelansätze, auch des M. tensor fasciae latae und des M. sartorius an der Spina iliaca superior, führt nicht zu ernster Funktionsbehinderung. Wenn sehr große Teile des Darmbeines wegzunehmen sind, soll kranial eine Brücke stehenbleiben. Bei *Jugendlichen* bleibt der Darmbeinkamm im Bereich der *Epiphysenlinie* noch bis zum 15.—25. Lebensjahr knorpelig; eine noch nicht ossifizierte Epiphyse ist zu *schonen.* Zu diesem Zweck empfiehlt es sich, in diesem Alter den Beckenkamm mitsamt der im Zusammenhang mit den Muskeln bleibenden Epiphysenlinie wie einen Grünholzbruch abzubrechen, den vorgesehenen Knochen weiter caudal zu entnehmen und die Epiphyse wieder aufzusetzen. Geformte Darmbeinteile werden mit der Säge oder dem Meißel geschnitten, formlose spongiöse Bröckel lassen sich auch mit dem scharfen Löffel herausholen. Um *zwei Späne aus* dem *Beckenkamm* zu *gewinnen,* wie das z. B. zur Phemister-Plastik notwendig ist, spalten wir den oberen Teil des Darmbeines zunächst durch einen über den Beckenkamm von kranial nach caudal geführten Schnitt in zwei Lamellen und gewinnen die Späne dann durch einen zweiten, in gewünschter Spanbreite caudal und parallel der Crista, also senkrecht zum ersten geführten Schnitt. Am Beckenkamm läßt sich die später benötigte Transplantatform des Knochens oft schon bei der Herausnahme durch Berücksichtigung des natürlichen Darmbeinreliefs herstellen (s. Abb. 337). Nach der Entnahme des Knochenspanes werden die beiden Periostblätter mit ihren Muskelansätzen zusammen vernäht und die Weichteile darüber schichtweise verschlossen.

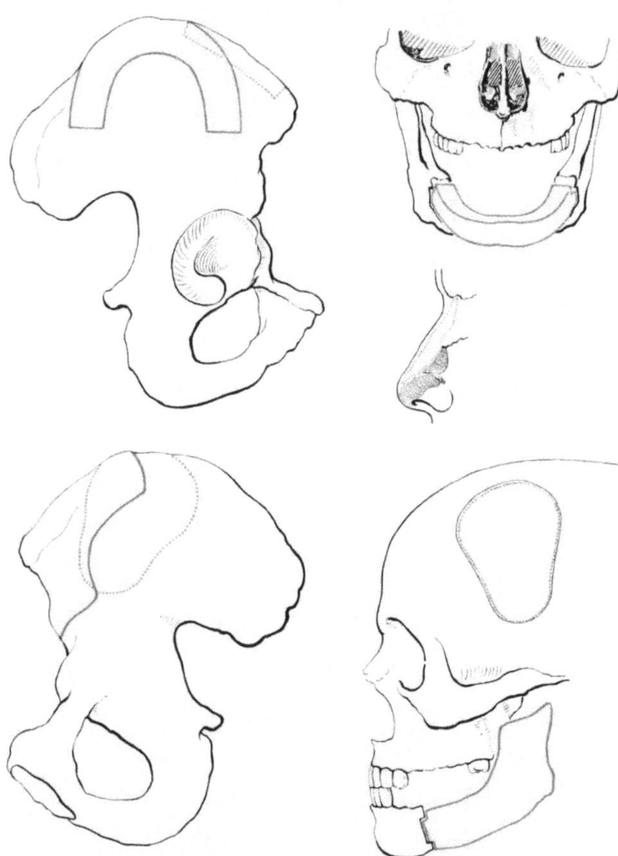

Abb. 337. Die Verwendung natürlicher Formen bei Verpflanzung von Darmbeintransplantaten.

Bei der *Entnahme von Knochentransplantaten aus der Fibula* (s. Abb. 338) ist das distale Fünftel des Knochens in jedem Falle zu schonen, um die *Festigkeit der Knöchelgabel nicht* zu *beeinträchtigen.* In den meisten Fällen wird man die mittlere Hälfte der Fibuladiaphyse als Transplantat herausnehmen. Hier läßt sich der *N. fibularis profundus* sicher *schonen.* Nach einem längs verlaufenden Hautschnitt an der Außenseite des Unterschenkels über dem tastbaren Wadenbein dringt der Operateur im Muskelinterstitium auf den Knochen vor. Die Auslösung des Transplantates gelingt am einfachsten und ohne Nebenverletzung bei *sub-*

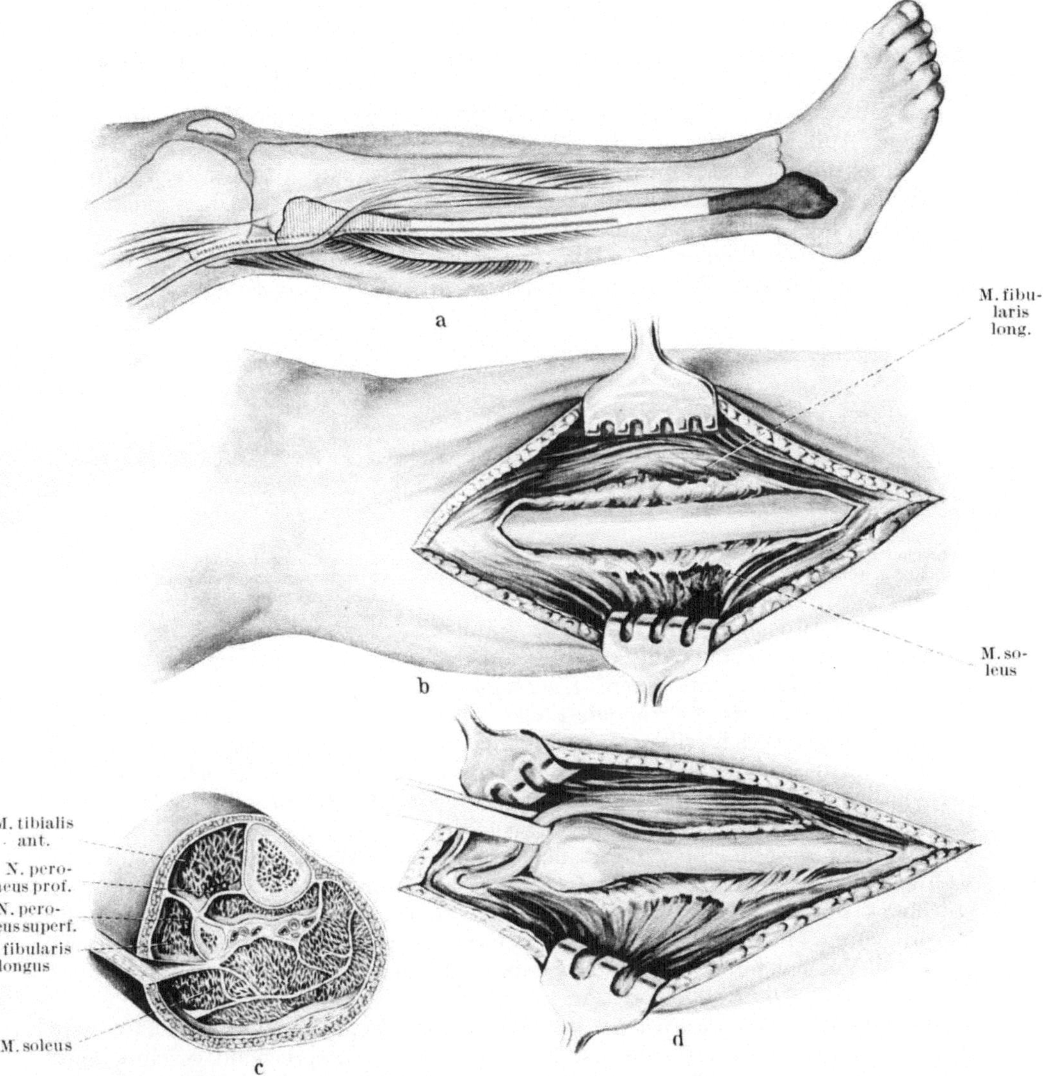

Abb. 338a—d. *Entnahme eines Fibulastückes* als freies Knochentransplantat. a, b und c Incision über der Mitte der Fibula, etwas von dorsal her, möglichst im Interstitium zwischen dem M. soleus und dem M. fibularis longus. Nur in Ausnahmefällen, wenn das proximale Ende des Wadenbeins mit erwünscht ist, Schnitt über dem Wadenbeinköpfchen (a und d). Hierbei ist der N. peronaeus vorsichtig beiseite zu ziehen und sorgfältig zu schonen (d). Das distale Fünftel des Wadenbeins (a) darf zur Erhaltung der Festigkeit der Knöchelgabel niemals mit entnommen werden.

periostaler Entnahme des Knochens. Will man auch den *proximalen* Anteil der Fibula, etwa zum Ersatz des distalen Anteiles des Radius entnehmen, dann muß hierbei der N. peronaeus unbedingt geschont werden. Hierzu empfiehlt sich der seitlich dorsale *Zugang nach* Henry. Der Operateur geht dabei zwischen dem nach hinten verlagerten Paket des M. gastrocnemius und soleus und dem nach vorn abgeschobenen M. fibularis longus auf das Wadenbein vor. Der N. peronaeus ist in Höhe des Fibulaköpfchens aufzusuchen und vorsichtig beiseite zu ziehen (s. Abb. 338).

Frisch entnommene Knochenspäne werden möglichst nicht mit den Händen berührt, sondern mit feuchten sterilen Kompressen gefaßt und *sofort* in das schon vorher zubereitete Aufnahmebett *eingepflanzt*. Man soll *keinen* autoplastischen *Knochenspan entnehmen, bevor* das *Aufnahmebett* nicht *freigelegt* ist. Dies Vorgehen ist dringend anzuraten, um das Transplantat unter günstigsten Bedingungen unmittelbar nach der Entnahme wieder in ein physiologisches Milieu zurückzubringen. Außerdem bewahrt diese Regel davor, bei überraschender Feststellung eines Infektionsprozesses im Aufnahmegebiet oder bei unbeabsichtigter Eröffnung infizierter Körperhöhlen (Mund, Nasensinus), dem Kranken einen dann nicht mehr anwendbaren Knochenspan nutzlos entnommen zu haben.

Die freie Überpflanzung von Knochen gelingt mit großer Sicherheit. Deswegen sind umständlichere Verfahren zur *gestielten Knochentransplantation* nur dort

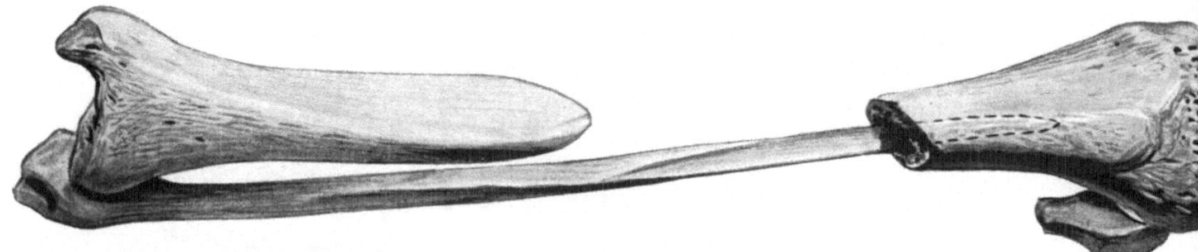

Abb. 339. *Ersatz einer Knochenlücke durch einen benachbarten Knochen*, einer Lücke des Schienbeins durch das Wadenbein, wobei der Zusammenhang des verpflanzten Knochens mit seinem Mutterboden weitgehend gewahrt ist.

anzuwenden, wo eine ganz besondere Indikation dazu gegeben ist, z. B. *wenn neben* dem *Knochen* am Aufnahmeort *auch Weichteile benötigt werden*. Bei der *gestielten Nahplastik* mit einem *Knochenweichteillappen* excidiert man in der Nachbarschaft der zu deckenden Lücke über dem dort befindlichen Knochen einen gestielten Weichteillappen zusammen mit einem an dessen Unterseite fest anhängenden, geeigneten *kleinen Knochenstück*. Solch ein Knochenteil kann gelegentlich in dauerndem Zusammenhang mit der Blutversorgung des Weichteillappens verpflanzt werden. *Bei größeren Knochenstücken* an den Gliedmaßen läßt sich der Zusammenhang mit den ernährenden Weichteilen der Umgebung während der Verpflanzung in der Regel nicht bewahren, weil das mit Funktionsstörungen der dabei gestielten Muskulatur erkauft werden müßte. Die gestielte Verpflanzung eines größeren Knochenabschnittes gelingt nur ausnahmsweise, z. B. bei Verschiebung des Wadenbeins nach medial zum Ersatz einer großen Schienbeinlücke (s. Abb. 339).

Bei der *gestielten Fernplastik* mit *Knochenweichteillappen* (s. Abb. 340) wird das Knochentransplantat zunächst in einen dicken, entsprechend geschnittenen *Flügellappen*, z. B. am Bauch, oder in einen Rollappen vorverpflanzt [*4*, *5*, *75*] und nach Anheilung an diesem Ort, etwa 6—12 Wochen später, gestielt in die zu deckende Knochenlücke übertragen. Unter ganz besonders günstigen Verhältnissen ist es auch möglich, den Hautlappen über einem natürlicherweise darunterliegenden Knochen, z. B. der 12. Rippe oder dem Schlüsselbein, zu bilden, dabei ein kleines Knochenstück mit dem Weichteilstiel im natürlichen Zusammenhang zu lassen und später so gestielt zu verpflanzen (s. Abb. 340).

Mit gestielten Knochentransplantaten sind wir sehr *zurückhaltend*. Gegenüber der freien Transplantation hat diese Methode *schwerwiegende Nachteile*. Die genaue Anpassung des Knochenstückes im neuen Bett ist viel schlechter möglich, die Ruhigstellung läßt sich wegen der gestielten Weichteile z. B. bei Pseudarthrosenoperationen oft nur ungenügend durchführen und das gute schichtweise Aneinanderlegen einzelner Gewebsschichten gelingt so weniger gut. Der frei überpflanzte Span findet notwendigerweise schnellere Wachstumsverbindungen mit dem neuen

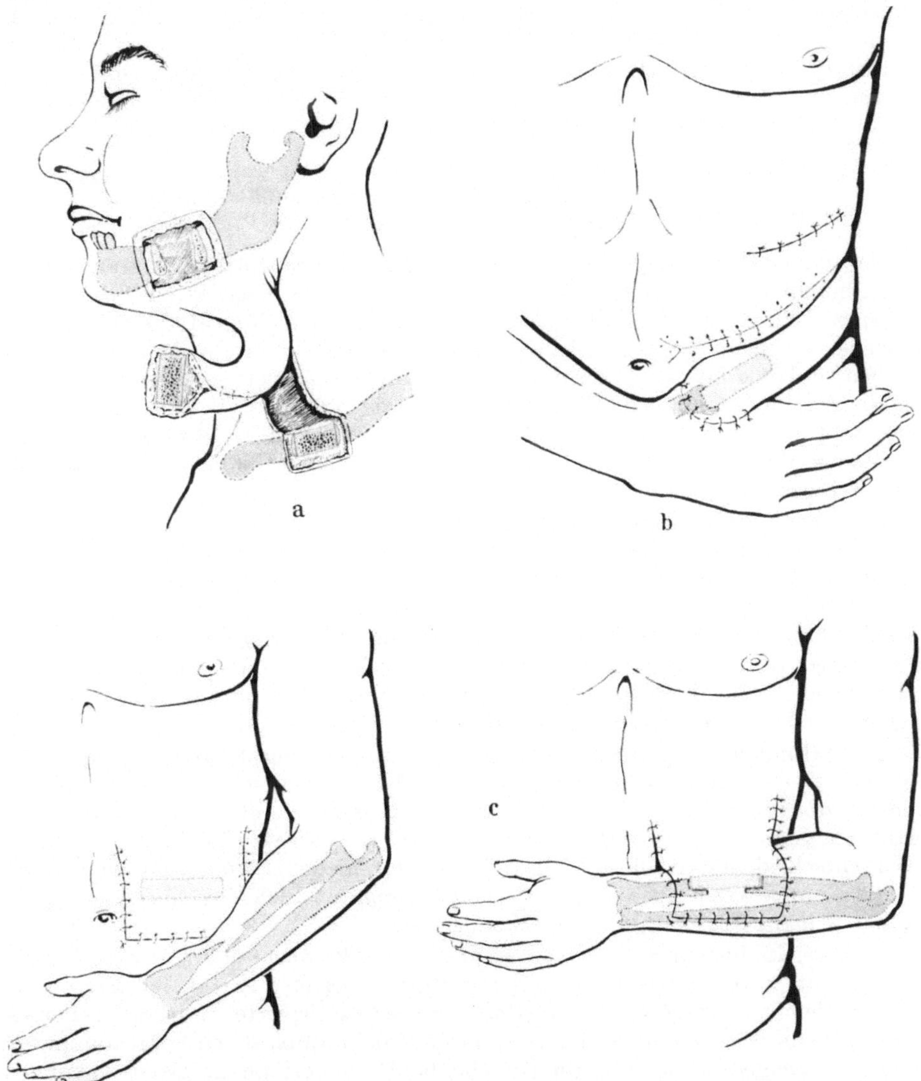

Abb. 340a—c. *Gestielte Knochentransplantation.* a In einen Rollappen vom Hals eingeschlossenes Transplantat aus dem Schlüsselbein zur Deckung einer Lücke im Unterkiefer; b ein Rippenstück oder ein Span vom Beckenkamm wird zunächst frei in einen Flankenrollappen transplantiert und nach Anschluß an die Blutzirkulation, das ist nach etwa 6 Wochen, mit den umgebenden Weichteilen gestielt zur Rekonstruktion eines Daumens benutzt; c Vorverpflanzung eines Becken- oder Schienbeinspanes unter die Bauchhaut, nach 6 Wochen Überpflanzung mit den umgebenden Weichteilen auf eine Unterarmpseudarthrose.

Knochenlager, als ein gestieltes Knochentransplantat, das zunächst seine Ernährung von den umgebenden Weichteilen behält. Dies alles führt häufig zum Scheitern der gestielten Knochenverpflanzung. Auch *wenn mangelhafte Weichteile* im Aufnahmegebiet ersetzt werden müssen, ziehen wir es vor, in *zwei Operationsakten* erst die Weichteile allein durch eine gestielte Weichteilverpflanzung zu ersetzen und später den Knochen frei zu überpflanzen.

In seltenen Fällen kann sich die Lage ergeben, daß der Operateur *als Notbehelf* auf *hitzesterilisierte autoplastische Knochenstücke* zurückgreifen muß [*154, 89, 17, 40*]. Dies kommt z. B. in Betracht, wenn ein frisch entnommenes Autotransplantat durch ein Mißgeschick unsteril wurde und wenn man Knochen aus einem sicher schon infizierten oder blastomatösen Prozeß replantieren will. Zur Hitzesterilisation wird das Knochenstück 15 min im Autoklaven sterilisiert oder 30 min lang ausgekocht. Erdbeschmutzte, auf den Boden gefallene Knochenstücke sind vorher unter fließendem Wasser gründlich abzuwaschen.

3. Die Konservierung von Knochen (Knochenbank) [*28, 2, 167, 8, 21, 69, 96, 137, 26, 27, 46, 138, 39, 141, 151, 83*].

Gegenüber dem lebensfrisch entnommenen Autotransplantat bieten *konservierte*, homoioplastisch oder heteroplastisch gewonnene *Knochen* eine Reihe von *Vorteilen:* Wir ersparen dem Kranken einen zusätzlichen Eingriff, die Operationsdauer ist verkürzt; die Beschaffung des Transplantates führt nicht zu störenden Narben, und es kommt nicht zu einer Schwächung des Skelettes an der Entnahmestelle. Außerdem können Homoiotransplantate von der Leiche (s. u.) ohne Rücksicht auf die Entnahmestelle, schon in der gewünschten Idealform, z. B. bei der Versorgung großer Schädellücken als genau entsprechender Schädelteil, entnommen werden.

Auf Grund reicher klinischer Erfahrungen steht außer Zweifel, daß mit konservierten *Homoiotransplantaten* bei manchen Indikationen *ähnlich gute Ergebnisse* erzielt werden können *wie mit Autotransplantaten.* Dies gilt insbesondere für die Spanverriegelung einer Wirbelsäule, für Arthrodesen und Arthrorisen, für Pseudarthrosenoperationen, für die Ausfüllung von Knochenhöhlen, für das keilförmige Auseinanderdrängen einer Osteotomiestelle, das Heben eines eingebrochenen Schienbeinkopfes und schließlich für den Ersatz von Knochenlücken etwa an der Schädelkonvexität.

Beim Homoiotransplantat erfolgt der Einbau des überpflanzten Knochens in ähnlicher Weise wie beim Autotransplantat. Jedoch geht die *Knochenneubildung und der lebende Ersatz* des *konservierten Knochens* im Vergleich zum Autotransplantat *verzögert, ungleichmäßig* und *komplikationsreicher* vor sich [*31*]. Eine praktisch entscheidende Rolle spielen diese Unterschiede besonders *bei* der *Überbrückung großer Defektpseudarthrosen mit schlechten Weichteilverhältnissen* [*115*], wo das *Autotransplantat* immer *vorzuziehen* ist.

Als Spender für ein *Knochenhomoiotransplantat* kommen häufig *andere Kranke* in Betracht, z. B. stehen die resezierten Rippen bei intrathorakalen Eingriffen, die Knochen aus amputierten Gliedmaßen, der exstirpierte Hüftkopf bei einer Judet-Plastik oder das überschüssige Material bei autoplastisch vorgenommenen Knochentransplantationen für die Knochenbank zur Verfügung. Daneben können nach traumatisch bedingtem Tod und aseptischen Verhältnissen auch die *Knochen von Leichen*, 2—4 Std nach dem Tode entnommen und konserviert, später mit gutem Erfolg verpflanzt werden. Bei der Homoiotransplantation von Knochen spielen Blutgruppen, Verwandtschaftsverhältnisse und wahrscheinlich auch das Lebensalter des Spenders für die Einheilung des Spanes keine wesentliche Rolle. Jedoch ist es ratsam, Rh-negativen Frauen im gebärfähigen Alter nur Knochen eines Rh-negativen Spenders einzupflanzen (s. II, S. 370), da das Rh-Antigeu auch nach Tiefkühlung wirksam bleibt.

Die *größte Gefahr bei der Zubereitung von konservierten Knochen* besteht in einer *Sekundärinfektion* des Transplantates. Bei Zubereitung solcher Knochenspäne ist deswegen *strengste Asepsis* zu fordern. Ein *vom Lebenden gewonnenes*

Transplantat darf nicht erst im Operationssaal aufbewahrt werden, sondern ist nach entsprechender Zubereitung baldigst dem Konservierungsprozeß zu unterwerfen. Die *Entnahme von Leichenknochen* soll möglichst frühzeitig, nicht später als 2—4 Std nach dem Tode, unter denselben Vorsichtsmaßregeln wie eine völlig saubere Operation, im Operationssaal auf dem Operationstisch, niemals im Sektionsraum, erfolgen. Am besten eignen sich, ebenso wie bei der Blutgewinnung von Leichen für die Blutbank (s. II, S. 365), zu diesem Zweck Personen, die durch einen Unfall, z. B. eine Kopfverwundung, aus völliger Gesundheit plötzlich zu Tode gekommen sind. *Der Spender* für das Knochentransplantat muß, wie bei einer Bluttransfusion (s. II, S. 362), *frei von ansteckenden Krankheiten* (Tuberkulose [*71*], Lues, Hepatitis [*150*], Malaria) sein und darf keine Infektionsprozesse der Haut oder des Knochensystems (Tuberkulose, Typhus, Paratyphus) aufweisen. Rippen von Thoraxoperationen bei Lungentuberkulose sind ungeeignet; sie können zu tuberkulösen Prozessen am Aufnahmeort führen. Eine Luesübertragung durch Knochen oder Blut ist nach mehrtägiger Tiefkühlung ausgeschlossen. Das Hepatitisvirus dagegen wird durch Tiefkühlung oder Merthiolatbehandlung nicht abgetötet. Wenn auch kein Fall von homoioplastischer Tumorübertragung beim Menschen bekannt wurde, so sollten doch auch Tumorträger als Knochenspender ausscheiden. *Über jeden konservierten Knochen* wird nach ähnlichen Grundsätzen wie bei der Blutkonservierung *genau Buch geführt* (s. II, S. 395).

Auch *Tierknochen* lassen sich zur Transplantation auf den Menschen verwenden. Derartige Knochenheterotransplantate wurden hauptsächlich von französischen Chirurgen erprobt [*72, 2, 104, 56, 57, 97*], die glauben, damit ähnlich gute klinische Erfolge erzielen zu können, wie mit Homoiotransplantaten. Als geeignete Spender dienen 6—8 Monate alte Kälber, die über einen lockeren Knochenbau mit relativ dicker Corticalis und breiten, spongiösen Epiphysen verfügen. Bei Zubereitung der Tierknochen ist die *Verhütung einer Infektion der Transplantate besonders schwierig.* Die Kälber müssen eine negative Tuberkulinprobe aufweisen und sollen aus einer gut bekannten Zucht stammen. Die Entnahme der Knochen geschieht im Schlachthof, am besten an einem Ruhetag, wenn keine anderen Schlachtungen erfolgen. Nach Aufhängen des frisch getöteten Kalbes an den Vorderbeinen wird das zur Knochenentnahme vorgesehene Hinterbein zuerst mit Wasser und Seife abgewaschen, dann mit kochendem Wasser abgebrüht und schließlich mit Formollösung abgerieben. Nach sterilem Abdecken des ganzen Tieres entnimmt man die Hinterbeinknochen und schlägt sie sofort in sterile Tücher. Herzblut, Stückchen aus der Milz, aus dem Knochenmark und aus der Knochenentnahmestelle des Spendertieres, sind zur bakteriologischen Untersuchung einzuschicken. Diese Proben müssen nach 8tägiger anaerober und aerober Prüfung keimfrei bleiben, wenn das betreffende Knochentransplantat als einwandfrei betrachtet werden soll. *Im Vergleich zu Auto- oder Homoiotransplantaten* heilt Tierknochen beim Menschen unter stärkerer Reaktion des Lagers ein, seine osteogenetische Kraft ist nur sehr gering und sein Ersatz durch lebenden Knochen geht langsamer vor sich [*10, 31*].

Vor Einleitung des Konservierungsvorganges sind die gewonnenen Homoio- oder Hetero*transplantate* von allen Weichteilen (Periost und Mark) zu befreien und *in* die erfahrungsgemäß häufig gebrauchten *Standardformen und -größen zu zerteilen.* Dabei bedienen wir uns zweckmäßig einer sterilen Arbeitsbank, die Schraubstock und Kreissäge trägt. Verschieden breite Corticalisstäbe, Spongiosastücke, Spongiosabröckel und Knochenmehl werden trocken ohne weitere Zusätze in sterile Becher, Gläser oder Standgefäße eingefüllt und mit einem Pergamentblatt (s. Abb. 10) verschlossen. Es ist zweckmäßig, jedes einzelne Gefäß noch einmal in einem zweiten, mit Gummikorken versehenen, sterilisierten Glasbehälter unterzubringen. Diese *Aufbewahrung der Knochentransplantate in Doppelgläsern* hat den Vorteil, daß der innere Behälter auch an seiner Außenseite steril bleibt und dem Operateur so geschlossen überreicht werden kann. Die oben beschriebene Zubereitung des Knochens muß *unter allerstrengster Asepsis* und denselben Vorsichtsmaßregeln erfolgen wie bei einer Operation (sterile Mäntel, Handschuhe, Mundschutz, Mütze). Wir empfehlen dabei gleichzeitig eine Luftentkeimung (s. S. 5). Von jedem größeren Knochenstück ist eine kleine *Probe für die bakteriologische Untersuchung* in ein besonderes Teströhrchen zu verpacken. Die meisten *Zwischenfälle nach Knochenhomoio- oder -heterotransplantaten beruhen* nicht auf einer Eiweißunverträglichkeit, sondern *auf einer Infektion* des Spanes [*1a*].

Zur eigentlichen Konservierung kommen *verschiedene Methoden*, das Aufbewahren im gewöhnlichen Kühlschrank bei +2 bis +4° C, die Tiefkühlung bei —18 bis —35° C, die Gefriertrocknung, das Eintauchen in Antiseptica und das Auskochen, in Frage.

Die einfache *Kältekonservierung im gewöhnlichen Kühlschrank* genügt nur, wenn die Überpflanzung der Knochen spätestens nach 8—14 Tagen beabsichtigt ist.

Die Tiefkühlung bei —22 bis —35° stellt das heute *am meisten gebrauchte* Verfahren dar. Bei der einfachsten Technik, die sich praktisch bewährt hat [*26*, *27*], kommen die mit Knochen ohne weitere Zusätze gefüllten Gläser in eine Tiefkühltruhe bei —25° C. Die Ansichten über den zweckmäßigsten Kältegrad gehen im einzelnen auseinander, wahrscheinlich sollte man wenigstens bis auf —22° C heruntergehen. Von anderen Chirurgen wird ein 24 Std langes Einfrieren bei —35° und eine anschließende Daueraufbewahrung bei —15° empfohlen [*104*, *2* u. a.]. Eine längere Tiefkühlung scheint beim Homoio- und Heterotransplantat eine gewisse *Despezifizierung des Eiweißes* herbeizuführen; vorher kältekonservierte Knochenstücke scheinen besser verträglich als lebensfrisch verpflanzte Transplantate. Die Kältekonservierung hat den weiteren Vorteil, daß sie gegen eine Luesübertragung schützt. Es ist deswegen ratsam, *kein Transplantat vor Ablauf einer* wenigstens *8tägigen Tiefkühlung* zu benutzen. Nach dieser Zeit liegen dann auch die Ergebnisse der bakteriologischen Kontrolluntersuchungen (s. S. 373) vor. Bei Tiefkühlung behalten die konservierten Knochenteile ihre *optimale Brauchbarkeit* zur Transplantation für etwa *3—6 Monate.* Um *tiefgekühlte Knochentransplantate verschicken* zu können, umgibt man sie in einem Gefäß mit *Kohlensäureschnee*, der dann die gewünschte Temperatur von minus 20—30° C aufrechterhält.

Als *antiseptische Flüssigkeit* zur *Konservierung von Knochenhomoiotransplantaten* ist am häufigsten eine wäßrige Lösung von *Merthiolat* (= Natrium-äthylmercuri-thiosalicylat) [*133*] benutzt worden. Ein dem Merthiolat chemisch ähnliches und zur Knochenkonservierung erprobtes [*55*, *63*], organisch gebundenes Quecksilberpräparat, das *Cialit*, liefern die Farbwerke Hoechst. Bei diesem Vorgehen verbleibt der Knochen unter gewöhnlicher Kühlschranktemperatur in einer Lösung 1/1000, die alle 2 Wochen zu wechseln ist. Jeder Lösungswechsel soll von einer bakteriologischen Kontrolle begleitet sein. Nach drei negativen Kulturen kann die weitere Aufbewahrung in einer alle 2 Wochen zu wechselnden Lösung 1/5000 vorgenommen werden. Zur Verschickung darf man die mit diesen antiseptischen Lösungen zubereiteten Knochenkonserven vorübergehend auch der Zimmertemperatur aussetzen. Die Konservierung mit Quecksilberpräparaten führt anscheinend in einem etwas größeren Prozentsatz zu Komplikationen (Infektion, Abstoßen des Spanes) als die Kältekonservierung [*1a*].

Die *Gefriertrocknung* des Knochens [*79*, *45*, *29*, *70*, *135*] ist technisch komplizierter, erlaubt aber das Aufbewahren und Verschicken von Knochenstücken ohne weitere Zusätze bei Zimmertemperatur.

Einen anderen Weg zur Knochenkonservierung bietet die *Extraktion* des Transplantates *mit Äthylen-diamin.* Hierdurch werden — z. B. bei Heterotransplantaten — alle artspezifischen organischen Bestandteile beseitigt und die chemische Zusammensetzung des Mineralrestes bleibt erhalten [*166, 112, 116, 152, 90*].

Um eine *Sterilisierung* von Homoio- oder Heterotransplantaten vorzunehmen [*98, 89*], wird das Knochenstück zunächst 30 min ausgekocht und danach im Kühlschrank bei $+4^0$ C aufbewahrt. Es ist ratsam, das Transplantat kurz vor Gebrauch dann nochmals 30 min auszukochen oder 15 min im Heißluftschrank bei 120^0 zu erhitzen. Dies Verfahren tritt jedoch völlig hinter besseren Konservierungsmethoden (s. o.) zurück.

Bei *Einpflanzung von konservierten Knochen in ein neues Bett* werden tiefgekühlte Späne auf Zimmertemperatur gebracht, indem man sie $^1/_2$ Std vor der Benutzung aus der Tiefkühltruhe holt. Merthiolat- oder cialitkonservierte Knochen sind vor Einbringen in das neue Bett in Kochsalzlösung auszuspülen. Einzelne Chirurgen baden den Knochen vor der Einpflanzung 5 min in einer Penicillinlösung (3000 E auf 1 cm^3).

4. Die Beseitigung von Knochenlücken.

Pseudarthrosen der Gliedmaßen sind die Knochenlücken, welche am häufigsten ein operatives Vorgehen benötigen. Die *allgemeinen Gesetze* für plastische Operationen am Knochen, mit denen sich Pseudarthrosen beseitigen lassen, sind im Kap. V, S. 359 beschrieben. Die *speziellen Probleme* der Pseudarthrosenbehandlung finden sich ausführlich im Band X der Operationslehre.

Im folgenden werden diejenigen Methoden zur operativen Behandlung von Knochenlücken besprochen, die an allen Skeletteilen *zur Beseitigung von Knochenhöhlen,* etwa nach Entfernung von Tumoren, oder Ausräumung von Infektionsherden, und zum *Ausgleich von* kosmetisch störenden *Knochenmulden* in Frage kommen.

Am einfachsten läßt sich eine *aseptische, narbenfreie Knochenhöhle* beseitigen, wie sie nach operativer Entfernung gutartiger Tumoren (Knochencysten, Chondromen) zurückbleibt. In diesen Fällen genügt es, die frisch entstandene Höhle *mit spongiösen Knochenbröckeln* (s. S. 360) auszufüllen, wie MATTI das zur Behandlung traumatischer Knochenhöhlen empfohlen hat (s. Abb. 341) [*99, 100, 101, 47*]. Die Spongiosateilchen dürfen nicht zu groß sein und werden mit einem Holzkeil so fest eingedrückt, daß *möglichst wenig Raum unausgefüllt* bleibt. Wenn nach Ausräumung gutartiger Tumoren in langen Röhrenknochen so große Höhlen entstehen, daß die Stützfunktion des Knochens erheblich beeinträchtigt ist, empfiehlt es sich, zunächst einen oder mehrere Corticalisstäbe in den Hohlraum zu legen und diese mit Spongiosabröckeln zu ummauern.

Schwieriger gestaltet sich die *Beseitigung infizierter Knochenhöhlen.* Nach gründlicher Ausräumung eines *tuberkulösen Prozesses ohne Mischinfektion durch Pyokokken* ist es möglich, die zurückbleibende, gut durchblutete, narbenfreie Knochenhöhle unter dem Schutz moderner tuberkulostatischer Mittel und unter gleichzeitiger Chemoprophylaxe gegen eine Mischinfektion ebenso mit Spongiosa zu plombieren wie aseptische Höhlen [*84*]. Wir sahen danach in der Regel ein reaktionsloses Einheilen des Transplantates. *Auch bei primär chronischen, geschlossenen, osteomyelitischen Herden (Brodieschen Abscessen)* [*148, 68, 15*] ist nach operativer Beseitigung aller sklerotischen Knochenbezirke und aller Weichteilnarben die Ausfüllung der zurückbleibenden Knochenhöhle mit *Spongiosabröckeln* und anschließender dichter Naht der Weichteile unter dem Schutz moderner Antibiotica erlaubt. Meist lassen sich jedoch corticalisnahe Brodie-Höhlen sicherer und einfacher durch eine flache Ausmuldung (s. u.) beseitigen.

Ein besonderes Problem stellen die *Knochenhöhlen bei chronisch fistelnder Osteomyelitis* dar [*13*]. Hier verhindern die Mischinfektion, dicke gefäßarme Knochensklerosen und alte Weichteilnarben das Einheilen freier Knochentransplantate. Zunächst muß der Chirurg alles kranke Knochengewebe, alle Sequester und alle schlecht durchbluteten Weichteile wegnehmen. Diese operative Säuberung hat jedoch ihre Grenzen, weil man dabei die Knochenkontinuität nicht unterbrechen, Nerven und Hauptgefäße nicht verletzen und keine großen Hautlücken setzen darf. Danach muß der Operateur versuchen, die *Höhlen* durch breite Wegnahme steiler Ränder *in* eine *flache Ausmuldung* zu *verwandeln* (s. Abb. 342). Gelingt das, so legen sich die umgebenden Weichteile wie in einen Teller und füllen alle Hohlräume aus. Nach diesem Eingriff ist eine dichte Primärnaht mangels ausreichender Weichteile oft unmöglich und der Mischinfektion wegen meist nicht anzuraten. In der Regel wird man sich *auf grobe Situationsnähte beschränken*.

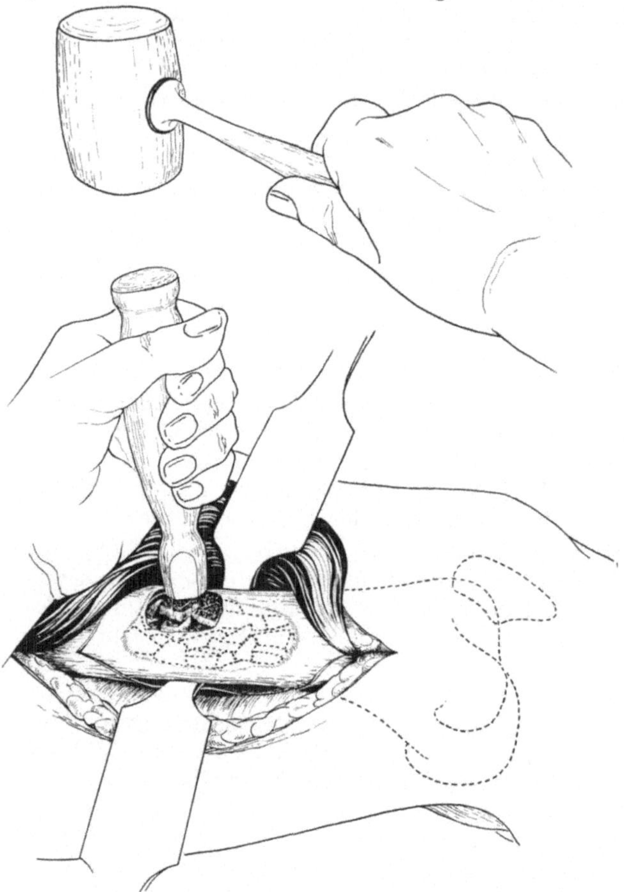

Abb. 341. *Die Beseitigung einer aseptischen Knochenhöhle durch Vollstopfen mit spongiösen Knochenbröckeln.* Die Knochenstückchen werden mit einem Holzkeil so fest eingedrückt, daß möglichst wenig Raum unausgefüllt bleibt.

Bleiben über einem flach ausgemuldeten Knochen Weichteillücken bestehen, so schließen wir die Wunde, falls sich reichliche und gut bewegliche Haut in der Umgebung befindet, möglichst bald, etwa 5—10 Tage nach der Ausmuldung, durch eine *verzögerte Naht* (s. II, S. 218). Oft sind die umgebenden Weichteile nicht genügend beweglich und häufig ist die Deckung des Knochens *durch* einen *gestielten Hautfettlappen* aus der Nachbarschaft (s. Abb. 343) oder als Fernplastik (s. S. 129) nicht zu umgehen. Auch diese Eingriffe führen wir möglichst bald nach der gründlichen ersten Wundrevision durch. Bei längerem Zuwarten entwickeln sich sonst wieder ungesunde dicke Granulationen, neuerliche Wundinfektionen und schlecht durchblutete Narben, die ein Anwachsen von Hautfettlappen erschweren. Beim infizierten Wundgrund ist auf einen spannungsfrei angelegten, gut durchbluteten und vorgeschnittenen (s. S. 138) Hautfettlappen besonderer Wert zu legen. Wegen der immer zu erwartenden stärkeren Sekretion unter dem überpflanzten Lappen legen wir dabei für etwa 8 Tage in die Nähe der Knochenwunde ein Drain, das womöglich in gesundem Hautgebiet seitwärts vom Lappen herausgeleitet wird. Kommt es bei solch einer Lappenverpflanzung auf ein infiziertes Bett zu *Wunddehiszenzen*, dann ist baldmöglichst — eventuell mehrfach hintereinander — eine Sekundärnaht, oft unter Benutzung von Plättchen- und Bäuschchennähten (s. S. 75 u. 78) angezeigt.

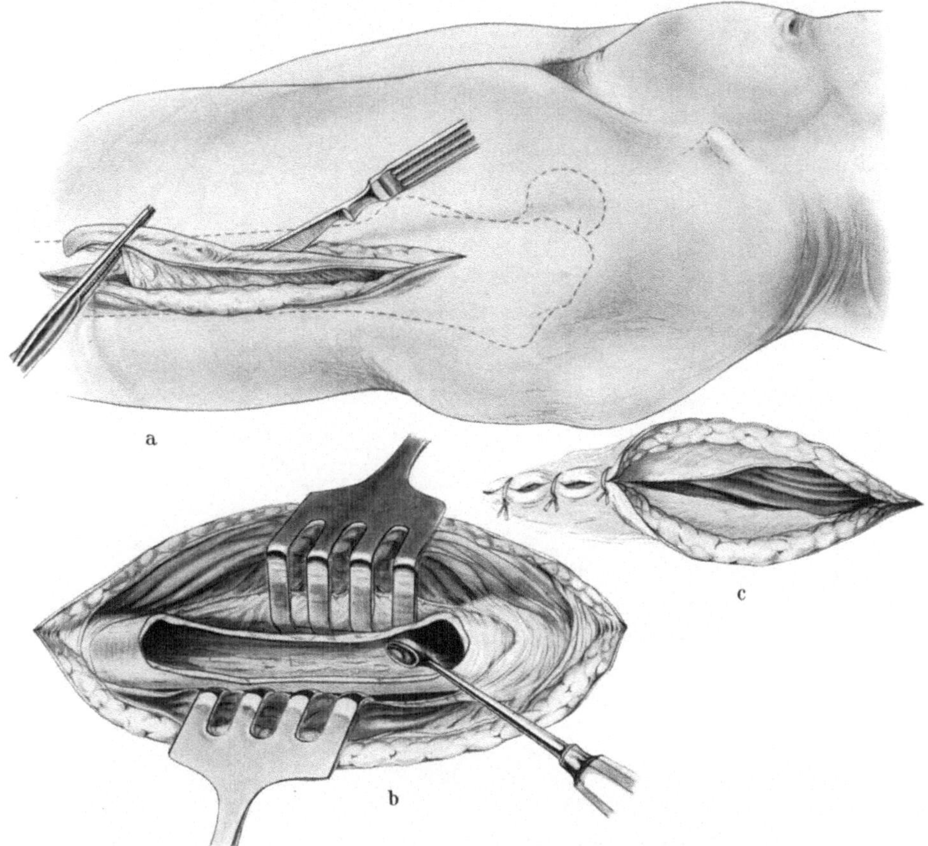

Abb. 342a—c. *Die Beseitigung einer infizierten Knochenhöhle durch flache Ausmuldung.* a Excision der schlecht durchbluteten Weichteilnarben; b Wegnahme aller kranken Knochenteile mit Meißel und scharfem Löffel unter Bildung einer flachen Mulde; c die umgebenden Weichteile legen sich ohne Hohlraumbildung wie in einen Teller. Lockere Hautnaht.

Ist die Beseitigung der Knochenhöhle durch ihre Verwandlung in eine flache Mulde unmöglich, wie das z. B. in der Nähe des Kniegelenks gelegentlich vorkommt, so ergibt sich die Aufgabe, eine *tiefe, infizierte Knochenhöhle ohne Ausmuldung* zu *beseitigen*. Auch hier beginnen wir mit der gründlichen operativen Wundsäuberung und nehmen aus der Höhle alle schlecht durchbluteten Knochenteile soweit wie möglich weg, bis ein gut durchbluteter Höhlengrund vorliegt. In derselben Sitzung wird die Knochenhöhle dann *mit* einem *gestielten Muskellappen* ausgefüllt (s. Abb. 344) [*103, 11, 139, 78*]. Solche gestielte Muskellappen sind unter sorgfältiger Schonung der ernährenden Gefäße und Nerven auszuschneiden und zwanglos in die Höhle zu betten. Bei richtiger Lagerung saugt sich der Muskel von selbst fest; hieran erkennt der Operateur, daß kein unausgefüllter

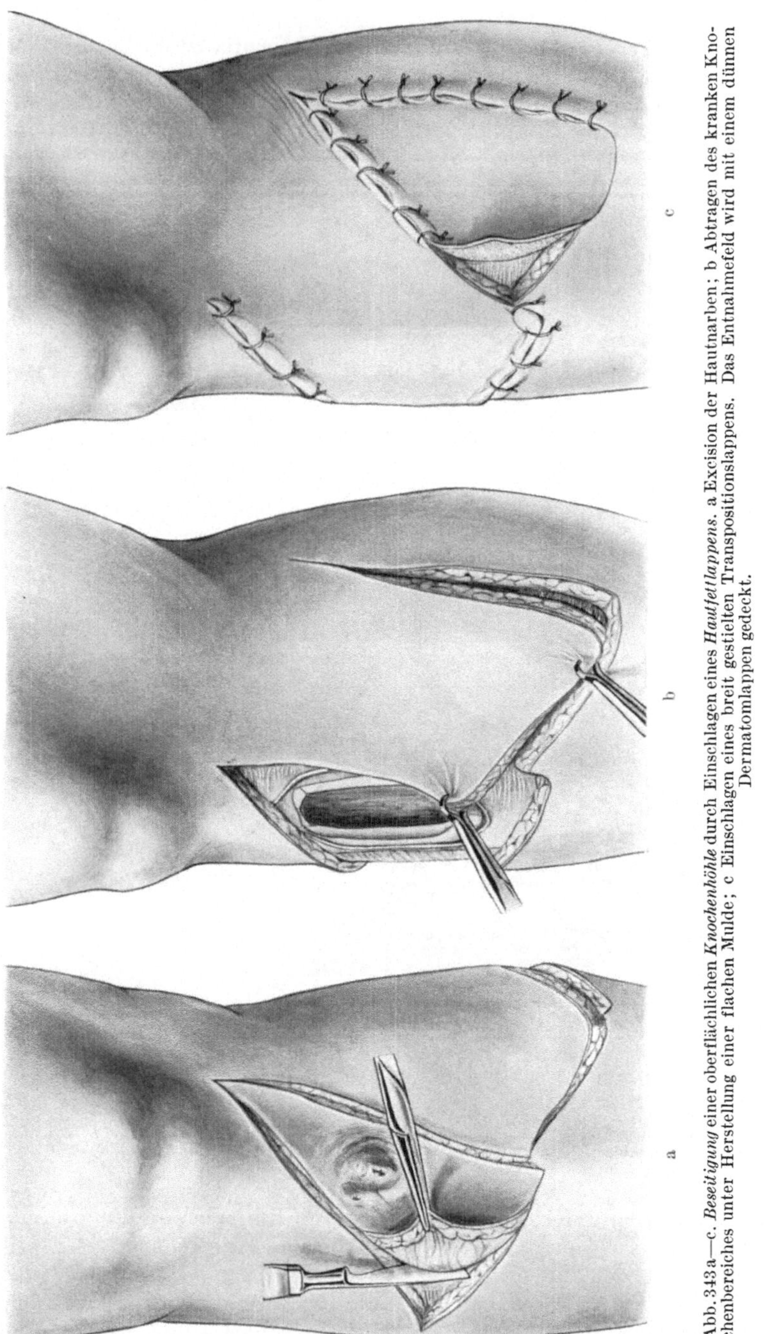

Abb. 343a—c. *Beseitigung* einer oberflächlichen *Knochenhöhle* durch Einschlagen eines *Hautfettlappens.* a Excision der Hautnarben; b Abtragen des kranken Knochenbereiches unter Herstellung einer flachen Mulde; c Einschlagen eines breit gestielten Transpositionslappens. Das Entnahmefeld wird mit einem dünnen Dermatomlappen gedeckt.

Raum zurückbleibt, in dem sich erneut Eiterungen entwickeln würden. Zur Plombierung von Knochenhöhlen sind diejenigen Muskeln zu wählen, die einen geeigneten Zutritt der Blutgefäße und Nerven besitzen und ohne Funktionsstörung ganz oder teilweise durchtrennt werden können. Zur Ausfüllung tiefer Knochenhöhlen haben sich am *Oberschenkel*, im proximalen und mittleren Drittel, der proximal gestielten M. gracilis oder der M. tensor fasciae latae oder der M. vastus lateralis, im distalen Drittel des Oberschenkels distal gestielte Teile des M. vastus medialis oder der distal gestielte M. sartorius oder proximal gestielte Teile des M. gastrocnemius bewährt; bei lateral liegenden Höhlen muß ein Muskelbündel aus dem Gastrocnemius unter den M. peronaeus verlagert werden. Für Höhlen im proximalen Teil des *Schienbeins* kommen proximal gestielte Teile des M. gastrocnemius, für Höhlen am Oberarm proximal gestielte Teile des M. biceps oder

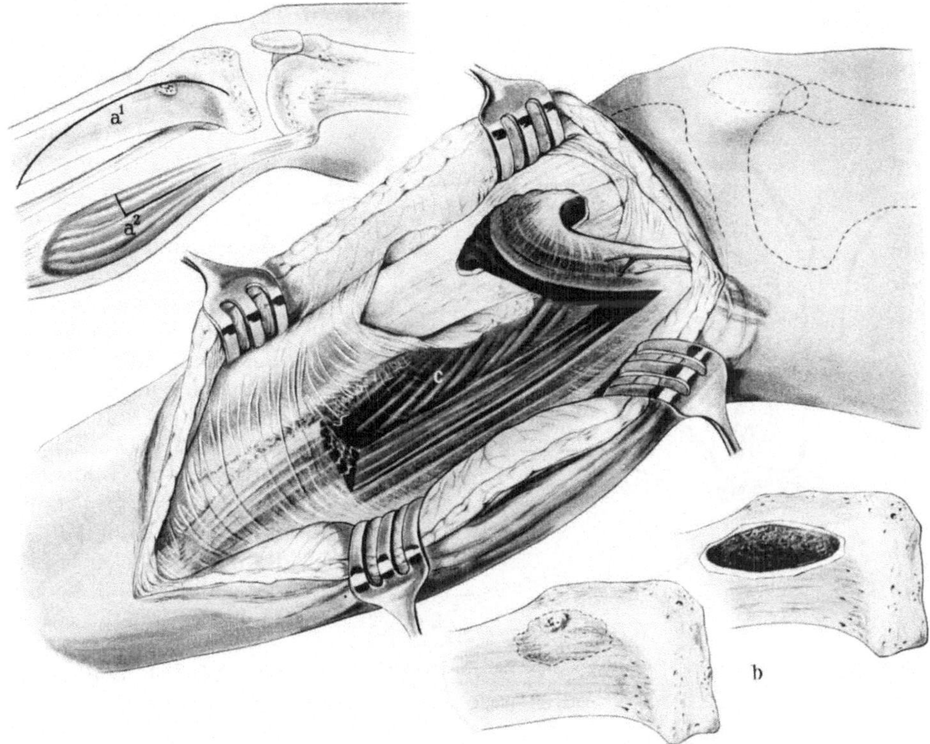

Abb. 344a—c. Die *Beseitigung einer tiefen Knochenhöhle* am Schienbeinkopf *durch* Ausfüllen mit einem gestielten *Muskellappen*. a Schnittführung an Haut (a¹) und Muskel (a²); b Abdeckelung der fistelnden Höhle unter Ausmeißelung aller schlecht durchbluteten Knochenteile; c Einschlagen eines gestielten, mit Gefäß und Nerven versorgten Lappens aus dem M. gastrocnemius in die operativ gesäuberte Knochenhöhle.

deltoideus in Frage. *Freie Muskeltransplantate* sind zur Ausfüllung von Knochenhöhlen *ungeeignet*; sie verfallen schnell der Nekrose und führen zur Verschlimmerung der infektiös entzündlichen Vorgänge.

Von einzelnen Chirurgen [*64*] wird *auch bei mischinfizierten Knochenhöhlen* die *Plombierung mit Spongiosabröckeln geübt.* Dies — am besten einzeitig durchgeführte — Verfahren ist nur dann erfolgversprechend, wenn vorher eine *ideale* operative Säuberung möglich ist und wenn, nach Resistenzbestimmung der beteiligten Erreger, durch lokal und allgemein angewandte Chemotherapie die Kontrolle der Mischinfektion gelingt. Auch *Rollappen* (s. S. 150) hat man zur Beseitigung tiefer infizierter Knochenhöhlen herangezogen. Solche Hautfettlappen werden mittels Thiersch-Messer an einem Fußpunkt von ihrem Epidermisüberzug befreit (s. Abb. 199) und in die Knochenhöhle geleitet. Der zweite noch epitheltragende Fußpunkt des Hautkorbhenkels läßt sich später nach Anwachsen des Lappens in der Höhle, zur Verbesserung der oberflächlichen Weichteildeckung verwenden [*23, 77, 91*]. *Im allgemeinen* ist jedoch bei fistelnden mischinfizierten Höhlen — falls die flache Ausmuldung unmöglich ist — eine *Ausfüllung mit gestielten Muskellappen vorzuziehen.*

Knochenhöhlen, die wegen ihrer Gelenknähe nicht zu einer Mulde abzuflachen sind und bei denen z. B. wegen einer mangelnden Hautdecke auch keine Muskellappen einzupflanzen sind, lassen sich notfalls durch *Auskleidung mit freien Hauttransplantaten* versorgen [*154*]. Den ersten Schritt hierzu bildet wieder die operative Säuberung der Knochenhöhle, bei der für eine sehr gute Anfrischung des Grundes gesorgt werden muß. Danach warten wir 5—10 Tage ab, bis der Knochen überall junge Granulationen zeigt. Finden sich nach dieser Zeit noch schlecht durchblutete Bezirke, so ist dort die Anfrischung zu wiederholen. Erst wenn der Wundgrund überall frischrote, dünne, feste Granulationen zeigt, werden die Wände der Knochenhöhle durch zwei oder mehrere Dermatomlappen ausgekleidet. Man heftet die Hautlappen am Höhleneingang durch Hautknopfnähte fest und läßt sie im übrigen locker herabhängen, so daß sie am Höhlengrund eben übereinanderliegen (s. Abb. 345). Durch Watte, die mit Borwasser getränkt ist, wird die Höhle so fest ausgestopft, daß die Hauttransplantate der knöchernen Unterlage überall dicht anliegen. Nach 3 Tagen erfolgt der erste Verbandwechsel. Solche dünne, am Knochen festgewachsene Epidermiscoriumlappen bleiben jedoch immer leicht verletzlich. Gelegentlich empfiehlt es sich, sie später durch gestielte Hautlappen zu ersetzen; dann hat man den Vorteil, in einem völlig aseptischen Bereich arbeiten zu können.

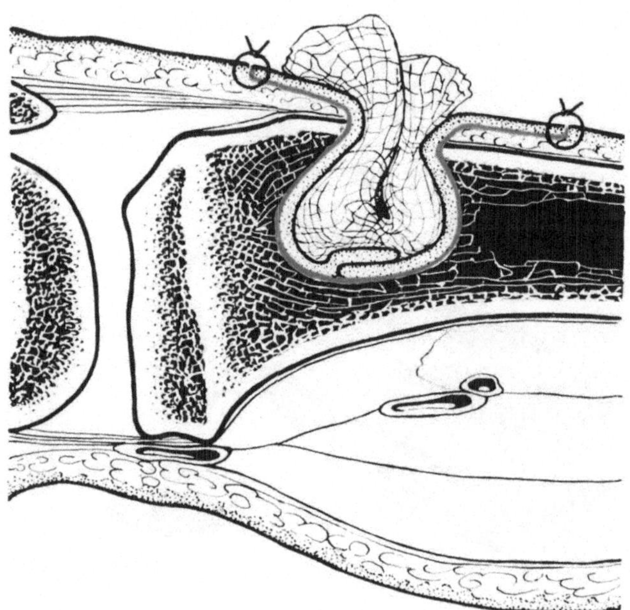

Abb. 345. Die *Versorgung* einer operativ gesäuberten *Knochenhöhle* durch zwei sich überlappende *Dermatomlappen*, wenn wegen mangelhafter Hautverhältnisse die Verfahren Abb. 342 und 344 nicht anwendbar sind.

Zum Ausfüllen tiefer Knochenhöhlen, die sich nicht ausmulden lassen, sind autoplastisch lebend überpflanzte Gewebe, frei transplantierte Knochenbröckel (s. Abb. 341) oder gestielte Muskellappen (s. Abb. 344) die Methode der Wahl. Eine *Plombierung mit resorbierbaren alloplastischen Stoffen*, die langsam aufgelöst und durch Narbengewebe oder Knochen ersetzt werden, kann nur als *Notbehelf* gelten, der aber auch zum Erfolg führen kann. Hierzu hat man *Gips* [*111, 61, 48*], *Gelatineschwamm* [*62*] u. a. benutzt. Eine solche Alloplastik führt am ehesten in völlig aseptischen Knochenhöhlen, etwa nach Entfernung eines Tumors oder nach Ausräumung eines nicht mischinfizierten tuberkulösen Prozesses, zum Erfolg. Bei eitrig mischinfizierten Knochenhöhlen ist die vorhergehende gründliche operative Säuberung der Höhle von Narben und Nekrosen besonders wichtig. Unter diesen Verhältnissen sollte man außerdem nach Resistenzbestimmung der Erreger eine gezielte Chemotherapie durchführen und dem alloplastischen Füllmaterial Antibiotica, z. B. Penicillin 1 Mill. E oder Streptomycin 1 g, oder — bei Tuberkulose noch andere Tuberkulostatica, z. B. Conteben 2 g — beisetzen. Der Gips wird vorher in dünner Schicht durch Heißluft (180°, 40 min) sterilisiert. Nach Untermischen des chemotherapeutisch wirkenden Stoffes verrührt man je 10 cm³ steriles Wasser mit 10 g Gips. Wenn die Knochenhöhle mit sterilem Fremdmaterial ausgefüllt ist, werden die darüberliegenden Weichteile ohne Drainage mehrschichtig vernäht.

Zum Ausgleich *kosmetisch störender Knochenmulden* am Kinn, über dem Jochbein oder an der Schädelkonvexität stehen *frei transplantierte Knochen* (s. S. 359) oder *Knorpel* (s. u.) *als* lebendes *Ersatzmaterial* zur Verfügung. Eine solche *Operation* muß *sorgfältig geplant* werden. Es empfiehlt sich, die Form und Größe des Defektes durch Röntgenbilder abzuschätzen und durch einen Gipsabdruck festzulegen. Das Negativ des Gipsabdruckes, das die vorliegende Knochenmulde nachbildet, wird mit Hartwachs ideal ausgefüllt, so daß der Operateur ein genaues, sterilisierbares Abbild des benötigten Transplantates zur Verfügung hat. Der Hautschnitt ist immer etwas seitwärts der Mulde zu setzen, damit das übertragene Transplantat später nicht direkt unter der Hautwunde liegt. Das Aufnahmebett wird nur so weit geöffnet, daß der übertragene Knochen oder Knorpel gerade genügend Platz findet. Alle Fisteln, z. B. zu den Nasennebenhöhlen oder zum Mund, sind längere Zeit vor einem solchen Eingriff zu beseitigen. Eine minderwertige Weichteildecke ist vor der freien Transplantation durch einen gestielten Hautfettlappen zu verbessern.

Ist eine *Wiederherstellung normaler Knochenkonturen durch* frei überpflanzte *Knochen* vorgesehen, so wird der als Transplantatbett dienende Knochen mit tangentialem Meißelschlag angefrischt, bis viele kleine Blutpunkte zutage treten. Nach genügender Blutstillung durch heiße Kochsalzkompressen oder andere Hilfsmittel (s. II, S. 340) legt der Operateur das in Form und Größe genau entsprechende Knochenstück in die Mulde, vernäht die Weichteile dicht und legt darüber einen Druckverband. Zur Ausfüllung oberflächlicher Knochenmulden, z. B. am Schädel, sind statt eines einzigen, für den betreffenden Defekt schon richtig geformten Knochenstückes oft mehrere *Spongiosabröckel* vorzuziehen (s. Abb. 348). Die Knochenstückchen werden in die auszufüllende Knochenhöhle wie in eine Schüssel hineingelegt und oberflächlich mit einer Schicht dünner Knochenspäne bedeckt, um später eine glattere Oberfläche zu erzielen. Nach mehrschichtigem Verschluß der Weichteile müssen die Knochenbröckel durch einen außen auf der Haut angebrachten und mittels einer vorher zubereiteten Metallmulde angedrückten Stentskloß mehrere Wochen in der richtigen Lage gehalten werden.

Soll *Knorpel zur Ausfüllung von Knochenmulden* dienen (s. S. 385), so ist es unnötig, den Knochen anzufrischen, da der Knorpel doch nur mit den Weichteilen, nicht aber mit dem Knochen Kontakt aufnimmt.

5. Die freie Transplantation von Knorpel [*128, 144, 159, 140*].

Frei verpflanzter Knorpel kann als *elastisches Stützmaterial*, z. B. beim Ausgleich von Nasendeformitäten, zur Wiederherstellung der Ohrmuschel oder zum Ersatz der Schwellkörper des Penis, dienen. Knorpeltransplantate stellen außerdem ein *nichtschrumpfendes Füllmaterial* dar, das die ihm einmal gegebene Form und Größe beibehält. Deswegen eignen sie sich zur Hebung störender Knochendellen, etwa am Kinn oder an der Stirn oder an der Schädelkonvexität, zur Wiederherstellung der Augenhöhlenbegrenzung und auch zum Ausgleich kleiner eingesunkener Weichteilbezirke.

Wir ziehen *autoplastischen Knorpel* vor, weil er gegenüber dem Homoiotransplantat (s. Tabelle 12) reizloser einheilt, besser seine Form und Größe behält und unter günstigen Bedingungen beim Jugendlichen sogar am allgemeinen Wachstum teilnehmen kann [*36*]. Als *Fundstellen für autoplastische Knorpeltransplantate* kommen für große Stücke der Rippenknorpel, für dünne kleine Stückchen der Ohrknorpel in Frage.

Die Entnahme von Rippenknorpel (s. Abb. 346) geschieht am besten auf der rechten Körperhälfte, weil hier der Herzbeutel weniger leicht getroffen wird als links. Ein kleineres Knorpelstück läßt sich am einfachsten aus dem knorpeligen Anteil einer als costa fluctuans frei mündenden 10. Rippe gewinnen. Größere Knorpelmassen stehen in den ventralen Enden der 7., 8. und 9. Rippe zur Verfügung. Bei ihrer Entnahme ist darauf zu achten, daß die Pleura, die A. mammaria int. und die Aa. intercostales nicht verletzt werden.

Um Ohrknorpel zu gewinnen, legt der Operateur zunächst an der nach vorn gezogenen Ohrmuschel einen Längsschnitt in die Grube ventral vom Warzenfortsatz (s. Abb. 346). Nach Zurückpräparieren der Hautränder wird dann der Antehelixkörper im Abstand von 1,5—2 cm längs eingeschnitten. Unter Schonung der dünnen ventralen Hautdecke excidieren wir nun den Knorpel in gewünschter Ausdehnung, wobei keine größeren Stücke als 2,5 × 1 cm entnommen werden sollten. Der Verschluß der Entnahmewunde gelingt meist durch einfaches Zusammenziehen der Wundränder; ist dies nicht möglich, dann muß ein Rotationslappen vom Warzenfortsatz herangezogen werden. Zur Verhütung einer Nachblutung empfiehlt es sich, wenige Tage einen Druckverband auf das Operationsgebiet zu legen.

Ob man *Knorpeltransplantate mit oder ohne Perichondrium* verwenden *soll*, ist von Fall zu Fall verschieden zu beurteilen. Für das primäre Einheilen des Knorpels scheint das Perichondrium keine ausschlaggebend wichtige Bedeutung zu haben. Eine auf dem Knorpel fest sitzende Perichondriumschicht läßt sich jedoch benutzen, um das Transplantat besser in seinem neuen Bett, z. B. am Periost, zu befestigen, oder um einem *winklig abgebogenen Knorpelspan* nach Art eines Scharniers (s. Abb. 347) Halt zu geben.

Trägt der zu überpflanzende *Knorpel* aber einen *einseitigen Perichondriumüberzug*, dann neigt das Transplantat dazu, sich unter Ausbildung einer Konkavität an der Perichondriumseite zu *krümmen und einzurollen.* Um diese Biegung zu *verhindern*, sind verschiedene Wege gangbar: Am besten ist es, zweiseitig von Perichondrium umgebene Knorpeltransplantate heranzuziehen, wie er z. B. im freien Ende der 10. Rippe (s. Abb. 346) zur Verfügung steht. Kleinere Transplantate aus dem Rippenbogen kann der Operateur mit einem fest daran hängenden großen Perichondriumlappen herausschneiden und mit diesem Lappen auch die perichondriumfreie Knorpelfläche einhüllen. Ist ein konkav geformtes Transplantat erwünscht, so empfiehlt es sich, ein Knorpelstück einzupflanzen, das Perichondrium nur an *der* Seite trägt, an der sich eine Konkavität bilden soll. Bei *dickeren* Knorpelstücken ist es möglich, Verbiegungen durch allseitige Wegnahme der Knorpelhaut einzuschränken. Bei *dünneren* Stücken wird aber auch nach völliger Entblößung von Perichondrium später gelegentlich ein vorher nicht berechenbares Verwerfen und Verbiegen beobachtet. Nach dem Vorschlag von New und Erich [*105*] läßt sich dies durch Erhitzen des Transplantates verhüten. Das frisch gewonnene Knorpelautotransplantat wird in ein mit Wasser oder Natrium-äthyl-mercurithiosalicylatlösung (Merthiolat, s. S. 374) gefülltes Reagensglas gelegt und das Reagensglas 10 min *in kochendes Wasser* getaucht; dabei hält sich die Flüssigkeitstemperatur im Glas etwas unterhalb des Siedepunktes. Anschließend kommt der Knorpel 15 min in ein kaltes Bad mit

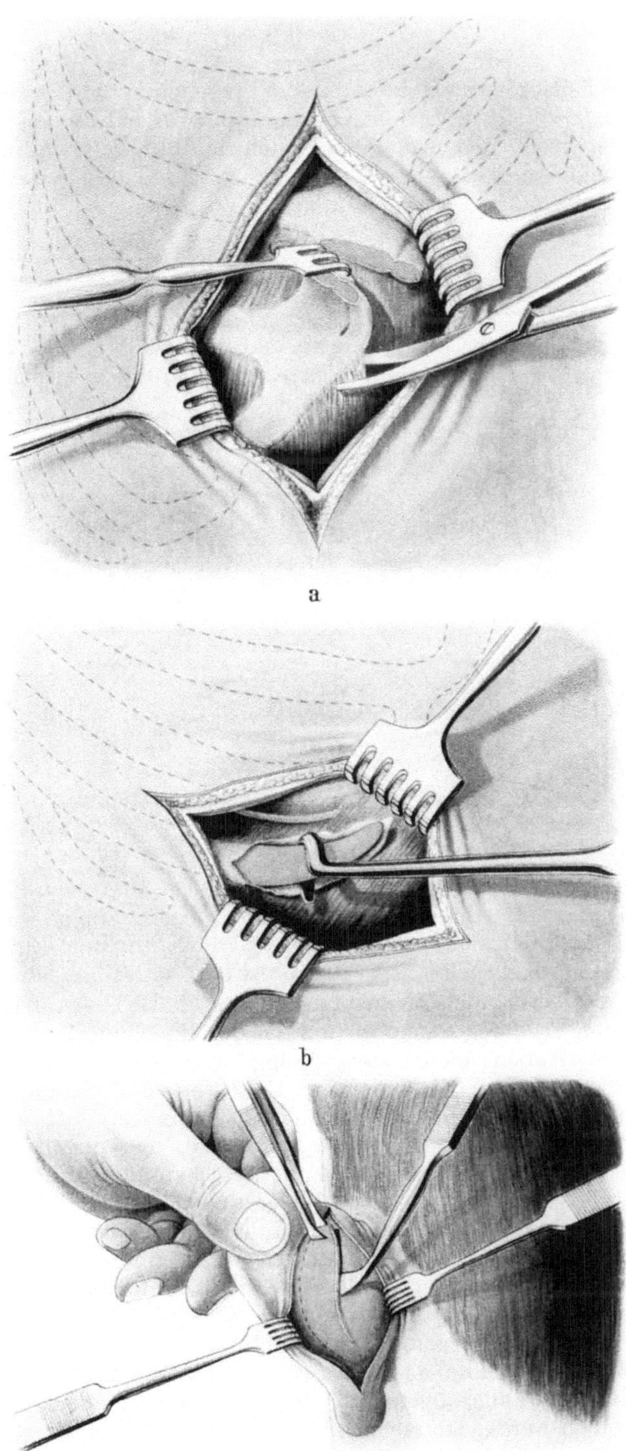

Abb. 346a—c. Die *Entnahme eines freien Knorpeltransplantates:* a aus dem rechten Rippenbogen; b aus dem ventralen Ende der als Costa fluctuans frei mündenden 10. Rippe; c aus dem Ohrknorpel.

physiologischer Kochsalzlösung. Bei diesem Vorgehen verwirft und verbiegt sich das Knorpelstück. Wenn man den Knorpel nun aber auf die gewünschte Form und Größe zurechtschneidet, soll er sich nach der Einpflanzung im Organismus nicht neu verkrümmen. Dies Vorgehen hat den Nachteil, daß es die Knorpelzellen nekrotisiert, das Kollagen verleimt und später zu stärkeren Abbauerscheinungen am Transplantat führt (s. Tabelle 12).

Einige Chirurgen benutzen statt vom selben Kranken entnommene Knorpelstücke auch Knorpelhomoiotransplantate von anderen Menschen oder Heterotransplantate vom Tier [*41*, *143*, *134*]. *Knorpelhomoiotransplantate* werden meistens *von den Rippen* einer Leiche kurz nach dem Tode (s. S. 372) entnommen. Zur *Konservierung* des frisch entnommenen Leichenknorpels dient dabei eine auf

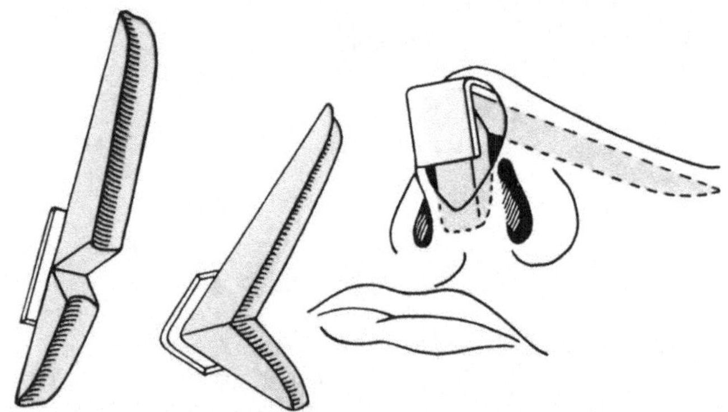

Abb. 347. *Winkelig abgebogener Knorpelspan*, der vom *Perichondrium nach Art eines Scharniers* zusammengehalten und zur Rekonstruktion des Nasengerüstes benutzt wird.

+1 bis +2° C gehaltene wöchentlich zu wechselnde Lösung von Natrium-äthylmercurithiosalicylat (Merthiolat, 1:4000 [*110*]), Tiefkühlung wie beim Knochen (s. S. 374) oder 50%iger Alkohol [*117*]. Die Entnahme, Zubereitung und Konservierung von Knorpeltransplantaten ist mit derselben strengen Asepsis vorzunehmen wie bei Knochentransplantaten (s. S. 372). An den zur Konservierung vorgesehenen Knorpelstücken werden das Perichondrium und die weiche subperichondrale Außenschicht stets völlig entfernt. Knorpelhomoiotransplantate unterliegen nach der Einpflanzung stärkeren degenerativen Veränderungen als Autotransplantate und erleiden nach wenigen Jahren eine so *erhebliche Resorptionsverkleinerung* (s. Tabelle 12, S. 365), daß die Plastik manchmal wiederholt werden muß. Diese Resorptionserscheinungen am Homoiotransplantat sind am geringsten, wenn man nur gesunden, hyalinen, nicht verkalkten Knorpel wählt und die Oberfläche im Vergleich zur Masse des überpflanzten Knorpelstückes so klein wie möglich hält. Deswegen sind zur homoioplastischen Knorpelverpflanzung, etwa zum Ausgleich eines Kinndefektes, rundliche, dicke Knorpelstücke besser geeignet, als dünne, lange Knorpelstückchen, wie sie z. B. zur Wiederherstellung der Begrenzung der Augenhöhle benötigt werden.

Bei den vom Tier entnommenen *Knorpelheterotransplantaten* [*49*, *107*, *50*] sind die degenerativen Veränderungen und Resorptionserscheinungen so stark, daß sie nicht empfohlen werden können.

Im allgemeinen wird das *Knorpelstück nach Form und Größe entsprechend der zu ersetzenden Gewebslücke genau zurechtgeschnitten*. Es ist sehr wertvoll, wenn eine vorher aus Hartwachs oder Gips hergestellte, dem Defekt genau entsprechende, sterile Prothese bei der Operation zur Verfügung steht.

Um größere *subcutan liegende Knochendellen*, z. B. am Schädel, auszufüllen, hat man statt eines großen Knorpelstückes auch *mehrere kleine Knorpelschnitzel und -würfel* verwandt [*3, 118, 120, 171, 44*]. Eine außerhalb der Haut angebrachte Latexprothese hält dabei die subcutan in die Weichteile eingelagerten Knorpelteilchen während der Wundheilungsperiode in der gewünschten Form (s. Abb. 348). Nach einigen Wochen bildet sich dann ein aus Knorpel und Bindegewebe bestehender harter Schwamm.

Eine besondere Anwendungsform der Schnitzelplastik stellt die *Vorverpflanzung von Knorpel unter* die *Bauchhaut* dar, die vor allem der *Wiederherstellung einer Ohrmuschel* [*171, 119, 14, 136*] dient (s. Abb. 349). Die komplizierte Form des Ohres läßt sich aus einem oder mehreren Knorpelstückchen direkt nur sehr schwer modellieren. Bei der Schnitzelplastik formt man zunächst nach dem Vorbild der unbeschädigten Ohrmuschel des Kranken unter Benutzung des Spiegelbildes zunächst ein Wachsmodell des zu ersetzenden Ohres. Dies Wachsmodell wird auf eine Art Grundform zusammengeschnitten. Nach dieser Grundform wird ein *Negativ*, besser gesagt, eine Dose aus Kunststoff (z. B. Paladont) oder nichtrostendem Metall, angefertigt, die mit vielen Löchern versehen ist. Diese die Ohrmuschel im groben als Negativ nachahmende Form füllt der Operateur mit feinen Knorpelstückchen und verpflanzt sie für 3 Monate unter die Bauchhaut. Nach Ablauf dieser Zeit findet sich in der Dose eine der Ohrmuschelform entsprechende Knorpelbindegewebsmasse, die dann frei in den Bereich der zukünftigen Ohrmuschel subcutan überpflanzt wird. Der nun am richtigen Ort befindliche Ohrknorpel wird später durch Rundstiellappen vom Hals oder durch gestielte Lappen vom Warzenfortsatz ergänzt. *Für* alle *Knorpelschnitzel-Transplantationen* sind *Autotransplantate vorzuziehen*, da kleine Homoiotransplantate wegen ihrer relativ großen Oberfläche schnell resorbiert werden.

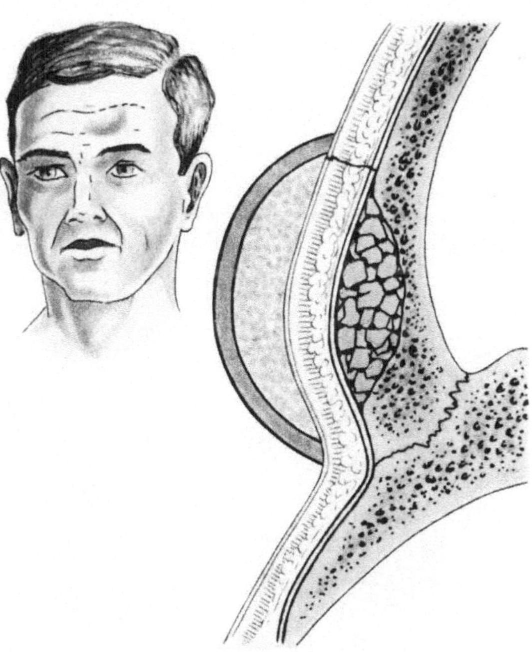

Abb. 348. Freie Transplantation von *Knorpelstückchen zum Ausfüllen einer* subcutan liegenden *Knochendelle*. Eine außerhalb der Haut angebrachte Latexprothese hält die subcutan eingelagerten Knorpelstückchen einige Wochen in der gewünschten Form.

Beim Einpflanzen von Knorpeltransplantaten muß der Operateur bestimmte *Regeln* beachten. Der Hautschnitt wird möglichst etwas seitwärts von dem vorgesehenen Transplantat gelegt, damit dieses weiter von der Hautwunde entfernt liegt. In der durch stumpfe und scharfe Dissektion genau der Größe des zu überpflanzenden Knorpels entsprechend geschaffenen Weichteiltasche ist eine gute Blutstillung besonders wichtig; postoperative Hämatome verschlechtern die Aussicht der Knorpelverpflanzung erheblich. Bei einem knochennahen Lager ist die Anfrischung des Gastknochens überflüssig, da das Knorpelstück doch keine direkte Wachstumsverbindung mit dem Skelet eingeht, sondern nur durch herumwachsendes Bindegewebe langsam festgelegt wird. Eine zuverlässige bindegewebige

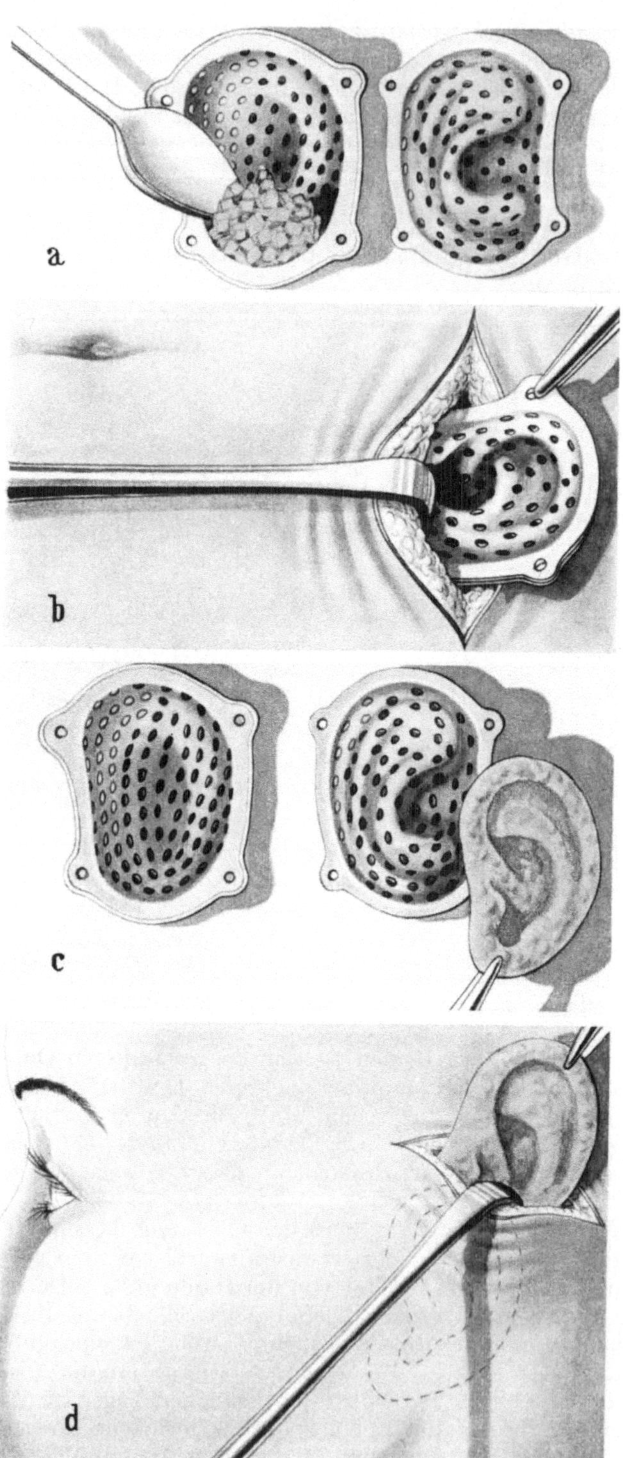

Verankerung des Transplantates im neuen Bett ist erst 3 Wochen nach der Verpflanzung zu erwarten. Bis dahin muß der Knorpel durch schlüssigen Sitz in einer Knochenlücke oder Weichteiltasche, durch Nähte vom Perichondrium zum Lagergewebe oder durch auf der Haut außen angebrachte Gummi- oder Kunststoffprothesen in seiner Lage gehalten werden. Ein direktes Durchstechen des Knorpels ist nicht zu empfehlen; notfalls läßt sich das Transplantat vorübergehend durch eine Zwirnsfadenumschlingung oder durch einen Ausziehdraht (siehe S. 403) festhalten. Bei Einführung des Knorpels in das neue Bett ist jeder Kontakt mit der Haut oder Schleimhaut zu meiden. Kommt es nach der Übertragung des Gewebsstückes zur Infektion, dann ist dies keine unbedingte Anzeige zur Entfernung des verpflanzten Knorpels. Durch frühzeitige operative Öffnung von Eiteransammlungen sowie durch örtliche und allgemeine Chemotherapie läßt sich oft doch noch eine Einheilung des Transplantates erzielen.

Abb. 349a—d. *Vorverpflanzung von Knorpelstückchen zur Wiederherstellung der Ohrmuschel.* Eine als Negativ der Ohrform nachgebildete Paladont- oder Metallform a wird mit Knorpelstückchen gefüllt unter die Bauchhaut verpflanzt b; nach 3 Monaten entnimmt man die der Ohrmuschelform entsprechende Knorpelbindegewebsmasse aus der Kapsel c und verpflanzt sie subcutan im Bereich der zukünftigen Ohrmuschel d.

Bei der Wiederherstellung von Lücken des Nasenflügels kann auch die von F. König 1901 erstmalig vorgeschlagene *freie Transplantation eines zusammengesetzten Hautknorpelstückchens von der Ohrmuschel* gelingen [*24, 156, 32, 35*]. Derartige Transplantate haben den Vorteil, daß hierbei der Knorpel schon eine doppelseitige Hautdecke mitbringt. Wenn solch eine Plastik zum Erfolg führen soll, darf das aus dem Ohr mit der Haut entnommene Stückchen in seinem größten Durchmesser nicht wesentlich breiter sein als 1 cm; das Aufnahmebett an der Nase soll keine Narben zeigen und muß allerbeste Zirkulationsverhältnisse aufweisen. Ist das Bett an der Nase fertiggestellt, dann fertigt sich der Operateur

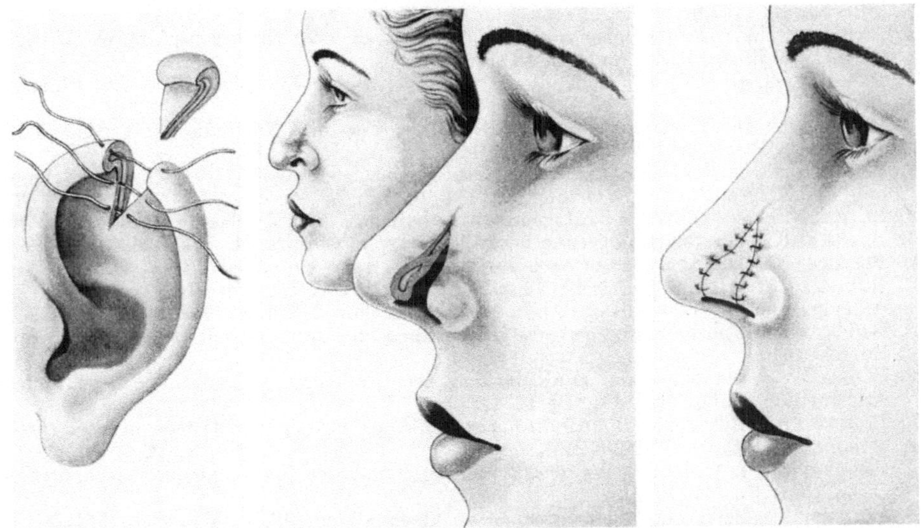

Abb. 350. Freie *Transplantation* eines zusammengesetzten *Haut-Knorpel-Stückes von* der *Ohrmuschel in* eine *Nasenlücke.*

zunächst aus abgewaschener Röntgenfolie oder dünnem Gummi ein steriles Schnittmuster, das der Größe des zu versorgenden Nasendefektes entspricht. Nach dieser Vorlage wird dann aus der Ohrmuschel ein Stück so herausgeschnitten, daß der freie Rand des Nasenflügels dem Helix entspricht und die Rückseite der Ohrmuschel die Außenseite des Nasenflügels darstellt (s. Abb. 350). Die Befestigung des Transplantates in seinem neuen Bett geschieht zunächst mit versenkten Catgutnähten und anschließend mit Hautzwirnnähten. Postoperativ wird das Transplantat durch einen gut gepolsterten Stützverband für 10 Tage leicht angedrückt. Naht und Stützverband sind mit allergrößter Sorgfalt vorzunehmen, damit ein inniger Kontakt des Transplantates mit der neuen Umgebung gewährleistet ist. Die Nachbehandlung geschieht ähnlich wie bei freier Verpflanzung der ganzen Hautdicke (s. S. 162). Die Entnahmewunde am Ohr läßt sich oft durch einfaches Zusammenziehen der Wundränder schließen, notfalls ist ein Verschiebelappen von der Hinterseite des Ohres oder vom Warzenfortsatz mit heranzuziehen.

Literatur.

1. Andreesen, R.: Zur operativen Behandlung der Schienbeinkopfbrüche. Zbl. Chir. **65**, 2759 (1938).

1a. American Academy of Orthopaedic Surgeons: Report of comittee to study preservation of bone. J. Bone Surg. A **35**, 774 (1953).

2. Audry, M.: Hetero-transplants osseux. Documents pour la constitution d'une banque d'os. Lyon 1951.

3. AUFRICHT, G.: Total ear reconstruction. Plastic Surg. **2**, 297 (1947).
4. AXHAUSEN, G.: Über die erhöhte Anwendbarkeit der freien Knochenüberpflanzung in der Kieferchirurgie mittels der Knochenvorpflanzung. Chirurg **1**, 23 (1929).
5. AXHAUSEN, G.: Die Knochenvorpflanzung bei den großen Unterkieferresektionen. Chirurg **12**, 442 (1940).
6. AXHAUSEN, W.: Die Knochenbildungsfähigkeit der frei überpflanzten Knochenhaut. Zbl. Chir. **77**, 27 (1952).
7. AXHAUSEN, W.: Die Knochenregeneration — ein zweiphasisches Geschehen. Zbl. Chir. **77**, 435 (1952).
8. AXHAUSEN, W.: Der biologische Wert kältekonservierter Knochentransplantate. Langenbecks Arch. u. Dtsch. Z. Chir. **273**, 856 (1952).
9. AXHAUSEN, W.: Biologische Grundlagen der freien Knochenüberpflanzung. J. internat. Chir. **12**, 341 (1953).
10. AXHAUSEN, W.: Der biologische Wert heteroplastischer Knochentransplantate. Langenbecks Arch. u. Dtsch. Z. Chir. **279**, 48 (1954).
11. BERTELE, G.: Beitrag zur Behandlung osteomyelitischer Knochenhöhlen. Zbl. Chir. **78**, 664 (1953).
12. BETZEL, F.: Die Transplantation von Knochen, Vor- und Nachteile der verschiedenen Verfahren. Dtsch. med. Wschr. **1956**, 2016.
13. BISCHOFBERGER, C.: Das Krankheitsbild der chronischen Osteomyelitis, Ursache, Behandlung und Folgezustände. Z. Orthop. **84**, 234 (1953).
14. BLAKE, H. E.: Prefabricated autogenous ear cartilages. Brit. J. Plast. Surg. **1**, 220 (1949).
15. BLANKE, K.: Zur Spananlagerung nach PHEMISTER. Chirurg **24**, 514 (1953).
16. BLANKE, K.: Die Spanplastik nach PHEMISTER. Hefte Unfallheilk. **1956**, H. 53.
17. BLASCHE, P.: Homoioplastische Transplantation bei verzögerter Heilung von Unterschenkelbrüchen. Langenbecks Arch. u. Dtsch. Z. Chir. **276**, 180 (1953).
18. BLOCK, W.: Die normale und gestörte Knochenbruchheilung. In Neue Deutsche Chirurgie, Bd. 62. 1940.
19. BLOCK, W.: Die percutane Drahtfixierung bei Frakturen, Luxationen, Resektionen. Arch. orthop. Unfall-Chir. **46**, 619 (1954).
20. BÖHLER, J.: Gekreuzte Bohrdrähte, ein einfaches Prinzip der Osteosynthese. Arch. orthop. Unfall-Chir. **47**, 242 (1955).
21. BÖHLER, J., u. G. RUPP: Weitere Erfahrungen mit der Knochenbank. Arch. orthop. Unfall-Chir. **45**, 164 (1952).
22. BÖHLER, L.: Die Technik der Knochenbruchbehandlung. Wien: Maudrich 1951.
23. BOGETTI, M.: Plastica cutanea con lembo tubulato migrante per osteomielite cronica posttraumatica della tibia. Guarigione. Minerva chir. (Torino) **5**, 136 (1950).
24. BROWN, J. B., and B. CANNON: Composite free grafts of skin and cartilage from the ear. Surg. etc. **82**, 253 (1946).
25. BÜRKLE DE LA CAMP, H.: Zur Fersenbeinbruchbehandlung. Zbl. Chir. **63**, 985 (1936).
26. BÜRKLE DE LA CAMP, H.: Erfahrungen mit der Kältekonservierung von Knochengewebe und der Verpflanzung homoioplastischer Knochentransplantate. Medizinische **1953**, 449.
27. BÜRKLE DE LA CAMP, H.: Knochenkonservierung und Verwendung konservierten Knochens. Langenbecks Arch. u. Dtsch. Z. Chir. **279**, 26 (1954).
28. BUSH, L. F., and C. Z. GARBER: The bone bank. J. Amer. Med. Assoc. **137**, 588 (1948).
29. CARR, C. R., and G. W. HYATT: Clinical evaluation of freeze-dried bone grafts. J. Bone Surg. A **37**, 549 (1955).
30. CHARNLEY, J. C.: Positive pressure in arthrodesis of knee joint. J. Bone Surg. B **30**, 478 (1948).
31. CHASE, S., and CH. H. HERNDON: The fate autogenous and homogenous bone grafts. J. Bone Surg. A **37**, 809 (1955).
32. CONVERSE, J. M.: Reconstruction of the nasolabial area by composite graft from the concha. Plastic Surg. **5**, 247 (1950).
33. DEKLEINE, E. H.: Simplified method for handling of diced cartilage. Plastic Surg. **3**, 95 (1948).
34. DEMEL, R.: Operative Frakturenbehandlung. Berlin: Springer 1925.
35. DUFOURMENTEL, C.: Réparation de l'aile du nez par greffe libre de pavillon de l'oreille. J. de Chir. **67**, 485 (1951).
36. DUPERTUIS, S. M.: Growth of young human autogenous cartilage grafts. Plastic Surg. **5**, 486 (1950).
37. EGGERS, G. W. N.: Internal contact splint. J. Bone Surg. A **30**, 40 (1948).
38. EGGERS, G. W. N., T. O. SHINDLER and C. M. POMERAT: The influence of the contact-compression factor on osteo-genesis in surgical fractures. J. Bone Surg. A **31**, 693 (1949).
39. EHALT, W.: Ergebnisse bei der Verwendung konservierter Knochen. Langenbecks Arch. u. Dtsch. Z. Chir. **279**, 44 (1954).

40. EHLERT, H.: Zur Osteosynthese bei Knochensarkomen. Langenbecks Arch. u. Dtsch. Z. Chir. **276**, 185 (1953).
41. EISENSTODT, L. W.: Preserved rib cartilage. J. Internat. Coll. Surgeons **20**, 47 (1953).
42. ERTL, J. v.: Regeneration, ihre Anwendung in der Chirurgie. Leipzig: Johann Ambrosius Barth 1939.
43. EXNER, G.: Zur Technik der Druckosteosynthese bei Pseudarthrosen und Kniearthrodesen. Chirurg **21**, 128 (1950).
44. FEDOTENKO, A. G.: Eine geschlossene operative Behandlungsmethode der chronischen Osteomyelitis unter Verwendung konservierten Knorpels zur Ausfüllung der operativ gesetzten Knochenhöhle. Chirurgija **1952**, H. 12, 57—64. Ref. Z.org. Chir. **131**, 152 (1953).
45. FLOSDORF, E. W., and G. W. HYATT: The preservation of bone grafts by freeze-drying. Surgery **31**, 716 (1952).
46. s. Nr. 1a.
47. FREUND, E.: The use of bone chips in the treatment of localized osteitis fibrosa. J. Bone Surg. **19**, 36 (1937).
48. FRÜND, R.: Die operative Behandlung der Spondylitis tuberculosa unter besonderer Berücksichtigung der Gipsplombe. Verh. dtsch. orthop. Ges. (41. Kongr.) **1954**, 30.
49. GIBSON, TH., and W. B. DAVIS: The fate of preserved bovine cartilage implants in man. Brit. J. Plast. Surg. **6**, 4 (1953).
50. GINESTET, G.: Les hétérogreffes de cartilage. Presse méd. **1954**, 1191.
51. GRAFF, U.: Ursachen von Störungen der Knochenbruchheilung nach Metallosteosynthese. Bruns' Beitr. **193**, 463 (1956).
52. GREIFENSTEINER, H.: Beitrag zur Pseudarthrosen-Behandlung. Med. Klin. **1947**, 335.
53. GREIFENSTEINER, H.: Küntscher-Nagelung oder Doppeldrahtspannbügel-Osteosynthese bei falscher Gelenkbildung. Chirurg **19**, 27 (1948).
54. GREIFENSTEINER, H., O. KLARMANN u. O. WUSTMANN: Die Osteodrucksynthese mittels Doppeldrahtspannbügels zur Behandlung von Pseudarthrosen. Zbl. Chir. **73**, 959 (1948).
55. GÜNTZ, E.: Über eine einfache Methode der Knochenkonservierung. Langenbecks Arch. u. Dtsch. Z. Chir. **279**, 56 (1954).
56. GUILLEMINET, M. and others: Utilisation d'os hétérogènes réfrigérés en chirurgie humaine. Lyon chir. **47**, 57 (1952).
57. GUILLEMINET, M., P. STAGNARA and T. DUBOST PERRET: Preparation and use of heterogenous bone grafts. J. Bone Surg. B **35**, 561 (1953).
58. HACKETHAL, K.-H.: Erfahrungen mit der Knochenbank. Verh. dtsch. orthop. Ges. **43**, 59 (1955).
59. HÄBLER, C.: Marknagelung nach KÜNTSCHER bei Schaftbrüchen der langen Röhrenknochen. München u. Berlin: Urban & Schwarzenberg 1950.
60. HÄBLER, C.: Die Leistungsfähigkeit der verschiedenen Osteosynthese-Methoden bei frischen geschlossenen Brüchen. Chirurg **22**, 433 (1951).
61. HÄUPTLI, O.: Die Gipsplombe zur Ausfüllung von fehlendem Knochengewebe. Schweiz. med. Wschr. **1952**, 161.
62. HAGELSTAM, L.: Gelatin sponge as filling in infected bone cavities. Acta chir. scand. (Stockh.) **108**, 283 (1954).
63. HAUBERG, G., u. E. BRUCKSCHEN: Über eine einfache Methode der Knochenkonservierung. Chirurg **25**, 249 (1954).
64. HAZLETT, J. W.: The use of cancellous bone grafts in the treatment of subacute and chronic osteomyelitis. J. Bone Surg. B **36**, 584 (1954).
65. HENRY, M. O.: Intracapsular fractures of hip; new device for lateral osteosynthesis. J. Bone Surg. **16**, 168 (1934).
66. HOFFMANN, R.: Percutane Frakturbehandlung. Chirurg **13**, 101 (1941).
67. HOFFMANN, R.: L'ostéotaxis. Ostéosynthèse transcutanée par fiches et rotules. Paris: Editions Gead 1951.
68. HOGEMAN, K. E.: Treatment of infected bone defects with cancellous bone-chip grafts. Acta chir. scand. (Stockh.) **98**, 576 (1949).
69. HUSSENSTEIN, J.: Les homogreffes de banque d'os. Semaine Hôp. **28**, 1527 (1952).
70. IDELBERGER, K., u. C. HOFFMANN: Über eine neue Methode der Knochenkonservierung durch Gefriertrocknung im Hochvakuum. Z. Orthop. **86**, 279 (1955).
71. JAMES, J. I. P.: Tuberculosis transmitted by banked bone. J. Bone Surg. B**35**, 578 (1953).
72. JUDET, J., et R. A. ARVISED: Banque d'os et hétérogreffes. Presse méd. **1949**, 1007.
73. KEYL, R.: Vorteile und Gefahren der Anwendung von Schrauben bei Fraktureinstellung. Verh. dtsch. Ges. Unfallheilk. (18. Tagg. am 3. u. 4. Juni 1954) **1955**, 258.
74. KLAPP, R., u. W. RÜCKERT: Die Drahtextension in der Friedens- und Kriegschirurgie. Stuttgart: Ferdinand Enke 1944.
75. KLEINSCHMIDT, O.: Operative Chirurgie. Berlin u. Heidelberg: Springer 1948.
76. KÖNIG, F.: Operative Chirurgie der Knochenbrüche. Berlin: Springer 1931.

77. KOLB, O.: Die Anwendung des Rundstiellappens zur Deckung von Knochenhöhlen. Chirurg **21**, 591 (1950).
78. KOSINZEW, A.: Über radikale chirurgische Behandlung der chronischen Osteomyelitis. Chirurg **25**, 552 (1954).
79. KREUZ, F. P., G. W. HYATT, T. C. TURNER and A. L. BASSETT: The preservation and clinical use of freeze-dried bone. J. Bone Surg A **33**, 863 (1951).
80. KÜNTSCHER, G.: Die Marknagelung. Berlin: Springer 1950.
81. LAMBOTTE, A.: Contribution au cerclage des os au moyen de rubans métalliques. Presse méd. **1922**, 530.
82. LANE, W. A.: The operative treatment of simple fractures. Lancet **1900 I**, 1489.
83. LENTZ, W.: Die Grundlagen der Transplantation von fremdem Knochengewebe. Stuttgart: Georg Thieme 1955.
84. LERCH, H.: Die Spongiosaplombierung resezierter tuberkulöser Gelenke an der oberen Extremität. Z. Orthop. **87**, 7 (1955).
85. LERICHE, R.: Physiologie normale et pathologie du tissu osseux. Paris: Masson & Cie. 1939.
86. LEXER, E.: Die freien Transplantationen. In Neue Deutsche Chirurgie, Bd. 26b. Stuttgart 1924.
87. LINDEMANN, K., u. G. JENTSCHURA: Die Anwendung der Laschenschraube bei der hüftgelenknahen Femurosteotomie. Arch. orthop. Unfall-Chir. **46**, 453 (1954).
88. LIPPMANN, R. K.: Recent experiences with the corkscrew bolt in fractures of the hip. Amer. J. Surg. **78**, 54 (1949).
89. LLOYD-ROBERTS, G. C.: Experiences with boiled cadaveric bone. J. Bone Surg. B **34**, 428 (1952).
90. LOSEE, F. L., and L. A. HUXLEY: Bone treated with ethylenediamine as a successful foundation material in cross-species bone grafts. Nature (Lond.) **177**, 1032 (1956).
91. LUHMANN, K.: Zur Behandlung osteomyelitischer Höhlen. Bruns' Beitr. **180**, 437 (1950).
92. MAATZ, R.: Federosteosynthese. Kiel: Jansen 1951.
93. MAATZ, R.: Die Wundmechanik in der Federosteosynthese. Z. Orthop. **80**, 643 (1951).
94. MAATZ, R.: Die Reaktion des Knochens auf Federdruck. Arch. orthop. Unfall-Chir. **44**, 529 (1951).
95. MAATZ, R., H. GRIESSMANN, H. JUNGE, H.-J. HOPPE, W. SCHÜTTEMEYER u. H. LEMPERT: Ergebnisse der Marknagelung (1939—1. 12. 1949). Hefte Unfallheilk. **1951**, H. 40.
96. MAATZ, R., W. LENTZ u. R. GRAF: Die Knochenbildungsfähigkeit konservierter Späne. Zbl. Chir. **77**, 1376 (1952).
97. MAATZ, R.: Der Tierspan in der Knochenbank. Dtsch. med. J. **8**, 190 (1957).
98. MARCUS, G. H.: Über die Verwendung konservierter Knochen zur Ausfüllung steriler Knochenhohlräume. Wien. med. Wschr. **1951**, 188.
99. MATTI, H.: Über freie Transplantation von Knochenspongiosa. Arch. klin. Chir. **168**, 236 (1932).
100. MATTI, H.: Technik und Resultate meiner Pseudarthrosenoperation. Zbl. Chir. **63**, 1442 (1936).
101. MATTI, H.: Über die Behandlung der Navicularefraktur und der Refractura patellae durch Plombierung mit Spongiosa. Zbl. Chir. **64**, 2353 (1937).
102. METZNER, J. G. J.: Die statische Knochenchirurgie, vor allem des Schenkelhalsbruches, mit Plexiglas in Theorie und Praxis. Zbl. Chir. **1950**, 1090.
103. MOVŠOVIČ, I. A.: Zur Technik der Muskelplastik bei Sequestrotomien von Femur und Humerus. Chirurgija **78**, 45 (1952). Ref. Z.org. Chir. **128**, 300 (1953).
104. MIRABELLA, P.: La banca della ossa. Arch. Osp. Mare (Venezia) **4**, 45 (1952).
105. NEW, G. B., and J. B. ERICH: Method to prevent fresh costal cartilage grafts from warping. Proc. Staff Meet. Mayo Clin. **16**, 199 (1941).
106. NICOLE, R.: Metallschädigung bei Osteosynthesen. Habil.-Schr. 1947.
107. NORTH, J. F.: The use of preserved bovine cartilage in plastic surgery. Plastic Surg. **11**, 261 (1953).
108. OBERDALHOFF, H.: Experimentelle und klinische Studien zur Frage der Knochenregeneration. Arch. klin. Chir. **260**, 109 (1947).
109. OBERDALHOFF, H.: Zur Frage der Knochenneubildung. Chirurg **17/18**, 123 (1947).
110. O'CONNOR, G. B., and G. W. PIERCE: Refrigerated cartilage isografts. Surg. etc. **67**, 796 (1938).
111. OEHLECKER, F.: Plombierung von Knochenhöhlen mit Gips. Arch. klin. Chir. **142**, 613 (1926).
112. ORELL, S.: Surgical bone grafting with „os purum", „os novum" and „boiled bone". J. Bone Surg. **19**, 873 (1937).
113. ORELL, S.: Die Bedeutung biomechanischer Faktoren bei der Knochenheilung. Einige Fälle von Transfixation von Diaphysenfrakturen. Helvet. chir. Acta **23**, 1 (1956).
114. ORELL, S.: Implantation of autoplastic, homoplastic and heteroplastic bone (Regeneration after bone grafting). J. internat. Chir. **13**, 328 (1953).

115. Palmer, I.: Surgical treatment of defects of the long bones. Acta chir. scand. (Stockh.) **103**, 381 (1952).
116. Peckham, B. S., and F. L. Losee: Ethylendiamine Kok-Glycol in the removal of the organic matter of dentin. J. Dent. Res. **34**, 719 (1955).
117. Peer, L. A.: Fate of living and dead cartilage transplants in humans. Surg. etc. **68**, 603 (1939).
118. Peer, L. A.: Diced cartilage grafts; new method for repair of skull defects, mastoid fistula and other deformities. Arch. of Otolaryng. **38**, 156 (1943).
119. Peer, L. A.: Cartilage grafting. Surg. Clin. N. Amer. **24**, 404 (1944).
120. Peer, L. A.: Reconstruction of the auricle with diced cartilage grafts in a vitallium ear mold. Plastic Surg. **3**, 653 (1948).
121. Peer, L. A.: Transplantation of tissue, Vol. 1. Baltimore: Williams & Wilkins Co. 1955.
122. Peltier, L. F.: An appraisal of the problem of fat embolism. Internat. Abstr. Surg. **104**, 313 (1957).
123. Petrova, A. A.: Der Einfluß der Methoden der Knochenbearbeitung mit der Säge auf den Verlauf des Regenerationsprozesses. Vestn. Chir. **70**, 33 (1950). Ref. Z.org. Chir. **118**, 105 (1951).
124. Phemister, D. B.: Treatment of ununited fractures by only bone grafts without screw or tie fixation and without breaking down of the fibrous union. J. Bone Surg. **29**, 946 (1947).
125. Phemister, D. B.: Biologic principles in the healing of fractures and their bearing on treatment. Ann. Surg. **133**, 433 (1951).
126. Putti, V.: Indirizzo e metodica nellai cura deli fracture del colle del femore. Chir. Org. Movim. **23**, 399 (1938).
127. Putti, V.: Die operative Behandlung der Schenkelhalsbrüche. Stuttgart: Ferdinand Enke 1942.
128. Rehn, E.: Die freie Knorpeltransplantation, in Lexer: Die freien Transplantationen. In Neue Deutsche Chirurgie, Bd. 26b, S. 286—369. Stuttgart 1924.
129. Reimers, C.: Die Verschraubung medialer Schenkelhalsbrüche. Langenbecks Arch. u. Dtsch. Z. Chir. **270**, 449 (1951).
130. Reimers, C.: Verschraubungsosteosynthese bei Trochanter- und Schenkelhalsbrüchen. Zbl. Chir. **76**, 150 (1951).
131. Reimers, C.: Erfahrungen mit der Verschraubung von Schenkelhalsbrüchen. Hefte Unfallheilk. **1952**, H. 43, 167.
132. Reynolds, F. C.: Experimental evaluation of homogenous bone grafts. J. Bone Surg. A **32**, 283 (1950).
133. Reynolds, F. C., D. R. Oliver and R. H. Ramsey: Clinical evaluation of merthiolate bone bank and homogenous bone grafts. J. Bone Surg. **33**A, 873 (1951).
134. Riess, J.: Homoioplastische Transplantation von kältekonserviertem Gelenkknorpel im Tierversuch. Arch. orthop. Unfall-Chir. **48**, 279 (1956).
135. Ritter, U.: Testversuche zur Frage der Eiweißkonservierung als Grundlage für Fremdgewebstransplantationen am Menschen. Chirurg **27**, 114 (1956).
136. Ritze, H.: Die Herstellung der Ohrmuschelprothese aus plastischem Material. In Fortschritte der Kiefer- und Gesichts-Chirurgie, Bd. II, S. 180. Stuttgart: Georg Thieme 1956.
137. Roth, H.: Die Konservierung von Knochengewebe für Transplantationen. Wien: Springer 1952.
138. Roth, H.: Spätresultate bei Pseudarthrosenoperationen mit konservierten Knochenspänen. Langenbecks Arch. u. Dtsch. Z. Chir. **276**, 183 (1953).
139. Rühl, R.: Anwendung und Technik plastischer Maßnahmen bei osteomyelitischen Knochenhöhlen. Chirurg **25**, 273 (1954).
139a. Rush, L. V.: Atlas der intramedullären Frakturfixation. München: Johann Ambrosius Barth 1957.
140. Sarnat, B. G., and D. M. Laskin: Cartilage and cartilage implants. Internat. Abstr. Surg. **99**, 521 (1954).
141. Schmid-Schmidsfelden, O.: Ein weiterer Beitrag zur Transplantation von kältekonserviertem Knochen (Knochenbank) mit Kritik der Spätergebnisse. Arch. orthop. Unfall-Chir. **46**, 315 (1954).
142. Schoch, J.: Kritisches zur Knochentransplantation. Z. Orthop. 88, 69 (1956).
143. Schofield, A. L.: A preliminary report on the use of preserved homogenous cartilage implants. Brit. J. Plast. Surg. **6**, 26 (1953).
144. Schuchardt, K.: Der Rippenknorpel in der Gesichtsplastik. Dtsch. zahnärztl. Ztg **4**, 501 (1949).
145. Schulze, W.: Hilfsgerät für Doppeldrahtdruckosteosynthese. Chirurg **24**, 381 (1953).
146. Schumpelick, W.: Die stabilere Osteosynthese des medialen Schenkelhalsbruches mit der verbundenen Doppelschraube. Chirurg **26**, 131 (1955).

147. SCHUMPELICK, W., u. P. M. JANTZEN: Die Versorgung der Frakturen im Trochanterbereich mit einer nichtsperrenden Laschenschraube. Chirurg **24**, 506 (1953).
148. SCOTT, S., and F. S. PRESTON: Brodie's abscess of the tibia; its treatment by surgery, penicillin, and sulphadiazine. Brit. Med. J. **1948**, No 4545, 296.
149. SEYFARTH, H.: Zur Spongiosatransplantation nach MATTI. Zbl. Chir. **78**, 323 (1953).
150. SHUTKIN, N. M.: Homologous-serum hepatitis following the use of refrigerated bone-bank bone. J. Bone Surg. A **36**, 160 (1954).
151. SICARD, A., et R. MOULY: Conservation des greffons osseux. (Banque d'os.) Paris: Masson & Cie. 1954.
152. SINGER, L., and W. D. ARMSTRONG: The composition of calcified tissues. J. Dent. Res. **34**, 728 (1955).
153. STEIN, R. O., and H. P. KOPELL: Overlapping split-thickness skin grafts for deep cavities. J. Bone Surg. A **33**, 1014 (1951).
154. STRUPPLER, V.: Zur Behandlung der chronischen Osteomyelitis. Langenbecks Arch. u. Dtsch. Z. Chir. **270**, 454 (1951).
155. STUCKE, K.: Fehler und Gefahren bei der Tibiaspanentnahme. Bruns' Beitr. **185**, 364 (1952).
156. SZLAZAK, J.: Repair of nasal defects with free auricular grafts. Brit. J. Plast. Surg. **1**, 176 (1948).
157. THOMSEN, W.: Über das Meißeln und Sägen in der Knochenchirurgie. Langenbecks Arch. u. Dtsch. Z. Chir. **267**, 608 (1951).
158. THOMSEN, W.: Weitere Fortschritte in der Technik des Sägens und Fräsens in der Knochenchirurgie. Chirurg **26**, 189 (1955).
159. WAGENFELD, M.: Vergleichende Untersuchungen über die Homotransplantation von Rattenohr-Knorpel und Benzpyrensarkomen. Virchows Arch. **318**, 250 (1950).
160. WALTER, S.: Beitrag zur Behandlung der Ulnapseudarthrosen. Chirurg **27**, 210 (1956).
161. WASSNER, U. J.: Zur operativen Versorgung der medialen Schenkelhalsfraktur. Chirurg **26**, 83 (1954).
162. WESTHUES, H.: Eine neue Behandlungsmethode der Calcaneusfraktur. Arch. orthop. Chir. **35**, 121 (1934).
163. WESTHUES, H.: Eine neue Behandlungsmethode der Calcaneusfrakturen, zugleich ein Vorschlag zur Behandlung der Talusfrakturen. Zbl. Chir. **62**, 995 (1935).
164. WESTHUES, H.: Über Fersenbeinbrüche. Zbl. Chir. **1942**, 714.
165. WILLENEGGER, H.: Fragen der operativen Frakturenbehandlung. Langenbecks Arch. u. Dtsch. Z. Chir. **276**, 173 (1953).
166. WILLIAMS, J. B., and J. W. IRVINE jr.: Preparation of the inorganic matrix of bone. Science (Lancaster, Pa.) **119**, 771 (1954).
167. WILSON, P. D.: Experience with the use of refrigerated homogenous bone. J. Bone Surg. B **33**, 301 (1951).
168. WINKLER, L.: Ursachen der Gewebsreaktion bei der Osteosynthese mit Metallen. Zbl. Chir. **1952**, 665.
169. WRIGHT, J. K., and H. J. AXON: Electrolysis and stainless steels in bone. J. Bone Surg. **38**, 745 (1956).
170. WUSTMANN, O.: Die Doppeldrahtosteodrucksynthese zur Behandlung von Pseudarthrosen und schweren Frakturen. Chirurg **22**, 49 (1951).
171. YOUNG, F.: Cast and precast cartilage grafts; their use in restoration of facial contour. Surgery **15**, 735 (1944).
172. ZENKER, R.: Zur operativen Behandlung traumatischer Pseudarthrosen. Dtsch. med. Wschr. **1947**, 439.

G. Operationen an den Sehnen.

[*2, 24, 10, 18, 19, 14, 5, 12, 4, 1, 3, 8, 15, 6, 9, 26, 11, 16, 21, 22.*]

I. Allgemeine Regeln für Operationen an den Sehnen.

Operationen an den Sehnen werden am besten bei schulgemäß angelegter künstlicher *Blutleere* (Auswickeln mit elastischer Binde und anschließende Abschnürung mit pneumatischem Tourniquet) durchgeführt. Dies erleichtert die anatomische Orientierung und ermöglicht eine zartere Gewebsbehandlung. Zur Schmerzbetäubung dient die *Allgemeinnarkose oder Leitungsanaesthesie.* Eine lokale Betäubung erlaubt nicht, die erwünschte Blutleere durch Abschnürbinde genügend lange aufrechtzuerhalten.

Der *Hautschnitt* soll der Gleitbahn der Sehne ausweichen und die Beugefalten der Gelenke nicht überkreuzen (s. S. 57 u. 58). Bei *dicken Sehnen*, z. B. der Achillessehne, gebrauchen wir als Zugang einen flach gebogenen, seitlichen Schnitt, der über der Sehne einen türflügelartigen Lappen bildet (s. Abb. 351). An der *Hohlhand* folgt die Incision möglichst den natürlichen Hautfalten, von denen sie bogen- oder bajonettförmig abweichen darf (s. Abb. 54). An den *Fingern* sind Längsschnitte mitten über die Volarfläche verboten (s. Abb. 54 VII). Die Fingerbeugesehne wird am besten durch einen Lateralschnitt freigelegt, der nach Durchtrennung der Haut etwas mehr dorsal (s. Abb. 57), notfalls auch volar des Gefäßnervenbündels verläuft. Der letztere Weg gibt einen günstigeren Zugang zur Sehne, beschädigt aber leichter die sensible Versorgung der Fingergreiffläche, deswegen ist im allgemeinen der mehr dorsal gelegene Schnitt (s. Abb. 57 III) zu bevorzugen.

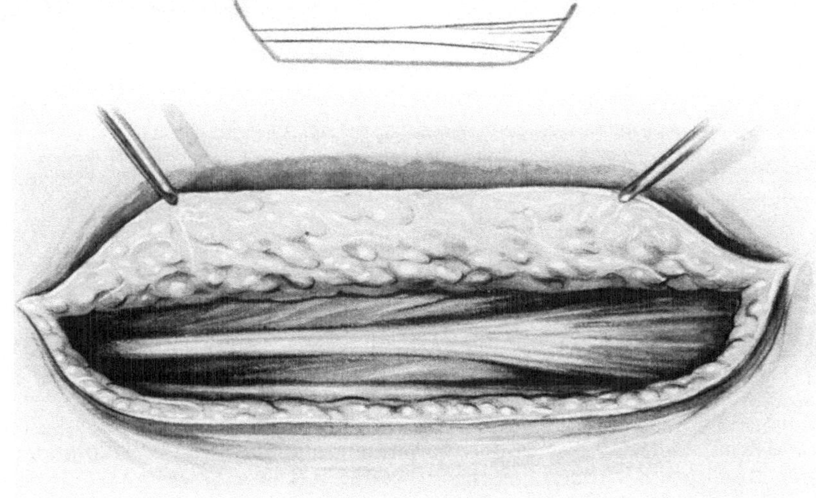

Abb. 351. *Freilegung einer Sehne* durch einen neben der Sehne verlaufenden Schnitt.

Nach jedem Eingriff an den Sehnen drohen *postoperative Verwachsungen der Sehnengleitbahn*. Um diese Störung abzuwenden, muß man unter allen Umständen eine primäre Wundheilung erreicht werden. Jede Sekundärheilung führt mit Sicherheit zu stärkerer Narbenbildung. *Peinliche Asepsis* ist für den Erfolg der Sehnenoperation von entscheidender Wichtigkeit. Die Sehne selbst und das peritendinöse Gewebe sind mit *größtmöglicher Schonung* zu behandeln, um entzündliche Reizerscheinungen im Anschluß an die Operation einzuschränken. Auf eine *tadellose Blutstillung* sei besonders hingewiesen. Um Hyperämie und Blutung im Anschluß an diese Operation einzuschränken, lösen wir die Blutleere in jedem Fall vor dem Verschluß der Weichteile und überprüfen dann noch einmal die Blutstillung. Nach Beendigung des Eingriffs wird ein milder *Druckverband* (an der Hand eventuell mit *Stahlwolle*) auf das Operationsgebiet gelegt, die Gliedmaße im gepolsterten *Gipsverband* ruhiggestellt und für eine *Hochlagerung* im Bett gesorgt. *Lokale* Anwendungen von *Chemotherapeutica* und *Drainagen* in der Nähe der Sehnen führen zu Verwachsungen und sind *abzulehnen*.

Bei querer *Durchtrennung* einer Sehne *schlupfen* die *Stümpfe zurück*. Das distale Sehnenende läßt sich bei entsprechender Einstellung der beteiligten Gelenke meist leicht vom Verletzungsbereich aus fassen. Das *Auffinden* des *proximalen Sehnenendes* bereitet dagegen größere Schwierigkeiten. Kann der Operateur den zentralen Stumpf auch durch eine möglichst günstige Gelenkeinstellung oder durch wundwärts gerichtetes Ausstreichen nicht darstellen, so muß er die meist quer oder schräg verlaufende Gelegenheitswunde durch eine an ihrem Ende, z. B. am Finger seitlich, angebrachte Incision — niemals durch einen Kreuz- oder Y-Schnitt (s. S. II, 216) — erweitern. Notfalls muß man weiter proximal über der Sehne, z. B. in der Hohlhand oder am Unterarm, weitere Querschnitte anlegen, um den Sehnenstumpf von dort aus zu suchen. Besondere *Schwierigkeiten* kann die *Darstellung* der *Sehnenstümpfe bei verspäteter Naht* bereiten, wenn das zurückgeschlupfte Sehnenende in einer Sehnenscheide festgewachsen ist. Hierbei ist es öfter zweckmäßig, die Sehne scharf, mit einem doppelschneidigen, gebogenen Messer oder einem korkbohrerartigen *Sehnenstripper* (s. Abb. 352) aus den Verwachsungen zu lösen. Zum Festhalten der einmal gefaßten Sehnenstümpfe

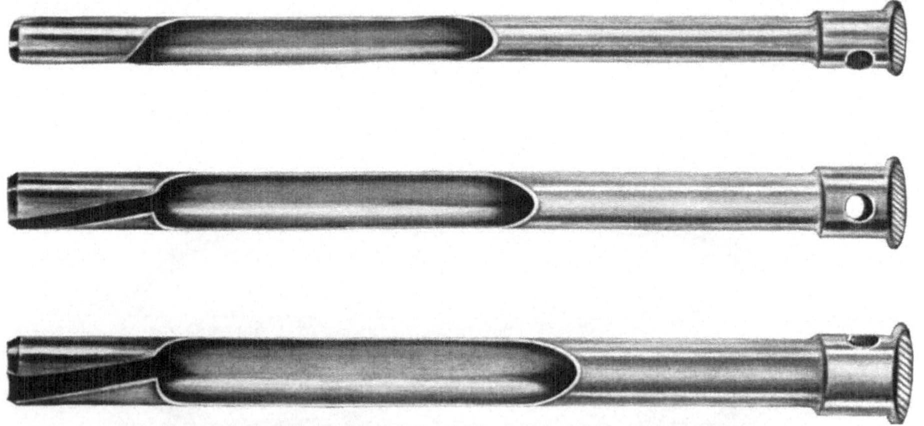

Abb. 352. Aus Korkbohrern hergestellte *Sehnenstripper nach* BUNNELL.

sind randständig etwas abseits der Verletzungsstelle angelegte Haltefäden oder am Ende angelegte Klemmen geeignet. Das durch Klemmen zerquetschte Stumpfende wird später vor der Naht amputiert (s. Abb. 358).

Die *sofortige primäre Naht einer frischen Sehnenverletzung ist* in der Regel nur dann *erlaubt, wenn* eine gute operative Wundsäuberung (s. S. II, 213) innerhalb von 6—8 Std nach der Verletzung möglich ist. Handelt es sich um glatte, saubere Schnittwunden ohne entzündliche Reaktion, dann darf der Chirurg Sehnenverletzungen nach gründlicher operativer Wundtoilette unter Anwendung moderner Chemotherapeutica *außerhalb* der Sehnenscheiden auch noch bis zur 24 Std-Grenze primär nähen. Primäre Sehnennähte *innerhalb* der Sehnenscheide oder die primäre Überbrückung von Sehnenlücken durch freie Transplantate in diesem Gebiet soll man niemals später als 12 Std nach der Verletzung wagen (s. S. 395).

Die *sofortige primäre Naht ist zu unterlassen, wenn* das Gebiet der Sehnenverletzung mit stark infektiösem Material (s. S. II, 218) beschmutzt wurde, oder wenn dort komplizierte Frakturen, starke Weichteilquetschungen oder größere, nur durch Transplantation zu deckende Hautverluste vorliegen. Jede mit Versenkung von Fremdkörpern einhergehende Sehnennaht erhöht bei der Versorgung einer Gelegenheitswunde die Infektionsgefahr. Eine Sehnennaht ist auch abzulehnen, wenn die nötige operative Erfahrung oder instrumentelle Ausrüstung fehlt. Solche Nähte sind keine Operationen, die dem jüngsten Assistenten überlassen werden dürfen. Die Naht ist überflüssig bei Durchtrennung von Sehnen, die keine erheblichen Funktionsausfälle mit sich bringen, wie z. B. die Sehne des

M. palmaris longus, oder der oberflächlichen Fingerbeuger, oder der langen Zehenstrecker 2—4 am Fußrücken.

Alle *Sehnennähte innerhalb der Sehnenscheiden und unterhalb* der *Querbänder* führen besonders leicht zu narbigen Verwachsungen. Hier ist die primäre Naht selten, die sekundäre Naht nie erfolgreich! Der intravaginalen Naht ist die Einschaltung eines Transplantates oder die plastische Verlängerung des proximalen Sehnenendes mit Verlagerung der Nahtstellen außerhalb der Sehnenscheide vorzuziehen (s. Abb. 353). Dies trifft besonders für den „*kritischen Bereich*" *der Fingerbeugesehnen* zwischen der distalen Beugefalte der Hand und der Mittelgelenkbeugefalte der Finger zu. Wenn nicht ganz außergewöhnlich günstige Wund-

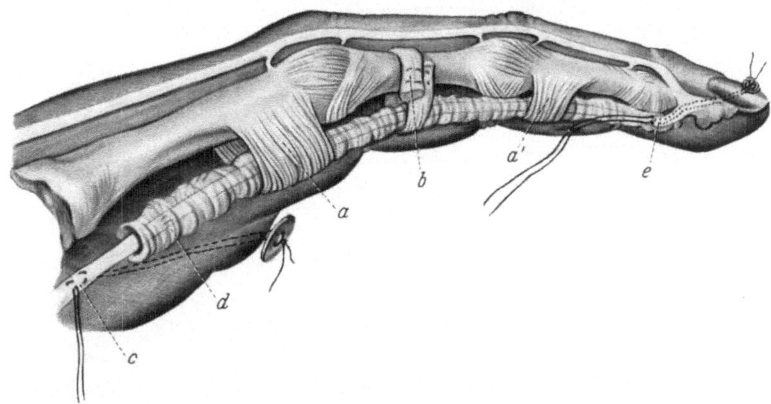

Abb. 353. *Wiederherstellung einer tiefen Fingerbeugesehne nach* BUNNELL. Zuerst schneidet der Operateur den größten Teil der Sehnenscheide und narbig veränderte Sehnenstücke weg. Dann wird ein freies Sehnentransplantat mit seinem anhängenden Paratenon durch zwei verbliebene (*a* und *a'*) und ein neugebildetes Sehnenfach (*b*) geführt. Der Anschluß des proximalen Transplantatendes an den gesunden zentralen Sehnenstumpf ist durch „Naht auf Distanz" erreicht (*c*), wobei die beiden Sehnenquerschnitte nur durch zwei feinste Seidenfäden (*d*) adaptiert wurden. Am distalen Ende wird das Transplantat mittels Ausziehdrahttechnik in ein Knochenfenster herein- (s. Abb. 367) oder an einen gekürzten noch erhaltenen Sehnenstumpf herangezogen (*e*).

verhältnisse vorliegen, führen wir Wiederherstellungsoperationen hier *nur* als „*verzögerten Eingriff*" (s. u.) durch. Versucht der Erfahrene *unter günstigen Verhältnissen ausnahmsweise* bei der Erstversorgung die *Naht einer frischen Sehnenverletzung innerhalb der Sehnenscheide*, dann ist die *lückenlose Adaptation* der Sehnenstümpfe (s. Abb. 362) ganz besonders *wichtig*, weil sonst nicht mit einer komplikationsfreien Heilung zu rechnen ist (bei scheidenlosen Sehnen überbrückt der Organismus kleinere Dehiszenzen in der Nahtlinie viel leichter durch Proliferationsvorgänge). Mußte eine Sehnenscheide eröffnet werden, dann wird sie nicht wieder durch Nähte verschlossen.

Zu der im allgemeinen anzuratenden *verzögerten Wiederherstellung* einer *intravaginalen Sehnendurchtrennung* beschränken wir uns bei der Erstversorgung meistens auf die operative Wundsäuberung, die Naht durchtrennter volarer Fingernerven (s. S. 311) und die Hautnaht. Erst nach völligem Abklingen aller entzündlicher Erscheinungen, in der Regel *3—6 Wochen später*, wird die Rekonstruktion der Sehne gewagt. Wenn sich keine Wundinfektion einstellt, bleibt der von der Sehnenscheide abgeschirmte Sehnenstumpf meist frei beweglich, während offen im lockeren Gewebe liegende Sehnenenden und jeder infizierte Sehnenstumpf fester mit den Nachbargebilden verwächst. Bei der verzögerten Wiederherstellung *an* den *Fingerbeugesehnen* ist aber eine direkte End-zu-End-Vereinigung der auseinandergewichenen Sehnenstümpfe wegen der inzwischen eingetretenen Schrumpfungsverkürzung des entspannten Sehnenmuskelapparates nicht mehr möglich. Darum kommt für diese Verhältnisse nur die Zwischenschaltung eines Transplantates (s. S. 314) oder die plastische Verlängerung des proximalen Sehnenendes (s. S. 311) außerhalb des Verletzungsgebietes in Betracht. Bei Durchtrennung zweier Beugesehnen im kritischen Bereich über dem Fingergrund- und -mittelglied empfiehlt es sich, grundsätzlich die *Sublimissehne* zu *entfernen*, weil zwei parallel verlaufende Sehnen im engen Durchgang durch die Sehnenscheide unter den Ligamenta anularia leicht zu Verwachsungen führen.

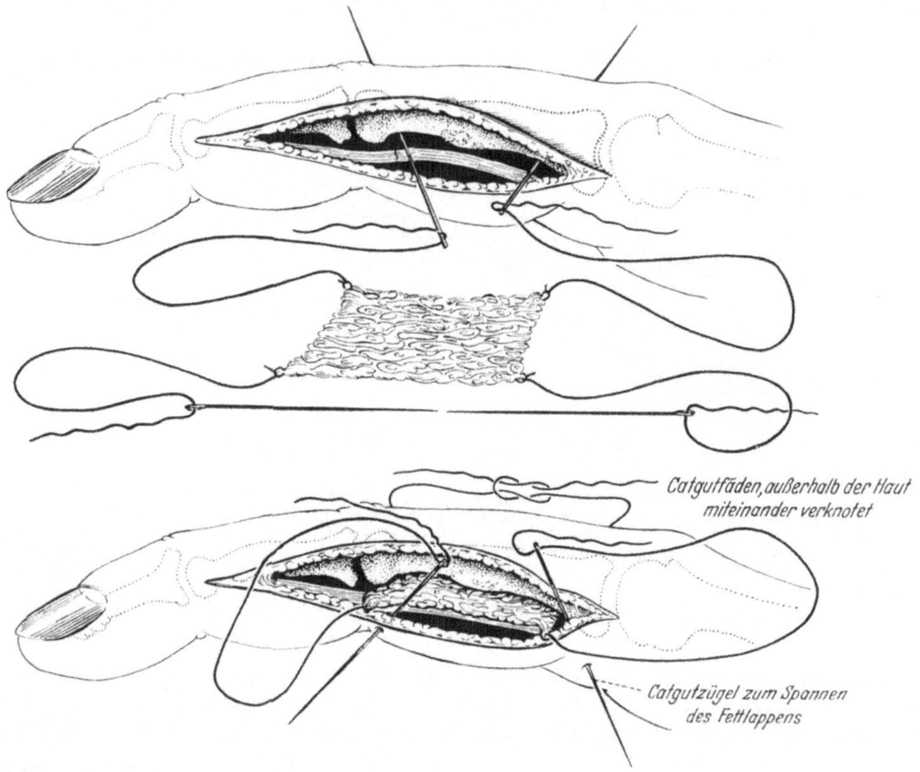

Abb. 354. *Verhütung erneuter Verwachsungen einer* aus Narben gelösten *Fingerbeugesehne durch* Einziehen eines *dünnen Fettfascienlappens* zwischen Sehne und Knochen. Das Transplantat wird durch dünne Catgutzügel gespannt (nach BUNNELL).

Hierbei ist die Sublimissehne 6—8 mm vor ihrem Ansatz abzutrennen. Zu lang belassene Ansätze verwachsen mit der proximalen Fingerphalanx und führen zur Beugekontraktur; zu stark gekürzte Ansätze rufen eine Überstreckbarkeit der Mittelgelenke hervor.

Bei veralteten Sehnenverletzungen nach früher übersehener Durchtrennung oder nach abgeklungenen Infektionsprozessen kommt die *Wiederherstellungsoperation erst* in Frage, *wenn* alle *Entzündungen beseitigt*, vorliegende *Knochenbrüche verheilt*, *Nerven genäht* und die *Gelenke beweglich* gemacht worden sind (s. Tabelle 9, S. 306). Im Gebiet der Sehnenverletzung muß außerdem eine *narbenfreie*, *fettunterpolsterte Haut* vorliegen; notfalls ist diese durch eine gestielte Plastik vor der Sehnennaht dort hinzubringen. Die Sehne wird durch einen großen Schnitt, am Finger durch eine seitliche Längsincision im ganzen Verwachsungsgebiet, freigelegt. Ist die Kontinuität der Sehne noch erhalten, dann läßt sie sich manchmal aus dem Narbengebiet herauspräparieren. *Narbig verengte Sehnenscheiden* werden gespalten, besser bis auf unentbehrliche Ligamenta anularia *exstirpiert*. Eine gespaltene Sehnenscheide und ein durchtrenntes Ligamentum carpale am Handgelenk soll man im allgemeinen nicht wieder über den Sehnen vernähen. Ist der Gleitapparat völlig zerstört, dann muß der Operateur die wichtigsten *Ligamenta anularia durch Sehnenautotransplantate wiederherstellen* (s. Abb. 353). Eine aus Verwachsungen gelöste, selbst *narbig veränderte Sehne* neigt zu erneuten Verwachsungen. Deswegen ist es ratsam, das erkrankte Sehnenstück herauszuschneiden und *durch* ein *Sehnenautotransplantat* (s. S. 314) zu *ersetzen*. Sehnentransplantate müssen *von gesundem Gleitgewebe* bedeckt sein. Zur Oberfläche hin dient hierzu meist die dort noch vorhandene oder vorher dorthin gebrachte *fettunterpolsterte Haut*. Gelegentlich ist es möglich, das verwachsungsgefährdete Sehnenstück zwischen gesunde *Muskeln*, z. B. in der Hohlhand zwischen die Mm. lumbricales, zu lagern. An besonders verwachsungsgefährdeten Stellen, wo kein Gleitgewebe gestielt hinzubringen ist, z. B. an der knöchernen Unterlage der Fingerbeugesehnen, unterpolstern wir die Sehne mit einem *Fascienfettlappen*, der sich aus der Gegend der Fascia lata oder von der Tricepsfascie (s. Abb. 377) gewinnen läßt. Die Fettschicht des Lappens liegt dabei der Sehne zugewandt. Es empfiehlt sich, immer nur kürzere, besonders verwachsungsgefährdete Abschnitte mit einem Fettfascienlappen abzuschirmen und es ist davon *abzuraten*, die *Sehne mit frei überpflanztem Gleitgewebe rundherum einzuwickeln*, da solche freien Transplantate immer schrumpfen und eine erneute Einengung der Sehnengleitbahn mit sich bringen können. *Noch gefährlicher* ist es, eine Sehne mit dem Ziel der Verwachsungsverhütung *auf längere Strecken rundherum* mit *alloplastischem Material* (Fibrinplatten oder Polyäthylen) zu *umgeben*. Solch ein Fremdkörpermantel unterbricht die Blutversorgung der Sehne vom Nachbargewebe und führt zu Nekrosen.

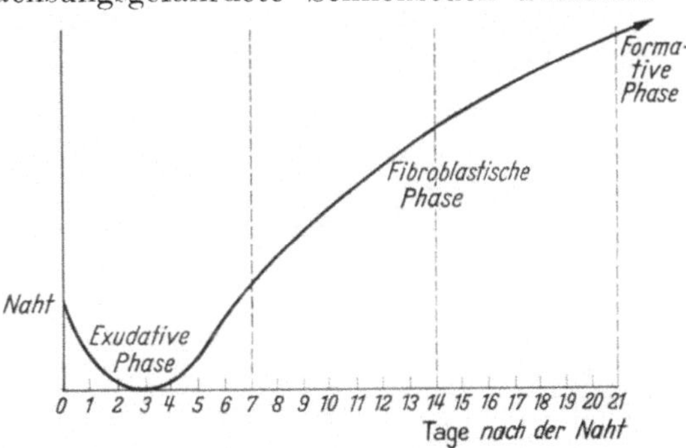

Abb. 355. *Reißfestigkeit nach Sehnennaht*. In der „*exsudativen Phase*" der ersten Tage werden die Sehnenstümpfe lockerer, und die Fäden reißen leichter durch. Am Ende der ersten Woche ist die Reißfestigkeit im Wundbereich nicht größer als das Nahtmaterial. Erst nach 3 Wochen ist die Reißfestigkeit so groß, daß mit vorsichtigen aktiven Bewegungsübungen begonnen werden darf. Die Reißfestigkeit im Nahtbereich nimmt in der nun folgenden „*formativen Phase*" mehrere Monate lang noch weiter zu (nach MASON [*20*]).

Bei jeder Sehnenoperation ist besonders darauf zu achten, den *normalphysiologischen Spannungszustand* des Muskel-Sehnen-Apparates zu *erhalten*. Sehnennähte, die Einschaltung von Sehnentransplantaten, sowie eine operative Sehnenverlängerung oder -verkürzung, werden in *Mittelstellung* der beteiligten Gelenke vorgenommen. In dieser Position erfolgt auch die postoperative Ruhigstellung im Gipsverband. Eine zu starke Spannung der Sehne führt zum Auseinanderweichen an den Nahtstellen, eine zu geringe Spannung zur Behinderung der mechanischen Sehnenleistung und zur sekundären Muskelatrophie.

Bei allen Eingriffen an den Sehnen ist die *Nachbehandlung von ausschlaggebender Wichtigkeit für den Operationserfolg*. *In den ersten 3—4 Wochen* benötigt das Gebiet einer Sehnennaht vor allem *Ruhigstellung*. Dies läßt sich am besten im *Gipsverband* erreichen. In dieser erst „exsudativen", dann „proliferativen" Phase hat der Nahtbereich noch keine nennenswerte Reißfestigkeit (s. Abb. 355) [*25*, *19*, *7*, *5*]. Deswegen beschränken wir uns darauf, durch Ruhigstellung und Hochlagerung ein möglichst schnelles Abklingen der Wundentzündung zu erreichen und überschießende Proliferationsvorgänge, die mit erhöhter Verwachsungsgefahr einhergehen, zu vermeiden. *Nach* Ablauf von *3—4 Wochen* können *schrittweise gesteigerte Bewegungsübungen* beginnen, damit sich die im Bereich der Sehnennaht aufgetretenen Verklebungen und zarten Verwachsungen lösen. Aber auch jetzt hat die Sehnennaht noch keine erhebliche Reißfestigkeit. Wir fangen deswegen zunächst mit isometrischen Spannungsübungen bei rinnenförmig aufgeschnittenem Gipsverband an. Später wird der Gips stundenweise völlig abgenommen und mit aktiven Bewegungen begonnen. Erst *nach* Ablauf von *4—8 Wochen* — bei dünneren Sehnen eher, bei dickeren Sehnen später — sind *kräftiger* aktive und passive *Bewegungsübungen* erlaubt. In der nun einsetzenden „formativen Phase" befördert eine Längsanspannung der Sehne die axiale Ausrichtung der kollagenen Fasern im Nahtbereich und erhöht so die Reißfestigkeit. Außerdem erreichen wir so die völlige Lösung noch bestehender Verwachsungen.

II. Sehnennaht.

Als *Nahtmaterial* zur Sehnennaht dienen rostfreie *Stahldrähte oder Seidenfäden.* Bei dünnen Sehnen, die leicht zu Verwachsungen neigen, ist 0,1—0,2 mm durchmessender *Stahldraht* der Seide *vorzuziehen,* da er zugfester ist, reaktionsloser im Gewebe liegt und weniger zu narbigen Verwachsungen Anlaß gibt. Zur Führung des Fadens benutzen wir drehrunde, dünne, halbkreisförmige oder lanzettförmige *Nadeln,* die keine groben Stichkanäle zurücklassen.

Verschiedene Nahtmethoden sind anzuwenden, je nachdem, ob eine End-zu-End-Vereinigung zweier Sehnenstümpfe oder die End-zu-Seit- oder Seit-zu-Seit-Befestigung einer Sehne an eine andere Sehne oder die Fixation einer Sehne an einen Knochen geplant ist.

1. Die End-zu-End-Vereinigung zweier Sehnenstümpfe.

Um zwei Sehnenenden durch Naht zusammenzufügen, sind *Fadenführungen* zu empfehlen, die infolge bestimmter Durchflechtungen das vorzeitige Ausreißen

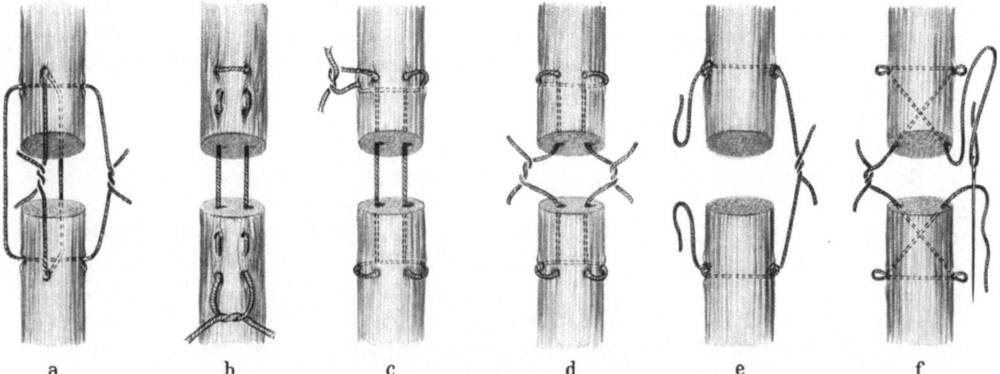

Abb. 356 a—f. *Einfache Methoden zur End-zu-End-Naht zweier Sehnenstümpfe.* Geeignet bei dünnen Sehnen, die nicht zu Verwachsungen neigen.

der Fäden aus dem locker gefügten Fibrillenbündel der Sehne verhüten, andererseits aber Ernährungsstörungen der Sehne durch Quetschungen vermeiden. Eine gute Sehnennahttechnik soll außerdem möglichst wenig Fremdkörper in den Nahtbereich bringen, Knoten — so gut das geht — nicht an die Oberfläche legen und eine formschlüssige Adaptation beider Sehnenenden herstellen.

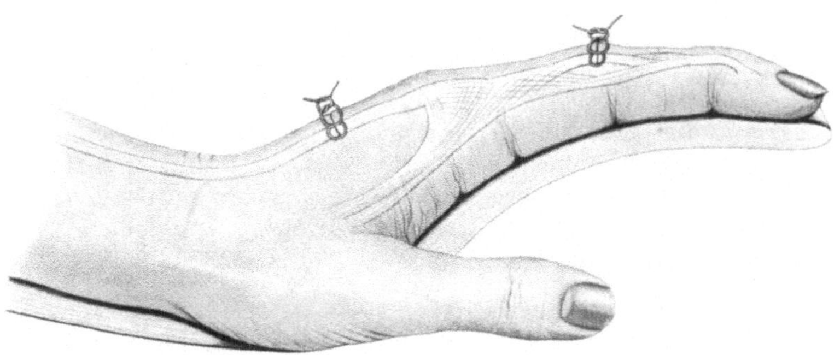

Abb. 357. *Percutane Sehnennaht durch Achterschlinge mit Draht nach* BUNNELL (für Fingerstrecksehnen geeignet).

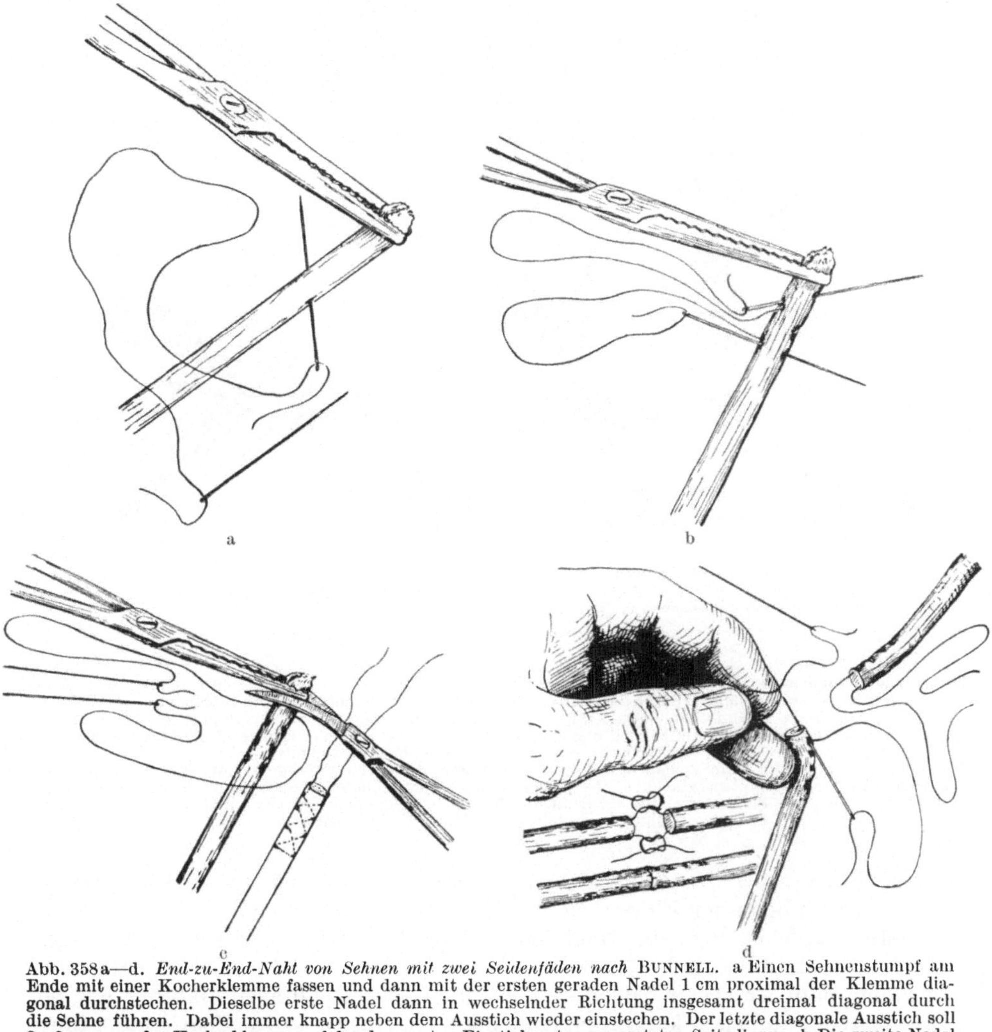

a b c d

Abb. 358a—d. *End-zu-End-Naht von Sehnen mit zwei Seidenfäden nach* BUNNELL. a Einen Sehnenstumpf am Ende mit einer Kocherklemme fassen und dann mit der ersten geraden Nadel 1 cm proximal der Klemme diagonal durchstechen. Dieselbe erste Nadel dann in wechselnder Richtung insgesamt dreimal diagonal durch die Sehne führen. Dabei immer knapp neben dem Ausstich wieder einstechen. Der letzte diagonale Ausstich soll 2—3 mm vor der Kocherklemme auf der dem ersten Einstich entgegengesetzten Seite liegen. b Die zweite Nadel 1 cm proximal der Klemme knapp neben dem ersten Einstich der ersten Nadel quer durch die Sehne führen und dann, ähnlich wie die erste Nadel, dreimal diagonal durch die Sehne stechen. c Das von der Kocherklemme zerquetschte Sehnenendstück glatt abtrennen. Die schematische Zeichnung gibt die Lage der Fäden nach Fertigstellung der Naht an. d Sehnenstumpf mit einem Faden über die Kuppe des linken Mittelfingers ziehen, dabei den anderen Faden am Sehnenquerschnitt herausführen. So mit allen Fäden verfahren. Nun alle Fäden gut anziehen, um lockere Schlingen in der Sehne zu beseitigen. Zum Schluß je zwei sich gegenüberliegende Fäden so miteinander verschlingen, daß der Knoten zwischen beiden Sehnenquerschnitten verschwindet.

Zu der *End-zu-End-Naht* beschränken wir uns auf wenige Methoden. Bei dünneren *Sehnen, die nicht zur Verwachsung neigen*, z. B. den langen Strecksehnen der Finger, führen einfache Verfahren, z. B. die Sehnennaht nach FRIEDRICH (s. Abb. 356) oder eine percutane Achterumschlingung nach BUNNELL (s. Abb. 357) meistens zum Erfolg. Gegen vorzeitiges Ausreißen der Fäden schützen bestimmte Durchflechtungsschlingen (s. Abb. 356).

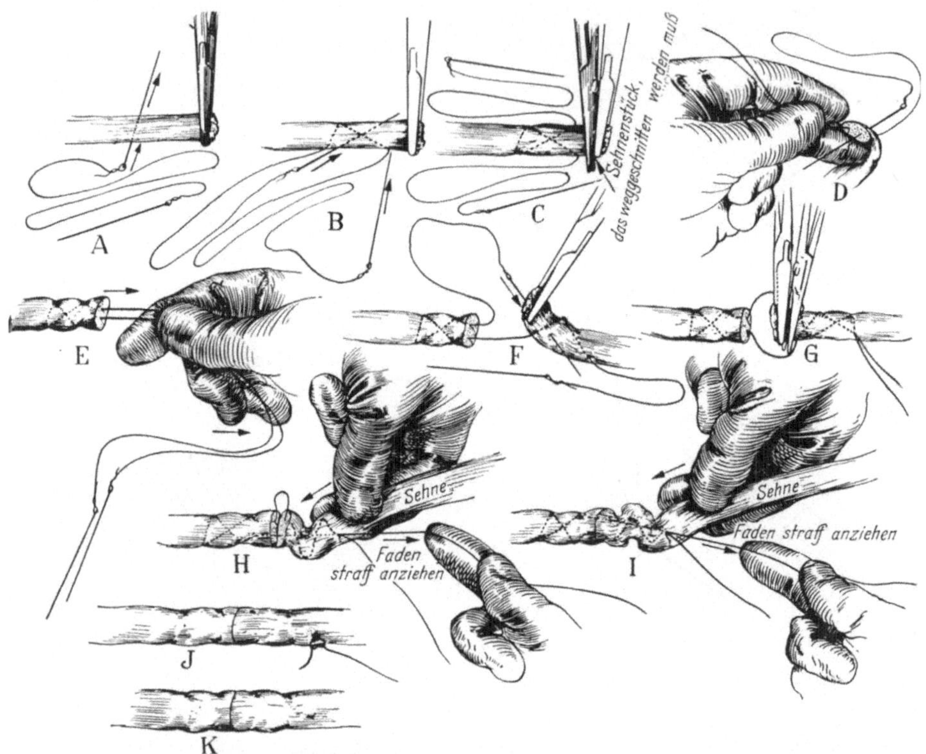

Abb. 359 A—K. *End-zu-End-Naht von Sehnen mit einem rostfreien Stahldraht nach* BUNNELL. A—D Sehnenstümpfe mit Kocherklemme fassen. Einen mit zwei geraden Nadeln bewehrten Draht einmal quer und sich überkreuzend mit jedem Drahtende einmal diagonal durch die Sehnen leiten und dann am Sehnenquerschnitt herausführen. E Draht straff anziehen. F—G In ähnlicher Weise den Draht auch durch den anderen Sehnenstumpf leiten. Dabei darauf achten, daß bei der diagonalen Durchflechtung ein Drahtende nicht das andere Drahtende auffädelt, sonst kann die Sehne später nicht glatt auf dem Draht gleiten. H—I Um die Sehnenquerschnitte lückenlos aneinanderzulegen und um den Knoten im Sehnenschaft verschwinden zu lassen, den zweiten Sehnenstumpf über dem straff gehaltenen Draht zunächst etwas stauchen. J—K Der dann gebildete Knoten verschwindet, wenn man die Sehne wieder straff anzieht. Bei dieser Methode beruht die Festigkeit der Sehnennaht nur auf einem Knoten, der die schwächste Stelle dieser Methode darstellt.

Für dünnere *Sehnen, die leicht zu Verwachsungen Anlaß geben*, z. B. bei Beugesehnenverletzungen der Finger, ist das *Bunnellsche Verfahren* der „*Zickzacknaht*" an erster Stelle zu nennen. Nach der *älteren Modifikation* werden dabei beide Sehnenstümpfe mit gerader Nadel kreuzweise mit zwei *Fäden* durchflochten und die Fäden dann zwischen beiden Sehnenenden so verschlungen, daß der Knoten dort versteckt zu liegen kommt (s. Abb. 358). In einer *neueren Modifikation* führt BUNNELL *einen* an beiden Enden mit geraden Nadeln bewehrten *Draht* kreuzweise durch beide Sehnenenden; vor dem Knoten wird das distale Sehnenstück etwas ineinandergestaucht, so daß der Knoten sich nach dem Strecken der Sehne in das Sehnenbündel zurückzieht und keinen mechanischen Reiz auf Nachbargebilde ausübt (s. Abb. 359).

Eine *Verstärkung der Sehnennaht durch Ummantelung mit Fascie* (s. Abb. 360) kommt *nur bei dicken Sehnen*, z. B. bei subcutaner Ruptur einer krankhaft veränderten Achillessehne, in Betracht.

Um das immer mehr oder weniger zur Gewebsirritation führende *Nahtmaterial nach Abheilung der Sehnenwunde wieder entfernen* zu können, hat BUNNELL seine *Ausziehdrahttechnik* entwickelt. Bei der *End-zu-End-Naht* wird nach dieser

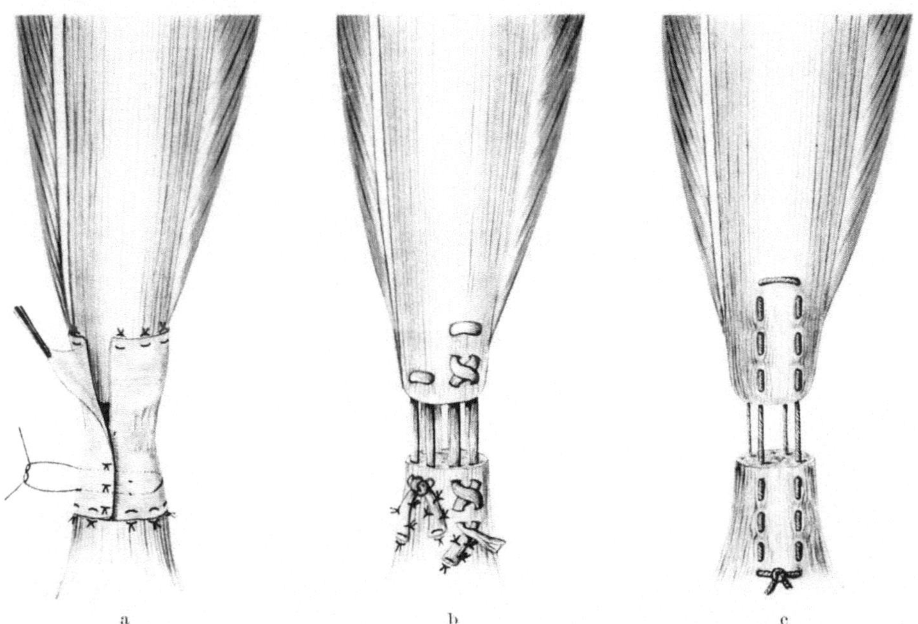

Abb. 360a—c. *Methoden zur Überbrückung einer Lücke bei einer dicken Sehne.* a Die Überbrückung der Sehnenlücke durch ein Fascia lata-Stück nach KIRSCHNER. Der Fascienschlauch soll die Sehnenstümpfe nicht länger als auf 2 cm einhüllen, weil sonst Ernährungsstörungen zu befürchten sind; b und c durch Fascienumhüllung überbrückte Sehnen sind später meistens eher zu lang und überdehnt, als zu kurz und zu straff. Man kann deswegen die Methode a mit einer Durchflechtung durch mehrere schmale Fascienstreifen (b) oder durch eine doppelte Seidenfadenprothese nach F. LANGE (c) verbinden.

Methode ein beiderseits mit gerader Nadel geführter, rostfreier Draht durch den proximalen Sehnenstumpf geflochten, axial ein Stück durch das distale Sehnenende geführt und dann über einem Knopf auf der Haut verknotet. Nach einigen Wochen (z. B. bei Fingerbeugesehnen nach 3 Wochen), wenn mit einer genügend festen Verheilung der Sehnenwunde zu rechnen ist, läßt sich der ganze Draht mit einer vorher angelegten, etwas stärkeren Ausziehdrahtschlinge percutan wieder entfernen (s. Abb. 361). Dasselbe Verfahren eignet sich auch, um *Sehnentransplantate* in Sehnenlücken *einzufügen* (s. Abb. 362).

Um die Vereinigungsstelle zweier Sehnenstümpfe vor jedem mechanischen Reiz zu schützen, und frühzeitiger mit Bewegungsübungen anfangen zu können, hat man den *Nahtbereich durch Hilfszüge entlastet.* Hierzu legt der Operateur *bei dünneren Sehnen*, z. B. den Fingerbeugesehnen, nach dem Vorschlag von BUNNELL einen solchen Entlastungszug am proximalen Sehnenstück abseits der Verletzungsstelle an und führt diesen Sehnenzug dann nach distal, wo er über einem auf der Haut sitzenden Knopf befestigt wird. Dieser Zugdraht läßt sich mittels eines vorher angeschlungenen Ausziehdrahtes nach 3 Wochen entfernen. In besonders günstigen Fällen kann bei einer solchen „*Naht auf Distanz*" auf

Fadenschlingen an der Verletzungsstelle selbst ganz verzichtet werden. In anderen Fällen genügt es, die völlig entspannten Sehnenenden durch einige randständige Nähte mit allerfeinster Gefäßseide zu adaptieren (= „sutura minima") (s. Abb. 362). Diese Technik eignet sich z. B. zur unter günstigsten Wundverhältnissen erlaubten primären Naht innerhalb des kritischen Bereiches der Beuge-

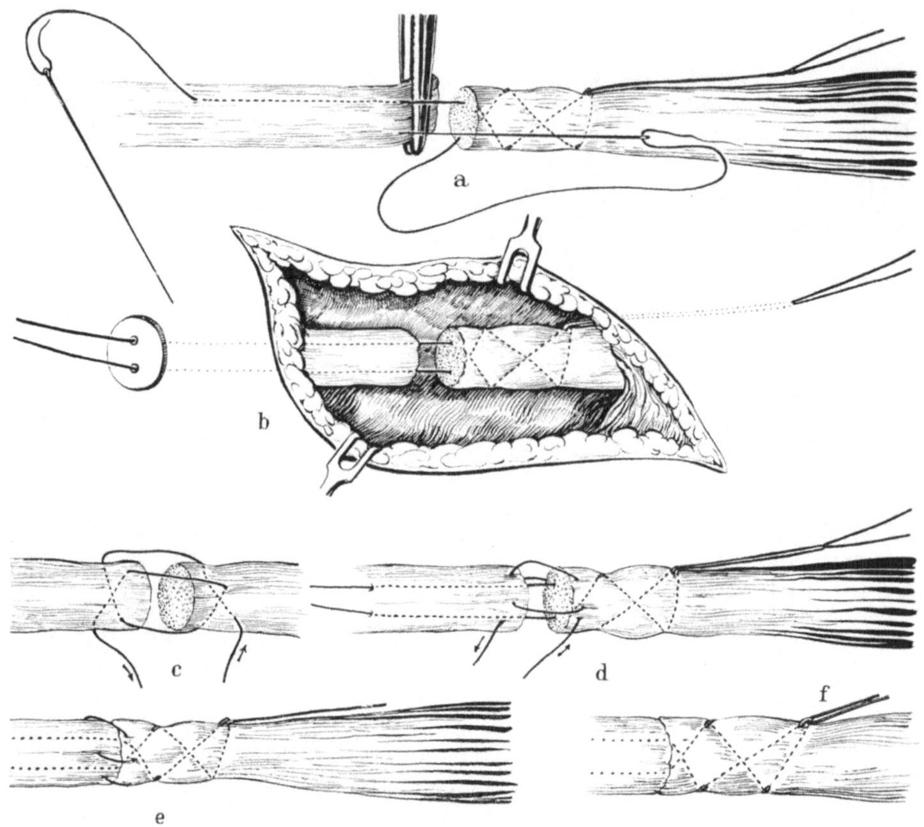

Abb. 361 a—f. *Sehnennaht mit ausziehbarem Stahldraht nach* BUNNELL. a Nur das proximale Sehnenende wird gezogen, das distale Ende wird durch den Draht aufgefädelt und zum gegenüberliegenden Stumpfquerschnitt geführt; b der auf der Haut aufgelegte Knopf fängt den Muskelzug ab; c, d und e zeigen eine zusätzliche doppelrechtwinklige Naht aus allerfeinster Seide, die der besseren Adaptation der Sehnenstümpfe dient, aber nur selten notwendig ist; f dickerer Ausziehdraht mit dem nach 3 Wochen die dünne Drahtnaht herausgezogen wird.

sehnenscheiden, wo andere Nahtmethoden leicht zu Verwachsungen führen (s. S. 394).

Die *Ausziehdrahttechnik* ist auch *bei dicken Sehnen* zur Entspannung des Nahtbereiches anwendbar. Dabei durchfährt der Operateur das proximale Sehnenstück abseits der Verletzungsstelle mittels eines dicken Drahtes, der mit einer bei der Erstversorgung angelegten dünneren Ausziehschlinge nach etwa 8 Wochen zu entfernen ist. Der dicke Draht kann nach dem Vorschlag von McLAUGHLIN an einem distal liegenden Skeletabschnitt unter Spannung verankert werden, z. B. bei Naht der Rectus femoris-Sehne an einer durch die Patella geführten Schraube, oder bei Naht des Ligamentum patellae an einer durch die Tuberositas tibiae geführten Schraube, oder bei Naht der Achillessehne an einer durch den Calcaneus geführten Schraube. Wir ziehen die *atraumatische* Fixation des Spannungs-

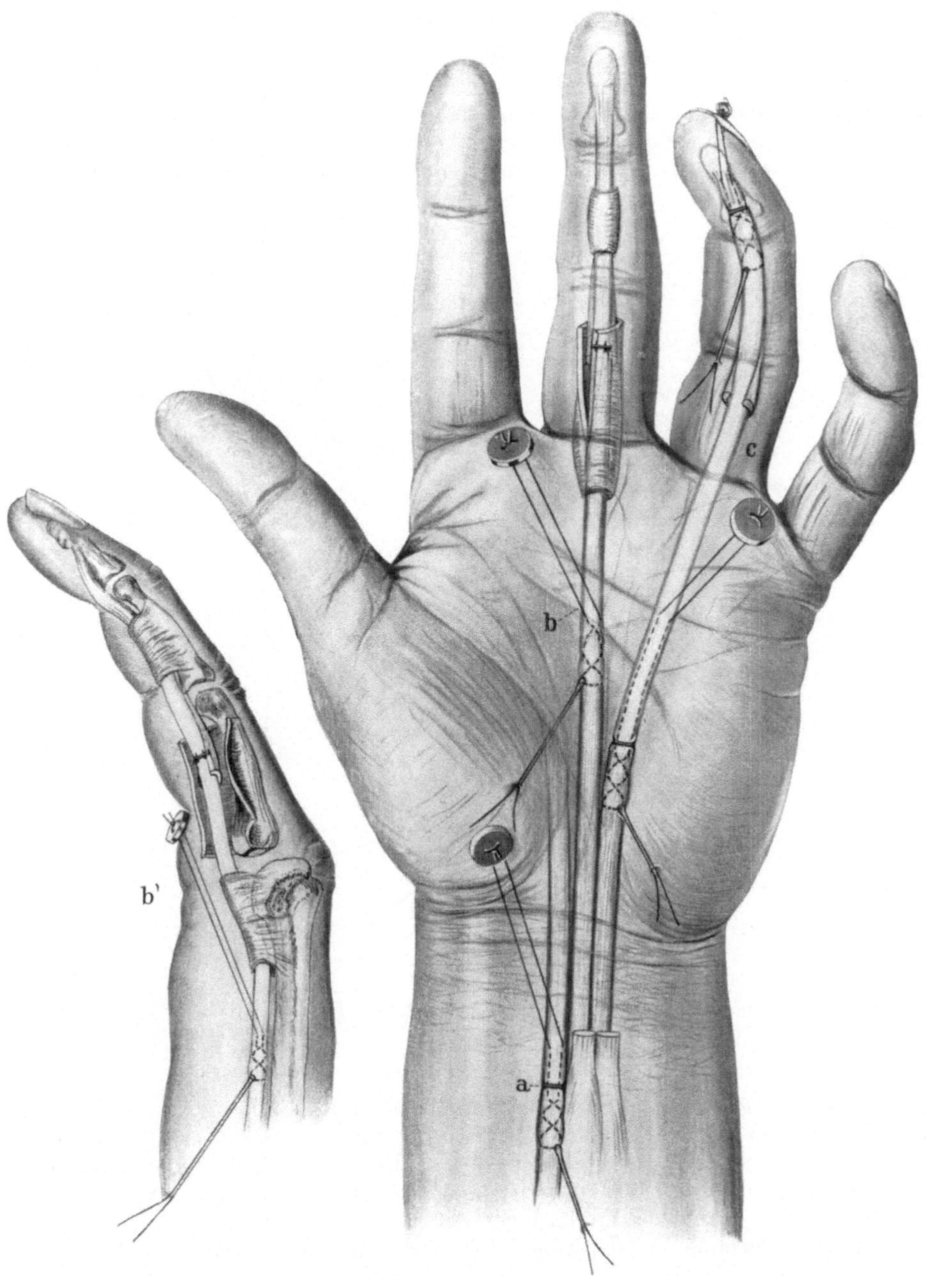

Abb. 362a—c. *Anwendungen der Ausziehdrahttechnik an dünnen Sehnen*, hier an Beugesehnen der Hand (nach der Methode von BUNNELL). a End-zu-End-Naht zweier Sehnenstümpfe mit Ausziehdraht; b und b' Naht „auf Distanz" oder Nahtentspannung durch Ausziehdraht; c Einschaltung eines freien Sehnentransplantates mit zwei Ausziehdrähten.

drahtes außerhalb der Haut über einem auf den Gipsverband gelegten Holzklötzchen (s. Abb. 363) oder — bei Nähten am Rectus femoris oder am Ligamentum patellae — an einem im Gipsverband verankerten Eisenbügel vor.

2. Die End-zu-Seit- und Seit-zu-Seit-Vereinigung verschiedener Sehnen.

Soll ein *gesunder Muskel* die *Funktion eines* endgültig *gelähmten Muskels übernehmen*, dann muß die Sehne des Kraftspenders End-zu-Seit oder Seit-zu-Seit mit dem Kraftnehmer vereint werden. Die Abb. 364 zeigt Methoden, die sich für solch eine Sehnenverpflanzung eignen. Am häufigsten kommt die *„totale absteigende“ Sehnenverpflanzung* in Frage, bei der die peripher durchschnittene Spender-

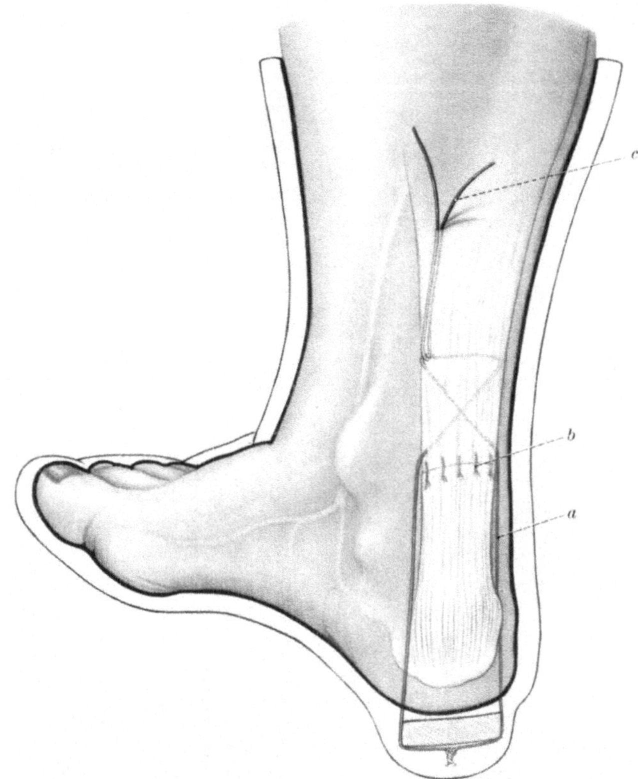

Abb. 363 *Ausziehdrahttechnik zur Entspannung des Nahtbereiches bei dicker Sehne.* *a* Drahtschlinge zur Entlastung des Nahtbereiches, über eingegipstes Holzklötzchen gespannt; *b* dünne Zwirnfäden zur Adaptation der Sehnenquerschnitte; *c* Ausziehdraht zur Entfernung des Spanndrahtes nach Wundheilung.

sehne an der in ihrem Zusammenhang gelassenen Empfängersehne befestigt wird (s. Abb. 364). Die *„partielle absteigende“ Sehnenverpflanzung* (s. Abb. 365), bei der man die Spendersehne teilweise abgespalten und seitlich an die Empfängersehne angelegt hat, die *„totale aufsteigende“ Sehnenverpflanzung* (s. Abb. 366), bei der die gesamte proximal durchschnittene Empfängersehne an die nicht durchtrennte Spendersehne seitlich angeheftet wird, und die *„seitliche Vereinigung“* von den in ihrer Kontinuität erhaltenen Spender- und Empfängersehnen, führen meist nicht zu so guter Kraftübertragung und werden seltener angewandt.

3. Die Befestigung von Sehnen am Knochen.

Die Befestigung von Sehnen am Knochen gelingt durch einfaches Anheften an das Periost meist nicht mit der erwünschten Sicherheit. Der Operateur muß versuchen, das Sehnenende *mit angefrischtem Knochen in engen Kontakt* zu *bringen*.

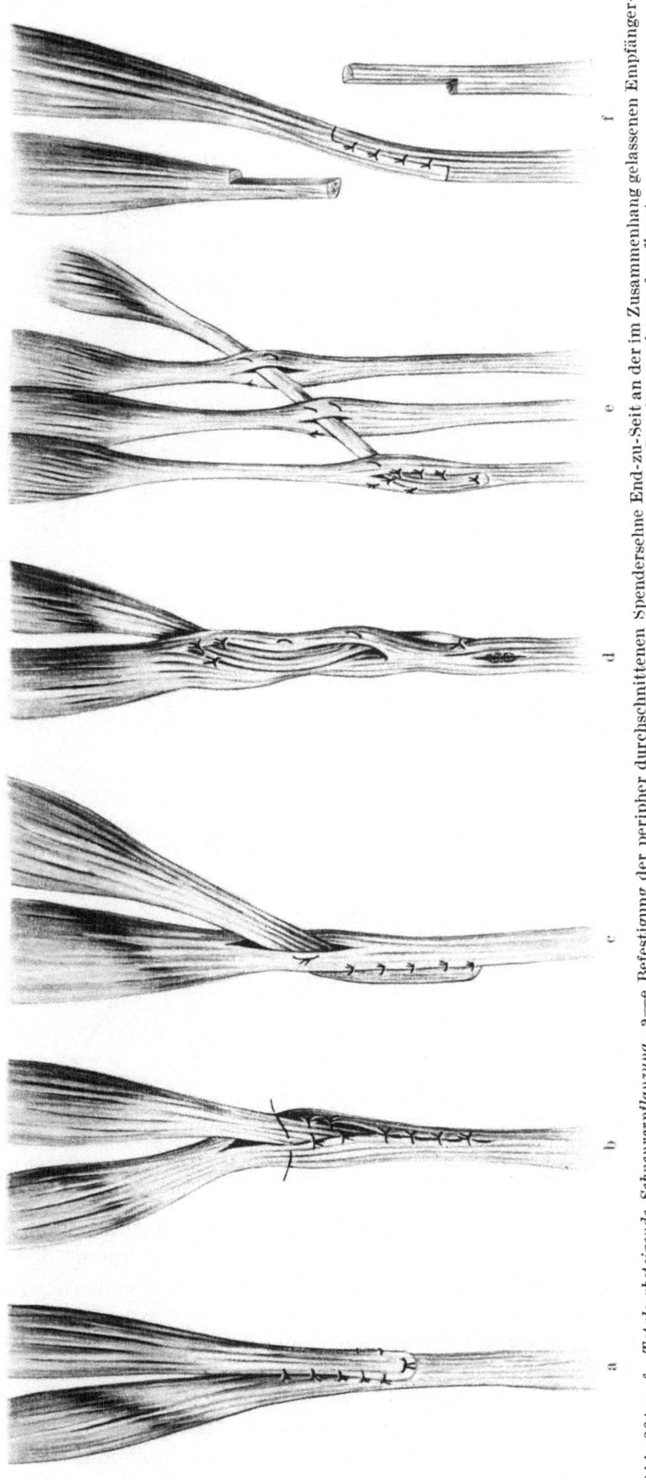

Abb. 364a—f. *Totale absteigende Sehnenverpflanzung.* a—e Befestigung der peripher durchschnittenen Spendersehne End-zu-Seit an der im Zusammenhang gelassenen Empfängersehne; f Die peripher durchschnittene Spendersehne ist endständig auf die proximal durchschnittene Empfängersehne aufgepflanzt.

Der von Knochen umgebene Teil der Sehne verknöchert später und gewährleistet so eine gute Verankerung.

Ein besonders zuverlässiges Verfahren stellt die *Befestigung in Form einer durch den Knochen geführten Sehnenschlinge* (s. Abb. 367d) dar. Der Knochenkanal wird in Dicke der betreffenden Sehne vorgebohrt und die gebildete Sehnenschlinge

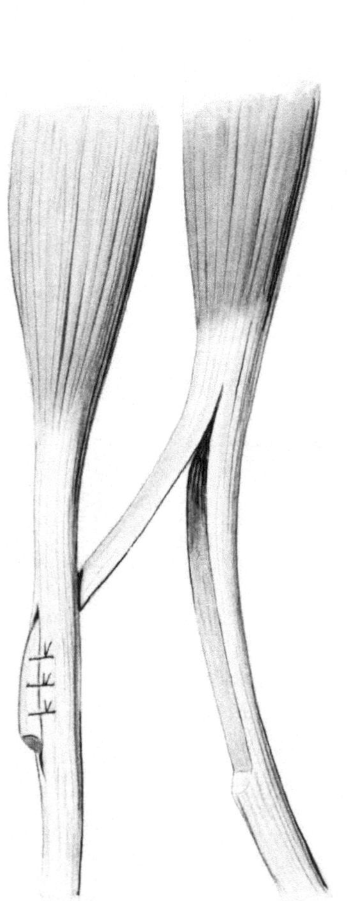

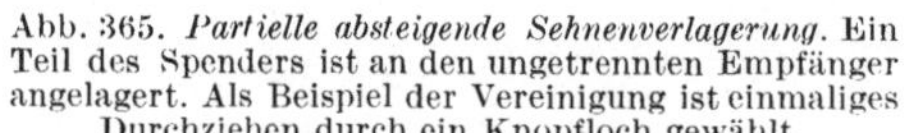

Abb. 365. *Partielle absteigende Sehnenverlagerung.* Ein Teil des Spenders ist an den ungetrennten Empfänger angelagert. Als Beispiel der Vereinigung ist einmaliges Durchziehen durch ein Knopfloch gewählt.

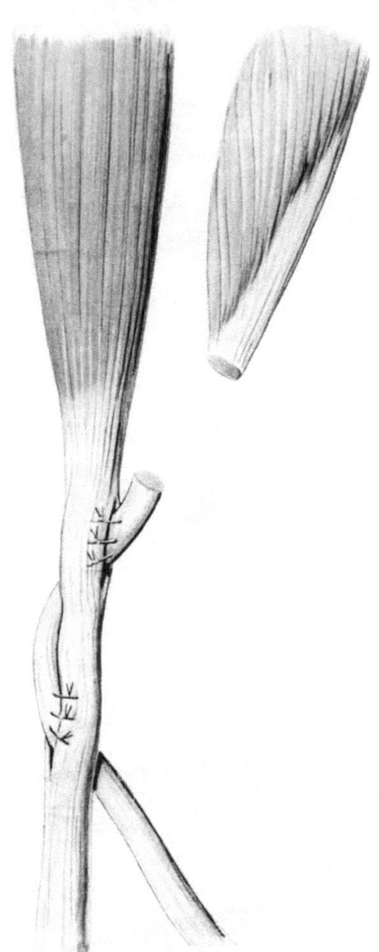

Abb. 366. *Totale aufsteigende Sehnenverlagerung.* Die gesamte Empfängersehne ist an den ungetrennten Spender seitlich angehängt. Als Beispiel der Vereinigung ist die Durchflechtung gewählt.

mit einigen kräftigen Zwirns- oder Drahtnähten zusammengehalten. Diese Methode ist aber nur selten (bei langen überschüssigen Sehnenenden) anwendbar und hat den Nachteil, daß sie die Festigkeit des Knochens beeinträchtigt. Meistens steht nur ein *kurzes Sehnenstück* zum Anheften an den Knochen zur Verfügung. Unter diesen Umständen läßt sich das Sehnenende in eine subperiostal frisch gebildete Knochenrinne einlegen und dann mit Periost und Knochen vernähen (s. Abb. 367e). Die Verbindung wird zuverlässiger, wenn der Sehnenstumpf wenigstens ein kleines Stück in einen kurzen *Knochenkanal* oder in ein kleines *Knochenfenster* hineinreicht (s. Abb. 267a), wo ihn bis zu seinem festen Anwachsen

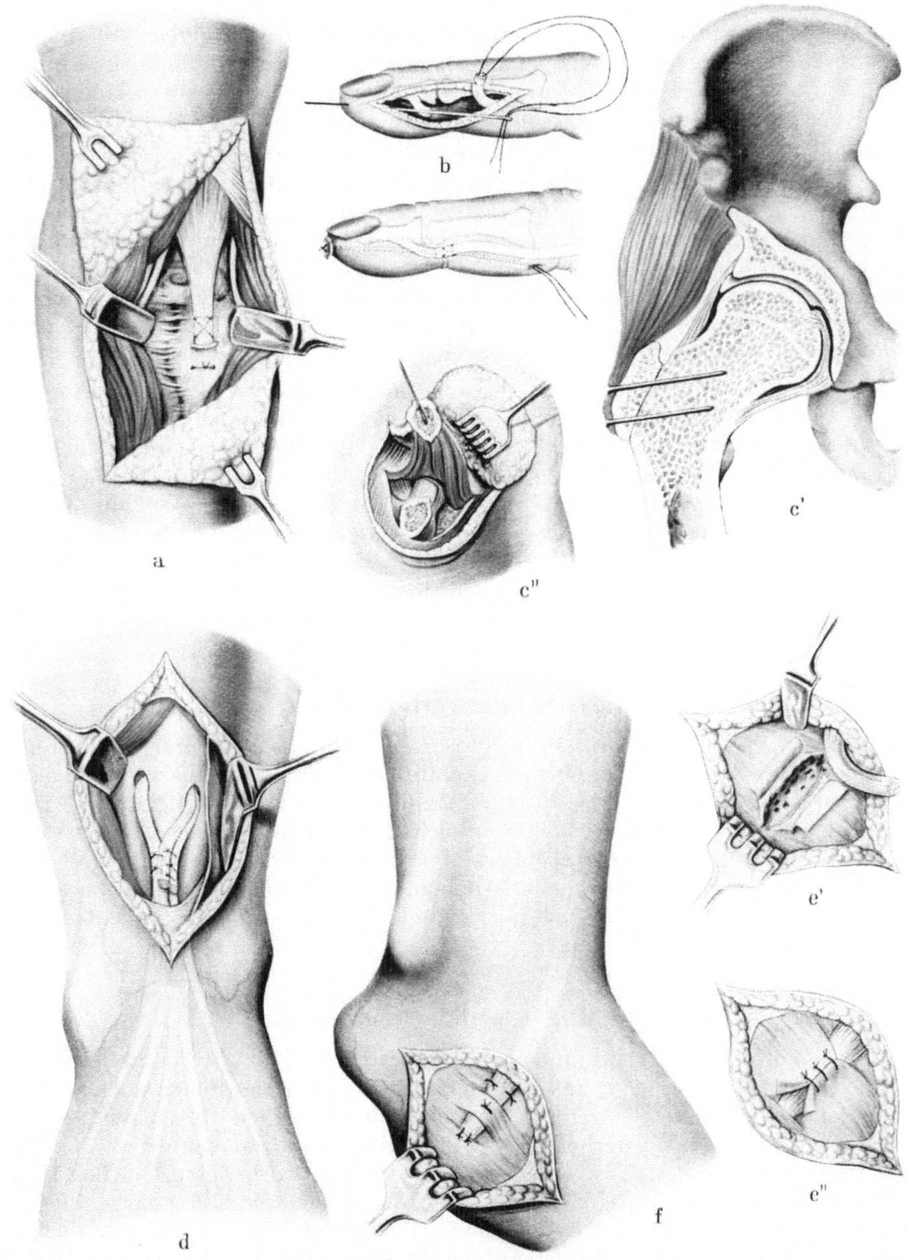

Abb. 367 a—f. *Methoden zur Befestigung einer Sehne am Knochen.* a Hereinziehen des Sehnenendes in ein kleines Knochenfenster und Befestigung durch Knochennaht; b Verankern des Sehnenendes an einem erhalten gebliebenen kurzen Sehnenstumpf mit Ausziehdraht nach BUNNELL; c Annageln oder Anschrauben einer Sehne am Knochen. Nur möglich, wenn knöcherner Ansatzpunkt mit abgerissen oder abgetrennt war und Muskelzug von Einschlagrichtung des Nagels abweicht; d schlingenförmige Befestigung an einem Knochenkanal; nur bei Sehnenüberschuß möglich; e Einlagern des Sehnenendes in einer subperiostal gebildeten Knochenrinne; f Einlagern des Sehnenendes in eine subperiostale Tasche.

zugfeste Seide oder Draht festhält. Liegt der Fixationspunkt der Sehne am Knochen so unzugänglich, daß hier zusätzliche Bohrlöcher für das Durchziehen des Haltefadens schwierig anzubringen sind, dann ist es auch möglich, den

den Haltefaden durch die Haut herauszuführen und durch einen außerhalb des Gipsverbandes liegenden Knebel zu spannen. Bei dünnen Sehnen, z. B. am Finger, ist nach 3—4 Wochen mit einem genügend festen Verwachsen der Sehne am Knochen zu rechnen; in geeigneten Fällen läßt sich der Haltefaden später mittels der *Bunnellschen Ausziehtechnik* wieder herausholen.

Das *Annageln oder* das *Anschrauben am Knochen* kommt nur dann in Betracht, wenn es sich um die Befestigung einer Sehne handelt, die *mit* ihrem *knöchernen Ansatzpunkt* ausgerissen ist oder vorher operativ abgetragen war. Es handelt sich hierbei eigentlich um eine Osteosynthese, zu der Nägel und Schrauben aber auch nur geeignet sind, wenn sie spitzwinklig oder senkrecht zum Sehnenzug eingetrieben werden können (s. Abb. 367c). In anderen Fällen ist es vorzuziehen, den Knochen durch Drahtnähte zu befestigen.

Ist am Befestigungspunkt einer Sehne noch ein *kleines Stück der früher dort inserierenden Sehne* erhalten, und liegt dieser Punkt so unzugänglich, daß eine kunstgerechte End-zu-End-Naht (s. S. 398) nicht möglich scheint, so kann der Operateur — nach dem Vorschlage von Bunnell — das proximale, gut zugängliche Sehnenstück mit einem Faden durchflechten, den kurzen, am Knochen festsitzenden Sehnenstumpf mit demselben Faden *axial auffädeln* und dann den Faden außerhalb der Haut auf einen Knopf spannen (s. Abb. 367b). Hiermit läßt sich eine gute Adaptation beider Sehnenenden erreichen, und die Sehne hat nach wenigen Wochen wieder einen festen Halt am Knochen.

III. Sehnenverlängerung.

Bleibt nach schweren Infektionsprozessen oder nach längerer Ruhigstellung in fehlerhafter Schonstellung eine krankhafte Verkürzung des Muskel-Sehnenapparates zurück, so läßt sich dies durch *mechanische Dehnung* — Quengeln — nur in beschränktem Ausmaße ausgleichen. Solchen immer langwierigen konservativen Maßnahmen ist meistens ein *operatives Vorgehen* mit Durchtrennung und plastischer Verlängerung der Sehne vorzuziehen, weil dies schneller und dauerhafter zum Erfolg führt. Die hierbei notwendige Tenotomie kann „subcutan" oder „offen" vorgenommen werden.

1. Die subcutane Tenotomie.

Diese Methode wird heute nur mehr selten durchgeführt, wenn die betreffende Sehne so oberflächlich liegt, daß Tasten mit dem Finger das Sehen mit den Augen ersetzt und die Sehne so breit ist, daß nach ihrer völligen Durchtrennung auch ohne Naht mit einer Wiederherstellung ihrer Kontinuität gerechnet werden kann. Die subcutane Tenotomie ist auch nur dort erlaubt, wo bei einer solchen Durchschneidung im Dunkeln keine Nebenverletzungen wichtiger Nachbargebilde oder stärkere Blutungen zu befürchten sind. Beide Gefahren lassen sich noch am ehesten vermeiden, wenn der Operateur die subcutane Tenotomie *möglichst nah am knöchernen Ansatzpunkt* der Sehne und nicht im muskulären Anteil des Sehnenapparates vornimmt. Die subcutane Tenotomie kommt zur Verlängerung der Achillessehne, der Plantarfascie oder der geschrumpften Beinadductoren in Betracht, wenn man nicht auch in diesen Fällen die offene Tenotomie vorzieht.

Zur subcutanen Tenotomie dient ein spitzes Messer mit halbmondförmiger Schneide, ein sog. „*Tenotom*", das der Operateur unter die stark angespannte Sehne sticht. Mit diesem Messer durchschneidet er unter Überwachung durch den tastenden Finger — bei sorgfältiger Schonung der Haut — *schrittweise* alle Stränge, bis die dauernd kräftig gespannte Sehne mit einem Ruck nachgibt (s. Abb. 368).

Um die spätere Überbrückung der so geschaffenen Sehnenlücke durch Proliferationsvorgänge zu erleichtern, empfiehlt es sich, die Sehne mit dem Messer nicht vollständig zu durchtrennen; dann halten einige, in Kontakt gebliebene Fasern die

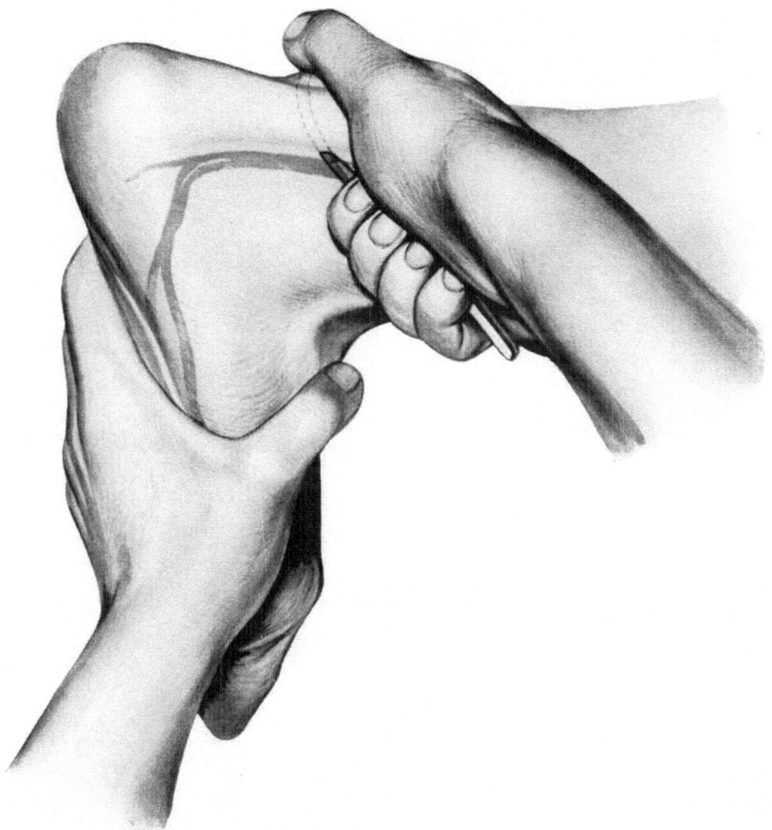

Abb. 368. *Subcutane Sehnendurchschneidung* der Achillessehne. Die Schneide des Tenotoms wird senkrecht gegen die Sehne gerichtet und durchtrennt unter Kontrolle des aufgelegten Daumens schichtweise die stark angespannte Sehne.

Sehnenstümpfe zum Schluß der Tenotomie doch noch etwas zusammen. Die Wiederherstellung der Sehnenkontinuität wird außerdem erleichtert, wenn der Schnitt durch die Sehne nicht quer, sondern schräg zur Sehnenachse liegt. An kräftig vorspringenden dicken Sehnen, z. B. an der Achillessehne, läßt sich auch subcutan, allein durch das Gefühl geleitet, eine stufenförmige Durchschneidung (s. Abb. 369) erzielen.

2. Die offene Tenotomie.

Die offene Tenotomie unter Sicht des Auges ist der subcutanen Durchtrennung meist vorzuziehen. Diese Operation hat immer so zu erfolgen, daß nach der Verlängerung doch wieder eine Nahtadaptation der Sehnenstümpfe möglich ist

Am häufigsten kommt hierbei ein *stufenförmiges Durchschneiden* zur Anwendung, und zwar an *dicken* breiten *Sehnen* (z. B. der Achillessehne) *in der Frontalebene* (s. Abb. 369) und bei schmalen *dünnen Sehnen* (z. B. der langen Daumenbeugersehne) *in der Sagittalebene* (s. Abb. 370). Erfahrungsgemäß läßt sich an dünnen Sehnen mit solch einer stufenförmigen Verlängerung *höchstens* eine *Verlängerung*

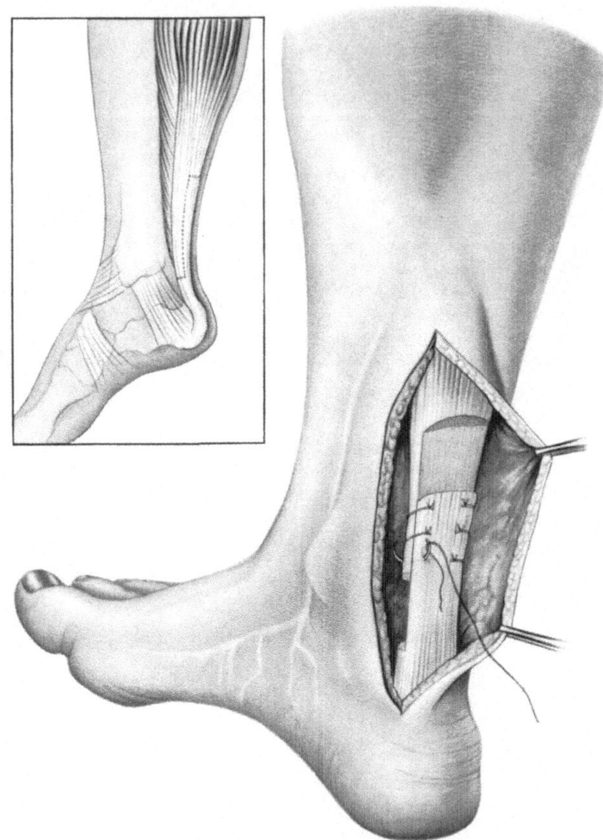

Abb. 369. *Sehnenverlängerung* mittels *stufenförmiger Durchschneidung in* der *Frontalebene*; bei *dickeren* Sehnen zu bevorzugen. Hautschnitt türflügelartig neben der Sehne.

von 6 cm zuverlässig herstellen. Ist die zu überbrückende Spanne noch länger, so empfiehlt sich statt dessen die Einschaltung eines Transplantates (s. S. 414). Bei der ebenfalls zur Sehnenverlängerung vorgeschlagenen *schrägen Tenotomie* (s. Abb. 371) ist der Längengewinn noch wesentlich geringer und die dabei entstehenden dünnen Sehnenspitzen lassen sich weniger zuverlässig miteinander vernähen. Die *ziehharmonikaartige* Verlängerung (s. Abb. 371) oder die Verlängerung durch *Lappenbildung* (s. Abb. 371) führt oft zu unkontrollierbarem Einreißen der Sehnen und wird von uns deswegen nicht gebraucht. An der Achillessehne hat sich auch die *V-förmige Tenotomie nach* VULPIUS bewährt. Hierbei kerbt der Operateur nur den Sehnenspiegel am Muskelansatz V-förmig ein. Bei gewaltsamer Dehnung weicht die Sehne an dieser Stelle unter Erhaltung ihrer Kontinuität und ihrer Spannung auseinander (s. Abb. 372).

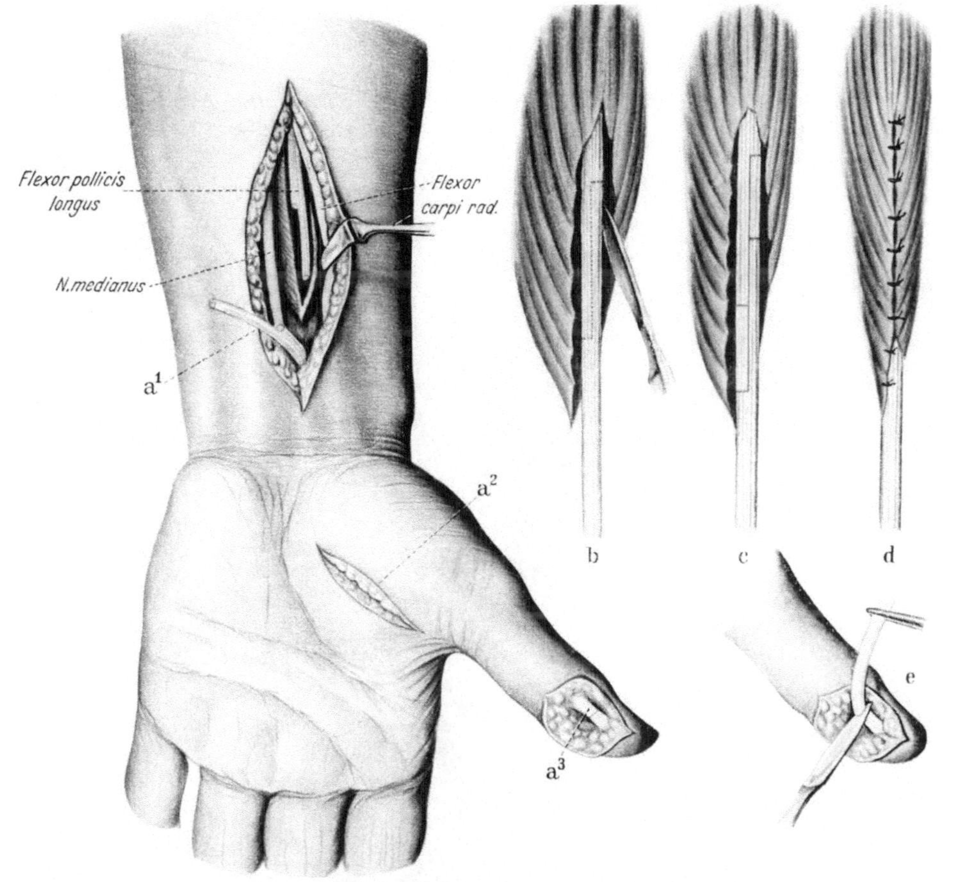

Flexor pollicis longus
Flexor carpi rad.
N. medianus
a1
a2
a3
b
c
d
e

Abb. 370 a—e. *Sehnenverlängerung mittels stufenförmiger Durchtrennung in der Sagittalebene*; bei *dünneren* Sehnen zu bevorzugen. Als Beispiel die Sehne des *M. flexor pollicis longus* nach alter Durchtrennung über dem Daumengrundglied. Freilegen des proximalen Sehnenstückes am Vorderarm (a[1]) und am Daumenballen (a[2]). Auf a[2] kann oft verzichtet werden. Darstellen des distalen Sehnenstumpfes durch lateralen Schnitt am Daumenendglied (a[3]). Stufenförmige Durchtrennung des gesunden Sehnenanteiles in der Sagittalebene (a[1] und b). Cave M. flexor carpi radialis und N. medianus; das als Sehne angesprochene Gebilde darf erst durchtrennt werden, wenn man den Muskelansatz an der Sehne (b) sieht! Vorziehen der verlängerten zentralen Sehne mittels Führungssonde durch das Sehnenfach zum Daumenendglied und Annähen am gekürzten (e) distalen Sehnenstumpf (a[3]). Um eine Behinderung der Gleitfähigkeit der Sehne an der Verlängerungsstelle zu vermeiden, lassen sich manchmal die dort entstandenen Lücken durch ein vom distalen Sehnenstumpf (e) gewonnenes, in zwei Stücke längsgespaltenes Transplantat ausfüllen (c) oder durch Muskulatur einhüllen (d).

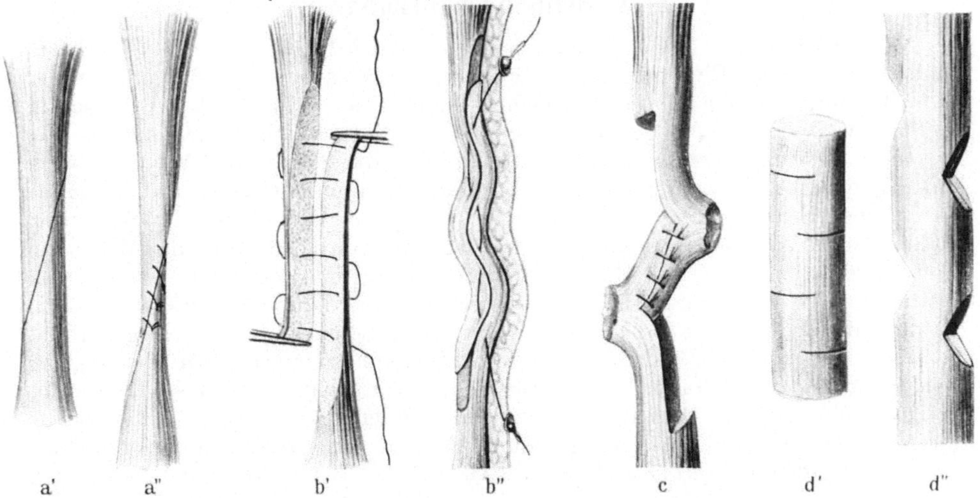

Abb. 371 a—d. Andere *Methoden zur Sehnenverlängerung* (weniger zu empfehlen). a *Schräge* Tenotomie; Vereinigung der dünnen Sehnenspitzen wenig zuverlässig; b *schräge* Tenotomie mit *längerer* Schnittebene und Adaptation durch transcutan gelegten Ausziehdraht (nach BUNNELL); c Verlängerung durch *Lappenbildung*; d *ziehharmonikaartige* Verlängerung. Die Methoden a, c und d sind wenig zu empfehlen.

Über Methoden zur Sehnenverlängerung durch *Einschaltung von Transplantaten* s. S. 414.

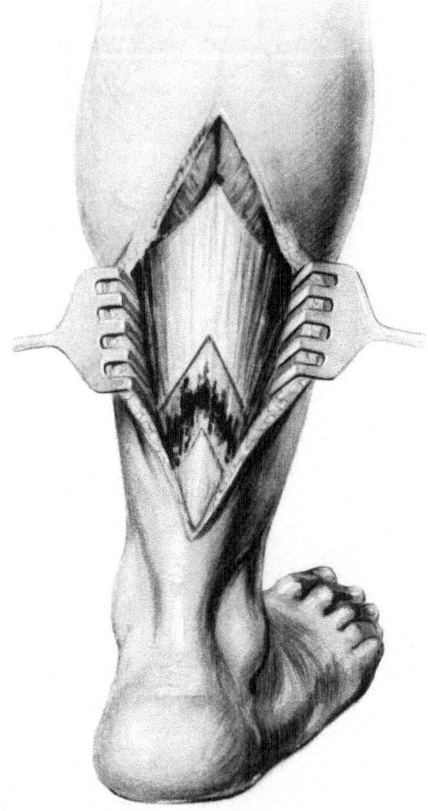

Abb. 372. *Gleitenlassen der Achillessehne nach* VULPIUS durch *V-förmige Einkerbung* an der Übergangsstelle von Muskel und Sehne und gewaltsame Dehnung.

IV. Sehnenverkürzung.

Nach Lähmungen oder Verletzungen, bei Überdehnung durch fehlerhafte Ruhigstellung, bei Einschaltung eines Transplantates oder Vereinigung zweier Sehnenstümpfe unter Materialüberschuß kann eine *Sehne* funktionsuntüchtig werden, weil sie *zu lang* geworden ist. Dieser Notstand läßt sich *nur in sehr geringem Ausmaß konservativ beheben,* indem man die Sehne für 6 Wochen durch einen Gipsverband in entsprechender Stellung maximal entlastet. Dabei kommt es zu einer Schrumpfung des nicht mehr unter der physiologischen Spannung stehenden Sehnenmuskelapparates. Dies Vorgehen führt jedoch häufig nicht zum Ziel; die dabei eintretende Sehnenverkürzung ist ungenügend, oder es kommt bei erneuter physiologischer Belastung wieder zur Überdehnung. Deswegen kann häufig auf eine operative Verkürzung der zu langen Sehne nicht verzichtet werden.

Diese *Verkürzung* läßt sich durch *verschiedene Methoden* erreichen: Bei *Raffung* der Sehne (s. Abb. 373a u. b) wird die Sehne von einem Faden in Längsrichtung durchflochten. Durch Spannung des Fadens verkürzt sich die Sehne dann unter harmonikaartigem Zusammenfalten Eine besser dosierbare Verkürzung ergibt die *Schlingenbildung* (s. Abb. 373c). Beide Methoden haben den

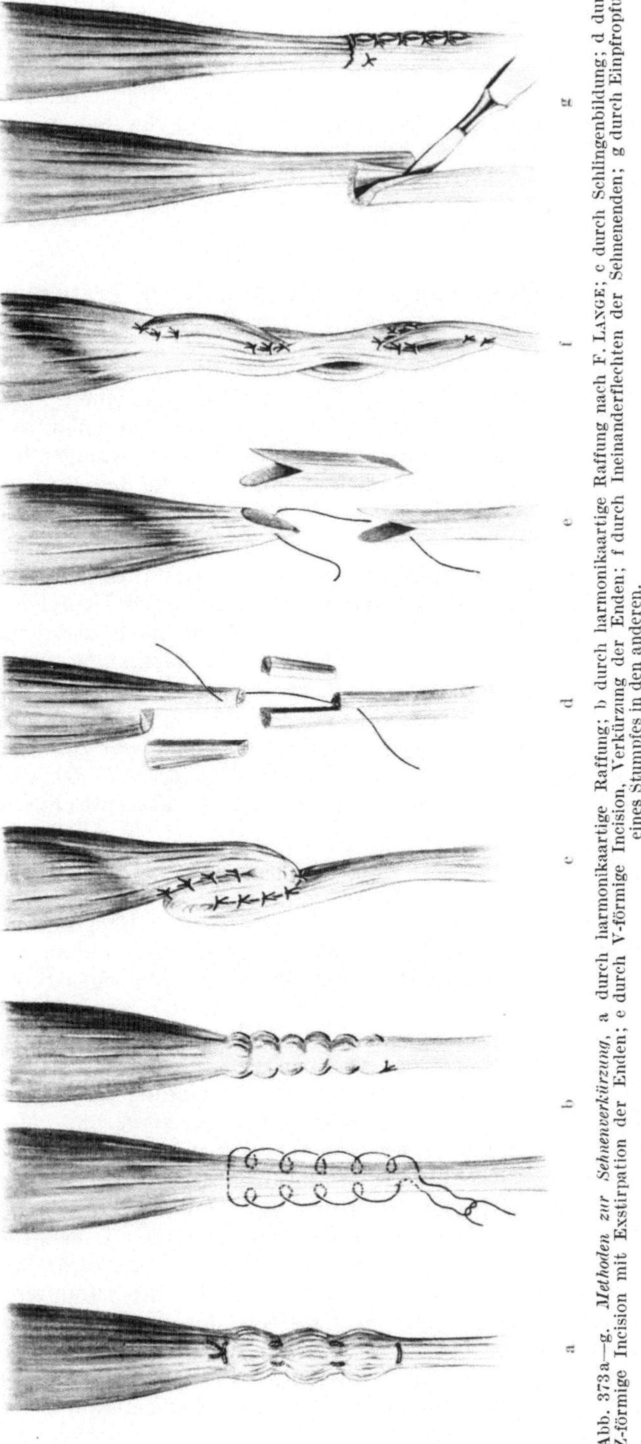

Abb. 373a—g. *Methoden zur Sehnenverkürzung*, a durch harmonikaartige Raffung; b durch harmonikaartige Raffung nach F. LANGE; c durch Schlingenbildung; d durch Z-förmige Incision mit Exstirpation der Enden; e durch V-förmige Incision, Verkürzung der Enden; f durch Ineinanderflechten der Sehnenenden; g durch Einpfropfung eines Stumpfes in den anderen.

Nachteil, daß sie zu einer knotigen Verdickung im Sehnenverlauf führen. Sie dürfen daher nur dort angewandt werden, wo die Gleitfähigkeit der Sehne in einem lockeren Gewebe trotz der Knotenbildung gewährleistet ist, dagegen *nicht in der Nähe von Sehnenscheiden oder* quer verlaufenden *Retinacula.* Wo solche funktionsstörenden Verdickungen an der Verkürzungsstelle hinderlich sein würden, ist es vorzuziehen, den Materialüberschuß der Sehne nach vorheriger Z-förmiger oder stufenförmiger Durchtrennung wegzuschneiden und dann eine *End-zu-End-Naht* durchzuführen (s. Abb. 373d u. e), oder zu lang erscheinende Sehnenenden *ineinander* zu *verflechten* (s. Abb. 373f u. g).

V. Überbrückung von Sehnenlücken durch Transplantate [*23, 13, 17*].

Größere Lücken in einer Sehne (an dünnen Sehnen über 6 cm) lassen sich nicht durch eine verlängernde Tenotomie (s. S. 409) ausgleichen, in solchen Fällen ist das fehlende Sehnenstück vielmehr durch ein Transplantat zu ersetzen. Hierzu dienen in erster Linie Sehnenautotransplantate, weniger häufig Fascienautotransplantate und nur als Notbehelf homoio- oder heteroplastische Sehnen oder alloplastisches Material.

Bei dicken Sehnen gelingt es manchmal, ein Sehnentransplantat zur Sehnenverlängerung als sog. ,,*Griffelkastentransplantat*" aus der Mitte des Sehnenstumpfes selbst herauszuschneiden und dann (wie den Deckel eines Griffelkastens) noch in einem gewissen Zusammenhang mit der Umgebung nach distal zu verschieben (s. Abb. 374). Im allgemeinen sind völlig *freie Transplantate* von *dicken Sehnen* weniger zu empfehlen, weil es dabei *leichter zur zentralen Nekrose* kommt *als bei frei verpflanzten dünnen Sehnen,* die in den ersten Tagen besser durch Diffusionsvorgänge ernährt werden. *Bei* größeren Defekten *dünnerer Sehnen* läßt sich das zur Überbrückung dienende *Transplantat* nur *außerhalb der verletzten Sehne* gewinnen. Die Einschaltung eines freien Sehnentransplantates hat sich besonders zur Wiederherstellung von Fingerbeugesehnen bewährt (s. Abb. 362).

Als *Fundstelle für ein freies Sehnenautotransplantat* (s. Abb. 375) dient bei Operationen an der Hand in erster Linie die 12—15 cm lange Sehne des *M. palmaris longus.* Der Operateur soll schon vor dem Hautschnitt bei Beugung im Handgelenk gegen einen Widerstand durch Tasten feststellen, ob diese Sehne, die in 20% der Fälle fehlt, bei dem betreffenden Kranken überhaupt angelegt ist. Zur Entnahme der Palmarissehne machen wir an ihre beiden Enden zwei Querincisionen der Haut, mobilisieren die Sehne subcutan und ziehen das herausgeschnittene Stück nach distal weg. Bei Fingerbeugesehnenoperationen im kritischen Bereich (s. S. 395) läßt sich gelegentlich auch die zur Vorbeugung einer Verengung in der Sehnenscheide excidierte gesunde Sehne des *M. flexor digitorum sublimis* (s. S. 396) als Transplantat verwenden. Es ist auch möglich, eine oder zwei *Strecksehnen der Finger* ohne wesentliche Funktionsstörung als Transplantate zu entnehmen. Dazu dient ein kleiner Querschnitt über die Strecksehne des 3. und 4. Fingers am Handrücken und eine zweite Incision proximal des L. carpi dorsalis. Um spätere Funktionsstörungen zu vermeiden, dürfen aber nicht mehr als zwei Strecksehnen entnommen werden, außerdem sind die Juncturae tendineae immer zu schonen und schließlich ist es dabei ratsam, den distalen Sehnenstumpf mit einer erhalten gebliebenen Nachbarstrecksehne zu vernähen. Für längere Sehnentransplantate steht auch die Sehne des *langen Zehenstreckers* mit ihren Endaufzweigungen zur 2., 3. und 4. Zehe zur Verfügung. Die genannten distalen Enden dieser Sehne werden durch kleine Querincisionen über der 2., 3. und 4. Zehe abgeschnitten und dann durch eine zweite kleine Querincision am proximalen Fußrücken mittels Sehnenstripper (s. Abb. 352) vom Peritenonium gelöst. Anschließend legt der Operateur einen Längsschnitt am Unterschenkel an den lateralen Rand des M. tibialis anterior, führt von hier mehrere kräftige Haltefäden durch die Sehnenscheide des langen Zehenstreckers nach distal, befestigt daran die von den Zehen abgelösten Sehnen und kann hiermit die Extensorsehne zusammen mit den genannten drei Verzweigungen von ihren Nachbargebilden beim Heraufziehen stumpf ablösen. Wird eine *besonders kräftige lange Sehne* benötigt, wie z. B. zur Wiederherstellung der Kniekreuzbänder, dann kann man auch die Sehne des *M. flexor hallucis longus* entnehmen; bei diesem Vorgehen sind später nur unerhebliche Funktionsstörungen zu erwarten.

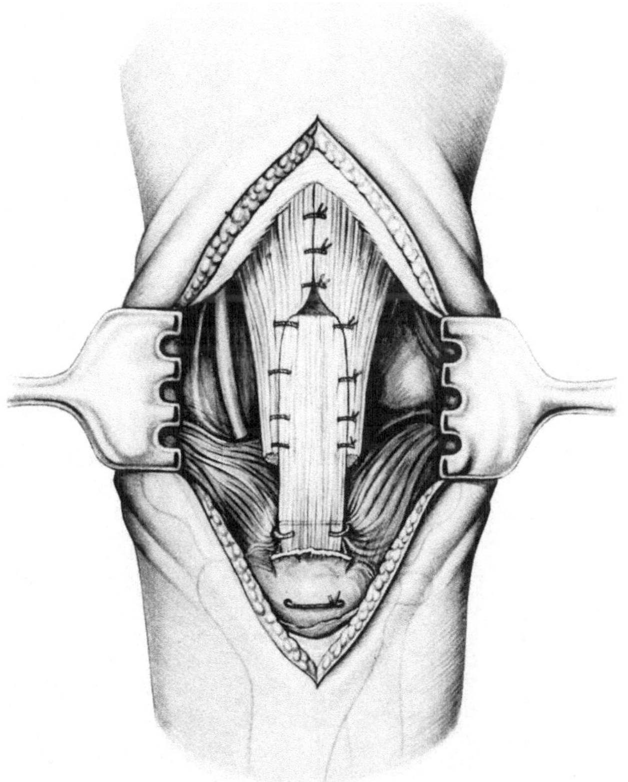

Abb. 374. *Überbrückung einer Lücke an dicker Sehne mittels Griffelkastentechnik.*

Wo das technisch *möglich* ist (an der Palmaris longus-Sehne gelingt es meistens ohne Schwierigkeiten), da soll der Operateur das *Sehnentransplantat im Zusammenhang mit* seinem lockeren peritendinösen Bindegewebe, dem *Peritenonium*, herausschneiden und an den neuen Ort *verpflanzen*. Hierdurch wird die Wiederherstellung der Blutversorgung des Transplantates erheblich erleichtert. Zur Befestigung des Sehnentransplantates mit den angefrischten Enden der Sehnenstümpfe dienen *die bei der End-zu-End-Vereinigung* besprochenen *Nahtmethoden* (s. S. 398). An den Fingerbeugesehnen kann man auch von der Bunnellschen Nahttechnik (s. Abb. 362) vorteilhaft Gebrauch machen und das Transplantat hierbei axial auf Draht auffädeln (s. Abb. 376). In jedem Falle ist dafür zu sorgen, daß es an den Vereinigungsstellen nicht zu einer bewegungsbehindernden Knotenbildung kommt. Der Operateur muß schließlich darauf achten, daß die neu überpflanzte Sehne allseitig von gesundem Gewebe umgeben ist und nirgends einen schädlichen Druck, z. B. durch enge Sehnenscheiden, erleidet.

Die Bildung einer künstlichen Sehne durch frei transplantierte Fascie nach KIRSCHNER ist ein bewährtes Verfahren zur Überbrückung von Lücken an kurzen *dicken Sehnen* (Achillessehne, Sehne des Rectus femoris, des M. biceps, M. triceps oder M. deltoideus). Die Methode ist auch zum Sehnenersatz am Unterarm herangezogen worden. Zur Wiederherstellung von Fingersehnen sind

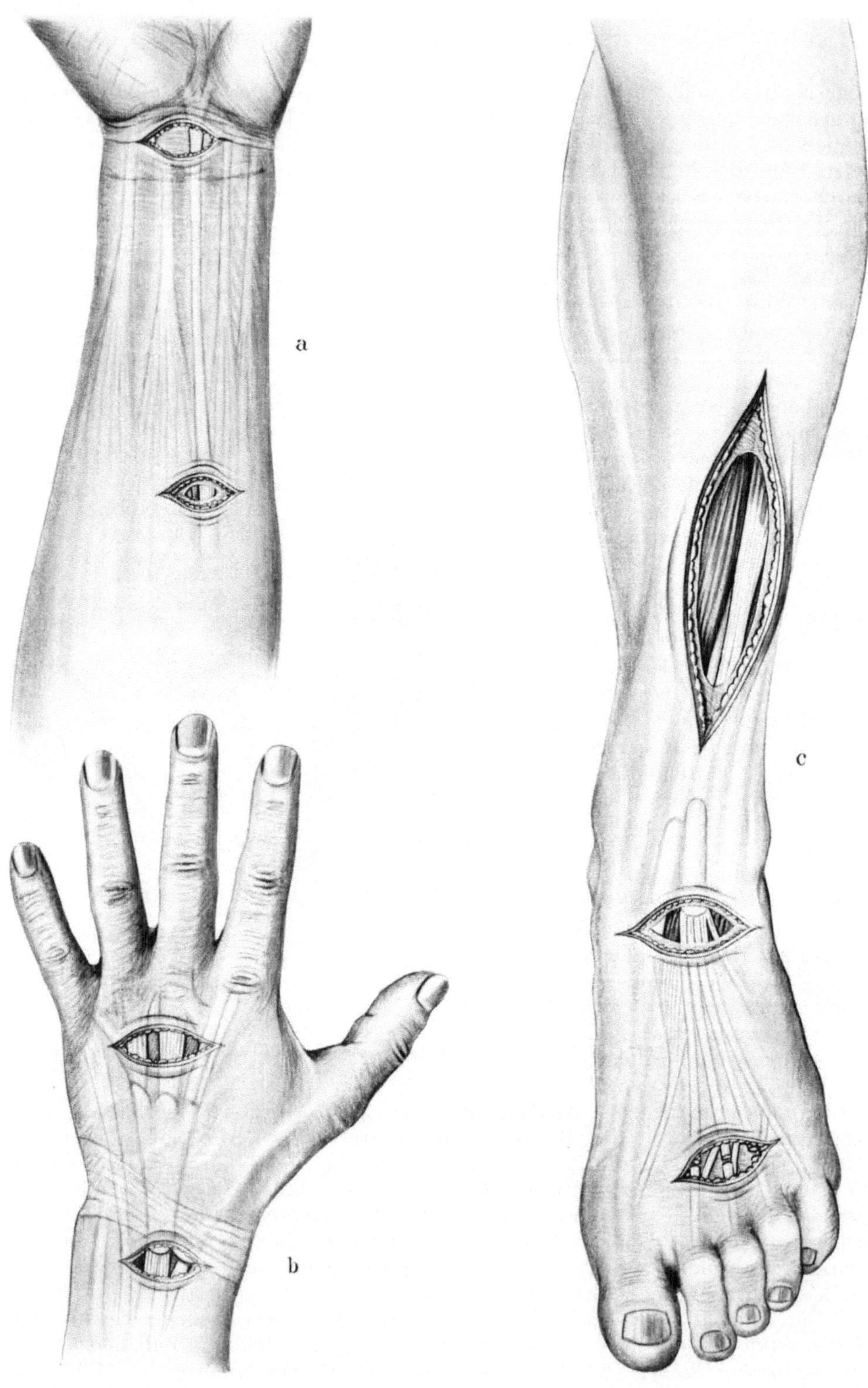

Abb. 375a—c. *Die Fundstellen für Sehnenautotransplantate.* a Die Sehne des *M. palmaris longus*; b eine Sehne des *M. extensor digitorum communis.* Die juncturae tendinum müssen in jedem Fall erhalten bleiben, um die Streckung des Fingers zu gewährleisten; c die Sehnen des *M. extensor digitorum longus* zu den 2., 3. und 4. Zehen (s. Text S. 414).

dagegen Sehnenautotransplantate vorzuziehen, da Fascien hier erfahrungsgemäß zu Verwachsungen führen. Als *Fundstelle der Fascientransplantate* dient die *Fascia lata*, die im distalen und dorsalen Abschnitt am kräftigsten entwickelt ist (s. Abb. 377). Diese Oberschenkelfascie wird durch einen bogenförmigen, nach dorsal offenen *Längsschnitt an der Außenseite des Oberschenkels* freigelegt. Macht der Operateur in der vorgesehenen Breite zunächst zwei begrenzende Längsschnitte und setzt er hierauf an die Enden noch Querschnitte, dann läßt sich die Fascie danach beinahe stumpf von der Unterlage abziehen. Bei mangelhaften Weichteilverhältnissen in dem für das Fascientransplantat vorgesehenen

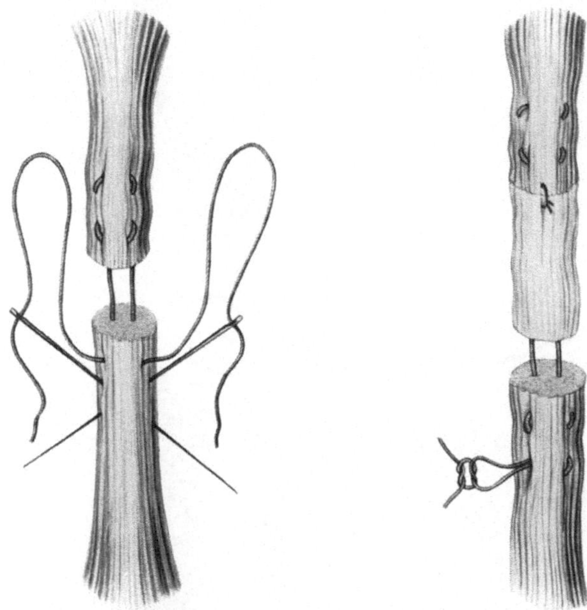

Abb. 376. Um *bei kreuzweiser Durchflechtung von Sehnen zu verhindern, daß ein Faden von einem anderen durchspießt* wird, was ein Gleiten des Fadens in der Sehne verhindern würde, führt man beide Fadenenden mit geraden Nadeln gleichzeitig durch die Sehne.

Aufnahmegebiet empfiehlt es sich, etwas Unterhautfett zusammen mit dem Fascientransplantat zu versetzen. Dabei soll die Fettschicht an der aus der Fascie gebildeten Sehne nach außen schauen. Die Entnahmelücke des Fascientransplantates bedarf am seitlichen Oberschenkel keiner Vernähung oder besonderer Deckung; Muskelhernien sind hier nicht zu befürchten.

Um einen großen Hautschnitt am Oberschenkel zu vermeiden, lassen sich schmale *Streifen aus* der *Fascia lata* auch *mittels* eines *Fascienstrippers gewinnen* (s. Abb. 378). Hierzu legt der Operateur eine kleine Incision an die Außenseite des Oberschenkels oberhalb des Kniegelenkes, schneidet dann mit dem Messer ein türflügelartiges Anfangsstück des zur Excision vorgeschnittenen Fascienstreifens aus und zieht dies durch die Öffnung des Fascienstrippers. Unter Anspannen des durch den Stripper gezogenen Anfangsstückes des Fascienstreifens schiebt er den Stripper in distaler Richtung vor. Nach Excision eines genügend langen Fascienstreifens läßt sich dieser am Endpunkt durch Vorschieben der scharfen Außenkante des Strippers abschneiden oder bei anderen Instrumenten ohne eine solche Schneidekante durch eine kleine zweite Incision herausholen.

Zur Bildung der *künstlichen Fasciensehne* nach Kirschner (s. Abb. 360) ist ein schmales rechteckiges Stück der Fascia lata mit Zwirnsnähten zu einem

Schlauch zusammenzunähen, der die zu verbindenden Sehnenstümpfe auf 2 cm Länge umscheiden soll. Falls distal keine Sehne mehr verfügbar ist, wird das Ende des Fascienschlauches durch früher beschriebene Methoden (s. S. 404) am Knochen befestigt (s. Abb. 367). Sehnenstümpfe dürfen nicht auf große Strecken

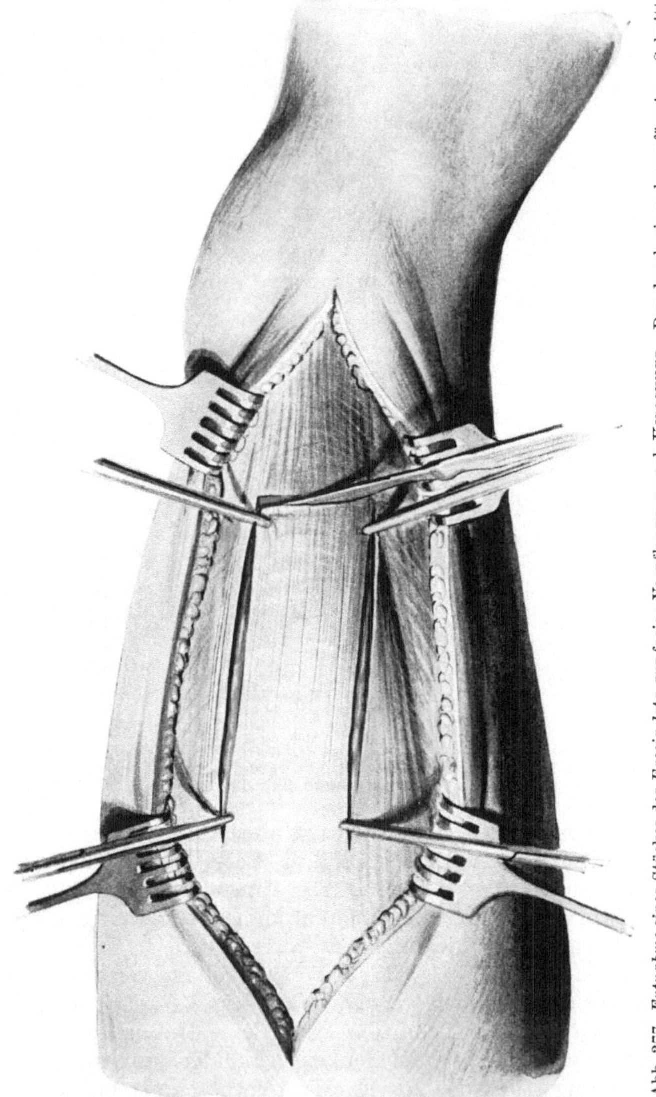

Abb. 377. *Entnahme* eines Stückes der *Fascia lata* zur freien Verpflanzung nach KIRSCHNER. Das durch einen bogenförmigen Schnitt freigelegte Fascienstück wird durch zwei Längsschnitte begrenzt, an den vier Ecken mit Kocherklemmen gefaßt, durch zwei Querschnitte vollends begrenzt und von der Unterlage gelöst.

mit einem Fascienschlauch vollständig umhüllt werden, weil dies zur Ernährungsstörung der Sehnenstümpfe führt. Kurze Lücken in dicken Sehnen lassen sich auch durch *mehrere schmale Fascienstreifen* (s. Abb. 360) überbrücken.

Fascientransplantate neigen eher als Sehnenautotransplantate zur späteren Überdehnung. Falls bei starkem Längszug eine solche Dehnungsverlängerung im Bereich der überpflanzten Fascie zu befürchten ist, kombinieren wir die *Fascienumhüllung* nach KIRSCHNER besser mit einer doppelten *Seidenfadenprothese* nach

F. LANGE (s. Abb. 360). Durch Fascien oder Seidenbänder überbrückte Sehnen sind später eher zu lang und „überdehnt" als zu kurz und zu „straff". Man vernähe also das zur Überbrückung vorgesehene Material lieber unter etwas stärkerer Spannung.

Heteroplastische Sehnen, z. B. vom Handel in Ampullen gebrauchsfertig gelieferte Känguruhsehnen, oder *alloplastische Bänder* können in Ausnahmefällen als *Notbehelf* zur Überbrückung von Sehnenlücken dienen, treten aber gegenüber dem oben erwähnten, besser bewährten autoplastischen Material weit zurück.

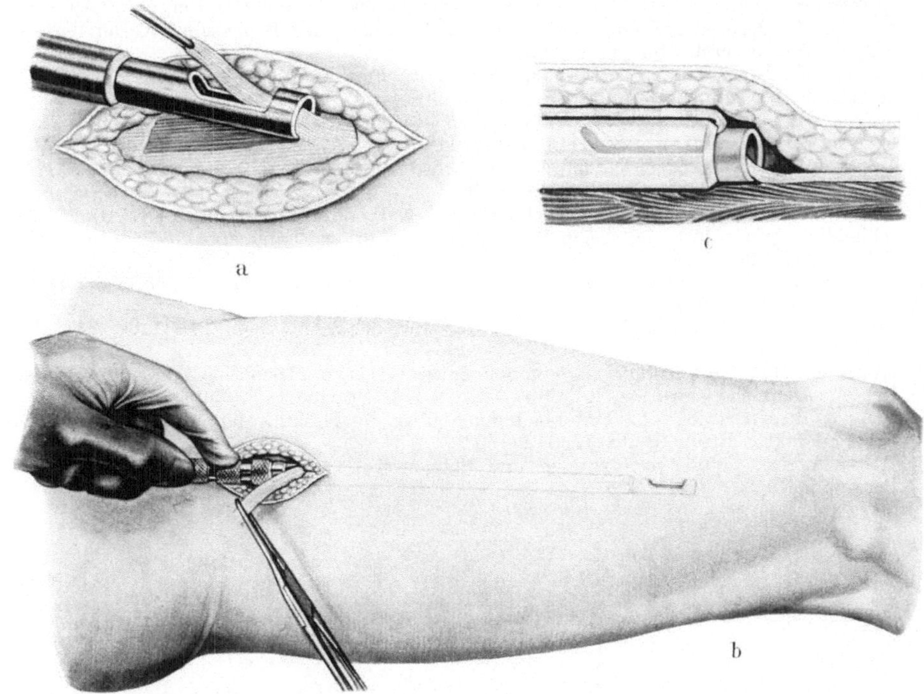

Abb. 378a—c. *Subcutane Entnahme eines Fascienstreifens mittels Fascienstripper nach der Methode von* MASON. Zunächst wird eine schmale Fascienzunge durch die vordere Öffnung des Gerätes gezogen (a). Unter Anspannen dieser Zunge schiebt man dann den Stripper in Faserrichtung der Fascie vorwärts (b) und trennt schließlich durch Vorschieben des Strippermantels das ausgelöste Fascienband ab (c).

Auch die von F. LANGE früher empfohlene „*Seidensehne*", bei der in den Sehnendefekt zunächst ein dicker Seidenfaden eingeschaltet wird, der sich — wenn er nicht in einer Sehnenscheide liegt — im Laufe der Zeit mit Bindegewebe umkleidet und so langsam zu einem sehnigen Strang wird, ist heute — außer in der oben geschilderten Modifikation — kaum noch gebräuchlich.

Literatur.

1. ALLEN, H. S.: Flexor tendon grafting to the hand. Arch. Surg. **63**, 362 (1951).
2. BIESALSKI, K., u. L. MAYER: Die physiologische Sehnenverpflanzung. Berlin: Springer 1916.
3. BÖHLER, L.: Die Technik der Knochenbruchbehandlung, Bd. I. Wien: Maudrich 1951.
4. BUNNELL, ST.: Surgery of the hand. Philadelphia-London-Montreal: Lippincott 1948.
5. CARON, W. M.: Sutures tendineuses experimentales. Semaine Hôp. **23**, 1830 (1947).
6. DICK, W.: Die traumatischen Läsionen der Sehnen. Med. Klin. **1952**, 1619.
7. DREYER, L.: Über die Möglichkeit sofortiger Bewegungsaufnahme nach Sehnennaht. Bruns' Beitr. **70**, 581 (1910).
8. FLÜCKIGER, P.: Fixation und Mobilisation bei Sehnenverletzungen. Praxis (Bern) **40**, 838 (1951).

9. Flückiger, P.: Beitrag zur Technik der Sehnennaht. Helvet. chir. Acta **19**, 170 (1952).
10. Hesse, F.: Die Behandlung der Sehnenverletzungen. Erg. Chir. **26**, 174 (1933).
11. James, J. P.: Flexor tendon injuries of the wrist and hand. Wiederherst. Chir. **2**, 55 (1954).
12. Kinmonth, J. B.: The cut flexor tendon. Experiences with free grafts and steel wire fixation. Brit. J. Surg. **35**, 29 (1947).
13. Kirschner, M.: Über freie Sehnen- und Fascientransplantation. Bruns' Beitr. **65**, 472 (1909).
14. Koch, S. L.: Division of the flexor tendons within the digital sheath. Surg. etc. **78**, 9 (1944).
15. Lange, M.: Orthopädisch-chirurgische Operationslehre. München: Bergmann 1951.
16. Lange, M.: Kritische Stellungnahme zur Behandlung der Beugesehnenverletzung der Finger. Wiederherst. Chir. **2**, 73 (1954).
17. Lexer, E.: Freie Transplantationen. Stuttgart: Ferdinand Enke 1919.
18. Mason, M. L.: Immediate and delayed tendon repair. Surg. etc. **62**, 449 (1936).
19. Mason, M. L., and H. S. Allen: The rate of healing of tendon. An experimental study of tensile strength. Ann. Surg. **113**, 424 (1941).
20. Mason, M. L.: Surgery of the hand. Aus: Christopher's Textbook of surgery, S. 1146. Philadelphia u. London: Saunders Co. 1956.
21. May, H.: Chirurgie der offenen Sehnen- und Nervendurchtrennungen der Hand, einschließlich Anwendung der freien Sehnentransplantation. Langenbecks Arch. u. Dtsch. Z. Chir. **277**, 599 (1954).
22. Moberg, E.: Behandlung frischer und veralteter Beugesehnenverletzungen in der Hand. Wiederherst. Chir. **2**, 1 (1954).
23. Müller, E.: Sehnentransplantation und Verhalten der Sehnen beim Plattfuße. Zbl. Chir. **1903**, Nr. 2, 40.
24. Rehn, E.: Die freie Verpflanzung von Sehnen. In E. Lexer, Die freien Transplantationen. In Neue Deutsche Chirurgie, Bd. 26b, S. 370—436. Stuttgart: F. Enke 1924.
25. Seggel, R.: Histologische Untersuchungen über die Heilung der Sehnenwunden und Sehnendefekte. Bruns' Beitr. **37**, 342 (1903).
26. Witt, A. N.: Sehnenverletzungen und Sehnen-Muskel-Transplantationen. München: Bergmann 1953.